中枢神经系统转移性肿瘤

Central Nervous System Metastases
Diagnosis and Treatment

主　编　Rohan Ramakrishna
　　　　Rajiv S. Magge
　　　　Ali A. Baaj
　　　　Jonathan P.S. Knisely

主　审　马文斌　邱晓光　张　力

主　译　王　裕　斯　璐　王汉萍

副主译　李学军　王佳玉　高　俊

译　者　（按姓氏笔画排序）

王　言	王　海	王　裕	王汉萍	王佳玉	王雅宁	公小蕾
古兆琦	石易鑫	龙飘飘	叶宁荣	有　慧	毕　谦	朱佳伟
刘艺迪	刘芃昊	刘德临	汤　加	阳天睿	李佳桐	李学军
连　欣	吴　云	邸明一	汪之群	沈　晶	张丁月	张佳舟
陈　龙	陈小坤	陈琬琦	陈雯琳	苑雨辰	林学磊	金山木
周　刚	赵炳昊	胡祥辉	祝起镇	徐占敖	徐航程	黄怀谷
曹雅宁	康筱曼	韩诗远	韩逸群	甄宏楠	熊　逸	滕楚北

审　校　（按姓氏笔画排序）

王　海	王月坤	王佳玉	王雅宁	王潇洁	石易鑫	宁晓红
邢　浩	有　慧	刘千舒	刘德临	阳天睿	李一林	李学军
李俊霖	李焕章	杨蕙钰	连　欣	吴家铭	张　坤	张　鑫
陈雯琳	武　辰	国思颖	金山木	赵炳昊	夏　宇	高　俊
梁庭毓	斯　璐	瞿　甜				

编写秘书　王月坤

人民卫生出版社
·北　京·

版权所有，侵权必究！

First published in English under the title
Central Nervous System Metastases: Diagnosis and Treatment
edited by Rohan Ramakrishna, Rajiv S. Magge, Ali A. Baaj and Jonathan P.S. Knisely
Copyright © Springer Nature Switzerland AG, 2020
This edition has been translated and published under licence from
Springer Nature Switzerland AG.

图书在版编目（CIP）数据

中枢神经系统转移性肿瘤 /（美）罗翰·罗摩克里希纳（Rohan Ramakrishna）等主编；王裕，斯璐，王汉萍主译. —北京：人民卫生出版社，2024.4

　　ISBN 978-7-117-35764-7

　　Ⅰ.①中…　Ⅱ.①罗…②王…③斯…④王…　Ⅲ.①中枢神经系统疾病–神经组织肿瘤–肿瘤转移–治疗　Ⅳ.①R739.405

中国国家版本馆 CIP 数据核字（2024）第 007709 号

人卫智网　www.ipmph.com	医学教育、学术、考试、健康，购书智慧智能综合服务平台	
人卫官网　www.pmph.com	人卫官方资讯发布平台	

图字：01-2020-5397 号

中枢神经系统转移性肿瘤
Zhongshu Shenjing Xitong Zhuanyixing Zhongliu

主　　译：王　裕　斯　璐　王汉萍
出版发行：人民卫生出版社（中继线 010-59780011）
地　　址：北京市朝阳区潘家园南里 19 号
邮　　编：100021
E - mail：pmph @ pmph.com
购书热线：010-59787592　010-59787584　010-65264830
印　　刷：北京瑞禾彩色印刷有限公司
经　　销：新华书店
开　　本：889×1194　1/16　印张：36
字　　数：1064 千字
版　　次：2024 年 4 月第 1 版
印　　次：2024 年 4 月第 1 次印刷
标准书号：ISBN 978-7-117-35764-7
定　　价：328.00 元

打击盗版举报电话：010-59787491　E-mail：WQ @ pmph.com
质量问题联系电话：010-59787234　E-mail：zhiliang @ pmph.com
数字融合服务电话：4001118166　E-mail：zengzhi @ pmph.com

前　言

祝贺所有参与的编辑和作者，为他们组织完成这本全面的、多学科的教科书，来综述当下脑和脊柱转移瘤的管理。他们从一组国际专家组成的作者团体中汲取了广泛经验，同时坚持将流行病学、基础生物学与临床诊断、评估和治疗进行整合。此书涵盖了中枢神经系统转移性肿瘤的各个方面，包括局部控制、柔脑膜转移、副肿瘤综合征和对神经认知的影响。在标准治疗之外，此书也综述了替代疗法和辅助疗法对生活质量问题、神经认知和疼痛控制的影响。

对于放射、新技术和联合疗法的生物学机制的认知进展，改变了我们对中枢神经系统转移性肿瘤的治疗方案。最近的数据支持放射治疗和免疫治疗的协同作用，也改变了既往的治疗模式。鉴于放射治疗在医生临床上可选择的多种疗法中都有涉及，此书为理解其生物学机制提供了一个框架。作者们还详细介绍了多种临床放射治疗方案各自的优缺点。同时也从最大化疗效和最小化毒性的方面综述了新技术，包括作为单独治疗和联合治疗。放射治疗的新进展，即在最大限度提高肿瘤杀伤作用的同时最低限度减少神经认知功能减退，书中也进行了简明清晰的讨论。

转移瘤的治疗需要包括外科、肿瘤科、神经肿瘤科、神经内科、放射肿瘤科、病理科、精准医学、影像学、神经心理学、神经 - 心理 - 药理学和社工多学科团队的共同努力。一个面对复杂疾病的管理团队不仅需要通过应用最新的药物、外科和技术工具来缓解这个极具破坏力的肿瘤进程，也需要与认知专家一起，最大限度地提高生活质量并保持患者家庭的稳定。此书很好地将以上所有方面综合到一起，目的是为读者提供一个清晰明确的治疗框架。转移瘤治疗的复杂性不仅是生物学的，而且是社会心理学的。此书的作者们强调了整合癌症治疗各个方面对患者的重要性。

我强烈推荐《中枢神经系统转移性肿瘤》给这个领域所有的从业者。作为这个领域的第一部教科书，它对于医学生和医护人员确实是必需的。学生、护士、医生、心理学家、社工和心理医生都将在学习此书的过程中找到有价值的内容。就如作者们所强调的，科学和情感上的治疗对于转移瘤的管理都是不可或缺的。

Philip E. Stieg, PhD, MD

纽约长老会医院 / 威尔 - 康奈尔脑和脊柱中心

纽约，纽约州，美国

（康筱曼 译，王月坤 校）

致 Priyanka、Surya 和 Samira——你们让每一天都更美好。

致我的父母——感谢你们作我的榜样。

致我的患者——感谢你们每天给我的启发。

Rohan Ramakrishna

我衷心感谢我的家人对我的支持。也感谢我的患者们,他们不断地展示如何以仁慈、尊严和决心来对待逆境。

Rajiv S. Magge

致我美丽的女儿Hannah,她让我们的心充满了无尽的欢乐。

Ali A. Baaj

致我的父母 Samuel Emerson 和 Kristine Sandberg Knisely,以及我的妻子 Mary Jean Hu。当我面对挑战时,你们总是支持我,对此,我的感激之情难以言表。

Jonathan P.S. Knisely

（曹雅宁 译，王月坤 校）

序　言

我们处于治疗中枢神经系统转移性肿瘤患者的这样一个时代中：虽然系统性治疗逐渐成功和多样化，但患有中枢神经系统转移性肿瘤的患者数量正在增加。与此同时，中枢神经系统转移性肿瘤患者的生存时间也在延长。因此，在这样一个新时代当中，中枢神经系统转移性肿瘤患者必须接受全面的、多学科的治疗。作为医生，我们的治疗目标不再是单一地关注对中枢神经系统病变的局部控制。相反，我们不仅要考虑对转移瘤的控制，还要考虑患者的生活质量，考虑转移瘤治疗与肿瘤系统性治疗的相互作用，考虑患者疼痛控制等方面。

从多学科视角出发，我们努力编写了一本针对大脑和脊柱脊髓的中枢神经系统转移性肿瘤的教科书，该书涵盖诊断、评估和治疗等内容。我们的作者都是全球各自领域的知名专家。这些作者都为中枢神经系统转移性肿瘤领域带来了独特的观点。也希望读者能认识到他们的工作既具有教育性又具有实用性。

正如读者所见，我们编纂这本书的目的是涵盖当下中枢神经系统转移性肿瘤治疗方法中的重要话题。必须承认，如果没有近10年来肿瘤系统治疗和靶向治疗、放射治疗和手术治疗的不断发展，这本书的内容也不会如此有吸引力。大体来说，我们在每一节的开头都设立了涵盖疾病基础生物学的章节，给后续有关影像学、疾病诊断和治疗的章节提供了适当的讨论背景。

这本书是由许多人的心血凝聚而成。我想感谢所有为此书无私贡献了时间和知识的作者们，他们提供的专业知识和观点是无价之宝。我由衷感谢威尔 - 康奈尔医学院（Weill Cornell Medicine）的 Philip Stieg，他鼓励我全力以赴地开展本书的编写和一个脑转移瘤研究项目。本书其他顾问也对我有相似的影响，他们是来自华盛顿大学（University of Washington）的 Richard Ellenbogen、得克萨斯大学安德森癌症中心的 Raymond Sawaya 和 Frederick Lang，我也同样欠他们一个人情。我同样想感谢威尔 - 康奈尔大学医学院和纽约长老会医院（New York Presbyterian Hospital），这些机构让我每天的工作充满了喜悦。我也想感谢 Springer 出版社的 Richard Hruska 和 Connie Walsh，他们提供了宝贵的编辑协助和作者支持。最后我想感谢我的合作编辑们：Rajiv S. Magge 博士、Ali A. Baaj 博士和 Jonathan P.S. Knisely 博士，他们是我完成本书的重要伙伴。

如果读者对本书的内容有任何反馈或者有能帮助改进的建设性意见，请直接联系我（ror9068@med.cornell.edu）。我们希望本书能够帮助读者照护中枢神经系统转移性肿瘤患者。

Rohan Ramakrishna，MD

美国纽约

（徐占教 译，王月坤 校）

目　　录

第一篇

基础医学概论

1. 中枢神经系统转移性肿瘤的流行病学和社会经济影响

Jessica A. Wilcox and Lisa M. DeAngelis

1.1 引言

转移性脑肿瘤是成年人中最常见的颅内肿瘤，并且影响着多达 1/3 的成年癌症患者[1]。大多数患者表现出神经系统症状，例如，头痛、局灶性无力或麻木、认知功能障碍或癫痫发作。中枢神经系统（central nervous system，CNS）转移的诊断通常需要局部治疗，包括神经外科或放射治疗选择，因为大多数传统化学药物穿透血-脑屏障（blood-brain barrier，BBB）的能力有限。然而，由于基于分子和基因组肿瘤图谱的免疫疗法和靶向疗法的出现，近 20 年来脑转移瘤的药物治疗取得了一定的进展。尽管如此，脑转移瘤仍然是发病和死亡的重要原因，许多患者的预后很差。此外，脑转移瘤的存在历来是许多临床试验的排除标准，这使得这些患者的需求尚未得到满足。

播散到 CNS 的最常见癌症包括肺癌、乳腺癌、黑色素瘤、肾癌和结直肠癌。多数原发病灶肿瘤脑转移的发病率都在上升。许多因素可能导致这种流行病学趋势，包括患者更长的生存期、筛查程序的改进以及能够使脑转移得以提早发现的逐渐敏感的成像技术。

1.2 流行病学研究

流行病学研究对于了解疾病的负荷，治疗进展的影响与资源分配的适当性非常重要。分析脑转移瘤发病率的三种主要方法是通过人群普查、医院患者和尸检系列。

尸检系列

基于尸检研究获得的数据通常显示出比基于人群研究更高的脑转移发病率，颅内转移发病率高达所有癌症患者的 1/3[2, 3]。1978 年，Posner 等[2]发现在 2 375 例死于癌症的患者中脑转移的发病率为 24%。15% 的患者发生了脑实质性转移，8% 的发生了柔脑膜转移，20% 的合并硬脑膜病变。Takakura 等[3]在 1982 年引述的 3 359 例尸检患者的颅内转移发病率与之类似，为 26%。1983 年进行的更大范围的尸检，包括了 10 916 例患者，发现实质内转移发病率为 8.7%[4]。

尸检研究是对晚期肿瘤患者脑转移发病率评估最准确的方式，但也有一定的局限性。终末期癌症患者 CNS 病变的发病率将始终高于新诊断的患者。此外，过去 30 年尸检率急剧下降，导致现有的尸检数据已较为陈旧，不能反映当前的肿瘤治疗和预后情况。因此，近期的流行病学研究主要基于人群或医院的数据。

人群和医院系列

长期以来，基于美国人口的注册管理机构都被用来衡量流行病学趋势。原发性脑肿瘤通常记录在大规模癌症数据集中，例如，监测、流行病学和结果（Surveillance，Epidemiology，and End Results，SEER）数据库；但是，直到最近这类数据库才纳入有关脑转移的数据。相反，基于医院的研究依赖于尸检结果、影像数据、病理学和病历。由于患者选自大型三级转诊中心，所以这些结果可能会产生偏差，而不能反映出整个人群的情况。无论采用哪种方法，随着时间的推移，一系列检查都表明，在大多数研究中，CNS转移的发病率正在上升。例如，1970年冰岛的一项研究估计，每年每十万人发生2.8例脑转移瘤，而每十万人中发生7.8例原发性脑肿瘤[5]。一项来自芬兰为期10年的研究回顾了1975—1985年的医院和死亡记录，发现脑转移和原发性脑肿瘤的发病率分别为3.4/10万和12.3/10万[6]。在美国，Mayo诊所在33年时间内的记录显示了更有可比性的结果，在1972年报道的数据中，转移性和原发性脑肿瘤的发病率分别为11.1/10万和12.5/10万[7]。这些较早的研究有一些局限性，无法准确估计脑转移的发病率，因为无症状的脑转移可能逃过了临床检测，因为在神经影像学推广之前无法筛查CNS。计算机断层扫描（computed tomography，CT）在1974年开始可用，磁共振成像（magnetic resonance imaging，MRI）在20世纪90年代开始可用。此外，也有可能尚未对老年患者或晚期转移性疾病患者的神经系统症状进行调查或认识。

最近的研究对当前脑转移瘤的流行病学趋势给出了更准确的描述（表1-1）。Barnholtz-Sloan等[8]通过分析1973—2001年的底特律大都会癌症监视系统（Metropolitan Detroit Cancer Surveillance System，MDCSS），计算出了最常见的原发性恶性肿瘤扩散到大脑的发病率（incidence proportions，IP）。五个最常见的原发部位（肺癌、乳腺癌、黑色素瘤、肾癌、结直肠癌）的脑转移总发病率为9.6%。每种特定恶性肿瘤的发病率分别为19.9%（肺癌）、6.9%（黑色素瘤）、5.1%（乳腺癌）、6.5%（肾癌）、1.8%（结直肠癌）。而根据种族、年龄、性别和SEER分级可以进一步进行风险分层。CNS播散率最高的恶性肿瘤是转移性黑色素瘤，在全年龄段的患者中发病率为36.8%。与白种人相比，非裔美国人的肺癌、黑色素瘤和乳腺癌脑转移率较高，而肾癌的脑转移率则明显较低。除肺癌外，男性比女性的脑转移发病率高。最初诊断时的年龄也有影响，例如，那些60～69岁被诊断为肺癌的人脑转移的绝对频率最高。但是，脑转移的最高发病率值却是在40～49岁被诊断为肺癌的患者中。黑色素瘤、肾癌和结直肠癌病例发生脑转移的发病率峰值均出现在原发灶诊断年龄为50～59岁时，而乳腺癌则在20～39岁。尽管较

年轻的乳腺癌患者发生脑转移的风险较高，发病率为10%，但与较高年龄组相比，该人群中颅内扩散的绝对频数较低。作者推测，年轻乳腺癌患者的发病率峰值可能反映了总生存期延长的趋势，从而使患者在初诊后有更多的时间发展脑转移。它也可能反映了年轻人中乳腺癌的生物学特性。

荷兰的研究者们使用马斯特里赫特癌症登记处的数据进行了一项较小的基于人群的研究，该研究也报道了1986—1995年的脑转移发病率[9]。该登记表中总共包括2 724例患者，其中232例（8.5%）最终被诊断出患有脑转移。在第5年时，不同癌症脑转移的累积发病率是16.3%（肺癌）、5.0%（乳腺癌）、黑色素瘤7.4%（黑色素瘤）、9.8%（肾癌）和1.2%（结直肠癌）。在肺癌中，小细胞癌脑转移的5年累积发病率（29.7%）高于非小细胞肺癌（12.6%）。与其他研究表明乳腺癌和肺癌的脑转移趋势有所增高不同，该研究发现早年与近年之间这两类癌症的脑转移率出现了无统计学意义的下降，尽管该研究受试者人数低于其他大规模人群研究。

由美国国家癌症研究所支持的SEER计划发布了美国各个以人口为基础的注册机构的癌症发病率和生存数据。在2010年，SEER数据库开始包含在原发肿瘤诊断时是否合并脑转移的数据。基于这些新信息，Cagney等[10]回顾了2010—2013年的SEER数据库，采集了1 302 166例被诊断出颅外实体恶性肿瘤合并CNS病变的患者信息。在该队列中，共有26 430例患者在诊断时发生脑转移，这些患者占所有患者的2.0%，占所有发生系统性转移性疾病的12.1%。作者估计，对于美国新诊断出的癌症患者而言，每年脑转移发生例数为23 598例。初诊时最常见的发生脑转移的原发性恶性肿瘤是小细胞肺癌（small-cell lung cancer，SCLC）（15.8%）和肺腺癌（14.4%）。初次诊断乳腺癌、肾癌和黑色素瘤时的脑转移发病率分别仅为0.4%、1.5%和0.7%。但是，初诊时发现全身性转移显著增高了所有癌症类型的脑转移发病率：转移性黑色素瘤28.2%，肺腺癌26.8%，小细胞肺癌23.5%，鳞状细胞肺癌15.9%，肾细胞癌（renal cell carcinoma，RCC）10.8%，乳腺癌7.6%。

表 1-1　近期流行病学研究中不同原发性肿瘤的脑转移的发病率

参考文献	肺癌			非小细胞肺癌			小细胞肺癌			乳腺癌			黑色素瘤			肾癌			结直肠癌		
	BM	n	IP/%	BM	n	IP/%	BM	n	IP/%	BM	n	IP/%	BM	n	IP/%	BM	n	IP/%	BM	n	IP/%
Schouten 等[a][9]; 1986—1995; 马斯特里赫特癌症登记处, 荷兰; n=2 724	156	938	16.3	96	742	12.6	60	196	29.7	42	802	5	12	150	7.4	12	114	9.8	10	720	1.2
Barnholtz-Sloan 等[8]; 1973—2001; 底特律大都会癌症监测系统, 美国	11 763	59 038	19.9							2 635	51 898	5.1	566	8 229	6.9	467	7 205	6.5	779	42 817	1.8
Duell 等[13]; 2003—2010; 阿斯克勒皮奥斯肺医院, 德国; n=678				118	678	17.4[c]															
Goncalves 等[11]; 1973—2011; 底特律大都会 SEER 登记处, 美国; n=34 681[b]				2 712	30 466	8.9	760	4 235	17.9												
Cagney 等[10]; 2010—2013; 美国 SEER 数据集, 美国; n=1 302 166	21 804	185 119	11.2	18 241	162 689	11.2	3 563	22 510	15.8	973	239 102	0.4	508	77 876	0.7	809	54 495	1.5	365	134 813	0.3
			24.3[c]		75 043	24.3[c]		15 186	23.5[c]		12 844	7.6[c]		1 804	28.2[c]		7 463	10.8[c]		26 923	1.4[c]
Zhang 等[55]; 2010—2015; 美国 SEER 数据集, 美国; n=121 255													1 547	116 119	1.3						
														4 369	35.4[c]						

BM, 脑转移发生数; IP, 发病率; SEER, 监测流行病学和最终结果。

[a] 发病率列出的是 Schouten 等发表的 5 年累积发病率。

[b] n, 患者总数, 仅限于诊断时为非转移性（局部和区域性）肿瘤。

[c] 诊断出新发转移性肿瘤时的脑转移的发病率。

1.3 各原发恶性肿瘤的流行病学趋势

肺癌

尽管实体恶性肿瘤的脑转移发病率总体呈上升趋势，但在原发性肺癌尚未观察到这种现象。1986—1995 年来自马斯特里赫特癌症登记中心（Maastricht Cancer Registry）的数据纳入了 938 例患有 SCLC 和非小细胞肺癌（non-small-cell lung cancer，NSCLC）的患者[9]。两组在随后的诊断年份中脑转移的累积发病率均下降。NSCLC 患者的 5 年累积脑转移发病率分别为：Ⅰ期和Ⅱ期肺癌 8.4%，Ⅲ期肺癌 4.3%，Ⅳ期肺癌 10.8%。SCLC 组的 5 年累积发病率更高，为 29.7%。使用 SEER 数据库进行的第二项研究确定了初诊非转移 SCLC 和 NSCLC 患者的脑转移发病率[11]，在 1973—2011 年，NSCLC 和 SCLC 的 CNS 播散发病率分别为 9% 和 18%（表 1-2）。两种类型的肺癌在随后几年中脑转移的发病率也都显著降低。

非小细胞肺癌

NSCLC 是最常见的转移至大脑的原发性恶性肿瘤，其发病率为 17%~44%[12, 13]。对于晚期 NSCLC 的患者，这种风险更高，在对Ⅲ期 NSCLC 进行初始的局部治疗后，其 CNS 病变复发率为 30%~50%[14, 15]。对于早期病变，脑转移发生的预测因素包括年龄较小、肿瘤较大、淋巴管浸润和肺门淋巴结受累[14]。在其他研究中，已证明无论是早期病变或是晚期病变，较大的原发肿瘤都是强有力的预测指标[16, 17]。从初诊到发生脑转移的中位时间为 7.5~12.5 个月[14]。由于尚不清楚的原因，多项研究发现女性 NSCLC 脑转移的发病率高[8, 11]。女性更有可能携带活化的内皮生长因子受体（epidermal growth factor receptor，EGFR）突变或许是一部分原因，但这一突变的存在同时也为患者带来了生存优势，并使其获得了某些靶向治疗的入组资格[18]。此外，由于吸烟的可能性小，妇女更可能患有腺癌亚型或许也是一个原因。

鉴于肺癌患者脑转移的高发病率，人们对于是否应在 NSCLC 疾病诊断时进行神经系统筛查提出了争议。无症状的脑转移瘤很常见，对 809 例在初次 NSCLC 诊断时常规筛查头 MRI 或 CT 的患者进行的回顾性研究发现，有 22% 的患者实际上

表 1-2 小细胞肺癌和非小细胞肺癌的脑转移发生率和特征

特征	脑转移发生数	患者总数 n	发病率/%
小细胞肺癌 [a][11]	**760**	**4 235**	**17.9**
性别			
男	385	2 251	17.1
女	375	1 984	18.9
年龄			
<60 岁	303	1 325	22.9
≥60 岁	457	2 910	15.7
非小细胞肺癌 [a][11]	**2 712**	**30 446**	**8.9**
性别			
男	1 553	18 719	8.3
女	1 159	11 727	9.9
年龄			
<60 岁	1 225	8 418	14.6
≥60 岁	1 487	22 032	6.7
组织学特征			
腺癌	1 181	10 543	11.2
鳞状细胞癌	722	12 432	5.8
大细胞癌	243	1 984	12.2
非小细胞肺癌，但不是特定种类 [b][21]	566	5 487	10.3
肿瘤基因型			
EGFR 突变	19	78	24.4
ALK 重排	5	21	23.8

数据来自 Goncalves 等[11] 和 Rangachari 等[21]。

[a] 发病率使用底特律大都会监测流行病学和患者最终结果登记处记载的 1973 年至 2011 年间诊断的非转移性首发原发性肺癌患者的数据进行计算。

[b] 发病率使用 2012 年至 2014 年期间在 Beth Israel Deaconess 医疗中心接受治疗的一组患者的原始评估数据进行计算。

合并有脑转移瘤，而其中 34% 的患者无症状[19]。与鳞状细胞癌相比，腺癌和大细胞癌发生脑转移的概率更高，特别是在没有淋巴结转移的情况下。实际上，根据影像学标准，新发脑转移患者中有 33% 影像学诊断为 N0，31% 的 NSCLC 诊断时无胸腔外转移的证据，这表明局部病灶的完全切除并不能排除无症状脑转移瘤的可能性。因此，对于Ⅲ和Ⅳ期 NSCLC 建议按照标准指南常规筛查脑转移瘤[20]。

具有血 - 脑屏障透过性的靶向疗法的开发可能会降低 NSCLC 患者某些亚组脑转移的发病率。携带 *EGFR* 突变和间变性淋巴瘤激酶（anaplastic lymphoma kinase，*ALK*）基因重排的患者脑转移的发病率很高，其中近 50% 的患者在初诊后 3 年内出现 CNS 播散[21]。吉非替尼和厄洛替尼是 EGFR 的小分子酪氨酸激酶抑制剂（tyrosine kinase inhibitors，TKI），在复发性 NSCLC 患者中或在具有特定 *EGFR* 突变的晚期 NSCLC 患者中作为初始治疗有效。脑转移瘤对这两种药物的反应率从 10% 到 70%，据报道，从未接受过治疗的不吸烟脑转移瘤患者对此种治疗反应率更高[15]。然而，在对 EGFR TKI 产生全身反应的患者中也可能出现 CNS 病变的进展[22]。CNS 治疗失败的原因可能是其中的药物浓度较低、患者生存期较长以及 CNS 中 TKI 耐药性突变的获得。Heon 等[15, 23] 评估了具有 *EGFR* 突变并使用吉非替尼或厄洛替尼作为晚期肿瘤初始治疗的ⅢB/Ⅴ期 NSCLC 复发患者的脑转移发病率，发现中位随访期 42 个月时 CNS 病变进展的发病率为 28%。这远低于前吉非替尼时代报道的 40%～55% 的粗发病率[24, 25]。这些患者中近 20% 已经存在脑转移瘤，其中绝大多数在给予 TKI 之前就接受过 CNS 的手术或放射治疗[15]。与不存在脑转移的患者相比，脑转移的队列中 CNS 进展的风险略高，CNS 进展的总中位时间为 19 个月。两例患者接受了于 TKI 治疗期间发生进展的脑转移瘤手术切除，其 CNS 病变内均产生了 EGFR-TKI 耐药性突变。正如其他研究报道的那样，年龄较小与更高的 CNS 进展可能性有关。最近，奥西替尼作为具有吸引力的第三代 TKI 出现，它具有 CNS 透过性并具有抗 T790M 耐药性突变的 *EGFR* 突变型肺癌的活性。

初诊时，约有 20%ALK 阳性的 NSCLC 患者存在脑转移[21]。第一代 ALK 抑制剂克唑替尼在 ALK 阳性 NSCLC 的治疗中已显示出显著活性，但由于其血 - 脑屏障透过性差，因此很难在颅内保持持久作用。为了解决这一问题，第二代和第三代 ALK 抑制剂应运而生，如色瑞替尼、阿来替尼、布加替尼和劳拉替尼，以提高 CNS 的通透性。关于 ALK 抑制剂治疗脑转移有效性现有数据的最新综述表明，作为一线治疗的合并用药，阿来替尼、色瑞替尼和克唑替尼的合并客观缓解率分别为 59%、57% 和 26%[26]。将这些药物用作全身性疾病初始治疗的一部分可能会降低随后的颅内转移的发病率，但这有待进一步研究。

小细胞肺癌

多项研究表明，SCLC 脑转移的总体发病率正在降低，这可能是由于 SCLC 发病率持续下降[27]和预防性全脑放射治疗（prophylactic cranial irradiation，PCI）。荷兰对马斯特里赫特癌症登记处进行的基于人口的研究表明，1986—1990 年 SCLC 脑转移的累积发病率为 32.5%，1991—1995 年为 26.0%[9]。近年来，在 SEER 数据库中也发现了类似的趋势[11]。年轻人（<60 岁）脑转移的发病率比老年人（>80 岁中）高[11]。与 NSCLC 相比，SCLC 的脑转移似乎没有明确的性别倾向[11]。一项小型研究发现，局限性 SCLC 放化疗后，男性的脑转移复发率较高，且无脑转移生存期较短[28]，但这一结论尚未得到验证。至少有两项研究表明，与高加索人相比，非裔美国人的 SCLC 脑转移发病率可能略高，然而，该结果并不总是具有统计学意义[8, 11]。

鉴于其易于播散到大脑，CNS 的孤立复发很常见。不完全的胸腔手术切除和较高的病理分期是 CNS 复发的独立预测因素[29]。因此，目前的指南建议对所有 SCLC 患者进行 CNS 的影像学筛查且对于那些对初始治疗有完全或部分反应的局限性或晚期 SCLC 的患者进行 PCI。而由于多项临床试验表明接受 PCI 的患者总体生存率升高、脑转移发病率降低，因此该实践指南得到了美国胸科医师学会和美国临床肿瘤学会的认可[30-33]。对四项Ⅱ/Ⅲ期试验的荟萃分析发现，接受 PCI 的患者的 1 年和 3 年生存率分别为 56% 和 18%，而未接受 PCI 的患者则为 32% 和 5%[30]。这些发现与年龄、性别和分期无关。总辐射剂量大于 30Gy 的方案比 25Gy 方案毒性更大，导致生存期缩短和慢性神经毒性增加，特别是对于 60 岁以上的人[30, 34]。因此，对于接受 PCI 的患者，标准治疗方案为 25Gy。然而，尽管 PCI 对整体生存和脑转移均有明显的益处，但考虑到其远期的认知损害，PCI 并未得到普遍使用。在一项纳入了 283 例局限性 SCLC 患者的研究中，只有 55% 的合格患者接受了 PCI。不使用 PCI 的最常见原因是患者出于对神经毒性的担忧而拒绝该疗法，其次是医生将患者评估为身体状况不佳和高龄，因此不予使用[35]。一项针对 1997—2017 年在法国接受治疗的 SCLC 患者的综述发现，近年来 PCI 的使用率略有增高，这可能为近期全球范围内 SCLC 脑转移发病率的下降提供了解释[36]。但是，同一篇综述还发现，在评估的这些年中，总体生存率或对化疗的反应都没有改善，这表明 SCLC 仍急需新的治疗策略。

乳腺癌

据估计，乳腺癌是导致脑转移的第二大原因。最近的研究表明，该人群中脑转移的发病率可能正在增高。人口学研究表明，约有 5% 的乳腺癌患者被诊断出脑转移，但是在先前的尸检病例中发现乳腺癌脑转移的比例要高得多，为 18%～30%[8, 9, 37]。尽管放射成像筛查乳腺癌患者的脑转移并非标准流程，但 Miller 等在回顾了 155 例乳腺癌患者的影像学筛查结果后发现 14.8% 的患者具有隐匿性无症状脑转移[38]。考虑到这一差异，可以得出结论，在所有患乳腺癌的妇女中，有 20%～30% 的妇女在患病过程中会出现有症状或无症状的脑转移瘤，某些亚群的患病风险更高[37]。不管肿瘤亚型如何，从诊断为乳腺癌到检测出脑转移的中位时间约为 35 个月[39]。根据瑞典美国癌症登记处的数据，自 20 世纪 90 年代末以来，脑转移的入院率一直在稳步上升[40]。与 1998—2000 年诊断为乳腺癌的患者相比，在 2001—2003 年与 2004—2006年之间诊断为乳腺癌的患者因脑转移相关并发症而住院的风险分别增加了 17% 和 44%。

一些因素与脑转移的发病率增高有关，包括：诊断时年龄偏小、晚期、侵袭性组织学特征、*BRCA1* 突变、三阴性乳腺癌和人内皮生长因子受体 2（human epidermal growth factor receptor 2，HER2）扩增（表 1-3）[12, 41]。在 HER2 扩增组中，曲妥珠单抗（一种无法透过血 - 脑屏障的药物）的使用进一步与疾病的后期 CNS 播散有关[37, 42]。

一项小型研究发现，在 15 例具有生殖系 *BRCA1*突变的患者中，有 67% 发生了脑实质转移，而*BRCA2* 突变的患者均没有发生转移，同时在 *BRCA*非携带患者中仅有 10.3% 的患者发生脑转移[43]。在 *BRCA1* 携带者中，从乳腺癌首次发生转移到诊断出脑转移的中位时间为 7.8 个月。这些发现也与 *BRCA1* 突变通常与三阴性乳腺癌有关的结论一致，这是与脑转移发病率增高相关的另一个因素[12]。

HER2/neu 原癌基因在 25%～30% 的原发性乳腺癌中出现扩增[44]。在这组患者中，脑转移的

表 1-3 分层的新诊断转移性乳腺癌
脑转移患者的发病率和中位 OS

类别	脑转移发生数	患者总数 n	发病率%[a]	中位 OS/月[b]
HR⁺/HER2⁺	136	1 704	8.0	21.0
HR⁺/HER2⁻	361	6 607	5.5	14.0
HR⁻/HER2⁺	106	926	11.5	10.0
HR⁻/HER2⁻	173	1 522	11.4	6

数据来自 Martin 等[41]。

OS，总生存期；HR，激素受体；HER2，人内皮生长因子受体 2。

[a] 发病率使用 2010 年至 2013 年间新诊断的转移性乳腺癌患者的监测流行病学和最终结果登记处中的数据进行计算。

[b] 中位 OS 初次诊断为乳腺癌时脑转移患者的总生存期。

发病率为 30%～40%[45]，明显高于整个乳腺癌人群的发病率。该受体的扩增与细胞增殖、迁移和血管新生有关[44]。曲妥珠单抗（一种针对 HER2的人源化单克隆抗体）的引入显著改善了 HER2扩增乳腺癌患者的颅外疾病控制率和生存率[46]。然而，尽管曲妥珠单抗在全身性疾病方面取得了成功，但研究提示该药的应用与脑转移的发病率增高相关，影响 25%～48% 的该组患者[42, 46]。从开始使用曲妥珠单抗到发生脑转移的中位时间为 4～24 个月[47]。研究推断这一现象可能继发于"获得性死亡（gained death）"，这意味着曲妥珠单抗会导致患者存活更长的时间，以至于在疾病晚期阶段脑转移的发病率升高。此外，脑转移瘤中可能缺失 HER2 过表达和曲妥珠单抗透过血 -脑屏障的障碍也可能是脑转移瘤发病率上升的原因。由于曲妥珠单抗 145kDa 的高分子量，因此与颅外部位相比，该药物进入 CNS 受到了很大限制，使大脑在治疗过程中处于无保护状态。

为了确认该观察结果，研究者进行了四项主要的随机对照试验（NSABP B-31、NCCTG N9831、HERA 和 PACS 04），探讨了曲妥珠单抗辅助治疗的安全性和有效性。所有试验均表明曲妥珠单抗治疗组患者脑转移的趋势有所增加，在荟萃分析中具有统计意义[46, 48, 49]。接受曲妥珠单抗辅助治疗的患者与未接受的患者相比，首次复发发生 CNS 转移的总体相对风险范围为 1.35～1.57[46, 49]，在曲妥珠单抗治疗组的患者中，CNS 转移与非 CNS 转移的比值增加了一倍[49]。然而，尽管有这种可重复的趋势，但在所研究的时间范围内，脑转移作为首次复发的总发病率仍然较低：曲妥珠单抗治疗组

和对照组分别为 2.56% 和 1.94%[49]。Bria 等[46]得出结论，要观察到一次脑转移时间的发生，需要纳入 160 例以上的患者进行曲妥珠单抗治疗。此外，尽管在曲妥珠单抗治疗组中颅内的首次复发率较高，但这在一定程度上可以归因于对照组其他器官的早期衰竭。口服 HER2 和 EGFR 抑制剂拉帕替尼已经成为对接受曲妥珠单抗预处理后发生脑转移的患者的有效治疗方法，这是由于拉帕替尼具有穿越血 - 脑屏障的能力。一项对 799 例脑转移患者的荟萃分析发现，拉帕替尼联合卡培他滨治疗的患者在接受曲妥珠单抗治疗的患者中有 30% 的反应率[50]。

黑色素瘤

黑色素瘤在脑转移最常见原因中位列第三，根据人群和尸检数据，其发病率为 7%～75%[8, 9, 51-54]。最近的基于人群的研究表明，在初诊时黑色素瘤的脑转移发病率为 1.3%。然而，当患者出现新发转移时，这一数字上升到 28.2%～35.4%[10, 55]。尽管黑色素瘤仅占所有恶性肿瘤的 1%，但皮肤黑色素瘤的发病率一直在稳定增长[53]。在所有原发性癌症中，黑色素瘤也具有最高的向大脑扩散的倾向[2]。众所周知，黑色素瘤的脑转移灶是出血性的，与其他恶性肿瘤相比黑色素瘤更容易播散到皮质而不是灰白质交界处。研究数据表明，黑色素瘤脑转移最有可能在一线全身治疗之前或期间发生，这导致包括美国国家综合癌症网络在内的一些从业者推荐在对晚期黑色素瘤患者进行初始分期时进行脑成像[56, 57]。

在原发性黑色素瘤的肿瘤特征中，原发性溃疡和头颈部起源是脑转移发生的最强独立预测因子[58]。其他重要的相关因素包括厚病变、结节性黑色素瘤和有丝分裂指数较高的肿瘤。某些分子表型也与脑转移的发生有关，特别是 *BRAF*、*NRAS* 和 *PTEN* 突变[56]。

从历史上看，黑色素瘤脑转移发生后的总生存期仅为 3～6 个月[56, 58]。通过手术切除或立体定向放射外科（stereotactic radiosurgery，SRS）治疗进行治疗的孤立性或少转移性疾病患者的生存期能够再增加 3～7 个月[59]。幸运的是，有数据表明，近年来从脑转移诊断开始的存活率已有所提高[56]。一项回顾性研究发现，与 2000—2008 年相比，2011 年被诊断为脑转移的患者的总体中位

生存时间是 2000—2008 年的近三倍（分别为 22.7 个月和 7.5 个月），这可能是由于放射治疗技术和靶向药物的改进以及免疫疗法的引入[56]。在 II 期临床研究中，尽管超过一半的患者出现了 3 或 4 级的治疗相关不良反应事件，但无症状且未经治疗的脑转移患者联合使用伊匹木单抗和纳武单抗的颅内反应率为 57%[60]。美国癌症数据库近期的一项综述显示，在出现脑转移的黑色素瘤患者中，免疫检查点抑制剂治疗可显著延长中位生存期（12.4 个月 *vs* 5.2 个月）和提高 4 年总生存率（28.1% *vs* 11.1%）[61]。

将 SRS 与 BRAF 抑制剂或免疫检查点抑制剂一起使用还可以改善疾病在颅内控制的情况，并具有提高生存率的趋势[53, 56, 62, 63]。在免疫治疗开始后的 4 周内进行 SRS 治疗可提高治疗的应答率，并有延长患者总生存期的趋势，这理论上是由于放射治疗会增加免疫原性和肿瘤对免疫检查点抑制剂的敏感性[64, 65]。与抗细胞毒性 T 淋巴细胞相关抗原 4（CTLA-4）抗体伊匹木单抗相比，使用程序性细胞死亡蛋白 -1（PD-1）抑制剂进行联合治疗可更大程度地减少脑转移瘤的大小[64]。

在合并 *BRAF V600* 突变的黑色素瘤患者中，BRAF 抑制剂达拉非尼和促分裂原活化蛋白激酶（mitogen-activated protein kinase，MEK）抑制剂曲美替尼联合使用也可抑制脑转移瘤的生长，尽管相较颅外疾病而言，该治疗方案对颅内病变控制时间较短[66]。虽然目前已证明新型药物具有 CNS 活性，但与标准化疗方案相比，接受 BRAF 或检查点抑制剂的患者脑转移的发病率并未显著降低[56]。

肾细胞癌

在 RCC 患者中观察到脑转移的估计发病率为 2%～17%[8, 9, 67]。然而，在诊断时仅约 1.5% 的患者存在脑转移[10]。诊断时与脑转移发病率较高相关的因素包括较大的原发肿瘤（>10cm）、高的分期和肿瘤分级、淋巴结转移、透明细胞组织学、白色人种，以及较低的社会经济地位[68]。在 2010—2013 年诊断时合并脑转移的概率低于 2001 年报告的 6.5%，这可能是由于近 10 年来人体影像学检查的升级导致了对肾脏小的占位病变的早期局部诊断。

对于肾癌全球评估试验（Treatment Approaches

in Renal Cancer Global Evaluation Trial，TARGET）Ⅲ期治疗方法的一项回顾性研究评估了接受索拉非尼［一种靶向血管内皮生长因子受体（vascular endothelial growth factor receptor，VEGFR）和血小板源性生长因子（platelet derived growth factor receptor，PDGFR）的口服 TKI］患者的脑转移进展[69]。在该试验中，所有患者在治疗开始时颅脑影像学检查结果均为阴性，与安慰剂相比接受索拉非尼的患者无进展生存期增加了两倍。索拉非尼治疗与脑转移发病率显著降低有关，在中位随访时间 19 个月时，索拉非尼和安慰剂组的脑转移发病率分别为 3% 和 12%。虽然这项回顾性研究受到患者人数少的限制，但是其结果证明了索拉非尼在治疗脑转移瘤或延缓脑转移瘤发展中的功效。这一发现得到了一个病例报告的支持，该病例报告表明，接受索拉非尼治疗的肾细胞柔脑膜转移患者表现出了钆造影剂增强降低[70]。在病例报告中，类似的抗血管生成 TKI 舒尼替尼也显示出了治疗 RCC 脑转移的功效[71, 72]。还有少数研究表明 RCC 脑转移能够对免疫检查点抑制剂产生治疗响应[73]，然而这种治疗响应不如在其他恶性肿瘤中观察到的那样稳定。

结直肠癌

结直肠癌（colorectal cancer，CRC）是成人中第四常见的恶性肿瘤，但很少转移到大脑。近期关于结直肠癌脑转移文献的综述表明，其发病率仅为 0.6%～3.2%[74]，造成这一稳定趋势的部分原因可能是对转移性结直肠癌有效的药物相对较少。而近年来，随着晚期结直肠癌的治疗方案不断进步，包括伊立替康、奥沙利铂和贝伐珠单抗等，患者的生存期得到了延长[75, 76]。有研究者提出，正是由于这种生存优势的存在，结直肠癌的转移模式可能也在发生改变，病变可能向罕见的部位发生播散，例如 CNS。然而，最近在医院和人群基础上对该问题的研究得到的结果则好坏参半。

2016 年对现有文献进行的一项大型综述发现，结直肠癌的脑转移发病率的加权平均值为 1.55%，与数据收集当年相比，其发病率无显著差异[74]。与结肠癌相比，直肠癌脑转移的加权发病率为 48.5%，考虑到直肠癌总体的发病率相对较低，这是一个惊人的数据。对于大多数研究来说，脑转移发展的中位年龄是第七个十年。从最初

诊断开始，CNS 播散一般发生在疾病初诊后 20～40 个月，初诊时合并更严重的系统性疾病将导致 CNS 转移发生更早。肺转移的出现似乎与脑转移发生的风险升高有关，在合并有肺转移的患者中，脑转移的发病率为 6.2%～22.6%。有趣的是，肝转移的出现似乎与 CNS 播散的发病率呈反比关系[77]。对于这种差异的一个合理解释是，结直肠癌通过血液播散到肺和大脑比播散到肝脏的途径多。这包括从脊椎神经血管丛向颅内的直接播散，以及从腔静脉到肺再到脑的间接播散。与病变向 CNS 播散相关的分子标志物也得到了研究。然而，唯一与脑和肺转移相关的突变即为 RAS[78]。其他标记物包括 PIK3CA 和 BRAF 突变、EGFR 表达水平，以及 CEA 和 CA19.9 水平都已进行过相关研究，但并未发现上述分子特征与脑转移的发生有明确的关系[74]。

罕见中枢神经系统转移性肿瘤

在美国，前列腺癌的发病率和死亡率在过去十年均出现下降，尽管并非所有国家都报告了这种趋势[79, 80]。由 1944—1998 年在安德森癌症中心接受治疗的 16 280 例患者组成的回顾性研究队列显示，前列腺癌脑实质转移的发病率为 0.63%[81]。近 90% 的患者表现为单发转移，而与腺癌相比，鳞状细胞癌和筛状细胞癌亚型的 CNS 转移更常见。在 2004 年将多西他赛（docetaxel）作为去势抵抗性前列腺癌（castration-resistant prostate cancer，CRPC）的一线治疗药物后，患者得到延长的总生存期以及多西他赛缺乏血 - 脑屏障通透性这一特点可能导致脑转移的发病率增高。在 2002—2010 年，接受多西他赛治疗的 CRPC 患者的脑转移发病率为 3.3%[82]。尽管该数字远高于历史报道，但直接比较具有挑战性，因为在使用多西他赛治疗前的时代，通过去势抵抗状态进行分组在流行病学研究中并不常见。

尿路上皮癌的情况类似，MVAC 方案（甲氨蝶呤、长春碱、多柔比星、顺铂）问世后，由于患者总体生存率提高同时药物缺乏血 - 脑屏障穿透性，脑转移的发病率从历史数据的 1%～3% 上升到 16%[83]，但目前缺乏更近期的研究来阐明尿路上皮细胞癌中脑转移的发病率。

妇科恶性肿瘤一般不易播散到大脑。尽管每个研究中卵巢癌的脑转移发病率差异很大，历史

数据可高达 11.6%，但大多数最新研究认为发病率相对稳定为 1%～2.5%[84, 85]。与孤立性脑转移相比，该类恶性肿瘤脑转移时有轻微的多发倾向[85]。根据 SEER 统计数据，子宫颈癌的新诊断率一直在稳步下降，这可能是由于改进了筛查方法和人乳头瘤病毒疫苗接种所致[80]。子宫颈癌的脑转移发病率也很低，报道范围为 0.4%～2.3%。但是，由于该患者群体的总生存期较长，脑转移发病率可能会有所增高[86]。子宫内膜癌向颅内转移的发病率最低，根据最近的综述，只有 0.6% 的患者发生脑转移[87]。

甲状腺癌的脑转移极为罕见，一般认为仅在 0.15%～1.3% 的患者中发生[88]。在单机构对 3 117 例甲状腺癌患者进行的回顾性研究发现，临床和尸检数据显示的脑转移发病率为 1.5%[89]。最常造成脑转移的甲状腺癌是高分化亚型（68%），其次是间变性癌（23%）和髓样癌（9%）。发生转移的患者往往年龄较大或是在初诊时合并有远处转移。

1.4　脑转移的社会经济影响

随着普通人群脑转移发病率的增高，人们预计社会经济负担也将相应增加。虽然目前尚缺乏将脑转移治疗的总体经济成本与过去几十年进行比较的研究，但有文献报道，脑转移诊断后，医疗支出显著增加。对 2002—2004 年乳腺癌患者的一项索赔分析发现，脑转移患者 6 个月的平均总费用为 60 045 美元，而无脑转移患者为 28 193 美元[90]。同样，对肺癌患者的第二次索赔分析发现，比较脑转移发生前后，每位患者 6 个月的总医疗费用从 70 157 美元增加到 86 027 美元[91]。在用克唑替尼治疗的 ALK 重排 NSCLC 患者队列中，脑转移瘤诊断后每个患者的每月医疗保健支出从 5 983 美元增加到 22 645 美元，其主要由药物（42.0%）、住院（29.6%）和门诊（26.0%）费用构成[92]。诊断为脑转移后，黑色素瘤患者的每月医疗保健支出从 7 277 美元增加到了 14 489 美元[93]。

在所有研究中，就入院次数、住院时间和总费用而言，住院治疗是导致医疗保健支出增加的最大驱动力之一。在 6 个月内，患有脑转移的乳腺癌患者平均住院时间为 8.0 天，共 1.1 次住院，而对照组的平均住院次数为 0.5 次，住院时间为 2.5 天[90]。这与 6 个月的住院费用从 5 362 美元增加到 17 462 美元相关[90]。肺癌患者经脑转移诊断后入院率更高，平均住院时间延长了 10.7 天[91]。对于诊断为脑转移的患者，平均处方费用、放射科服务、医师随访和其他门诊就诊也有增加[90-93]。

除了直接医疗保健费用的急剧增加外，患者、付款人和雇主的生产力损失成本也受到重大影响[91]。在脑转移诊断后，由于无薪病假，肺癌患者平均每 6 个月损失工资超过 8 000 美元。在这一人群中，缺勤率接近 50%。然而，全球总工作日丢失目前仍然被严重低估，因为上述数据并不包括对患者的家庭成员和照料者造成的影响。此外，虽然患者的生活质量评分在不同研究中有所不同，但在全脑放射治疗后通常稳定在原有水平甚至出现恶化，这反映了对改善治疗方案的需求很高[94]。

1.5　结论

脑转移瘤是 CNS 中最常见的肿瘤，流行病学数据显示，脑转移瘤的发病率正在增高。肺癌、乳腺癌、肾癌、黑色素瘤和结直肠癌是最常见播散到颅内的恶性肿瘤。脑转移发病率的总体上升可归因于更长的患者总生存期以及更好的治疗方法和更早的脑转移诊断。在基于遗传和分子亚型的靶向药物治疗时代，系统性疾病控制得到改善，导致大脑成为晚期复发的常见部位。除了对生活质量的不利影响外，考虑到脑转移的诊断后医疗支出的急剧增加，这种总体趋势还具有重大的社会经济学意义。需要进行进一步的基于人群的流行病学研究，以确定新的能够透过 CNS 的治疗是否能有效预防 CNS 复发。

（金山木　译，王雅宁　李俊霖　校）

参考文献

1. Gavrilovic IT, Posner JB. Brain metastases: epidemiology and pathophysiology. J Neurooncol. 2005;75:5–14.
2. Posner JB, Chernik NL. Intracranial metastases from systemic cancer. Adv Neurol. 1978;19:579–92.
3. Takakura K, Sano K, Hojo S, Hirano A. Metastatic tumors of the central nervous system. Tokyo/New York: Igaku-Shoin; 1982.
4. Pickren J, Lopez G, Tsukada Y, Lane W. Brain metastases: an autopsy study. Cancer Treat Symp. 1983;1983(2):295–313.
5. Guomundsson KR. A survey of tumors of the central

nervous system in Iceland during the 10-year period 1954–1963. Acta Neurol Scand. 1970;46:538–52.

6. Fogelholm R, Uutela T, Murros K. Epidemiology of central nervous system neoplasms: a regional survey in Central Finland. Acta Neurol Scand. 1984;69(3):129–36.

7. Percy A, Elveback L, Okazaki H, Kurland L. Neoplasms of the central nervous system: epidemiologic considerations. Neurology. 1972;22(1):40–8.

8. Barnholtz-Sloan JS, Sloan AE, Davis FG, Vigneau FD, Lai P, Sawaya RE. Incidence proportions of brain metastases in patients diagnosed (1973 to 2001) in the Metropolitan Detroit Cancer Surveillance System. J Clin Oncol. 2004;22(14):2865–72.

9. Schouten LJ, Rutten J, Huveneers HAM, Twijnstra A. Incidence of brain metastases in a cohort of patients with carcinoma of the breast, colon, kidney, and lung and melanoma. Cancer. 2002;94(10):2698–705.

10. Cagney DN, Martin AM, Catalano PJ, Redig AJ, Lin NU, Lee EQ, et al. Incidence and prognosis of patients with brain metastases at diagnosis of systemic malignancy: a population-based study. Neuro Oncol. 2017;19(11):1511–21.

11. Goncalves PH, Peterson S, Vigneau FD, Shore RD, Quarshie WO, Islam K, et al. Risk of brain metastases in patients with non-metastatic lung cancer: analysis of the Metropolitan Detroit Surveillance, Epidemiology, and End Results (SEER) data. Cancer. 2016;122(12):1921–7.

12. Nayak L, Lee EQ, Wen PY. Epidemiology of brain metastases. Curr Oncol Rep. 2012;14:48–54.

13. Duell T, Kappler S, Knoferl B, Schuster T, Hochhaus J, Morresi-Hauf A, et al. Prevalence and risk factors of brain metastases in patients with newly diagnosed advanced non-small-cell lung cancer. Cancer Treat Commun. 2015;4:106–12.

14. Hubbs JL, Boyd JA, Hollis D, Chino JP, Saynak M, Kelsey CR. Factors associated with the development of brain metastases. Cancer. 2010;116:5038–46.

15. Heon S, Yeap BY, Britt GJ, Costa DB, Rabin MS, Jackman DM, et al. Development of central nervous system metastases in patients with advanced non-small cell lung cancer and somatic EGFR mutations treated with gefitinib or erlotinib. Clin Cancer Res. 2010;16(23):5873–82.

16. Bajard A, Westeel V, Dubiez A, Jacoulet P, Pernet D, Dalphin JC, et al. Multivariate analysis of factors predictive of brain metastases in localized non-small cell lung carcinoma. Lung Cancer. 2004;45(3):317–23.

17. Mujoomdar A, Austin JH, Malhotra R, Powell C, Pearson GD, Shiau MC, et al. Clinical predictors of metastatic disease to the brain from non-small cell lung cancer: primary tumor size, cell type, and lymph node metastases. Radiology. 2007;242(3):882–8.

18. Bell DW, Brannigan BW, Matsuo K, Finkelstein DM, Sordella R, Settleman J, et al. Increased prevalence of EGFR-mutant lung cancer in women and in East Asian populations: analysis of estrogen-related polymorphisms. Clin Cancer Res. 2008;14(13):4079–84.

19. Shi AA, Digumarthy SR, Temel JS, Halpern EF, Kuester LB, Aquino SL. Does initial staging or tumor histology better identify asymptomatic brain metastases with non-small cell lung cancer? J Thorac Oncol. 2006;1(3):205–10.

20. Detterbeck FC, Lewis SZ, Diekemper R, Addrizzo-Harris D, Alberts WM. The stage classification of lung cancer: diagnosis and management of lung cancer, 3rd ed: American College of Chest Physicians evidence-based clinical practice guidelines. Chest. 2013;143(5 suppl):7S–37S.

21. Rangachari D, Yamaguchi N, VanderLaan PA, Folch E, Mahadevan A, Floyd SR, et al. Brain metastases in patients with EGFR-mutated or ALK-rearranged non-small-cell lung cancers. Lung Cancer. 2015;88(1):108–11.

22. Omuro AM, Kris MG, Miller VA, Franceschi E, Shah N, Milton DT, et al. High incidence of disease recurrence in the brain and leptomeninges in patients with nonsmall cell lung carcinoma after response to gefitinib. Cancer. 2005;103(11):2344–8.

23. Heon S, Yeap BY, Linderman NI, Joshi VA, Butaney M, Britt GJ, et al. The impact of initial gefitinib or erlotinib versus chemotherapy on central nervous system progression in advanced non-small cell lung cancer with EGFR mutations. Clin Cancer Res. 2012;18(16):4406–14.

24. Mamon HJ, Yeap BY, Janne PA, Reblando J, Shrager S, Jaklitsch MT. High risk of brain metastases in surgically staged IIIA non-small-cell lung cancer patients treated with surgery, chemotherapy, and radiation. J Clin Oncol. 2005;23(7):1530–7.

25. Chen HY, Yu SL, Chen CH, Chang GC, Chen CY, Yuan A, et al. A five-gene signature and clinical outcome in non-small-cell lung cancer. N Engl J Med. 2007;356(1):11–20.

26. Petrelli F, Lazzari C, Ardito R, Borgonovo K, Bulotta A, Conti B, et al. Efficacy of ALK inhibitors on NSCLC brain metastases: a systematic review and pooled analysis of 21 studies. PLoS One. 2018;13(7):e0201425.

27. Govindan R, Page N, Morgensztern D, Read W, Tierney R, Vlahiotis A. Changing epidemiology of small-cell lung cancer in the United States over the last 30 years: analysis of the Surveillance, Epidemiologic, and End Results database. J Clin Oncol. 2016;24(28):4539–44.

28. Roengvoraphoj O, Eze C, Niyazi M, Li M, Hildebrandt G, Fietkau R, et al. Prognostic role of patient gender in limited-disease small-cell lung cancer treated with chemoradiotherapy. Strahlenther Onkol. 2017;193:150–5.

29. Gong L, Wang QI, Zhao L, Yuan Z, Li R, Wang P. Factors affecting the risk of brain metastasis in small cell lung cancer with surgery: is prophylactic cranial irradiation necessary for stage I-III disease? Int J Radiat Oncol Biol Phys. 2012;85(1):196–200.

30. Schild SE, Foster NR, Meyers JP, Ross HJ, Stella PJ, Garces YI, et al. Prophylactic cranial irradiation in small-cell lung cancer: findings from a North Central Cancer Treatment Group Pooled Analysis. Ann

Oncol. 2012;23(11):2919–24.

31. Rudin CM, Ismaila N, Hann CL, Malhotra N, Movsas B, Norris K. Treatment of small-cell lung cancer: American Society of Clinical Oncology endorsement of the American College of Chest Physicians guideline. J Clin Oncol. 2015;33(34):4106–11.

32. Auperin A, Arriagada R, Pignon J-P, Le Pechoux C, Gregor A, Stephens RJ, et al. Prophylactic cranial irradiation for patients with small-cell lung cancer in complete remission. Prophylactic Cranial Irradiation Overview Collaborative Group. N Engl J Med. 1999;341:476–84.

33. Ge W, Xu H, Yan Y, Cao D. The effects of prophylactic cranial irradiation versus control on survival of patients with extensive-stage small-cell lung cancer: a meta-analysis of 14 trials. Radiat Oncol. 2018;13:155.

34. Wolfson AH, Bae K, Komaki R, Meyers C, Movsas B, Le Pechoux C, et al. Primary analysis of a phase II randomized trial Radiation Therapy Oncology Group (RTOG) 0212: impact of different total doses and schedules of prophylactic cranial irradiation on chronic neurotoxicity and quality of life for patients with limited-disease small-cell lung cancer. Int J Radiat Oncol Biol Phys. 2011;81(1):77–84.

35. Lok BH, Ma J, Foster A, Perez CA, Shi W, Zhang Z, et al. Factors influencing the utilization of prophylactic cranial irradiation in patients with limited-stage small cell lung cancer. Adv Radiat Oncol. 2017;2(4):548–54.

36. Lattuca-Truc M, Levra MG, Ruckly S, Villa J, Dumas I, Julian P. Trends in response rate and survival in small cell lung cancer patients between 1997 and 2017. J Clin Oncol. 2018;36:e20572.

37. Stemmler H-J, Heinemann V. Central nervous system metastases in HER-2-overexpressing metastatic breast cancer: a treatment challenge. Oncologist. 2008;13:739–50.

38. Miller KD, Weathers T, Haney LG, Timmerman R, Dickler M, Shen J, et al. Occult central nervous system involvement in patients with metastatic breast cancer: prevalence, predictive factors and impact on overall survival. Ann Oncol. 2003;14:1072–7.

39. Bachmann C, Schmidt S, Staebler A, Fehm T, Fend F, Schittenhelm J, et al. CNS metastases in breast cancer patients: prognostic implications of tumor subtype. Med Oncol. 2015;32:400.

40. Frisk G, Svensson T, Backlund LM, Lidbrink E, Blomqvist P, Smedby KE. Incidence and time trends of brain metastases admissions among breast cancer patients in Sweden. Br J Cancer. 2012;106:1850–3.

41. Martin AM, Cagney DN, Catalano PJ, Warren LE, Bellon JR, Punglia RS, et al. Brain metastases in newly diagnosed breast cancer: a population-based study. JAMA Oncol. 2017;3(8):1069–77.

42. Musolino A, Ciccolallo L, Panebianco M, Fontana E, Zanoni D, Bozzetti C, et al. Multifactorial central nervous system recurrence susceptibility in patients with HER2-positive breast cancer: epidemiological and clinical data from a population-based cancer registry study. Cancer. 2011;117(9):1837–46.

43. Albiges L, Andre F, Balleyguier C, Gomez-Abuin G, Chompret A, Delaloge S. Spectrum of breast cancer metastasis in BRCA1 mutation carriers: highly increased incidence of brain metastases. Ann Oncol. 2005;16(11):1846–7.

44. Slamon DJ, Godolphin W, Jones LA, Holt JA, Wong SG, Keith DE, et al. Studies of the HER-2/neu proto-oncogene in human breast and ovarian cancer. Science. 1989;244(4905):707–12.

45. Slimane K, Andre F, Delaloge S, Dunant A, Perez A, Grenier J, et al. Risk factors for brain relapse in patients with metastatic breast cancer. Ann Oncol. 2004;15:1640–4.

46. Bria E, Cuppone F, Fornier M, Nistico C, Carlini P, Milella M, et al. Cardiotoxicity and incidence of brain metastases after adjuvant trastuzumab for early breast cancer: the dark side of the moon? A meta-analysis of the randomized trials. Breast Cancer Res Treat. 2008;109:231–9.

47. Duchnowska R, Szczylik C. Central nervous system metastases in breast cancer patients administered trastuzumab. Cancer Treat Rev. 2005;31:312–8.

48. Romond EH, Perez EA, Bryant J, Suman V, Geyer CE, Davidson NE, et al. Trastuzumab plus adjuvant chemotherapy for operable HER2-positive breast cancer. N Engl J Med. 2005;353:1673–84.

49. Olson EM, Abdel-Rasoul M, Maly J, Wu CS, Lin NU, Shapiro CL. Incidence and risk of central nervous system metastases as site of first recurrence in patients with HER2-positive breast cancer treated with adjuvant trastuzumab. Ann Oncol. 2013;24:1526–33.

50. Petrelli F, Ghidini M, Lonati V, Tomasello G, Borgonovo K, Ghilardi M, et al. The efficacy of lapatinib and capecitabine in HER-2 positive breast cancer with brain metastases: a systemic review and pooled analysis. Eur J Cancer. 2017;84:141–8.

51. Patel JK, Didolkar MS, Pickren JW, Moore RH. Metastatic pattern of malignant melanoma: a study of 216 autopsy cases. Am J Surg. 1978;135(6):807–10.

52. Davies MA, Liu P, McIntyre S, Kim KB, Papadopoulos N, Hwu W-J, et al. Prognostic factors for survival in melanoma patients with brain metastases. Cancer. 2011;117(8):1687–96.

53. Acharya S, Mahmood M, Mullen D, Yang D, Tsien CI, Huang J, et al. Distant intracranial failure in melanoma brain metastases treated with stereotactic radiosurgery in the era of immunotherapy and targeted agents. Adv Radiat Oncol. 2017;2:572–80.

54. Sloan AE, Nock CJ, Einstein DB. Diagnosis and treatment of melanoma brain metastasis: a literature review. Cancer Control. 2009;16(3):248–55.

55. Zhang D, Wang Z, Shang D, Yu J, Yuan S. Incidence and prognosis of brain metastases in cutaneous melanoma patients: a population-based study. Melanoma Res. 2019;29(1):77–84.

56. Sloot S, Chen YA, Zhao X, Weber JL, Benedict JJ, Mule JJ, et al. Improved survival of patients with melanoma brain metastases in the era of targeted BRAF and immune checkpoint therapies. Cancer. 2017;124(2):297–305.

57. Coit DG, Thompson JA, Algazi A, Andtbacka R,

Bichakjian CK, Carson WE, et al. Melanoma, version 2.2016, NCCN clinical practice guidelines in oncology. J Natl Compr Canc Netw. 2016;14(4):450–73.

58. Zakrzewski J, Geraghty LN, Rose AE, Christos PJ, Mazumdar M, Polsky D, et al. Clinical variables and primary tumor characteristics predictive of the development of melanoma brain metastases and post-brain metastases survival. Cancer. 2011;117(8):1711–20.

59. Ramakrishna N, Margolin KA. Multidisciplinary approach to brain metastasis from melanoma; local therapies for central nervous system metastases. Am Soc Clin Oncol Educ Book. 2013;33:399–403.

60. Tawbi HA, Forsyth PA, Algazi A, Hamid O, Hodi FS, Moschos SJ, et al. Combined nivolumab and ipilimumab in melanoma metastatic to the brain. N Engl J Med. 2018;379:722–30.

61. Iorgulescu JB, Harary M, Zogg CK, Ligon KL, Reardon DA, Hodi FS, et al. Improved risk-adjusted survival for melanoma brain metastases in the era of checkpoint blockade immunotherapies: results from a national cohort. Cancer Immunol Res. 2018;6(9):1039–45.

62. Gaudy-Marqueste C, Dussouil AS, Carron R, Troin L, Malissen N, Loundou A, et al. Survival of melanoma patients treated with targeted therapy and immunotherapy after systematic upfront control of brain metastases by radiosurgery. Eur J Cancer. 2017;84:44–54.

63. Gabani P, Fischer-Valuck BW, Johanns TM, Hernandez-Aya LF, Keller JW, Rich KM, et al. Stereotactic radiosurgery and immunotherapy in melanoma brain metastases: patterns of care and treatment outcomes. Radiother Oncol. 2018;128:266–73.

64. Qian JM, Yu JB, Kluger HM, Chiang VLS. Timing and type of immune checkpoint therapy affect the early radiographic response of melanoma brain metastases to stereotactic radiosurgery. Cancer. 2016;122:3051–8.

65. Patel KR, Shoukat S, Oliver DE, Chowdhary M, Rizzo M, Lawson DH, et al. Ipilimumab and stereotactic radiosurgery versus stereotactic radiosurgery alone for newly diagnosed melanoma brain metastases. Am J Clin Oncol. 2017;40(5):444–50.

66. Davies MA, Saiad P, Robert C, Grob J-J, Flaherty KT, Arance A, et al. Dabrafenib plus trametinib in patients with BRAF V600–mutant melanoma brain metastases (COMBI-MB): a multi-cohort, open-label, phase 2 trial. Lancet Oncol. 2017;18(7):863–73.

67. Schuch B, La Rochelle JC, Klatte T, Riggs SB, Liu W, Kabbinavar FF, et al. Brain metastasis from renal cell carcinoma. Cancer. 2008;113(7):1641–8.

68. Sun M, De Velasco G, Brastianos PK, Aizer AA, Martin AM, Moreira R, et al. The development of brain metastases in patients with renal cell carcinoma: epidemiologic trends, survival, and clinical risk factors using a population-based cohort. Eur Urol Focus. 2018;S2405–4569(17):30294–8.

69. Massard C, Zonierek J, Gross-Goupil M, Fizazi K, Szczylik C, Escudier B. Incidence of brain metastases in renal cell carcinoma treated with sorafenib. Ann Oncol. 2010;21:1027–31.

70. Ranze O, Hofmann E, Distelrath A, Hoeffkes HG. Renal cell cancer presented with leptomeningeal carcinomatosis effectively treated with sorafenib. Onkologie. 2007;30(8–9):450–1.

71. Thibault F, Billemont B, Rixe O. Regression of brain metastases of renal cell carcinoma with antiangiogenic therapy. J Neurooncol. 2008;86(2):243–4.

72. Medioni J, Cojocarasu O, Belcaceres JL, Halimi P, Oudard S. Complete cerebral response with sunitinib for metastatic renal cell carcinoma. Ann Oncol. 2007;18(7):1282–3.

73. Lauko A, Thapa B, Jia X, Ahluwalia MS. Efficacy of immune checkpoint inhibitors in patients with brain metastasis from NSCLC, RCC, and melanoma. J Clin Oncol. 2018;36(5_suppl):214.

74. Christensen TD, Spindler K-LG, Palshof JA, Nielsen DL. Systemic review: brain metastases from colorectal cancer — incidence and patient characteristics. BMC Cancer. 2016;16:260.

75. Grothey A, Sargent D, Goldberg RM, Schmoll HJ. Survival of patients with advanced colorectal cancer improves with the availability of fluorouracil-leucovorin, irinotecan, and oxaliplatin in the course of treatment. J Clin Oncol. 2004;22(7):1209–14.

76. Hurwitz H, Fehrenbacher L, Novotny W, Cartwright T, Hainsworth J, Heim W, et al. Bevacizumab plus irinotecan, fluorouracil, and leucovorin for metastatic colorectal cancer. N Engl J Med. 2004;350(23):2335–42.

77. Sundermeyer ML, Meropol NJ, Rogatko A, Wang H, Cohen SJ. Changing patterns of bone and brain metastases in patients with colorectal cancer. Clin Colorectal Cancer. 2005;5(2):108–13.

78. Yaeger R, Cowell E, Chou JF, Gewirtz AN, Borsu L, Vakiani E, et al. RAS mutations affect pattern of metastatic spread and increase propensity for brain metastasis in colorectal cancer. Cancer. 2014;121(8):1195–203.

79. Wong MCS, Goggins WB, Wang HHX, Fung FDH, Leung C, Wong SYS, et al. Global incidence and mortality for prostate cancer: analysis of temporal patterns and trends in 36 countries. Eur Urol. 2016;70(5):862–74.

80. SEER cancer statistics review, 1975–2015, National Cancer Institute. Bethesda, MD [Internet]. 2018 [cited December 15, 2018]. Available from: https://seer.cancer.gov/csr/1975_2015/.

81. Tremont-Lukats IW, Bobustuc G, Lagos GK, Lolas K, Kyritsis AP, Puduvalli VK. Brain metastasis from prostate carcinoma: the M. D. Anderson Cancer Center experience. Cancer. 2003;98(2):363–8.

82. Caffo O, Gernone A, Ortega C, Sava T, Carteni G, Facchini G, et al. Central nervous system metastases from castration-resistant prostate cancer in the docetaxel era. J Neurooncol. 2012;107:191–6.

83. Mahmoud-Ahmed AS, Suh JH, Kupelian PA, Klein EA, Peereboom DM, Dreicer R, et al. Brain metastases from bladder carcinoma: presentation, treatment and survival. J Urol. 2002;167:2419–22.

84. Pietzner K, Oskay-Oezcelik G, Khalfaoui K, Boehmer D, Lightenegger W, Sehouli J. Brain metastases from epithelial ovarian cancer: overview and optimal management. Anticancer Res. 2009;29(7):2793–8.

85. Pakneshan S, Safarpour D, Tavassoli F, Jabbari B. Brain metastasis from ovarian cancer: a systematic review. J Neurooncol. 2014;119:1–6.

86. Fetcko K, Gondim DD, Bonnin JM, Dey M. Cervical cancer metastasis to the brain: a case report and review of literature. Surg Neurol Int. 2017;8:181.

87. Piura E, Piura B. Brain metastases from endometrial carcinoma. ISRN Oncol. 2012;2012:581749.

88. Vrachimis A, Schmid KW, Jurgens H, Schober O, Wekesser M, Riemann B. Cerebral metastases from thyroid carcinoma: complete remission following radioiodine treatment. Dtsch Arztebl Int. 2013;110(50):861–6.

89. Chiu AC, Delpassand ES, Sherman SI. Prognosis and treatment of brain metastases in thyroid carcinoma. J Clin Endocrinol Metab. 1997;82(11):3637–42.

90. Pelletier EM, Shim B, Goodman S, Amonkar MM. Epidemiology and economic burden of brain metastases among patients with primary breast cancer: results from a US claims data analysis. Breast Cancer Res Treat. 2008;108:297–305.

91. Guerin A, Sasane M, Dea K, Zhang J, Culver K, Nitulescu R, et al. The economic burden of brain metastasis among lung cancer patients in the United States. J Med Econ. 2016;19(5):526–36.

92. Guerin A, Sasane M, Zhang J, Culver KW, Dea K, Nitulescu R. Brain metastases in patients with ALK+ non-small cell lung cancer: clinical symptoms, treatment patterns and economic burden. J Med Econ. 2015;18(4):312–22.

93. Vekeman F, Cloutier M, Yermakov S, Amonkar MM, Arondekar B, Duh MS. Economic burden of brain metastases among patients with metastatic melanoma in a USA managed care population. Melanoma Res. 2014;24:602–10.

94. Peters S, Bexelius C, Munk V, Leighl N. The impact of brain metastasis on quality of life, resource utilization and survival in patients with non-small-cell lung cancer. Cancer Treat Rev. 2016;45:139–62.

2. 脑转移瘤的基础生物学

Monika Vishnoi，Robert A. Scranton，Samuel K. Asante，
and Robert C. Rostomily

2.1 介绍和流行病学

脑肿瘤和其他神经系统肿瘤极其致命，占美国所有新癌症病例的 1.4%（SEER 2018，2008—2014）。2018 年估计有 23 380 例脑肿瘤和其他神经系统肿瘤的新病例，其中约 16 380 例死亡。脑癌（brain cancer，BC）根据起源部位分为两种不同的类型：①原发癌，局限于脑部；②继发癌，从不同的原发部位转移到大脑。继发性脑肿瘤极具侵袭性，30%～40% 的原发性瘤（黑色素瘤、乳腺癌、肺癌等）患者患有继发癌。在原发灶诊断后的某个阶段被诊断为脑转移瘤（BM）（表 2-1）。肺癌和乳腺癌分别是男性和女性最常见的脑转移瘤[1]。某些分子亚型呈阳性的患者有更高的脑转移发病率，如乳腺癌中的 HER2 扩增和非小细胞肺癌（non-small-cell lung cancer，NSCLC）中的间变性淋巴瘤激酶（anaplastic lymphoma kinase，ALK）阳性[2,3]。与脑转移发病率相关的其他因素包括年龄、种族和地理位置[1]。

表 2-1 根据原发灶部位确定的脑转移发病率

原发灶部位	估计新病例数，2018	估计死亡数，2018
乳腺癌（女）	266 120	40 920
肺和支气管癌	234 030	154 050
前列腺癌	164 690	29 430
结直肠癌	140 250	50 630
皮肤黑色素瘤	91 270	9 320
膀胱癌	81 190	17 240
非霍奇金淋巴瘤	74 680	19 910
肾和肾盂癌	65 340	14 970
子宫癌	63 230	11 350
白血病	60 300	24 730

在所有原发灶类型中，脑转移患者的总体 2 年和 5 年生存率分别为 8.1% 和 2.4%[1,4]。脑转移瘤的治疗方法包括全脑放射治疗（whole brain radiation therapy，WBRT）、外科手术切除、立体定向放射外科手术、系统化疗、靶向治疗和免疫治疗，具体取决于转移灶的数量和位置。血 - 脑屏障（blood-brain barrier，BBB）渗透性差会限制全身化疗对于脑转移瘤的治疗有效性[5]。联合靶向和免疫治疗方法可使脑转移瘤缩小，减缓肿瘤生长，并可预防或延迟神经系统症状的出现[1]。在脑转移临床试验中，多模式联合治疗比单一治疗更有利于患者的生存；然而，治疗毒性可能对患者的生活质量（quality of life，QOL）产生不利影响[1,6]。因此，有必要了解脑肿瘤级联转移机制的复杂性，并在临床环境中应用这些发现，以开发有效的治疗方法，最终提高患者的 QOL 和生存率。在这篇综述中，我们将讨论负责脑转移瘤播散和定植的肿瘤祖细胞的分子和遗传特性，以及它们关于肿瘤 - 宿主生态位相互作用、神经炎症级联和新血管形成的调节。

2.2 种子和土壤

基于被动血流和靶器官来看，转移部位并没有反映种子的随机分布，这一认识表明特定的细胞和分子机制积极参与了转移的调节。Stephen Pagett 首先提出，这种现象是由转移性癌症种子与有益土壤独特的匹配性所控制的——"种子和土壤"假说[7]。为了成功实现转移，癌细胞必须从它们的原发部位脱落，在循环系统（血液 / 淋巴）中存活和自我更新，内渗，并在远处器官中定植（图 2-1）[8-10]。

构成原发肿瘤的异质性的肿瘤细胞群具有不同的分子和细胞表型，其不同的增殖、侵袭、血管

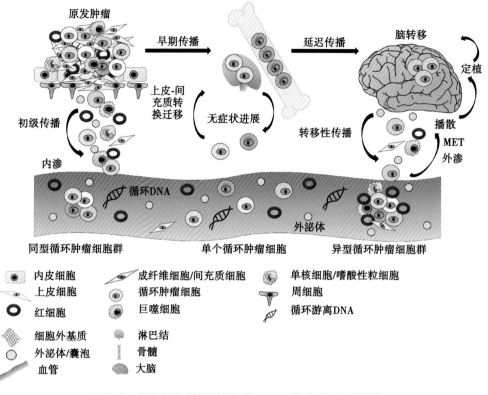

图2-1　脑肿瘤级联转移的步骤。MET，间充质-上皮转化

生成和转移能力证明了这一点[11,12]。转移性级联进一步施加影响细胞增殖、静止、黏附、侵袭性、可塑性、细胞表面（生长和激素）受体和免疫原性的选择压力，最终决定转移潜能[8,9]。转移的"种子"移动并侵入淋巴或血管系统，在那里它们作为单细胞或细胞群（肿瘤栓子）扩散[9,13,14]。然后，这些细胞通常在远处器官（土壤）的有利微环境中定植并与微环境相互作用，在那里基质和宿主因子控制它们的定植、存活和生长。因此，器官特异性定植和大转移的形成是高度复杂的过程，依赖于特定的"稳态机制"和与组成靶器官微环境生态位的细胞外基质蛋白和细胞（免疫细胞、基质细胞、成纤维细胞等）的相互作用[8,9,15,16]。大脑环境的独特属性（BBB和神经生态位）以及它们如何影响脑转移瘤的形成和生长将在下面更详细地讨论。

脑转移瘤的早期播散期

上皮-间充质和间充质-上皮转化

"种子和土壤"假说显示，对转移至关重要的是原发病灶或聚集体通过生物屏障的能力，大致分为这样几个阶段：①与原发灶分离、侵入并存活于血流中（内渗）；②离开血流以在远处器官中实现定植（外渗）；③在远处器官中存活和生长（图2-1）。转移概念化的一个重大进步是认识到转移级联的第一阶段（内渗）所需的细胞表型，一种再现了发育和形态发生学上的公认现象，称为上皮-间充质转换（epithelial mesenchymal transition，EMT），该现象由Elizabeth Hay首次在胚胎发生的背景下提出[17]。

在分子水平上，EMT由转录因子如ZB1/2、SNAIL、SLUG和TWIST1驱动，并通过HGF、TGF-β、EGF、PDGF、Notch1、Wnt、PI3k/AKT和Hedgehog途径传递信号，共同促进肿瘤细胞的运动、迁移和侵袭（图2-2）[18-25]。例如，TWIST1对乳腺上皮癌细胞外渗至关重要，并与许多癌症的转移能力有关[26]。E-钙黏蛋白（一种上皮细胞黏附蛋白）的下调和N-钙黏蛋白的上调（所谓的"钙黏蛋白开关"）伴随着EMT，使通常保持紧密附着的细胞变得可移动，并与癌症转移到大脑的转移潜能相关[27,28]。随后是上皮基底膜的降解和通过内皮基底膜的侵入，然后进入血管[29-31]。除了促进侵袭性，EMT还通过对免疫抑制、治疗抗性和癌症干细胞（cancer stem cells，CSC）的影响来促进恶性表型[25]。

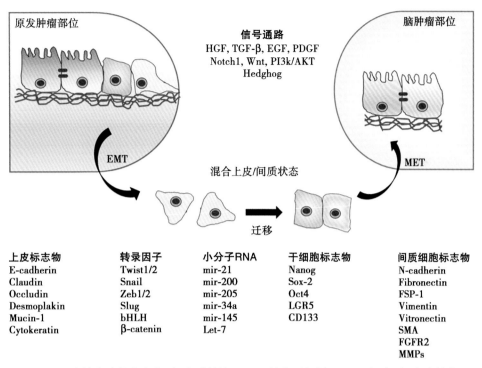

图 2-2　脑转移过程中上皮 - 间充质转换（EMT）的分子机制。MET，间充质 - 上皮转化

因此，EMT 通过产生转移"种子"、激活恶性细胞特性和重编程肿瘤微环境，对脑转移瘤形成有广泛的贡献。

为了成功地转移，播散的肿瘤细胞必须在血流中存活（见下文），从循环中溢出，在远处的器官中定植和生长。尽管假定 EMT 在转移性癌细胞的初始扩散中很重要，但转移性肿瘤也经常保留原发灶的上皮特征[25]。因为认识到转移级联的最后阶段（外渗、定植和大转移生长）需要逆转间充质向上皮表型的转化，一个称为间充质 - 上皮转化（mesenchymal-epithelial transition，MET）的过程解释了这些矛盾现象[32-34]。包括大脑在内的转移定居部位缺乏 EMT 信号的激活剂，促进了MET 和大转移生长[8, 25, 35]。这种溢出的癌细胞和远处器官微环境的相互作用强调了转移生态位或"土壤"对于成功产生转移灶的重要性。在这里，我们将讨论癌细胞和大脑之间的有助于脑转移灶形成的相互作用。虽然调控转移灶形成的 EMT和 MET 的确切机制仍有待阐明，但重要的是这两个过程都促进了 CSC 表型，CSC 是脑转移瘤形成的公认"种子"[7, 25]。

癌症干细胞

许多癌症拥有 CSC 亚群，它们在肿瘤发生、治疗抗性和进展中起着关键作用，通常被认为是转移的"种子"[11]。尽管干细胞只包含少数肿瘤细胞，但由于其对增加治疗抵抗性以及在脑转移灶的形成和 / 或生长中的公认作用，因此它们具有重要的临床意义（图 2-3）[36]。CSC 被增殖、自我更新、多谱系分化和体内重现癌症表型的能力所定义[37]。特异性分子标志物与干细胞表型的相关性促进了干细胞在脑转移瘤中作用的研究。例如，在乳腺癌中，CD44hi/CD24lowCSC 表型负责通过 Notch 信号维持自我更新和增殖，并驱动脑转移进展[22, 38, 39]。另一方面，趋化因子 CXCR4/12 信号轴为 CSC 提供了正确归巢和脑定植的微环境信号[40]。值得注意的是，靶向 CSC 表型如 CD44hi/CD24、CD133 和 BMI1 或抑制 CXCR4/12 和 Notch 信号轴可有效抑制脑转移播散并提高治疗效果[39, 41, 42]。与 MET 和局部血管生成一致，CSC 驱动脑肿瘤的生长[43, 44]。另一个重要的发现是，癌细胞可以通过转换非 CSC 和 CSC 表型对微环境信号（如缺氧）产生响应[44-46]。这种可塑性对识别和评估肿瘤干细胞负荷的环境依赖性以及肿瘤干细胞靶向治疗的发展具有深远的意义。无论转移性细胞如何获得干细胞样特性，它们都必须在血流中循环并存活下来。最近改进的识别和表征循环肿瘤细胞（circulating tumor cells，CTC）的方法进一步阐明了 CTC 在大脑中定居的表型和机制（图 2-3）。

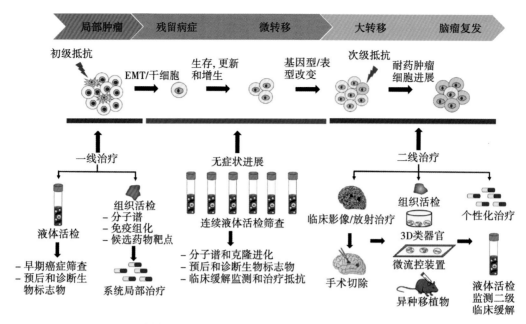

图 2-3　脑转移的分子景观及其治疗意义。EMT，上皮 - 间充质转换

脑转移的"液态阶段"

循环肿瘤细胞和休眠肿瘤细胞

作为公认的转移性"种子"，CTC 驱动转移和疾病复发[47, 48]。肿瘤细胞可能在远处定植并迅速形成大转移灶，或者在默许的转移前生态位中保持休眠肿瘤细胞（dormant cancer cells，DCC）的状态，数月或数年后被触发形成广泛转移。CTC 可能也不仅来源于原发肿瘤部位，还来源于远处的转移灶——这是一种被称为"自给播种"的机制（图 2-1）。

CTC 是少数的异质性癌细胞群，可通过流式细胞仪、磁珠和微流控设备等各种仪器从患者血液中分离出来，并根据免疫表型、细胞大小和变形能力进行区分[48-51]。CellSearch 可捕获上皮细胞衍生的 EpCAM 阳性 CTC，目前是美国食品药品监督管理局（FDA）批准的唯一 CTC 分析平台，尽管它排除了可能对脑转移瘤形成有潜在重要贡献的 EpCAM 阴性的 CTC[39]。播散的 CTC 在体内扩散并迁移到血液循环中，以单细胞或团块 / 栓子的形式存活。CTC 团块具有生存优势，因为它们更有效地抵抗失巢凋亡、血流剪切力、环境或氧化应激以及免疫监视[52-54]。外周血中较高的 CTC 计数状态与各种恶性肿瘤（如黑色素瘤、乳腺癌、肺癌、前列腺癌和胰腺癌）的疾病负荷和患者较差的预后相关[54-56]。

虽然在大多数脑转移瘤患者中不能识别 CTC，

但脑转移瘤的形成可能需要在临床表现出现之前的某个时间点检测到 CTC。只有 5.9% 的低脑转移性 NSCLC 患者能检测到两个以上的 CTC；在合并全身转移和其他肿瘤类型脑转移的患者中，三个以上 CTC 的发病率为 0%～25%[55]。这些数据强调了几个重要的注意因素：①CTC 的传播和检测可能是间歇性的，在其他器官或者部位有一段时间处于休眠状态；②除了原发灶单向产生 CTC 之外，转移性沉积物包括脑转移瘤也可以产生 CTC，即所谓的"自给播种"机制。从合并柔脑膜播散的柔脑膜病变（leptomeningeal disease，LMD）的脑脊液中鉴定出 CTC 可能代表了一种"自给播种"的形式[57]。

CTC 是异质性的、特定的亚群，并可能有独特的向大脑定居的倾向[9, 48, 58, 59]。Boral 等[60]使用一种扩展的 CTC 分离方案证明，将 EpCAM 阴性的 CTC 与肿瘤干细胞标志物混合显著增加了乳腺癌患者的 CTC 水平。根据是否有脑转移对这些转移性患者进行分层，他们鉴定出与脑转移瘤（brain metastases，BM）相关的含 121 个基因的模型[60]。其他研究表明，来自乳腺癌患者的 EpCAM 阴性 CTC 的特定亚群在实验模型中具有形成脑转移瘤的独特倾向[61]。这些研究表明，可识别的 CTC 亚群可能具有产生脑转移瘤的特定能力，理论上可以系统地靶向 CTC 以预防脑转移瘤。CTC 的临床和生物学相关性是一个正在进行中的研究领域，但它似乎在识别预后、治疗反应、转移风险甚至新的治疗方法方面具有很大的前景。液体活检对脑转移瘤的作用甚至超出了对 CTC 的检测，还能对外泌体和循环肿瘤 DNA（circulating-tumor DNA，ctDNA）进行刻画（图 2-3）。

外泌体

外泌体是肿瘤细胞分泌的囊性胞外小泡，含有 DNA、RNA、蛋白质和脂质[62]。外泌体在原发性和转移性肿瘤发挥了局部作用，也通过血管播散和细胞摄取在远处转移发挥了作用[63]。液体活检越来越多地用外泌体进行分析，因为它们预判了肿瘤的生长、进化和发病机制，并且在转移瘤中负责诱导很多生物过程，例如上皮 - 间充质转换、血管生成、转移、治疗抗性和表观遗传 / 干细胞调节（图 2-1 和图 2-3）[64]。在乳腺癌中，mir-122 和 mir-210 的表达与脑转移相关[65, 66]。在黑色素瘤中，CD46 受体负责 BBB 内皮细胞中肿瘤相关外泌体的摄取[67]。

外泌体在脑转移瘤生物学中的一个重要功能是，它们产生了具有器官亲和性的转移前生态位，帮助 DCC 生长或 CTC 归巢、定植和增殖。在实验研究中，大脑通过与特异的 CD31+BBB 内皮细胞直接相互作用，优先吸收来自嗜神经转移性癌细胞系的外泌体[68]。外泌体的器官亲和性似乎也与特定的整合素谱有关，ITGB3 在亲脑外泌体中高度上调[69]。值得注意的是，用外泌体"教育"小鼠宿主改变了癌细胞系的器官亲和性，反映了外泌体摄取的模式。这些数据表明，未来靶向脑特异性外泌体可能是有效缓解脑转移瘤形成的策略。

除了在器官亲和性中的作用之外，外泌体还与促进 DCC 免疫抑制的"大本营"、能够触发微转移进展和生长的血管生成及 BBB 的破坏有关[62, 63, 70]。值得注意的是，实验证据表明，生长过程中星形胶质细胞和脑转移瘤细胞产生的外泌体来源的 microRNAs 通过可逆性地表观下调 PTEN，将驻留的小胶质细胞从 M1 亚型转化为 M2 免疫抑制亚型[71, 72]。这些结果证明了原发性肿瘤来源和局部神经细胞来源的外泌体在协调脑转移瘤向性和生长的复杂过程中的重要作用。因此，基于外泌体的靶向治疗可能是缓解脑转移瘤形成和进展的有效策略[63]。

循环肿瘤 DNA

ctDNA 由凋亡或坏死的癌细胞释放到体液中。ctDNA 在大多数全身性癌症中被检测到，其水平随着转移程度而升高[73]。在乳腺癌和黑色素瘤这两种具有高脑转移倾向的癌症中，超过 80% 的病例可检测到 ctDNA[73]。ctDNA 水平与肿瘤负荷和患者生存率相关[64, 74, 75]。据了解，尚无证据证实 ctDNA 和脑转移瘤发病率之间的联系或是其在脑转移瘤发生中的致病作用。然而，对来自脑脊液（cerebrospinal fluid，CSF）的 ctDNA 的分析正在成为一种有用的标记物，适用于合并脑实质转移瘤和柔脑膜病变的患者，并可能比血浆来源的 ctDNA 更敏感和特异[76, 77]。例如，在患有只合并中枢神经系统（central nervous system，CNS）转移的患者中，从血浆中检测到 CSF ctDNA 的比例为 58%，而不是 0，更重要的是，CSF ctDNA 检测的变化与临床治疗反应一致[77]。在另一项研究中，63%（32 例中的 20 例）的脑实质转移患者在 CSF DNA 测序后发现了基因组突变，而据报道，75%～100% 的 LMD 患者在脑脊液中检测到了 ctDNA[76, 78]。这些研究表明了 ctDNA 作为追踪肿瘤进展和预测治疗反应的生物标志物的潜力[75, 79, 80]。但是仍需要多中心大队列研究来评估转移性癌症治疗过程中 ctDNA 的进化改变及其与疾病状态和患者生存率的相关性。

最终转移阶段：大脑定植、生长和大脑微环境的作用

在脑转移瘤形成的最后阶段，已经定居在转移前生态位的 CTC 和 / 或 CTC 与脑微环境（brain microenvironment，BME）接触，并通过相互作用进行大转移生长。骨髓细胞和常驻神经细胞（星形胶质细胞、神经元和小胶质细胞）、浸润性免疫细胞、脑微血管、细胞外基质蛋白、代谢变化、细胞因子信号甚至突触之间的复杂相互作用导致脑转移瘤细胞和 BME 的重编程，以促进脑转移瘤的存活和生长。BME 的另一个重要因素是 BBB 和随后形成的血肿瘤屏障（blood-tumor barrier，BTB），这对 CTC 外渗、免疫细胞浸润和治疗药物的全身递送过程至关重要。我们将通过选定的例子阐述这些相互作用的相关临床要点。

血 - 脑屏障和血肿瘤屏障

BBB 是一种高度特异性的半透性结构，由内皮细胞、周细胞和星形胶质细胞组成，形成紧密的

连接，限制某些物质从循环进入大脑[1]。BBB 的神经血管单元为正常的神经元功提供稳态环境条件，并提供 CTC 外渗的屏障，这是脑转移一定要克服的[81]。环氧化酶 COX2（也称为 PTGS2）、内皮生长因子受体配体 HBEGF 和 $\alpha_{2,6}$- 唾液酸转移酶 ST6GALNAC5，这三种分子已被确定为癌细胞跨 BBB 外渗的介质[82]。ST6GALNAC5 促进肿瘤细胞与脑内皮细胞的黏附，而 COX2 和 HBEGF 促进细胞跨 BBB 迁移[82]。此外，基质金属蛋白酶（matrix metalloproteinases，MMP）和血管内皮生长因子（vascular endothelial growth factor，VEGF）通过细胞外基质的破坏和血管生态位的建立促进外渗、播种和微转移的形成[1, 83-87]。

在脑转移瘤周围区域，BBB 被修饰以产生所谓的 BTB，其特征是局部通透性增加。BTB 的 BBB 特征变化是由内皮细胞紧密连接和周细胞功能的改变介导的，并与神经炎症和细胞外基质成分的变化有关[1]。BTB 通透性改变的分子机制包括内皮细胞中血管内皮生长因子的上调，封闭区（zona occludens，ZO）和血管内皮细胞黏附分子（vascular endothelial cell adhesion molecule，VECAM）的下调，周细胞中结蛋白和 CD13 表达的改变，以及包括膜转运蛋白、肿瘤坏死因子（tumor necrosis factor，TNF）受体、claudin-5 和血管生成素 -2 在内的其他分子的作用[1, 88-92]。与临床相关的是，这些渗透性变化导致了不同的摄取，这意味着通常受完整 BBB 限制的药物和抗体的摄取可能会增强[1, 54, 93-96]。

脑转移瘤免疫微环境

脑转移瘤产生炎症和免疫抑制微环境，促进肿瘤生长和治疗抵抗[97]。脑转移瘤免疫微环境涉及肿瘤和常驻神经细胞与淋巴（细胞毒性 $CD4^+$ 细胞、辅助 $CD4^+$ 细胞、T- 调节细胞和自然杀伤细胞）和髓样［树突 / 抗原递呈细胞、巨噬细胞和髓源性抑制细胞（myeloid-derived suppressor cells，MDSC）］谱系的浸润细胞之间的复杂相互作用[98-101]。免疫检查点抑制剂（ICI）在治疗系统性黑色素瘤方面的成功引起了人们对肿瘤浸润淋巴细胞（tumor infiltrating lymphocytes，TIL）的浓厚兴趣，最近，免疫检查点抑制剂还治疗了其他具有脑转移倾向的癌症，包括非小细胞肺癌和乳腺癌[102-105]。事实上，最近的试验表明 ICI 对脑转移瘤的效果各不相同[98, 106]。

CTLA4 和 PD-L1/PD-1 抑制剂阻断肿瘤介导的免疫抑制机制，这些机制通常会降低细胞毒性 T 淋巴细胞（cytotoxic T-lymphocyte，CTL）的功能[105]。

Harter 等描述了混合肿瘤和乳腺癌限制队列中所有 TIL（$CD3^+$）和特定 T- 调节细胞亚群（FoxP3+）和 CTL（$CD8^+$）的数量和分布图以及 BM 中 PD-1/PD-L1 表达[105]。在所有的 BM 类型中都检测到了肿瘤间质干细胞及其亚群，但它们的频率（肾细胞癌最高）和分布模式（黑色素瘤为弥漫性，黑色素瘤为间质性）各不相同。与其他研究显示细胞毒性 T 淋巴细胞扩增和 T 细胞浸润与患者生存率相关的结论相反，TIL 或 PD-L1/PD-1 指标与患者生存率无关[107-109]。相比之下，在肺腺癌脑转移患者微环境中，较小的间质单核细胞浸润以及较低的 PD-1/PD-L1 表达预示着切除后更高的生存率[110]。在另一项对 NSCLC 患者的研究中，原发性和脑转移灶病变对 PD-1 抑制剂的不同反应提示了配对的原发灶和脑转移样本中脑转移特异性的 PD-1 表达的降低[102]。在配对的乳腺癌原发样本和脑转移样本中，脑转移瘤的 TIL 减少，预期对 ICI 有反应的"适应性"免疫表型（TIL+/PD-L1+）的比例也减小[103, 104, 111]。与非 CNS 转移性肿瘤相比，黑色素脑转移瘤中免疫细胞浸润的增加与 PD-L1+ 的增加、存活率的提高和氧化磷酸化的富集相对应[100]。总的来说，黑色素脑转移瘤的免疫细胞浸润减少，基因表达分析显示，其与非 CNS 转移相比具有免疫抑制表型。值得注意的是，代谢特征与患者存活率呈正相关，临床前模型表明抑制氧化磷酸化是丝裂原活化蛋白激酶（mitogen-activated protein kinase，MAPK）抵抗的黑色素脑转移瘤的一个有前景的治疗靶点[100]。

除了 TIL，包括髓样细胞在内的其他免疫细胞也参与了脑转移瘤的生长[72]。在接受联合全身贝伐珠单抗和 TKI 治疗的肺癌患者中，MDSC 的减少与脑转移瘤发病率之间的关系表明 MDSC 可能在免疫抑制的脑转移瘤微环境中起作用。对小鼠乳腺癌脑转移瘤的实验研究也表明 MDSC 为脑转移的形成提供了"转移前生态位"[90]。T- 调节细胞通过分泌 TGF-β 和 IL-10 等因子抑制免疫反应，肿瘤和外周血中较高的 T- 调节细胞数量与较差的预后相关[112, 113]。在肺腺癌脑转移中检测到的 FOXP3+ T- 调节细胞的数量低于原发肿瘤[102]。最后，驻留的小胶质细胞和系统衍生的巨噬细胞在早期阶段参与了脑转移的形成，并有利于免疫抑制微环境的形成[114]。总之，复杂的脑转移瘤免疫微环境具有免疫抑制状态，并在脑转移瘤从转移前生态位到大转移生长中起关键作用。仍需要进一步阐明脑转移瘤中多样性的免疫抑制机制，以开发更有效的免疫疗法和策略来重编程脑转移瘤免疫微环境，从而促进对免疫疗法的反应。

如上所述，脑转移瘤是"冷肿瘤"，对免疫疗法的反应较弱[1]。因此，激活脑转移瘤免疫微环境的技术具有重要的临床意义。例如，远距效应是一种潜在的免疫介导机制，对单个病灶的局部放射治疗导致肿瘤抗原的释放和 T 细胞的扩增，可以激活远离放射治疗部位的显著的全身抗肿瘤反应[115-117]。一个实验性黑色素瘤脑转移模型显示了联合放射治疗和 PD-L1 抑制剂的远距效应，类似的报道还有同步 ICI 治疗的临床增强作用[118-121]。正如一些报告所建议的那样，通过靶向全身性病灶或通过脑转移瘤局部放射治疗来激活全身性反应，利用远距效应治疗脑转移瘤是可能的[122, 123]。虽然远距反应的发生相对罕见，但对其确切机制的进一步研究有望提供更有效的激活免疫系统的策略，改善对系统性和基于 CNS 的癌症的治疗响应。

脑转移瘤与脑转移微环境的交互作用

除了与上述血管 BBB/BTB 生态位和浸润性免疫细胞的相互作用之外，与常驻神经细胞的交互作用在脑转移瘤生物学中也起着重要作用[97, 99, 124]。大脑一般是游离癌细胞的敌对微环境，大部分癌细胞会死亡；然而，那些作为休眠细胞或繁殖活跃细胞存活下来的细胞似乎能够独特地选择或适应大脑微环境[81]。例如，在大脑中生长的癌细胞激活独特的富含大脑基因的表达谱，并经历代谢重编程，以便它们可以像大脑一样有效地利用非葡萄糖能源[125, 126]。Serpins 在脑转移瘤细胞上的表达抵消了细胞死亡和脑源性纤溶酶的抗迁移作用，而脑源性纤溶酶对于脑转移瘤细胞存活和与脑微血管细胞接触以进行局部侵袭是必需的[127]。虽然神经细胞可以阻止脑转移瘤生长，但与神经细胞的特定相互作用也被证实可以促进脑转移瘤的存活和生长。例如，星形胶质细胞通过缝隙连接介导的 cGAMP 转移和星形胶质细胞衍生的

miRNA 介导的 PTEN 功能的抑制来相互作用，进而促进脑转移瘤[72, 128]。同样，小胶质细胞的激活状态可以抑制或促进脑转移瘤生长[81]。脑转移瘤细胞外分泌的 miRNA 可以重新编程小胶质细胞以通过免疫抑制机制促进脑转移瘤生长[71]。最后，基于越来越多的认识到周围神经支配在癌症转移中的影响和 CNS 促进胶质瘤增殖的神经活性，未来的研究应致力于理解电活动如何影响脑转移瘤生理[129-131]。

分子异质性和脑转移的选择

鉴于机制的复杂性和上述的环境选择压力，原发性癌症及其脑转移瘤表现出广泛的分子异质性毫不奇怪。自从 Gerlinger 等发表的有关转移性肾细胞癌的开创性著作以来，肿瘤内分子异质性和分支进化被认为有助于许多癌症的发生、发展和治疗耐药性[5, 132-134]。基因组不稳定性和选择性进化是在遗传、表观遗传和转录水平驱动异质性的主要机制[132, 133, 135]。多部位肿瘤取样活检、研究性尸检、揭示时空异质性的液体活检和单细胞测序技术是有助于解码肿瘤复杂结构的新兴方法，特别是应用于脑转移瘤[132, 133, 135-137]。

对于脑转移瘤，对配对原发灶和转移灶的研究揭示了几个临床相关的见解，包括：①脑转移瘤中有很高比例具有不同于原发部位的突变；②同一患者的脑转移瘤具有不同于原发性癌症中检测到的突变；③脑转移瘤表现出不同于原发性癌症中存在的致癌信号通路（如 PI3K/Akt/mTOR）的激活[5, 138-140]。这些观察表明，脑转移瘤可能来自原发性癌症中独特的细胞亚群，特定突变和表型的选择压力驱动脑转移瘤的成功形成和生长。

基因组研究表明，脑转移瘤保留了原发性癌症的始祖突变，但通过分支进化获得了额外的独特突变[136, 138, 139, 141]。在迄今为止对配对的原发性和转移性癌症样本进行的最大规模研究中，Brastianos 等[138]确定脑转移瘤与原发性癌症具有相同的突变，但在所有情况下都会发生独特的或"私有突变"，其中 53% 代表其 CNS 疾病特有的潜在可靶向目标。配对的原始标本和脑转移瘤标本共有的内皮生长因子受体（epidermal growth factor receptor，EGFR）突变进一步表明，脑转移瘤形成过程中的克隆选择可能是有效的转移生长和治疗

抗性所必需的[133, 138, 142]。

脑转移瘤中特定致癌信号通路的激活，与基因组变化的进化相一致。在原发性黑色素瘤、肺癌和乳腺癌患者中，超过 50% 的脑转移瘤组织存在临床相关的癌基因改变，如 *PTEN*、*PIK3CA*、*EGFR* 和 *HER2* 以及细胞生长和增殖途径相关的、激活 PI3K-AKT-MTOR 和 EGFR/HER2 通路的癌症热点区域[5, 132]。采用 PI3K/AKT/mTOR、CDK、和 HER2/EGFR 抑制剂等全身疗法治疗的原发性肿瘤更容易发生脑转移[138]。在肺鳞状细胞癌（squamous cell lung cancers，SQCLC）中，PI3K 表达异常的肿瘤与高转移性肿瘤负担和脑转移发病率增高相关[143]。然而，结直肠癌显示出较少的遗传异质性（*APC*、*KRAS*、*FBXW7*、*PIK3CA*、*BRAF*、*SMAD4* 和 *ACVR2A* 突变），匹配的原发灶和脑转移灶之间具有较大的遗传一致性[144]。

总的来说，脑转移瘤表现出分支进化模式，反映了原发性肿瘤突变谱，以及转移瘤相对于其他非 CNS 肿瘤表达独特的分子谱。此外，单个患者颅内部位的分子特征显示出高度的同质性。这种基因组一致性可能为系统的个性化治疗提供指导，并促进对脑转移相关机制的理解。

2.3　脊柱转移

转移性脊髓压迫症被认为是一种肿瘤急症，可能需要通过手术减压、紧急放射治疗或两者结合的方式立即治疗。它发生在 3%～5% 的癌症患者中，其中乳腺癌、肺癌和前列腺癌是最常见的来源[145]。大多数转移首先影响骨骼，并通过直接的占位效应或病理性骨折造成压迫。更罕见的是髓外和髓内的硬膜内转移，分别占脊柱转移的 6% 以下和 1%～2%[146-148]。髓内脊柱转移的发病率增高，可能是现在总生存期延长所致。此外，脊柱转移通常是肿瘤患者预后不良的标志，髓内肾细胞转移患者的中位生存期仅为 8 个月[149]。

由于被转移的组织有着不同的微环境，促进骨转移的细胞和分子机制和基于骨的脊髓压迫与驱动脑转移瘤的机制不同[150-153]。鉴于脊柱髓内和髓外转移的罕见性，对其具体机制的研究较少。推测髓外脊柱转移是脑脊液中的肿瘤细胞沿柔脑膜播散引起的。和脑转移瘤一样，柔脑膜癌细胞的分子分析揭示了原发癌位点共有的和独特的突变，可以通过 ctDNA 分析进行监测[154, 155]。相比之下，髓内脊柱转移更有可能通过类似于脑转移瘤的机制形成。脊髓髓内转移瘤（intramedullary spinal cord metastasis，ISCM）极为罕见，在全身性癌症中的发病率约为 2%[147, 156, 157]。最常见于肺癌和乳腺癌，但也有结肠癌、梅克尔细胞（Merkel cell）癌、肾细胞癌、胃癌、卵巢癌和甲状腺癌的报道[148, 149, 158-162]。和脑转移瘤一样，系统性治疗越来越成功可能是 ISCM 发病率增高的原因之一[148]。肺癌经常转移到 CNS，但髓内脊柱转移仅见于 1 215 例尸检病例的 1.65% 和 1.8% 的 NSCLC 患者；这些与伴发的脑转移瘤高度相关，提示了它们的定植和生长具有共同机制[147, 157]。*ALK* 基因突变与非小细胞肺癌的侵袭性相关，包括早期 CNS 转移和较高的脊髓髓内转移率[146, 157, 163]。虽然脊柱髓外和髓内转移很罕见，但其后果是灾难性的，需要进一步研究其基础生物学，以开发更有效的治疗方法。请参阅本书的"脊柱转移瘤"部分，深入了解这一主题。

2.4　结论

脑转移瘤是一种发病率不断上升的危害性大的疾病。发病率增高是由于疾病早期缺乏预后和诊断生物标志物。系统性、纵向维度的基于血液的液体活检（CTC、循环游离 DNA、外泌体、分泌蛋白等），与分子成像方法一起，可以为设计早期诊断工具提供新的生物标志物（图 2-3）。在脑转移患者中，手术切除是临床管理的关键部分，并为确定针对肿瘤分子特征的有效治疗方法提供了一个直接的机会。这些研究还可以帮助确定治疗目标，以消除患有其他原发性癌症的脑转移患者的残余疾病或复发病灶。脑转移患者预后不良也与原发性和脑转移肿瘤的耐药性和肿瘤异质性有关。在精确医学和个体化治疗的时代，基于时空选择破解肿瘤异质性在临床上势在必行。多学科的研究方法是有必要的，可以填补有关脑转移分子景观的知识空白。临床前模型，如微流体装置、器官 3D 培养和患者来源的异种移植物，可以阐明转移细胞和脑肿瘤微环境之间的相互作用以及脑转移级联反应（图 2-3）。这些新兴工具克服了传统的基于细胞技术的局限性，因为它们具有实时监测癌症进展和对患者进行个性化治疗的潜力。此外，未来多模态研究的进展将为理解脑转移瘤和改善患者预后开辟新的范式。

（龙飘飘 译，赵炳昊 李俊霖 校）

参考文献

1. Achrol AS, Rennert RC, Anders C, Soffietti R, Ahluwalia MS, Nayak L, et al. Brain metastases. Nat Rev Dis Primers. 2019;5(1):5.
2. Martin AM, Cagney DN, Catalano PJ, Warren LE, Bellon JR, Punglia RS, et al. Brain metastases in newly diagnosed breast cancer: a population-based study. JAMA Oncol. 2017;3(8):1069–77.
3. Toyokawa G, Seto T, Takenoyama M, Ichinose Y. Insights into brain metastasis in patients with ALK+ lung cancer: is the brain truly a sanctuary? Cancer Metastasis Rev. 2015;34(4):797–805.
4. Hall WA, Djalilian HR, Nussbaum ES, Cho KH. Long-term survival with metastatic cancer to the brain. Med Oncol (Northwood, London, England). 2000;17(4):279–86.
5. Dagogo-Jack I, Carter SL, Brastianos PK. Brain metastasis: clinical implications of branched evolution. Trends Cancer. 2016;2(7):332–7.
6. Andrews DW, Scott CB, Sperduto PW, Flanders AE, Gaspar LE, Schell MC, et al. Whole brain radiation therapy with or without stereotactic radiosurgery boost for patients with one to three brain metastases: phase III results of the RTOG 9508 randomised trial. Lancet (London, England). 2004;363(9422):1665–72.
7. Ramakrishna R, Rostomily R. Seed, soil, and beyond: the basic biology of brain metastasis. Surg Neurol Int. 2013;4(Suppl 4):S256–64.
8. Valastyan S, Weinberg RA. Tumor metastasis: molecular insights and evolving paradigms. Cell. 2011;147(2):275–92.
9. Pantel K, Brakenhoff RH. Dissecting the metastatic cascade. Nat Rev Cancer. 2004;4(6):448–56.
10. Metastasis JE. Neoplastic Diseases: A Treatise on Tumors. 2nd ed. W.B. Saunders Company; 1922; 76–88.
11. Prasetyanti PR, Medema JP. Intra-tumor heterogeneity from a cancer stem cell perspective. Mol Cancer. 2017;16(1):41.
12. McGranahan N, Swanton C. Clonal heterogeneity and tumor evolution: past, present, and the future. Cell. 2017;168(4):613–28.
13. Chambers AF, Groom AC, MacDonald IC. Dissemination and growth of cancer cells in metastatic sites. Nat Rev Cancer. 2002;2(8):563–72.
14. Amelot A, Terrier LM, Mazeron JJ, Valery CA, Cornu P, Carpentier A, et al. Timeline metastatic progression: in the wake of the << seed and soil >> theory. Med Oncol (Northwood, London, England). 2017;34(11):185.
15. Fidler IJ, Yano S, Zhang RD, Fujimaki T, Bucana CD. The seed and soil hypothesis: vascularisation and brain metastases. Lancet Oncol. 2002;3(1):53–7.
16. Paget S. The distribution of secondary growths in cancer of the breast. 1889. Cancer Metastasis Rev. 1989;8(2):98–101.
17. Hay ED. An overview of epithelio-mesenchymal transformation. Acta Anat (Basel). 1995;154(1): 8–20.
18. Thiery JP. Epithelial-mesenchymal transitions in tumour progression. Nat Rev Cancer. 2002;2(6):442–54.
19. Jechlinger M, Grunert S, Beug H. Mechanisms in epithelial plasticity and metastasis: insights from 3D cultures and expression profiling. J Mammary Gland Biol Neoplasia. 2002;7(4):415–32.
20. Shi Y, Massague J. Mechanisms of TGF-beta signaling from cell membrane to the nucleus. Cell. 2003;113(6):685–700.
21. Kokudo T, Suzuki Y, Yoshimatsu Y, Yamazaki T, Watabe T, Miyazono K. Snail is required for TGFbeta-induced endothelial-mesenchymal transition of embryonic stem cell-derived endothelial cells. J Cell Sci. 2008;121(Pt 20):3317–24.
22. Kahn SA, Wang X, Nitta RT, Gholamin S, Theruvath J, Hutter G, et al. Notch1 regulates the initiation of metastasis and self-renewal of Group 3 medulloblastoma. Nat Commun. 2018;9(1):4121.
23. Rahmathulla G, Toms SA, Weil RJ. The molecular biology of brain metastasis. J Oncol. 2012;2012:723541.
24. Talbot LJ, Bhattacharya SD, Kuo PC. Epithelial-mesenchymal transition, the tumor microenvironment, and metastatic behavior of epithelial malignancies. Int J Biochem Mol Biol. 2012;3(2):117–36.
25. Dongre A, Weinberg RA. New insights into the mechanisms of epithelial-mesenchymal transition and implications for cancer. Nat Rev Mol Cell Biol. 2019;20(2):69–84.
26. Yang J, Mani SA, Donaher JL, Ramaswamy S, Itzykson RA, Come C, et al. Twist, a master regulator of morphogenesis, plays an essential role in tumor metastasis. Cell. 2004;117(7):927–39.
27. Jiang WG. E-cadherin and its associated protein catenins, cancer invasion and metastasis. Br J Surg. 1996;83(4):437–46.
28. Kafka A, Tomas D, Beros V, Pecina HI, Zeljko M, Pecina-Slaus N. Brain metastases from lung cancer show increased expression of DVL1, DVL3 and beta-catenin and down-regulation of E-cadherin. Int J Mol Sci. 2014;15(6):10635–51.
29. Barsky SH, Siegal GP, Jannotta F, Liotta LA. Loss of basement membrane components by invasive tumors but not by their benign counterparts. Lab Invest. 1983;49(2):140–7.

30. Langley RR, Fidler IJ. The biology of brain metasta-sis. Clin Chem. 2013;59(1):180–9.

31. Hagedorn HG, Bachmeier BE, Nerlich AG. Synthesis and degradation of basement mem-branes and extracellular matrix and their regulation by TGF-beta in invasive carcinomas (review). Int J Oncol. 2001;18(4):669–81.

32. Chaffer CL, Thompson EW, Williams ED. Mesenchymal to epithelial transition in development and disease. Cells Tissues Organs. 2007;185(1–3):7–19.

33. Hugo H, Ackland ML, Blick T, Lawrence MG, Clements JA, Williams ED, et al. Epithelial--mesenchymal and mesenchymal--epithelial tran-sitions in carcinoma progression. J Cell Physiol. 2007;213(2):374–83.

34. Yao D, Dai C, Peng S. Mechanism of the mesenchymal-epithelial transition and its relation-ship with metastatic tumor formation. Mol Cancer Res. 2011;9(12):1608–20.

35. Franchino F, Ruda R, Soffietti R. Mechanisms and therapy for cancer metastasis to the brain. Front Oncol. 2018;8:161.

36. Nolte SM, Venugopal C, McFarlane N, Morozova O, Hallett RM, O'Farrell E, et al. A cancer stem cell model for studying brain metastases from primary lung cancer. J Natl Cancer Inst. 2013;105(8):551–62.

37. Tan BT, Park CY, Ailles LE, Weissman IL. The can-cer stem cell hypothesis: a work in progress. Lab Invest. 2006;86(12):1203–7.

38. Strizzi L, Hardy KM, Seftor EA, Costa FF, Kirschmann DA, Seftor RE, et al. Development and cancer: at the crossroads of Nodal and Notch signal-ing. Cancer Res. 2009;69(18):7131–4.

39. Zhang L, Ridgway LD, Wetzel MD, Ngo J, Yin W, Kumar D, et al. The identification and character-ization of breast cancer CTCs competent for brain metastasis. Sci Transl Med. 2013;5(180):180ra48.

40. Wurth R, Bajetto A, Harrison JK, Barbieri F, Florio T. CXCL12 modulation of CXCR4 and CXCR7 activity in human glioblastoma stem-like cells and regulation of the tumor microenvironment. Front Cell Neurosci. 2014;8:144.

41. Chen J, Li Y, Yu TS, McKay RM, Burns DK, Kernie SG, et al. A restricted cell population propagates glioblastoma growth after chemotherapy. Nature. 2012;488(7412):522–6.

42. Beier D, Schulz JB, Beier CP. Chemoresistance of glioblastoma cancer stem cells--much more complex than expected. Mol Cancer. 2011;10:128.

43. Chu JE, Allan AL. The role of cancer stem cells in the organ tropism of breast cancer metastasis: a mechanistic balance between the "seed" and the "soil"? Int J Breast Cancer. 2012;2012:209748.

44. Lee G, Hall RR 3rd, Ahmed AU. Cancer stem cells: cellular plasticity, niche, and its clinical relevance. J Stem Cell Res Ther. 2016;6(10):pii: 363.

45. Dahan P, Martinez Gala J, Delmas C, Monferran S, Malric L, Zentkowski D, et al. Ionizing radia-tions sustain glioblastoma cell dedifferentiation to a stem-like phenotype through survivin: pos-sible involvement in radioresistance. Cell Death Dis. 2014;5:e1543.

46. Auffinger B, Tobias AL, Han Y, Lee G, Guo D, Dey M, et al. Conversion of differentiated cancer cells into cancer stem-like cells in a glioblastoma model after primary chemotherapy. Cell Death Differ. 2014;21(7):1119–31.

47. Dasgupta A, Lim AR, Ghajar CM. Circulating and disseminated tumor cells: harbingers or initiators of metastasis? Mol Oncol. 2017;11(1):40–61.

48. Joosse SA, Gorges TM, Pantel K. Biology, detec-tion, and clinical implications of circulating tumor cells. EMBO Mol Med. 2015;7(1):1–11.

49. Alix-Panabieres C, Pantel K. Challenges in cir-culating tumour cell research. Nat Rev Cancer. 2014;14(9):623–31.

50. Riethdorf S, Pantel K. Disseminated tumor cells in bone marrow and circulating tumor cells in blood of breast cancer patients: current state of detection and characterization. Pathobiology. 2008;75(2):140–8.

51. Yu M, Stott S, Toner M, Maheswaran S, Haber DA. Circulating tumor cells: approaches to isolation and characterization. J Cell Biol. 2011;192(3):373–82.

52. Giuliano M, Shaikh A, Lo HC, Arpino G, De Placido S, Zhang XH, et al. Perspective on circulating tumor cell clusters: why it takes a village to metastasize. Cancer Res. 2018;78:845.

53. Aceto N, Bardia A, Miyamoto DT, Donaldson MC, Wittner BS, Spencer JA, et al. Circulating tumor cell clusters are oligoclonal precursors of breast cancer metastasis. Cell. 2014;158(5):1110–22.

54. Adkins CE, Mohammad AS, Terrell-Hall TB, Dolan EL, Shah N, Sechrest E, et al. Characterization of passive permeability at the blood-tumor barrier in five preclinical models of brain metastases of breast cancer. Clin Exp Metastasis. 2016;33(4):373–83.

55. Hanssen A, Riebensahm C, Mohme M, Joosse SA, Velthaus JL, Berger LA, et al. Frequency of cir-culating tumor cells (CTC) in patients with brain metastases: implications as a risk assessment marker in oligo-metastatic disease. Cancers (Basel). 2018;10(12):527.

56. Klinac D, Gray ES, Freeman JB, Reid A, Bowyer S, Millward M, et al. Monitoring changes in circulating tumour cells as a prognostic indicator of overall sur-vival and treatment response in patients with meta-static melanoma. BMC Cancer. 2014;14:423.

57. Lin X, Fleisher M, Rosenblum M, Lin O, Boire A, Briggs S, et al. Cerebrospinal fluid circulating tumor cells: a novel tool to diagnose leptomeningeal metastases from epithelial tumors. Neuro Oncol. 2017;19(9):1248–54.

58. Uhr JW, Pantel K. Controversies in clinical cancer dormancy. Proc Natl Acad Sci U S A. 2011;108(30):12396–400.

59. Riethdorf S, Wikman H, Pantel K. Review: biological relevance of disseminated tumor cells in cancer patients. Int J Cancer. 2008;123(9):1991–2006.

60. Boral D, Vishnoi M, Liu HN, Yin W, Sprouse ML, Scamardo A, et al. Molecular characterization of breast cancer CTCs associated with brain metastasis. Nat Commun. 2017;8(1):196.

61. Wang H, Zhang C, Zhang J, Kong L, Zhu H, Yu J. The prognosis analysis of different metastasis pattern in patients with different breast cancer subtypes: a SEER based study. Oncotarget. 2017;8(16):26368–79.

62. Liu Y, Cao X. Organotropic metastasis: role of tumor exosomes. Cell Res. 2016;26(2):149–50.

63. Weidle HU, Birzele F, Kollmorgen G, RÜGer R. The multiple roles of exosomes in metastasis. Cancer Genomics Proteomics. 2017;14(1):1–16.

64. Shankar GM, Balaj L, Stott SL, Nahed B, Carter BS. Liquid biopsy for brain tumors. Expert Rev Mol Diagn. 2017;17(10):943–7.

65. Fong MY, Zhou W, Liu L, Alontaga AY, Chandra M, Ashby J, et al. Breast-cancer-secreted miR-122 reprograms glucose metabolism in premetastatic niche to promote metastasis. Nat Cell Biol. 2015;17(2):183–94.

66. Camacho L, Guerrero P, Marchetti D. MicroRNA and protein profiling of brain metastasis competent cell-derived exosomes. PLoS One. 2013;8(9):e73790.

67. Kuroda H, Tachikawa M, Yagi Y, Umetsu M, Nurdin A, Miyauchi E, et al. Cluster of differentiation 46 is the major receptor in human blood-brain barrier endothelial cells for uptake of exosomes derived from brain-metastatic melanoma cells (SK-Mel-28). Mol Pharm. 2019;16:292–304.

68. Hoshino A, Costa-Silva B, Shen TL, Rodrigues G, Hashimoto A, Tesic Mark M, et al. Tumour exosome integrins determine organotropic metastasis. Nature. 2015;527(7578):329–35.

69. Hoshino A, Costa-Silva B, Shen T-L, Rodrigues G, Hashimoto A, Mark MT, et al. Tumour exosome integrins determine organotropic metastasis. Nature. 2015;527(7578):329–35.

70. Tominaga N, Kosaka N, Ono M, Katsuda T, Yoshioka Y, Tamura K, et al. Brain metastatic cancer cells release microRNA-181c-containing extracellular vesicles capable of destructing blood-brain barrier. Nat Commun. 2015;6:6716.

71. Xing F, Liu Y, Wu SY, Wu K, Sharma S, Mo YY, et al. Loss of XIST in breast cancer activates MSN-c-Met and reprograms microglia via exosomal miRNA to promote brain metastasis. Cancer Res. 2018;78(15):4316–30.

72. Zhang L, Zhang S, Yao J, Lowery FJ, Zhang Q, Huang WC, et al. Microenvironment-induced PTEN loss by exosomal microRNA primes brain metastasis outgrowth. Nature. 2015;527(7576):100–4.

73. Bettegowda C, Sausen M, Leary RJ, Kinde I, Wang Y, Agrawal N, et al. Detection of circulating tumor DNA in early- and late-stage human malignancies. Sci Transl Med. 2014;6(224):224ra24.

74. Heitzer E, Haque IS, Roberts CES, Speicher MR. Current and future perspectives of liquid biopsies in genomics-driven oncology. Nat Rev Genet. 2019;20(2):71–88.

75. Siravegna G, Geuna E, Mussolin B, Crisafulli G, Bartolini A, Galizia D, et al. Genotyping tumour DNA in cerebrospinal fluid and plasma of a HER2-positive breast cancer patient with brain metastases. ESMO Open. 2017;2(4):e000253.

76. Boire A, Brandsma D, Brastianos PK, Le Rhun E, Ahluwalia M, Junk L, et al. Liquid biopsy in central nervous system metastases: a RANO review and proposals for clinical applications. Neuro Oncol. 2019;21:571.

77. De Mattos-Arruda L, Mayor R, Ng CK, Weigelt B, Martinez-Ricarte F, Torrejon D, et al. Cerebrospinal fluid-derived circulating tumour DNA better represents the genomic alterations of brain tumours than plasma. Nat Commun. 2015;6:8839.

78. Pentsova EI, Shah RH, Tang J, Boire A, You D, Briggs S, et al. Evaluating cancer of the central nervous system through next-generation sequencing of cerebrospinal fluid. J Clin Oncol. 2016;34(20):2404–15.

79. Huang WT, Lu NM, Hsu WY, Chang SE, Atkins A, Mei R, et al. CSF-ctDNA SMSEQ analysis to tailor the treatment of a patient with brain metastases: a case report. Case Rep Oncol. 2018;11(1):68–74.

80. Siravegna G, Marsoni S, Siena S, Bardelli A. Integrating liquid biopsies into the management of cancer. Nat Rev Clin Oncol. 2017;14(9):531–48.

81. Wilhelm I, Fazakas C, Molnar K, Vegh AG, Hasko J, Krizbai IA. Foe or friend? Janus-faces of the neurovascular unit in the formation of brain metastases. J Cereb Blood Flow Metab. 2018;38(4):563–87.

82. Bos PD, Zhang XH, Nadal C, Shu W, Gomis RR, Nguyen DX, et al. Genes that mediate breast cancer metastasis to the brain. Nature. 2009;459(7249):1005–9.

83. Fan J, Cai B, Zeng M, Hao Y, Giancotti FG, Fu BM. Integrin beta4 signaling promotes mammary tumor cell adhesion to brain microvascular endothelium by inducing ErbB2-mediated secretion of VEGF. Ann Biomed Eng. 2011;39(8):2223–41.

84. Kusters B, Leenders WP, Wesseling P, Smits D, Verrijp K, Ruiter DJ, et al. Vascular endothelial growth factor-A(165) induces progression of melanoma brain metastases without induction of sprouting angiogenesis. Cancer Res. 2002;62(2):341–5.

85. Izraely S, Sagi-Assif O, Klein A, Meshel T, Tsarfaty G, Pasmanik-Chor M, et al. The metastatic microenvironment: brain-residing melanoma metastasis and dormant micrometastasis. Int J Cancer. 2012;131(5):1071–82.

86. Gorantla V, Kirkwood JM, Tawbi HA. Melanoma brain metastases: an unmet challenge in the era of active therapy. Curr Oncol Rep. 2013;15(5):483–91.

87. Eichler AF, Chung E, Kodack DP, Loeffler JS, Fukumura D, Jain RK. The biology of brain metastases-translation to new therapies. Nat Rev

Clin Oncol. 2011;8(6):344–56.

88. Avraham HK, Jiang S, Fu Y, Nakshatri H, Ovadia H, Avraham S. Angiopoietin-2 mediates blood-brain barrier impairment and colonization of triple-negative breast cancer cells in brain. J Pathol. 2014;232(3):369–81.

89. Ma SC, Li Q, Peng JY, Zhouwen JL, Diao JF, Niu JX, et al. Claudin-5 regulates blood-brain barrier permeability by modifying brain microvascular endothelial cell proliferation, migration, and adhesion to prevent lung cancer metastasis. CNS Neurosci Ther. 2017;23(12):947–60.

90. Connell JJ, Chatain G, Cornelissen B, Vallis KA, Hamilton A, Seymour L, et al. Selective permeabilization of the blood-brain barrier at sites of metastasis. J Natl Cancer Inst. 2013;105(21):1634–43.

91. Lyle LT, Lockman PR, Adkins CE, Mohammad AS, Sechrest E, Hua E, et al. Alterations in pericyte subpopulations are associated with elevated blood-tumor barrier permeability in experimental brain metastasis of breast cancer. Clin Cancer Res. 2016;22(21):5287–99.

92. Yonemori K, Tsuta K, Ono M, Shimizu C, Hirakawa A, Hasegawa T, et al. Disruption of the blood brain barrier by brain metastases of triple-negative and basal-type breast cancer but not HER2/neu-positive breast cancer. Cancer. 2010;116(2):302–8.

93. Kodack DP, Askoxylakis V, Ferraro GB, Fukumura D, Jain RK. Emerging strategies for treating brain metastases from breast cancer. Cancer Cell. 2015;27(2):163–75.

94. Fidler IJ. The role of the organ microenvironment in brain metastasis. Semin Cancer Biol. 2011;21(2):107–12.

95. Fidler IJ, Balasubramanian K, Lin Q, Kim SW, Kim SJ. The brain microenvironment and cancer metastasis. Mol Cells. 2010;30(2):93–8.

96. Shibahara I, Kanamori M, Watanabe T, Utsunomiya A, Suzuki H, Saito R, et al. Clinical features of precocious, synchronous, and metachronous brain metastases and the role of tumor resection. World Neurosurg. 2018;113:e1–9.

97. Doron H, Pukrop T, Erez N. A blazing landscape: neuroinflammation shapes brain metastasis. Cancer Res. 2019;79(3):423–36.

98. Kamath SD, Kumthekar PU. Immune checkpoint inhibitors for the treatment of central nervous system (CNS) metastatic disease. Front Oncol. 2018;8:414.

99. Quail DF, Joyce JA. The microenvironmental landscape of brain tumors. Cancer Cell. 2017;31(3):326–41.

100. Fischer GM, Jalali A, Kircher DA, Lee WC, McQuade JL, Haydu LE, et al. Molecular profiling reveals unique immune and metabolic features of melanoma brain metastases. Cancer Discov. 2019;9:628–45.

101. Raza M, Prasad P, Gupta P, Kumar N, Sharma T, Rana M, et al. Perspectives on the role of brain cellular players in cancer-associated brain metastasis: translational approach to understand molecular mechanism of tumor progression. Cancer Metastasis Rev. 2018;37(4):791–804.

102. Kim R, Keam B, Kim S, Kim M, Kim SH, Kim JW, et al. Differences in tumor microenvironments between primary lung tumors and brain metastases in lung cancer patients: therapeutic implications for immune checkpoint inhibitors. BMC Cancer. 2019;19(1):19.

103. Sobottka B, Pestalozzi B, Fink D, Moch H, Varga Z. Similar lymphocytic infiltration pattern in primary breast cancer and their corresponding distant metastases. Oncoimmunology. 2016;5(6):e1153208.

104. Ogiya R, Niikura N, Kumaki N, Yasojima H, Iwasa T, Kanbayashi C, et al. Comparison of immune microenvironments between primary tumors and brain metastases in patients with breast cancer. Oncotarget. 2017;8(61):103671–81.

105. Harter PN, Bernatz S, Scholz A, Zeiner PS, Zinke J, Kiyose M, et al. Distribution and prognostic relevance of tumor-infiltrating lymphocytes (TILs) and PD-1/PD-L1 immune checkpoints in human brain metastases. Oncotarget. 2015;6(38):40836–49.

106. Harary M, Reardon DA, Iorgulescu JB. Efficacy and safety of immune checkpoint blockade for brain metastases. CNS Oncol. 2019;8:CNS33.

107. Kono K, Mimura K, Kiessling R. Immunogenic tumor cell death induced by chemoradiotherapy: molecular mechanisms and a clinical translation. Cell Death Dis. 2013;4:e688.

108. Kirilovsky A, Marliot F, El Sissy C, Haicheur N, Galon J, Pages F. Rational bases for the use of the Immunoscore in routine clinical settings as a prognostic and predictive biomarker in cancer patients. Int Immunol. 2016;28(8):373–82.

109. Berghoff AS, Fuchs E, Ricken G, Mlecnik B, Bindea G, Spanberger T, et al. Density of tumor-infiltrating lymphocytes correlates with extent of brain edema and overall survival time in patients with brain metastases. Oncoimmunology. 2016;5(1):e1057388.

110. Teglasi V, Reiniger L, Fabian K, Pipek O, Csala I, Bago AG, et al. Evaluating the significance of density, localization, and PD-1/PD-L1 immunopositivity of mononuclear cells in the clinical course of lung adenocarcinoma patients with brain metastasis. Neuro Oncol. 2017;19(8):1058–67.

111. Teng MW, Ngiow SF, Ribas A, Smyth MJ. Classifying cancers based on T-cell infiltration and PD-L1. Cancer Res. 2015;75(11):2139–45.

112. Xue D, Xia T, Wang J, Chong M, Wang S, Zhang C. Role of regulatory T cells and CD8(+) T lymphocytes in the dissemination of circulating tumor cells in primary invasive breast cancer. Oncol Lett. 2018;16(3):3045–53.

113. Plaumann J, Engelhardt M, Awwad MHS, Echchannaoui H, Amman E, Raab MS, et al. IL-10 inducible CD8(+) regulatory T-cells are enriched in patients with multiple myeloma and impact the generation of antigen-specific T-cells. Cancer Immunol

Immunother. 2018;67(11):1695–707.

114. Wu SY, Watabe K. The roles of microglia/macrophages in tumor progression of brain cancer and metastatic disease. Front Biosci (Landmark Ed). 2017;22:1805–29.

115. Mole RH. Whole body irradiation; radiobiology or medicine? Br J Radiol. 1953;26(305):234–41.

116. Demaria S, Ng B, Devitt ML, Babb JS, Kawashima N, Liebes L, et al. Ionizing radiation inhibition of distant untreated tumors (abscopal effect) is immune mediated. Int J Radiat Oncol Biol Phys. 2004;58(3):862–70.

117. Okwan-Duodu D, Pollack BP, Lawson D, Khan MK. Role of radiation therapy as immune activator in the era of modern immunotherapy for metastatic malignant melanoma. Am J Clin Oncol. 2015;38(1):119–25.

118. Brix N, Tiefenthaller A, Anders H, Belka C, Lauber K. Abscopal, immunological effects of radiotherapy: narrowing the gap between clinical and preclinical experiences. Immunol Rev. 2017;280(1):249–79.

119. Postow MA, Callahan MK, Barker CA, Yamada Y, Yuan J, Kitano S, et al. Immunologic correlates of the abscopal effect in a patient with melanoma. N Engl J Med. 2012;366(10):925–31.

120. Hiniker SM, Reddy SA, Maecker HT, Subrahmanyam PB, Rosenberg-Hasson Y, Swetter SM, et al. A prospective clinical trial combining radiation therapy with systemic immunotherapy in metastatic melanoma. Int J Radiat Oncol Biol Phys. 2016;96(3):578–88.

121. Pfannenstiel LW, McNeilly C, Xiang C, Kang K, Diaz-Montero CM, Yu JS, et al. Combination PD-1 blockade and irradiation of brain metastasis induces an effective abscopal effect in melanoma. Oncoimmunology. 2019;8(1):e1507669.

122. Stamell EF, Wolchok JD, Gnjatic S, Lee NY, Brownell I. The abscopal effect associated with a systemic anti-melanoma immune response. Int J Radiat Oncol Biol Phys. 2013;85(2):293–5.

123. Hamilton AJ, Seid J, Verdecchia K, Chuba P. Abscopal effect after radiosurgery for solitary brain metastasis from non-small cell lung cancer. Cureus. 2018;10(12):e3777.

124. Hoshide R, Jandial R. The role of the neural niche in brain metastasis. Clin Exp Metastasis. 2017;34(6–7):369–76.

125. Schild T, Low V, Blenis J, Gomes AP. Unique metabolic adaptations dictate distal organ-specific metastatic colonization. Cancer Cell. 2018;33(3):347–54.

126. Rondeau G, Abedinpour P, Desai P, Baron VT, Borgstrom P, Welsh J. Effects of different tissue microenvironments on gene expression in breast cancer cells. PLoS One. 2014;9(7):e101160.

127. Valiente M, Obenauf AC, Jin X, Chen Q, Zhang XH, Lee DJ, et al. Serpins promote cancer cell survival and vascular co-option in brain metastasis. Cell. 2014;156(5):1002–16.

128. Chen Q, Boire A, Jin X, Valiente M, Er EE, Lopez-Soto A, et al. Carcinoma-astrocyte gap junctions promote brain metastasis by cGAMP transfer. Nature. 2016;533(7604):493–8.

129. Venkatesh HS, Johung TB, Caretti V, Noll A, Tang Y, Nagaraja S, et al. Neuronal activity promotes glioma growth through neuroligin-3 secretion. Cell. 2015;161(4):803–16.

130. Futakuchi M, Singh RK. Animal model for mammary tumor growth in the bone microenvironment. Breast Cancer. 2013;20(3):195–203.

131. Allen JK, Armaiz-Pena GN, Nagaraja AS, Sadaoui NC, Ortiz T, Dood R, et al. Sustained adrenergic signaling promotes intratumoral innervation through BDNF induction. Cancer Res. 2018;78(12):3233–42.

132. Dagogo-Jack I, Shaw AT. Tumour heterogeneity and resistance to cancer therapies. Nat Rev Clin Oncol. 2018;15(2):81–94.

133. Alizadeh AA, Aranda V, Bardelli A, Blanpain C, Bock C, Borowski C, et al. Toward understanding and exploiting tumor heterogeneity. Nat Med. 2015;21(8):846–53.

134. Gerlinger M, Rowan AJ, Horswell S, Math M, Larkin J, Endesfelder D, et al. Intratumor heterogeneity and branched evolution revealed by multiregion sequencing. N Engl J Med. 2012;366(10):883–92.

135. Stanta G, Bonin S. Overview on clinical relevance of intra-tumor heterogeneity. Front Med. 2018;5:85.

136. Echeverria GV, Powell E, Seth S, Ge Z, Carugo A, Bristow C, et al. High-resolution clonal mapping of multi-organ metastasis in triple negative breast cancer. Nat Commun. 2018;9(1):5079.

137. Stanta G, Jahn SW, Bonin S, Hoefler G. Tumour heterogeneity: principles and practical consequences. Virchows Arch. 2016;469(4):371–84.

138. Brastianos PK, Carter SL, Santagata S, Cahill DP, Taylor-Weiner A, Jones RT, et al. Genomic characterization of brain metastases reveals branched evolution and potential therapeutic targets. Cancer Discov. 2015;5(11):1164–77.

139. Han CH, Brastianos PK. Genetic characterization of brain metastases in the era of targeted therapy. Front Oncol. 2017;7:230.

140. Neagu MR, Gill CM, Batchelor TT, Brastianos PK. Genomic profiling of brain metastases: current knowledge and new frontiers. Chin Clin Oncol. 2015;4(2):22.

141. Bertucci F, Finetti P, Guille A, Adelaide J, Garnier S, Carbuccia N, et al. Comparative genomic analysis of primary tumors and metastases in breast cancer. Oncotarget. 2016;7(19):27208–19.

142. Liao L, Ji X, Ge M, Zhan Q, Huang R, Liang X, et al. Characterization of genetic alterations in brain metastases from non-small cell lung cancer. FEBS Open Bio. 2018;8(9):1544–52.

143. Paik PK, Shen R, Won H, Rekhtman N, Wang L, Sima CS, et al. Next-generation sequencing of stage IV squamous cell lung cancers reveals an association of PI3K aberrations and evidence of clonal heterogeneity in patients with brain metastases. Cancer

Discov. 2015;5(6):610–21.

144. Jesinghaus M, Wolf T, Pfarr N, Muckenhuber A, Ahadova A, Warth A, et al. Distinctive spatiotemporal stability of somatic mutations in metastasized microsatellite-stable colorectal cancer. Am J Surg Pathol. 2015;39(8):1140–7.

145. National Collaborating Centre for Cancer. National Institute for Health and Clinical Excellence: guidance. Metastatic spinal cord compression: diagnosis and management of patients at risk of or with metastatic spinal cord compression. Cardiff (UK): National Collaborating Centre for Cancer (UK) National Collaborating Centre for Cancer; 2008.

146. Karsy M, Guan J, Sivakumar W, Neil JA, Schmidt MH, Mahan MA. The genetic basis of intradural spinal tumors and its impact on clinical treatment. Neurosurg Focus. 2015;39(2):E3.

147. Costigan DA, Winkelman MD. Intramedullary spinal cord metastasis. A clinicopathological study of 13 cases. J Neurosurg. 1985;62(2):227–33.

148. Payer S, Mende KC, Westphal M, Eicker SO. Intramedullary spinal cord metastases: an increasingly common diagnosis. Neurosurg Focus. 2015;39(2):E15.

149. Weng Y, Zhan R, Shen J, Pan J, Jiang H, Huang K, et al. Intramedullary spinal cord metastasis from renal cell carcinoma: a systematic review of the literature. Biomed Res Int. 2018;2018:7485020.

150. Zheng H, Li W, Kang Y. Tumor-stroma interactions in bone metastasis: molecular mechanisms and therapeutic implications. Cold Spring Harb Symp Quant Biol. 2016;81:151–61.

151. Theriault RL, Theriault RL. Biology of bone metastases. Cancer Control. 2012;19(2):92–101.

152. Futakuchi M, Fukamachi K, Suzui M. Heterogeneity of tumor cells in the bone microenvironment: mechanisms and therapeutic targets for bone metastasis of prostate or breast cancer. Adv Drug Deliv Rev. 2016;99(Pt B):206–11.

153. Battafarano G, Rossi M, Marampon F, Del Fattore A. Cellular and molecular mediators of bone metastatic lesions. Int J Mol Sci. 2018;19(6):1709.

154. Magbanua MJ, Melisko M, Roy R, Sosa EV, Hauranieh L, Kablanian A, et al. Molecular profiling of tumor cells in cerebrospinal fluid and matched primary tumors from metastatic breast cancer patients with leptomeningeal carcinomatosis. Cancer Res. 2013;73(23):7134–43.

155. Cheng H, Perez-Soler R. Leptomeningeal metastases in non-small-cell lung cancer. Lancet Oncol. 2018;19(1):e43–55.

156. Potti A, Abdel-Raheem M, Levitt R, Schell DA, Mehdi SA. Intramedullary spinal cord metastases (ISCM) and non-small cell lung carcinoma (NSCLC): clinical patterns, diagnosis and therapeutic considerations. Lung Cancer (Amsterdam, Netherlands). 2001;31(2–3):319–23.

157. Okamoto H, Shinkai T, Matsuno Y, Saijo N. Intradural parenchymal involvement in the spinal subarachnoid space associated with primary lung cancer. Cancer. 1993;72(9):2583–8.

158. Haykal T, Towfiq B. Merkel cell carcinoma with intramedullary spinal cord metastasis: a very rare clinical finding. Clin Case Rep. 2018;6(6):1181–2.

159. Perez-Suarez J, Barrio-Fernandez P, Ibanez-Plagaro FJ, Ribas-Arino T, Calvo-Calleja P, Mostaza-Saavedra AL. Intramedullary spinal cord metastasis from gastric adenocarcinoma: case report and review of literature. Neurocirugia (Astur). 2016;27(1):28–32.

160. Kaballo MA, Brennan DD, El Bassiouni M, Skehan SJ, Gupta RK. Intramedullary spinal cord metastasis from colonic carcinoma presenting as Brown-Sequard syndrome: a case report. J Med Case Reports. 2011;5:342.

161. Isoya E, Saruhash Y, Katsuura A, Takahashi S, Matsusue Y, Hukuda S. Intramedullary spinal cord metastasis of ovarian tumor. Spinal Cord. 2004;42(8):485–7.

162. Zhou Z, Li Y, Yan X, Wang X, Chen S, Xiao J. Characteristics of a thyroid carcinoma cell line derived from spinal metastasis. Biosci Rep. 2016;36(6):e00426.

163. Gainor JF, Ou SH, Logan J, Borges LF, Shaw AT. The central nervous system as a sanctuary site in ALK-positive non-small-cell lung cancer. J Thorac Oncol. 2013;8(12):1570–3.

3. 脑转移瘤的临床前模型

Lucía Zhu and Manuel Valiente

3.1 脑转移瘤研究模型：概述

由于转移过程步骤繁多，体外实验中很难复原该过程。因此，小鼠便成为广泛接受并使用的实验模型。从原理上而言，脑转移瘤临床前模型研究中一些步骤在其他系统转移的肿瘤中也适用（如原发部位肿瘤细胞迁移并侵入毛细血管的能力，以及肿瘤细胞在循环中的生存能力）。考虑到本书的关注重点，我们主要讨论在脑中的肿瘤转移播散过程。临床前模型已经被用于研究转移阶段中的多个环节，包括从血-脑屏障（blood-brain barrier，BBB）中迁出、迁出的转移起始细胞存活、重新激活细胞复制使肿瘤在脑中定植并与周围微环境发生相互作用。

为了在实验室中研究脑转移瘤，研究人员从患者体内采集肿瘤细胞，常用的来源包括胸水或淋巴结的转移瘤（图3-1a）。这些肿瘤细胞经过不同信号的处理，包括与非侵入影像方法相配合（如生物荧光标记使用的荧光素酶）和/或组织学方法相配合（如绿色荧光蛋白）。被标记的肿瘤细胞随后通过经左心室心内注射、颈动脉内注射或者颅内注射的方式被种植在小鼠体内[1-3]。一般倾向使用血管内注射，因为它能够利用转移过程中最具有选择性的过程，也就是从BBB中迁出的过程。颈动脉内注射的优势在于降低了颅外转移的发病率，但是由于这个过程需要进行手术，因而延长了实验操作的时间。因此以心内注射的方式将人类肿瘤细胞转入成为了诱导脑转移瘤实验模型的选择。一般来说，从胸水及淋巴结中采集的转移肿瘤细胞，又被称作亲代细胞系，在被种植于小鼠循环系统中时不会产生大量具有脑转移瘤的小鼠[1,3]。亲代细胞系一般具有高度异质性，并且可能有或者没有能够靶向脑部的肿瘤细胞亚群。为了富集此类细胞亚

群，经常通过心内注射将亲代细胞系接种在小鼠中，等到在特定器官检测到转移的肿瘤细胞时，再将转移病灶切除并在实验室进行体外培养。这种阳性筛选过程往往需要进行3～5次，才能够成功富集那些具有显著靶向脑部的亲本细胞系。这些具有器官趋向性的细胞系被称作脑转移细胞系（brain metastatic cell line，BrM）[1,3-5]（图3-1a）。这个方法不仅在产生人类脑转移细胞系中广泛应用，而且也可以构建小鼠脑转移细胞系，主要脑转移瘤来源包括乳腺癌、肺癌、肾癌、黑色素瘤，以及结直肠癌等，这些细胞系均可以代表每种肿瘤最常见的肿瘤组学特征[3,4,6-10]。另外，小鼠脑转移细胞系在种植于基因编辑小鼠模型（genetically engineered mouse models，GEMM）时可以研究微环境的作用（图3-1b）。这些实验模型为转移最后一步——脑部定植的研究提供了大量证据，发现多种脑转移的调节因子以解释其内在生物学机制，并用人类肿瘤样本进行了验证[1,3-5,10-15]。其中的一些已经被转化为具有阳性结果的试验性治疗干预方式，并进一步进入临床试验阶段[3,10]。

尽管器官趋向性模型已经构建成功，临床前的研究中还必须整合其他研究方法。举个例子，利用原位注射构建的或来源于自发性原位肿瘤的自发脑转移模型就十分常用。而模型构建过程中也存在着诸多限制其使用的因素，如构建效率低、脑转移模型产生周期较长，以及由于原位肿瘤快速生长而产生的限制等[16-18]。此外，为了使所构建模型具有高度的基因复杂性，往往需要使用患者来源的异种肿瘤模型（patient-derived xenografts，PDX）[19-23]。但是最主要的限制因素是构建模型需要使用免疫抑制的宿主，而这些模型并不容易进行基因操作。

总体而言，目前基础研究主要对象是未经治疗的脑转移瘤，但是临床中的实际情况是患

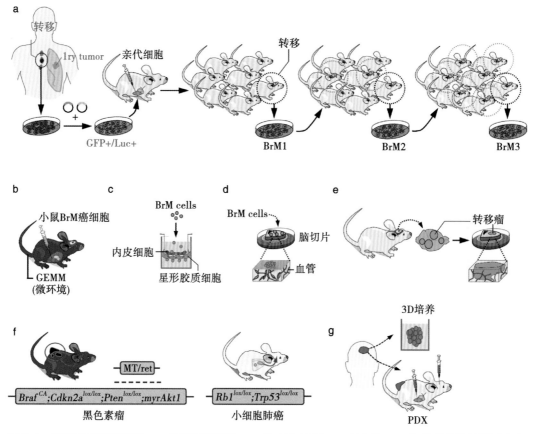

图 3-1　脑转移瘤研究模型。**a.** 此流程图展示 BrM 的产生过程。**b.** 产生的 BrM 细胞系能够被用于在免疫缺陷宿主中研究脑转移，此实验模型也能够通过 GEMM 的方式，在特定微环境组分中导入可诱导的基因修饰。**c.** 人工 BBB 分析能够被用于评估其透过性的调节以及药物的渗透性。**d、e.** 器官特异性脑组织培养基能够帮助对肿瘤脑种植的起始(**d**)以及进展(**e**)阶段进行建模，这些准备是分析微环境中相互作用的重要来源，并且可以配合使用基因编辑以及药物干预。**f.** GEMM 已经被应用于产生自发脑转移瘤。**g.** 人类脑转移瘤能够在体外进行培养，或者在免疫抑制的小鼠中种植以建立脑转移瘤患者来源 PDX。BBB，血 - 脑屏障；GEMM，基因编辑小鼠模型；PDX，患者来源异种肿瘤模型

者一般已接受过包括外科手术、放射治疗、化疗、靶向治疗，以及免疫治疗等多种治疗。构建的下一代脑转移瘤临床前模型应当也包括相应治疗方式的预处理，以验证那些从未经治疗的模型中获得的经验，并且反映治疗抵抗相关的关键问题。

另外，BBB 的研究模型目前被用于研究影响跨血管屏障运输功能的介质分子[1]，以及验证药物渗透性[3]（图 3-1c）。在大脑类器官培养物中脑转移细胞系可以在其表面种植（图 3-1d），或者在经过特定处理后已经成功建立转移灶（图 3-1e），也为体内验证科学假说提供了很好的媒介[3,4,10,24,25]。类器官培养物的主要优势在于它可以模拟大脑微环境，以便于进行更深层次的研究，并且与人源和鼠源组织都能够兼容，也因此，它能够被用于遗传学以及药理学方面的研究中。

3.2　脑转移瘤实验模型中的局部治疗研究

尽管目前外科手术经常被用于治疗脑转移瘤患者，但是这种方法并没有在实验模型上实现。参考近期在其他脑肿瘤中使用的实验规范[26]，建立外科手术相关的实验模型在脑转移瘤研究中是必需的。

近期关于全脑放射治疗（whole brain radiation therapy，WBRT）的临床试验中发现患者的临床收益有限，并且认知神经功能出现一定程度的副作用，因此大家对这种治疗方式提出了质疑[27-30]。

尽管少有科研文章报道 WBRT 影响脑转移瘤细胞活性，但是普遍的结论都表明在已建立的脑转移瘤模型中临床收益有限。

正如已经报道的在小细胞肺癌（small-cell lung cancer，SCLC）患者中预防性使用 WBRT 的研究[31-33]，实验模型中已经证实它对微小转移灶的效果好于已种植的转移灶[34,35]。在三阴性乳腺癌的实验模型中，使用每次 3Gy 共 10 次的分割剂量治疗能够减少 88% 的微小转移灶。而相反，同样的治疗方案只能缓解 55% 的大转移灶[34]。同样，在肿瘤细胞注射的 5 天后进行单剂量放射治疗能够使 70% 的脑转移灶得到缓解[35]。但是如果放射治疗延迟 3 周，并且等已经能够发现乳腺癌细胞系 MDA-IBC3 的脑转移灶时再治疗，治疗效果就显得不足[35]。使用体外模型验证 WBRT 治疗效果时，克隆生长（肿瘤细胞球）对于放射治疗的低反应率也能够印证在体内实验中发现的结果[35]。事实上，肿瘤细胞球中存在 c-Met 富集[36]，当靶向它的表达时，本对放射治疗不敏感的克隆生长能够受到影响。体内实验中，靶向 c-Met 能够增敏 MDA-435 细胞对放射治疗的反应，不仅在脑中，对于在颅外的本身对放射治疗已经敏感的肿瘤也会进一步增敏[36]。这些研究的结果指出大脑微环境可能对脑转移瘤的放射治疗抵抗有一定作用。有趣的是，当在注射肿瘤细胞之前，对未经治疗的大脑进行 WBRT 预处理，后续注射肿瘤细胞会呈现更快速生长的状态[37]。同样，从脑中获得的经过放射治疗处理后的乳腺癌转移细胞，进一步体外培养时不会出现最初的放射治疗抵抗的特性[34]。而进一步，当这些肿瘤细胞被再次注射到小鼠中时，对 WBRT 的抵抗又会再次出现[34]。数学模型预测对脑转移瘤有效的放射治疗剂量应该高于 20Gy[35]，但是一项研究发现 30Gy 的分次放射治疗（每次 3Gy，共 10 次）能够影响神经干细胞分化产生 Dcx+ 的不成熟神经元[34]，并造成神经毒性，因此排除了使用更高剂量放射治疗的可能。能够减小放射治疗对认知神经功能影响的替代方式已经在研究中获得验证，使用非转移小鼠模型接受 WBRT 或者海马保留照射（hippocampal sparing irradiation，HSI）的 WBRT，并在细胞层面以及行为学层面进行研究[38]，所有小鼠（对照、WBRT、WBRT+HSI）在非特异性认知神经功能测试中表现良好，但是在涉及海马的特异性测试中表现出明显差异。尤其是在接受 WBRT 的小鼠中有 40% 出现了空间记忆功能障碍，在物品放置测试中失败，而在非放射治疗以及 HSI 组中只有 14% 的小鼠出现类似表现。如果进一步延长测试时间，进行更具挑战性的记忆测试，WBRT 组有 70% 的动物会失败，而 HSI 组有 45% 失败，对照组有 33% 失败。有趣的是，不涉及神经发生的海马功能测试在 WBRT 组中不会受到影响[38]。小脑相关的行为学测试发现齿状回细胞死亡增多，增殖减少，并且提升小胶质细胞的比例[38]。

实验模型中的研究结果概括了 WBRT 治疗缺少足够获益，并建议采用替代放射治疗方式可能会更好，就比如采用已经证实有效的立体定向放射外科（stereotactic radiosurgery，SRS）治疗[39]。但是，仍然缺少体内实验分辨 WBRT 相关的放射治疗抵抗的分子介质，对于放射治疗增敏剂的研究和进展可能会更有助于个体化诊疗以及基于潜在生物标志物的临床应用。

3.3 脑转移瘤实验模型中的系统治疗研究：化疗和靶向治疗

尽管认为在脑转移瘤中 BBB 会被破坏，进而形成所谓的血肿瘤屏障（blood-tumor barrier，BTB），但目前已经证明许多化疗药在脑中的渗透性有限。紫杉醇和多柔比星是两个在肿瘤中常用的化疗药，在两个乳腺癌转移的实验模型中都证明，尽管相比正常脑组织而言这两种化疗药能够达到更高的积累浓度，但在脑转移灶中无法达到有效治疗剂量[40]。BTB 中渗透性升高和足细胞亚群的改变相关，尤其是表达结蛋白（desmin）的足细胞，这个结果可以从三阴性乳腺癌、HER2+ 乳腺癌及炎性乳腺癌进行脑转移的不同中看出[41]。但是相比同一原发肿瘤的外周转移灶而言，在脑中药物很难达到有效的产生细胞毒性效果的浓度[40]，也指出对可穿透 BBB 的药物的需求。从此方面考虑，替莫唑胺（temozolomide，TMZ）作为一种广为人知的用于治疗原发脑肿瘤的烷化剂，并且能够穿透 BBB，也在低表达 MGMT 的三阴性乳腺癌中被证明可以有效预防脑转移的发生[42]，但这些结果尚未被成功转化应用于患者身上[43]。然而，这些临床试验，包括替莫唑胺用于治疗已经种植的大转移灶，作为预防性治疗策略的价值尚不清楚。

BBB 不仅对化疗药产生屏障作用，对于其他针对特定关键致癌通路的分子改变的抗肿瘤靶向药也能产生限制作用。一项验证 PI3K/mTOR 抑制剂（脑渗透性 GNE-317 和非渗透性的 GDC-0980）的侧侧研究（side-by-side assessment）中，研究者利用体内双光子共聚焦显微镜在黑色素瘤脑转移的实验模型中证明只有脑渗透性抑制剂能够有效靶向脑转移[44]。BKM120 是另一种选择性 PI3K 抑制剂，并且能够渗透 BBB，也被证明当一部分 HER2+ 人源乳腺癌细胞系经原位或经静脉注射到实验模型中时，能够有效降低 50% 的脑转移的发生[45]，表明具有脑渗透性的靶向 PI3K-AKT-mTOR 通路的小分子药物能够有效治疗脑转移（表 3-1）。

表 3-1 用于检测靶向药所使用的临床前模型

药物	靶点	BBB 渗透性	临床前模型	使用方式	结果	参考文献
GNE317/GDC-0980	PI3K/mTOR	±	黑色素瘤	干预	±	[44]
BKM120	PI3K	+	HER2+ 乳腺癌（MDA-MB-453/BT474）	预防	+	[45]
lapatinib	HER2	+	HER2+ 乳腺癌（MDA-MB-231-BRHER2）	预防	+	[47]
lapatinib+trastuzumab	HER2	+/?	HER2+ 乳腺癌（BT474）	干预	–/–	[48]
trastuzumab/pertuzumab	HER2	? /?	HER2+ 乳腺癌（BT474）	干预	–	[48]
lapatinib/trastuzumab+DC101	HER2/VEGFR2	+/? /?	HER2+ 乳腺癌（BT474）	干预	+	[48]
trastuzumab/pertuzumab+LJM716	HER2/HER3	+/? /?	HER2+ 乳腺癌（BT474）	干预	+	[49]
rociletinib/osimertinib	EGFR^{MUT}	–/+	EGFR^{MUT} 突变肺癌（PC9）	干预	–/+	[51]
crizotinib/alectinib	ALK	–/+	EML4-ALK 突变体 5a 肺癌（A925LPE3）	干预	–/+	[55]
entrectinib	ALK/ROS1/TRK	+	EML4-ALK（NCI-H2228）	干预	+	[56]

大约 18% 的诊断为脑转移的患者可使用靶向药治疗，尤其在他们的原发肿瘤中表现出特定的分子改变，如 HER2+ 乳腺癌、内皮生长因子受体（epidermal growth factor receptor，EGFR）突变、间变性淋巴瘤激酶（anaplastic lymphoma kinase，ALK）易位肺癌和 BRAF 突变黑色素瘤，它们都能对不同的靶向药表现出阳性的颅内反应，要么正在进行临床试验，要么已经被美国 FDA 批准[46]。在临床前阶段这些结果已经在不同的实验动物模型中获得阐述。拉帕替尼（lapatinib）已经在一些 HER2+ 的乳腺癌肿瘤模型中表现出预防性延迟脑转移的效果[47]，但是其他模型中建立的颅内病灶对曲妥珠单抗（trastuzumab）以及拉帕替尼存在治疗抵抗，而单独原位种植（如脂肪垫）的同种细胞对两种药物治疗都能应答[48]。为了攻克对药物的抗性，研究者采用抗 VEGFR2 抗体 DC101 联合曲妥珠单抗和 / 或拉帕替尼治疗，三联方案的治疗效果能达到未治疗对照组的 4 倍[48]。同样的，靶向这一通路上的其他酪氨酸激酶，如用 LJM716 单抗靶向 HER3，相比较于单用曲妥珠单抗或帕妥珠单抗而言，实验组能够显著降低 HER2+ 乳腺癌模型中的脑转移发病率并延长生存时间，而对照组没有任何获益[49]，反映出结合多介质靶向致癌通路以克服治疗相关的药物抗性的需求（表 3-1）。

使用 EGFR 酪氨酸激酶抑制剂（tyrosine kinase inhibitors，TKI）治疗进展期非小细胞肺癌（non-small-cell lung cancer，NSCLC）患者，不仅能在颅外病灶产生应答，而且对于颅内转移灶也有效，因此能够显著延长生存期[50]。但是临床前研究中涉及这种特定原发肿瘤脑转移的很少。奥西替尼（osimertinib）是第三代 EGFR TKI，对于 EGFR-TKI 突变敏感以及 T790M 抵抗突变具有选择性，并且在 2017 年被批准应用于临床，比吉非替尼（gefitinib）、罗西替尼（rociletinib）或阿法替尼

（afatinib）的 BBB 渗透性更好[51]。在一个 EGFR 突变的 NSCLC 脑转移的试验模型中，临床治疗剂量的奥西替尼能够诱导肿瘤衰退，并且能够克服之前 EGFR-TKI 治疗诱导的耐药性，像 AURA I/II 期临床试验中所纳入的患者中出现的现象（NCT01802632），而罗西替尼则无法达到[51]。

ALK 易位肺癌的患者能够对一代 TKI 克唑替尼（crizotinib）产生应答，尽管颅内应答只出现在 BBB 透过性较好的第二代 TKI，如色瑞替尼（ceritinib）、布加替尼（brigatinib）以及阿来替尼（alectinib）等，而克唑替尼在脑内的积累剂量不足[52-54]。这些应答结果在一项有关 EML4-ALK 突变体 5a 肺腺癌脑转移的临床前研究中再次被阐释，尽管原位肿瘤对克唑替尼以及阿来替尼都有应答，但是在颅内对克唑替尼的反应并不敏感，而对阿来替尼治疗敏感[55]（表 3-1）。尽管有这些研究进展，接受 TKI 治疗的患者的无进展生存期（progression-free survival, PFS）不超过 15 个月。由于延长治疗时间常常会引起药物抵抗，这也表明目前针对药物抵抗且 ALK 依赖的脑转移瘤的小分子靶向药研究无法满足需求，并且也是必要的。更高代数的 ALK 抑制剂如劳拉替尼（lorlatinib）和布加替尼上的研究结果也是积极的。恩曲替尼（entrectinib）是一种生物利用度较好的口服 ALK、ROS1 和 TRK 蛋白家族激酶潜在抑制剂，在研究中能够诱导颅内种植的 EML4-ALK 重排 NSCLC 转移灶出现显著减小，并且延长超过 70% 的小鼠的生存期[56]（表 3-1）。未来的临床试验可能会为能够适用于多种来源脑转移的药物开辟道路。

黑色素瘤脑转移患者也能够从靶向治疗中获益，主要是 BRAF V600E TKI 达拉非尼（dabrafenib）以及维莫非尼（vemurafenib）[57-59]。临床前的脑转移模型中针对这些治疗的研究却很少。一些 BRAF V600E 突变的人源黑色素瘤细胞已经被证明能够产生脑转移实验模型[60]。体外产生的维莫非尼抵抗黑色素瘤细胞系与维莫非尼敏感细胞系具有完全不同的表达谱，但是并不改变他们在脑中种植的能力，尽管说向肺以及肝脏的转移能力增高[60]。而因为 50% 的黑色素瘤的脑转移源自 BRAF V600E 突变的原发灶，为进一步研究这种高致死率的转移向脑的皮肤肿瘤，研究者仍需要在产生包括这类分子改变的新实验模型上，以及相应的靶向治疗上投入精力。

3.4　脑转移瘤调节物质的无偏筛选

体外转录组学研究

转移癌种植是一个多步骤的过程，从肿瘤原发灶最初的细胞池通过正性及负性筛选的方式富集播散的肿瘤细胞，因此转移灶中的细胞更多具备迁移向并且定植于目标器官的条件。这就是建立器官特异性转移模型的基本原理，也是通过体内的多轮筛选而成功构建的（图 3-1a）。

为了从分子层面更好剖析脑趋向性问题，研究者比较不具有靶向脑能力的亲代细胞系以及脑转移细胞系的特点，这个方法已经被用于乳腺癌[1]和肺癌脑转移[5]模型研究（图 3-2a）。亲代细胞与脑转移细胞系的体内组学研究反映出两者显著不同。尽管在不同模型中具有不同表达程度的基因交集不多[4]，但是上调的基因，如调控脑转移趋向性的潜在调控因子，或者下调的基因，如脑转移潜在的抑制剂，通过人体内脑转移功能分析研究方法，能够发现他们的原发基因表达的上调也与脑转移的高发生风险相关。用这个方法发现的多数基因都具有调节 BBB 渗透性的能力[1, 12, 13, 15]或与脑微环境互作的能力[4, 10, 11]（图 3-2a）。

比如，一个称作脑转移特征（brain metastasis signature, BrMS）的具有 17 个基因的特征集合，在一项试验中，对两种不同的 ER−/HER2− 乳腺癌细胞（MDA231-BrM 和 CN34-BrM）对脑部的趋向性能力进行比较，并以其亲代细胞作为参考，发现 BrMS 能够在 3 个独立的患者队列中预测脑转移复发概率[1]。在肿瘤细胞的 BrMS 基因中，ST6GALNAC5 基因编码的 $\alpha_{2,6}$- 唾液酸转移酶被选中进行机制研究，研究结果表明肿瘤细胞表面修饰的 2-6 唾液酸基有助于提升 BBB 渗透性[1]。

和乳腺癌相比，肺癌通常播散速度更快。一个 Wnt 依赖的通路在协调肺癌侵袭性播散至包括脑在内的多个器官的过程中起到重要作用[5]。两个具有脑趋向性的肺腺癌细胞系（H2030-BrM 和 PC9-BrM）被用于研究这个 Wnt 通路中的关键调控组分。LEF1 提升了 BrM 细胞生长成团的能力，也代表转移过程起始的能力，而 HOXB9 是细胞迁移所需，代表转移种植于脑组织的过程[5]（图 3-2a）。尽管这些条件对于脑转移而言都是十分重要的，他们在骨转移中也具有同样的重要性[5]。

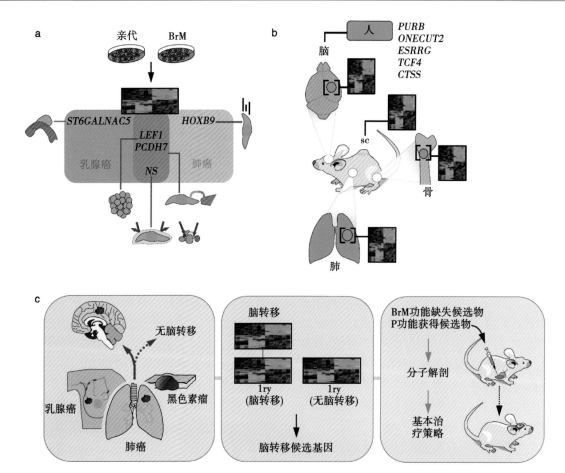

图 3-2　使用临床前模型剖析脑转移的分子调控。**a.** 亲代和脑转移来源（BrM）细胞已经在体外实验中被研究。不同表达程度基因分析不仅显示癌种特异性，而且也显示出常见的疾病调控分子（LEF1、PCDH7、NS），在脑部种植的多种机制中都有参与。**b.** 脑转移已经在原位进行相关研究，并且与原位肿瘤、皮下肿瘤以及其他器官中的转移灶进行比较。这些研究不仅通过分析人源肿瘤细胞发现脑转移的潜在调控分子，而且通过分析小鼠基因表达对肿瘤微环境进行研究。**c.** 在分析人类样本，如原位肿瘤以及脑转移样本时，能够发现影响脑转移形成的候选基因。为了功能的角度分析这些候选基因，研究者在临床前研究中进行功能缺失以及功能获得的检测分析。这些实验模型中机制研究可以帮助优化治疗方案

原位转录组学研究

原位转录组学分析已经被用于补充脑转移调控介质的无偏筛选方式[15, 61-63]（图 3-2b），这种替代方式的原理是一些脑转移的重要调控分子可能不会永久存在，只是短暂地在具有脑趋向性的肿瘤中诱导表达。事实上，这些分析证明存在只在特定的器官中的部分肿瘤细胞才会表现出特定的转录组学修饰。乳腺癌、肺癌、黑色素瘤及结肠癌细胞要么在皮下生长，要么依据肿瘤来源不同在原位生长，又或者经颈动脉注射后在颅内生长[61]。分析肿瘤中基因的不同表达程度表示当在皮下或者原位生长时并不影响肿瘤细胞的转录组谱。但是当同样的肿瘤细胞生长于脑中时，它们的转录组谱就会与原位出现明显的差异（相比于体外，皮下以及原位），并且与同样来源于其他瘤种并转移向脑的细胞呈现更高的相似性。基因表达的差异与甲基化模式的改变有关。鉴于脑内生长的肿瘤细胞的甲基化组与原位肿瘤中的甲基化组也有不同[61]，表观遗传学机制可能在肿瘤细胞适应脑微环境重塑中有重要作用。肿瘤细胞针对脑内环境的重塑可能涉及神经元相关基因的上调[61]。这个表达模式可能受多种转录因子包括 PURB、ONECUT2、ESRRG 以及 TCF4 的影响，可以导致脑转移灶中启动子甲基化水平下调。

一个比较不同器官趋向性细胞系的方法，就是分析各转移灶，包括从同一亲代 ER⁻/HER2⁻ 乳腺癌细胞系（MDA231）的肺转移来源细胞、骨转移来源细胞，以及脑转移细胞系的不同蛋白酶表达情况及特异性抑制剂[15]。不同器官中转移细胞

的转录组学差异在种植于器官的过程中会被进一步放大，意味着肿瘤细胞转录组学可能反映器官适应性[15]。这些方法也能够以排除来源于人肿瘤细胞中的人源基因的方式评估微环境情况。如果考虑小鼠基因的表达情况，这三个被评估的器官（脑、骨和肺）在分群上也互不依赖。但是脑和肺及骨的差异要比这两个器官本身之间的差异更显著。但在肿瘤细胞起始器官种植并形成转移灶的过程中，它们对转移器官表达模式的影响与无转移的器官相比没有明显差别。相反，在转移后期（大转移灶形成时期），肺、骨和脑中的器官转录组学就具有显著的差异。另外，肺以及骨中的转录组学改变程度相比于脑而言显得更加分散[15]。这可能反映脑中存在的特异性屏障，限制侵入的转移细胞，与其他继发转移部位相比，脑中转移的细胞特点可能与原发肿瘤更相似，并且需要肿瘤细胞适应生存。

尽管在脑转移实验模型中的无偏转录组学筛选研究的主要结果已经在患者样本中得到验证[1,5,15]，但是可逆关系的验证还没有达到临床样本水平。用实验模型评估从患者样本获得的无偏筛选的候选基因可有助于检验他们在脑部种植过程中的功能作用，也可以解析其中潜在的分子调控机制（图3-2c）。这两方面都是在研究特异性以及有效治疗方式中的关键考虑点。尽管目前少部分研究指出，在比较人类样本以及实验模型的转录组学筛选结果时，特定基因的交叉减少，但是受影响特定的通路还是被保留下来，这表示脑转移实验模型是研究疾病新调控分子及对它们进行功能验证的有价值的平台。

非编码 RNA

相比较于转录组学分析，非编码小 RNA 的表达谱，主要指 miRNA，已经被用于发现脑转移瘤调控因子。研究者通过无偏筛选研究方式[64,65]，在器官趋向性细胞系和人体样本的体外实验中[67-70]，对外显子的内容进行比较[66]。原发肿瘤伴或不伴脑部转移、直接针对脑转移，以及脑脊液（cerebrospinal fluid，CSF）活检中不同表达的 miRNA 已经被用于评估候选 miRNA 的重要性。

在实验模型中进行功能验证的 miRNA 包括从 BBB 迁出过程的调节因子。从乳腺癌细胞系脑转移中的外泌体（extracellular vesicles，EV）高

表达的 miR-181c，能够下调 PDPK1 的表达，这个蛋白是通过介导丝切蛋白（cofilin）磷酸化从而影响肌动蛋白动力学的关键因子。肌动蛋白动力障碍会导致多种维持大脑内皮细胞细胞间连接蛋白如紧密连接蛋白和 N-cadherin 等的细胞内转运[66]。这项发现证明原发肿瘤分泌的外泌体中富含的 miRNA 能够影响血管屏障功能并且介导肿瘤细胞的迁出过程[71]。另外，人脑转移瘤以及实验用脑转移趋向的乳腺癌细胞系中 miR-509 的下调能够维持 RhoC 的高表达水平，它是产生影响 BBB 内皮细胞连接的酶 MMP9，以及 TNFα 所需要的蛋白[72]，在脓毒血症中提高 BBB 渗透性[73]。

miRNA 在转移细胞穿透 BBB 后依然继续发挥作用。在继发部位重新激活肿瘤种植生长需要干细胞样特性，这些也可以由一些多能干性因子调控[74]，这其中 KLF4 是乳腺癌脑转移起始所需的蛋白。为了维持 KLF4 的高表达水平，CD24⁻/CD44⁺/ESA⁺ 脑转移肿瘤干细胞下调 miR-7[64]。另外，微环境中的 miRNA 也在肿瘤种植中起到一定作用。反应性胶质细胞能够与肿瘤细胞密切互作，能分泌大量外泌体[75]，胶质细胞产生的包含 miR-19a 的外泌体能够转移到肿瘤细胞中，而 miR-19a 下调 PTEN 表达水平，通过低表达 PTEN 肿瘤细胞中表达升高的 CCL2，招募 CCR2⁺ 的巨噬细胞及小胶质细胞[76]。

脑微环境也能够被驻守在原发灶中肿瘤产生的包含 miR-122 的外泌体所调控，miR-122 能够靶向糖代谢过程中的酶，miR-122 诱导下调 PKM2 和 GLUT₁ 的表达导致脑胶质细胞对糖吸收消化的能力下降，从而进一步升高了这种营养物质在细胞外的含量，反而促进转移肿瘤细胞的生长[77]。

尽管转移过程中多个步骤都涉及间充质特点，但是一些实验模型中显示在器官种植过程中会发生额外的步骤，这个间充质 - 上皮转化（mesenchymal-epithelial transition，MET）的过程就是由 miR-200s 家族调控的[78]。在脑实质或柔脑膜播散的患者中进行 CSF 液体活检，与非肿瘤灶液体活检相比，这个家族的 miRNA 组分会有所不同，包括 miR-10b、miR-21、miR-200a/c，以及 miR-141[70]。miR-141 在乳腺癌脑转移中能够介导 MET[65]。

转录组学筛选的方式应该配合其他研究方法如表观遗传学[79-81]、蛋白组学[82-90]共同研究。这种组学研究的方法能够在调控机制和通路上提供

更加准确的信息，并且在调研药物疗效的实验模型及人体中都起着关键作用。

3.5　小鼠脑转移瘤模型进展

临床前模型被广泛使用于脑转移的研究，包括细胞系来源异体移植模型，大致来说它是使用具有靶向脑能力、并且可种植于免疫缺陷小鼠的心室内或颅内的器官趋向性人源肿瘤细胞。而具有脑趋向性的同基因鼠源细胞系已经被用于研究肿瘤细胞与脑微环境或免疫系统之间的关系[1, 4-7, 10, 15, 41, 76, 91, 92]，但是当这些诱导的脑转移模型用于阐释人类疾病时还是有诸多限制，人源的脑转移是在存在原发肿瘤的情况下自发发生的，且存在其他颅外转移。

自发脑转移瘤模型

GEMM 产生的自发脑转移模型是存在限制的。有研究报道两个黑色素瘤的基因编辑小鼠，是基于不同致癌驱动基因的模型（图 3-1f），其中 MT/ret 转基因小鼠模型与人类黑色素瘤恶性转化过程相似，使得远端转移发生，也包括脑部，这个过程是与 ret 转基因活性以及进行性表达增加相关的，进而导致丝裂原活化蛋白激酶（mitogen-activated protein kinase，MAPK）相关通路高度激活[16]。PI3K-AKT-mTOR 通路已经被证明可以作为多种脑转移临床前模型中的活性药物治疗靶点[44, 45]。从基因层面来讲，一个 BRAF V600E 突变且 *INK4A-ARF* 沉默的黑色素瘤小鼠模型伴有 AKT$_1$ 激活，能够产生类似于人类疾病状态下的自发脑转移瘤，并且这个转移能力能够由沉默 PTEN 而增强[17]（图 3-1f），这个模型使得 PI3K-AKT-mTOR 通路在脑转移生物学过程中的关键作用得到发现和功能验证。尽管肺癌是脑转移瘤最常发生的来源，肺癌 GEMM 中评估转移至继发器官发病率的研究却很少。SCLC 是一种脑转移高发的肺癌亚型，一个 SCLC 的 GEMM 研究中报道，通过条件性抑制肺上皮细胞的体细胞 Rb1 以及 Trp53 表达，从而得到由肺神经内分泌肿瘤自发发生的脑转移瘤[18]。这些肿瘤能够产生肺外转移灶，包括脑部，并且从形态以及免疫表征层面与人源 SCLC 相似度高[18]（图 3-1f），从而能够更好

地将临床前研究结果转化到临床决策中。可信的能够阐释人类疾病的 GEMM 能够开启脑转移方面的一系列新的研究，如预防医学的研究。能够代表那些具有高脑转移倾向的原发肿瘤的小鼠模型，如 NSCLC、HER2$^+$ 以及三阴性乳腺癌是急需的研究材料。

患者来源异种肿瘤模型

过去几年内在脑转移建模上对患者来源 PDX 的使用为个体化治疗提供了新的可能，尤其是在肿瘤播散至脑的患者中（图 3-1g）。从不同原发肿瘤（NSCLC[20]、不同亚型乳腺癌[19, 23] 及黑色素瘤[93]）患者的脑转移瘤中获得的 PDX 模型以及被用于建立临床前小鼠模型，主要通过用新鲜手术样本中获得的细胞移植到免疫缺陷的小鼠中来获得该模型。所有的研究中，PDX 模型都表现出与亲代人类脑转移样本高度相似的组织学特征、基因学以及功能特点，以此也证明 PDX 模型是重现人类疾病的可靠来源。基于这些相似性，PDX 模型已经被用于评估靶向治疗的有效性或者进行高通量药物筛选研究，NSCLC 脑转移瘤产生的 PDX 模型中获得的体外肿瘤细胞团能够维持其体内转移特性，并且已经用于以上方面的研究[20]。研究已经在 5 个 PDX 模型来源的细胞团中对 20 种药物进行筛选，这些药物靶向 NSCLC 中常见的致癌突变通路，如 EGFR、MET、mTOR，以及 VEGFR，这些药物的疗效随着所用样本的不同而不同，表明每种模型都依赖不同的致癌驱动突变，并且说明基于 PDX 模型的个体化研究方式能够通过预测药物疗效，从而改善目前用药策略。体内实验中，联用 PI3K 抑制剂 BKM120 以及 mTOR 抑制剂 RAD001 对 PI3K/mTOR 通路进行抑制的实验发现，3/5 个 HER2$^+$ 乳腺癌脑转移瘤 PDX 模型出现持续的肿瘤衰退现象[23]，提示在这个供体患者中该药物联用策略的潜在治疗价值。在同一个研究中，对 PDX 模型进行全外显子测序，并且和供体患者肿瘤样本进行配对，发现每个 PDX 模型和其对应的患者样本在拷贝数改变以及体细胞突变率方面，具有几乎相同的基因改变。有趣的是，这两个非应答的 PDX 模型和其对应的患者样本在 DNA 损伤修复基因标签中突变率高，提示基因组不稳定性与药物抵抗是相关的。基于这些发现，PDX 模型不仅对于药物检测而言是很好的工具，

同时在评估预测脑转移瘤治疗效果的生物标志物方面也具有价值。

3.6 未来挑战

尽管我们在提升目前可行的脑转移瘤实验模型方面投入诸多努力，但是否能够产生可信的可代表人类疾病的模型还是有争议的。经心室内、经动脉、经颅注射脑趋向性人源或同基因细胞系，在构建脑转移瘤患者临床前模型方面仍然是最常用的方式，进而研究疾病生物学，以及发展新的治疗策略。从 GEMM 中产生的自发脑转移瘤模型仍然受限，可用的 GEMM[16-18]能够产生恶性进展的原发或颅外的转移灶，由于大脑宏组味觉酶类少见并且临床相关的疾病发生阶段很难在脑转移瘤模型上观察到，因此这些脑转移瘤模型的使用有很大障碍。大多数 PDX 模型保持亲代肿瘤的组织学特点——其中复杂的异质性更方便于使用个体化方式进行治疗。CRISPR/Cas9 技术能够通过引入人类脑转移瘤中常检测到的特定基因改变，能够提升模型的可行性，包括该基因在其中的功能贡献以及作为药物靶点的监测价值。另一方面，既然大多数患者在脑转移发生之前都经过多线治疗，能够模拟这个过程的实验模型有助于开展更具有现实价值的研究，并且联合局部治疗（例如手术和放射治疗）能够进一步提高疗效。

（刘芃昊 译，赵炳昊 李俊霖 校）

参考文献

1. Bos PD, Zhang XH-F, Nadal C, Shu W, Gomis RR, Nguyen DX, et al. Genes that mediate breast cancer metastasis to the brain. Nature. 2009;459(7249):1005–9.
2. Schackert G, Fidler IJ. Site-specific metastasis of mouse melanomas and a fibrosarcoma in the brain or meninges of syngeneic animals. Cancer Res. 1988;48(12):3478–84.
3. Priego N, Zhu L, Monteiro C, Mulders M, Wasilewski D, Bindeman W, et al. STAT3 labels a subpopulation of reactive astrocytes required for brain metastasis. Nat Med. 2018;24(7):1024–35.
4. Valiente M, Obenauf AC, Jin X, Chen Q, Zhang XH-F, Lee DJ, et al. Serpins promote cancer cell survival and vascular co-option in brain metastasis. Cell. 2014;156(5):1002–16.
5. Nguyen DX, Chiang AC, Zhang XH-F, Kim JY, Kris MG, Ladanyi M, et al. WNT/TCF signaling through LEF1 and HOXB9 mediates lung adenocarcinoma metastasis. Cell. 2009;138(1):51–62.
6. Morsi A, Gaziel-Sovran A, Cruz-Munoz W, Kerbel RS, Golfinos JG, Hernando E, et al. Development and characterization of a clinically relevant mouse model of melanoma brain metastasis. Pigment Cell Melanoma Res. 2013;26(5):743–5.
7. Schwartz H, Blacher E, Amer M, Livneh N, Abramovitz L, Klein A, et al. Incipient melanoma brain metastases instigate astrogliosis and neuroinflammation. Cancer Res. 2016;76(15):4359–71.
8. Vanharanta S, Shu W, Brenet F, Hakimi AA, Heguy A, Viale A, et al. Epigenetic expansion of VHL-HIF signal output drives multiorgan metastasis in renal cancer. Nat Med. 2013;19(1):50–6.
9. Yagiz K, Rodriguez-Aguirre ME, Lopez Espinoza F, Montellano TT, Mendoza D, Mitchell LA, et al. A retroviral replicating vector encoding cytosine deaminase and 5-FC induces immune memory in metastatic colorectal cancer models. Mol Ther Oncolytics. 2018;8:14–26.
10. Chen Q, Boire A, Jin X, Valiente M, Er EE, Lopez-Soto A, et al. Carcinoma-astrocyte gap junctions promote brain metastasis by cGAMP transfer. Nature. 2016;533(7604):493–8.
11. Martínez-Aranda A, Hernández V, Guney E, Muixí L, Foj R, Baixeras N, et al. FN14 and GRP94 expression are prognostic/predictive biomarkers of brain metastasis outcome that open up new therapeutic strategies. Oncotarget. 2015;6(42):44254–73.
12. Li B, Wang C, Zhang Y, Zhao XY, Huang B, Wu PF, et al. Elevated PLGF contributes to small-cell lung cancer brain metastasis. Oncogene. 2013;32(24):2952–62.
13. Jilaveanu LB, Parisi F, Barr ML, Zito CR, Cruz-Munoz W, Kerbel RS, et al. PLEKHA5 as a biomarker and potential mediator of melanoma brain metastasis. Clin Cancer Res. 2015;21(9):2138–47.
14. Wrage M, Hagmann W, Kemming D, Uzunoglu FG, Riethdorf S, Effenberger K, et al. Identification of HERC5 and its potential role in NSCLC progression. Int J Cancer. 2015;136(10):2264–72.
15. Sevenich L, Bowman RL, Mason SD, Quail DF, Rapaport F, Elie BT, et al. Analysis of tumour- and stroma-supplied proteolytic networks reveals a brain-metastasis-promoting role for cathepsin S. Nat Cell Biol. 2014;16(9):876–88.
16. Kato M, Takahashi M, Akhand AA, Liu W, Dai Y, Shimizu S, et al. Transgenic mouse model for skin malignant melanoma. Oncogene. 1998;17(14):1885–8.
17. Cho JH, Robinson JP, Arave RA, Burnett WJ, Kircher DA, Chen G, et al. AKT1 activation promotes development of melanoma metastases. Cell Rep. 2015;13(5):898–905.
18. Meuwissen R, Linn SC, Linnoila RI, Zevenhoven J, Mooi WJ, Berns A. Induction of small cell lung cancer by somatic inactivation of both Trp53 and

Rb1 in a conditional mouse model. Cancer Cell. 2003;4(3):181–9.

19. Contreras-Zárate MJ, Ormond DR, Gillen AE, Hanna C, Day NL, Serkova NJ, et al. Development of novel patient-derived xenografts from breast cancer brain metastases. Front Oncol. 2017;7:252.

20. Lee HW, Lee J-I, Lee SJ, Cho HJ, Song HJ, Jeong DE, et al. Patient-derived xenografts from non-small cell lung cancer brain metastases are valuable translational platforms for the development of personalized targeted therapy. Clin Cancer Res. 2015;21(5):1172–82.

21. Wall BA, Yu LJ, Khan A, Haffty B, Goydos JS, Chen S. Riluzole is a radio-sensitizing agent in an in vivo model of brain metastasis derived from GRM1 expressing human melanoma cells. Pigment Cell Melanoma Res. 2015;28(1):105–9.

22. Ding L, Ellis MJ, Li S, Larson DE, Chen K, Wallis JW, et al. Genome remodelling in a basal-like breast cancer metastasis and xenograft. Nature. 2010;464(7291):999–1005.

23. Ni J, Ramkissoon SH, Xie S, Goel S, Stover DG, Guo H, et al. Combination inhibition of PI3K and mTORC1 yields durable remissions in mice bearing orthotopic patient-derived xenografts of HER2-positive breast cancer brain metastases. Nat Med. 2016;22(7):723–6.

24. Pukrop T, Dehghani F, Chuang H-N, Lohaus R, Bayanga K, Heermann S, et al. Microglia promote colonization of brain tissue by breast cancer cells in a Wnt-dependent way. Glia. 2010;58(12):1477–89.

25. Chuang H-N, van Rossum D, Sieger D, Siam L, Klemm F, Bleckmann A, et al. Carcinoma cells misuse the host tissue damage response to invade the brain. Glia. 2013;61(8):1331–46.

26. Morrissy AS, Garzia L, Shih DJH, Zuyderduyn S, Huang X, Skowron P, et al. Divergent clonal selection dominates medulloblastoma at recurrence. Nature. 2016;529(7586):351–7.

27. Mulvenna P, Nankivell M, Barton R, Faivre-Finn C, Wilson P, McColl E, et al. Dexamethasone and supportive care with or without whole brain radiotherapy in treating patients with non-small-cell lung cancer with brain metastases unsuitable for resection or stereotactic radiotherapy (QUARTZ): results from a phase 3, non-inferiority, randomised trial. Lancet. 2016;388(10055):2004–14.

28. Kocher M, Soffietti R, Abacioglu U, Villà S, Fauchon F, Baumert BG, et al. Adjuvant whole-brain radiotherapy versus observation after radiosurgery or surgical resection of one to three cerebral metastases: results of the EORTC 22952-26001 study. J Clin Oncol. 2011;29(2):134–41.

29. Frisk G, Tinge B, Ekberg S, Eloranta S, Bäcklund LM, Lidbrink E, et al. Survival and level of care among breast cancer patients with brain metastases treated with whole brain radiotherapy. Breast Cancer Res Treat. 2017;166(3):887–96.

30. Jiang T, Su C, Li X, Zhao C, Zhou F, Ren S, et al. EGFR TKIs plus WBRT demonstrated no survival benefit other than that of TKIs alone in patients with NSCLC and EGFR mutation and brain metastases. J Thorac Oncol. 2016;11(10):1718–28.

31. Aupérin A, Arriagada R, Pignon JP, Le Péchoux C, Gregor A, Stephens RJ, et al. Prophylactic cranial irradiation for patients with small-cell lung cancer in complete remission. Prophylactic Cranial Irradiation Overview Collaborative Group. N Engl J Med. 1999;341(7):476–84.

32. Slotman B, Faivre-Finn C, Kramer G, Rankin E, Snee M, Hatton M, et al. Prophylactic cranial irradiation in extensive small-cell lung cancer. N Engl J Med. 2007;357(7):664–72.

33. Takahashi T, Yamanaka T, Seto T, Harada H, Nokihara H, Saka H, et al. Prophylactic cranial irradiation versus observation in patients with extensive-disease small-cell lung cancer: a multicentre, randomised, open-label, phase 3 trial. Lancet Oncol. 2017;18(5):663–71.

34. Smart D, Garcia-Glaessner A, Palmieri D, Wong-Goodrich SJ, Kramp T, Gril B, et al. Analysis of radiation therapy in a model of triple-negative breast cancer brain metastasis. Clin Exp Metastasis. 2015;32(7):717–27.

35. Smith DL, Debeb BG, Thames HD, Woodward WA. Computational modeling of micrometastatic breast cancer radiation dose response. Int J Radiat Oncol Biol Phys. 2016;96(1):179–87.

36. Yang H, Lee HW, Kim Y, Lee Y, Choi Y-S, Kim KH, et al. Radiosensitization of brain metastasis by targeting c-MET. Lab Invest. 2013;93(3):344–53.

37. Hamilton AM, Wong SM, Wong E, Foster PJ. Cranial irradiation increases tumor growth in experimental breast cancer brain metastasis. NMR Biomed. 2018;31(5):e3907.

38. Tomé WA, Gökhan Ş, Brodin NP, Gulinello ME, Heard J, Mehler MF, et al. A mouse model replicating hippocampal sparing cranial irradiation in humans: a tool for identifying new strategies to limit neurocognitive decline. Sci Rep. 2015;5:14384.

39. Yamamoto M, Serizawa T, Shuto T, Akabane A, Higuchi Y, Kawagishi J, et al. Stereotactic radiosurgery for patients with multiple brain metastases (JLGK0901): a multi-institutional prospective observational study. Lancet Oncol. 2014;15(4):387–95.

40. Lockman PR, Mittapalli RK, Taskar KS, Rudraraju V, Gril B, Bohn KA, et al. Heterogeneous blood-tumor barrier permeability determines drug efficacy in experimental brain metastases of breast cancer. Clin Cancer Res. 2010;16(23):5664–78.

41. Lyle LT, Lockman PR, Adkins CE, Mohammad AS, Sechrest E, Hua E, et al. Alterations in pericyte subpopulations are associated with elevated blood-tumor barrier permeability in experimental brain metastasis of breast cancer. Clin Cancer Res. 2016;22(21):5287–99.

42. Palmieri D, Duchnowska R, Woditschka S, Hua E, Qian Y, Biernat W, et al. Profound prevention of experimental brain metastases of breast cancer by temozolomide in an MGMT-dependent manner. Clin Cancer Res. 2014;20(10):2727–39.

43. Cao KI, Lebas N, Gerber S, Levy C, Le Scodan R,

Bourgier C, et al. Phase II randomized study of whole-brain radiation therapy with or without concurrent temozolomide for brain metastases from breast cancer. Ann Oncol. 2015;26(1):89–94.

44. Osswald M, Blaes J, Liao Y, Solecki G, Gömmel M, Berghoff AS, et al. Impact of blood-brain barrier integrity on tumor growth and therapy response in brain metastases. Clin Cancer Res. 2016;22(24):6078–87.

45. Nanni P, Nicoletti G, Palladini A, Croci S, Murgo A, Ianzano ML, et al. Multiorgan metastasis of human HER-2+ breast cancer in Rag2-/-;Il2rg-/- mice and treatment with PI3K inhibitor. PLoS One. 2012;7(6):e39626.

46. Valiente M, Ahluwalia MS, Boire A, Brastianos PK, Goldberg SB, Lee EQ, et al. The evolving landscape of brain metastasis. Trends Cancer. 2018;4(3):176–96.

47. Gril B, Palmieri D, Bronder JL, Herring JM, Vega-Valle E, Feigenbaum L, et al. Effect of lapatinib on the outgrowth of metastatic breast cancer cells to the brain. J Natl Cancer Inst. 2008;100(15):1092–103.

48. Kodack DP, Chung E, Yamashita H, Incio J, Duyverman AMMJ, Song Y, et al. Combined targeting of HER2 and VEGFR2 for effective treatment of HER2-amplified breast cancer brain metastases. Proc Natl Acad Sci U S A. 2012;109(45):E3119–27.

49. Kodack DP, Askoxylakis V, Ferraro GB, Sheng Q, Badeaux M, Goel S, et al. The brain microenvironment mediates resistance in luminal breast cancer to PI3K inhibition through HER3 activation. Sci Transl Med. 2017;9(391):pii: eaal4682.

50. Porta R, Sánchez-Torres JM, Paz-Ares L, Massutí B, Reguart N, Mayo C, et al. Brain metastases from lung cancer responding to erlotinib: the importance of EGFR mutation. Eur Respir J. 2011;37(3):624–31.

51. Ballard P, Yates JWT, Yang Z, Kim D-W, Yang JC-H, Cantarini M, et al. Preclinical comparison of osimertinib with other EGFR-TKIs in EGFR-mutant NSCLC brain metastases models, and early evidence of clinical brain metastases activity. Clin Cancer Res. 2016;22(20):5130–40.

52. Crinò L, Ahn M-J, De Marinis F, Groen HJM, Wakelee H, Hida T, et al. Multicenter phase II study of whole-body and intracranial activity with ceritinib in patients with ALK-rearranged non-small-cell lung cancer previously treated with chemotherapy and crizotinib: results from ASCEND-2. J Clin Oncol. 2016;34(24):2866–73.

53. Gadgeel SM, Shaw AT, Govindan R, Gandhi L, Socinski MA, Camidge DR, et al. Pooled analysis of CNS response to alectinib in two studies of pretreated patients with ALK-positive non-small-cell lung cancer. J Clin Oncol. 2016;34(34):4079–85.

54. Kim D-W, Tiseo M, Ahn M-J, Reckamp KL, Hansen KH, Kim S-W, et al. Brigatinib in patients with crizotinib-refractory anaplastic lymphoma kinase-positive non-small-cell lung cancer: a randomized, multicenter phase II trial. J Clin Oncol. 2017;35(22):2490–8.

55. Nanjo S, Nakagawa T, Takeuchi S, Kita K, Fukuda K, Nakada M, et al. In vivo imaging models of bone and brain metastases and pleural carcinomatosis with a novel human EML4-ALK lung cancer cell line. Cancer Sci. 2015;106(3):244–52.

56. Ardini E, Menichincheri M, Banfi P, Bosotti R, De Ponti C, Pulci R, et al. Entrectinib, a Pan-TRK, ROS1, and ALK inhibitor with activity in multiple molecularly defined cancer indications. Mol Cancer Ther. 2016;15(4):628–39.

57. Long GV, Trefzer U, Davies MA, Kefford RF, Ascierto PA, Chapman PB, et al. Dabrafenib in patients with Val600Glu or Val600Lys BRAF-mutant melanoma metastatic to the brain (BREAK-MB): a multicentre, open-label, phase 2 trial. Lancet Oncol. 2012;13(11):1087–95.

58. McArthur GA, Maio M, Arance A, Nathan P, Blank C, Avril MF, et al. Vemurafenib in metastatic melanoma patients with brain metastases: an open-label, single-arm, phase 2, multicentre study. Ann Oncol. 2017;28(3):634–41.

59. Davies MA, Saiag P, Robert C, Grob J-J, Flaherty KT, Arance A, et al. Dabrafenib plus trametinib in patients with BRAF(V600)-mutant melanoma brain metastases (COMBI-MB): a multicentre, multicohort, open-label, phase 2 trial. Lancet Oncol. 2017;18(7):863–73.

60. Zubrilov I, Sagi-Assif O, Izraely S, Meshel T, Ben-Menahem S, Ginat R, et al. Vemurafenib resistance selects for highly malignant brain and lung-metastasizing melanoma cells. Cancer Lett. 2015;361(1):86–96.

61. Park ES, Kim SJ, Kim SW, Yoon S-L, Leem S-H, Kim S-B, et al. Cross-species hybridization of microarrays for studying tumor transcriptome of brain metastasis. Proc Natl Acad Sci U S A. 2011;108(42):17456–61.

62. Saito N, Hatori T, Aoki K, Hayashi M, Hirata Y, Sato K, et al. Dynamics of global gene expression changes during brain metastasis formation. Neuropathology. 2009;29(4):389–97.

63. Sato R, Nakano T, Hosonaga M, Sampetrean O, Harigai R, Sasaki T, et al. RNA sequencing analysis reveals interactions between breast cancer or melanoma cells and the tissue microenvironment during brain metastasis. Biomed Res Int. 2017;2017:8032910.

64. Okuda H, Xing F, Pandey PR, Sharma S, Watabe M, Pai SK, et al. miR-7 suppresses brain metastasis of breast cancer stem-like cells by modulating KLF4. Cancer Res. 2013;73(4):1434–44.

65. Debeb BG, Lacerda L, Anfossi S, Diagaradjane P, Chu K, Bambhroliya A, et al. miR-141-mediated regulation of brain metastasis from breast cancer. J Natl Cancer Inst. 2016;108(8).

66. Tominaga N, Kosaka N, Ono M, Katsuda T, Yoshioka Y, Tamura K, et al. Brain metastatic cancer cells release microRNA-181c-containing extracellular vesicles capable of destructing blood-brain barrier. Nat Commun. 2015;6:6716.

67. Hanniford D, Zhong J, Koetz L, Gaziel-Sovran A, Lackaye DJ, Shang S, et al. A miRNA-based signature detected in primary melanoma tissue predicts development of brain metastasis. Clin Cancer Res.

2015;21(21):4903–12.

68. Zhao S, Yu J, Wang L. Machine learning based prediction of brain metastasis of patients with IIIA-N2 lung adenocarcinoma by a three-miRNA signature. Transl Oncol. 2018;11(1):157–67.

69. Li Z, Peng Z, Gu S, Zheng J, Feng D, Qin Q, et al. Global analysis of miRNA-mRNA interaction network in breast cancer with brain metastasis. Anticancer Res. 2017;37(8):4455–68.

70. Teplyuk NM, Mollenhauer B, Gabriely G, Giese A, Kim E, Smolsky M, et al. MicroRNAs in cerebrospinal fluid identify glioblastoma and metastatic brain cancers and reflect disease activity. Neuro Oncol. 2012;14(6):689–700.

71. Zhou W, Fong MY, Min Y, Somlo G, Liu L, Palomares MR, et al. Cancer-secreted miR-105 destroys vascular endothelial barriers to promote metastasis. Cancer Cell. 2014;25(4):501–15.

72. Xing F, Sharma S, Liu Y, Mo YY, Wu K, Zhang YY, et al. miR-509 suppresses brain metastasis of breast cancer cells by modulating RhoC and TNF-α. Oncogene. 2015;34(37):4890–900.

73. Tsao N, Hsu HP, Wu CM, Liu CC, Lei HY. Tumour necrosis factor-alpha causes an increase in blood-brain barrier permeability during sepsis. J Med Microbiol. 2001;50(9):812–21.

74. Oskarsson T, Batlle E, Massagué J. Metastatic stem cells: sources, niches, and vital pathways. Cell Stem Cell. 2014;14(3):306–21.

75. Wasilewski D, Priego N, Fustero-Torre C, Valiente M. Reactive astrocytes in brain metastasis. Front Oncol. 2017;7:298.

76. Zhang L, Zhang S, Yao J, Lowery FJ, Zhang Q, Huang W-C, et al. Microenvironment-induced PTEN loss by exosomal microRNA primes brain metastasis outgrowth. Nature. 2015;527(7576):100–4.

77. Fong MY, Zhou W, Liu L, Alontaga AY, Chandra M, Ashby J, et al. Breast-cancer-secreted miR-122 reprograms glucose metabolism in premetastatic niche to promote metastasis. Nat Cell Biol. 2015;17(2):183–94.

78. Korpal M, Kang Y. The emerging role of miR-200 family of microRNAs in epithelial-mesenchymal transition and cancer metastasis. RNA Biol. 2008;5(3):115–9.

79. Pangeni RP, Channathodiyil P, Huen DS, Eagles LW, Johal BK, Pasha D, et al. The GALNT9, BNC1 and CCDC8 genes are frequently epigenetically dysregulated in breast tumours that metastasise to the brain. Clin Epigenetics. 2015;7:57.

80. Marzese DM, Scolyer RA, Huynh JL, Huang SK, Hirose H, Chong KK, et al. Epigenome-wide DNA methylation landscape of melanoma progression to brain metastasis reveals aberrations on homeobox D cluster associated with prognosis. Hum Mol Genet. 2014;23(1):226–38.

81. Salhia B, Kiefer J, Ross JTD, Metapally R, Martinez RA, Johnson KN, et al. Integrated genomic and epigenomic analysis of breast cancer brain metastasis. PLoS One. 2014;9(1):e85448.

82. Sanz-Pamplona R, García-García J, Franco S, Messeguer X, Driouch K, Oliva B, et al. A taxonomy of organ-specific breast cancer metastases based on a protein-protein interaction network. Mol Biosyst. 2012;8(8):2085–96.

83. Martín B, Aragüés R, Sanz R, Oliva B, Boluda S, Martínez A, et al. Biological pathways contributing to organ-specific phenotype of brain metastatic cells. J Proteome Res. 2008;7(3):908–20.

84. Mustafa DAM, Pedrosa RMSM, Smid M, van der Weiden M, de Weerd V, Nigg AL, et al. T lymphocytes facilitate brain metastasis of breast cancer by inducing Guanylate-Binding Protein 1 expression. Acta Neuropathol. 2018;135(4):581–99.

85. Li F, Glinskii OV, Zhou J, Wilson LS, Barnes S, Anthony DC, et al. Identification and analysis of signaling networks potentially involved in breast carcinoma metastasis to the brain. PLoS One. 2011;6(7):e21977.

86. Dun MD, Chalkley RJ, Faulkner S, Keene S, Avery-Kiejda KA, Scott RJ, et al. Proteotranscriptomic profiling of 231-BR breast cancer cells: identification of potential biomarkers and therapeutic targets for brain metastasis. Mol Cell Proteomics. 2015;14(9):2316–30.

87. Improta G, Zupa A, Fillmore H, Deng J, Aieta M, Musto P, et al. Protein pathway activation mapping of brain metastasis from lung and breast cancers reveals organ type specific drug target activation. J Proteome Res. 2011;10(7):3089–97.

88. Zila N, Bileck A, Muqaku B, Janker L, Eichhoff OM, Cheng PF, et al. Proteomics-based insights into mitogen-activated protein kinase inhibitor resistance of cerebral melanoma metastases. Clin Proteomics. 2018;15:13.

89. Hoshino A, Costa-Silva B, Shen T-L, Rodrigues G, Hashimoto A, Tesic Mark M, et al. Tumour exosome integrins determine organotropic metastasis. Nature. 2015;527(7578):329–35.

90. Chen EI, Hewel J, Krueger JS, Tiraby C, Weber MR, Kralli A, et al. Adaptation of energy metabolism in breast cancer brain metastases. Cancer Res. 2007;67(4):1472–86.

91. Pencheva N, Buss CG, Posada J, Merghoub T, Tavazoie SF. Broad-spectrum therapeutic suppression of metastatic melanoma through nuclear hormone receptor activation. Cell. 2014;156(5):986–1001.

92. Malladi S, Macalinao DG, Jin X, He L, Basnet H, Zou Y, et al. Metastatic latency and immune evasion through autocrine inhibition of WNT. Cell. 2016;165(1):45–60.

93. Krepler C, Sproesser K, Brafford P, Beqiri M, Garman B, Xiao M, et al. A comprehensive patient-derived xenograft collection representing the heterogeneity of melanoma. Cell Rep. 2017;21(7):1953–67.

4. 脑转移瘤病理学

David J. Pisapia

脑转移瘤的神经病理学评估,首先是确定脑实质内或脑膜的病变是否属于转移性肿瘤。其次是确定肿瘤的原发部位。这不仅有助于找出尚未确诊的原发肿瘤的部位,还可判断颅内病变是源自颅外转移,还是第二原发肿瘤。此外,病理学家还可以在必要时,根据各原发肿瘤类型的治疗指南,进行相应的分子检测。在这一章中,我们将对上述内容进行依次讲解。

4.1 确诊转移性疾病

术中会诊

神经病理专家通常在术中会诊时首次对潜在转移性疾病进行初步的组织学评估。术前 MRI 影像可以指导病理医生,需将转移瘤纳入鉴别诊断。转移灶往往是边界清楚的非浸润性病变,MRI 显示为 T_1 低或等信号,伴有强化[1]。虽然转移瘤有可能多发,但约 72% 的脑转移灶是孤立的[2]。转移瘤常见于幕上、分水岭区和灰白质交界处[3],大约 80% 位于大脑半球,15% 位于小脑[4]。某些肿瘤可能表现出脑内的局部定位倾向,例如:肾细胞癌倾向于累及脑室及脉络丛[5]。某些特殊原发肿瘤还与特定的血管分布区有较密切的关联,如小脑的黑色素瘤相对较少,而乳腺癌在大脑后动脉血管分布区中不太常见[6]。

一旦影像学诊断脑部存在转移性疾病,应该在进行脑肿瘤活检或切除术之前对胸、腹、盆进行影像检查,以确定原发恶性肿瘤的部位和/或为病灶是转移瘤提供更可靠的依据。在各种转移性肿瘤中,脑部转移发病率较高的肿瘤包括黑色素瘤(28%)、小细胞肺癌(25%)、肺腺癌(25%)、非小细胞肺癌(25%)[7];其他脑转移发病率较高的肿瘤包括肺鳞状细胞癌(15%)、肾细胞癌(11%)、乳腺癌(8%)、睾丸癌(7%)和食管癌(脑转移约占全部转移患者中的 5%)[7]。

通过常规的术中组织压片及冷冻切片分析,转移瘤和胶质瘤之间的组织学差异通常很小(图4-1)。制备组织压片时,癌细胞趋于聚集,胞质边界明显,核仁突出(图 4-1a、b)。转移性腺癌组织中可以看到细胞内包含黏蛋白的囊泡。相比之下,大多数原发性神经胶质瘤具有纺锤状细胞核、纤维样胞质突起(图 4-1f)。冷冻切片上的这些结构特征对于区分正常脑实质和癌细胞之间的边界,以及肿瘤胶质细胞的潜在浸润性是有价值的(图 4-2)。此外,腺体的形成,鳞状巢或其他上皮特征通常在冷冻切片上很明显,但神经胶质瘤有时也可能表现出上皮样特征(图 4-1e 和图 4-3)。特别是上皮样胶质母细胞瘤和多形性黄色星形细胞瘤有时可能与癌类似,在组织压片(图 4-3a)或冷冻切片上表现为有饱满的、肥大的细胞。同时,有时非典型癌细胞,如肺多形性癌,表现为弥漫性浸润和沿周围血管分布,似乎与上皮样胶质母细胞瘤相似(图 4-3c)。GFAP(图 4-3b)或 TTF1(图 4-3d)的免疫组化染色可能有助于鉴别这种差异性(参见下文关于 TTF1 染色的讨论)。

组织学有时可能存在判读困难。高核质比和小蓝细胞形态的肿瘤细胞在冷冻切片中较难准确诊断,其鉴别诊断包括转移性肺小细胞癌、淋巴瘤、具有小细胞特征的胶质母细胞瘤、中枢神经系统(central nervous system,CNS)胚胎性肿瘤和源自颅外部位的转移性原始神经外胚层肿瘤(图 4-2)。非典型或间变性脑膜瘤的硬脑膜转移灶可能表现出上皮样特征。此外,脑膜瘤继发转移的罕见现象也有据可查,神经病理学家应警惕在同一玻片上出现两个不同细胞群的可能性[8,9]。von Hippel-Lindau 综合征(von Hippel-Lindau syndrome,VHL)等肿瘤易感综合征患者具有更

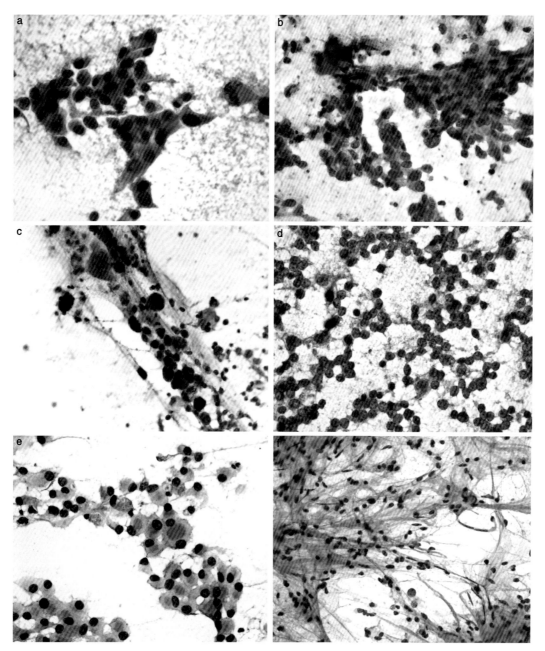

图 4-1　术中肿瘤组织压片通常是肿瘤组织的首项组织学分析。**a.** 新鲜组织的 HE 染色的压片标本显示出一簇多边形上皮细胞，呈团块状，具有黏性。细胞也可表现出明显的核仁和胞质内空泡。本例为肺转移性腺癌。**b.** 肺源性鳞状细胞癌 1 例，也可见细胞黏附。**c.** 此组织压片上可以清楚地看到黑色素，若为脑实质内病变，转移性黑色素瘤将放在鉴别诊断的首位，如果病变与脑膜室相关，也可能是 CNS 原发性黑色素细胞肿瘤。**d.** 圆形规则的细胞核和点状染色质是神经内分泌肿瘤的特征，神经系统中常见于垂体腺瘤，但也不能排除转移性神经内分泌肿瘤。**e.** 此类具有上皮样和双核细胞特征的星形细胞瘤较难与转移瘤相鉴别。**f.** e 图中圆形细胞与本图中更有特征的胶质细胞不同。此处为星形胶质细胞瘤。所有图片均为 HE 染色的组织压片

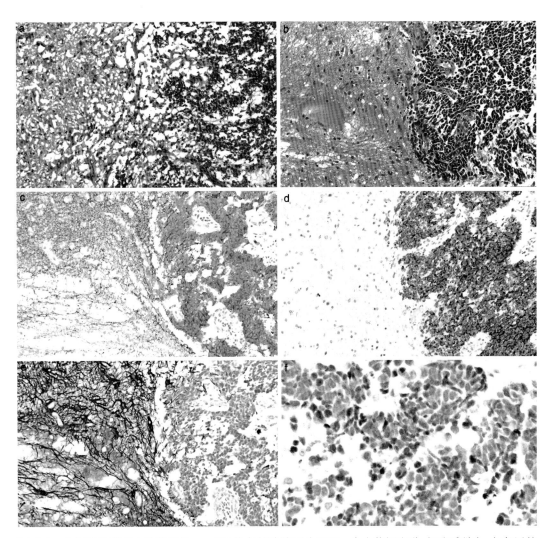

图 4-2　小细胞肺癌术中冷冻切片。**a.** HE 染色的冷冻切片显示一个小蓝细胞群,细胞质稀少,与邻近的脑实质形成界限分明的边界。冷冻切片鉴别范围较广,可能包括淋巴瘤和小细胞特征的胶质母细胞瘤,其中肿瘤边界也是鉴别的重要要点之一。**b.** 细胞学特征,如小细胞癌的核形态特征,在 HE 染色的永久切片上能更好地观察。**c-f.** 免疫组化染色证实该诊断,肿瘤细胞显示突触素(**c**)和细胞角蛋白 7(**d**)染色阳性,而胶质纤维酸性蛋白(GFAP)染色阴性。GFAP 在邻近的反应性脑实质中有表达(**e**)。肿瘤细胞(**f**)的 TTF1 染色也呈阳性

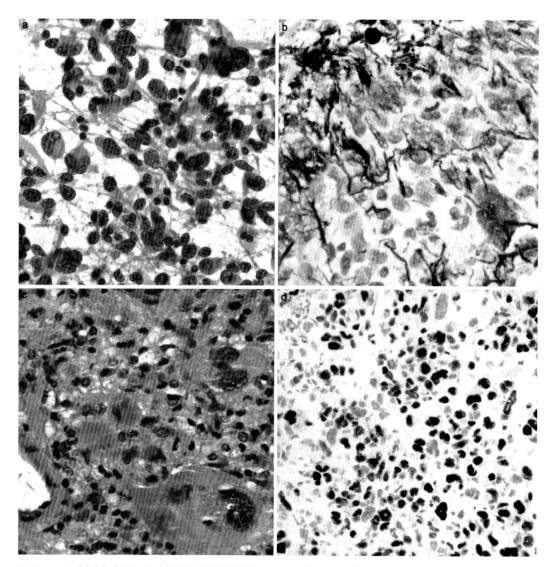

图 4-3　上皮样胶质母细胞瘤等肿瘤的组织学表现相似度高，可能给诊断带来挑战。**a.** 术中胶质母细胞瘤组织压片通常含有高度多形性的细胞。本例中，一些细胞显示上皮样特征。偶尔也有胶质突起。**b.** 胶质纤维酸性蛋白（GFAP）免疫组化染色显示，只有部分肿瘤细胞呈阳性，而其他肿瘤细胞呈阴性。在背景中还可以看到反应性的星形胶质细胞。**c.** 高度多形性的癌细胞有时与胶质瘤细胞相似。在肺源性多形性腺癌的病例中，一些细胞似乎弥漫性浸润大脑。**d.** 免疫组化染色显示这些细胞中的 TTF-1 阳性，证实它们起源于肺

高的转移性肿瘤和颅内原发性肿瘤的概率。对于具有小脑病变的 VHL 患者，鉴别诊断需要包括血管母细胞瘤和转移性肾细胞癌。此外，在冷冻切片中，血管母细胞瘤的基质细胞与肾细胞癌的透明细胞之间，可能在组织学上较难分辨。

转移性黑色素瘤在本文中值得被特别提及。尽管冷冻切片中该肿瘤可能有一部分细胞含有黑色素（图 4-1c），但黑色素的产生绝不是转移性黑色素瘤所特有的。对于在轴外、脑室内发生的病变，还必须考虑 CNS 原发性的黑色素细胞病变。不过随着二代测序技术的出现，对两者进行鉴别变得越来越容易。最后，对于椎旁肿瘤或累及脑神经的实质性病变，还需鉴别诊断黑色素神经鞘瘤。正确鉴别转移性黑色素瘤、原发性周围神经鞘瘤及原发性脑膜黑色素细胞瘤对疾病正确分期并确定进一步的临床治疗至关重要。

上皮恶性肿瘤是颅内的原发性肿瘤，较为罕见，但是也需纳入讨论。例如，表皮样囊肿可能会恶变为鳞状细胞癌，而原发性颅内畸胎瘤可能会

继发恶变[10, 11]。

最后，在鞍区和鞍上区，神经病学家偶尔会遇到垂体腺瘤与转移瘤的鉴别诊断（图 4-1d）；对转移性神经内分泌癌的评估通常需要免疫组化染色。我们自己曾有一例患者，在苏木精和伊红（HE）染色切片上，垂体部位肿瘤中显示有 Nkx3.1 的强核表达，证实了一例具有神经内分泌特征的前列腺癌患者的脑转移。

4.2 脑转移瘤的永久性组织学和免疫组化评价

尽管已知的原发性肿瘤病史通常会提供给病理学家，但确定转移灶是否与已知的原发病灶一致还是新发的原发性肿瘤是必要的。一项研究显示，癌症患者合并新发的原发性肿瘤的百分比为 15%～17%[12]。

从原发部位的活检或切除组织中获得的苏木精和伊红（HE）染色切片可直接将肿瘤的组织学特征与转移部位的组织学特征进行比较，在某些情况下，形态学上的相似性可作为确定可疑原发

部位的金标准。即使通过免疫组化方法（见下文）确定了肿瘤原发的特定器官，在患者该器官有多个原发性病变时，通过形态学评估确定哪个原发病灶是转移来源也是必要的（如有多个肺或乳腺原发性病变的患者）。

免疫组化

大多数病理学实验室使用一系列免疫组化染色以确认转移病灶的来源，每种染色都具有不同程度的敏感性和特异性。因为许多癌症表现出细胞角蛋白（CK）表达的特征模式（图 4-4a），所以识别不同分子量的 CK 中间丝的抗体应用最广泛。例如，结肠腺癌通常以 CK20 为标志物，肺腺癌为 CK7。来自膈肌周围部位的癌，例如，胰腺癌或胃癌，通常同时表达 CK7 和 CK20。许多定位于细胞核的转录因子也被用来辅助确认可能的癌转移起源位点。例如，Nkx3.1（前列腺）[13]，TTF-1（肺、甲状腺）[14]，CDX-2（结肠）[15]和 PAX-8（肾、Mullerian 恶性肿瘤和甲状腺）[16]（图 4-4b）。

GATA 结合蛋白 3（GATA3）的应用阐明了转

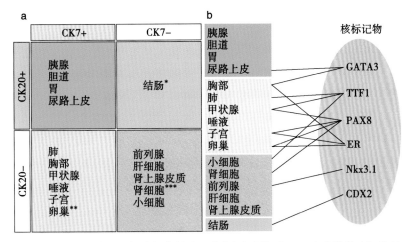

图 4-4　对转移瘤进行免疫组化检查，以确定起源部位。**a.** 上皮性肿瘤细胞的细胞角蛋白谱提示可能的起源部位。CK7 和 CK20 反应性模式通常用于缩小鉴别诊断范围。**b.** 进一步的免疫组化染色显示出对不同细胞类型的特异性，如转录因子，现在常规用于诊断。TTF1（甲状腺转录因子 1，TTF1 是该蛋白的常用术语，编码基因为 Nkx2.1 或 NK2 同源框 1），GATA3（GATA 结合蛋白 3），PAX8（配对框 8），ER（雌激素受体）由 ESR1、Nkx3.1、NK3（同源框 1）、CDX2（尾侧型同源框 2）共同编码。*更高的分期和 / 或更多的癌组织直肠定位可能与 CK7 表达增加相关。**卵巢浆液性腺癌 CK20 阴性，而黏液性卵巢肿瘤可能显示 CK20 标记阳性。***CK7 的反应性在透明细胞肾细胞癌中通常为阴性，但在嫌色性肾细胞癌中为阳性

录因子免疫组织化学在临床应用上的一些重要原理。自 20 世纪 90 年代初以来[17]，GATA3 已被确认在 T 细胞淋巴细胞发育中发挥重要作用，并且早在 1999 年[18]就发现了它与 ER 阳性乳腺癌细胞有着密切的相关性。它在临床上作为有用的标记物，最近才在病理学实验室中常规和广泛使用（在过去 5 年内）[19-21]。目前公认 GATA3 是大多数乳腺癌和尿路上皮癌的敏感标记物。然而，评估其特异性需要进行全面的组织研究（使用组织微阵列对大量的肿瘤样本进行评估），或者通过密切关注异常的临床表型。事实上，除了乳腺癌和尿路上皮恶性肿瘤外，在大多数副神经节瘤（包括嗜铬细胞瘤）、皮肤基底细胞癌、皮肤附件癌和皮肤鳞癌、嫌色肾细胞癌、绒毛膜癌和间皮瘤中也检测到了 GATA3 的强烈表达，在许多其他类型的肿瘤中也并不罕见[21]。

我们自己的神经病理学实践中曾诊断一例有教育意义的案例。一例有乳腺癌病史的患者，行鞍内肿瘤切除后发现其为 GATA3 阳性的上皮性肿瘤，推测与乳腺转移有关。但进一步的研究表明，GATA3 实际上是促性腺激素类垂体腺瘤的特征（可能是与 GATA2 蛋白的交叉反应），这一现象后来也被其他研究者证实[22]。因此，随着新的"标记物"被纳入常规病理检查，具体病例还需结合特定临床背景加以分析，避免依据特征性较差的肿瘤染色类型做出错误的推断。

转移瘤的其他常用标记物包括 S100、HMB45、A103、SOX10（黑色素瘤）[23]、p40［鳞状细胞癌（squamous cell carcinoma，SqCC），包括肺的 SqCC］[24]、HepPar1、精氨酸酶 -1 和 glypican-3（肝细胞癌）等[25]。

由于任何一种抗体单独染色都不具有足够的特异性，所以可能需要抗体组来确认原发灶。抗体免疫组化染色对于鉴别组织学相似的肿瘤也是必不可少的。例如，上皮样星形细胞肿瘤通常为酸性纤维蛋白（glial fibrillary acidic protein，GFAP）（图 4-3a、b）染色阳性，而脑膜瘤的经典表型为上皮膜抗原（epithelial membrane antigen，EMA）和 SSTR2 阳性、CK 阴性。

病理学家必须熟悉所使用的每种抗体的局限

性、交叉反应和染色特性，包括其在特定实验室中的具体染色表现，才能对染色结果进行准确判读。例如，CK-AE1/AE3 混合抗体（通常称为泛细胞角蛋白）可能对星形胶质细胞抗原表现出广泛的交叉反应性[26]。因此，在极少数情况下，可能需要使用 Cam5.2 等抗体来可靠地区分转移瘤和胶质瘤。不过此种泛细胞角蛋白染色异常通常可以结合形态学特征进行区分。值得注意的是，已知 TTF1 的某些抗体在胶质瘤[27]中的染色并不特异，而人们逐渐认可真正的 TTF1 表达于多种中线部位的原发性颅内肿瘤中，包括垂体瘤、垂体后叶肿瘤[28]、第三脑室脉络膜样胶质瘤（一种可能与终纹血管器有关的病变）等[29]。

除了对原发灶进行严格的鉴定外，免疫组化染色也有助于其他诊断、预后或治疗决策。在乳腺癌转移中，评估雌激素受体（estrogen receptor，ER）、孕激素受体（progesterone receptor，PR）、人内皮生长因子受体 2（human epidermal growth factor receptor 2，HER2）状态已纳入标准诊疗流程。上述染色结果与公认的乳腺癌分子亚型有关，为 luminal（激素受体阳性、HER2 阴性）、HER2 富集型（激素受体阴性、HER2 阳性）和三阴性乳腺癌，包括基底样肿瘤（激素受体、HER2 阴性）[30]。在 HER2 免疫组化染色模糊不清的情况下，可使用 FISH 来确定该基因的扩增状态。在我们的研究所，我们采用美国临床肿瘤学会和美国病理学家学会制订的 ER、PR 和 HER2 染色报告指南（图 4-5e-h）[31, 32]。在前列腺腺癌中，我们也常规检测突触素和嗜铬粒蛋白抗体，鉴别神经内分泌分化状态，指导后续治疗策略[33]。MLH1、PSM2、MSH2 和 MSH6 的免疫染色可用于评估结肠癌和其他肿瘤中错配修复蛋白的表达[34]。

最后，PD-L1 作为免疫检查点抑制剂潜在治疗敏感性的标记物，其免疫组化评估可能越来越多地被纳入脑转移瘤的常规抗原特征中（图 4-5a-d）。事实上，研究者已经证明，原发性和转移性病灶之间的 PD-L1 标记特征可能存在显著的不一致性，这就说明脑转移灶中的 PD-L1 状态需要重新评估[35]。

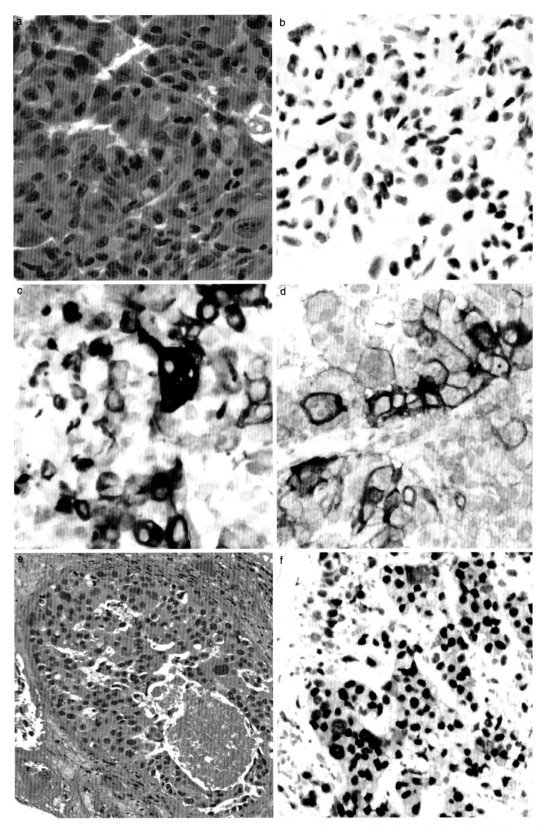

图 4-5 组织标本免疫组化检测，包括诊断和治疗相关的生物标志物。**a-d.** 肺转移性腺癌 1 例。在本例中，HE 染色显示高度多形性的上皮细胞，胞质丰富，核仁明显（**a**）。免疫组化结果支持 TTF1（**b**）核染色阳性和 CK7（**c**）胞质染色阳性的肺腺癌诊断。此外，肿瘤显示 PD-L1（**d**）高表达，使该患者成为检查点抑制剂治疗的候选对象，其抗体靶向 T 细胞 PD-1/PD-L1 信号通路。**e-h.** 在转移性乳腺导管腺癌的病例中，HE 染色在中央肿瘤坏死区显示多形性上皮细胞巢（**e**）。免疫组化显示绝大多数细胞中雌激素受体（ER）（**f**）和少数细胞中的孕激素受体（PR）（**g**）标记阳性。

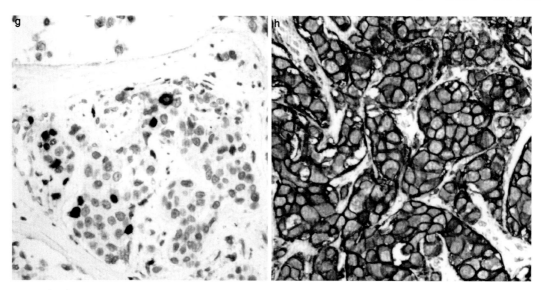

图 4-5（续）　由于肿瘤判定 PR 阳性的阈值较低（≥1%），该肿瘤被认为对 ER 和 PR 均呈阳性。该肿瘤还显示出强烈的周膜染色，染色完全、强烈且在肿瘤细胞周围的 10% 以内，因此免疫组化（h）认为 HER2 呈阳性。IHC 的可疑结果将通过荧光原位杂交（FISH）进行评估

4.3　脑转移瘤分子评估

包括转移瘤在内的肿瘤分子特征，在过去的十年里研究进展极快。随着分子特征被作为肿瘤亚型的辨别依据，特别是用于指导靶向治疗，现已有多种临床检测方法来检测肿瘤组织中的分子变化，其中大多数都很容易应用于甲醛固定的石蜡包埋样本。

虽然学术医学中心的许多实验室提供了全面的分子检测列表，但一些临床护理机构可能会使用商业实验室。随着高通量二代测序技术的出现，使得对样本要求相对较低的大基因组分析成为可能。在我们的研究所，我们提供单基因检测（利用免疫组化、FISH 或基于 PCR 的检测）、50 个基因靶向测序组套餐和 143 个基因靶向测序组套餐。后一种方法可评估热点致癌位点，通过全外显子测序评估抑癌基因状态、基因拷贝数改变以及基于 RNA 检测融合基因（如 ROS1 和 ALK 重排）。此外，我们还提供全外显子组测序，使用外周血样本检测 22 000 个基因，与生殖系细胞存在差异的体细胞基因特征；对实体瘤 500 个基因的靶向检测套餐目前也在验证中。

免疫组化检测分子改变可以使用针对突变表位的抗体（如 BRAF V600E）。也可以使用抗体检测融合基因的蛋白质产物的异常定位（如在孤立性纤维瘤，也被称为 CNS 孤立性纤维瘤 / 血管周细胞瘤中，STAT6 由于 STAT6-NAB2 融合，定位于细胞核）。此外，免疫组化可以评估特定蛋白质产物的过度表达，例如，乳腺癌中 ERBB2（HER2）扩增和肺腺癌中 ALK 重排。

尤其是当患者原发灶未进行组织采样，而转移灶是首次采样组织时，分子评估是必不可少的。对于在这种情况下的肺腺癌，我们常规结合免疫组化，FISH 和靶向测序分析评估 EGFR、KRAS、ALK 和 ROS1 的变化。我们临床基因组学实验室采用的 143 基因 NGS 分析可以在一次检测中检测所有这些变化。基于 DNA 分析 EGFR 和 KRAS 热点突变，而基于 RNA 分析 ROS1、ALK 和 MET 第 14 外显子跳跃突变。除了结肠腺癌免疫组化评估 MMR 蛋白外，还可通过分子检测评估微卫星不稳定性。我们还可以通过靶向测序组来识别 KRAS 和 NRAS 的变化情况。

很少情况下，分子检测被用来诊断组织学和 / 或免疫组化特征不明的病例。例如，前文所述的黑素细胞病变的鉴别诊断，虽然 BRAF 和 NRAS 突变在源自皮肤部位的黑色素瘤中表达丰富，但 GNAQ 和 GNA11 突变在 CNS 原发性黑色素细胞病变以及葡萄膜黑色素瘤中更为常见[36]。相反，较罕见的黑色素性神经鞘瘤，特点是 PRKAR1A 突变（类似于卡尼综合征中的突变），并可能额外显示出该位点的杂合性拷贝丢失[37]。最后，即使确定了原发性黑色素细胞性 CNS 肿瘤的突变特征，也应进行全面的皮肤科、眼科检查以及 PET-CT 评估。

我们举第 2 个例子，当偶尔遇到组织学特征不明确的低分化肿瘤或取样不良的病变时，我们需要鉴别原发性 CNS 肿瘤和颅外肿瘤的脑转移。例如，如果发现一个肿瘤有 10 号染色体缺失、7 号染色体增加、CDKN2A/B 缺失、TERT 启动子突变和 EGFR 扩增（这些都是胶质母细胞瘤特有的改变），分子结果将表明胶质母细胞瘤的可能性比转移性癌或肉瘤更大。如果原发性肿瘤的分子特征是已知的，则可以将原发灶与该假定的转移灶相比较，从分子水平上证明是起源自该原发性肿瘤。

事实上，分子检测很可能会越来越多地用于转移灶与原发灶之间的克隆关系。在一项 86 对原发性肿瘤与脑转移瘤配对的研究中，发现 4 个转移瘤与原发性肿瘤之间存在差异，由此假设，该差异是由于原发肿瘤所在的器官中存在肿瘤发生高风险区，这些转移瘤是由同一原发器官内的不同肿瘤克隆引起的。该文章发现的 4 例患者中，其中 3 个是吸烟患者发生的肺癌，1 个是在生殖系 BRCA1 突变的患者发生的乳腺癌[38]。

正如在 CNS 原发性肿瘤中，表观遗传学分析最近被证明是一种很有前景的辅助诊断手段[39]。使用甲基化谱来识别未知原发肿瘤的转移并指导治疗[40]，目前已经取得了进展，但还未广泛应用。

在一项研究中，根据甲基化特征，成功将脑转移的黑色素瘤、乳腺癌和肺癌区分为多个与治疗相关的亚型[41]。表观遗传图谱在区分大脑原发性和继发性恶性肿瘤方面具有稳健性，可能是由于肿瘤的表观遗传足迹编码了特定细胞群的发育和致癌通路[42, 43]。

由于脑部转移代表了肿瘤晚期，临床医生更倾向于使用更大的测序范围来检测可能在原发灶中不存在（或没有被评估）的靶点改变。在原发灶中未检出经典靶点的患者中，可以对脑转移灶使用二代测序来识别靶点。我们曾诊断一例转移性黑色素瘤患者存在 BRAF V600E 突变（图 4-6a、b）；另一例转移性结肠腺癌患者，除了存在 KRAS、APC 和 TP53 突变外，还发现有 ERBB2（HER2）扩增（图 4-6c-e）。在前面提到的原发和脑转移配对标本的研究中，53%（46/86）的病例在脑转移标本中至少存在一个原发灶中不存在的遗传改变。这些改变包括影响 PI3K/AKT/mTOR 通路改变，如 PTEN、PIK3CA，以及 ERBB2（HER2）、EGFR 改变，表明对酪氨酸激酶抑制剂敏感[38]。除了个别的分子改变，整体肿瘤突变负荷（TMB）可能影响诊疗决策[44]。肿瘤的 TMB 可以通过 NGS 检测，它与预测新抗原生成、免疫系统调节和免疫治疗（如检查点抑制剂）的反应之间的关系仍有待充分阐明[45, 46]。

除了基于 DNA 和表观遗传学的评估，其他检测方式包括 RNA 测序、代谢组学、外泌体分析等，有可能揭示新的临床有用的生物标志物和 / 或治疗靶点。最近的证据表明，BRAF 突变的黑色素瘤患者可能受益于线粒体呼吸抑制剂

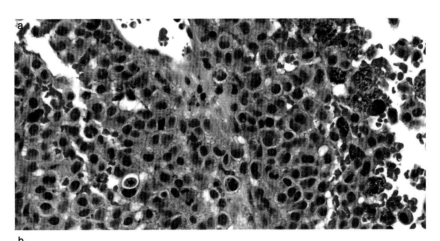

b

Tier 1 变异

变异	类型	VAF	CN
BRAF c.1799T>A, p.Val600Glu	错义	43.0%	N/A

图 4-6　利用二代测序对转移瘤进行分子检测。**a.** 在此转移性黑色素瘤的病例中，HE 染色显示片状上皮样细胞，细胞核大，细胞质丰富，局部可见黑色素。**b.** 二代测序显示 BRAF V600E 点突变

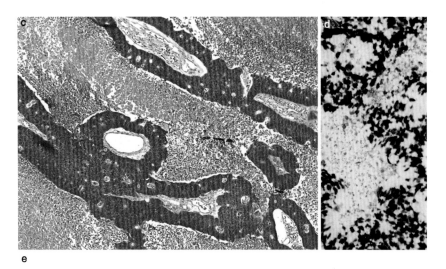

Tier 1 变异

变异	类型	VAF	CN
KRAS c.35G>T, p.Gly12Val	错义	57.4%	N/A

Tier 2 变异

变异	类型	VAF	CN
APC c.4242_4245delAAGT, p.Ser1415fs	移码删除	89.9%	N/A
TP53 c.560−1G>A, p.?	拼接部位	63.7%	N/A
ERBB2	扩增	N/A	42.9

图 4-6（续）　**c.** HE 染色显示癌细胞岛被坏死区域包围。免疫染色显示 CDX2 和 CK20 呈阳性（未显示），证实来源于结肠。**d.** 二代测序显示了数个具有结肠腺癌特征的突变，包括 *KRAS*、*APC* 和 *TP53* 突变。此外，测序组套能够检测到部分基因拷贝数改变，本例中显示了 ERBB2（HER2）的扩增，这是一种潜在的靶点改变

和 BRAF 抑制剂联合治疗，这是一种结合 RNA 测序、代谢组学和药物遗传学数据共同推导出的治疗假说[47, 48]。对肿瘤源性外泌体生物学基础的进一步了解，已经确定了转移扩散的机制以及外泌体在诊断（如在体液活检中）、发现新的治疗靶点以及改善药物输送的潜在作用[49, 50]。

4.4　结论

脑转移患者的治疗从诊断评估开始。虽然临床信息有时具有充分的诊断价值（或治疗目的不需要组织诊断），但组织学诊断通常是至关重要的，不仅可以排除其他肿瘤的病因，而且可以确定原发部位，并进一步完善转移瘤的分子评估。免疫组化和分子检测越来越多地用于判断肿瘤亚型（如 *ALK* 重排肺腺癌、HER2 阳性乳腺癌），并描述潜在的治疗相关靶点（如 PD-L1）或靶向分子改变（如 BRAF V600E）（表 4-1）。有趣的是，脑转移瘤的取样对制订诊疗计划的影响越来越大（即使在已经知道基本诊断和原发器官的情况下），使用非侵入性的诊断方式来诊断转移瘤，如肿瘤胞外

表 4-1　脑转移瘤检测的常用分子标志物

原发部位	一般相关蛋白	一般相关基因
胸部	GATA3，GCDFP-15，乳腺珠蛋白，ER，PR，HER2，CK7	*ERBB2/HER2*，*BRCA1*，*BRCA2*
肺、腺癌	TTF1，Napsin-A，CK7，PDL1	*EGFR*，*KRAS*，*ALK*，*ROS1*
黑色素瘤	HMB45，S100，SOX10，Melan-A	*BRAF*，*NRAS*，*TERT*
结肠癌、腺癌	CK20，CDX2，MMR 蛋白（MLH1，PMS2，MSH2，MSH6）	*APC*，*BRAF*，*RAS*
肾细胞癌，透明细胞型	PAX8，CD10，CAIX	*VHL*，*BAP1*，*PBRM1*

DNA 或基于脑脊液的测序技术将可能变得更加普遍。目前，脑转移瘤的病理学评估技术正在迅速发展，这主要是由分子遗传学、高通量测序技术和组织样本的多参数"组学"评估推动的。

（阳天睿 译，邢浩 张鑫 校）

参考文献

1. Osborn AG, Salzman KL, Jhaveri MD, Barkovich J. Diagnostic imaging: brain. 3rd ed. Philadelphia: Elsevier; 2016.

2. Stark AM, Stohring C, Hedderich J, Held-Feindt J, Mehdorn HM. Surgical treatment for brain metastases: prognostic factors and survival in 309 patients with regard to patient age. J Clin Neurosci. 2011;18:34–8. https://doi.org/10.1016/j.jocn.2010.03.046.

3. Hwang TL, Close TP, Grego JM, Brannon WL, Gonzales F. Predilection of brain metastasis in gray and white matter junction and vascular border zones. Cancer. 1996;77:1551–5. https://doi.org/10.1002/(SICI)1097-0142(19960415)77:8<1551::AID-CNCR19>3.0.CO;2-Z.

4. Fink KR, Fink JR. Imaging of brain metastases. Surg Neurol Int. 2013;4:S209–19. https://doi.org/10.4103/2152-7806.111298.

5. Shapira Y, Hadelsberg UP, Kanner AA, Ram Z, Roth J. The ventricular system and choroid plexus as a primary site for renal cell carcinoma metastasis. Acta Neurochir. 2014;156:1469–74. https://doi.org/10.1007/s00701-014-2108-7.

6. Mampre D, et al. Propensity for different vascular distributions and cerebral edema of intraparenchymal brain metastases from different primary cancers. J Neurooncol. 2019;143:115–22. https://doi.org/10.1007/s11060-019-03142-x.

7. Cagney DN, et al. Incidence and prognosis of patients with brain metastases at diagnosis of systemic malignancy: a population-based study. Neuro Oncol. 2017;19:1511–21. https://doi.org/10.1093/neuonc/nox077.

8. Klotz S, et al. Clinical neuropathology image 6-2018: metastasis of breast carcinoma to meningioma. Clin Neuropathol. 2018;37:252–3. https://doi.org/10.5414/NP301150.

9. Takei H, Powell SZ. Tumor-to-tumor metastasis to the central nervous system. Neuropathology. 2009;29:303–8. https://doi.org/10.1111/j.1440-1789.2008.00952.x.

10. Hamlat A, et al. Malignant transformation of intra-cranial epithelial cysts: systematic article review. J Neurooncol. 2005;74:187–94. https://doi.org/10.1007/s11060-004-5175-4.

11. Freilich RJ, Thompson SJ, Walker RW, Rosenblum MK. Adenocarcinomatous transformation of intracranial germ cell tumors. Am J Surg Pathol. 1995;19:537–44.

12. Weir HK, Johnson CJ, Thompson TD. The effect of multiple primary rules on population-based cancer survival. Cancer Causes Control. 2013;24:1231–42. https://doi.org/10.1007/s10552-013-0203-3.

13. Gurel B, et al. NKX3.1 as a marker of prostatic origin in metastatic tumors. Am J Surg Pathol. 2010;34:1097–105. https://doi.org/10.1097/PAS.0b013e3181e6cbf3.

14. Srodon M, Westra WH. Immunohistochemical staining for thyroid transcription factor-1: a helpful aid in discerning primary site of tumor origin in patients with brain metastases. Hum Pathol. 2002;33:642–5.

15. Werling RW, Yaziji H, Bacchi CE, Gown AM. CDX2, a highly sensitive and specific marker of adenocarcinomas of intestinal origin: an immunohistochemical survey of 476 primary and metastatic carcinomas. Am J Surg Pathol. 2003;27:303–10.

16. Ordonez NG. Value of PAX 8 immunostaining in tumor diagnosis: a review and update. Adv Anat Pathol. 2012;19:140–51. https://doi.org/10.1097/PAP.0b013e318253465d.

17. Ho IC, et al. Human GATA-3: a lineage-restricted transcription factor that regulates the expression of the T cell receptor alpha gene. EMBO J. 1991;10:1187–92.

18. Hoch RV, Thompson DA, Baker RJ, Weigel RJ. GATA-3 is expressed in association with estrogen receptor in breast cancer. Int J Cancer. 1999;84:122–8.

19. Liu H, Shi J, Prichard JW, Gong Y, Lin F. Immunohistochemical evaluation of GATA-3 expression in ER-negative breast carcinomas. Am J Clin Pathol. 2014;141:648–55. https://doi.org/10.1309/AJCP0Q9UQTEESLHN.

20. Sangoi AR, Shrestha B, Yang G, Mego O, Beck AH. The novel marker GATA3 is significantly more sensitive than traditional markers mammaglobin and GCDFP15 for identifying breast cancer in surgical and cytology specimens of metastatic and matched primary tumors. Appl Immunohistochem Mol Morphol. 2016;24:229–37. https://doi.org/10.1097/PAI.0000000000000186.

21. Miettinen M, et al. GATA3: a multispecific but potentially useful marker in surgical pathology: a systematic analysis of 2500 epithelial and nonepithelial tumors. Am J Surg Pathol. 2014;38:13–22. https://doi.org/10.1097/PAS.0b013e3182a0218f.

22. Mete O, Kefeli M, Caliskan S, Asa SL. GATA3 immunoreactivity expands the transcription factor profile of pituitary neuroendocrine tumors. Mod Pathol. 2019;32:484–9. https://doi.org/10.1038/s41379-018-0167-7.

23. Ordonez NG. Value of melanocytic-associated immunohistochemical markers in the diagnosis of malignant melanoma: a review and update. Hum Pathol. 2014;45:191–205. https://doi.org/10.1016/j.humpath.2013.02.007.

24. Tatsumori T, et al. p40 is the best marker for diagnosing pulmonary squamous cell carcinoma: comparison with p63, cytokeratin 5/6, desmocollin-3, and sox2. Appl Immunohistochem Mol Morphol. 2014;22:377–82. https://doi.org/10.1097/

PAI.0b013e3182980544.

25. Nguyen T, et al. Comparison of 5 immunohistochemical markers of hepatocellular differentiation for the diagnosis of hepatocellular carcinoma. Arch Pathol Lab Med. 2015;139:1028–34. https://doi.org/10.5858/arpa.2014-0479-OA.

26. Fanburg-Smith JC, Majidi M, Miettinen M. Keratin expression in schwannoma; a study of 115 retroperitoneal and 22 peripheral schwannomas. Mod Pathol. 2006;19:115–21. https://doi.org/10.1038/modpathol.3800489.

27. Pratt D, et al. Re-evaluating TTF-1 immunohistochemistry in diffuse gliomas: expression is clone-dependent and associated with tumor location. Clin Neuropathol. 2017;36:263–71. https://doi.org/10.5414/NP301047.

28. Shibuya M. Welcoming the new WHO classification of pituitary tumors 2017: revolution in TTF-1-positive posterior pituitary tumors. Brain Tumor Pathol. 2018;35:62–70. https://doi.org/10.1007/s10014-018-0311-6.

29. Bielle F, et al. Chordoid gliomas of the third ventricle share TTF-1 expression with organum vasculosum of the lamina terminalis. Am J Surg Pathol. 2015;39:948–56. https://doi.org/10.1097/PAS.0000000000000421.

30. Cancer Genome Atlas Network. Comprehensive molecular portraits of human breast tumours. Nature. 2012;490:61–70. https://doi.org/10.1038/nature11412.

31. Lambein K, Van Bockstal M, Denys H, Libbrecht L. 2013 update of the American Society of Clinical Oncology/College of American Pathologists guideline for human epidermal growth factor receptor 2 testing: impact on immunohistochemistry-negative breast cancers. J Clin Oncol. 2014;32:1856–7. https://doi.org/10.1200/JCO.2013.54.2530.

32. Hammond ME, Hayes DF, Wolff AC, Mangu PB, Temin S. American society of clinical oncology/college of american pathologists guideline recommendations for immunohistochemical testing of estrogen and progesterone receptors in breast cancer. J Oncol Pract. 2010;6:195–7. https://doi.org/10.1200/JOP.777003.

33. Aggarwal R, et al. Clinical and genomic characterization of treatment-emergent small-cell neuroendocrine prostate cancer: a multi-institutional prospective study. J Clin Oncol. 2018;36:2492–503. https://doi.org/10.1200/JCO.2017.77.6880.

34. Sepulveda AR, et al. Molecular biomarkers for the evaluation of colorectal cancer. Am J Clin Pathol. 2017. https://doi.org/10.1093/ajcp/aqw209.

35. Burgess EF, et al. Discordance of high PD-L1 expression in primary and metastatic urothelial carcinoma lesions. Urol Oncol. 2019;37:299.e219–25. https://doi.org/10.1016/j.urolonc.2019.01.002.

36. van de Nes J, et al. Targeted next generation sequencing reveals unique mutation profile of primary melanocytic tumors of the central nervous system. J Neurooncol. 2016;127:435–44. https://doi.

37. Wang L, et al. Consistent copy number changes and recurrent PRKAR1A mutations distinguish Melanotic Schwannomas from Melanomas: SNP-array and next generation sequencing analysis. Genes Chromosomes Cancer. 2015;54:463–71. https://doi.org/10.1002/gcc.22254.

38. Brastianos PK, et al. Genomic characterization of brain metastases reveals branched evolution and potential therapeutic targets. Cancer Discov. 2015;5:1164–77. https://doi.org/10.1158/2159-8290.CD-15-0369.

39. Capper D, et al. DNA methylation-based classification of central nervous system tumours. Nature. 2018;555:469–74. https://doi.org/10.1038/nature26000.

40. Moran S, et al. Epigenetic profiling to classify cancer of unknown primary: a multicentre, retrospective analysis. Lancet Oncol. 2016;17:1386–95. https://doi.org/10.1016/S1470-2045(16)30297-2.

41. Orozco JIJ, et al. Epigenetic profiling for the molecular classification of metastatic brain tumors. Nat Commun. 2018;9:4627. https://doi.org/10.1038/s41467-018-06715-y.

42. Moss J, et al. Comprehensive human cell-type methylation atlas reveals origins of circulating cell-free DNA in health and disease. Nat Commun. 2018;9:5068. https://doi.org/10.1038/s41467-018-07466-6.

43. Slieker RC, et al. DNA methylation landscapes of human fetal development. PLoS Genet. 2015;11:e1005583. https://doi.org/10.1371/journal.pgen.1005583.

44. Goodman AM, et al. Tumor mutational burden as an independent predictor of response to immunotherapy in diverse cancers. Mol Cancer Ther. 2017;16:2598–608. https://doi.org/10.1158/1535-7163.MCT-17-0386.

45. Leibold AT, Monaco GN, Dey M. The role of the immune system in brain metastasis. Curr Neurobiol. 2019;10:33–48.

46. Mansfield AS, et al. Contraction of T cell richness in lung cancer brain metastases. Sci Rep. 2018;8:2171. https://doi.org/10.1038/s41598-018-20622-8.

47. Sundstrom T, et al. Inhibition of mitochondrial respiration prevents BRAF-mutant melanoma brain metastasis. Acta Neuropathol Commun. 2019;7:55. https://doi.org/10.1186/s40478-019-0712-8.

48. Fischer GM, et al. Molecular profiling reveals unique immune and metabolic features of melanoma brain metastases. Cancer Discov. 2019;9:628–45. https://doi.org/10.1158/2159-8290.CD-18-1489.

49. Wortzel I, Dror S, Kenific CM, Lyden D. Exosome-mediated metastasis: communication from a distance. Dev Cell. 2019;49:347–60. https://doi.org/10.1016/j.devcel.2019.04.011.

50. Gonçalo Rodrigues, Ayuko Hoshino, Candia M. Kenific, Irina R. Matei, Loïc Steiner, Daniela Freitas, et al. Tumour exosomal CEMIP protein promotes cancer cell colonization in brain metastasis. Nature Cell Biology. 2019;21(11):1403–12.

5. 精准医学在中枢神经系统转移性肿瘤中的作用

Albert Eusik Kim and Priscilla K. Brastianos

5.1 概述

脑转移瘤（brain metastases，BM）是最常见的中枢神经系统（central nervous system，CNS）恶性肿瘤，普遍预后不良。临床上 50% 脑转移瘤患者的死因为颅内病灶的进展。据报道，10%～30%的癌症患者有脑转移，而既往有其他部位转移的患者发生脑转移的概率可达到 40%，然而真实情况往往比预想的更为严重。过去十年间，随着检测手段的进步，越来越多的无症状性脑转移瘤被发现，加上患者的生存期延长，目前脑转移瘤的发病率已较前增高[1]。肺癌（39%～56%）、乳腺癌（13%～30%）和黑色素瘤（6%～11%）是三种最常见发生脑转移的恶性肿瘤[2]，较为少见但也有报道的还有胃肠道肿瘤（3%～8%）和肾细胞癌（2%～4%）[2]。

脑转移瘤的预后不佳，根据原发恶性肿瘤的不同，患者的中位生存期为 3～27 个月[1]。脑转移瘤的治疗方式有限，目前包括手术切除、放射治疗、系统治疗等。过去脑转移瘤的治疗多采用全脑放射治疗（whole brain radiation therapy，WBRT），但根据最新证据所给出的建议表明，相比系统治疗，应延迟全脑放射治疗的使用，原因是全脑放射治疗无明显生存期获益且有一定神经毒性。目前，脑转移瘤的治疗效果差异较大，受患者的功能状态，病灶的数量、位置，以及原发肿瘤的类型[3]等因素影响。目前认为手术切除联合术后放射治疗是孤立性或直径大于 3cm 症状性脑转移病灶的标准治疗方案[1, 3]。立体定向放射外科（stereotactic radiosurgery，SRS）治疗也常单独用于寡转移的病灶（<4 个）[1, 3]。对于颅内多处转移或柔脑膜播散的患者，可考虑采用避开海马的全脑放射治疗，其神经认知障碍的风险更小。

对于伴有颅外活动性病灶的患者，针对脑转移灶的局部治疗并不能达到治愈，因此通常建议之后继续进行系统治疗。颅内和颅外病灶对同一治疗的效应往往不同[4]，有时颅外病灶得到充分控制，颅内病灶却发生进展，其背后的原因较为复杂，目前尚不完全清楚[4]。一方面，系统治疗药物在颅内的浓度不足，即使采用公认对颅内病灶有效的药物，大部分患者仍然会有颅内病灶的进展。这说明我们对脑转移瘤的生物学特性以及血 - 脑屏障（blood-brain barrier，BBB）穿透性和 CNS 细胞增殖的调控机制理解不足。一部分原因是评估脑转移瘤患者中系统治疗有效性的临床试验相对较少，更多的则是这类患者因预后不良而被临床试验排除在外。另一方面，我们对脑转移瘤的驱动基因以及治疗过程中肿瘤基因组学和生理学的改变认识尚浅。考虑到组织取样相关的手术风险和因肿瘤位置特殊导致的手术不可进行性，直接分析肿瘤标本可能比较困难。本章将详细阐述脑转移瘤基因组的无创性分析手段的最新进展。

在精准医学的时代背景下，针对不同癌种的治疗逐渐个体化，即依据癌症分子生物学或基因组学特征设计相应的治疗方案。研究显示，靶向治疗和免疫治疗可以提高颅内和颅外转移灶的控制率。本章将阐述现代测序技术用于脑转移瘤驱动基因组和肿瘤异质性研究的最新进展，以帮助我们制订精准治疗方案和开发新的治疗手段。此外，本章也将描述针对不同癌种脑转移的靶向治疗策略。

5.2 脑转移瘤的遗传学异质性

过去，靶向治疗的选择即有效突变靶点的确定，多依赖针对原发肿瘤的基因组学分析。但是近期研究表明，脑转移瘤和配对的原发肿瘤存在显著的基因组学异质性[5]。一项纳入了 86 例患者的研究对肿瘤原发灶、脑转移灶和正常组织进行了全外显子测序，其中 46 例（53%）患者的脑转移瘤标本中可测得肿瘤原发灶中所没有的具有潜在治疗意义的突变[5]。但是大部分脑转移灶与原发肿瘤有克隆相关性，仅一小部分（4.6%）与原发灶没有相关性[5]。同样地，颅外远处和淋巴结转移灶均与原发肿瘤有克隆相关性，但是与脑转移灶有显著差异[5]。这些发现均提示来自同一胚系的细胞可能发生分支进化或者以多个亚克隆群体进行发育[6,7]，这大概就是肿瘤原发灶和脑转移灶及肿瘤局部存在基因组学异质性的原因。分支进化过程中，肿瘤会产生数百甚至数千个基因改变，其中一小部分为驱动突变[7]，可以使携带该突变的亚克隆群体获得选择性生存优势，促进其发育和增殖。

目前促进肿瘤脑转移和增殖的确切基因突变和标志物尚不明确。有趣的是，相比原发肿瘤，不同时间和不同位置获取的脑转移瘤样本具有更高的基因组学一致性[7]，这意味着某种特定的基因组改变对肿瘤脑转移不可或缺。目前为止多项研究发现 PI3K[8]、EGFR[8]、HER2[9] 等通路的上调可以促进肿瘤细胞跨过血 - 脑屏障并在颅内增殖。此外，CDK 通路的改变也在肿瘤脑转移中发挥作用，例如，*CDKN2A* 缺失和 *CDK4/6* 扩增。目前以上基因组改变在肿瘤脑转移中所发挥的确切作用尚不清楚，这仍是一个热门的研究领域。例如，这些基因组改变只是单纯反映原发肿瘤的组织学特性，还是作为脑转移和颅内增殖的关键因素？最近的一篇研究证实了后者的猜想，其结果显示：肿瘤细胞发生脑转移后抑癌基因 *PETN* 的表达缺失，但脱离脑部微环境后其表达又可以恢复正常[10]。这一发现似乎提示脑转移瘤的发生需要特定的基因组改变，非常值得进一步的前瞻性研究进行验证。

脑转移瘤的不同进化程度有重要的治疗意义。基因组学异质性或许可以解释颅内、颅外病灶对靶向治疗的不同应答程度。在许多病例中，脑转移瘤的驱动突变往往只有在脑转移病灶中才可以检测到，但是鉴于手术切除获取脑转移灶标本有可能产生并发症，通常研究者只是对原发病灶或颅外转移病灶进行分析以制订靶向治疗策略。因为脑转移灶和颅外病灶的基因组有差异，所以按照原发病灶或者颅外转移病灶分析的结果可能与真实结果有偏差。因此，脑转移瘤有效治

疗靶点分析应该主要针对脑转移灶开展。还需要注意的是，针对脑转移灶的系统性靶向治疗是否可以取得预防性或持续性的治疗效果仍不得知。肿瘤细胞受脑部微环境的影响可能进行转录组学重编程，从而影响系统性靶向治疗的效果，这一问题有待未来的研究来解决。

由于脑转移瘤的组织学分析或脑部病灶活检并不总是可行，所以进一步研发无创技术以揭示治疗后脑转移灶的基因组和病理生理变化至关重要。下面将进一步描述几种无创技术，如液体活检、外周血液循环肿瘤细胞（circulating tumor cells, CTC）或细胞游离 DNA。这些技术将有助于我们更好地了解脑转移瘤的基因组学异质性，并进一步完善当前的治疗策略。

5.3　脑转移瘤的基因组测序

近期，靶向治疗和免疫检查点抑制剂在诸多癌症治疗中取得了前所未有的持续治疗效应，包括那些有高度脑转移倾向的癌种，如黑色素瘤、非小细胞肺癌和乳腺癌。癌症治疗日益个体化，具体方案的制订依赖于每个患者自身癌症的分子和基因组特征。同样地，在脑转移瘤中识别驱动突变很可能大大改变患者的预后。遗憾的是，确定脑转移瘤的基因组特征有一定难度，因为这通常需要直接分析脑转移灶标本。由于脑转移瘤通常具有原发肿瘤或颅外远处转移瘤中不存在的可靶向突变，因此针对颅外病灶的基因组分析可能会错过这些基因组改变，从而错过脑转移瘤的靶向治疗机会。这些临床难题均提示我们开发无创性和临床实用性的脑转移瘤分子特征检测手段迫在眉睫。这类分子标记物可以帮助我们更好地理解脑转移瘤的进化过程，为治疗选择提供信息，并且早期识别耐药突变。

血浆中循环肿瘤 DNA（circulating-tumor DNA, ctDNA）检测作为一种基因组分析和治疗反应监测的无创性手段，目前已应用于多种全身性肿瘤[11-13]。然而，原发脑肿瘤或脑转移瘤[12]患者的血浆中没有或仅有少量 ctDNA。在这种情况下经脑脊液（cerebrospinal fluid, CSF）分离的 ctDNA 便可以用于分析，ctDNA 是一种有前景的生物学标志物。脑脊液由于背景基因型正常的 DNA 相对缺乏[13]，所以细胞游离 ctDNA 的比例高于血

浆,这样体细胞突变的检测可达到中等的序列覆盖率。相反,血浆 ctDNA 检测则需要非常深的序列覆盖率,才能达到相似的对低突变频率等位基因的检测敏感性。此外,脑脊液中循环肿瘤 DNA(CSF-ctDNA)中只有脑转移瘤所携带的突变,而没有颅外病灶的突变。最后,治疗过程中也可以观察到脑脊液 ctDNA 中肿瘤 DNA 负荷的变化:CSF-ctDNA 等位基因突变频率随肿瘤对治疗的反应而降低,随肿瘤进展而增加。虽然目前使用 CSF-ctDNA 检测所有突变类型的方法仍需优化,但上述数据表明 CSF-ctDNA 将很快成为临床上脑转移瘤基因组分析的工具。

其他能够表现脑转移瘤基因组特征的生物标志物尚在研发阶段,其中一个就是外泌体。外泌体是一种中间内吞隔室和质膜融合后释放到胞外的囊泡。这些囊泡可以作为细胞间通讯的媒介,其中可能包含与肿瘤分子特征一致的基因组信息。新兴的影像组学或者影像表型与基因组之间的关系也可能是一种比较有前景的无创监测基因组变化的方案。

结合影像序列和基因组学的相关性,可能有助于揭示经过治疗后肿瘤生物学的变化,影像基因组学经过进一步优化后可能帮助我们早期识别耐药突变,从而更换其他更为有效的治疗方案。这两个领域均在初级阶段,目前还有很多局限性。

5.4 非小细胞肺癌

非小细胞肺癌(non-small-cell lung cancer,NSCLC)是全球癌症死亡的主要原因,占癌症死亡总数的 18.2%[14]。此外,非小细胞肺癌,尤其是腺癌,是最容易发生脑转移的恶性肿瘤。25%~30% 的 NSCLC 在病程中会发展成骨髓瘤[15]。肿瘤体积越大,淋巴管间隙侵犯和肺门淋巴结受累越多,则发生脑转移的风险越高[16]。遗憾的是,尽管联合铂类化疗、放射治疗和手术的综合治疗方法,NSCLC 脑转移预后仍然很差。据报道,NSCLC 脑转移 1 年的死亡率为 81%~90%,此外有 40%~50% 对治疗有完全初始应答的患者会有脑转移[17]。过去十年间,NSCLC 的治疗已经发生了革命性的变化,包括对间变性淋巴瘤激酶(anaplastic lymphoma kinase,ALK)和内皮生长因子受体(epidermal growth factor receptor,EGFR)的致癌驱动突变的识别和靶向治疗的发展,使得 NSCLC 的应答率有了前所未有突破。

非小细胞肺癌:EGFR 酪氨酸激酶抑制物

EGFR 分子的激活常见于 NSCLC 患者,具有以下特征:女性、年龄<35 岁、亚裔(约 40%)、从不吸烟或较少吸烟、腺癌[18]。对于此类患者,建议进行 EGFR 突变检测。EGFR 突变使肿瘤对 EGFR 酪氨酸激酶抑制剂(EGFR-TKI)敏感,与基于铂的联合化疗相比,临床应答可有明显改善[19]。对于鳞癌的 NSCLC 患者,不建议行 EGFR 突变检测,因为阳性的可能性极低,除非对应患者均不抽烟[18]。

第一代和第二代 EGFR-TKI 通过竞争选择性地与 EGFR 受体结合,可逆地与酪氨酸激酶结构域结合,是目前 EGFR 突变的 NSCLC 的一线治疗药物[19, 20]。吉非替尼和厄洛替尼是最常用的第一代 EGFR-TKI。然而,大多数对 EGFR-TKI 有初始反应的患者在 1~2 年[21]因为获得性耐药而导致疾病进展。另外 20 号外显子上 T790M 突变(第 790 位苏氨酸被蛋氨酸替代)能够占到耐药性原因的 60%[22]。第三代 EGFR-TKI 如奥斯替尼和罗西替尼对抗 EGFR 突变型有很好的效果[23]。

目前,关于 EGFR-TKI 治疗 NSCLC 脑转移的临床效果虽有前景但仍旧有限。因为目前缺少可以准确评估患者对针对性治疗应答的临床试验,另外脑转移瘤的分子特征和原发肿瘤的分子特征有一定区别。但有文献表示某些 EGFR-TKI 可以有效进入神经系统,最近的临床试验显示了阿法替尼的颅内活性。阿法替尼是第二代 EGFR-TKI 和不可逆 ErbB 家族抑制剂[24]。LUX-Lung-3 和 LUX-Lung-6 研究的后亚组分析表明,与铂类化疗相比,阿法替尼治疗对生存率有提高。无进展生存期(progression-free survival,PFS)(8.2 个月 vs 5.4 个月)和客观缓解率(objective response rate,ORR)(70%~75% vs 20%~28%)明显优于铂类化疗[25]。另一个在脑转移瘤中探究 EGFR TKI 治疗效果的小型Ⅱ期前瞻性试验报告了一代 EGFR-TKI 的 83% 的 ORR[26];然而,其他临床研究报道的有效性均不及此[27]。对于获得性抗药性,最近的一项研究表明,与吉非替尼或阿法替尼相比,奥斯替尼对血-脑屏障的穿透能力更强,而且在

EGFR 突变的小鼠模型中脑转移瘤持续性消退[28]。

　　总的来说，EGFR-TKI，尤其是奥斯替尼，似乎具有较强的 CNS 活性。如何将这些优势应用于外科手术切除和放射治疗仍不清楚。将 EGFR-TKI 预先纳入无症状脑转移瘤患者的治疗中似乎是合理的，并考虑推迟手术或放射治疗直到转移瘤进展，以尽量减少副作用。需要进一步的前瞻性临床试验来评估 EGFR-TKI 和序贯性脑放射治疗的治疗效果，以优化 CNS 的疗效和减少放射引起的神经毒性。

非小细胞肺癌：ALK 酪氨酸激酶抑制物

　　ALK 基因重排的发现和针对这种异常基因突变的疗法，使 NSCLC 的治疗取得了巨大进展。最常见的重排发生在 *ALK* 和 *EML4* 基因的融合。这导致了一种具有致癌的酪氨酸激酶被激活，约在 5% 的 NSCLC 中存在 *ALK* 重排[29]。合并 *ALK* 重排的 NSCLC 比较容易发生脑转移，诊断时发病率为 23.8%，3 年时为 58.4%[30]。与 EGFR 一样，*ALK* 重排与年龄、轻吸烟史或轻度吸烟史以及腺癌的组织学类型[31]有关。因此，强烈建议对此类患者进行 *ALK* 检测，因为 *ALK* 突变的存在与 ALK-TKI 的反应密切相关。

　　克唑替尼是第一代 ALK-TKI，也对 MET 和 ROS1[31]有活性，在治疗全身 *ALK* 重排 NSCLC[32]方面优于标准化疗[32]。虽然由于许多随机对照试验中排除了脑转移瘤，评估 ALK-TKI 的 CNS 疗效有限，但克唑替尼可能具有一定的 CNS 疗效。在 PROFILE 项目 1005 和项目 1007 研究中，未经治疗的无症状脑转移患者被纳入了一项合并回顾性分析。对于这些患者，在 12 周时，颅内疾病控制率为 56%，到 CNS 进展的中位时间为 7 个月[31]。在项目 1014 中，一项克唑替尼与铂类化疗的随机Ⅲ期试验，稳定治疗的脑转移患者被允许纳入 CNS 疗效作为次要终点。在该队列中，克唑替尼在 12 周时使用脑转移瘤患者的 CNS 疾病控制率显著更高（85% *vs* 45%），中位 PFS 显著延长（9 个月 *vs* 4 个月）[33]。

　　第二代 ALK-TKI 是合并 *ALK* 重排的 NSCLC 患者对克唑替尼产生耐药后的另一种选择，并且被认为可以改善脑转移瘤的疗效。在这些药物中，阿来替尼和色瑞替尼是最有潜力治疗脑转移瘤的二代 ALK-TKI。日本Ⅲ期试验 J-ALEX 招募了未接受 ALK-TKI 治疗的合并 *ALK* 重排的 NSCLC 患者，该研究初步报道：阿来替尼队列尚未达到平均 PFS，而克唑替尼队列的平均 PFS 为 10.2 个月[34]。另外两项以阿来替尼为试验组的Ⅱ期研究显示，CNS 有效率高达 75%，CNS 疾病的反应持续时间中位数为 10～11 个月[35, 36]。在 ASCEND-1 研究中，对 94 例 *ALK* 重排 NSCLC 脑转移患者进行了回顾性分析。在这个队列中，79% 的未接受 ALK-TKI 治疗的患者和 65% 的 ALK-TKI 预处理的患者对色瑞替尼有颅内应答[37]。新的 ALK-TKI，如劳拉替尼和布加替尼可能有更好的 CNS 作用。与第一代 ALK-TKI 一样，还需要进一步的研究来确定这些治疗方案和放射治疗结合的作用，以使其获得最大的针对中枢神级系统的功效。

非小细胞肺癌：免疫治疗

　　免疫检查点抑制剂已成为晚期无驱动突变（如 EGFR 和 ALK）NSCLC 患者的一种选择，也可用于下一代靶向药物治疗前的预治疗[38]。免疫检查点是指调节生理免疫反应以减少免疫相关副作用从而维持自身耐受性的抑制途径，由肿瘤共同选择。例如，活化 T 细胞上的程序性死亡因子 1（PD-1）受体使其与肿瘤细胞上的 PD-1 配体（PD-L1）的相互作用导致 T 细胞失活，从而阻止免疫系统攻击肿瘤细胞。作为抗 PD-1 的单克隆抗体，纳武单抗（nivolumab）和帕博利珠单抗（pembrolizumab）与基于多西他赛（docetaxel）的化疗相比，可以提高无靶向突变的转移性 NSCLC 患者的生存率[39, 40]。此外，在 PD-L1 表达超过 50% 的 NSCLC 患者中，作为一线治疗，帕博利珠单抗治疗的 PFS 和总生存期（overall survival，OS）均优于铂类化疗，这表明 PD-L1 表达可能是药物反应的预测性生物标记物[41]。

　　迄今为止，许多针对 NSCLC 免疫治疗的临床试验都均排除了活动性脑转移患者。然而，最近对一项关注帕博利珠单抗在 NSCLC 和黑色素瘤患者中的效果与安全性的早期分析展现出了令人鼓舞的结果。在这项研究中，33%（6/18）的 PD-L1 表达阳性的 NSCLC 患者有持久的颅内反应，无严重不良事件[42]。将来还需要进一步的前瞻性随机对照研究来探究这些有希望治疗脑转移瘤的方案。

5.5 乳腺癌

乳腺癌是女性最常见的癌症，也是女性癌症相关死亡的第二大原因。它也是仅次于 NSCLC 的第二大脑转移癌。在目前的现代治疗时代，乳腺癌的脑转移率还未被查明。但据估计 10%～45% 的乳腺癌患者在病程中会合并脑转移，这取决于乳腺癌的分子亚型。随着乳腺癌患者的总生存期延长[43]，这一数字会逐渐提高，同时也会有应答更为持久的方案被开发出来。

正如预期所至，乳腺癌脑转移的患者预后整体较差。一项大型回顾性研究发现年龄、Karnofsky 功能状态（Karnofsky Performance Status，KPS）评分和肿瘤亚型是预后相关因素[44]。在乳腺癌中，有四种主要的分子病理亚型。基础亚型（ER、PR 和 HER2 均为阴性，又称"三阴性乳腺癌"）预后最差，合并脑转移后中位总生存期为 5 个月。Luminal A 型［ER 和/或 PR 阳性，HER2 阴性，Ki-67 水平较低］是低级别的乳腺癌，预后最好。其他亚型包括 Luminal B 型（ER 和/或 PR 阳性，HER2 阳性或 HER2 阴性，Ki-67 水平高）和 HER2 富集型（ER/PR 阴性，HER2 阳性）。三阴性乳腺癌和 HER2 富集型乳腺癌患者的脑转移风险最高。目前乳腺癌脑转移的治疗与其他原发性肿瘤相似，除了手术切除和放射治疗外，还考虑全身系统性治疗。

在本节中，我们将介绍目前针对乳腺癌的靶向治疗策略。三阴性乳腺癌（Triple negative breast cancer，TNBC）由于在临床上缺乏可以靶向的基因同时对化疗不敏感，其治疗尤其具有挑战性[45]。对于 TNBC 群体，随着测序技术的普及性，有越来越多有潜力的靶点被发现，一个有希望的靶点是 *PARP* 基因，它是参与 DNA 修复和维持转录组稳定蛋白家族的一员。病理组织学研究显示了 TNBC 和 BRCA 相关癌症病理特征和临床特征之间的相似性。有趣的是，*BRCA1* 和 *BRCA2* 突变细胞系对 PARP 抑制剂非常敏感[46]。目前正在评估几种 PARP 抑制剂（olaparib 和维利帕尼）在有 *BRCA1* 或 *BRCA2* 突变的 TNBC 中作为辅助、新辅助和治疗转移瘤的作用。

乳腺癌：HER2 抗体和 TKI

HER2 是人内皮生长因子受体家族中的一员，由四种膜结合受体酪氨酸激酶组成，这些酪氨酸激酶参与多种信号级联，可以介导细胞增殖和凋亡。这种蛋白在 20% 的乳腺癌患者中表达[47]。针对 HER2 的靶向治疗如曲妥珠单抗，拉帕替尼，帕妥珠单抗和 T-DM1（这是一种帕妥珠单抗和细胞毒性剂 DM1 相耦合的药物）均可以显著改善 HER2 阳性转移性乳癌患者的 PFS 和 OS。30%～50% 的 HER2 阳性乳癌患者在病程中会合并脑转移，因此 HER2 过表达和脑转移的风险增加相关[48]。HER2 阳性乳癌脑转移复发可能与接受靶向治疗后患者的生存率提高、HER2 靶向药对 CNS 的透过性以及其神经依赖有关。与其他原发性肿瘤类似，乳腺癌脑转移的时空基因组异质性也很明显。一项回顾性研究显示，在 182 例 HER2 阳性的原发性乳癌中，有 24%HER2 会转阴并且发生转移[49]。也有证据表明，脑转移通常发生在 HER2 阳性的乳腺癌患者中，而针对 HER2 的直接治疗可以很好控制乳腺癌转移。与其他类型的癌症类似，这些发现强调了在临床可行的情况下对转移病灶进行基因分析的必要性。

与大多数其他单克隆抗体一样，靶向 HER2 受体的曲妥珠单抗由于不能穿过完整的血-脑屏障而限制了其在 CNS 中的作用。因此，放射治疗合并曲妥珠单抗、帕妥珠单抗和 T-DM1 目前也在尝试治疗 HER2 阳性乳腺癌的脑转移。

最近的一项药代动力学研究表明，在血-脑屏障被放射治疗损伤后，曲妥珠单抗的 CNS 渗入性有所改善，曲妥珠单抗在血浆与脑脊液的比值从放射治疗前的 1：420 显著提升到放射治疗后的 1：76[50]。帕妥珠单抗是另一种抗 HER2 受体的单克隆抗体，与曲妥珠单抗和多西他赛联合使用可能具有协同抗 CNS 肿瘤的功效，如 CLEOPATRA 试验所示，这是一项关于帕妥珠单抗治疗转移性 HER2 阳性乳腺癌的随机、安慰剂对照、Ⅲ期试验。与安慰剂组相比，帕妥珠单抗组以脑转移作为疾病进展终点的中位 PFS 明显延长（15.0 个月 *vs* 11.9 个月），帕妥珠单抗组的中位总生存期为 56.5 个月，而安慰剂组为 40.8 个月[51]。其他小病例系列也证明了含有帕妥珠单抗的方案在 HER2 阳性乳癌合并脑转移中的疗效[52, 53]。最后，一些回顾性研究表 T-DM1 药物在 CNS 疾病中具有潜在活性[54]，但仍缺乏明确的前瞻性证据。

拉帕替尼是一种双重小分子 HER2 和 EGFR-TKI，它具有一定的穿透和破坏血-脑屏障的能力。一项新的正电子发射计算机断层显像（positron emission tomography，PET）成像研究表明，与正常脑组织相比，脑转移瘤中的拉帕替尼水平增加[55]。目前已经证实拉帕替尼作为辅助性单药疗法（CNS ORR 6%[56]）和卡培他滨（预处理患者 CNS ORR 为 20%～38%[57, 58]）联合使用，对 CNS 肿瘤有部分应答。在治疗初治 HER2 阳性乳癌（CNS ORR 65%[59]）患者时，这种 CNS 的抗肿瘤疗效得到增强。尼拉替尼是一种不可逆的 HER1、HER2 和 HER4TKI，对 HER2 阳性 CNS 转移性疾病也可能有特定的效果。NEfERTT 试验是一项针对转移性 HER2 阳性乳癌患者的随机、Ⅲ期试验，该试验指明，与曲妥珠单抗 - 紫杉醇连用相比，尼拉替尼 - 紫杉醇连用的颅内 PFS 和延迟时间都有明显降低，尽管两组的总生存期相似[60]。对这些方案的研究评估仍在进展中。

乳腺癌：额外的突变

对乳腺癌脑转移的测序研究表明，PI3K/AKT/mTOR 通路中可能存在某些潜在治疗靶点。该通路调节癌症中的多种细胞功能，尤其是有关细胞生长和增殖。这一通路的激活可能造成激素治疗的抵抗性。依维莫司是一种 mTOR 抑制剂，目前正在研究依维莫司治疗乳腺癌脑转移的效果。口服依维莫司治疗乳腺癌的试验（BOLERO-3）表明，依维莫司、曲妥珠单抗和长春瑞滨三联疗法在曲妥珠单抗耐药的晚期 HER2$^+$ 乳腺癌[61]中较安慰剂、曲妥珠单抗和长春瑞滨合用有明显优势。另一个大型 Ⅲ 期试验表明，依维莫司联合芳香化酶抑制剂可改善激素受体阳性的晚期乳腺癌患者[62]的 PFS。虽然这些试验均排除了合并脑转移的患者，但这些结果也许可以应用在脑转移的患者中，因为依维莫司已被证实对原发性脑肿瘤[63]有效。更多评估依维莫司和其他靶向 PI3K 和 mTOR 信号通路的疗法在乳腺癌脑转移的治疗效果的临床试验目前在进行中。

CDK 通路的改变在乳腺癌脑转移中非常常见。细胞周期蛋白 D 激活 CDK4 和 CDK6，促进细胞周期中 G1 期向 S 期过渡，从而导致细胞增殖。CDK 抑制剂，如利巴霉素、帕博西尼和阿贝西尼，已被证明在激素受体阳性乳腺癌[64]中具有很好的疗效。最近的一些病例[65]或者临床前研究证实阿贝西尼具有很好的 CNS 渗透性和对乳腺

癌脑转移治疗的良好效果。目前的试验正在进一步评估这些药物的疗效。

5.6　黑色素瘤

黑色素瘤是排第三位的容易发生脑转移的系统性肿瘤，大约有 50% 的Ⅳ期黑色素瘤患者在病程中会合并脑转移。与其他全身性恶性肿瘤类似，脑转移性黑色素瘤的预后较差，因为神经系统并发症的发病率很高。黑色素瘤发生脑转移后中位总生存期约 4.7 个月，尽管最近的回顾性研究报告了使用靶向治疗可以将中位总生存期延长到 7.7 个月[66]。

黑色素瘤：丝裂原活化蛋白激酶信号通路

大约 50% 的转移性黑色素瘤患者会合并 BRAF 突变。BRAF 是细胞生长、分裂和分化的关键调节因子，当 BRAF 失活时，可导致丝裂原活化蛋白激酶（mitogen-activated protein kinase，MAPK）通路[67]下游结构激活。这为多种癌症的突变激活和肿瘤的异常增殖提供了基础，从而成为可以选择性抑制的潜在靶点。

在黑色素瘤中，最常见的 BRAF 突变是缬氨酸替代谷氨酸（V600E），占黑色素瘤所有 BRAF 突变的近 90%。第二种最常见的 BRAF 突变是缬氨酸替代赖氨酸（V600K），所有病例占 5%～6%。BRAF 突变型黑色素瘤[67]通常更具侵袭性，可能会增加脑转移的风险。目前有两种美国 FDA 批准的用于全身性黑色素瘤的 BRAF 抑制剂：维莫非尼和达拉非尼。BRAF 抑制剂显著改善了 BRAF 突变型转移性黑色素瘤患者的总生存期。然而，这种反应通常并不持久。与其他肿瘤类似，目前的脑转移黑色素瘤基因测序研究表明，出现耐药基因可能会导致治疗失败。

达拉非尼和维莫非尼在脑转移瘤治疗中的疗效有限，因为许多大型 Ⅲ 期临床试验均排除了 CNS 的相关疾病。尽管如此，这些药物可能针对 CNS 有一定作用。BREAK-MB 试验是一项多中心的 Ⅱ 期临床试验，对 172 例合并 BRAF 突变和脑转移的黑色素瘤患者进行分析，结果显示达拉非尼对未经治疗或未经预处理的脑转移瘤患者均

有一定治疗效果。两组患者的 OS 和 PFS 均有改善，有效率＞30%[68]。一项纳入 27 例患者的回顾性研究中，维莫非尼的颅内反应率为 71%。颅内中位 PFS 为 4.6 个月，中位 OS 为 7.5 个月[69]。有趣的是，对 BRAF 抑制剂耐药的样本进行基因组测序，揭示了其发生了基因组的改变进而导致了 PI3K/AKT 通路的激活[70]。

促分裂原活化蛋白激酶位于 MAPK 通路的 BRAF 下游，作为 BRAF 抑制剂的一种抵抗机制，经常被 PI3K 通路的分子所激活。在黑色素瘤脑转移中，为了对抗 BRAF 抑制剂耐药，BRAF 抑制剂通常会和 MEK 抑制剂如曲美替尼和考美替尼联合使用。当两者联用时，对有颅外转移的 BRAF 突变黑色素瘤更加有效，提升了 2 年无进展生存率和 3 年生存率[71-73]。BRAF 和 MEK 抑制剂联用在脑转移瘤中的效果正在被临床试验评估。

黑色素瘤：PI3K/AKT/mTOR 通路

对 16 对黑色素瘤脑转移和颅外转移的匹配标本进行基因组测序分析，显示脑转移瘤的 PI3K/AKT/mTOR 通路有上调增强。使用 PI3K 抑制剂 BKM120 进行的临床前研究和动物研究表明，生长抑制率高达 80%，并在体外诱导细胞凋亡，抑制裸鼠颅内转移黑色素瘤细胞的生长[74]。这些发现表明，由于种种未知原因，PI3K 通路的改变可能使黑色素瘤更倾向发生 CNS 扩散和转移。此外，PI3K 抑制剂可能是一个潜在的治疗靶点，并且值得开展相关临床试验验证。

黑色素瘤：免疫治疗

随着免疫疗法的出现，晚期黑色素瘤患者的治疗取得了前所未有的进展。高剂量 IL-2 在早期是极为成功的[75]，但通常与严重毒性相关，因此仅限于一般表现良好的患者。伊匹木单抗（ipilimumab, Ipi）是一种抗细胞毒性 T 淋巴细胞相关抗原 4（CTLA-4）抗体，2010 年的一项里程碑式的研究表明无法切除的 III 期或 IV 期黑色素瘤[76]患者在接受伊匹木单抗治疗后预后可以得到改善。伊匹木单抗的全身缓解率为 10%～15%，BRAF 野生型黑色素瘤[77, 78]患者的预后同样有所改善。按照年龄计算，大约 20% 对伊匹木单抗有反应的患者是长期存活的患者[79, 80]。不久之后，

美国 FDA 批准了两种抗 PD-1 抗体纳武单抗和帕博利珠单抗治疗转移性黑色素瘤。随后的 PD-1 检查点抑制剂的临床试验表明，与伊匹木单抗相比，PD-1 抑制剂的疗效更好，毒性更小[81]。纳武单抗的 PFS 为 6.9 个月，比伊匹木单抗单药疗法更有效，后者的平均 PFS 为 2.9 个月[81]。此外，帕博利珠单抗或纳武单抗单药疗法的 ORR 相关在 33% 到 57% 之间[77,82]，大多数反应是持久的。在最近一项针对非脑转移的晚期黑色素瘤患者的 III 期试验中，纳武单抗和伊匹木单抗联合使用的平均 PFS 为 11.5 个月，优于任何一种单一疗法，但也与更加严重的毒性相关（伊匹木单抗 / 纳武单抗联合使用为 59%，而纳武单抗为 21%）[77]。

越来越多的数据显示，检查点抑制剂可能在 CNS 脑转移瘤治疗中有一定的疗效。在一项纳入 72 例合并脑转移的黑色素瘤患者的 II 临床期研究中，无神经系统相关症状且没有使用过糖皮质激素的患者的疾病控制率为 24%。该队列的患者，1 年和 2 年生存率分别为 31% 和 26%。此外，越来越多的数据表明，当 SRS 与检查点抑制剂联合使用时，可以有效改善总生存期。一项回顾性分析发现，接受 SRS 和伊匹木单抗治疗的患者的 2 年生存率为 47.2%，而单独接受 SRS 的患者的 2 年生存率为 19.7%[83]。另一项纳入 26 例黑色素瘤合并脑转移患者的回顾性研究显示，纳武单抗和 SRS 联合治疗患者的中位总生存期为 11.8 个月，85% 的局部转移瘤可以被控制[84]。最近的两项针对黑色素瘤患者的 II 期研究提供了更加有力的证据，证明了免疫检查点抑制剂的有效性。一项纳入了 74 例至少有一个可测量颅内转移灶的黑色素瘤患者的临床试验验证了伊匹木单抗和纳武单抗。在这里，颅内临床获益率（57%）与颅外获益率（56%）基本一致，颅内完全缓解率为 20%，部分缓解率为 30%[85]。另一项类似的队列研究发现，联合应用伊匹木单抗和纳武单抗的颅内反应率为 46%（35 例中的 16 例），单药纳武单抗的颅内反应率为 20%（25 例中的 5 例）[86]。与先前的试验类似，联合应用伊匹木单抗和纳武单抗会导致更严重的副作用（纳武单抗单药治疗为 54% *vs* 16%）。尽管上述临床试验提供的是阳性的结果，但是我们仍然迫切需要预测性的生物标志物，需要考虑高风险的副作用以更精确地调整现有的治疗方式。目前正在对黑色素瘤脑转移的基因组测序进行分析，以找出与预后相关性更好的突变位点。

5.7 结论

脑转移瘤是肿瘤学中一个研究较为欠缺的领域。由于 CNS 疾病的严重性和目前尚缺乏对 CNS 持久的定向治疗，脑转移瘤整体预后不良。因此研究针对脑转移瘤更优的治疗是非常必要的，随着癌症整体治疗方案的进步，脑转移的发病率也在逐步上升。目前针对该癌种治疗困难的一个主要原因是缺乏评估脑转移瘤全身治疗的临床试验，因为临床试验大都排除了 CNS 疾病的患者。近期，新一代靶向药物和免疫疗法已被证明可以改善 CNS 的耐受性和有希望治疗此类疾病。当前评估这些针对脑转移瘤的治疗策略的临床试验正在进行中，我们也迫切需要更加优化的治疗。

另一个突破是对不同转移部位转移瘤的时间、空间基因组异质性的认识的空间和时间基因组异质性的认识。最近对基因组分析的文献表明在原发灶中不存在的驱动突变在转移瘤中可以被察觉。这种基因组的异质性可能导致颅内外疾病的临床表现不同。由于脑转移瘤的组织分析并不总是可行的，因此无创获取转移瘤的基因组信息，是指导转移瘤的个体化治疗的关键。脑脊液中的 ctDNA 和影像组学等新的方案正在研发之中，其应用前景广阔，优化后可以应用于临床，这些方案可以在治疗过程中可以重复使用，以帮助明确治疗效果并早期进行检测耐药突变基因筛查。这些生物标志物能够帮助我们进一步理解脑转移瘤的演变情况和研发更好的治疗策略。

（赵炳昊 译，王海 张鑫 校）

参考文献

1. Brastianos PK, Curry WT, Oh KS. Clinical discussion and review of the management of brain metastases. J Natl Compr Canc Netw. 2013;11:1153–64.
2. Berghoff AS, Bartsch R, Wohrer A, Streubel B, Birner P, Kros JM, et al. Predictive molecular markers in metastases to the central nervous system: recent advances and future avenues. Acta Neuropathol. 2014;128(6):879–91.
3. Nayak L, Lee EQ, Wen PY. Epidemiology of brain metastases. Curr Oncol Rep. 2012;14(1):48–54.
4. Lockman PR, Mittapalli RK, Taskar KS, Rudraraju V, Gril B, Bohn KA, et al. Heterogenous blood-tumor barrier permeability determines drug efficacy in experimental brain metastases of breast cancer. Clin Cancer Res. 2010;16(23):5664–78.
5. Brastianos PK, Carter SL, Santagata S, Cahill DP, Taylor-Wener A, Jones RT, et al. Genomic characterization of brain metastases reveals branched evolution and potential therapeutic targets. Cancer Discov. 2015;5(11):1164–77.
6. Navin N, Kendall J, Troge J, Andrews P, Rodgers L, McIndoo J, et al. Tumor evolution inferred by single-cell sequencing. Nature. 2011;472:90–4.
7. Gerlinger M, Rowan AJ, Horswell S, Larkin J, Endesfelder D, Gronroos E, et al. Intratumor heterogeneity and branched evolution revealed by multiregion sequencing. N Engl J Med. 2012;366:883–92.
8. Chen G, Chakravarti N, Aardalen K, Lazar AJ, Tetzlaff MT, Wubbenhorst B, et al. Molecular profiling of patient-matched brain and extracranial melanoma metastases implicates the PI3K pathway as a therapeutic target. Clin Cancer Res. 2014;20(21):5537–46.
9. Bos PD, Zhang XH, Nadal C, Shu W, Gomis RR, Nguyen DX, et al. Genes that mediate breast cancer metastasis to the brain. Nature. 2009;459(7249):1005–9.
10. Zhang L, Zhang S, Yao J, Lowery FJ, Zhang Q, Huang W, et al. Microenvironment-induced PTEN loss by exosomal microRNA primes brain metastasis outgrowth. Nature. 2015;527:100–4.
11. Dawson SJ, Tsui DW, Murtaza M, Biggs H, Rueda OM, Chin SF, et al. Analysis of circulating tumor DNA to monitor metastatic breast cancer. N Engl J Med. 2013;368(13):1199–209.
12. De Mattos-Arruda L, Mayor R, Ng CK, Weigelt B, Martinez-Ricarte F, Torrejon D, et al. Cerebrospinal fluid-derived circulating tumor DNA better represents the genomic alterations of brain tumors than plasma. Nat Commun. 2015;6:8839.
13. Murtaza M, Dawson SJ, Tsui DW, Gale D, Forshew T, Piskorz AM, et al. Non-invasive analysis of acquired resistance to cancer therapy by sequencing of plasma DNA. Nature. 2013;497(7447):108–12.
14. Jemal A, Bray F, Center MM, Ferlay J, Ward E, Forman D. Global cancer statistics. CA Cancer J Clin. 2011;61(2):69–90.
15. Mamon HJ, Yeap BY, Janne PA, Reblando J, Shrager S, Jaklitsch MT. High risk of brain metastases in surgically staged IIIA non-small-cell lung cancer patients treated with surgery, chemotherapy, and radiation. J Clin Oncol. 2005;23(7):1530–7.
16. Hubbs JL, Boyd JA, Hollis D, Chino JP, Saynak M, Kelsey CR. Factors associated with the development of brain metastases: analysis of 975 patients with early stage nonsmall cell lung cancer. Cancer. 2010;116(21):5038–46.
17. Chen AM, Jahan TM, Jablons DM, Garcia J, Larson DA. Risk of cerebral metastases and neurological death after pathological complete response to neoadjuvant therapy for locally advanced nonsmall-cell lung cancer: clinical implications for the subsequent management of the brain. Cancer. 2007;109(8):1668–75.

18. Sholl LM, Yeap BY, Iafrate AJ, Holmes-Tisch AJ, Chou YP, Wu MT, et al. Lung adenocarcinoma with EGFR amplification has distinct clinicopathologic and molecular features in never-smokers. Cancer Res. 2009;69(21):8341–8.

19. Mok TS, Wu Y-L, Thongprasert S, Yang C-H, Chu D-T, Saijo N, et al. Gefitinib or carboplatin-paclitaxel in pulmonary adenocarcinoma. N Engl J Med. 2009;361:947–57.

20. Sequist LV, Yang JC, Yamamoto N, O'Byrne K, Hirsh V, Mok T, et al. Phase III study of afatinib or cisplatin plus pemetrexed in patients with metastatic lung adenocarcinoma with EGFR mutations. J Clin Oncol. 2013;31(27):3327–34.

21. Sequist LV, Waltman BA, Dias-Santagata D, Digumarthy S, Turke AB, Fidias P, et al. Genotypic and histological evolution of lung cancers acquiring resistance to EGFR inhibitors. Sci Transl Med. 2011;3(75):75ra26.

22. Yu HA, Arcila ME, Rekhtman N, Sima CS, Zakowski MF, Pao W, et al. Analysis of tumor specimens at the time of acquired resistance to EGFR-TKI therapy in 155 patients with EGFR-mutant lung cancers. Clin Cancer Res. 2013;19(8):2240–7.

23. Janne PA, Yang JC, Kim DW, Planchard D, Ohe Y, Ramalingam SS, et al. AZD9291 in EGFR inhibitor-resistant non-small-cell lung cancer. N Engl J Med. 2015;372(18):1689–99.

24. Hoffknecht P, Tufman A, Wehler T, Pelzer T, Wiewrodt R, Schutz M, et al. Efficacy of the irreversible ErbB family blocker afatinib in epidermal growth factor receptor (EGFR) tyrosine kinase inhibitor (TKI)-pretreated non-small-cell lung cancer patients with brain metastases or leptomeningeal disease. J Thorac Oncol. 2015;10(1):156–63.

25. Schuler M, Wu YL, Hirsh V, O'Byrne K, Yamamoto N, Mok T, et al. First-line afatinib versus chemotherapy in patients with non-small cell lung cancer and common epidermal growth factor receptor gene mutations and brain metastases. J Thorac Oncol. 2016;11(3):380–90.

26. Park SJ, Kim HT, Lee DH, Kim KP, Kim SW, Suh C, et al. Efficacy of epidermal growth factor receptor tyrosine kinase inhibitors for brain metastasis in non-small cell lung cancer patients harboring either exon 19 or 21 mutation. Lung Cancer. 2012;77(3):556–60.

27. Porta R, Sanchez-Torres JM, Paz-Ares L, Massuti B, Reguart N, Mayo C, et al. Brain metastases from lung cancer responding to erlotinib: the importance of EGFR mutation. Eur Respir J. 2011;37(3):624–31.

28. Ballard P, Yates JW, Yang Z, Kim DW, Yang JC, Cantarini M, et al. Preclinical comparison of osimertinib with other EGFR-TKIs in EGFR-mutant NSCLC brain metastases models, and early evidence of clinical brain metastases activity. Clin Cancer Res. 2016;22(20):5130–40.

29. Guerin A, Sasane M, Zhang J, Culver KW, Dea K, Nitulescu R, et al. Brain metastases in patients with ALK+ non-small cell lung cancer: clinical symptoms, treatment patterns, and economic burden. J Med Econ. 2015;18(4):312–22.

30. Rangachari D, Yamaguchi N, VanderLaan PA, Folch E, Mahadevan A, Floyd SR, et al. Brain metastases in patients with EGFR-mutated or ALK-rearranged non-small cell lung cancers. Lung Cancer. 2015;88(1):108–11.

31. Kwak EL, Bang YJ, Camidge DR, Shaw AT, Solomon B, Maki RG, et al. Anaplastic lymphoma kinase inhibition in non-small-cell lung cancer. N Engl J Med. 2010;363(18):1693–703.

32. Shaw AT, Kim DW, Nakagawa K, Seto T, Crino L, Ahn MK, et al. Crizotinib versus chemotherapy in advanced ALK-positive lung cancer. N Engl J Med. 2013;368(25):2385–94.

33. Costa DB, Shaw AT, Ou SH, Solomon BJ, Riely GJ, Ahn MJ, et al. Clinical experience with crizotinib in patients with advanced ALK-rearranged non-small-cell lung cancer and brain metastases. J Clin Oncol. 2015;33(17):1881–8.

34. Hida T, Nokihara H, Kondo M, Kim YH, Azuma K, Seto T, et al. Alectinib versus crizotinib in patients with ALK-positive non-small-cell lung cancer (J-ALEX): an open-label, randomised phase 3 trial. Lancet. 2017;390(10089):29–39.

35. Shaw AT, Gandhi L, Gadgeel S, Riely GJ, Cetnar J, West H, et al. Alectinib in ALK-positive, crizotinib-resistant, non-small-cell lung cancer: a single group, multicenter, phase 2 trial. Lancet Oncol. 2016;17(2):234–42.

36. Ou SH, Ahn JS, De Petris L, Govindan R, Yang JC, Hughes B, et al. Alectinib in crizotinib-refractory ALK-rearranged non-small-cell lung cancer: a phase II global study. J Clin Oncol. 2016;34(7):661–8.

37. Kim D-W, Mehra R, Tan D, Felip E, Chow L, Camidge P, et al. Activity and safety of ceritinib in patients with ALK-rearranged non-small-cell lung cancer (ASCEND-1): updated results from the multicentre, open-label, phase 1 trial. Lancet Oncol. 2016;17(4):452–63.

38. Raju S, Joseph R, Sehgal S. Review of checkpoint immunotherapy for the management of non-small cell lung cancer. Immunotargets Ther. 2018;7:63–75.

39. Borghaei H, Paz-Ares L, Horn L, Spigel DR, Steins M, Ready NE, et al. Nivolumab versus docetaxel in advanced nonsqaumous non-small-cell lung cancer. N Engl J Med. 2015;373(17):1627–39.

40. Herbst RS, Baas P, Kim DW, Felip E, Perez-Gracia JL, Han JY, et al. Pembrolizumab versus docetaxel for previously treated, PD-L1-positive advanced non-small-cell lung cancer (KEYNOTE-010): a randomized controlled trial. Lancet. 2016;387(10027):1540–50.

41. Reck M, Rodriguez-Abreu D, Robinson AG, Hui R, Csoszi T, Fulop A, et al. Pembrolizumab versus chemotherapy for PD-L1-positive non-small-cell lung cancer. N Engl J Med. 2016;375(19):1823–33.

42. Goldberg SB, Gettinger SN, Mahajan A, Chiang AC, Herbst RS, Sznol M, et al. Pembrolizumab for patients with melanoma or non-small-cell lung cancer and untreated brain metastases: early analysis of a non-randomised, open-label, phase 2 trial. Lancet Oncol. 2016;17(7):976–83.

43. Barnholtz-Sloan JS, Sloan AE, Davis FG, Vigneau FD, Lai P, Sawaya RE. Incidence proportions of brain metastases in patients diagnosed (1973 to 2001) in the Metropolitan Detroit Cancer Surveillance System. J Clin Oncol. 2004;22(14):2865–72.

44. Sperduto PW, Chao ST, Sneed PK, Luo X, Suh J, Roberge D, et al. Diagnosis-specific prognostic factors, indexes, and treatment outcomes for patients with newly diagnosed brain metastases: a multi-institutional analysis of 4,259 patients. Int J Radiat Oncol Biol Phys. 2010;77(3):655–61.

45. Cleator S, Heller W, Coombes RC. Triple-negative breast cancer: therapeutic options. Lancet Oncol. 2007;8(3):235–44.

46. Farmer H, McCabe N, Lord CJ, Tutt AN, Johnson DA, Richardson TB, et al. Targeting the DNA repair defect in BRCA mutant cells as a therapeutic strategy. Nature. 2005;434(7035):917–21.

47. Lin NU, Winer EP. Brain metastases: the HER2 paradigm. Clin Cancer Res. 2007;13(6):1648–55.

48. Venur VA, Leone JP. Targeted therapies for brain metastases from breast cancer. Int J Mol Sci. 2016;17(9):E1543.

49. Niikura N, Liu J, Hayashi N, Mittendorf EA, Gong Y, Palla SL, et al. Loss of human epidermal growth factor receptor 2 (HER2) expression in metastatic sites of HER2-overexpressing primary breast tumors. J Clin Oncol. 2012;30(6):593–9.

50. Stemmler HJ, Schmitt M, Willems A, Bernhard H, Harbeck N, Heinemann V. Ratio of trastuzumab levels in serum and cerebrospinal fluid is altered in HER2-positive breast cancer patients with brain metastases and impairment of blood-brain barrier. Anticancer Drugs. 2007;18(1):23–8.

51. Swain SM, Baselga J, Kim SB, Ro J, Semiglazov V, Campone M, et al. Pertuzumab, trastuzumab, and docetaxel in HER2-positive metastatic breast cancer. N Engl J Med. 2015;372(8):724–34.

52. Senda N, Yamaguchi A, Nishimura H, Shiozaki T, Tsuyuki S. Pertuzumab, trastuzumab, and docetaxel reduced the recurrence of brain metastasis from breast cancer: a case report. Breast Cancer Tokyo Jpn. 2016;23(2):323–8.

53. Koumarianou A, Kontopoulou C, Kouloulias V, Tsionou C. Durable clinical benefit of pertuzumab in a young patient with BRCA2 mutation and HER2-overexpression breast cancer involving the brain. Case Rep Oncol Med. 2016;2016:5718104.

54. Bartsch R, Berghoff AS, Vogl U, Rudas M, Bergen E, Dubsky P, et al. Activity of T-DM1 in HER2-positive breast cancer brain metastases. Clin Exp Metastasis. 2015;32(7):729–37.

55. Saleem A, Searle GE, Kenny LM, Huiban M, Kozlowski K, Waldman AD, et al. Lapatinib access into normal brain and brain metastases in patients with Her-2 overexpressing breast cancer. EJNMMI Res. 2015;5:30.

56. Lin NU, Dieras V, Paul D, Lossignol D, Christodoulou C, Stemmler HJ, et al. Multicenter phase II study of lapatinib in patients with brain metastases from HER2-positive breast cancer. Clin Cancer Res. 2009;15(4):1452–9.

57. Sutherland S, Ashley S, Miles D, Chan S, Wardley A, Davidson N, et al. Treatment of HER2-positive metastatic breast cancer with lapatinib and capecitabine in the lapatinib expanded access programme, including efficacy in brain metastases – the UK experience. Br J Cancer. 2010;102(6):995–1002.

58. Lin NU, Eierman W, Greil R, Campone M, Kaufman B, Steplewski K, et al. Randomized phase II study of lapatinib plus capecitabine or lapatinib plus topotecan for patients with HER2-positive breast cancer brain metastases. J Neurooncol. 2011;105(3):613–20.

59. Bachelot T, Romieu G, Campone M, Dieras V, Cropet C, Dalenc F, et al. Lapatinib plus capecitabine in patients with previously untreated brain metastases from HER-2 positive metastatic breast cancer (LANDSCAPE): a single-group phase II study. Lancet Oncol. 2013;14(1):64–71.

60. Awada A, Colomer R, Inoue K, Bondarenko I, Badwe RA, Demetriou G, et al. Neratinib plus paclitaxel vs trastuzumab plus paclitaxel in previously untreated metastatic ERBB2-positive breast cancer: the NEfERT-T randomized clinical trial. JAMA Oncol. 2016;2(12):1557–64.

61. Andre F, O'Regan R, Ozguroglu M, Toi M, Xu B, Jerusalem G, et al. Everolimus for women with trastuzumab-resistant, HER2-positive, advanced breast cancer (BOLERO-3): a randomized, double-blind, placebo-controlled phase 3 trial. Lancet Oncol. 2014;15(6):580–91.

62. Baselga J, Campone M, Piccart M, Burris HA III, Rugo HS, Sahmoud T, et al. Everolimus in postmenopausal hormone-receptor-positive advanced breast cancer. N Engl J Med. 2012;366(6):520–9.

63. Franz DN, Belousouva E, Sparagana S, Bebin EM, Frost M, Kuperman R, et al. Efficacy and safety of everolimus for subependymal giant cell astrocytomas associated with tuberous sclerosis complex (EXIST-1): a multi-centre, randomized, placebo-controlled phase 3 trial. Lancet. 2013;381(9861):125–32.

64. Turner NC, Ro J, Andre F, Loi S, Verma S, Iwata H, et al. Palbociclib in hormone-receptor-positive advanced breast cancer. N Engl J Med. 2015;373(3):209–19.

65. Sahebjam S, Rhun EL, Kulanthaivel P, Turner PK, Klise S, Wang HT, et al. Assessment of concentrations of abemaciclib and its major active metabolites in plasma, CSF, and brain tumor tissue in patients with brain metastases secondary to hormone receptor positive (HR+) breast cancer. J Clin Oncol. 2016;34(15_suppl):526.

66. Dagogo-Jack I, Gill CM, Cahill DP, Santagata S, Brastianos PK. Treatment of brain metastases in the modern genomic era. Pharmacol Ther. 2017;170:64–72.

67. Long GV, Menzies AM, Nagrial AM, Haydu LE, Hamilton AL, Mann GJ, et al. Prognostic and clinico-pathologic associations of oncogenic BRAF in metastatic melanoma. J Clin Oncol. 2011;29(10):1239–46.

68. Long GV, Trefzer U, Davies MA, Kefford RF, Ascierto PA, Chapman PB, et al. Dabrafenib in patients with Val600Glu or Val600Lys BRAF-mutant melanoma metastatic to the brain (BREAK-MB): a multi-center, open-label, phase 2 trial. Lancet Oncol. 2012;13(11):1087–95.

69. Harding JJ, Catalanotti F, Munhoz RR, Cheng DT, Yaqubie A, Kelly N, et al. A retrospective evaluation of vemurafenib as treatment for BRAF-mutant melanoma brain metastases. Oncologist. 2015;20(7):789–97.

70. Davies MA, Stemke-Hale K, Lin E, Tellez C, Deng W, Gopal YN, et al. Integrated molecular and clinical analysis of AKT activation in metastatic melanoma. Clin Cancer Res. 2009;15(24):7358–46.

71. Long GV, Stroyakovskiy D, Gogas H, Levchenko E, de Braud F, Larkin J, et al. Combined BRAF and MEK inhibition versus BRAF inhibition alone in melanoma. N Engl J Med. 2014;371(20):1877–88.

72. Long GV, Stroyakovskiy D, Gogas H, Levchenko E, de Braud F, Larkin J, et al. Dabrafenib and trametinib versus dabrafenib and placebo for Val600 BRAF-mutant melanoma: a multicenter, double-blind, phase 3 randomised controlled trial. Lancet. 2015;386(9992):444–51.

73. Robert C, Karaszewska B, Schachter J, Rutkowski P, Mackiewicz A, Stroiakovski D, et al. Improved overall survival in melanoma with combined dabrafenib and trametinib. N Engl J Med. 2015;371(1):30–9.

74. Meier FE, Niessner H, Schmitz J, Schmid A, Calaminus C, Pichler B, et al. The PI3K inhibitor BKM120 has potent antitumor activity in melanoma brain metastases in vitro and in vivo. J Clin Oncol. 2013;31(15_suppl):e20050.

75. Krieg C, Letourneau S, Pantaleo G, Boyman O. Improved IL-2 immunotherapy by selective stimulation of IL-2 receptor on lymphocytes and endothelial cells. Proc Natl Acad Sci U S A. 2010;107(26):11906–11.

76. Hodi FS, O'Day SJ, McDermott DF, Weber RW, Sosman JA, Haanen JB, et al. Improved survival with ipilimumab in patients with metastatic melanoma. N Engl J Med. 2010;363(8):711–23.

77. Larkin J, Chiarion-Sileni V, Gonzalez R, Grob JJ, Cowey CL, Lao CD, et al. Combined nivolumab and ipilimumab or monotherapy in untreated melanoma. N Engl J Med. 2015;373(1):23–34.

78. Postow MA, Chesney J, Pavlick AC, Robert C, Grossmann K, McDermott D, et al. Nivolumab and ipilimumab versus ipilimumab in untreated melanoma. N Engl J Med. 2015;372(21):2006–17.

79. Tazi K, Hathaway A, Chiuzan C, Shirai K. Survival of melanoma patients with brain metastases treated with ipilimumab and stereotactic radiosurgery. Cancer Med. 2015;4(1):1–6.

80. Margolin K, Ernstoff MS, Hamid O, Lawrence D, McDermott D, Puzanov I, et al. Ipilimumab in patients with melanoma and brain metastases: an open-label, phase II trial. Lancet Oncol. 2012;13(5):459–65.

81. Specenier P. Nivolumab in melanoma. Expert Rev Anticancer Ther. 2016;16(12):1247–61.

82. Robert C, Schachter J, Long GV, Arance A, Grob JJ, Mortier L, et al. Pembrolizumab versus ipilimumab in advanced melanoma. N Engl J Med. 2015;372(26):2521–32.

83. Knisely JPS, Yu JB, Flanigan J, Sznol M, Kluger HM, Chiang VLS. Radiosurgery for melanoma brain metastases in the ipilimumab era and the possibility of longer survival. J Neurosurg. 2012;117(2):227–33.

84. Ahmed KA, Stallworth DG, Kim Y, Johnstone PA, Harrison LB, Caudell JJ, et al. Clinical outcomes of melanoma brain metastases treated with stereotactic radiation and anti-PD-1 therapy. Ann Oncol. 2016;27(3):434–41.

85. Tawbi HA, Forsyth PA, Algazi A, Hamid O, Hodi FS, Moschos SJ, et al. Combination nivolumab and ipilimumab in melanoma metastatic to the brain. N Engl J Med. 2018;379:722–30.

86. Long GV, Atkinson V, Lo S, Sandhu S, Guminski AD, Brown MP, et al. Combination nivolumab and ipilimumab or nivolumab alone in melanoma brain metastases: a multicenter randomised phase 2 study. Lancet Oncol. 2018;19(5):672–81.

6. 脑转移瘤的分类

Paul W. Sperduto

6.1 介绍

脑转移瘤是癌症治疗中一个常见而复杂的难题。在美国，每年约有 30 万例癌症患者合并脑转移[1]。而且随着治疗方法的进步，患者的预期寿命延长，因此发生脑转移的风险也在增加[2]。脑转移瘤是一个复杂的问题，原因是患者群体显著的异质性，即脑转移瘤可能起源于多种肿瘤类型和亚型。此外，这些患者可能已经接受了多种不同的癌症治疗，或初诊即发现脑转移[3]。长期以来，这种异质性也阻碍着临床研究者对临床试验结果的解读，因为基本上不可能对研究人群进行充分的分层。对临床试验结果的解读和预后评估也因现有治疗方式的多种组合变得更为复杂：手术、立体定向放射外科（stereotactic radiosurgery，SRS）、全脑放射治疗（whole brain radiation therapy，WBRT）、化学药物治疗（简称化疗）、靶向治疗和免疫治疗。此外，四项前瞻性随机试验表明，在符合 SRS 条件的患者中，WBRT 与单纯 SRS 相比没有增加生存获益[4-7]。而且，关于患者的预后问题，有证据表明支持性护理与 WBRT 效果相当[8]，因此 WBRT 的使用较过去更少一些。

6.2 分类系统

这些问题促使人们尝试更好地了解预后。预后指数的目的是在治疗前而非治疗后去了解预后。从预测指标中推断预后是非常重要的。无论采用何种治疗方法，预后指标都能识别预后的好坏，而预测指标则能识别特定治疗的好与坏。Gaspar 等[9]于 1997 年发表了美国肿瘤放射治疗学组（Radiation Therapy Oncology Group，

RTOG）脑转移回归分割分析的结果（表 6-1）。该预后指标分为三类：Ⅰ（年龄＜65 岁，KPS 评分≥70，对照组为原发性肿瘤，无颅外转移），Ⅱ（所有非Ⅰ类或Ⅲ类患者）和Ⅲ（KPS 评分＜70），在当时的中位生存期分别是 7.7 个月、4.5 个月和 2.3 个月。

表 6-1 脑转移患者 RTOG 递归划分分析

分级	标准	中位生存期 / 月
Ⅰ级	年龄＜65 岁，KPS≥70，原发肿瘤得到控制，且无颅腔外转移	7.1
Ⅱ级	所有不属于Ⅰ级或Ⅲ级的患者	4.2
Ⅲ级	KPS 评分＜70	2.1

参考文献[9]。
KPS，Karnofsky 功能状态。

Weltman 等[10]在 2000 年提出了放射外科得分指数（score index for radiosurgery，SIR）（表 6-2）的概念。SIR 使用了 5 个预后指标（年龄、KPS 评分、全身疾病状态、脑转移灶数量和脑转移灶的最大体积），每个因素的得分为 0～2。Lorenzoni 等[11]在 2004 年发表了脑转移基本评分（basic score for brain metastases，BSBM）（表 6-3）。该指数基于 3 个预后指标（KPS 评分、对原发灶的控制情况和颅外转移情况），每个指标的得分为 0～1。2012 年，Sloan Barnholtz[12]发表了一个列线图（图 6-1），以进一步评估个体化的预后。2014 年，Kondziolka 发表了一项有趣的调查研究，要求相关领域的学者根据所有相关的临床参数评估一系列患者的生存率。该研究表明，即使是领域内的专家也不能确切地预测所有患者的预后情况[13]。因为所有的预后指标均有局限性，但可以为临床决策提供指导，并且对临床试验受试者的分层分组至关重要。

表6-2 放射性外科手术的评分指数（SIR）

项目	分数		
	0	1	2
年龄（岁）	≥60	51～59	≤50
KPS 评分	≤50	60～70	80～100
系统性疾病	进展	稳定	完全缓解或无疾病状态（NED）
病变数量	≥3	2	1
最大病变体积（ml）	>13	5～13	<5

参考文献[10]。

SIR 评分的中位生存期（MS）：SIR 1～3，MS 2.91 个月；SIR 4～7，MS 7.00 个月；SIR 8～10，MS 31.38 个月。

KPS，Karnofsky 功能状态，CR 完全缓解，NED 无疾病状态。

表6-3 脑转移的基本评分（BSBM）

项目	分数	
	0	1
KPS 评分	50～70	80～100
原发肿瘤是否得到控制	否	是
颅腔外转移	是	否

参考文献[11]。

BSBM 评分的中位生存期（MS）：BSBM 3，MS>32 个月；BSBM 2，MS 13.1 个月；BSBM 1，MS 3.3 个月；BSBM 0，MS 1.9 个月。

KPS，Karnofsky 功能状态。

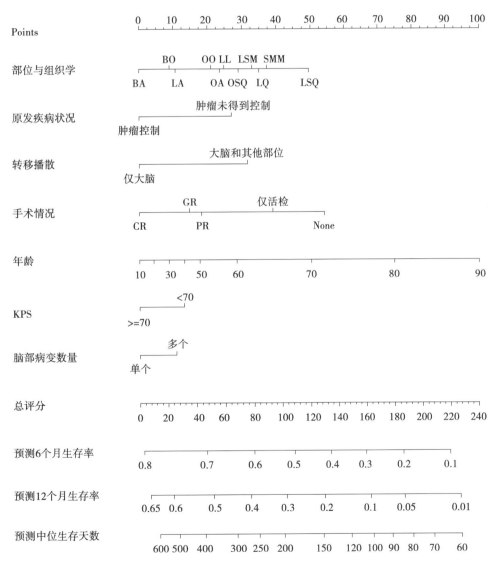

图 6-1 RTOG 脑转移患者 6 个月和 12 个月生存概率和中位生存预测的列线图。BA，乳腺和腺癌；BO，乳腺和其他；LA，肺和腺癌；LL，肺和大细胞；LO，肺和其他；LSM，肺和小细胞；LSQ，肺和鳞状细胞；OA，其他和腺癌；OSQ，其他和鳞状细胞；SMM，皮肤 - 黑色素瘤；OO，其他和其他。手术：PR，部分切除；CR，完全切除；GR，大部切除（摘自 Sloan-Barnholtz-Sloan et al[12]，with permission from Oxford University Press）

Paul.W 等团队已经发表了一系列的文章，为脑转移患者开发和完善了一个具有诊断特异性的预后指数称为分级预后评估（graded prognostic assessment，GPA）工具。GPA 工具首先发表在 2008 年[14]，基于来自 5 个随机 RTOG 的试验（7916、8528、8905、9104 和 9508）的 1 960 例患者。研究结果显示有四个预后因素（年龄、KPS 评分、颅外转移和脑转移数目）对生存率有显著影响。这些预后因素按其回归系数的比例加权，并进行标度，使预后最好 / 最差的患者的平均值为 4.0/0.0。2010 年，我们基于多中心数据库对 4 259 例患者进行回顾性分析，改进了 GPA 工具。这项研究发现患者的生存期因诊断和诊断特异性预后因素而异[15]。乳腺癌的 GPA 工具在肿瘤亚型的基础之上进一步完善[16]，该成果也顺利地发表[17]。依靠 2005 年来确诊的 2 186 例肺癌和 823 例黑色素瘤患者的临床和分子信息数据，针对肺癌、黑色素瘤和肾细胞癌的 GPA 工具也被相继开发出来。肺癌的 GPA 工具包含了 *EGFR* 和 *ALK* 等驱动基因[18, 19]，相似地黑色素瘤的 GPA 工具包含了 BRAF 突变情况[20, 21]。原始的黑色素瘤 GPA 工具只发现两个脑转移瘤的因素，而更新的黑色素瘤 GPA 工具发现了 5 个因素（BRAF，KPS 评分，年龄，颅外转移情况和颅内转移灶）。肾脏的 GPA 工具也进行了相应的更新。在 2006—2016 年纳入了 711 例肾细胞癌脑转移患者的数据，发现了 4 个和预后有重要关系的指标：KPS 评分、血红蛋白量、颅外转移灶和颅内转移的数量[22, 23]。

表 6-4 展示了按诊断特异性分级预后评估工具划分的脑转移患者的中位生存时间。表 6-5 显示了更新后 GPA 工具的诊断特异性定义，以及显示出它是临床决策者更好的选择。有一款可以安装在智能手机中的 APP 更加简化了 GPA 的计算和使用，该 APP 可以在 brainmetgpa.Com 网站上获取。

表 6-6 显示了按治疗（不包括药物治疗）和诊断对死亡风险和中位生存期的多因素分析。重要的是要了解这些数据都具有回顾性研究中固有的选择偏差，因此不应根据这些数据得出一种治疗优于另一种治疗的结论。图 6-2 显示了 6 例 GPA 诊断的存活率的 Kaplan-Meier 曲线，显示了组间的显著差异。

表 6-4　脑转移患者的中位生存时间（按诊断特异性——分级预后评估评分）

诊断	总中位生存期（95%*CI*）n	DS-GPA				
		0～1.0 中位生存期（95%*CI*）n	1.5～2.0 中位生存期（95%*CI*）n	2.5～3.0 中位生存期（95%*CI*）n	3.5～4.0 中位生存期（95%*CI*）n	p（log-rank）
NSCLC	15（14～17）1 521	7（6～9）337（22%）	14（12～15）664（44%）	26（23～31）455（30%）	47（37～NE）65（4%）	<0.001
SCLC	5（4～6）281	3（2～3）65（23%）	5（4～7）119（42%）	8（6～9）84（30%）	17（5～27）13（5%）	<0.001
黑色素瘤	10（9～11）823	5（4～7）136（17%）	8（7～9）386（47%）	16（13～19）256（31%）	34（24～50）45（5%）	<0.001
RCC	12（11～13）669	4（3～5）170（25%）	12（9～14）178（27%）	17（13～21）204（30%）	35（20～41）117（17%）	<0.001
乳腺肿瘤	14（12～16）400	3（3～4）23（6%）	8（6～9）104（26%）	15（13～16）140（35%）	25（23～27）133（33%）	<0.001
消化道（GI）肿瘤	5（4～6）209	3（2～5）76（36%）	4（3～7）65（31%）	7（5～12）50（24%）	14（10～27）18（9%）	<0.001
其他	6（5～7）450	—	—	—	—	

每个单元格的最上面一行是以月为单位的中位生存时间（MST）及其相关的 95%*CI*。底部一行是给定诊断中具有相应 DS-GPA 类别的患者的频率和百分比。DS-GPA，诊断特异性分级预后评估；NSCLC，非小细胞肺癌（腺癌）；SCLC，小细胞肺癌；RCC，肾细胞癌；GI，胃肠道；NE，无法估计。

表6-5　按诊断评估脑转移瘤存活率的GPA工作表

非小细胞/小细胞肺癌	GPA评分标准			患者
	0	0.5	1.0	评分
年龄	≥70	<70	n/a	—
KPS评分	≤70	80	90~100	—
ECM	存在		缺失	—
#BM	>4	1~4	n/a	—
基因突变情况	EGFR阴性/不确定和 ALK阴性/不确定	n/a	EGFR阳性或ALK阳性	—
			累计=	

GPA评估的腺癌中位生存期：GPA 0-1.0=6.9；1.5-2.0=13.7；2.5-3.0=26.5；3.5-4.0=46.8

GPA评估的非腺癌中位生存期：GPA 0-1.0=5.3；1.5-2.0=9.8；2.5-3.0=12.8

黑色素瘤	0	0.5	1.0	评分
年龄	≥70	<70	n/a	—
KPS评分	<70	80	90~100	—
ECM	存在	n/a	缺失	—
#BM	>4	2~4	1	—
基因突变情况	BRAF阴性/不确定	BRAF阳性	n/a	—
			累计=	

GPA评估的中位生存期/月：0-1.0=4.9，1.5-2.0=8.3，2.5-3.0=15.8，3.5-4.0=34.1

乳腺癌	0	0.5	1	1.5	2.0	评分
KPS评分	≤50	60	70~80	90~100	n/a	—
亚型	基准分	n/a	LumA	HER2	LumB	—
年龄	≥60	<60	n/a	n/a	n/a	—
					累计=	

亚型	Basal=三阴性（ER/PR/HER2-阴性）
	LumA=Lumina（ER/PR-阳性，HER2-阴性）
	LumB=Luminal B（三阳性，ER/PR/HER2-阳性）
	HER2=2-阳性，ER/PR-阴性

GPA评估的中位生存期/月：0-1.0=3.4，1.5-2.0=7.7，2.5-3.0=15.1，3.5-4.0=25.3

肾细胞癌	0	0.5	1.0	2.0	评分
KPS评分	<80		80	90~100	—
ECM	存在	缺失			—
Hgb	≤11	11.1~12.5	>12.5		—
#BM	>4	1~4			—
				累计=	

GPA评估的中位生存期/月：0-1.0=3.3，1.5-2.0=7.3，2.5-3.0=11.3，3.5-4.0=14.8

消化道肿瘤	0	1	2	3	4	评分
KPS评分	<70	70	80	90	100	—

GPA评估的中位生存期/月：0-1.0=3.1，2.0=4.4，3.0=6.9，4.0=13.5

来自参考文献的数据[17, 19, 21]。

GPA，分级预后评估；KPS，Karnofsky功能状态；ECM，颅外转移灶；#BM，脑转移灶数量；ER，雌激素受体；PR，孕激素受体；HER2，人内皮生长因子受体2；MS，中位生存期/月；n/a，阴性或未知。

表 6-6　按治疗和诊断划分的死亡风险和中位生存期 [a] 的多变量分析

诊断	数据	疗法					
		WBRT	SRS	WBRT+SRS	S+SRS	S+WBRT	S+WBRT+SRS
NSCLC n=1 521	死亡风险（HR）	1.0	1.08	1.20	0.66[b]	0.78	0.79
	95%CI		0.92～1.27	0.94～1.54	0.50～0.88	0.58～1.06	0.40～1.58
	P 值		0.35	0.15	<0.01	0.11	0.51
	中位生存 [a]	13	14	10	32	20	20
	n/%	342（22%）	767（50%）	139（9%）	114（7%）	76（5%）	13（1%）
SCLC n=281	死亡风险（HR）	1.0	0.97	0.24[b]	0	0.42[b]	0
	95%CI		0.41～2.26	0.10～0.59	NA	0.25～0.73	NA
	P 值		0.94	0.002	0.99	0.002	0.98
	中位生存 [a]	4	7	15	12	15	15
	n/%	229（81%）	13（5%）	21（7%）	1（0.4%）	16（6%）	1（0.4%）
黑色素瘤 n=823	死亡风险（HR）	1.0	0.69[b]	0.62[b]	0.50[b]	0.54[b]	0.7
	95%CI		0.54～0.89	0.45～0.86	0.36～0.69	0.35～0.84	0.36～1.36
	P 值		<0.01	<0.01	<0.01	<0.01	0.29
	中位生存 [a]	6	10	9	13	11	11
	n/%	91（11%）	464（56%）	73（9%）	95（12%）	34（4%）	12（1%）
乳腺癌 n=711	死亡风险（HR）	1.00	0.84	0.78	0.38	0.64	1.29
	95%CI		0.62～1.12	0.51～1.19	0.25～0.59	0.38～1.08	0.45～3.68
	P 值		0.23	0.25	<0.01	0.09	0.64
	中位生存 [a]	5	11	11	24	16	11
	n/%	90（12%）	410（58%）	41（6%）	70（10%）	23（3%）	4（1%）
乳腺癌 n=400	死亡风险（HR）	1.0	1.07	0.74	0.59	0.72	0.47[b]
	95%CI		0.66～1.73	0.47～1.16	0.28～1.23	0.43～1.21	0.23～0.96
	P 值		0.80	0.18	0.16	0.72	0.04
	中位生存 [a]	7	13	15	24	18	30
	n/%	131（33%）	115（29%）	86（22%）	19（5%）	28（7%）	20（5%）
胃肠道肿瘤 n=209	死亡风险（HR）	1.0	0.72	0.69	2.3	0.33[b]	0.39[b]
	95%CI		0.40～1.28	0.39～1.22	0.43～12.4	0.19～0.56	0.17～0.90
	P 值		0.26	0.21	0.33	<0.001	0.03
	中位生存 [a]	3	7	7	9	10	8
	n/%	95（45%）	35（17%）	35（17%）	2（1%）	34（16%）	8（4%）

数据来自参考文献[17, 19, 21]。

诊断：NSCLC，非小细胞肺癌（腺癌）；SCLC，小细胞肺癌。

疗法：S，手术；WBRT，全脑放疗治疗；SRS，立体定向放射手术。

死亡风险：与单纯全脑放疗的患者相比，危险比（HR）归一化（HR=1.0），通过多变量 Cox 回归计算，调整 DS-GPA 并按机构分层。

[a] 中位生存期 / 月基于单样本 Kaplan-Meier 法。

[b] 统计学上明显优于单纯 WBRT；95% 置信区间。

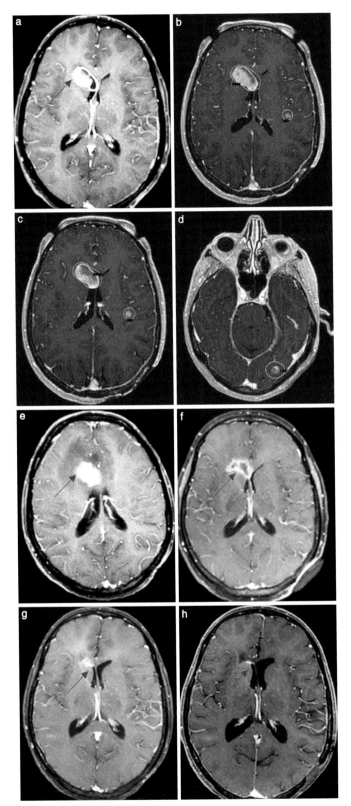

图6-2　六种诊断的 GPA 生存 Kaplan-Meier 曲线：乳腺癌、非小细胞肺癌、小细胞肺癌、黑色素瘤、肾细胞癌、胃肠道癌

a. 2006 年 12 月 6 日，最初的 MRI 显示 3 个脑转移瘤中最大的一个。**b.** 右额脑转移的伽马刀计划，2006 年 12 月 13 日。**c.** 左额脑转移的伽马刀计划，2006 年 12 月 13 日。**d.** 左枕脑转移伽马刀计划，2006 年 12 月 13 日。**e.** GK 显示明显放射性脑坏死和水肿后 9 个月的 MRI，2007 年 9 月 26 日。**f.** GK 显示解决放射性脑坏死后 18 个月的 MRI，2008 年 5 月 23 日。**g.** GK 后 21 个月的 MRI 显示最小残留增强，2008 年 10 月 23 日。**h.** GK 后 10.7 年的 MRI 显示无疾病证据，2017 年 8 月 2 日（摘自 Sperduto et al[24]. Creative Commons Attribution License CC-BY 3.0）

这里提出的诊断特异性分级预后评估工具指出了过去 40 年来脑转移患者的生存率是如何提高的。这些生存期方面的进展也表现出在具有相同的诊断但是没有合并脑转移的患者在生存率方面的进展。这些结果对合并脑转移患者的临床管理和研究也有以下几点启示：①脑转移患者的预后存在明显的异质性，这些异质性不仅因为原发肿瘤的诊断而异，还因诊断的预后特异性因素而定。如本文所说的，由于这种异质性的存在，我们不应该用相同的治疗方式对待所有脑转移患者，而应该追求个体化的治疗方式，陈旧的宿命论的观点应该被摈弃。②另一方面，如表 6-4 所示，如果患者的 GPA 为 0～1.0 分，不管诊断如何，其生存预后都较差。对于此类患者，选择支持性护理（如 QUARTZ 试验所推荐的）也许是最好的选择。③对于 GPA 评分高于 1.0 的患者，中位生存期（表 6-4）因诊断而异，更加积极主动的治疗策略可能是合适的，但是这些回顾性研究并不能证明延长的生存期源于更加积极的治疗方案。事实上，表 6-4 中显示的按治疗分组获取的生存数据必定存在选择偏移，因此不应该盲目应用于临床实践。尽管如此，这些数据也反映了脑转移患者的护理模式。④临床表现是每个患者的预后影响因素。临床医生应该花时间去准确地评估和记录患者的临床状态。⑤表 6-5 显示，脑转移灶的数目是肺癌、黑色素瘤和肾细胞癌的重要预后因素，但对乳腺癌或消化道肿瘤则不是。患者不应该因为脑转移灶的数目放弃治疗。⑥颅外转移情况仅对肺癌和黑色素瘤有预测作用，而对乳腺癌、肾细胞癌或消化道肿瘤则没有相应作用。这里的结果明确了对于非肺癌、非黑色素瘤的合并脑转移瘤的患者也不应该放弃对脑转移瘤的治疗，即使他们有颅外转移，因为颅外转移并不影响预后。⑦年龄对肺癌的预后影响作用很强，对乳腺癌和黑色素瘤的预后影响较弱，对肾细胞癌和胃肠道肿瘤则没有预后影响。因此年龄并不是非肺癌患者拒绝治疗的理由。⑧因为肺癌和肺癌合并脑转移较为普遍，这些患者的情况往往会改变我们对非肺癌恶性肿瘤和脑转移患者特定病程的理解，如上文第 5、6 和 7 点所示。⑨乳腺癌的肿瘤亚型具有重要的预后意义，但是其预测作用不及乳腺癌的 GPA 工具。⑩GPA 评分为 0～1.0 分的胃肠道肿瘤患者与其他分值构成相比不成比例。有别于其他的生物学原因，是否由于患者缺乏 MRI 的影像学筛查目前尚不清楚，但这一发现提醒我们，胃肠道肿瘤合并脑转移并不少见。正在进行的研究将更好地阐明这些患者的预后，并且更新胃肠道肿瘤的 GPA 评分。⑪临床医生可使用表 6-5 中的工作表，或转到 brainmetgpa.com 网站，这是一个用户友好型的免费智能手机应用程序，用于计算患者的 GPA 分数和估计生存率。GPA 评分可用于脑转移患者的临床试验分层。

所有的预后指标都是有瑕疵的，不能永远准确地预测一个患者的预后。下面的案例中的研究对患者的结局指标非常关键，因为它不仅展示了 GPA 在临床实践中的应用，而且还展示了在异质性较大人群中应用预后指标的瑕疵。

6.3 案例分析

一位 36 岁的白人女性马拉松选手于 2005 年 8 月出现右颈部肿块。细针穿刺活检最初证实是恶性肿瘤，后来在 2005 年 9 月 15 日通过对头皮病变部位进行切除活检证实为恶性黑色素瘤。恶性黑色素瘤的组织病理学分期为 Clark's Ⅳ级，Breslow 深度至少为 6mm，有淋巴血管浸润，深部和外周边缘呈阳性。2005 年 9 月 27 日，头磁共振显示头皮有多处病变，但没有实质性脑转移的迹象。2005 年 9 月 27 日的 PET 扫描显示左颈部有高代谢活动。2005 年 10 月 11 日，患者接受了改良左侧根治性淋巴结清扫和头皮病灶广泛局部切除术。病理证实 28 个淋巴结中有 3 个淋巴结转移到两个区域的邻近软组织。头皮切除后病理显示肿瘤最大深度为 1.9cm，深部边缘仍呈阳性。患者接受了另外两次头皮切除术，深部边缘仍呈阳性。当时疾病分期是 T4bN2bM0，ⅢC 阶段。她接受了 64Gy 的左颈部和头皮放射治疗，2006 年 1 月 20 日放射治疗完毕。之后，她又接受了顺铂、干扰素和长春碱联合三个周期的治疗，接着是 IL-2，在 2006 年 3 月完成。直到 2006 年 11 月，她接受了头皮坏死病变组织的清创术，没有疾病复发迹象。2006 年 12 月 5 日，PET 成像显示腹膜后有 0.7cm 高代谢结节，与转移复发灶表现一致。2006 年 12 月 6 日的脑部 MRI 显示了 3 个脑转移瘤（右尾状核 2.5cm，左顶枕部 1.1cm，左额后部 0.7cm）（图 6-2a），这 3 个转移灶在 2006 年 6 月 22 日之前的扫描中都没有发现。

由于患者之前接受了头皮放射治疗，因此没有行全脑放射治疗。2006 年 12 月 13 日，患者接受了立体定向外科（SRS 伽马刀）治疗。所有的 3 个脑部转移灶：右尾状核，20Gy，体积 8.4cm³（图 6-2b）；左额叶后部 24Gy，体积 0.47cm³（图 6-2c）；左侧顶枕部，24Gy，容积 1.6cm³（图 6-2d）。患者又接受了针对盆腔软组织转移的立体定向消融放射治疗（stereotactic ablative radiotherapy，SABR）（25Gy×5 两周，于 2007 年 2 月 23 日完成）。2007 年 3 月至 6 月，患者接受了四个周期的卡铂、紫杉醇和替莫唑胺治疗。2007 年 9 月，患者开始出现头痛、恶心、呕吐和精神错乱。2007 年 9 月 26 日复查头 MRI 显示，右额叶的强化和水肿明显增加，符合放射性脑坏死的影像学特征（图 6-2e）。由于患者头痛加剧和可能的放射性脑坏死，停用了替莫唑胺。自 2007 年 9 月以来，她没有接受任何实质性治疗。用激素治疗水肿，四个月后水肿逐渐消退。2008 年 5 月 23 日头 MRI 显示，之前病灶的中央坏死有所改善（图 6-2f）。2008 年 10 月 23 日的头 MRI 显示增强，坏死得到进一步的处理，残留组织只有一部分强化。从该时间节点之后，规律复查没有复发或者坏死的迹象。

在诊断多发脑转移 13 年后和在上述治疗结束 10 年后，患者的病情保持了临床水平和影响水平的平稳。2017 年 8 月 2 日的头 MRI 显示，病灶残余/周围瘢痕组织（图 6-2h）没有变化，2017 年 8 月 2 日的 PET-CT 扫描没有显示出疾病进展迹象。十多年来，患者一直没有典型临床表现，并继续参加了马拉松比赛，直到 2017 年 10 月 14 日。2017 年 11 月，她完成了 FACT-Brain 问卷调查，这是一种患者报告自身生活质量（quality of life，QOL）的工具，用于重新评估大脑认知。在发生脑转移后 11 年，她的 FACT-BR 评分非常优秀（200 分的总分，患者得了满分）。需要注意的是，患者从未接受过开颅手术或全脑放射治疗，因此也有效地避免了这些举措所带来的神经系统副作用。

为了进一步评价患者如此令人鼓舞的预后，我们应该回顾并对比她的临床预后和我们目前所了解到的黑色素瘤脑转移患者最好的预后。该研究团队最近更新并发布了新的黑色素瘤 molGPA 工具，这个工具是基于 2006 年 1 月 1 日至 2015 年 12 月 31 日期间诊断出的 483 例黑色素瘤合并脑转移的临床信息之上的。值得注意，研究者纳入的患者均是在 2006 年之后被诊断出来的，所以刚才讨论的那位女性患者和 molGPA 最新研究工具中的患者是同期的。本研究也找到了 5 个对生存率有显著影响的预后因素。

自 20 世纪 80 年代以来，黑色素瘤合并脑转移患者的中位生存期从 6 个月提升至 10 个月，而 GPA 评分为 0～1.0、1.5～2.0、2.5～3.0 和 3.5～4.0 的黑色素瘤患者的中位生存期分别为 4.9、8.3、15.8 和 34.1 个月。在原始和更新后的 GPA 评分工具中，之前得分为 4.0 分的患者在新工具的评分中被下调到了 3.0 分，与所预估的 8.8 个月和 15.8 个月的总生存期相关。上述讨论那位女性患者无疾病，无症状，在诊断为多发性黑色素瘤脑转移瘤 13 年后，FACT-Brain 评分结果非常满意。显然，预后因素和相关指标并不都是完美的，但是仍然是我们对患者生存期评估的最佳工具。

6.4　总结

脑转移患者之间的异质性较大，预后情况因诊断和诊断特异性而有很大差异。由于这种异质性存在和临床上多种可供选择的治疗方案，所以很难估计患者的存活率。这些问题使临床决策和对临床试验的解释更加复杂。GPA 是一种预后评价指标，它通过纳入包括肿瘤亚型和基因状态等分子因素在内的诊断特异性预后因素评估预后，并结合时代特点进行了更新。

GPA 对于临床决策是有用的，因为医生可以依据其对特定患者决定是否进行治疗和如何开展治疗。对临床试验进行分层也很有用，可以确保这些试验纳入的是有可比性的患者，这在异质性较大的患者群体中尤其重要。如果没有准确的分层，临床试验的结果是无法解释的，也会造成医疗资源的浪费。

（赵炳昊 译，王海　张鑫 校）

参考文献

1. Gavrilovic IT, Posner JB. Brain metastases: epidemiology and pathophysiology. J Neuro-Oncol. 2005;75(1):5–14.

2. Park DM, Posner JB. Management of intracranial metastases: history. In: Sawaya R, editor. Intracranial metastases: current management strategies. Oxford, England: Blackwell Publishing Ltd; 2004. p. 3–19.

3. Yamamoto M, Serizawa T, Shuto T, et al. Stereotactic radiosurgery for patients with multiple brain metastases (JLGK0901): a multi-institutional prospective observational study. Lancet Oncol. 2014;15(4):387–95.

4. Aoyama H, Shirato H, Tago M, et al. Stereotactic radiosurgery plus whole-brain radiation therapy vs stereotactic radiosurgery alone for treatment of brain metastases, a randomized controlled trial. JAMA. 2006;295:2483–91.

5. Chang EL, Wefel JS, Hess KR, et al. Neurocognition in patients with brain metastases treated with radiosurgery or radiosurgery plus whole-brain irradiation: a randomized controlled trial. Lancet Oncol. 2009;10:1037–44.

6. Kocher M, Soffietti R, Abacioglu U, et al. Adjuavant whole-brain radiotherapy versus observation after radiosurgery or surgical resection of one to three cerebral metastases: resuts of the EORTC 22952-26001 study. J Clin Oncol. 2011;29:134–41.

7. Brown PD, Jaeckle K, Ballman KV, et al. Effect of radiosurgery alone vs radiosurgery with whole brain radiation therapy on cognitive function in patients with 1 to 3 brain metastases. JAMA. 2016;4:401–9.

8. Mulvenna P, Nankivell M, Barton R, et al. Dexamethasone and supportive care with or without whole brain radiotherapy in treating patients with non-small cell lung cancer with brain metastases unsuitable for resection or stereotactic radiotherapy (QUARTZ): results from a phase 3, non-inferiority, randomized trial. Lancet. 2016;388:2004–14.

9. Gaspar LE, Scott C, Rotman M, et al. Recursive partitioning analysis (RPA) of prognostic factors in three Radiation Therapy Oncology Group (RTOG) brain metastases trials. Int J Radiat Oncol Biol Phys. 1997;37:745–51.

10. Weltman E, Salvajoli JV, Brandt RA, et al. Radiosurgery for brain metastases: a score index for predicting prognosis. Int J Radiat Oncol Biol Phys. 2000;46:1155–61.

11. Lorenzoni J, Devriendt D, Massager N, et al. Radiosurgery for treatment of brain metastases: estimation of patient eligibility using three stratification systems. Int J Radiat Oncol Biol Phys. 2004;60:218–24.

12. Sloan-Barnholtz-Sloan JS, Yu C, Sloan AE, et al. A nomogramfor individualized estimation of survival among patients with brain metastasis. Neuro-Oncology. 2012;14:910–8.

13. Kondziolka D, Parry PV, Lunsford DL, et al. The accuracy of predicting survival in individual patients with cancer. J Neurosurg. 2014;120:24–30.

14. Sperduto PW, Berkey B, Gaspar LE, Mehta M, Curran W. A new prognostic index and comparison to three other indices for patients with brain metastases: an analysis of 1960 patients in the RTOG database. Int J Radiat Oncol Biol Phys. 2008;70:510–4.

15. Sperduto PW, Chao ST, Sneed PK, et al. Diagnosis-specific prognostic factors, indexes, and treatment outcomes for patients with newly diagnosed brain metastases: a multi-institutional analysis of 4,259 patients. Int J Radiat Oncol Biol Phys. 2010;77:655–61.

16. Sperduto PW, Kased N, Roberge D, et al. The effect of tumor subtype on survival and the graded prognostic assessment (GPA) for patients with breast cancer and brain metastases. Int J Radiat Oncol Biol Phys. 2011;82:2111. https://doi.org/10.1016/j.ijrobp.2011.02.027.

17. Sperduto PW, Kased N, Roberge D, et al. Summary report on the graded prognostic assessment: an accurate and facile diagnosis-specific tool to estimate survival for patients with brain metastases. J Clin Onc. 2011;30:419–25.

18. Sperduto PW, Yang TJ, Beal K, et al. The effect of gene alterations and tyrosine kinase inhibition on survival and cause of death in patients with adenocarcinoma of the lung and brain metastases. Int J Radiat Oncol Biol Phys. 2016;96(2):406–13.

19. Sperduto PW, Yang TJ, Beal K, et al. Improved survival and prognostic ability in lung cancer patients with brain metastases: an update of the graded prognostic assessment for lung cancer using molecular markers (Lung-molGPA). JAMA Oncol. 2017;3(6):827–31.

20. Sperduto PW, Jiang W, Brown PD, et al. The prognostic value of BRAF, cKIT and NRAS mutations in melanoma patients with brain metastases. Int J Radiat Oncol Biol Phys. 2017;98(5):1069–77.

21. Sperduto PW, Jiang W, Brown PD, et al. Estimating survival in melanoma patients with brain metastases: an update of the graded prognostic assessment for melanoma using molecular markers (Melanoma-molGPA). Int J Radiat Oncol Biol Phys. 2017;99(4):812–6.

22. Sperduto PW, Deegan BJ, Li J, et al. The effect of targeted therapies on prognostic factors, patterns of care and survival in patients with renal cell carcinoma and brain metastases. Int J Radiat Oncol Biol Phys. 2018;101(4):845–53.

23. Sperduto PW, Deegan BJ, Li J, et al. Estimating survival for renal cell carcinoma patients with brain metastases: an update of the renal graded prognostic assessment (renal-GPA). Neuro-Oncology. 2018;20:1652.

24. Sperduto W, King DM, Watanabe Y, et al. Case report of extended survival and quality of life in a melanoma patient with multiple brain metastases and review of literature. Cureus. 2017;9(12):e1947. https://doi.org/10.7759/cureus.1947.

7. 先进成像技术在脑转移瘤诊疗中的作用

Eaton Lin and Gloria C. Chiang

7.1 简介

20%～40%的癌症患者会发生脑转移[1]。大约一半的脑转移瘤在初诊时为单发病灶[2]，其中25%～40%无症状[1]。治疗前，影像最主要的作用是发现和诊断脑转移，与其他肿瘤性疾病鉴别，如原发脑肿瘤和非肿瘤性病变。

脑转移瘤的治疗可能需要联合全身化疗、手术和放射治疗。放射治疗有多种形式，包括立体定向放射外科（stereotactic radiosurgery，SRS）治疗和全脑放射治疗[3]，由于全脑放射治疗有引起认知功能障碍的风险，临床上常常更倾向于选择SRS。但SRS有更高的引起放射性损伤/放射性脑坏死的风险，据报道相对风险为19[4]。SRS后的6～24个月，5%～34%的病例会发生放射性损伤[5-7]，甚至可见于放射治疗后5年以上的患者[8]。约10%的放射性损伤患者有临床症状，可能需要手术治疗[9]。

放射治疗后，影像的主要作用为鉴别放射性损伤与脑转移瘤复发或进展。放射治疗会破坏血-脑屏障，导致增强后异常强化和血管源性水肿，使治疗后的病灶显得增大，在常规MRI上类似肿瘤进展。一项对超过500个转移灶的研究显示，大约1/3的病灶通常会在SRS后6周～15个月，表现为T_1增强像上肿瘤体积的增大[10]。已有研究应用多模态成像技术，包括MR灌注、磁共振波谱成像、扩散加权磁共振成像和正电子发射计算机断层显像（positron emission tomography，PET），来帮助鉴别肿瘤进展和放射性损伤。

最近，在应用全身免疫治疗来治疗脑转移瘤方面取得了很大的进展。一项多中心Ⅱ期研究联合应用纳武单抗和伊匹木单抗治疗脑黑色素瘤转移，获得了57%的临床获益，26%的患者完全缓解[11]。一项应用帕博利珠单抗治疗转移性非小细胞肺癌的小队列研究显示，33%患者临床缓解[12]。接受免疫治疗的患者，可能会出现影像上强化病灶大小及周围血管源性水肿范围短暂性增大，与接受放射治疗患者的MRI表现相似。而且，接受免疫治疗的患者在SRS后发生放射治疗相关改变的风险更高，相对危险度达2.4[13]。因此，神经肿瘤免疫治疗反应评估（immunotherapy response assessment for neuro-oncology，iRANO）指南指出，对于接受免疫治疗6个月内出现影像上明显肿瘤进展的患者，应3个月后再次复查影像学以证实肿瘤进展[14]。在这一队列患者中，多模态先进成像技术也可能有助于鉴别诊断。

本章的目的是对应用于脑转移瘤治疗前及治疗后阶段的先进的成像技术进行综述。

7.2 MR灌注

动态磁敏感对比、动态对比增强及动脉自旋标记MR灌注技术

动态增强磁敏感对比（dynamic susceptibility contrast，DSC）MR灌注是脑转移瘤临床诊疗中最常用的先进成像技术。这项技术需要静脉推注钆造影剂，之后用动态T_2^*加权MR序列监测造影剂通过脑区的过程。由于钆是顺磁性物质，推注的造影剂通过时会引起成像区域脑组织的信号降低，信号强度随时间的变化可以用时间-信号强度曲线反映。通过曲线下面积（area under the curve，AUC）计算得到的脑血容量（cerebral blood volume，CBV），常用来反映肿瘤的血管密度或血管生成。脑转移瘤与影像表现正常的脑组织（通常是对侧半球）的CBV相互比较，便可以获得相对CBV。

T_1加权动态对比增强（dynamic contrast-enhanced，DCE）MR 灌注与 DSC 相似，但应用动态 T_1 加权图像来追踪推注的钆造影剂通过脑组织的情况。DCE 技术常被称作通透性 MRI，因为其时间 - 信号强度曲线同时反映了组织灌注和血管的通透性。容积转运常数（volume transfer coefficient，K^{trans}）评价的是钆造影剂由血管内向血管外间隙的渗漏，常用来反映通透性。DCE 用的是 T_1 加权像，而不是 T_2^*加权像，因此 DCE 相对于 DSC 的优势是空间分辨率高，且对磁敏感效应的敏感性低。

动脉自旋标记（arterial spin labeling，ASL）是第三种 MR 灌注技术，优势在于不需要注射外源性造影剂。ASL 应用射频脉冲来标记内源性动脉内的水，被标记的质子通过成像脑组织的毛细血管床。通过标记与未标记图像的差异来计算脑血流量（cerebral blood flow，CBF）。ASL 的主要缺点是信噪比低。

治疗前影像学鉴别诊断

由于原发脑肿瘤（如胶质母细胞瘤）相比脑转移瘤需要更大范围的手术切除，因此治疗前鉴别脑转移瘤和原发脑肿瘤非常重要。单发脑转移瘤与原发脑肿瘤的鉴别诊断非常困难，因为脑转移瘤与高级别胶质瘤均可表现为明显强化和中心坏死。DSC-MRI 测量瘤周 CBV 可准确鉴别两者：脑转移瘤瘤周 T_2 高信号的血管源性水肿区的相对 CBV，明显低于高级别胶质瘤的 T_2 高信号无强化区[15,16]，这一方法在鉴别脑转移瘤和胶质瘤方面敏感性为 77%，特异性为 96%[17]。

也有研究应用 DSC-MRI，将其时间 - 信号强度曲线的达峰高度及信号强度恢复率用于鉴别单发脑转移瘤和高级别胶质瘤[18]（图 7-1）。在鉴别脑转移瘤与中枢神经系统（central nervous system，CNS）淋巴瘤、高级别胶质瘤方面，信号强度恢复率较磁共振波谱成像（magnetic resonance spectroscopy，

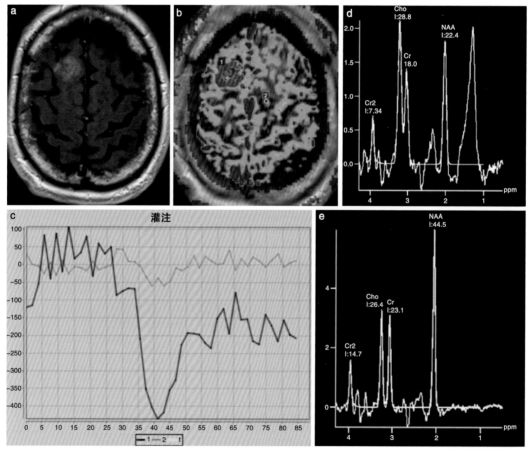

图 7-1 动态增强磁敏感对比（DSC）MR 灌注和质子磁共振波谱成像用于诊断一例肺腺癌患者的单发脑转移瘤。增强 MRI 上可见右额上回单发异常强化病变（a），脑血容量升高（b），信号强度曲线没有完全恢复至基线水平（c），符合脑转移瘤表现。单体素质子磁共振波谱成像显示，与正常侧（e）相比，胆碱 -NAA 比值升高（d），符合肿瘤性疾病（如脑转移瘤）表现

MRS)准确性更高,曲线下面积达 0.97[19]。联合应用信号强度恢复率和 MRS,可将曲线下面积提高至 0.99,敏感性由 83% 提高到 100%[19]。

也有研究尝试应用 DCE-MR 来鉴别高级别胶质瘤和脑转移瘤,结果显示 DCE-MR 仅可鉴别胶质母细胞瘤与低血供脑转移瘤,如非小细胞肺癌、乳腺癌和结肠癌,但胶质母细胞瘤与富血供黑色素瘤脑转移的通透性参数之间无明显差异[20]。在治疗前阶段,鉴别诊断是关键,普遍认为 DSC 较 DCE-MR 诊断价值更高。

一篇应用 ASL-MR 的文章报道,ASL 在鉴别脑转移瘤和胶质瘤方面的曲线下面积为 0.84,与高级别胶质瘤相比,脑转移瘤强化区域及瘤周 T_2 高信号区域的 CBF 均较低[21]。虽然结果很令人振奋,但在治疗前 ASL 的应用远少于 DSC-MR。

治疗后

在治疗后阶段,由于放射治疗可破坏血 - 脑屏障,造成常规 MRI 上异常强化范围的增大,MR 灌注可用于鉴别脑转移瘤复发与放射性损伤。一篇发表于 2009 年的文章,应用 DSC-MR 技术,显示 γ 刀放射外科治疗后脑转移瘤复发与放射性损伤比较,有更低的信号强度恢复率、更高的相对 CBV 以及更高的相对达峰高度[22]。一项联合应用 DSC 和 DCE-MR 的研究报道,在鉴别脑转移瘤复发和放射治疗性损伤方面,K^{trans} 的敏感性为 62%,特异性为 81%,CBV 的敏感性为 74%,特异性为 82%[23]。一项胶质瘤和脑转移瘤的前瞻性混合队列研究显示,DCE-MR 在检出脑转移瘤复发方面优于 2-^{18}F-2- 脱氧 -D- 葡萄糖(2-^{18}F-fluoro-2-deoxy-D-glucose,FDG)PET,血浆容积显示了最高的曲线下面积 0.87,敏感性为 92%,特异性为 77%[24]。另一项研究显示,ASL-MR 在鉴别脑转移瘤复发与放射性损伤方面,准确性高于 FDG-PET 和铊单光子发射计算机断层显像(thallium single-photon emission computed tomography,SPECT),准确性分别为 87%、73% 和 53%,特异性分别为 100%、75% 及 63%[25]。

MR 灌注也可用于判断肿瘤对接下来的治疗的反应和预后。在 SRS 后 4 周 DCE-MR 的 K^{trans} 连续升高 15%,对于预测脑转移瘤进展具有 78% 的敏感性和 85% 的特异性[26]。SRS 后 ASL-MR 的 CBF 降低,可准确预测肿瘤缓解[27]。

总之,MR 灌注广泛应用于脑转移瘤的治疗前和治疗后阶段,来诊断脑转移瘤,以及鉴别脑转移瘤复发与放射性损伤。在前述的三种方法中,DSC 研究最多,也是日常临床工作中最常用的技术。

7.3 磁共振波谱成像

技术

质子 MRS 是另一种无创成像技术,可用于鉴别颅内转移瘤与其他肿瘤对放射治疗相关改变。MRS 可测量脑组织内代谢物水平,常见的代谢物如 N- 乙酰天门冬氨酸(N-acetylaspartate,NAA)(神经元完整性的标志物)、胆碱(Choline,Cho)(细胞膜合成的标志物)、乳酸(lactate,Lac)(无氧代谢的标志物)以及脂类(坏死的标志物)。肌酸(creatine,Cr)是一种能量代谢物,通常用作内部参照,将其他代谢物峰与肌酸峰相比。

单体素 MRS 在转移瘤或瘤周选择感兴趣区,将其内代谢物水平与正常脑组织内的感兴趣区相比。也有研究应用多层二维[28]以及三维[29]多体素波谱成像技术。多体素 MRS 技术,由于体素更小,空间分辨率更高,可覆盖更大范围的脑组织。由于多体素覆盖整个感兴趣区,可以更好地评估肿瘤异质性。然而,由于代谢物浓度是在毫摩尔水平,多体素 MRS 成像时间更长,且需要额外的后处理时间和更多的经验来操作。两种技术均需要仔细地对成像体素进行定位,以避免颅骨骨髓的脂肪信号(尤其是颅底和头皮软组织)对于感兴趣区内代谢物的污染。

治疗前

和 MR 灌注一样,MRS 用于鉴别脑转移瘤和其他脑部病变。已有一些证据显示,脑转移瘤 Cho、Lac、谷氨酸 / 谷氨酰胺和肌醇水平升高,NAA 降低[30]。一篇文章报道,常规 MR 序列加上 MRS,可将颅内肿块(包括脑转移瘤)的正确诊断率由 55% 提高到 71%[31]。脂质水平(坏死的标志物)有助于鉴别高级别胶质瘤和脑转移瘤[31],脂质峰的峰高 - 峰下面积比值的敏感性和特异性为 80%[32]。然而,另一篇文章报道 MRS 不能准确鉴别脑转移瘤与高级别胶质瘤,AUC 为 60%[33]。与

MR 灌注技术相似，MRS 对肿瘤瘤周区域的评价最有效，与高级别胶质瘤相比，脑转移瘤周围 Cho/Cr 比值更低[15, 16]。MRS 甚至有助于鉴别不同类型的脑转移瘤，与乳腺癌和黑色素瘤脑转移相比，结肠癌脑转移的可流动脂质成分较高[34]，而非小细胞肺癌的 Cho/Cr 比值较低[35]。虽然大多数的三级医疗中心都可以进行 MRS 成像，但较长的扫描和后处理时间，使得 MRS 远没有 MR 灌注应用广泛。然而，MRS 可用于证实 MR 灌注所见的影像学表现，也可用于不能进行静脉造影剂注射的患者，如孕妇。

治疗后

放射治疗后的脑转移瘤在常规增强 MR 图像上常表现为体积增大，MRS 可用于鉴别脑转移瘤复发和放射治疗性损伤。Weybright 等[36]报道，Cho/NAA、Cho/Cr 及 NAA/Cr 比值可准确鉴别脑转移瘤复发与放射治疗性损伤，准确区分 96% 的患者，Elias 等[37]报道 Cho/NAA 及 NAA/Cr 比值的敏感性分别为 86% 和 93%，特异性分别为 90% 和 70%。对于 γ 刀放射外科治疗后再次手术病理证实为脑转移瘤复发的患者，MRS 的阳性预测值为 82%[38]。Chernov 等[39, 40]报道，在 γ 刀放射外科治疗后的患者中，多体素 MRS 较 FDG-PET 的诊断准确性更高。

MRS 序贯复查可用于监测疗效。治疗前肿瘤区域 Cho 峰升高，SRS 之后 Cho 峰降低及脂峰升高提示治疗后肿瘤坏死[41]。虽然一项 2016 年荟萃分析研究证实 Cho/NAA 和 Cho/Cr 比值对于鉴别脑转移瘤复发和放射性损伤非常有帮助[42]，但是如果病变本身为肿瘤及治疗相关改变混杂存在（这种情况在临床工作中非常常见），这些比值的准确性很可能会下降。实际上，一项研究发现 Cho/Cr 和脂或乳酸与 Cho 的比值可以准确鉴别单纯肿瘤或单纯放射性脑坏死病灶，但对于肿瘤和放射性脑坏死混杂存在的病灶则诊断困难[43]。

7.4　扩散加权磁共振成像

技术

扩散加权磁共振成像（diffusion-weighted magnetic resonance imaging，DWI）图像对比反映的是布朗运动的差异，布朗运动为水分子的随机热运动。DWI 序列会产生几组不同的图像，其中跟本章讨论最为相关的是表观弥散系数（apparent diffusion coefficient，ADC）和各向同性扩散图像。各向同性扩散图像是临床工作中最常用的图像，而 ADC 图则去除了 T_2 透射效应的影响，可更特异地评估扩散特点。在水分子相对自由运动的区域，如正常脑脊液间隙，在各向同性扩散图上表现为低信号，ADC 图上为高信号，而扩散受限区域在各向同性扩散图上为高信号，ADC 图上为低信号。

常用的更先进的 DWI 技术是弥散张量成像（diffusion tensor imaging，DTI），通过梯度方向的增加来评估扩散的方向性，可以提供关于白质纤维束走行等微结构方面的有用信息。DTI 数据提供的两个主要参数是平均扩散率（mean diffusivity，MD）和各向异性分数（fractional anisotropy，FA），MD 与 ADC 相似，FA 是反映一个体素内扩散不对称性或方向性的指标。

布朗运动受微环境结构、温度和许多其他因素（包括不同疾病状态）的影响。DWI 最为众所周知和常见的临床应用是检出急性脑梗死中的扩散受限。然而，扩散受限也可见于许多其他疾病状态，如脓肿、脑炎、出血、癫痫持续状态、脱髓鞘疾病、表皮样囊肿、中毒 / 代谢疾病、细胞密集的肿瘤。肿瘤的细胞结构和扩散受限之间的关系有望应用于肿瘤的诊断和治疗中[44-46]，目前已有研究报道了 ADC 值与肿瘤级别、组织学和治疗反应之间的关系[47-51]。

治疗前

对于 DWI 在治疗前的诊断作用主要集中在鉴别单发脑转移瘤和高级别胶质瘤。单发脑转移瘤和高级别胶质瘤的信号特点和强化方式都有很大的重叠，因此常规影像通常不能准确鉴别两者。肿瘤强化部位 DWI 特点的多项研究，目前的结果很不一致。许多研究显示 CNS 转移性肿瘤和胶质母细胞瘤 FA 值改变的结果也很不一致[52-57]。相似的，一些研究显示脑转移瘤的 MD 和 ADC 值明显低于胶质母细胞瘤[58, 59]，而另一研究则显示两者之间无明显差异[54, 60]。

肿瘤瘤周水肿区域的 DWI 研究显示了较好的结果，可能提供有意义的鉴别参数。脑转移瘤和胶质母细胞瘤的主要组织学差异在于，胶质母细胞瘤浸润性生长，侵袭周围组织，而脑转移瘤通常是膨胀性生长，推移周围组织。肿瘤细胞致密则扩散受限，基于这一特点，许多研究者推测胶质母细胞瘤瘤周不强化的水肿区，由于恶性细胞的浸润，扩散受限应该较脑转移瘤瘤周水肿（主要是血管源性水肿）更明显。

一项研究支持了以上假设，结果显示胶质母细胞瘤瘤周水肿区的 ADC 值从强化区向外呈梯度式上升，符合非强化的肿瘤浸润程度逐渐下降[61]。而在脑转移瘤瘤周水肿区则没有这样的梯度存在。几项其他研究显示，脑转移瘤周围的 MD 明显高于胶质母细胞瘤[53, 62, 63]，脑转移瘤周围的 ADC 及最小 ADC 值明显高于胶质母细胞瘤[16, 60, 64]，但是也有几项结果不一致[56, 65, 66]。一篇荟萃分析总结了包括 1 143 例患者的 14 项研究，用 DWI 和 DTI 鉴别脑转移瘤和胶质母细胞瘤，特别是在分析瘤周水肿方面[67]，评估肿瘤强化区域的综合敏感性为 72.6%，综合特异性为 77.0%，而评估肿瘤周围强化区 MD 和 ADC 的综合敏感性为 84.7%，综合特异性为 84.0%。

DWI 对于鉴别 CNS 转移性肿瘤和许多其他肿瘤疾病也非常有意义。例如，脑转移瘤的 ADC 值，明显低于血管母细胞瘤[68]，明显高于原发 CNS 淋巴瘤[44]。对于 CNS 转移性肿瘤，DWI 可用于鉴别组织学类型。例如，肺转移瘤中，分化差的腺癌和小细胞肺癌的 ADC 值较低[69]。DWI 对脑转移瘤的生物学标志有预测价值，肺腺癌脑转移 EGFR 突变阳性者的 ADC 值较低，乳腺癌脑转移 ER/PR 阳性者的 ADC 值较低[70-73]。

治疗后

治疗后，DWI 有助于鉴别肿瘤进展和假性进展。假性进展可见于 33% 接受了 SRS 治疗的脑转移瘤患者[10, 74, 75]。这些亚急性的治疗后改变，仅依靠强化方式和常规影像学，与真正的肿瘤进展很难鉴别。SRS 后 ADC 值较治疗前升高，可能反映了肿瘤细胞成分的降低，提示假性进展，然而短期 ADC 值下降并不能提示是真正的肿瘤进展[76-80]。

7.5 正电子发射计算机断层显像

技术和放射示踪剂

FDG-PET 已广泛应用于转移性疾病的影像学检查。FDG 是一种葡萄糖类似物，经主动转运进入细胞内，由葡萄糖代谢中的己糖激酶磷酸化，而不能继续进行糖酵解，最终滞留在细胞内并进行成像，PET 显示的则是葡萄糖的利用和代谢活性。脑转移瘤由于通常较非肿瘤组织代谢高，所以其 FDG 摄取较周围正常脑组织增高，因此 FDG-PET 可作为一种无创性肿瘤诊断和监测的成像方式。常用的评价代谢活性的参数是标准摄取值（standardized uptake value, SUV），是指某一组织代谢活度与患者每公斤体重注射剂量的比值。通过比较肿瘤感兴趣区和参照区域的 SUV 可获得半定量代谢活性值，其中参照区域通常选取影像表现正常的白质或灰质。

由于正常脑皮质和深部灰质核团代谢活性非常高，如果肿瘤位于或邻近这些区域，会降低肿瘤与背景的比值，导致 FDG-PET 难以显示肿瘤，包括脑转移瘤。而氨基酸示踪剂，由于正常脑组织的摄取非常低，则可以显示较高的肿瘤与背景的比值。放射性标记的氨基酸示踪剂经细胞膜上载体蛋白摄取，而肿瘤细胞内这种载体蛋白的表达增强，所以氨基酸会在肿瘤细胞内积聚。三种氨基酸示踪剂用于脑肿瘤显像得到广泛研究，包括 [11]C- 甲基 -l- 蛋氨酸（[11]C-methyl-l-methionine, MeT）、O-（2-[18]F- 氟代乙酯）-l- 酪氨酸[O-（2-^{18}F-fluoroethyl）-l-tyrosine, FET]和 3，4- 二羟基 -6-[18]F- 氟 -l- 苯基丙氨酸（3,4-dihydroxy-6-^{18}F-fluoro-l-phenylalanine, FDOPA）。MeT 的半衰期短，只有 20 分钟，而 FET 和 FDOPA 的半衰期较长，达 110 分钟，所以后两者在没有回旋加速器的情况下也可广泛应用。

治疗前

不同于 MR 灌注和 MRS，FDG-PET 因皮质高代谢背景的干扰，其在脑转移瘤初诊中的敏感性降低，尤其是对小于 1cm 的病灶[81-83]。研究报道的 FDG-PET 检出脑转移瘤的敏感性为 27%～50%[84-86]。此外，一些脑转移瘤可能表现为低代谢，如黏液腺癌和肾细胞癌；对于这类肿瘤的脑转移灶，利用氨基酸示踪剂可能会提高检出率。一项应用 MeT-PET 的研究报道，80% FDG-PET 摄取不高的脑转移瘤在 MeT-PET 上表现为高摄取[87]。MeT-PET 也可辅助 SRS 治疗计划的制订，因为 MeT-PET 可更准确地显示脑转移瘤的边界，从而减小照射体积和延长中位生存期[88]。

PET 在鉴别脑转移瘤和高级别胶质瘤方面也价值有限。一项纳入了约 400 例患者的研究发现，胶质瘤和脑转移瘤的 FDG-PET 无明显差异[89]。

治疗后

在治疗后阶段，FDG-PET 广泛用于鉴别脑转移瘤复发和放射性损伤，敏感性和特异性分别为 71% 和 80%[90]（图 7-2）。FDG-PET 上 SUV 的降低也可用于临床实验中监测药物治疗的有效性[91]。FDG-PET 双期成像（早期和延迟期），利用肿瘤、正常脑组织和治疗后炎性细胞之间时间-活性曲线的差异，可分别将敏感性和特异性提高至 95% 和 100%，总的准确性为 96%[92]。病灶与正常灰质间最大 SUV 比值的升高多提示肿瘤，而非炎性改变。这一技术的缺点是延迟成像晚于早期成像至少 2 小时，使得其在繁忙临床工作中的实际操作较为困难。

氨基酸示踪剂虽然已应用于临床实验和研究，但仍未被美国 FDA 批准在美国临床应用。然而研究已显示 MeT-PET、FET-PET 和 FDOPA-PET 在鉴别脑转移瘤复发和放射性损伤方面有很高的准确性[93-97]。联合应用 MeT-PET 和 FET-PET 的敏感性和特异性为 91% 和 100%[95]，而 FDOPA-PET 的敏感性和特异性为 81%～90% 和 84%～92%[96,97]，诊断准确性均优于 MR 灌注，MR 灌注的特异性仅为 68%[96]。

动态 FET-PET 可测量其他参数，如达峰时间和时间-活性曲线斜率，诊断准确性为 80%～90%[98-100]，但需要更长的扫描时间（40～50 分钟）。黑色素瘤脑转移的免疫检查点抑制剂（checkpoint inhibitor）治疗过程中，动态 FET 的意

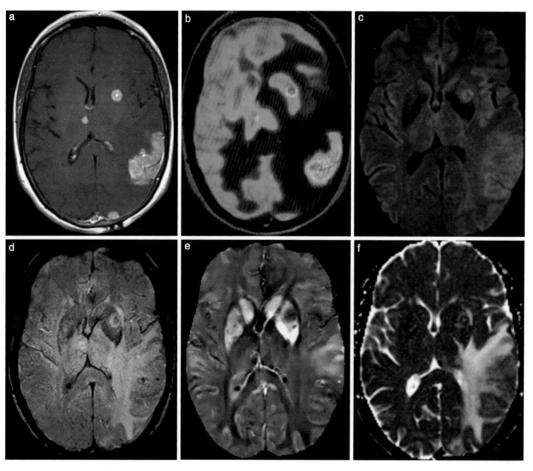

图 7-2 一名乳腺癌脑转移患者，曾行多程全身化疗和脑转移瘤的立体定向放射外科治疗，因失语行影像学检查。增强 MRI 见多发异常强化病灶（a），FDG-PET 示摄取显著增高（b），活检结果为乳腺癌脑转移。病灶扩散受限，在 b1000 图像上为高信号（c），ADC 图上为低信号（f），可能反映了肿瘤细胞密集。这些病灶在磁敏感加权图像上为低信号（d），在定量磁化率成像（quantitative susceptibility mapping，QSM）（e）上大多数为低信号，提示治疗后钙化，但左颞叶两个病灶在 QSM 上为高信号（e），提示瘤内出血

义尤其显著[101]。随着机器学习算法的出现，一篇 2018 年的文献显示，FET-PET 的纹理特征较增强 MRI 的纹理分析，在鉴别放射性损伤和脑转移瘤 复发方面的准确性略高，分别为 83% 和 81%[102]。 这一文献发现 FET-PET 的敏感性较高，为 88%， 而 MRI 特异性较高，为 90%，联合应用的准确性 达到 89%，敏感性 85%，特异性 96%。

PET 在脑转移瘤临床诊疗中的主要缺点在于 费用较高、扫描时间长和电离辐射。肿瘤与周围 代谢活跃的正常皮质和深部灰质核团的 FDG 摄取 有时难以区分。总体来说，对于治疗后患者，FDG-PET 的准确性低于 MR 灌注[24]。氨基酸 PET 示踪 剂，虽然准确性较高，但仍处于研究阶段，应用中需 要配置放射化学实验室和 ^{11}C 化合物回旋加速器。

MRI 与 FDG-PET 图像共注册可将 SRS 后脑 转移瘤复发的检出敏感性由 71% 提高到 86%，但 特异性没有明显提高（80%）[90]。一体化 PET-MRI 扫描仪的出现解决了部分前述的问题，可以降低 辐射剂量（与 PET-CT 相比）、缩短成像时间（PET 和 MRI 同时成像），并提高了解剖结构的分辨率以 准确定位代谢摄取。然而，特异性仍未提高。

7.6 磁敏感加权成像

技术

磁敏感加权成像（susceptibility-weighted imaging，SWI）是高分辨率、速度校正梯度回波的 MRI 序列。这一成像序列的重要特点是，不对由 于磁场不均匀造成的散相位进行相位重聚。具有 铁磁性、顺磁性和抗磁性的化合物均可影响局部 磁场，局部磁场不均匀在 SWI 上表现为低信号。

从临床应用的角度看，由于脱氧血红蛋白、正 铁血红蛋白和含铁血黄素等血红蛋白衍生物具有 顺磁性，因此 SWI 对出血特别敏感。SWI 对于出 血的敏感性明显高于 T_2^*、T_1 加权等其他 MR 序 列[103]。SWI 对抗磁性的营养不良性钙化和骨化也 非常敏感。虽然有时会用 CT 来进一步明确 SWI 上显示的磁敏感区域的性质，但 SWI 的滤过相位 图通常可区分顺磁性和抗磁性化合物引起的局部相 位改变的差异，从而鉴别钙化与血红蛋白衍生物。 新的成像方法可以定量这种磁场不均匀，如定量磁 化率成像，从而更准确地鉴别钙化和出血[104, 105]。

治疗前

SWI 在 CNS 转移性肿瘤的影像学检查方面 主要起补充作用，主要用于检出瘤内出血。通常， 黑色素瘤、肾细胞癌、绒癌和甲状腺癌脑转移更容 易出血，虽然其他原发肿瘤的脑转移也有出血的 可能，尤其是发病率较高的肺癌和乳腺癌脑转移。 CNS 转移性肿瘤内有无出血是重要的影像特点， 因为瘤内出血提示预后较差[106]。

由于 SWI 对出血非常敏感，一些作者，尤其 是 SWI 的早期研究中，推测早期出血性脑转移或 微转移灶可能在 SWI 上检出更早，或显示更清 楚[107, 108]。然而，近期研究对出血性脑转移瘤患者 的 SWI 不强化脑部病灶进行随访，结果发现这类 病灶并没有进展为真正的脑转移瘤[109]，而且微转 移灶中出血的发病率非常低或没有出血[110]。SWI 对于出血性脑转移瘤的敏感性也没有超过 T_1 增强 像。一项研究比较 SWI 和其他 MRI 序列对于黑色 素瘤脑转移的敏感性，显示 T_1 增强像敏感性明显高 于 SWI，分别为 99.7% 和 61.0%[111]。然而，这一研究 中 2% 的病灶在 SWI 上显示更清楚，712 个病灶中有 1 个首先仅在 SWI 上可见。因此，SWI 对 CNS 转移 性肿瘤的检出仍起着补充作用，另外还可以显示有 无出血。对于肾功能不全、造影剂过敏和有其他对 比增强禁忌证的患者，SWI 有助于检出脑转移瘤。

治疗后

SWI 在治疗后影像学检查中的应用也主要是 检出出血。尤其是放射治疗诱发的海绵状血管畸 形和其他原因导致的微出血灶在脑部放射治疗后 都相对常见[112, 113]，而 SWI 是对这类微出血灶最敏 感的成像序列[114, 115]。放射治疗诱发的海绵状血 管畸形与非放射治疗诱发的海绵状血管畸形相比 再出血的风险略高[116]，并且脑部微出血灶对于预 后判断有重要的意义，比如认知功能障碍的风险增 高[117]。因此，在治疗后的影像学检查中，对于出 血的检出是很重要的一部分。虽然立体定向放射 外科治疗并没有明显增加 CNS 转移性肿瘤出血的 风险[118, 119]，但小样本的研究推测放射治疗可能会 破坏脆弱的肿瘤血管，引起少见的治疗后出血并发 症[120]。不管是什么原因导致的脑转移瘤瘤内出 血，其检出仍旧是脑转移瘤治疗后具有重要临床意 义的影像学发现，而 SWI 对此的评估价值最高。

7.7　未来发展方向

神经影像领域仍在持续快速发展，许多新的技术可能显示脑转移瘤的分子、细胞、结构组成等层面的更多特征。该部分讨论到的技术尚未在临床广泛应用，仍需进一步研究。然而，这些新兴的影像技术有可能进一步提高脑转移瘤的诊断和评价水平。

分子/细胞 MRI

MRI 过去仅停留在大体解剖结构的评价，显示的多是疾病较晚期的表现。例如，增强 MRI 是脑转移瘤成像的金标准，对比强化是由于疾病较晚期造成了血-脑屏障的破坏。然而，新兴的成像技术可反映疾病早期分子和细胞层面的变化，如早期炎性改变和血管生成。

MR 细胞成像需要用示踪剂来标记细胞。目前，最常用的示踪剂是超顺磁性氧化铁（superparamagnetic iron oxide，SPIO）纳米颗粒，通常由铁核心、多聚体外壳、和功能性基团组成。氧化铁纳米颗粒可由静脉注射，最终被巨噬细胞摄取，可显示炎性改变。另外，氧化铁纳米颗粒可用于标记注射或移植前培养的细胞，然后进行细胞追踪。目前已利用这一技术标记和追踪了许多不同种类的细胞，包括干细胞[121]、树突细胞[122-124]、T 淋巴细胞[125]和癌细胞[126-128]。然后，用对铁敏感的 MR 脉冲序列成像（如 T_2^* 成像），可以显示铁纳米颗粒的位置。

对于脑转移瘤成像，基于血管内皮细胞黏附分子-1（vascular endothelial cell adhesion molecule-1，VECAM-1）的分子/细胞 MRI 是一种非常有发展前景的成像技术。在病理情况下，脑血管内皮被激活，炎症改变区域血管表面分子如 VECAM-1 介导了淋巴细胞的黏附和迁移[129-131]。脑转移瘤与脑部现存血管结构密切相关[132, 133]，而且已有证据显示在脑转移瘤早期 VECAM-1 表达上调[134-137]。注射 SPIO 标记的抗 VECAM-1 抗体，可以对 VECAM-1 表达上调的区域进行在体成像，具有高度敏感性[138]。这一技术不仅可显示钆造影剂增强的脑转移瘤内 VECAM-1 表达上调，还可显示在不强化的微转移灶内，随肿瘤进展 VECAM-1 表达的相应增加[139]。虽然仍需进一步研究，但根据目前的结果推测，这一技术可检出直径约 300μm 的脑转移瘤，相比钆对比增强 MRI 诊断更早，有助于开展针对疾病早期的治疗。

T_1 增强 mapping

放射性脑坏死和肿瘤复发的鉴别，仍然是临床诊断中的一个常见难题。虽然 MR 灌注和 FDG-PET 是非常有用的鉴别诊断工具，但是仍有局限性，包括空间分辨率较低、因磁敏感伪影导致图像质量降低、需要快速推注造影剂，以及不同医疗中心在技术和后处理分析上存在差异。根据早期研究，T_1 增强 mapping 这一成像技术没有上述这些缺点，具有作为鉴别放射性脑坏死和肿瘤复发的另一种方法的潜力。

T_1 增强 mapping 可以定量组织的 T_1 弛豫时间。T_1 增强 mapping 可用于评价放射性脑坏死和肿瘤复发在血管密度和造影剂增强血流动力学方面的差异。肿瘤和放射性脑坏死内的血管通透性增加，造成了在造影剂增强 MRI 图像上的异常强化。然而肿瘤内微血管的特点通常是新生血管丰富且管腔完整[140-143]，因此可见造影剂的早期快速集聚和快速清除[144]，而放射性脑坏死区的血管管腔受损且缺乏新生血管[140]，使得造影剂的积聚和清除缓慢[145]。对延迟增强 MRI（在注射造影剂 1 小时后进行扫描）的研究显示，在肿瘤区域的造影剂清除，而在强化的非肿瘤组织内造影剂集聚[146]。在一项针对脑转移瘤患者放射治疗后 T_1 增强 mapping 的研究中，作者测量了注射造影剂后 5 分钟和 60 分钟增强病变的 T_1 值，结果显示这两个值之间的差异可以鉴别肿瘤复发和放射性脑坏死，AUC 为 0.97，敏感性 81.5%，特异性 96.5%[147]。

新的 PET 示踪剂

虽然 FDG 是主要的 PET 肿瘤显像示踪剂，但新的放射示踪剂在不断增强 PET 对于脑转移瘤的诊断能力。氨基酸是研究最广泛的另一类放射示踪剂（在本章节的前面曾经讨论过）。^{18}F-氟胸苷（fluorothymidine，FLT）是另一种 PET 示踪剂，类似于氨基酸，与 FDG 相比在正常脑实质摄取较低，病变与背景之间的对比较好[148, 149]。FLT 是一种胸苷类似物，通过细胞增殖过程中的胸苷重新利用途径滞留在增生组织和肿瘤内[150]。FLT-PET 在评估恶性胶质瘤和颅外黑色素瘤的治疗反应方面有非常好的表现[149, 151-154]。很少数的研究应用 FLT-PET 来监测脑转移瘤，但初步的结果显示 FLT-PET 对于评价乳腺癌和黑色素瘤脑转移的治疗反应可能会有帮助[155, 156]。

另一种非常有应用前景的 PET 示踪剂是 2-（5- 氟戊基）- 甲基 - 丙二酸［2-（5-fluoropentyl）-2-methyl-malonic acid，^{18}F-ML-10］，是选择性探测细胞凋亡的 PET 探针。虽然细胞凋亡在体外非常容易检测到，但是在体内对于细胞凋亡的检测则非常困难。^{18}F-ML-10 的靶点是细胞凋亡过程中一系列复杂的细胞膜变化，^{18}F-ML-10 可被选择性地跨膜转运至凋亡细胞内，但是不进入存活细胞或坏死细胞[157]。治疗后细胞凋亡的检测为治疗反应提供了早期判断依据，但此时 FDG-PET 会受治疗后炎性反应和肿瘤细胞持续摄取的干扰。在全脑放射治疗后的患者中，治疗后早期 ^{18}F-ML-10 显像结果与治疗结束后 6～8 周 MR 图像上的结构改变之间有显著的相关性[158]。

目前，还有许多处于实验阶段的针对其他靶点的 PET 示踪剂，例如，68Ga-DOTATATE 与生长抑素受体亲和力高，而生长抑素受体在神经内分泌肿瘤和脑膜瘤中高表达。虽然应用这种示踪剂对脑转移瘤进行成像的研究非常少，但是已有结果显示，其检出神经内分泌肿瘤和甲状腺髓样癌脑转移的敏感性高于传统成像技术[159, 160]。

总之，目前影像学在脑转移瘤的治疗前和治疗后阶段均发挥着重要作用。随着特异性更高的 MR 和 PET 技术以及示踪剂的持续发展，多模态成像技术将帮助我们发现和监测颅内转移瘤进展过程中的分子改变。

（有慧 译，王海 李一林 校）

参考文献

1. Soffietti R, Cornu P, Delattre JY, Grant R, Graus F, Grisold W, et al. EFNS guidelines on diagnosis and treatment of brain metastases: report of an EFNS Task Force. Eur J Neurol. 2006;13:674–81.
2. Delattre JY, Krol G, Thaler HT, Posner JB. Distribution of brain metastases. Arch Neurol. 1988;45:741–4.
3. Arvold ND, et al. Updates in the management of brain metastases. Neuro Oncol. 2016;18:1043–65.
4. Lamba N, Muskens IS, DiRisio AC, Meijer L, Briceno V, Edrees H, et al. Stereotactic radiosurgery versus whole-brain radiotherapy after intracranial metastasis resection: a systematic review and meta-analysis. Radiat Oncol. 2017;12:106.
5. Kohutek ZA, Yamada Y, Chan TA, Brennan CW, Tabar V, Gutin PH, et al. Long-term risk of radio-

6. Sneed PK, Mendez J, Vemer-van den Hoek JG, Seymour ZA, Ma L, Molinaro AM, et al. Adverse radiation effect after stereotactic radiosurgery for brain metastases: incidence, time course, and risk factors. J Neurosurg. 2015;123:373–86.
7. Schuttrumpf LH, Niyazi M, Nachbichler SB, Manapov F, Jansen N, Siefert A, et al. Prognostic factors for survival and radiation necrosis after stereotactic radiosurgery alone or in combination with whole brain radiation therapy for 1–3 cerebral metastases. Radiat Oncol. 2014;9:105.
8. Fujimoto D, von Eyben R, Gibbs IC, Chang SD, Li G, Harsha GR, et al. Imaging changes over 18 months following stereotactic radiosurgery for brain metastases: both late radiation necrosis and tumor progression can occur. J Neurooncol. 2018;136:207–12.
9. Dequesada IM, Quisling RG, Yachnis A, Friedman WA. Can standard magnetic resonance imaging reliably distinguish recurrent tumor from radiation necrosis after radiosurgery for brain metastases? A radiographic-pathological study. Neurosurgery. 2008;63:898–903.
10. Patel TR, McHugh BJ, Bi WL, Minja FJ, Knisely JP, Chiang VL. A comprehensive review of MR imaging changes following radiosurgery to 500 brain metastases. AJNR Am J Neuroradiol. 2011;32:1885–92.
11. Tawbi HA, Forsyth PA, Algazi A, Hamid O, Hodi FS, Moschos SJ, et al. Combined nivolumab and ipilimumab in melanoma metastatic to the brain. N Engl J Med. 2018;379:722–30.
12. Goldberg SB, Gettinger SN, Mahajan A, Chiang AC, Herbst RS, Sznol M, et al. Pembrolizumab for patients with melanoma or non-small-cell lung cancer and untreated brain metastases: early analysis of a non-randomised, open-label, phase 2 trial. Lancet Oncol. 2016;17:976–83.
13. Colaco RJ, Martin P, Kluger HM, Yu JB, Chiang VL. Does immunotherapy increase the rate of radiation necrosis after radiosurgical treatment of brain metastases? J Neurosurg. 2016;125:17–23.
14. Okada H, Weller M, Huang R, Finocchiaro G, Gilbert MR, Wick W, et al. Immunotherapy response assessment in neuro-oncology: a report of the RANO working group. Lancet Oncol. 2015;16:e534–42.
15. Law M, Cha S, Knopp EA, Johnson G, Arnett J, Litt AW. High-grade gliomas and solitary metastases: differentiation by using perfusion and proton spectroscopic MR imaging. Radiology. 2002;222:715–21.
16. Chiang IC, Kuo YT, Lu CY, Yeung KW, Lin WC, Sheu FO, et al. Distinction between high-grade gliomas and solitary metastases using peritumoral 3-T magnetic resonance spectroscopy, diffusion, and perfusion imagings. Neuroradiology. 2004;46:619–27.
17. Hakyemez B, Erdogan C, Gokalp G, Dusak A, Parlak M. Solitary metastases and high-grade gliomas: radiological differentiation by morphometric

analysis and perfusion-weighted MRI. Clin Radiol. 2010;65:15–20.

18. Cha S, Lupo JM, Chen MH, Lamborn KR, McDermott MW, Berger MS, et al. Differentiation of glioblastoma multiforme and single brain metastasis by peak height and percentage of signal intensity recovery derived from dynamic susceptibility-weighted contrast-enhanced perfusion MR imaging. AJNR Am J Neuroradiol. 2007;28:1078–84.

19. Vallee A, Guillevin C, Wager M, Delwail V, Guillevin R, Vallee J-N. Added value of spectroscopy to perfusion MRI in the differential diagnostic performance of common malignant brain tumors. AJNR Am J Neuroradiol. 2018;39:1423–31.

20. Jung BC, Arevalo-Perez J, Lyo JK, Holodny AI, Karimi S, Young RJ, et al. Comparison of glioblastomas and brain metastases using dynamic contrast-enhanced perfusion MRI. J Neuroimaging. 2016;26:240–6.

21. Sunwoo L, Yun TJ, You SH, Yoo RE, Kang KM, Choi SH, et al. Differentiation of glioblastoma from brain metastasis: qualitative and quantitative analysis using arterial spin labeling MR imaging. PLoS One. 2016;11:e0166662.

22. Barajas RF, Chang JS, Sneed PK, Segal MR, McDermott MW, Cha S. Distinguishing recurrent intra-axial metastatic tumor from radiation necrosis following gamma knife radiosurgery using dynamic susceptibility-weighted contrast-enhanced perfusion MR imaging. AJNR Am J Neuroradiol. 2009;30:367–72.

23. Jakubovic R, Sahgal A, Soliman H, Milwid R, Zhang L, Eilaghi A, et al. Magnetic resonance imaging-based tumour perfusion parameters are biomarkers predicting response after radiation to brain metastases. Clin Oncol (R Coll Radiol). 2014;26:704–12.

24. Hatzoglou V, Yang TJ, Omura A, et al. A prospective trial of dynamic contrast-enhanced MRI perfusion and fluorine-18 FDG PET-CT in differentiating brain tumor progression from radiation injury after cranial irradiation. Neuro Oncol. 2016;18:873–80.

25. Lai G, Mahadevan A, Hackney D, Warnke PC, Nigim F, Kasper E, et al. Diagnostic accuracy of PET, SPECT, and arterial spin-labeling in differentiating tumor recurrence from necrosis in cerebral metastasis after stereotactic radiosurgery. AJNR Am J Neuroradiol. 2015;36:2250–5.

26. Almeida-Freitas DB, Pinho MC, Otaduy MC, et al. Assessment of irradiated brain metastases using dynamic contrast-enhanced magnetic resonance imaging. Neuroradiology. 2014;56:437–43.

27. Weber MA, Thilmann C, Lichy MP, Gunther M, Delorme S, Zuna I, et al. Assessment of irradiated brain metastases by means of arterial spin-labeling and dynamic susceptibility-weighted contrast-enhanced perfusion MRI: initial results. Invest Radiol. 2004;39:277–87.

28. Balmaceda C, Critchell D, Mao X, et al. Multisection ^{1}H magnetic resonance spectroscopic imaging assessment of glioma response to chemotherapy. J Neurooncol. 2006;76:185–91.

29. Vigneron D, Bollen A, McDermott M, et al. Three-dimensional magnetic resonance spectroscopic imaging of histologically confirmed brain tumors. Magn Reson Imaging. 2001;19:89–101.

30. Fan G, Sun B, Wu Z, Guo Q, Guo Y. In vivo single-voxel proton MR spectroscopy in the differentiation of high-grade gliomas and solitary metastases. Clin Radiol. 2004;59:77–85.

31. Moller-Hartmann W, Herminghaus S, Krings T, Marquardt G, Lanfermann H, Pilatus U, et al. Clinical application of proton magnetic resonance spectroscopy in the diagnosis of intracranial mass lesions. Neuroradiology. 2002;44:371–81.

32. Opstad KS, Murphy MM, Wilkins PR, Bell BA, Griffiths JR, Howe FA. Differentiation of metastases from high-grade gliomas using short echo time 1H spectroscopy. J Magn Reson Imaging. 2004;20:187–92.

33. Devos A, Lukas L, Suykens JA, Vanhamme L, Tate AR, Howe FA, et al. Classification of brain tumours using short echo time 1H MR spectra. J Magn Reson. 2004;170:164–75.

34. Chernov MF, Ono Y, Kubo O, Hori T. Comparison of 1H-MRS detected metabolic characteristics in single metastatic brain tumors of different origin. Brain Tumor Pathol. 2006;23:35–40.

35. Huang BY, Kwock L, Castillo M, Smith JK. Association of choline levels and tumor perfusion in brain metastases assessed with proton MR spectroscopy and dynamic susceptibility contrast-enhanced perfusion weighted MRI. Technol Cancer Res Treat. 2010;9:327–37.

36. Weybright P, Sundgren PC, Maly P, Hassan DG, Nan B, Rohrer S, et al. Differentiation between brain tumor recurrence and radiation injury using MR spectroscopy. Am J Roentgenol. 2005;185:1471–6.

37. Elias AE, Carlos RC, Smith EA, Frechtling D, George B, Maly P, et al. MR spectroscopy using normalized and non-normalized metabolite ratios for differentiating recurrent brain tumor from radiation injury. Acad Radiol. 2011;18:1101–8.

38. Truong MT, St Clair EG, Donahue BR, Rush SC, Miller DC, Formenti SC, et al. Results of surgical resection for progression of brain metastases previously treated by gamma knife radiosurgery. Neurosurgery. 2006;59:86–97.

39. Chernov MF, Hayashi M, Izawa M, Usukura M, Yoshida S, Ono Y, et al. Multivoxel proton MRS for differentiation of radiation-induced necrosis and tumor recurrence after gamma knife radiosurgery for brain metastases. Brain Tumor Pathol. 2006;23:19–27.

40. Chernov M, Hayashi M, Izawa M, Ochiai T, Usukura M, Abe K, et al. Differentiation of the radiation-induced necrosis and tumor recurrence after gamma knife radiosurgery for brain metastases: impor-

tance of multi-voxel proton MRS. Minim Invasive Neurosurg. 2005;48:228–34.

41. Kimura T, Sako K, Tanaka K, Gotoh T, Yoshida H, Aburano T, et al. Evaluation of the response of metastatic brain tumors to stereotactic radiosurgery by proton magnetic resonance spectroscopy, 201TlCl single-photon emission computerized tomography, and gadolinium-enhanced magnetic resonance imaging. J Neurosurg. 2004;100:835–41.

42. Chuang MT, Liu YS, Tsai YS, Chen YC, Wang CK. Differentiating radiation-induced necrosis from recurrent brain tumor using MR perfusion and spectroscopy: a meta-analysis. PLoS One. 2016;11:e0141438.

43. Rock JP, Hearshen D, Scarpace L, Croteau D, Gutierrez J, Fisher JL, et al. Correlations between magnetic resonance spectroscopy and image-guided histopathology, with special attention to radiation necrosis. Neurosurgery. 2002;51:912–9.

44. Yamasaki F, Kurisu K, Satoh K, Arita K, Sugiyama K, Ohtaki M, et al. Apparent diffusion coefficient of human brain tumors at MR imaging. Radiology. 2005;235:985–91.

45. Kinuko K, Inoue Y, Nakayama K, Shakudo M, Morino M, Ohata K, et al. The role of diffusion-weighted imaging in patients with brain tumors. AJNR Am J Neuroradiol. 2001;22:1081–8.

46. Sugahara T, Korogi Y, Kochi M, Ikushima I, Shigematu Y, Hirai T, et al. Usefulness of diffusion-weighted MRI with echo-planar technique in the evaluation of cellularity in gliomas. J Magn Reson Imaging. 1999;9:53–60.

47. Wieduwilt MJ, Valles F, Issa S, Behler CM, Hwang J, McDermott M, et al. Immunochemotherapy with intensive consolidation for primary CNS lymphoma: a pilot study and prognostic assessment by diffusion-weighted MRI. Cancer Res Treat. 2012;18:1146–55.

48. Lee EJ, Lee SK, Agid R, Bae JM, Keller A, Terbrugge K. Preoperative grading of presumptive low-grade astrocytomas on MR imaging: diagnostic value of minimum apparent diffusion coefficient. AJNR Am J Neuroradiol. 2008;29:1872–7.

49. Guo AC, Cummings TJ, Dash RC, Provenzale JM. Lymphomas and high-grade astrocytomas: comparison of water diffusibility and histologic characteristics. Radiology. 2002;224:177–83.

50. Lee KC, Moffat BA, Schott AF, Layman R, Ellingworth S, Juliar R, et al. Prospective early response imaging biomarker for neoadjuvant breast cancer chemotherapy. Cancer Res Treat. 2007;13:443–50.

51. Huang WY, Wen JB, Wu G, Yin B, Li JJ, Geng DY. Diffusion-weighted imaging of metastatic brain tumors: comparison with histologic type and tumor cellularity. AJNR Am J Neuroradiol. 2006;37:2010–8.

52. Wang W, Steward CE, Desmond PM. Diffusion tensor imaging in glioblastoma multiforme and brain metastases: the role of p, q, L, and fractional anisotropy. AJNR Am J Neuroradiol. 2009;30:203–8.

53. Bauer AH, Erly W, Moser FG, Maya M, Nael K. Differentiation of solitary brain metastasis from glioblastoma multiforme: a predictive multiparametric approach using combined MR diffusion and perfusion. Neuroradiology. 2015;57:697–703.

54. Holly KS, Barker BJ, Murcia D, Bennett R, Kalakoti P, Ledbetter C. High-grade gliomas exhibit higher peritumoral fractional anisotropy and lower mean diffusivity than intracranial metastases. Front Surg. 2017;4:18.

55. Wang S, Kim S, Chawla S, Wolf RL, Zhang WG, O'Rourke DM, et al. Differentiation between glioblastomas and solitary brain metastases using diffusion tensor imaging. Neuroimage. 2009;44:653–60.

56. Wang S, Kim SJ, Poptani H, Woo JH, Mohan S, Jin R, et al. Diagnostic utility of diffusion tensor imaging in differentiating glioblastomas from brain metastases. AJNR Am J Neuroradiol. 2014;35:928–34.

57. Bette S, Huber T, Wiestler B, Beockh-Behrens T, Gempt J, Ringel F, et al. Analysis of fractional anisotropy facilitates differentiation of glioblastoma and brain metastases in a clinical setting. Eur J Radiol. 2016;85:2181–7.

58. Byrnes TJ, Barrick TR, Bell BA, Clark CA. Diffusion tensor imaging discriminates between glioblastoma and cerebral metastases in vivo. NMR Biomed. 2011;24:54–60.

59. Caravan I, Ciortea CA, Contis A, Lebovici A. Diagnostic value of apparent diffusion coefficient in differentiating between high-grade gliomas and brain metastases. Acta Radiol. 2018;59:599–605.

60. Lee EJ, TerBrugge K, Mikulis D, Choi DS, Bae JM, Lee SK. Diagnostic value of peritumoral minimum apparent diffusion coefficient for differentiation of glioblastoma multiforme from solitary metastatic lesions. AJR Am J Roentgenol. 2011;196:71–6.

61. Lemercier P, Paz Maya S, Patrie JT, Flors L, Leiva-Salinas C. Gradient of apparent diffusion coefficient values in peritumoral edema helps in differentiation of glioblastoma from solitary metastatic lesions. AJR Am J Roentgenol. 2014;203:163–9.

62. Lu S, Ahn D, Johnson G, Cha S. Peritumoral diffusion tensor imaging of high-grade gliomas and metastatic brain tumors. AJNR Am J Neuroradiol. 2003;24:937–41.

63. Lu S, Ahn D, Johnson G, Law M, Zagzag D, Grossman RI. Diffusion-tensor MR imaging of intracranial neoplasia and associated peritumoral edema: introduction of the tumor infiltration index. Radiology. 2004;232:221–8.

64. Pavlisa G, Rados M, Pavlisa G, Pavic L, Potocki K, Mayer D. The differences of water diffusion between brain tissue infiltrated by tumor and peritumoral vasogenic edema. Clin Imaging. 2009;33:96–101.

65. Kono K, Inoue Y, Nakayama K, Shakudo M, Mornio M, Ohata K, et al. The role of diffusion-weighted imaging in patients with brain tumors. AJNR Am J Neuroradiol. 2001;22:1081–8.

66. Tsougos I, Svolos P, Kousi E, Fountas K, Theodorou K, Fezoulidis I, et al. Differentiation of glioblas-

toma multiforme from metastatic brain tumor using proton magnetic resonance spectroscopy, diffusion and perfusion metrics at 3 T. Cancer Imaging. 2012;12:423–36.

67. Suh CH, Kim HS, Jung SC, Kim SJ. Diffusion-weighted imaging and diffusion tensor imaging for differentiating high-grade glioma from solitary brain metastasis: a systematic review and meta-analysis. AJNR Am J Neuroradiol. 2018;39:1208–14.

68. She D, Yang X, Xing Z, Cao D. Differentiating hemangioblastomas from brain metastases using diffusion-weighted imaging and dynamic susceptibility contrast-enhanced perfusion-weighted MR imaging. AJNR Am J Neuroradiol. 2016;37:1844–50.

69. Hayashida Y, Hirai T, Morishita S, Kitajima M, Murakami R, Korogi Y, et al. Diffusion-weighted imaging of metastatic brain tumors: comparison with histologic type and tumor cellularity. AJNR Am J Neuroradiol. 2006;27:1419–25.

70. Jung WS, Park CH, Hong CK, Suh SH, Ahn SJ. Diffusion-weighted imaging of brain metastasis from lung cancer: correlation of MRI parameters with the histologic type and gene mutation status. AJNR Am J Neuroradiol. 2018;39:273–9.

71. Ahn SJ, Park M, Bang S, Cho E, Ahn SG, Suh SH, et al. Apparent diffusion coefficient histogram in breast cancer brain metastases may predict their biological subtype and progression. Sci Rep. 2018;8:12767.

72. Kim SH, Cha ES, Kim HS, Kang BJ, Choi JJ, Jung JH, et al. Diffusion-weighted imaging of breast cancer: correlation of the apparent diffusion coefficient value with prognostic factors. J Magn Reson Imaging. 2009;30:615–20.

73. Martincich L, Deantoni V, Bertotto I, Redana S, Kubatzki F, Sarotto I, et al. Correlations between diffusion-weighted imaging and breast cancer biomarkers. Eur Radiol. 2012;22:1519–28.

74. Tsao M, Xu W, Sahgal A. A meta-analysis evaluating stereotactic radiosurgery, whole-brain radiotherapy, or both for patients presenting with a limited number of brain metastases. Cancer. 2012;118:2486–93.

75. Yamamoto M, Serizawa T, Shuto T, Akabane A, Higuchi Y, Kawagishi J, et al. Stereotactic radiosurgery for patients with multiple brain metastases (JLGK0901): a multi-institutional prospective observational study. Lancet Oncol. 2014;15:387–95.

76. Farjam R, Tsien CI, Feng FY, Gomez-Hassan D, Hayman JA, Lawrence TS, et al. Investigation of the diffusion abnormality index as a new imaging biomarker for early assessment of brain tumor response to radiation therapy. Neuro Oncol. 2014;16:131–9.

77. Lee CC, Wintermark M, Xu Z, Yen CP, Schlesinger D, Sheehan JP. Application of diffusion-weighted magnetic resonance imaging to predict the intracranial metastatic tumor response to gamma knife radiosurgery. J Neurooncol. 2014;118:351–61.

78. Tomura N, Narita K, Izumi J, Suzuki A, Anbai A, Otani T, et al. Diffusion changes in a tumor and peritumoral tissue after stereotactic irradiation for brain tumors: possible prediction of treatment response. J Comput Assist Tomogr. 2006;30:496–500.

79. Huang CF, Chou HH, Tu HT, Yang MS, Lee JK, Lin LY. Diffusion magnetic resonance imaging as an evaluation of the response of brain metastases treated by stereotactic radiosurgery. Surg Neurol. 2008;69:62–8.

80. Knitter JR, Erly WK, Stea BD, Lemole GM, Germano IM, Doshi AH, et al. Interval change in diffusion and perfusion MRI parameters for the assessment of pseudoprogression in cerebral metastases treated with stereotactic radiation. AJR Am J Roentgenol. 2018;211:168–75.

81. Marom EM, McAdams HP, Erasmus JJ, Goodman PC, Culhane DK, Coleman RE, et al. Staging non-small cell lung cancer with whole-body PET. Radiology. 1999;212:803–9.

82. Ohno Y, Koyama H, Nogami M, Takenaka D, Yoshikawa T, Yoshimura M, et al. Whole-body MR imaging vs FDG-PET: comparison of accuracy of M-stage diagnosis for lung cancer patients. J Magn Reson Imaging. 2007;26:498–509.

83. Rohren EM, Provenzale JM, Barboriak DP, Coleman RE. Screening for cerebral metastases with FDG PET in patients undergoing whole-body staging of non-central nervous system malignancy. Radiology. 2003;226:181–7.

84. Kitajima K, Nakamoto Y, Okizuka H, Onishi Y, Senda M, Suganama N, et al. Accuracy of whole-body FDG-PET/CT for detecting brain metastases from non-central nervous system tumors. Ann Nucl Med. 2008;22:595–602.

85. Kruger S, Mottaghy FM, Buck AK, et al. Brain metastasis in lung cancer. Comparison of cerebral MRI and 18F-FDG-PET/CT for diagnosis in the initial staging. Nuklearmedizin. 2011;50:101–6.

86. Brink I, Schumacher T, Mix M, Ruhland S, Stoelben E, Digel W, et al. Impact of [18F]FDG-PET on the primary staging of small-cell lung cancer. Eur J Nucl Med Mol Imaging. 2004;31:1614–20.

87. Chung JK, Kim YK, Kim SK, Lee YJ, Paek S, Yeo JS, et al. Usefulness of 11C-methionine PET in the evaluation of brain lesions that are hypo- or isometabolic on 18F-FDG PET. Eur J Nucl Med Mol Imaging. 2002;29:176–82.

88. Momose T, Nariai T, Kawabe T, et al. Clinical benefit of 11C methionine PET imaging as a planning modality for radiosurgery of previously irradiated recurrent brain metastases. Clin Nucl Med. 2014;39:939–43.

89. Hutterer M, Nowosielski M, Putzer D, et al. [18F]-fluoro-ethyl-L-tyrosine PET: a valuable diagnostic tool in neuro-oncology, but not all that glitters is glioma. Neuro Oncol. 2013;15:341–51.

90. Chao ST, Suh JH, Raja S, Lee S-Y, Barnett G. The sensitivity and specificity of FDG PET in distinguishing recurrent brain tumor from radionecrosis in patients treated with stereotactic radiosurgery. Int J Cancer. 2001;96:191–7.

91. Shankar LK, Hoffman JM, Bacharach S, et al. Consensus recommendations for the use of 18F-FDG PET as an indicator of therapeutic response in patients in National Cancer Institute Trials. J Nucl Med. 2006;47:1059–66.

92. Horky LL, Hsiao EM, Weiss SE, Drappatz J, Gerbaudo VH. Dual phase FDG-PET imaging of brain metastases provides superior assessment of recurrence versus post-treatment necrosis. J Neurooncol. 2011;103:137–46.

93. Terakawa Y, Tsuyuguchi N, Iwai Y, et al. Diagnostic accuracy of 11C-methionine PET for differentiation of recurrent brain tumors from radiation necrosis after radiotherapy. J Nucl Med. 2008;49:694–9.

94. Tsuyuguchi N, Sunada I, Iwai Y, Yamanaka K, Tanaka K, Takami T, et al. Methionine positron emission tomography of recurrent metastatic brain tumor and radiation necrosis after stereotactic radiosurgery: is a differential diagnosis possible? J Neurosurg. 2003;98:1056–64.

95. Grosu AL, Astner ST, Riedel E, et al. An interindividual comparison of O-(2-[18F]fluoroethyl)-L-tyrosine (FET)- and L-[methyl-11C]methionine (MET)-PET in patients with brain gliomas and metastases. Int J Radiat Oncol Biol Phys. 2011;81:1049–58.

96. Cicone F, Minniti G, Romano A, et al. Accuracy of F-DOPA PET and perfusion-MRI for differentiating radionecrotic from progressive brain metastases after radiosurgery. Eur J Nucl Med Mol Imaging. 2015;42:103–11.

97. Lizarraga KJ, Allen-Auerbach M, Czernin J, DeSalles A, Yong WH, Phelps ME, et al. 18F-FDOPA PET for differentiating recurrent or progressive brain metastatic tumors from late or delayed radiation injury after radiation treatment. J Nucl Med. 2014;55:303–6.

98. Galldiks N, Stoffels G, Filss CP, et al. Role of O-(2-(18)F-fluoroethyl)-L-tyrosine PET for differentiation of local recurrent brain metastases from radiation necrosis. J Nucl Med. 2012;53:1367–74.

99. Ceccon G, Lohmann P, Stoffels G, Judov N, Filss CP, Rapp M, et al. Dynamic O-(2-18F-fluoroethyl)-L-tyrosine positron emission tomography differentiates brain metastasis recurrence from radiation injury after radiotherapy. Neuro Oncol. 2017;19:281–8.

100. Romagna A. Suspected recurrence of brain metastases after focused high dose radiotherapy: can [(18)F] FET-PET overcome diagnostic uncertainties? Radiat Oncol. 2016;11:139.

101. Kebir S, Rauschenbach L, Galldiks N, Schlaak M, Hattingen E, Landsberg J, et al. Dynamic O-(2-[18F] fluoroethyl)-L-tyrosine PET imaging for the detection of checkpoint inhibitor-related pseudoprogression in melanoma brain metastases. Neuro Oncol. 2016;18:1462–4.

102. Lohmann P, Kocher M, Ceccon G, et al. Combined FET PET/MRI radiomics differentiates radiation injury from recurrent brain metastasis. Neuroimage Clin. 2018;20:537–42.

103. Zhang W, Ma XX, Ji YM, Kang XS, Li CF. Haemorrhage detection in brain metastases of lung cancer patients using magnetic resonance imaging. J Int Med Res. 2009;37(4):1139–44.

104. de Rochefort L, Brown R, Prince MR, Wang Y. Quantitative MR susceptibility mapping using piece-wise constant regularized inversion of the magnetic field. Magn Reson Med. 2008;60(4):1003–9.

105. Schweser F, Deistung A, Lehr BW, Reichenbach JR. Differentiation between diamagnetic and paramagnetic cerebral lesions based on magnetic susceptibility mapping. Med Phys. 2010;37(10):5165–78.

106. Hamilton R, Krauze M, Romkes M, Omolo B, Konstantinopoulos P, Reinhart T, et al. Pathologic and gene expression features of metastatic melanomas to the brain. Cancer. 2013;119(15):2737–46.

107. Gaviani P, Mullins ME, Braga TA, Hedley-Whyte ET, Halpern EF, Schaefer PS, et al. Improved detection of metastatic melanoma by T2*-weighted imaging. Am J Neuroradiol. 2006;27(3):605–8.

108. Sehgal V, Delproposto Z, Haddar D, Haacke EM, Sloan AE, Zamorano LJ, et al. Susceptibility-weighted imaging to visualize blood products and improve tumor contrast in the study of brain masses. J Magn Reson Imaging. 2006;24(1):41–51.

109. Gramsch C, Goricks SL, Behrens F, Zimmer L, Schadendorf D, Krasny A, et al. Isolated cerebral susceptibility artefacts in patients with malignant melanoma: metastasis or not? Eur Radiol. 2013;23:2622–7.

110. Franceschi AM, Moschos SJ, Anders CK, Glaubiger S, Collichio FA, Lee CB, et al. Utility of susceptibility weighted imaging (SWI) in the detection of brain hemorrhagic metastases from breast cancer and melanoma. J Comput Assist Tomogr. 2016;40(5):803–5.

111. Deike-Hofmann K, Thunemann D, Breckwoldt MO, Schwarz D, Radbruch A, Enk A, et al. Sensitivity of different MRI sequences in the early detection of melanoma brain metastases. PLoS One. 2018;13(3):e0193946.

112. Roongpiboonsopit D, Kuijf HJ, Charidimou A, Xiong L, Vashkevich A, Martinez-Ramirez S, et al. Evolution of cerebral microbleeds after cranial irradiation in medulloblastoma patients. Neurology. 2017;88(8):789–96.

113. Passos J, Nzwalo H, Valente M, Marques J, Azevedo A, Netto E, et al. Microbleeds and cavernomas after radiotherapy for paediatric primary brain tumors. J Neurol Sci. 2017;372:413–6.

114. Nandjgam RNK, Viswanathan A, Delgado P, Skehan ME, Smith EE, Rosand J, et al. MR imaging detection of cerebral microbleeds: effect of susceptibility-weighted imaging, section thickness, and field strength. AJNR Am J Neuroradiol. 2009;30(2):338–43.

115. Tanjino T, Kanasaki Y, Tahara T, Michimoto K, Kodani K, Kakite S, et al. Radiation-induced microbleeds after cranial irradiation: evaluation by phase-

sensitive magnetic resonance imaging with 3.0 tesla. Yonago Acta Med. 2013;56(1):7–12.

116. Cutsforth-Gregory JK, Lanzino G, Link MJ, Brown RD Jr, Flemming KD. Characterization of radiation-induced cavernous malformations and comparison with a nonradiation cavernous malformation cohort. J Neurosurg. 2015;122(5):1214–22.

117. Roddy E, Sear K, Felton E, Tamrazi B, Gauvain K, Torkildson J, et al. Presence of cerebral micro-bleeds is associated with worse executive function in pediatric brain tumor survivors. Neuro Oncol. 2016;18(11):1548–58.

118. Ghia AJ, Tward JD, Anker CJ, Boucher KM, Jensen RL, Shrieve DC. Radiosurgery for melanoma brain metastases: the impact of hemorrhage on local control. J Radiosurg SBRT. 2014;3(1):43–50.

119. Redmond AJ, Diluna ML, Herbert R, Moliterno JA, Desai R, Knisely JP, et al. Gamma knife surgery for the treatment of melanoma metastases: the effect of intratumoral hemorrhage on survival. J Neurosurg. 2008;109:99–105.

120. Kalfas F, Ronchini N, Godowicz TT, Cavazzani P, Severi P. Peritumoral and intratumoral hemorrhage after stereotactic radiosurgery for renal cell carcinoma metastasis to the brain. J Radiosurg SBRT. 2011;1(2):163–8.

121. Sykova E, Jendelova P. In vivo tracking of stem cells in brain and spinal cord injury. Prog Brain Res. 2007;161:367–83.

122. Zhang X, de Chickera SN, Willert C, Economopoulos V, Noad J, Rohani R, et al. Cellular magnetic resonance imaging of monocyte-derived dendritic cell migration from healthy donors and cancer patients as assessed in a scid mouse model. Cytotherapy. 2011;13(10):1234–48.

123. de Chickera S, Willert C, Mallet C, Foley R, Foster P, Dekaban GA. Cellular MRI as a suitable, sensitive non-invasive modality for correlating in vivo migratory efficiencies of different dendritic cell populations with subsequent immunological outcomes. Int Immunol. 2012;24(1):29–41.

124. Dekaban GA, Snir J, Shrum B, de Chickera S, Willert C, Merrill M, et al. Semiquantitation of mouse dendritic cell migration in vivo using cellular MRI. J Immunother. 2009;32(3):240–51.

125. Shapiro EM, Medford-Davis LN, Fahmy TM, Dunbar CE, Koretsky AP. Antibody-mediated cell labeling of peripheral T cells with micron-sized iron oxide particles (MPIOs) allows single cell detection by MRI. Contrast Media Mol Imaging. 2007;2(3):147–53.

126. Foster PJ, Dunn EA, Karl KE, Snir JA, Nycz CM, Harvey AJ, et al. Cellular magnetic resonance imaging: in vivo imaging of melanoma cells in lymph nodes of mice. Neoplasia. 2008;10(3):207–16.

127. Perera M, Ribot EJ, Percy DB, McFadden C, Simedrea C, Palmieri D, et al. In vivo magnetic resonance imaging for investigating the development and distribution of experimental brain metastases due to breast cancer. Transl Oncol. 2012;5(3):217–25.

128. Ribot EJ, Foster PJ. In vivo MRI discrimination between live and lysed iron-labelled cells using balanced steady state free precession. Eur Radiol. 2012;22(9):2027–34.

129. Canella B, Raine CS. The adhesion molecule and cytokine profile of multiple sclerosis lesions. Ann Neurol. 1995;37:424–35.

130. Polman CH, O'Connor PW, Havrdova E, Hutchinson M, Kappos L, Miller DH, et al. A randomized, placebo-controlled trial of natalizumab for relapsing multiple sclerosis. N Engl J Med. 2006;354:889–910.

131. Piraino PS, Yednock TA, Freedman SB, Pleiss MA, Vandevert C, Thorsett ED, et al. Prolonged reversal of chronic experimental allergic encephalomyelitis using a small molecule inhibitor of alpha4 integrin. J Neuroimmunol. 2002;131:147–59.

132. Carbonell WS, Ansorge O, Sibson N, Muschel R. The vascular basement membrane as "soil" in brain metastasis. PLoS One. 2009;4:e5857.

133. Kusters B, Leenders WP, Wesseling P, Smits D, Verrijp K, Ruiter DJ, et al. Vascular endothelial growth factor-A(165) induces progression of melanoma brain metastases without induction of sprouting angiogenesis. Cancer Res. 2002;62:341–5.

134. Laubli H, Borsig L. Selecting as mediators of lung metastasis. Cancer Microenviron. 2010;3:97–105.

135. Ludwig RJ, Boehme B, Podda M, Henschler R, Jager E, Tandi C, et al. Endothelial P-selectin as a target of heparin action in experimental melanoma lung metastasis. Cancer Res. 2004;64:2743–50.

136. Khatib AM, Kontogiannea M, Fallavollita L, Jamison B, Meterissian S, Brodt P. Rapid induction of cytokine and E-selectin expression in the liver in response to metastatic tumor cells. Cancer Res. 1999;59:1356–61.

137. Vidal-Vanaclocha F, Fantuzzi G, Mendoza L, Fuentes AM, Anasagasti MJ, Martin J, et al. IL-18 regulates IL-1beta-dependent hepatic melanoma metastasis via vascular cell adhesion molecule-1. Proc Natl Acad Sci U S A. 2000;97:734–9.

138. McAteer MA, Sibson NR, von Zur Muhlen C, Schneider JE, Lowe AS, Warrick N, et al. In vivo magnetic resonance imaging of acute brain inflammation using microparticles of iron oxide. Nat Med. 2007;13:1253–8.

139. Serres S, Soto MS, Hamilton A, McAteer MA, Carbonell WS, Robson MD, et al. Molecular MRI enables early and sensitive detection of brain metastases. Proc Natl Acad Sci U S A. 2012;109(17):6674–9.

140. Zach L, Guez D, Last D, Daniels D, Grober Y, Nissim O, et al. Delayed contrast extravasation MRI for depicting tumor and non-tumoral tissues in primary and metastatic brain tumors. PLoS One. 2012;7:e52008.

141. Jain RK. Molecular regulation of vessel maturation. Nat Med. 2003;9(6):685–93.

142. Aronen HJ, Gazit IE, Louis DN, Buchbinder BR, Pardo FS, Weisskoff RM, et al. Cerebral blood volume maps of gliomas: comparison with tumor grade and histologic findings. Radiology. 1994;191:41–51.

143. Cha S, Johnson G, Wadghiri YZ, Jin O, Babb J, Zagzag D, et al. Dynamic, contrast-enhanced perfusion MRI in mouse gliomas correlation with histopathology. Magn Reson Med. 2003;49:848–55.

144. Hompland T, Gulliksrud K, Ellingsen C, Rofstad EK. Assessment of the interstitial fluid pressure of tumors by dynamic contrast-enhanced magnetic resonance imaging with contrast agents of different molecular weights. Acta Oncol. 2013;52:627–35.

145. Wong CS, Van der Kogel AJ. Mechanisms of radiation injury to the central nervous system implications for neuroprotection. Mol Interv. 2004;4:273–84.

146. Zach L, Guez D, Last D, Daniels D, Grober Y, Nissim O, et al. Delayed contrast extravasation MRI: a new paradigm in neuro-oncology. Neuro Oncol. 2015;17:457–65.

147. Wang B, Zhang Y, Zhao B, Zhao P, Ge M, Gao M, et al. Postcontrast T1 mapping for differential diagnosis of recurrence and radionecrosis after gamma knife radiosurgery for brain metastasis. AJNR Am J Neuroradiol. 2018;39(6):1025–31.

148. Chen W, Cloughesy T, Kamdar N, Satyamurthy N, Bergsneider M, Liau L, et al. Imaging proliferation in brain tumors with 18F-FLT PET: comparison with 18F-FDG. J Nucl Med. 2005;46(6):945–52.

149. Chen W, Delaloye S, Silverman DH, Geist C, Czernin J, Sayre J, et al. Predicting treatment response of malignant gliomas to bevacizumab and irinotecan by imaging proliferation with [18F] fluorothymidine positron emission tomography: a pilot study. J Clin Oncol. 2007;25(30):4714–21.

150. Shields AF, Grierson JR, Dohmen BM, Machulla HJ, Stayanoff JC, Lawhorn-Crews JM, et al. Imaging proliferation in vivo with [F-18]FLT and positron emission tomography. Nat Med. 1998;4(11):1334–6.

151. Ribas A, Benz MR, Allen-Auerbach MS, Radu C, Chmielowski B, Seja E, et al. Imaging of CTLA4 blockade-induced cell replication with (18)F-FLT PET in patients with advanced melanoma treated with tremelimumab. J Nucl Med. 2010;51(3):340–6.

152. Schwarzenberg J, Czernin J, Cloughesy TF, Ellingson BM, Pope WB, Geist C, et al. 3′-Deoxy-3′-18F-fluorothymidine PET and MRI for early survival predictions in patients with recurrent malignant glioma treated with bevacizumab. J Nucl Med. 2012;53(1):29–36.

153. Wardak M, Schiepers C, Dahlbom M, Cloughesy T, Chen W, Satyamurthy N, et al. Discriminant analysis of (1)(8)F-fluorothymidine kinetic parameters to predict survival in patients with recurrent high-grade glioma. Clin Cancer Res. 2011;17(20):6553–62.

154. Schiepers C, Dahlbom M, Chen W, Cloughesy T, Czernin J, Phelps ME, et al. Kinetics of 3′-deoxy-3′-18F-fluorothymidine during treatment monitoring of recurrent high-grade glioma. J Nucl Med. 2010;51(5):720–7.

155. Nguyen NC, Yee MK, Tuchay AM, Kirkwood JM, Tawbi H, Mountz JM. Targeted therapy and immunotherapy response assessment with F-18 fluorothymidine positron-emission tomography/magnetic resonance imaging in melanoma brain metastasis: a pilot study. Front Oncol. 2018;8:18.

156. O'Sullivan CC, Lindenberg M, Bryla C, Patronas N, Peer CJ, Amiri-Kordestani L, et al. ANG 1005 for breast cancer brain metastases: correlation between 18F-FLT-PET after first cycle and MRI in response assessment. Breast Cancer Res Treat. 2016;160(1):51–9.

157. Cohen A, Shirvan A, Levin G, Grimberg H, Reshef A, Ziv I. From the Gla domain to a novel small-molecule detector of apoptosis. Cell Res. 2009;19(5):625–37.

158. Allen AM, Ben-Ami M, Reshef A, Steinmetz A, Kundel Y, Inbar E, et al. Assessment of response of brain metastases to radiotherapy by PET imaging of apoptosis with 18F-ML-10. Eur J Nucl Med Mol Imaging. 2012;39:1400–8.

159. Duarte PS, Marin JFG, De Carvalho JWA, Sapienza MR, Buchpiguel CA. Brain metastasis of medullary thyroid carcinoma without macroscopic calcification detected first on 68Ga-DOTATATE and then on 18F-Fluoride PET/CT. Clin Nucl Med. 2018;43(8):623–4.

160. Carreras C, Kulkarni HR, Baum RP. Rare metastases detected by 68Ga-somatostatin receptor PET/CT in patients with neuroendocrine tumors. Recent Results Cancer Res. 2013;194:379–84.

8. 中枢神经系统转移性肿瘤的临床表现

Laura E. Donovan and Rajiv S. Magge

8.1 介绍

中枢神经系统（central nervous system，CNS）转移瘤具有较高的发病率和致死率，因此成为系统性癌最有挑战性的并发症之一。脑实质是肿瘤中枢系统转移最常见的部位，其他可能的转移部位包括垂体、脑室系统和脉络膜丛，脊髓和柔脑膜转移也有可能[1]。在这一章中，我们提供了关于中枢系统转移瘤临床表现的概述，包括诊断检查和初步处理。

8.2 脑转移瘤

脑转移瘤是最常见的颅内恶性肿瘤，其发病率高于原发性颅内肿瘤十倍[2]。关于脑转移瘤发病率的报道存在差异，在不同研究中为6%～30%[3-6]。CNS转移性肿瘤的发病率正在上升，部分原因是由于影像学技术的进步以及更加有效的全身治疗方案使得患者的总生存期得到延长[3]。CNS被认为是疾病的避难所。虽然靶向治疗和免疫检查点抑制剂在治疗某些类型的CNS转移性肿瘤方面取得了进展，但大多数化疗药物穿过血-脑屏障的能力受限[7,8]。生存期的长短取决于潜在的癌症亚型、全身疾病负担和其他患者相关因素（如年龄和功能状态）[9]。

肿瘤脑转移可出现在病程的任一阶段。美国国立癌症研究所数据库（Surveillance, Epidemiology, and End Results，SEER）最近添加了肿瘤最初诊断时是否存在脑转移的信息。基于这些数据，统计表明在所有新诊断的癌症患者中脑转移的发病率约为2%。10%的小细胞肺癌和非小细胞肺癌患者在确诊时已发生脑转移，是所有肿瘤中最常见的，且与肿瘤分期无相关性。相反，在乳腺癌、黑色素瘤和肾癌患者中，诊断时发生脑转移的比例相对较低（分别为0.4%，0.7%和1.5%）。与被诊断为任一分期癌症的患者相比，基线时已存在全身转移的患者脑转移发病率增高了12.1%。在这一人群中，脑转移发病率高的依次是黑色素瘤（28.2%）、肺腺癌（26.8%）、小细胞肺癌（23.5%）和肾癌（10.8%）[10]。

肿瘤脑转移的表现差异很大，从体检中偶然发现的无症状病变，到常见于出血性转移的需要紧急干预的急性神经功能失代偿。根据周围水肿的位置、数量、大小和周围水肿程度，脑转移瘤可以表现出多种症状[11]。

局灶神经功能缺损

20%～75%的脑转移瘤患者以局灶神经功能缺损为主要症状[11, 12]。具体的神经功能缺损表现取决于肿瘤的位置。脑实质内转移最常见于灰白质交界处或分水岭区域。这一现象被认为是反映了肿瘤微栓塞扩散至远端毛细血管并导致了肿瘤的血源性播散[13, 14]。然而一些研究表明大部分脑转移瘤（70%～80%）是幕上转移的，其他尸体解剖研究发现后颅窝和小脑的脑转移发病率几乎相等[15, 16]。与其他癌症相比，乳腺癌和肺癌的转移似乎好发于小脑[17]。尽管样本量有限，但最近一项量化脑转移瘤空间分布的研究发现，脑转移瘤更常见于大脑前动脉分支区域，尤其是在旁扣带回[18]。

幕上转移可累及任一脑叶。有症状的额叶肿瘤患者可表现出对侧偏瘫和性格改变，从意识丧失到去抑制。当优势半球受累时，会出现以难以表达语言为特征的布罗卡失语（Broca aphasia）。由于运动功能相关中枢的特殊空间排列，皮质病变引起的肌力减退可能非常特殊，例如，支配手部皮质的肿瘤转移引起的孤立性手肌无力。内侧运动皮质的病变多累及腿部，而外侧病变往往更易累及手臂和面部[19]。

颞叶包括海马、边缘系统、部分视觉通路和韦尼克区。颞叶转移，特别是双侧病变，可伴有短时记忆障碍。若优势半球受累，可能会导致韦尼克失语（Wernicke aphasia），其特征是无法理解语言（也称为接受性失语）。若视束受累，则体格检查时可能检测到对侧上象限盲。但这一体征这并不总是出现。癫痫发作也很常见，尤其常见于颞叶内侧病变[11, 19]。

右顶叶受累的患者通常表现为视觉空间障碍，尤其是左侧忽略。这可能表现为撞到左侧的东西，或者在更极端的情况下，完全忽略了左侧。患者可能会报告忘记关闭左侧的车门或左侧的衣物穿着不当。对于非优势半球的顶叶病变，常常缺乏对神经功能缺损的认识，即病觉缺失。左顶叶病变可伴有计算力受损。还可见对侧半感觉丧失或视野缺损，以下象限为著。枕部病变也表现为对侧视野缺损，通常累及整个对侧半视野。复杂的幻视觉也有报道[11, 19]。

幕下受累可表现为共济失调或步态障碍。小脑半球病变可引起同侧辨距不良和不协调。影响小脑蚓部的病变更可能导致躯干不稳定，而不是典型的辨距困难。鉴于贯穿脑干的高密度的运动和感觉通路以及脑神经核团，即使很小的肿瘤病变也可能引起明显症状。脑干病变可引起对侧偏瘫和面部、手臂和腿部的半感觉丧失。如果脑桥下部（面神经核下方）或髓质受累，患者可能会出现交叉表现，包括同侧面部无力和对侧肢体无力[19]。

在瘤内出血的情况下，这些神经功能缺陷可能是急性发作的。但许多患者的病情会在几天到几周的时间内进展。任何患有已知全身性癌症的患者出现进行性局灶神经功能缺损时，均应进行CNS肿瘤转移相关的进一步检查。

认知功能障碍

虽然认知功能障碍不经常被认为是真正的局灶神经功能缺损，但其在脑转移瘤患者中也很见[11]，可能表现为定向障碍、意识混乱、记忆力减退和/或执行功能障碍。一项评估肺癌患者全脑放射治疗的研究发现，65%的肺癌脑转移患者在接受治疗前存在认知功能障碍[20]。在患有原发性

脑肿瘤的患者中，认知障碍是致残和引起护理人员压力的主要原因之一。在脑转移患者的照料者中，患者认知障碍与较差的处理策略有关，并可能对生活质量产生负面影响[21]。尽管谵妄或急性精神状态改变在癌症患者中常见，但这一症状在脑转移瘤中并不常见。在132例因精神状态改变而就诊于神经科的患者中，脑转移瘤仅占病因的15%[22]。

头痛

头痛是脑转移瘤的另一常见症状，见于25%～60%的患者，特别是伴有多发转移灶时[1, 11]。头痛可能是由颅内压升高以及牵引硬脑膜疼痛纤维造成的[23]。典型的由颅内肿瘤引起的头痛为局灶性，晨起较重，且平躺或做瓦尔萨尔瓦动作（Valsalva maneuver）时加重，也可能伴有恶心和/或呕吐[24]。然而，在纪念斯隆-凯特林癌症中心（Memorial Sloan Kettering Cancer Center，MSKCC）对100余例患有颅内肿瘤（原发性和转移性）的患者进行的前瞻性研究发现，大多数患者（77%）描述的是双额或同侧的紧张性头痛。与经典的紧张性头痛不同，这些头痛通常伴有恶心（40%），而弯腰可加重头痛（32%）。在这个队列中，典型的晨起头痛并不常见[25]。

头痛在一般人群中也很常见，年患病率接近60%[26]。对于有潜在头痛病因的癌症患者，其典型头痛发作的频率、严重程度或特征的改变应促使临床医疗团队进行进一步评估以排除肿瘤脑转移。

癫痫发作

高达1/3的脑转移患者出现癫痫发作。在一项纳入500余例手术切除脑转移瘤的患者的回顾性研究中，存在颅内多发转移灶，肿瘤位于颞叶和枕叶以及颅骨受累均与术前癫痫发作相关。大肿瘤（＞5cm）以及肿瘤位于除额叶以外部位均与术前无法控制的癫痫发作有关（定义为需要一种以上的抗癫痫药）。癫痫发作也常伴有头痛和认知功能障碍。在该队列中，手术行次全切除、超过3个转移灶、肿瘤位于颞叶、局部复发，以及术后未行化疗均与术后癫痫发作相关[27, 28]。

尽管一些研究表明是否癫痫发作对脑转移患

者的总生存期没有影响,但可严重降低生活质量。在美国,每个州都有限制癫痫发作后驾驶机动车的法律。患者还需要维持抗癫痫药治疗,而这一治疗有时是无限期的。癫痫发作控制不佳与脑转移瘤患者较差的预后相关[29]。

大量研究表明,在癫痫发作一级预防中,预防性使用抗癫痫药物(antiepileptic drug,AED)无效,反而会增加不良事件的发生风险[30,31]。因此,美国神经病学会建议不要对包括转移瘤在内的脑肿瘤患者预防性使用抗癫痫药物[32]。尽管如此,抗癫痫药物的预防性使用在临床实践中仍然很普遍[33]。许多相关研究仍集中在具有更大副作用的上一代抗癫痫药物上,而新药(如左乙拉西坦)通常具有更好的耐受性和获益[34,35]。也有数据表明,对于高危患者或围手术期患者进行一级预防可能有益于降低术后早期癫痫发作的发病率[36,37]。但是,随机对照试验数量有限,是否预防性使用抗癫痫药物仍有争议。

罕见的颅内转移

垂体转移

肿瘤垂体转移较为罕见,仅占颅内转移的0.14%～3.6%,尽管在尸检研究队列报道中,垂体转移发病率高达28%。乳腺癌和肺癌是最常见的可转移至垂体的癌症,但其他癌种也已有许多报道。与累及垂体前叶的腺瘤不同,垂体转移瘤倾向于发生在垂体后叶[38,39]。

超过80%的垂体转移瘤无临床症状。在有症状的患者中,近50%的病例报告有视力障碍。垂体病变最常见的视野缺损是因覆盖垂体上方的视交叉受压迫引起的双颞侧偏盲。超过1/3的病例报道了内分泌功能障碍,尤其是尿崩症和全垂体功能减退。尿崩症患者常常表现为口渴和尿量增加。全垂体功能减退会更难以诊断,因为其症状可能是非特异性的,包括疲劳、嗜睡和直立性低血压。头痛也较为常见,发生在35%的患者中。垂体卒中是一种危及生命的急症,其特征是垂体出血。尽管垂体卒中与垂体腺瘤有关,但很少见于垂体转移瘤[39]。

柔脑膜病变

柔脑膜包括围绕大脑和脊髓的柔脑膜、蛛

网膜以及两者之间的蛛网膜下腔[19]。柔脑膜转移通常是癌症的晚期并发症。尽管柔脑膜病变(leptomeningeal disease,LMD)在腺癌和血液系统恶性肿瘤中最常见,但几乎所有癌症都可以转移至柔脑膜[40,41]。由于脑脊液流经整个柔脑膜区域,大脑和脊髓均浸泡其中,因此柔脑膜病变的临床表现是多样性的,从症状性脑积水到孤立的脑神经病、多灶性缺陷和/或癫痫发作。

当柔脑膜转移瘤累及大脑柔脑膜时,患者常出现颅内压升高的临床表现。柔脑膜转移瘤可通过累及蛛网膜颗粒干扰脑脊液再吸收,引起脑积水或脑室顺应性受限,例如,弥漫性蛛网膜下腔肿瘤可导致脑室顺应性受限,进而引起患者颅内压升高而无影像学可见的脑积水[42]。患者常出现体位性头痛,晨起或弯腰时更严重。同时可能出现恶心或呕吐,有时也可有颈部疼痛与僵硬[43]。以部分展神经麻痹导致的视物模糊或水平复视为代表的视力变化也可见于柔脑膜转移患者。随着颅内压的升高,患者可能会出现进行性嗜睡[41]。其他意识改变包括癫痫发作或因体位改变而引起的突然无应答,这种现象称为压力波或平稳波[42]。

柔脑膜病变累及脑神经的表现包括视力改变、面部麻木、面部无力、听力下降、耳鸣或声音嘶哑[42,43]。脊髓和马尾神经根受累会导致神经根性疼痛,小肠或膀胱功能障碍,或下肢局灶性麻木或无力[41,42]。在转移性癌症患者中,影响神经轴多个水平的联合症状应引起对肿瘤柔脑膜转移的怀疑[1]。

8.3 脊柱转移

累及脊柱的肿瘤可根据其所在位置分为三种类型:硬膜外肿瘤、硬膜内髓外肿瘤和硬膜内髓内肿瘤,绝大多数转移瘤位于硬膜外[44]。硬膜外肿瘤通常起源于椎体,最常见于胸椎,并侵袭至硬膜外间隙[42,44]。硬膜外肿瘤最初的临床表现可为严重的背痛。疼痛通常很剧烈,夜间严重,并可能导致患者从睡眠中惊醒。硬膜外和硬膜内髓外肿瘤均可导致脊髓受压。当脊髓受压时,患者可出现局灶性神经功能缺损,包括无力、麻木、小肠或膀胱功能障碍或步态障碍[43]。大约5%的转移瘤患者最初临床表现为脊髓受压[45]。

肿瘤髓内转移很罕见,发病率低于2%。虽然患者首发症状为髓内转移，但发生髓内转移时通常已经存在了脑和柔脑膜的转移[46]。患者可能出现脊髓综合征，例如，脊髓半切综合征，其特征是同侧肢体无力、振动 / 本体感觉消失、对侧针刺觉丧失及病变水平以下的皮温减低。疼痛、无力和感觉变化是最常见的症状，然而，小肠或膀胱功能障碍和痉挛也较常见。通常情况下，随着病灶大小的增加，患者的神经功能下降相对较快，但也有可能出现诊断延迟[47]。

检查和管理

CNS 转移性肿瘤的首选影像学检查方法是钆增强 MRI[12]。对于存在局灶性神经病变主诉的患者，影像学检查可以聚焦于最受关注的区域，例如，仅关注大脑或特定脊髓节段。对于影像学发现脑实质转移瘤的患者，如果患者无临床症状，则全面的 CNS 疾病分期并不总是必要的。对于肿瘤柔脑膜转移的患者，检查应包括对神经轴（包括大脑和整个脊柱）进行完整平扫和 / 或增强成像。当临床上怀疑患者柔脑膜受累但影像学结果阴性时，诊断的金标准是行腰椎穿刺进行脑脊液分析。多次腰椎穿刺可能是必要的，因为行小于 3 次检测的脑脊液细胞学检查敏感性不超过 90%[48]。来自椎体的硬膜外脊柱转移瘤很少是单发灶，因此建议对整个脊柱进行影像学检查[49]。一旦发现 CNS 转移，建议进行系统性分期，因为这对患者预后和治疗方案制订都有积极意义。

存在临床症状的脑转移瘤患者初始治疗包括大剂量地塞米松以减轻脑水肿及减少症状负担。未见明显水肿的无症状脑转移瘤患者可能不需要糖皮质激素。脑转移瘤患者的治疗方案已有一定发展，可能包括放射治疗、手术、化学药物治疗、免疫治疗或靶向治疗的联合治疗。这些将在本书的后续章节中进行进一步讨论。然而，对每位患者的恰当治疗方案取决于患者自身的 CNS 疾病负担、系统性疾病严重程度以及可用的系统性治疗方案[2,50,51]。

（陈雯琳 译，梁庭毓 李一林 校）

参考文献

1. Lee EQ. Nervous system metastases from systemic cancer. Continuum. 2015;21(2 Neuro-Oncology):415–28.

2. Patchell RA. The management of brain metastases. Cancer Treat Rev. 2003;29(6):533–40.

3. Davis FG, Dolecek TA, McCarthy BJ, Villano JL. Toward determining the lifetime occurrence of metastatic brain tumors estimated from 2007 United States cancer incidence data. Neuro-Oncology. 2012;14(9):1171–7.

4. Nathoo N, Chahlavi A, Barnett GH, Toms SA. Pathobiology of brain metastases. J Clin Pathol. 2005;58(3):237–42.

5. Nayak L, Lee EQ, Wen PY. Epidemiology of brain metastases. Curr Oncol Rep. 2012;14(1):48–54.

6. Martin AM, Cagney DN, Catalano PJ, et al. Brain metastases in newly diagnosed breast cancer: a population-based study. JAMA Oncol. 2017;3(8):1069–77.

7. Deeken JF, Loscher W. The blood-brain barrier and cancer: transporters, treatment, and Trojan horses. Clin Cancer Res. 2007;13(6):1663–74.

8. Lockman PR, Mittapalli RK, Taskar KS, et al. Heterogeneous blood-tumor barrier permeability determines drug efficacy in experimental brain metastases of breast cancer. Clin Cancer Res. 2010;16(23):5664–78.

9. Sperduto PW, Chao ST, Sneed PK, et al. Diagnosis-specific prognostic factors, indexes, and treatment outcomes for patients with newly diagnosed brain metastases: a multi-institutional analysis of 4,259 patients. Int J Radiat Oncol Biol Phys. 2010;77(3):655–61.

10. Cagney DN, Martin AM, Catalano PJ, et al. Incidence and prognosis of patients with brain metastases at diagnosis of systemic malignancy: a population-based study. Neuro-Oncology. 2017;19(11):1511–21.

11. Noh T, Walbert T. Brain metastasis: clinical manifestations, symptom management, and palliative care. Handb Clin Neurol. 2018;149:75–88.

12. Kaal EC, Taphoorn MJ, Vecht CJ. Symptomatic management and imaging of brain metastases. J Neuro-Oncol. 2005;75(1):15–20.

13. Massague J, Obenauf AC. Metastatic colonization by circulating tumour cells. Nature. 2016;529(7586):298–306.

14. Hwang TL, Close TP, Grego JM, Brannon WL, Gonzales F. Predilection of brain metastasis in gray and white matter junction and vascular border zones. Cancer. 1996;77(8):1551–5.

15. Tsukada Y, Fouad A, Pickren JW, Lane WW. Central nervous system metastasis from breast carcinoma. Autopsy study. Cancer. 1983;52(12):2349–54.

16. Ghia A, Tome WA, Thomas S, et al. Distribution of brain metastases in relation to the hippocampus: implications for neurocognitive functional preservation. Int J Radiat Oncol Biol Phys. 2007;68(4):971–7.

17. Bender ET, Tome WA. Distribution of brain metastases: implications for non-uniform dose prescriptions. Br J Radiol. 2011;84(1003):649–58.

18. Yanagihara TK, Lee A, Wang TJC. Quantitative analysis of the spatial distribution of metastatic brain lesions. Tomography. 2017;3(1):16–22.

19. Blumenfeld H. Neuroanatomy through clinical cases. 2nd ed. Sunderland: Sinauer Associates; 2010.

20. Mehta MP, Rodrigus P, Terhaard CH, et al. Survival and neurologic outcomes in a randomized trial of motexafin gadolinium and whole-brain radiation therapy in brain metastases. J Clin Oncol. 2003;21(13):2529–36.

21. Saria MG, Courchesne N, Evangelista L, et al. Cognitive dysfunction in patients with brain metastases: influences on caregiver resilience and coping. Support Care Cancer. 2017;25(4):1247–56.

22. Tuma R, DeAngelis LM. Altered mental status in patients with cancer. Arch Neurol. 2000;57(12): 1727–31.

23. Taylor LP. Mechanism of brain tumor headache. Headache. 2014;54(4):772–5.

24. Headache Classification Committee of the International Headache Society (IHS). The international classification of headache disorders, 3rd edn. Cephalalgia. 2018;38(1):1–211.

25. Forsyth PA, Posner JB. Headaches in patients with brain tumors: a study of 111 patients. Neurology. 1993;43(9):1678–83.

26. Stovner LJ, Andree C. Prevalence of headache in Europe: a review for the Eurolight project. J Headache Pain. 2010;11(4):289–99.

27. Pojskic M, Bopp MHA, Schymalla M, Nimsky C, Carl B. Retrospective study of 229 surgically treated patients with brain metastases: prognostic factors, outcome and comparison of recursive partitioning analysis and diagnosis-specific graded prognostic assessment. Surg Neurol Int. 2017;8:259.

28. Wu A, Weingart JD, Gallia GL, et al. Risk factors for preoperative seizures and loss of seizure control in patients undergoing surgery for metastatic brain tumors. World Neurosurg. 2017;104:120–8.

29. Cacho-Diaz B, San-Juan D, Salmeron K, Boyzo C, Lorenzana-Mendoza N. Choice of antiepileptic drugs affects the outcome in cancer patients with seizures. Clin Transl Oncol. 2018;20(12):1571–6.

30. Lobos-Urbina D, Kittsteiner-Manubens L, Pena J. Is primary prevention with antiepileptic drugs effective in brain tumors or brain metastases? Medwave. 2017;17(Suppl1):e6871.

31. Wu AS, Trinh VT, Suki D, et al. A prospective randomized trial of perioperative seizure prophylaxis in patients with intraparenchymal brain tumors. J Neurosurg. 2013;118(4):873–83.

32. Stevens GH. Antiepileptic therapy in patients with central nervous system malignancies. Curr Neurol Neurosci Rep. 2006;6(4):311–8.

33. Dewan MC, Thompson RC, Kalkanis SN, Barker FG 2nd, Hadjipanayis CG. Prophylactic antiepileptic drug administration following brain tumor resection: results of a recent AANS/CNS Section on Tumors Survey. J Neurosurg. 2017;126(6):1772–8.

34. Zachenhofer I, Donat M, Oberndorfer S, Roessler K. Perioperative levetiracetam for prevention of seizures in supratentorial brain tumor surgery. J Neuro-Oncol. 2011;101(1):101–6.

35. Gokhale S, Khan SA, Agrawal A, Friedman AH, McDonagh DL. Levetiracetam seizure prophylaxis in craniotomy patients at high risk for postoperative seizures. Asian J Neurosurg. 2013;8(4): 169–73.

36. Goldlust SA, Hsu M, Lassman AB, Panageas KS, Avila EK. Seizure prophylaxis and melanoma brain metastases. J Neuro-Oncol. 2012;108(1):109–14.

37. Joiner EF, Youngerman BE, Hudson TS, et al. Effectiveness of perioperative antiepileptic drug prophylaxis for early and late seizures following oncologic neurosurgery: a meta-analysis. J Neurosurg. 2018;130:1274–82.

38. He W, Chen F, Dalm B, Kirby PA, Greenlee JD. Metastatic involvement of the pituitary gland: a systematic review with pooled individual patient data analysis. Pituitary. 2015;18(1):159–68.

39. Javanbakht A, D'Apuzzo M, Badie B, Salehian B. Pituitary metastasis: a rare condition. Endocr Connect. 2018;7:1049–57.

40. Mittica G, Senetta R, Richiardi L, et al. Meningeal carcinomatosis underdiagnosis and overestimation: incidence in a large consecutive and unselected population of breast cancer patients. BMC Cancer. 2015;15:1021.

41. Nayar G, Ejikeme T, Chongsathidkiet P, et al. Leptomeningeal disease: current diagnostic and therapeutic strategies. Oncotarget. 2017;8(42):73312–28.

42. DeAngelis LM, Posner JB, Posner JB. Neurologic complications of cancer. 2nd ed. Oxford/New York: Oxford University Press; 2009.

43. Mendez JS, DeAngelis LM. Metastatic complications of cancer involving the central and peripheral nervous systems. Neurol Clin. 2018;36(3):579–98.

44. Van Goethem JW, van den Hauwe L, Ozsarlak O, De Schepper AM, Parizel PM. Spinal tumors. Eur J Radiol. 2004;50(2):159–76.

45. Schiff D, O'Neill BP, Suman VJ. Spinal epidural metastasis as the initial manifestation of malignancy: clinical features and diagnostic approach. Neurology. 1997;49(2):452–6.

46. Schiff D, O'Neill BP. Intramedullary spinal cord metastases: clinical features and treatment outcome. Neurology. 1996;47(4):906–12.

47. Lee SS, Kim MK, Sym SJ, et al. Intramedullary spinal cord metastases: a single-institution experience. J Neuro-Oncol. 2007;84(1):85–9.

48. Glantz MJ, Cole BF, Glantz LK, et al. Cerebrospinal fluid cytology in patients with cancer: minimizing false-negative results. Cancer. 1998;82(4):733–9.

49. Shah LM, Salzman KL. Imaging of spinal metastatic disease. Int J Surg Oncol. 2011;2011:769753.

50. Lin X, DeAngelis LM. Treatment of brain metastases. J Clin Oncol. 2015;33(30):3475–84.

51. Aizer AA, Lee EQ. Brain metastases. Neurol Clin. 2018;36(3):557–77.

9. 脑转移瘤中癫痫的处理

Ankush Bhatia and Edward K. Avila

9.1 脑转移瘤患者癫痫发作的流行病学、发病率、病因

脑转移瘤患者癫痫发作的控制，是神经肿瘤整体治疗的一部分。有研究报道，多达20%的脑转移瘤患者有癫痫发作[1, 2]。近期一篇系统性综述，报道癫痫的发病率为14.8%，虽然在其他文章中报道高达40%[1-18]。不论具体百分数是多少，癫痫都是脑转移瘤患者共同面对的一个问题。癫痫的发病率高低与肿瘤种类有关：在一篇纳入470例脑转移瘤患者的回顾性研究中，癫痫发病率在黑色素瘤（67%）中最高，而在乳腺癌中（16%）最低。其他常见肿瘤种类有肺癌（29%）、胃肠道肿瘤（21%）和未知原发肿瘤（25%）。黑色素瘤脑转移的癫痫发病率如此之高，是因为它更容易发生出血，而出血可能导致癫痫。

肿瘤位置是影响脑转移瘤患者癫痫发作率的另一个重要因素。癫痫几乎只发生于幕上病灶，更常见于额叶、顶叶、颞叶的皮质病灶。这是因为皮质灰质本身就有着产生癫痫的属性[2]。相比而言，枕叶癫痫更加罕见。靠近中央沟的肿物更容易引起癫痫，而垂体或后颅窝的病灶则很少导致癫痫，除非侵犯到幕上[19]。癫痫发生的风险，随脑转移病灶数目的增多而增加。

临床医生应当谨慎评估脑转移瘤患者发生癫痫的病因。除了转移灶本身可以作为癫痫的病灶，还有其他可能，包括柔脑膜或硬脑膜转移、代谢因素、脑梗死或脑出血、感染、治疗相关因素等。表9-1展示了脑转移瘤患者癫痫发作的一些潜在的病因。癌症患者更容易发生代谢性脑病，如低钠血症、低血糖症、机会性感染或治疗的副作用等。副肿瘤性脑炎是另一种可能导致癌症患者发生癫痫的原因。

很多研究在尝试阐述导致脑转移瘤患者癫

表 9-1 脑转移瘤患者癫痫的可能病因

转移性 CNS 肿瘤	治疗相关原因
实质性转移瘤	放射治疗
基于硬脑膜的转移瘤	急性
柔脑膜转移瘤	早发性
	晚发性
中毒 / 代谢因素	化学治疗
低钠血症	抗代谢物
低血糖	甲氨蝶呤
低氧	阿糖胞苷
低钙血症	门冬酰胺酶
低镁血症	长春碱
	拓扑异构酶抑制剂
脑梗死	烷化剂
	异环磷酰胺
脑出血	亚硝基脲
	顺铂
感染	贝伐珠单抗
细菌	
单核李斯特菌	阿片类
病毒	哌替啶
巨细胞病毒	止吐药
单纯疱疹病毒	吩噻嗪
真菌	丁酰苯
新型隐球菌	抗生素
烟曲霉菌	青霉素
念珠菌	氟喹诺酮
寄生虫	亚胺培南西司他丁
弓形虫	副肿瘤疾病

*改编更新自 Table 4-9, pg. 108, from DeAngelis/Posner book "Neurological Complications of Cancer" 2nd edition. Edited and updated with permission from Oxford University Press.

痛发作的因素。肿瘤相关的癫痫发作机制仍不明确，目前的理论主要聚焦于瘤周氨基酸紊乱、局部代谢失衡、脑水肿、pH异常和免疫活性改变

（图9-1）[20, 21]。目前需要对这些机制更深入的研究，才能解释为什么即使在转移灶切除后有些癫痫患者仍对抗癫痫药物耐药。

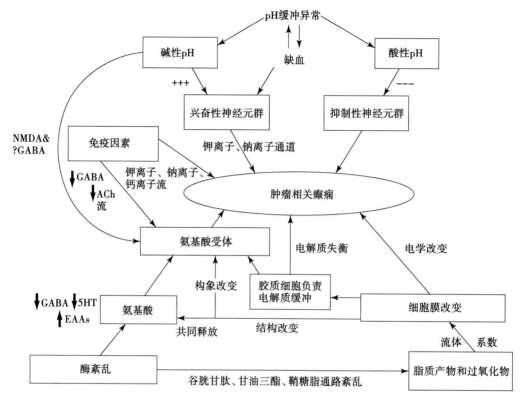

图9-1　总结肿瘤相关癫痫的可能病因和影响机制。高亮不同因素的多重相互作用和癫痫发生的多种可能途径。NMDA，N-甲基-D-天冬氨酸；GABA，γ-氨基丁酸；ACh，乙酰胆碱；5HT，5-羟色氨酸；EAA，兴奋性氨基酸（摘自 Beaumont A, Whittle IR. The pathogenesis of tumour associated epilepsy. Acta Neurochir（Wien）.2000；142（1）：1-15. Reprinted with permission from Springer）

9.2　临床表现

　　脑转移瘤患者的癫痫一般是部分性癫痫发作，但如果局灶放电无症状，也可能表现为全面性发作。先兆表现（警示征）、特殊发作表现或发作期现象，一般能够反映肿瘤的颅内位置。癫痫发作可能是肿瘤侵犯皮质脑实质、邻近柔脑膜或局部水肿导致的皮质刺激所致。肿瘤相关癫痫一般重复发作或有固定的模式，伴有发作前先兆和癫痫后的发作后期。国际抗癫痫联盟（International League Against Epilepsy，ILAE）近期提出了一种癫痫新分类方法，将局限性癫痫发作，按发作时是否有意识障碍分类[22]。

　　意识正常的局限性发作（之前称为简单部分性发作），进一步根据症状性和癫痫的皮质区域进行分类。例如，枕叶癫痫可能表现为对侧视野处

的闪光，而皮质运动区起源的癫痫则可能导致对侧面部、上下肢的节律性震颤样运动。顶叶癫痫能影响空间感觉，而主要位于额叶的占位能影响语言功能并导致失语性癫痫。颞叶癫痫可能伴有起始的先兆，比如味觉、嗅觉异常或胃肠道症状。患者可能只有先兆症状，也就是局限性癫痫导致的症状，而无意识障碍。先兆可能持续数月，最终进展为全面性癫痫[23]。发作后，患者可能会立即恢复到正常状态，也可能会伴有长期的神经功能下降的发作后期，神经功能下降的具体情况与癫痫起源的脑区有关。值得一提的是，有上肢局限性运动性癫痫的患者，可能会伴有发作后乏力，持续数分钟到数小时，也称为Todd瘫痪。

　　合并意识障碍的局限性癫痫，此前称为复杂部分性发作，即癫痫发作时患者有意识改变。此种癫痫发作时，患者对环境刺激有警觉但无反应，患者可能进行重复性动作如面部扭曲、吞咽、唇部

开合等,也称为自动症。患有额叶深部病变的患者也可能发生敌意或攻击性行为。类似地,患者可能有先兆、发作期和发作后期。

任何局限性癫痫都可能发展成全面性癫痫,常表现为强直性肌阵挛。强直期开始于突发的意识丧失,接着是上肢、下肢、胸部、背部的僵直,可能在数分钟内进展为肌肉痉挛。阵挛期的特征是咬舌,以及血性泡沫痰。发作后期起始于运动停止之后;患者一般会进入深度睡眠,持续数分钟之后,患者逐渐清醒。

值得注意的是,常由柔脑膜病变导致的颅内压升高的患者,其高原波(或压力曲线)常常能模拟癫痫波形;然而,这两种诊断不应被混淆,因为治疗方法截然不同。高原波常导致眩晕、头晕、晕厥前表现,甚至直接晕倒,一般与体位变化有关(如坐位到站位)。这些事件会发生在颅内压升高或静脉栓塞时,即使没有头痛表现。提示颅内压升高的关键性检查有,眼底检查提示视乳头水肿,影像学提示的脑积水。多达 25% 的柔脑膜病变患者有癫痫发作。有癫痫的患者可以接受抗癫痫药物治疗,而颅内压升高的患者应接受糖皮质激素和(或)神经外科干预治疗。

脑肿瘤患者也可能发生癫痫持续状态,可能是局限性或全面性的,痉挛性或非痉挛性的。对癫痫持续状态的处理见本章下文。

9.3 诊断评估

对有癫痫发作的脑转移瘤患者的评估,需要进行仔细的病史采集、详细的神经系统检查、脑电图(electroencephalography,EEG)和神经影像检查[19, 24]。对现病史的采集,应包括对癫痫事件的可靠描述,不仅由患者本人提供,同时包括目击者,尽管不是每次都有目击者。问诊应该关注可能存在的、导致癫痫更易发作的刺激或诱因,比如情绪激动、运动、饮酒[25]。对癫痫的精确描述需要包括,引发癫痫发生的事件、发作症状和发作后状态。病史应总结不同的癫痫症状、既往抗癫痫用药及其副作用、出生史和中枢神经系统(central nervous system,CNS)感染史。癫痫患者的神经查体,一般表现正常,除非有结构性 CNS 病变,导致占位效应,如 Todd 瘫痪。全面的辅助检查,应包括 AED 水平、血常规、电解质、血糖、钙、镁、肾功

能、肝功能、尿检,以除外任何可逆性代谢性异常导致癫痫发作阈值降低[26]。

对癫痫患者来说,EEG 是重要的评估手段。EEG 能辅助诊断癫痫、定位癫痫活动来源,有时能辅助确定潜在的癫痫综合征。然而,EEG 也有一些不足。比如,间歇性 EEG 改变和发作间期痫样放电(interictal epileptiform discharges,IED)可能频率很低,往往在患者行 EEG 时不能被捕捉到。此外,小或深部脑转移瘤导致的癫痫,可能不存在协调性的 EEG 波形,因为这些微小放电可能不能被头皮记录器所感应。因此,医生必须了解 EEG 对诊断癫痫的优点和缺点。临床症状明显且完全恢复的癫痫患者,可能不需要 EEG 检查。对无临床癫痫发作证据的患者,也不推荐常规 EEG 检查。然而,EEG 对诊断非痉挛性癫痫和非痉挛性癫痫持续状态(nonconvulsive status epilepticus,NCSE)有着重要作用。对所有有精神状态改变的脑转移瘤患者,均应行 EEG 检查。

监测在诊断过程中的患者,可以常规使用 EEG(救护车或住院),或用长程视频脑电图监测住院患者。在常规 EEG 检查中,电活动被置于头皮上标准位置的电极所接收,记录较短时间——一般是 30 分钟。常规 EEG 检测 IED 的敏感性较低,使用长程过夜的视频 EEG 监测可以提高敏感性[27]。在癫痫频率升高且 EEG 与末次癫痫间隔缩短,或癫痫被过度通气、光刺激、睡眠剥夺或撤药所诱发时,敏感性也会增高。然而,只要医生认为癫痫是最可能的诊断,就不应推迟治疗。对 EEG 的解读最好由有经验的、经过 EEG 专业培训的医生进行。周期性一侧放电(Lateralized periodic discharges,LPD)(之前也叫 PLED)常见于快速生长的大脑恶性肿瘤患者,能够导致急性皮质损伤。LPD 的定义是重复发生的、单侧的、持续放电、尖波或棘慢波[28]。EEG 节律的局部或全面性减慢并不特异,可见于多系统受累、发作后期或潜在结构性病变的患者,不一定是癫痫发作。

神经影像学,对可疑或患有脑转移瘤的癫痫患者,有着重要评估意义[29]。CT 一般作为新发癫痫患者首选的影像学检查,因为 CT 检查迅速,且可以除外一些神经系统急症,比如出血[29, 30]。比起 CT,增强 MRI 检测脑转移瘤更加敏感,应该作为神经影像选择之一[31],具有更高的空间分辨率和软组织对比度,能够更好地对小转移瘤病灶和柔脑膜病变成像。PET-CT 和功能磁共振可以作

为补充的神经影像序列，能够术前评估患者的脑转移瘤状态[32]。

如果怀疑 CNS 感染或柔脑膜转移，应行腰椎穿刺。腰椎穿刺前应做合适的 CT 或 MRI 神经影像，以排除可能影响腰穿安全性的占位性病变。

9.4　治疗

脑转移瘤相关性癫痫，会影响发病率和死亡率，需要积极治疗[33]。最常用的两种治疗方案为，抗癫痫药物治疗及肿瘤导向治疗。一般优先使用抗癫痫药物治疗，同时计划肿瘤定向治疗。

抗癫痫药物治疗

每位脑转移瘤导致癫痫的患者，都应该使用抗癫痫药物治疗，因为其癫痫复发的风险很高。在此人群中，还没有随机对照试验证明哪个药物更优于另一种。AED 的选用应以控制癫痫为目标，并遵从最低有效剂量和最小毒性的原则。特定的 AED 需要监测血清浓度，使其维持在推荐区间。在开药前也需要考虑 AED 与化疗药的相互作用。

无或仅有最小肝酶促进或抑制作用的 AED，包括左乙拉西坦、布瓦西坦、普瑞巴林、拉莫三嗪、拉考沙胺、托吡酯等，一般推荐首选用于初治患者，因为其副作用较轻且药物相互作用较弱（表 9-2）[34-37]。在整体人群中，一般常用左乙拉西坦，因为药物耐受性较好；然而一些患者可能会有神经精神副作用，如易激惹、烦躁、焦虑和抑郁[37]。额叶脑转移瘤的患者，神经精神副作用的风险更高，对此临床医生应当保持警惕。

应该尽可能避免多药联用，因为单药能提升患者依从性、扩大治疗窗口、提高成本效益。单药治疗还可以最大限度减少与化疗药和其他药物的潜在相互作用。原发脑肿瘤的患者数据提示，大约 50% 的肿瘤相关癫痫患者会对单一 AED 药物响应良好[38]。如果患者癫痫反复发作，初始 AED 剂量应加大，且在换药或加量前，应检查血药浓度处于合适水平。在难治性癫痫和原发脑肿瘤患者中，拉考沙胺被视为一种有效的辅助药物[39, 40]。

左乙拉西坦

一项回顾性研究检测了左乙拉西坦对脑转移

瘤患者的作用——有 13 例患者接受左乙拉西坦（levetiracetam）治疗，其中包括单药治疗（6 例）和辅助治疗（7 例），中位剂量为 1 000mg/d，中位癫痫发作频率降到了 0 次每周，提示癫痫完全控制。13 例患者中，仅有 3 例报道有困倦或头疼，作为最常见的不良事件[41]。并未发现与其他药物或化疗的任何严重相互作用。因此，左乙拉西坦常作为神经肿瘤患者的首选药物。左乙拉西坦既有口服制剂，也有静脉制剂，十分方便。布瓦西坦是一种新的制剂，宣传中称与左乙拉西坦药效类似，但无精神性副作用；然而，此药物在脑转移瘤中并无相关研究。

苯妥英

苯妥英对控制脑转移瘤中癫痫非常有效，常用于癫痫持续状态，可以方便地静脉输液或口服。然而，对于发生癫痫的癌症患者，往往不推荐常规使用，因为它有 CYP3A4 诱导剂活性，与化疗药物有潜在相互作用。其严重的副作用包括肝酶升高、骨软化、共济失调、眼球震颤、肌病、骨髓抑制。

唑尼沙胺

唑尼沙胺在脑转移瘤中无特殊研究，但在其他脑肿瘤中有所研究。一项纳入 6 位胶质性脑肿瘤的研究提示，唑尼沙胺的响应率为 83%，69% 的患者癫痫发生频率下降[42]。限制性的副作用包括肾结石、性功能障碍和疲劳。该药物似乎并不干涉其他利用细胞色素 P-450 酶系统的药物的代谢。

奥卡西平和卡马西平

一项回顾性研究分析了脑转移瘤患者使用奥卡西平（oxcarbazepine）（中位剂量 1 162.5mg/d），对比苯巴比妥（phenobarbital）和卡马西平（carba-mazepine）的有效性和耐受性。结果提示奥卡西平比起其他药物，有着类似的药效和明显更少的副作用[43]。使用治疗剂量卡马西平的患者，可能主诉有间断复视以及疲劳。卡马西平还可以导致白细胞减少，这在接受骨髓抑制性化疗的患者中，尤其需要得到重视。这种药也曾被报道与 SIADH、无菌性脑膜炎、皮疹相关。而奥卡西平则很少导致皮疹和淡漠，被认为是比卡马西平副作用谱更少的一种药物。

加巴喷丁和普瑞巴林

有研究在 4 例脑转移瘤患者中使用加巴喷

表 9-2　抗癫痫药物

	平均剂量（血清治疗范围）	代谢	作用机制	常见副作用
酶诱导性 AED				
苯妥英	20mg/kg 首剂，此后 3～5mg/kg 每一次或两次（10～20μg/ml）	肝	钠通道	皮疹，骨软化，重症多形红斑（Stevens-Johnson syndrome），牙龈增生，多毛症
卡马西平	800～2 400mg，每天两到四次（8～12μg/ml）	肝	钠通道	困倦，复视，皮疹，重症多形红斑，白细胞减少，低钠血症
苯巴比妥	10mg/kg 首剂，此后 1～3mg/（kg·d）（15～40μg/ml）	75% 肝；25% 肾	GABA	困倦，重症多形红斑，冰冻肩，皮疹，共济失调，情绪改变
奥卡西平	900～2 400mg/d 两到四次	80% 肝	钠通道	低钠血症，复视，头疼，困倦
非酶诱导性 AED				
丙戊酸	10～60mg/（kg·d）三到四次（60～100μg/ml）；静脉输液速度为 20mg/分，与口服相同	肝	GABA，钠通道	脱发，体重增加，胰腺炎，血小板减少，血小板功能障碍，震颤，帕金森病，锥体外系综合征
加巴喷丁	900～4 800mg/d 分三到四次	肾	GABA	困倦，快速滴定，共济失调，体重增加
普瑞巴林	150～600mg/d	不详	钙通道	困倦，眩晕，共济失调
托吡酯	100～400mg/d 两次	30%～50% 肝；50%～70% 肾	钠通道，GABA，AMPA/红藻氨酸	认知障碍，感觉异常，慢滴定，体重下降，肾结石
左乙拉西坦	500～2 000mg/d 两次	酶催化水解	突触小泡蛋白结合	易激惹，精神病，困倦，青光眼
布瓦西坦	50～100mg/d 两次	肝或肝外酰胺酶介导的水解	突触小泡蛋白结合	困倦，共济失调，眼球震颤，嗜睡
拉莫三嗪	300～500mg/d 两次	85% 肝	钠通道	困倦，皮疹，尤其与丙戊酸钠联用时，慢滴定
唑尼沙胺	200～600mg/d 一到两次（10～30μg/ml）	90% 以上肝	钙、钠通道	困倦，头痛，体重下降，肾结石，慢滴定
拉考沙胺	200～400mg/d	肝去甲基化	钠通道	眩晕，头痛，复视，视物模糊
氯巴占	5～40mg/d	肝 N-去甲基化	GABA 激动剂	镇静，认知作用，困倦

改编更新自 Table 4-10, pg. 110, DeAngelis/Posner book，Neurological Complications of Cancer with permission from Oxford University Press。

丁（gabapentin），作为辅助抗癫痫药物，半数患者癫痫缓解[44]。类似地，另一项研究提示普瑞巴林（pregabalin）（中位剂量为 300mg），可以减少原发性脑肿瘤患者癫痫发作频率 50% 以上[45]。加巴喷丁和普瑞巴林较安全，广泛应用于癌症患者，以治疗化疗导致的外周神经病变。与其他药物的相互作用极少或不存在；然而其副作用包括困倦、眩晕、共济失调、乏力和体重增加。

托吡酯

托吡酯（topiramate）在原发脑肿瘤（$n=47$）中有作为辅助治疗或单药治疗（中位剂量 240mg/d）的相关研究。研究提示大于 50% 的患者癫痫频率下降 76%，仅有 8% 的患者发生了副作用，6% 的患者因副作用停药[46]。明显副作用包括困倦、乏力、精神运动缓慢、思维混乱、体重减轻、青光眼和肾结石。托吡酯和抗肿瘤药物的相互作用目前仍不清楚。

肿瘤导向治疗

脑转移瘤的治疗包括手术、放射治疗和 / 或化疗，也可能改善癫痫活动。对可疑致癫痫区域的病灶切除，被证明对非脑肿瘤患者有效，同时在脑肿瘤患者中被推断为有效。但在关注手术控制癫痫的作用的几项研究中，特别关注脑转移瘤的研究则很少。对脑肿瘤患者控制癫痫的手术治疗，目前并无标准方案。此外，因为组织学、病理学和肿瘤位置的不同，很难对比针对脑肿瘤和癫痫手术的各项研究。有研究推测，肿瘤相关的癫痫不一定来自肿瘤病灶，而是可能来自邻近的脑组织，因此肿瘤相关癫痫可能与特发性癫痫有所不同[47]。

癫痫患者的脑肿瘤手术切除策略有三种：①局灶肿瘤切除；②无皮质脑电图的根治性肿瘤切除；③有皮质脑电图的根治性肿瘤切除。尽管有这些选择，无皮质脑电图的手术切除可能并不能消灭致癫痫病灶。同样地，很多患者在手术前、术中和术后需要抗癫痫药物。一些研究证明，对原发脑肿瘤化疗后，癫痫频率有所降低，尽管这些研究都没有特别纳入脑转移瘤[48-53]。

预防

在脑转移瘤患者中预防性应用抗惊厥药物的数据很有限。近期一项荟萃分析发现，仅有一项研究符合其纳入标准，最大困难在于研究参与者的基线信息不同，如脑转移瘤的亚型等[54]。对未发生癫痫的成人脑转移瘤患者，预防性抗癫痫推荐级别为 3 级；常规 AED 预防不推荐。这种推荐是基于荟萃分析所纳入的一项研究，使用了苯妥英或苯巴比妥作为预防性 AED[55]。由于癫痫发病率在治疗组和未治疗组并无明显差异，考虑到 AED 的副作用，作者认为不应使用预防性药物。

然而，新型 AED 如左乙拉西坦和拉考沙胺（lacosamide），在脑肿瘤患者中的应用，越来越受到欢迎，并被认为安全有效。在一项回顾性研究中，纳入了频繁、每周癫痫发作的患者，提示左乙拉西坦在转移瘤患者中耐受良好[41]。所有转移瘤患者的癫痫频率均降低到用药前基线的 50% 以下。部分亚组的脑转移瘤患者可能对预防性 AED 获益。一项研究评价了超过 2 年预防性使用 AED 的一组黑色素瘤脑转移患者[9]。该项目研究了脑转移相关的癫痫风险特征——出血和多发幕上转移灶与癫痫风险升高有关。单变量分析提示预防性 AED 与癫痫风险降低明显相关。这项研究的不足包括其回顾性本质，以及样本量较少。然而，该研究提示预防性 AED 可能在部分脑转移瘤患者亚组中有所获益。

抗惊厥药物的不良反应

药物相互作用

抗癫痫药物和化疗药物的相互作用十分复杂，主要涉及细胞色素 P-450（CYP）系统（表 9-3）。比如苯巴比妥、苯妥英、卡马西平，是三种著名的具有强 CYP3A4 诱导作用的抗癫痫药物，能够显著降低长春新碱、紫杉醇、伊立替康、替尼泊苷、甲氨蝶呤（methotrexate，MTX）、白消安的水平。丙戊酸与特定化疗药之间，有一些复杂的相互作用。丙戊酸是少有的细胞色素酶抑制性 AED 之一，具有很强的蛋白结合力，还有潜在 CYP2A6 诱导作用。与蛋白质高度结合的 AED 或化疗药之间——包括苯妥英、苯巴比妥、丙戊酸、顺铂、依托泊苷（etoposide，）、替尼泊苷（teniposide）——能够互相发生反应，影响两者的游离和结合药物浓度。值得注意的是，口服 AED 的患者，在同时使用有强恶心呕吐副作用的化疗方案时，可能无法耐受。临床医生应该警惕非结合药物浓度升高导致的毒性升高，尤其是对消瘦或营养不良的患者。化疗药物如甲氨蝶呤、多柔比星（doxorubicin）和顺铂能降低丙戊酸、卡马西平、苯妥英等 AED 的血药浓度。

过去十几年间，我们发现酪氨酸激酶抑制剂（tyrosine kinase inhibitors，TKI）治疗各种全身恶性肿瘤脑转移的有效性的显著提高。在这个进程中，关注抗癫痫药物和 TKI 的药物相互作用十分重要。CYP3A4 诱导性 AED 能明显增高 TKI 的清除率，减少其 AUC，尤其是克唑替尼、达沙替尼（dasatinib）、伊马替尼（imatinib）和拉帕替尼[56]。还有一些 TKI 药物是 3A4 抑制剂；然而，这些 AED 的药物代谢数据报道十分有限。

副作用

所有抗癫痫药物都有潜在副作用，总结在表 9-2 中。所有 AED 药物中最常见的副作用包括困倦和认知障碍，即使药物浓度处在治疗范围内。在患有多个脑转移灶的患者中，这些副作用往往

表 9-3　抗癫痫药物的药理学及与化疗药物的相互作用

AED	IV?	CYP 诱导剂	PB/%	AED 作用于化疗药	化疗药作用于 AED
PHB	是	**1A2, 2A6, 2B6, 2C9, 3A4**, 2C19	50	Thi↓ Nit↓ Vbl↓ Vnc↓ Mtx↓ Pac↓ 9AC↓ Ten↓ Pro↑ Prd↓ Dox↓ Tam↓ Ifo↓	Tmz
PHT	是	**2B6, 2C9, 2C19, 3A4**, 1A2	90	Pro↑ Pac↓ Bus↓ Top↓ Vbl↓ Vnc↓ Mtx↓ Iri↓ 9AC↓ Ten↓ Dex↓ SrI↓	Mtx↓ Pro↑ Cis↓ Nit↓ Eto↓ Dox↓ Dac↓ Vbl↓ Ble↓ Dex↑ Car↓ 5FU↑ Cpc↑ Tam↑ Tmz
CBZ	否	**1A2, 2B6, 2C9, 2C19, 3A4**	75	Mtx↓ Pac↓ Vbl↓ Vnc↓ Ten↓ 9AC↓ Srl↓ Pro↑	Cis↓ Dox↓ Tmz
OXC	否	3A4	40	—	Tmz
VPA	是	2A6（抑制 2C9, 2C19, 3A4）	90	—	Mtx↓ Dox↓ Cis↓
TPX	否	3A4	30	—	Tmz
ZNS	否	（抑制 2E1）	50	—	—
LTG	否	否	50	Mtx	—
GBP	否	否	<5	—	—
PGB	否	否	<5	—	—
LVT	是	否	<5	—	—
LCS	是	否	<5	—	—

5FU，氟尿嘧啶；9AC，9- 氨基喜树碱；AED，抗癫痫药物；Ble，博来霉素；Bus，白消安；Car，卡铂；CBZ，卡马西平；Cis，顺铂；Cpc，卡培他滨；CYP，细胞色素 P-450；Dac，达卡巴嗪；Dex，地塞米松；Dox，多柔比星；Eto，依托泊苷；GBP，加巴喷丁；Ifo，异环磷酰胺；Iri，伊立替康；IV，静脉；LCS，拉考沙胺；LTG，拉莫三嗪；LVT，左乙拉西坦；Mtx，甲氨蝶呤；Nit，亚硝基脲；OXC，奥卡西平；Pac，紫杉醇；PB，蛋白结合；PGB，普卡巴林；PHB，苯巴比妥（和扑米酮）；PHT，苯妥英；Prd，泼尼松；Pro，丙卡巴肼；Srl，西罗莫司（和替西罗莫司）；Tam，他莫昔芬；Ten，替尼泊苷；Thi，塞替派；Tmz，替莫唑胺；Top，托普乐肯；TPX，托吡酯；Vbl，长春碱；Vnc，长春新碱；VPA，丙戊酸；ZNS，唑尼沙胺。

表格中加粗代表强酶活性。

改变更新自 Avila and Graber, Curr Neurol Neurosci Rep（2010）10：60-67 的表 2，得到 Springer Nature 许可。

更剧烈。特殊抗癫痫药物的副作用，在不同患者中可能表现不同，需要个体化考虑用药方案。不同抗癫痫药副作用的详细列表见表 9-2。

9.5　痉挛性和非痉挛性癫痫持续状态

癫痫持续状态的定义是，持续或间断的癫痫发作，两次癫痫期间意识不恢复[57]。癫痫持续状态可以是痉挛性或非痉挛性的[58,59]。痉挛性癫痫持续状态是一种医学急症，常常需要积极加强的治疗，包括气管插管和全身麻醉[57]；表 9-4 描述了一种方法。

脑转移瘤患者发生 NCSE 有时可能难以识别，因为患者常处在意识状态改变或昏迷中，未表现出明显的癫痫活动。一项研究提示，转移瘤患者和进展性颅内病灶患者，其死亡率在 2 个月内显著提升[60]。在其他研究中，8% 的昏迷患者的脑

表 9-4　MSKCC 治疗痉挛性癫痫持续状态的方案

前 5min

ABC

诊断癫痫持续状态

开放静脉通路

开始 ECG 监测

测血糖 - 如有必要应复测

抽血查基础代谢功能检测组合，镁，钙，磷，血常规，肝功，AED 水平（PHB、PHT、VPA、CBZ），毒理学筛查

呼叫神经科会诊

6 ~ 10min

维生素 B₁ 100mg IV；合适临床状况下 50ml D50IV

劳拉西泮 4mg 静脉给药超过 2min；如有必要，每 5min 重复一次。如无静脉通路，经直肠给 20mg 地西泮，或鼻内或肌注 10mg 咪达唑仑

10 ~ 20min

加用磷苯妥英 20mg/kg IV，50mg/min，血压 ECG 监护。若癫痫持续，可加用磷苯妥英 10mg/kg。维持剂量 15~20μg/ml

续表

20～60min

如果癫痫持续,插管,开始苯巴比妥 20mg/kg IV, 500～100mg/min

如果仍癫痫发作,可加用或将苯巴比妥换为咪达唑仑:首剂 0.2mg/kg;每 5min 重复 0.2～0.4mg/kg 剂量直到癫痫停止,最大总剂量不超过 2mg/kg。初始速率为0.1mg/kg/h。持续静脉注射范围 0.05～2mg/kg/h

或

丙泊酚:首剂 1mg/kg;每 3～5min 重复 1～2mg/kg 剂量直到癫痫停止,最大总剂量不超过 10mg/kg。初始速率2mg/kg/h。剂量范围 1～15mg/kg/h

超过 60min

如果癫痫持续,使用麻醉剂

继续静脉注射丙泊酚:首剂 1mg/kg;初始 2mg/(kg·h)。点滴直到发作缓解

需要安排持续 EEG 监护(最好从发现患者无法快速清醒开始)

另一种可能的四线治疗为丙戊酸钠 40mg/kg 10min。可以加量 20mg/kg 5min

若怀疑化脓性脑膜炎,开始头孢曲松、万古霉素和氨苄西林(可以与抗癫痫治疗同时开始)。若怀疑单纯疱疹病毒脑炎,开始阿昔洛韦。稳定时行腰穿

改编更新自 Table 4-11, pg. 111, DeAngelis/Posner, Neurological complications of Cancer, with permission from Oxford University Press。

电图,被证明有癫痫持续状态[59]。对任何有癫痫危险因素和轻微运动或眼肌运动的昏迷患者,推荐使用脑电图以明确排除脑电癫痫。

9.6　驾驶

限制有癫痫的脑转移瘤患者开车,是一个非常有争议的话题。过去认为所有癫痫患者——无论控制与否——都不允许开车上路。而这一历史定论,已经被过去几十年来开发的有效的癫痫药物所逆转。然而,目前的共识是,癫痫未控制的患者不应驾车,因为他们发生交通事故、相应财产损失的风险均增高,以及可能对自己、对他人造成伤害。对癫痫已控制的患者来说,临床医生必须在公共安全风险和患者自主性、生活质量保留中找到平衡。驾驶限制能够显著影响患者保留职业、参与社会活动和/或上学的能力。对于判断癫痫患者能否安全驾驶,这方面数据十分缺乏,因此在

美国各州之间,政策截然不同。临床医生应当先了解从业当地州或县政府的规定,再对患者做出建议。然而,需要强调的是,临床医生的判断要优先于任何州政府的规定。

尽管没有研究特别关注过脑转移瘤患者,但从其他癫痫研究数据推定,在开车中,最可靠的癫痫风险预测因素是癫痫发作时间间隔。少量数据建议癫痫发作间隔应达到 3～12 个月[61-65]。

9.7　临终时期的癫痫

脑转移瘤患者在终末期常发生癫痫。对仍能吞咽药物,且有既往癫痫史的患者,应该继续使用抗癫痫药物。然而,医生应该意识到,患者精神状态的恶化是不可避免的,常常需要将口服抗癫痫药物换成非口服途径。对不能安全吞咽的患者,对癫痫的控制取决于患者接受治疗的场所。如果患者需要住院治疗,可以使用静脉输液或肠外给药。对于居家治疗的患者,可以使用皮下/舌下劳拉西泮或口腔氯硝西泮控制癫痫。经直肠给地西泮和经直肠/皮下苯巴比妥,也可以作为居家的选择。因为肿块效应引起颅内压升高而导致的癫痫,应该考虑起用地塞米松。

（刘德临 译,梁庭毓 李一林 校）

参考文献

1. Cohen N, Strauss G, Lew R, Silver D, Recht L. Should prophylactic anticonvulsants be administered to patients with newly-diagnosed cerebral metastases? A retrospective analysis. J Clin Oncol. 1988;6(10):1621–4.
2. Lynam LM, Lyons MK, Drazkowski JF, Sirven JI, Noe KH, Zimmerman RS, et al. Frequency of seizures in patients with newly diagnosed brain tumors: a retrospective review. Clin Neurol Neurosurg. 2007;109(7):634–8.
3. Byrne TN, Cascino TL, Posner JB. Brain metastasis from melanoma. J Neuro-Oncol. 1983;1(4):313–7.
4. Chan V, Sahgal A, Egeto P, Schweizer T, Das S. Incidence of seizure in adult patients with intracranial metastatic disease. J Neuro-Oncol. 2017;131(3):619–24.
5. Chang L, Chen YL, Kao MC. Intracranial metastasis of hepatocellular carcinoma: review of 45 cases. Surg Neurol. 2004;62(2):172–7.
6. Cohen ZR, Suki D, Weinberg JS, Marmor E, Lang FF, Gershenson DM, et al. Brain metastases in patients

with ovarian carcinoma: prognostic factors and outcome. J Neuro-Oncol. 2004;66(3):313–25.

7. Coia LR, Aaronson N, Linggood R, Loeffler J, Priestman TJ. A report of the consensus workshop panel on the treatment of brain metastases. Int J Radiat Oncol Biol Phys. 1992;23(1):223–7.

8. Glantz MJ, Cole BF, Friedberg MH, Lathi E, Choy H, Furie K, et al. A randomized, blinded, placebo-controlled trial of divalproex sodium prophylaxis in adults with newly diagnosed brain tumors. Neurology. 1996;46(4):985–91.

9. Goldlust SA, Hsu M, Lassman AB, Panageas KS, Avila EK. Seizure prophylaxis and melanoma brain metastases. J Neuro-Oncol. 2012;108(1):109–14.

10. Lee MH, Kong DS, Seol HJ, Nam DH, Lee JI. Risk of seizure and its clinical implication in the patients with cerebral metastasis from lung cancer. Acta Neurochir. 2013;155(10):1833–7.

11. Miabi Z. Metastatic brain tumors: a retrospective review in East Azarbyjan (Tabriz). Acta Med Iran. 2011;49(2):115–7.

12. Mongan JP, Fadul CE, Cole BF, Zaki BI, Suriawinata AA, Ripple GH, et al. Brain metastases from colorectal cancer: risk factors, incidence, and the possible role of chemokines. Clin Colorectal Cancer. 2009;8(2):100–5.

13. Posner JB, Chernik NL. Intracranial metastases from systemic cancer. Adv Neurol. 1978;19:579–92.

14. Raizer JJ, Hwu WJ, Panageas KS, Wilton A, Baldwin DE, Bailey E, et al. Brain and leptomeningeal metastases from cutaneous melanoma: survival outcomes based on clinical features. Neuro-Oncology. 2008;10(2):199–207.

15. Simionescu MD. Metastatic tumors of the brain: a follow-up study of 195 patients with neurosurgical considerations. J Neurosurg. 1960;17:361–73.

16. Tremont-Lukats IW, Bobustuc G, Lagos GK, Lolas K, Kyritsis AP, Puduvalli VK. Brain metastasis from prostate carcinoma: The M. D. Anderson Cancer Center experience. Cancer. 2003;98(2):363–8.

17. Wong J, Hird A, Zhang L, Tsao M, Sinclair E, Barnes E, et al. Symptoms and quality of life in cancer patients with brain metastases following palliative radiotherapy. Int J Radiat Oncol Biol Phys. 2009;75(4):1125–31.

18. Zacest AC, Besser M, Stevens G, Thompson JF, McCarthy WH, Culjak G. Surgical management of cerebral metastases from melanoma: outcome in 147 patients treated at a single institution over two decades. J Neurosurg. 2002;96(3):552–8.

19. van Breemen MS, Wilms EB, Vecht CJ. Epilepsy in patients with brain tumours: epidemiology, mechanisms, and management. Lancet Neurol. 2007;6(5):421–30.

20. Beaumont A, Whittle IR. The pathogenesis of tumour associated epilepsy. Acta Neurochir. 2000;142(1):1–15.

21. You G, Sha Z, Jiang T. The pathogenesis of tumor-related epilepsy and its implications for clinical treatment. Seizure. 2012;21(3):153–9.

22. Fisher RS, Cross JH, French JA, Higurashi N, Hirsch E, Jansen FE, et al. Operational classification of seizure types by the International League Against Epilepsy: Position Paper of the ILAE Commission for Classification and Terminology. Epilepsia. 2017;58(4):522–30.

23. Theodore WH. The postictal state: effects of age and underlying brain dysfunction. Epilepsy Behav. 2010;19(2):118–20.

24. Avila EK, Graber J. Seizures and epilepsy in cancer patients. Curr Neurol Neurosci Rep. 2010;10(1):60–7.

25. Fisher RS, Harding G, Erba G, Barkley GL, Wilkins A. Epilepsy Foundation of America Working G. Photic- and pattern-induced seizures: a review for the Epilepsy Foundation of America Working Group. Epilepsia. 2005;46(9):1426–41.

26. Riggs JE. Neurologic manifestations of electrolyte disturbances. Neurol Clin. 2002;20(1):227–39.. vii

27. Burkholder DB, Britton JW, Rajasekaran V, Fabris RR, Cherian PJ, Kelly-Williams KM, et al. Routine vs extended outpatient EEG for the detection of interictal epileptiform discharges. Neurology. 2016;86(16):1524–30.

28. Hirsch LJ, LaRoche SM, Gaspard N, Gerard E, Svoronos A, Herman ST, et al. American Clinical Neurophysiology Society's standardized critical care EEG terminology: 2012 version. J Clin Neurophysiol. 2013;30(1):1–27.

29. Recommendations for neuroimaging of patients with epilepsy. Commission on Neuroimaging of the International League Against Epilepsy. Epilepsia. 1997;38(11):1255–6.

30. Duncan JS. Imaging and epilepsy. Brain. 1997;120(Pt 2):339–77.

31. Bernal B, Altman NR. Evidence-based medicine: neuroimaging of seizures. Neuroimaging Clin N Am. 2003;13(2):211–24.

32. Swartz BE, Tomiyasu U, Delgado-Escueta AV, Mandelkern M, Khonsari A. Neuroimaging in temporal lobe epilepsy: test sensitivity and relationships to pathology and postoperative outcome. Epilepsia. 1992;33(4):624–34.

33. Rossetti AO, Stupp R. Epilepsy in brain tumor patients. Curr Opin Neurol. 2010;23(6):603–9.

34. Usery JB, Michael LM 2nd, Sills AK, Finch CK. A prospective evaluation and literature review of levetiracetam use in patients with brain tumors and seizures. J Neuro-Oncol. 2010;99(2):251–60.

35. Maschio M, Dinapoli L, Gomellini S, Ferraresi V, Sperati F, Vidiri A, et al. Antiepileptics in brain metastases: safety, efficacy and impact on life expectancy. J Neuro-Oncol. 2010;98(1):109–16.

36. Saria MG, Corle C, Hu J, Rudnick JD, Phuphanich S, Mrugala MM, et al. Retrospective analysis of the tolerability and activity of lacosamide in patients with brain tumors: clinical article. J Neurosurg. 2013;118(6):1183–7.

37. Bedetti C, Romoli M, Maschio M, Di Bonaventura C, Nardi Cesarini E, Eusebi P, et al. Neuropsychiatric adverse events of antiepileptic drugs in brain

tumour-related epilepsy: an Italian multicentre prospective observational study. Eur J Neurol. 2017;24(10):1283–9.

38. van Breemen MS, Rijsman RM, Taphoorn MJ, Walchenbach R, Zwinkels H, Vecht CJ. Efficacy of anti-epileptic drugs in patients with gliomas and seizures. J Neurol. 2009;256(9):1519–26.

39. Maschio M, Zarabla A, Maialetti A, Fabi A, Vidiri A, Villani V, et al. Quality of life, mood and seizure control in patients with brain tumor related epilepsy treated with lacosamide as add-on therapy: a prospective explorative study with a historical control group. Epilepsy Behav. 2017;73:83–9.

40. Ruda R, Pellerino A, Franchino F, Bertolotti C, Bruno F, Mo F, et al. Lacosamide in patients with gliomas and uncontrolled seizures: results from an observational study. J Neuro-Oncol. 2018;136(1):105–14.

41. Newton HB, Dalton J, Goldlust S, Pearl D. Retrospective analysis of the efficacy and tolerability of levetiracetam in patients with metastatic brain tumors. J Neuro-Oncol. 2007;84(3):293–6.

42. Maschio M, Dinapoli L, Saveriano F, Pompili A, Carapella CM, Vidiri A, et al. Efficacy and tolerability of zonisamide as add-on in brain tumor-related epilepsy: preliminary report. Acta Neurol Scand. 2009;120(3):210–2.

43. Maschio M, Dinapoli L, Vidiri A, Pace A, Fabi A, Pompili A, et al. The role side effects play in the choice of antiepileptic therapy in brain tumor-related epilepsy: a comparative study on traditional antiepileptic drugs versus oxcarbazepine. J Exp Clin Cancer Res. 2009;28:60.

44. Perry JR, Sawka C. Add-on gabapentin for refractory seizures in patients with brain tumours. Can J Neurol Sci. 1996;23(2):128–31.

45. Novy J, Stupp R, Rossetti AO. Pregabalin in patients with primary brain tumors and seizures: a preliminary observation. Clin Neurol Neurosurg. 2009;111(2):171–3.

46. Maschio M, Dinapoli L, Zarabla A, Pompili A, Carapella CM, Pace A, et al. Outcome and tolerability of topiramate in brain tumor associated epilepsy. J Neuro-Oncol. 2008;86(1):61–70.

47. Berger MS, Ghatan S, Haglund MM, Dobbins J, Ojemann GA. Low-grade gliomas associated with intractable epilepsy: seizure outcome utilizing electrocorticography during tumor resection. J Neurosurg. 1993;79(1):62–9.

48. Blonski M, Taillandier L, Herbet G, Maldonado IL, Beauchesne P, Fabbro M, et al. Combination of neo-adjuvant chemotherapy followed by surgical resection as a new strategy for WHO grade II gliomas: a study of cognitive status and quality of life. J Neuro-Oncol. 2012;106(2):353–66.

49. Koekkoek JA, Dirven L, Heimans JJ, Postma TJ, Vos MJ, Reijneveld JC, et al. Seizure reduction in a low-grade glioma: more than a beneficial side effect of temozolomide. J Neurol Neurosurg Psychiatry. 2015;86(4):366–73.

50. Taillandier L, Duffau H. Epilepsy and insular grade II gliomas: an interdisciplinary point of view from a retrospective monocentric series of 46 cases. Neurosurg Focus. 2009;27(2):E8.

51. Sherman JH, Moldovan K, Yeoh HK, Starke RM, Pouratian N, Shaffrey ME, et al. Impact of temozolomide chemotherapy on seizure frequency in patients with low-grade gliomas. J Neurosurg. 2011;114(6):1617–21.

52. Pace A, Vidiri A, Galie E, Carosi M, Telera S, Cianciulli AM, et al. Temozolomide chemotherapy for progressive low-grade glioma: clinical benefits and radiological response. Ann Oncol. 2003;14(12):1722–6.

53. Brada M, Viviers L, Abson C, Hines F, Britton J, Ashley S, et al. Phase II study of primary temozolomide chemotherapy in patients with WHO grade II gliomas. Ann Oncol. 2003;14(12):1715–21.

54. Mikkelsen T, Paleologos NA, Robinson PD, Ammirati M, Andrews DW, Asher AL, et al. The role of prophylactic anticonvulsants in the management of brain metastases: a systematic review and evidence-based clinical practice guideline. J Neuro-Oncol. 2010;96(1):97–102.

55. Forsyth PA, Weaver S, Fulton D, Brasher PM, Sutherland G, Stewart D, et al. Prophylactic anticonvulsants in patients with brain tumour. Can J Neurol Sci. 2003;30(2):106–12.

56. Benit CP, Vecht CJ. Seizures and cancer: drug interactions of anticonvulsants with chemotherapeutic agents, tyrosine kinase inhibitors and glucocorticoids. Neuro-Oncol Pract. 2016;3(4):245–60.

57. Chen JW, Wasterlain CG. Status epilepticus: pathophysiology and management in adults. Lancet Neurol. 2006;5(3):246–56.

58. Husain AM, Horn GJ, Jacobson MP. Non-convulsive status epilepticus: usefulness of clinical features in selecting patients for urgent EEG. J Neurol Neurosurg Psychiatry. 2003;74(2):189–91.

59. Towne AR, Waterhouse EJ, Boggs JG, Garnett LK, Brown AJ, Smith JR Jr, et al. Prevalence of non-convulsive status epilepticus in comatose patients. Neurology. 2000;54(2):340–5.

60. Marcuse LV, Lancman G, Demopoulos A, Fields M. Nonconvulsive status epilepticus in patients with brain tumors. Seizure. 2014;23(7):542–7.

61. Ma BB, Bloch J, Krumholz A, Hopp JL, Foreman PJ, Soderstrom CA, et al. Regulating drivers with epilepsy in Maryland: results of the application of a United States consensus guideline. Epilepsia. 2017;58(8):1389–97.

62. Consensus statements, sample statutory provisions, and model regulations regarding driver licensing and epilepsy. American Academy of Neurology, American Epilepsy Society, and Epilepsy Foundation of America. Epilepsia. 1994;35(3):696–705.

63. Sheth SG, Krauss G, Krumholz A, Li G. Mortality in epilepsy: driving fatalities vs other causes of death in patients with epilepsy. Neurology. 2004;63(6):1002–7.

64. Krauss GL, Krumholz A, Carter RC, Li G, Kaplan

P. Risk factors for seizure-related motor vehicle crashes in patients with epilepsy. Neurology. 1999;52(7):1324–9.

65. Drazkowski JF, Fisher RS, Sirven JI, Demaerschalk BM, Uber-Zak L, Hentz JG, et al. Seizure-related motor vehicle crashes in Arizona before and after reducing the driving restriction from 12 to 3 months. Mayo Clin Proc. 2003;78(7):819–25.

10. 癌症患者的脑血管并发症

Jaclyn E. Burch and Alan Z. Segal

10.1　简介

自 19 世纪特鲁索（Trousseau）发现癌症与血液高凝状态相关后，癌症导致的高凝状态作为促进静脉血栓形成的机制之一被广泛认可。但直到最近，人们才意识到肿瘤也能增加动脉血栓栓塞的风险。在癌症患者中，脑血管病是仅次于脑转移瘤导致患者颅内病变的第二大病因[1]。本章将主要集中讨论癌症患者中最常见的脑血管疾病：卒中，包括出血性脑卒中和缺血性脑卒中。癌症患者虽然本身可能具有一些常见的脑血管疾病的高危因素，但他们同时也有一些癌症特有的风险因素，包括：凝血功能紊乱的并发症，肿瘤直接作用，癌症治疗药物的毒性作用，以及在免疫抑制状态下感染风险增加。这些因素使得此类患者群体在治疗上的策略与常规人群截然不同，并且需要更谨慎的评估与照护。

10.2　缺血性脑卒中

流行病学

在美国，有超过 1 500 万人患有或曾患癌症，大约占总人口比例的 3.5%。在 2018 年，美国预计将有 1 700 万新诊断的癌症患者[2]。一般而言，绝大多数新确诊的癌症患者，其发生缺血性脑卒中的风险是增加的，并且在诊断后的几个月内风险最高。一项瑞典的研究显示，在诊断癌症后的 6 个月内，患者发生缺血性脑卒中的风险升高了 1.6 倍[3]。发生卒中的风险可能和所患癌症的侵袭能力有关，新诊断的肺癌、胰腺癌、结直肠癌、神经系统肿瘤及白血病患者发生卒中的风险最高。同时，卒中风险的大小和癌症的分期相关，转移瘤患

者出现缺血性脑卒中风险比仅在原发灶出现肿瘤的患者更高[3-5]。此外，患者出现急性卒中事件与同时或后续诊断肿瘤之间存在相关性。值得注意的是，一项调查了美国境内住院患者情况的研究发现，每 10 例急性缺血性脑卒中的患者中，就有 1 例合并有恶性肿瘤[6]。脑卒中也可以作为癌症的一项临床表现，在出现脑卒中的患者中，新诊断癌症的比例有 0.4%～3%[7, 8]。最后，在挪威的一项研究中，在初次脑卒中发生后，约有 4.3% 的患者被诊断为癌症，从卒中发生到癌症诊断的中位时间为 14 个月[9]。

过去，学界对于癌症是否与年龄、吸烟和肥胖并列，作为诱发脑卒中的独立危险因素这一观点缺乏共识。然而，近期研究表明，在控制了年龄及其他心血管事件危险因素后，癌症相关的卒中风险增加仍然存在[5]。此外，研究指出对于传统上认为发病原因与吸烟史无关的癌症患者（如非霍奇金淋巴瘤），其发生脑缺血事件的风险更高[3, 5]。而且，对于患有癌症和无癌症的卒中患者来说，他们罹患传统血管病的风险是相似的[10-13]。

临床表现

通常，癌症患者急性卒中的临床症状与普通人群相似，表现为急性发作的局灶性神经系统症状。在纪念斯隆 - 凯特林癌症中心（Memorial Sloan Kettering Cancer Center, MSKCC）的一项关于癌症患者的缺血性卒中的回顾性研究中，最常见的症状是偏瘫（78%）、言语障碍（51%）和视野缺损（26%）[10]。另一个常见的症状是脑病，因为在癌症患者中，多个动脉区域发生栓塞的可能性更高[14]。癌症患者在发生脑卒中的同时还可能存在其他系统性血栓，包括深静脉血栓（DVT）和肺栓塞（PE）[11, 15]。除了脑卒中的症状提示，癌症患者也可能在监测和颅脑影像筛查时偶然发现脑卒中。

病理生理学

脑卒中的机制

如前所述，癌症患者具有独特的卒中机制。而且，癌症及其治疗在常规机制导致卒中风险的增加中也起着重要作用。这部分归因于癌症和卒中之间的共同危险因素（如吸烟）以及癌症特异性机制。癌症患者的系统性炎症水平升高，而系统性炎症水平升高被认为能够增高动脉粥样硬化斑块形成概率[16]。头颈癌患者中既往的放射暴露易导致放射诱发的血管病的发生，也增加了大血管疾病导致卒中的风险[10]。癌症患者的房颤发病率也可能更高。例如，患有房颤的女性更有可能后续被诊断为癌症[17]。另一项研究发现，在所有癌症患者中，新诊断癌症患者更有可能发生房颤[18]。

癌症患者的隐源性卒中发病率更高[13, 15]，可能与卒中时更高的 D- 二聚体水平、多个血管区域的梗死以及肿瘤转移有关[19]。若使用一元论解释，则为继发于非细菌性血栓性心内膜炎（nonbacterial thrombotic endocarditis，NBTE）的脑卒中。非细菌性血栓性心内膜炎特征呈现为沉积在心脏瓣膜上的非感染性血纤蛋白。在癌症相关的高凝状态下，非感染性血纤蛋白增加。在尸检研究中发现 NBTE 是症状性卒中的最常见原因[1]。但是，NBTE 的存在可能很难在患者生前确定，并且可用的临床工具（包括超声心动图）的灵敏度相对较低[20, 21]。此外，据报道，无栓塞源的多发性血栓性脑梗死为特征的脑血管内凝血是多灶性梗死的一个罕见原因，通常发生于晚期多转移的肿瘤患者[1]。

瘤栓栓塞也已被认为是栓塞性卒中的另一个潜在原因[22-24]。在癌症患者中，出现深静脉血栓的概率增高，人群中高达 25% 的卵圆孔未闭（patent foramen ovale，PFO）的发病率使得深静脉血栓导致的反常性栓塞成为癌症患者脑卒中的病因。由于免疫抑制和包括中心静脉置管在内的有创操作，癌症患者更可能罹患感染性心内膜炎，从而导致菌栓脱落和栓塞[1]。

癌症相关的高凝状态

癌症诱导的全身血液高凝状态在卒中形成的多个机制中均有作用。高凝状态的形成机制十分复杂，目前仍未被研究明确，但目前的共识是，高凝状态是由多个因素造成的。这些因素包括宿主对癌症反应中的急性相反应物的产生、副蛋白的产生及炎症反应和坏死[25]。当单核细胞和巨噬细胞一类的白细胞与癌症细胞作用时，一些特定的细胞因子，如肿瘤坏死因子、IL-1 以及 IL-6 都被释放。这些细胞因子的释放导致了血管内皮损伤，增加了血栓形成的风险[26]。癌症细胞本身释放的细胞因子也可以促进血栓形成，这些细胞因子包括组织因子和癌性促凝物。癌性促凝物可以直接激活凝血因子 X[25]。

癌症患者往往在实验室检查中出现凝血相关指标的异常。Schwarzbach 等[15]发现，在发生卒中时，癌症患者的 D- 二聚体水平显著升高。但这些指标对于诊断癌症患者发生脑卒中的临床意义仍然有限，主要原因是常见的凝血因子如 D- 二聚体同样在未患卒中的癌症患者中升高，这使得这些凝血标志物在直接的诊疗过程中缺乏特异性[27]。癌症介导的高凝状态对脑卒中的影响不但在新诊断癌症的几个月内（这也是高凝状态最严重的时候）最为显著，也在肿瘤侵袭性转移过程中影响深远。不仅如此，一些抗肿瘤治疗药物也会导致高凝状态，包括铂类化合物、高剂量氟尿嘧啶、他莫昔芬、丝裂霉素及生长因子。但这些药物导致高凝状态的机制仍不明确[26, 28]。

诊断

MRI 在诊断缺血性脑卒中时具有决定性参考价值，特别是在区分占位是肿瘤来源还是血管来源时。图像中增强强化绝大多数提示病灶为肿瘤来源，但是，即使无肿瘤病变，缺血性脑卒中在亚急性期可以在增强序列表现为强化病灶。由于可能无法根据基线时的影像来区分卒中及占位灶，可能需要进行后续影像检查以评估间隔变化。在一些罕见情况下，为了明确诊断占位的性质，需要进行活检。与一般的卒中人群一样，影像学上的梗死模式可以阐明卒中发生的潜在机制。梗死灶分布在多个血管供血区域可能提示血栓来源于房颤、NBTE、菌血症、心律失常或是肿瘤栓子脱落。血管成像对于评估大血管相关疾病所致的卒中非常重要，尤其是当患者有头颈部放射治疗史时。同时血管成像在评估由潜在细菌性心内膜炎导致的真菌性动脉瘤时也具有重要作用。超声心动图则可以评估心脏的结构、发生房颤的特征、PFO，以及其他可能的赘生物或细菌性心内膜炎。值得注意的是，由于无菌性心内膜炎的赘生物通常不大，经胸心脏超声（transthoracic echocardiography，TTE）在检测和发现这些赘生物的能力十分有限。在检测心源性脑卒中的来源时，经食管超声（transesophageal echocardiography，TEE）优于经体表 TTE。Merkler 等[20]的一项回顾性研究评估了患有缺血性脑卒中的癌症患者中 TTE 和 TEE 的诊断效果，在被怀疑有心源性卒中的患者中，TEE 诊出率达到了 76%，而 TTE 仅为 24%。虽然 TEE 的诊出率较高，但在临床应用时需要考虑患者的一般情况及相关并发症情况，同时考虑 TEE 本身作为侵入性操作的风险。通过心电图及心电监护进行的心律检测在临床上仍然有重要地位，特别对于栓塞性脑卒中。脑卒中的癌症患者通常会出现凝血因子如 D- 二聚体的异常，但是这类指标在癌症患者中并不特异升高，并且也不会显著改变临床管理措施[27]。针对菌血症相关血栓和深静脉血栓的相关检查应被纳入评估。特别当患者在超声心动图上表现出 PFO 的证据时，四肢静脉超声是一种有效的评估手段。

患者管理

急性期治疗

缺血性脑卒中的主要急性治疗方案是静脉输注组织纤溶酶原激活物（tissue plasminogen activator，tPA）以及血管内治疗。癌症患者通常具有静脉使用 tPA 溶栓的禁忌证，包括凝血异常、近期手术或是全身系统性出血等。根据 2018 年美国卒中协会（ASA）针对急性缺血性脑卒中的管理指南，在排除其他并发症及用药禁忌的情况下，患有系统性恶性肿瘤受累的患者可能通过静脉使用 tPA 治疗获益[29]。而在溶栓治疗之前，进一步完善实验室检查，如全血血小板计数及凝血功能检验也应被纳入考虑。值得注意的是，指南特别强调，患有导致结构改变的消化道恶性肿瘤会导致较高的出血风险，因此是使用静脉 tPA 溶栓的禁忌证[29]。目前尚未有针对癌症患者使用静脉 tPA 溶栓治疗效果的前瞻性临床研究，但有研究表明，此类患者颅内出血的概率和未患癌症的患者在使用静脉 tPA 溶栓治疗时的概率大致相同[30-32]。针对原发或继发颅内肿瘤的脑卒中患者使用 tPA 溶栓治疗也缺乏前瞻性的系统研究，但少量的个案报道却令人意外地显示此类患者在

使用静脉溶栓治疗时颅内出血的概率较低[33, 34]。即便如此，溶栓时瘤腔内出血仍然是令人担心的并发症，在 2018 年的指南中，明确诊断的脑实质内肿瘤是静脉 tPA 溶栓治疗的禁忌。不过，对于合并微小脑实质外肿瘤（如脑膜瘤）的患者而言，tPA 治疗仍然值得尝试[29]。血管内治疗是急性缺血性脑卒中患者的另一个治疗选择。尽管其在肿瘤患者中的临床治疗数据同样有限，但最近发表的一篇病例分析回顾表明，使用血管内疗法可以使恶性肿瘤患者得到生存获益[35]。一些回顾性研究表明，癌症患者与一般人群在血管内治疗术后的死亡率及发生颅内出血的概率大致相似[30, 31]，前瞻性研究的数据仍然缺乏。尽管肿瘤患者预期生存有限，考虑到患者发生大血管闭塞时可能出现的致残及失能情况，血管内治疗仍然值得考虑。

二级预防

预防脑卒中再发的关键取决于鉴定可治疗的原发病，例如，房颤或颈动脉狭窄。但是，大部分的脑卒中无明确病因，尤其是在癌症群体中。虽然继发于恶性肿瘤相关的高凝状态的病理改变（如 NBTE）可能是致病机制，但这些病理改变在临床上难以诊断。同时，肿瘤相关的高凝状态可能在理论上促进了常见脑卒中致病病理改变的发生，如大动脉粥样硬化。对于大动脉粥样硬化导致的脑卒中，临床上通常选用抗血小板药物进行治疗[36]。

针对出现静脉血栓的恶性肿瘤患者，其标准治疗方案为抗凝治疗，先前的研究已证实低分子肝素抗凝治疗能够带来生存获益[37]。而近期，一项研究对比了口服 Xa 因子抑制剂依多沙班与低分子肝素治疗效果，其结果显示 Xa 因子抑制剂的非劣效性[38]。而另一项 Xa 因子抑制剂阿哌沙班与低分子肝素的非劣效性临床研究正在进行并接近完成[39]。由于针对肿瘤患者缺血性脑卒中的治疗缺乏临床数据，对于该类患者的治疗相对更不明确。一些研究为癌症相关高凝状态造成的缺血性脑卒中患者使用抗凝治疗提供了证据，这类研究发现，抗凝治疗降低了 D- 二聚体水平，改善了患者生存[40, 41]。对于抗凝药物的具体选择，一项回顾性研究比较了依诺肝素与口服华法林的治疗效果，发现这两类药物在预防卒中再发和大出血并发症方面均无统计学差异[14]。

但是，抗凝治疗本身存在风险，并在患有凝血障碍及血小板减少症的患者中存在使用禁忌。更重要的是，癌症患者通常有更高的出血风险（在未使用抗凝药时存在 10% 更高的疾病相关出血风险），同时很多癌症患者存在大出血既往史[42]。低分子肝素虽然作为肿瘤科医生治疗静脉血栓的首选抗凝药物[42]，也有不足之处。在近期由 Navi 等[43]主持的一项可行性研究中，患有缺血性脑卒中的癌症患者被随机分为两组，分别使用依诺肝素和阿司匹林进行卒中再发的二级预防治疗，结果显示，使用低分子肝素的患者中，60% 的患者由于花费问题和注射相关不适，最终换用阿司匹林治疗。

针对脑卒中再发的二级预防终极治疗手段是使用抗血小板药物，主要为阿司匹林。阿司匹林相比抗凝药物，出血风险低，用药方便，价格也低廉。同时由于血小板常被认定为促进恶性肿瘤的生长与转移的重要因素，阿司匹林对于脑卒中的癌症患者，还有癌症相关的特定效益[44]。对于抗凝药物与抗血小板药物在缺血性脑卒中的癌症患者中二级预防效果的研究数据仍然有限。一项由 Cestari 等主持的回顾性研究中，抗凝抗板治疗均未表现出生存获益。而由 MSKCC 进行的最近一次回顾性研究发现，抗凝抗板治疗方案在预防复发性血栓事件上并无区别[10,45]。在 Navi 等的可行性研究中，研究者从 49 例符合条件的患者中入组 20 例。在依诺肝素（enoxaparin）治疗组中有 60% 的患者最终更换为阿司匹林治疗。该期研究说明了抗血小板治疗的可行性，但此试验同样建议在今后的临床试验设计中应当使用口服抗凝药与阿司匹林进行对比，以避免入组的低效性和使用低分子肝素治疗后的方案替换。目前，学界依然缺乏足够的数据对癌症患者的脑卒中二级预防的最佳药物达成共识。

预后

复发风险

癌症患者发生复发性血栓事件（包括复发性卒中）的风险较高。在 MSKCC 的回顾性研究中，31% 的癌症患者在初次卒中后 3 个月内出现复发性血栓栓塞事件。这其中包括 13% 的复发性急性缺血性脑卒中，该数据比一般人群高出 3 倍。腺癌患者中，脑卒中复发的概率增加[45]。癌症患者的卒中复发率更高的现象在韩国的一项病例对照研究中也有体现，28% 的肿瘤患者在初次卒中后 1 年内复发[46]。

生存

总的来说，卒中在癌症患者中往往更为严重，并常伴随着更严重的功能受损和更高概率的早期功能退化[47]。在 Cestari 等的研究中，缺血性脑卒中后的中位生存期为 4.5 个月，而对于栓塞性缺血性脑卒中来说，预后则更为不良。明确由栓塞导致的缺血性脑卒中中位生存期为 2.6 个月，相比较而言，由其他病因导致的缺血性卒中的中位生存期则为 9.8 个月。而在更近期的 Navi 等的一项研究中，具有明确诊断卒中病因的缺血性卒中的癌症患者，中位生存期仅仅为 147 天，而对于原因不明的癌症卒中患者，中位生存期则仅为 55 天[13]。与预后不良及死亡相关的预测因子包括卒中的严重程度、肿瘤合并转移、糖尿病、原因不明卒中，以及 C 反应蛋白或 D- 二聚体水平的升高[13,47,48]。

10.3　颅内出血

流行病学

在尸检研究中，脑血管疾病是仅次于颅内转移的第二大中枢神经系统并发症。而脑血管疾病中大约一半的病例为颅内出血[1]。一些研究总结颅内出血在系统性肿瘤及颅内肿瘤内的发病率为 2%～14%[1,49-51]。在恶性肿瘤患者中，颅内出血最常见的情况为颅内半球内出血 / 脑实质内出血（包括瘤内出血）。但是，恶性肿瘤患者中颅内出血可能发生在颅内的任何位置，按照发病率从高到低排序依次是大脑半球内出血、蛛网膜下腔出血、硬膜下出血及硬膜外出血。在最近的研究中，发现接近一半（44%）的恶性肿瘤合并颅内出血为多灶性脑出血。对于实体肿瘤和血液系统肿瘤，症状性颅内出血最常见的病因分别是瘤腔内出血及凝血功能障碍。出血位置很大程度上是由肿瘤位置所决定的。同时，基底位于硬膜或颅骨的肿瘤如前列腺癌转移瘤，则可能与硬膜下出血或硬膜外出血相关[1,53]。

某些特定类型的肿瘤可能与瘤腔内出血更加相关。实体肿瘤中，黑色素瘤、肺癌、乳腺癌和肾细胞癌通常与瘤腔内出血有关[52]。其中一部分原因是此类肿瘤的颅内转移发病率更高[54,55]。此外，其他实体瘤如甲状腺癌、肝细胞癌和胆管癌虽然很少发生颅内转移，但却存在较高的瘤腔内出血倾向[1,50]。原因可能和这类肿瘤的组织学特性相关，大量的肿瘤内新生血管（导致血管扩张，血管壁变薄从而更容易破裂）和颅内转移灶的坏死容易导致瘤腔内出血[50]。原发性脑肿瘤，特别是胶质母细胞瘤和瘤腔内出血有关。该现象可能受多个因素影响，包括血管生成、末梢血管坏死，以及肿瘤生长导致的血管的扩张、延伸及侵袭[50,56]。少突胶质细胞瘤虽然并不常见，但仍然有着较高的肿瘤内出血可能，这一现象可能与肿瘤内网状新生毛细血管的浸润相关[57]。

机制及病理生理学

在癌症患者中最常见的颅内出血机制分别为实体瘤患者中的瘤腔内出血和血液恶性肿瘤中的凝血功能障碍。但是，多因素导致的颅内出血也很常见，包括瘤腔内出血合并凝血功能障碍。其他少见原因包括头颅外伤、高血压脑出血、缺血性脑卒中后出血、静脉栓塞、动脉瘤破裂（包括细菌性动脉瘤和肿瘤性动脉瘤）和可逆性后部脑病综合征（posterior reversible encephalopathy syndrome，PRES）。急性白血病可能导致高白细胞血症（外周白细胞计数大于>10 万 /mm^3），诱导局部血管破坏以及罕见的实质内出血。其他原因，例如，颅内淀粉样变虽然也可能导致出血，但并不常见[1,27,52]。

在癌症患者中，凝血功能紊乱可能有多种原因，包括血液相关恶性肿瘤引发的血小板减少症、肿瘤治疗相关的骨髓毒性或肿瘤细胞的骨髓浸润。而凝血异常也同样可能继发于血小板异常或由于肝衰竭及营养不良相关的维生素 K 缺乏导致的凝血因子异常。弥散性血管内凝血（Disseminated intravascular coagulation，DIC）也同样可能导致凝血功能障碍。虽然恶性肿瘤导致DIC 的机制并未被完全阐明，但可能与过度产生凝血酶后导致的血小板和凝血因子的过度消耗相关。菌血症并发 DIC 也很常见，在骨髓移植术后的患者群体中尤其容易出现此类情况[1,27,58,59]。

在抗肿瘤药物中，针对血管内皮生长因子（vascular endothelial growth factor，VEGF）的单

克隆抗体贝伐珠单抗，可以增加肿瘤患者出血的风险。根据病例报告，1 例患有肝癌的年轻患者在使用贝伐珠单抗过程中出现了致命的颅内出血，于是在一段时间内，颅内转移瘤患者在贝伐珠单抗相关的临床试验中不予入组[60]。但是，在MSKCC 一项针对贝伐珠单抗的评估中，使用贝伐珠单抗治疗的颅内转移瘤患者和无颅内转移瘤患者，相对于未接受贝伐珠单抗治疗患者，其增加颅内出血的风险相似[61]。全脑放射治疗可以导致延迟性的脑血管异常，如脑血管畸形，与继发颅内出血相关[58]。

10.4 临床表现

在 MSKCC 进行的一项研究中，只有大约一半（56.5%）尸检时诊断颅内出血的患者曾经有相应症状[1]。然而，在最近一项评估影像学诊断颅内出血的患者研究中，大多数患者（94%）在影像学诊断颅内出血时存在相应症状[52]。两项研究的差异可能是由于，癌症患者颅内出血可在病程不同阶段被检出，从意外发现含铁血黄素沉积到更加明显导致占位效应及颅高压的出血[62]。与实体肿瘤或血液系统肿瘤患者相比，原发性脑肿瘤患者更可能出现局灶的无症状性脑出血[52]，其中可能的原因是原发性脑肿瘤患者往往本身存在神经系统功能缺陷，并且会进行频繁的影像学检查。值得注意的是，只有 5% 的肿瘤患者在发现颅内出血时合并有急性高血压（收缩压大于 180mmHg 或舒张压大于 120mmHg）。颅内出血最常见的症状为偏瘫、头痛、意识障碍及癫痫发作。只有极少数患者（6%）表现为昏迷[63]。

诊断

当怀疑患者存在颅内出血的情况时，应当首先使用 CT 平扫进行评估。如果患者不存在使用造影剂的禁忌证，则可在稍后使用 CT 血管造影评估是否存在血管畸形。在患者生命体征稳定后，应当使用增强 MRI 评估患者是否存在潜在肿瘤。提示可能存在潜在肿瘤的特点包括多发出血灶、出血部位位于灰白质交界区、多个混杂信号区域、单个出血灶内含有不同出血时相的信号，以及血肿演进延迟、出血部位附近的进展性持续水肿和

缺乏明确的含铁血黄素外环[64,65]。出血区域之外的强化信号同样也提示出血背后可能存在颅内转移。而缺血性卒中后出血及多点多脑叶的微出血（见于颅内淀粉样变患者）同样可以使用 MRI 进行评估，并观察到弥散受限，同时需要与颅内静脉窦栓塞进行鉴别诊断，该情况将在本章后续进行讨论。

患者管理

针对急性颅内出血患者的具体诊疗方案讨论并不在本章范围内，针对颅内出血患者的标准指南同样适用于此类患者的管理[66,67]。在癌症患者的颅内出血治疗中，激素的使用更加常见。在一项回顾性研究中，75% 的颅内出血癌症患者在诊断颅内出血后都使用了激素治疗[52]。在瘤腔内出血的患者中，应当考虑使用激素治疗并控制继发于瘤腔内出血的血管源性水肿相关的占位效应。对于凝血异常导致的出血，纠正凝血异常的治疗手段应当被考虑。例如，在 DIC 患者中，虽然最适当的治疗方案仍不明确，但一般包括了治疗可能诱因的手段。比如菌血症相关的 DIC 中，治疗方案应当包括使用新鲜冷冻血浆、冷凝集蛋白和血小板进行凝血因子置换治疗[27]。在出现瘤腔内出血时，开颅病灶切除术已被证实能够为有症状的颅内转移带来收益，在手术之后如有可能则需要辅助放射治疗[52,68,69]。如果占位不可切除，或是存在多发性占位，则全脑放射治疗及立体定向放射外科治疗等姑息治疗则应当作为可选方案[52]。而对于硬膜下出血或硬膜外出血，外科减压的手术指征评估与一般人群并无区别，但需要注意评估患者手术的安全性，尤其是潜在的凝血异常[66]。对于蛛网膜下腔出血，同样应当按照标准诊疗方案进行治疗，同时留意癌症患者因为增加的感染风险而更可能合并真菌性动脉瘤[67]。真菌性动脉瘤通常不行手术切除，而使用全身抗生素进行治疗[52]。肿瘤性动脉瘤较为罕见，虽然目前仍然没有明确的治疗方案，但可考虑化疗和放射治疗[70]。最后，针对颅内出血，使用气动压力循环腿套预防深静脉血栓应从入院第 1 天开始，同时，一旦确认患者没有进一步的颅内出血，针对肿瘤患者深静脉血栓的早期化学药物预防应当在颅内出血后 1～4 天启动，通常使用肝素或依诺肝素[66]。

预后

癌症患者合并颅内出血的预后很大程度上取决于原发肿瘤的预后。Navi 等[52]的回顾性研究显示，颅内出血的癌症患者 1 年内死亡率为 78%，中位生存期为 3 个月。对于颅内出血的原发脑肿瘤患者来说预后稍好，中位生存期为 5.9 个月。而颅内出血的实体肿瘤患者中位生存期为 2.1 个月，颅内出血的血液系统恶性肿瘤患者的中位生存期为 1.5 个月。颅内出血的潜在发病机制也影响着生存率，肿瘤内出血继发颅内出血患者的中位生存期最长（3.7 个月），瘤内出血合并凝血异常的患者预后稍差（1.8 个月），而仅由于凝血障碍导致的颅内出血的患者预后最差，仅为 0.3 个月。生存质量方面，只有 15% 的患者出院时可以做到生活完全自理，而 22% 的患者在住院期间死亡。实体肿瘤的颅内出血患者在出院时功能恢复状态最佳，53% 的患者可以达到完全或部分生活功能自理。血液系统恶性肿瘤的颅内出血患者则可能在住院期间死亡，而患有原发脑肿瘤的患者住院死亡率最低。

颅内肿瘤患者使用抗凝治疗的安全性

对于癌症患者群体中常见的静脉血栓事件，临床上通常使用抗凝药物进行治疗。对患有包括原发脑肿瘤和颅内转移肿瘤在内的颅内肿瘤患者，使用抗凝治疗总体来说是安全的。一些研究显示，使用抗凝药物治疗与未使用抗凝药物治疗的静脉血栓患者具有相近的颅内出血概率与死亡率[39,52,62,71-74]。

10.5   颅内静脉窦血栓形成

颅内静脉窦血栓形成（cerebral venous sinus thrombosis，CVST）主要成因是大脑静脉系统的闭塞。与系统性深静脉血栓类似，癌症患者罹患 CVST 的风险更高。在最近的病例对照研究中，癌症患者出现 CVST 的风险比一般人群高 5 倍。出现 CVST 的风险在新诊断恶性肿瘤的第 1 年中最高。血液系统恶性肿瘤患者相比于实体瘤患者，有更高的 CVST 的风险。与一般人群相比，第 1 年诊断血液系统恶性肿瘤的患者出现 CVST 的风险升高了 90 倍[75]。CVST 风险升高的原理可能和新确诊癌症后缺血性脑卒中风险升高的机制类似，反映了肿瘤活动的增强对促进血栓形成的影响，同时，外科手术操作和一些化疗药物的副作用也会导致血栓形成。研究特别发现，L- 天冬酰胺酶可能与 CVST 的发生有关，并且可能是血液系统恶性肿瘤患者 CVST 风险升高的成因之一[27]。对于癌症患者，CVST 形成的特有机制包括肿瘤导致的高凝状态、肿瘤压迫或侵袭、局部感染，以及化疗相关毒性等[76]。最常见的受累部位是上矢状窦[75, 76]，但血栓也可能出现在其他静脉窦中，例如，脑实质内静脉或颅内浅静脉[77]。

CVST 最常见的表现是头痛。其他常见症状包括癫痫发作、恶心、呕吐、意识水平改变和局灶性神经病变（如肌力下降或失语）[75, 76]。在 CT 平扫图像中，若横窦或矢状窦出现高密度影可提示血栓形成。但此项指标敏感度不高，因此，如果临床考虑 CVST 诊断不能除外，则应当进行进一步影像学检查[78]。在 MRI 上，栓塞在急性期可能表现为等 T_1 低 T_2 信号[78]。头颅 MRI 也可能识别栓塞导致的并发症，如颅内出血或梗死。在影像学上看到跨越血管分布区或临近静脉窦的梗死伴出血信号对诊断 CVST 有提示性作用[77, 78]。CT 静脉造影中的静脉内充盈缺损，当出现在矢状窦中时，被称作"空三角征"。MR 静脉造影检查也可以识别出静脉栓塞处乏血流状态。在显示静脉结构方面，增强 MR 静脉造影比飞行时间 MR 静脉造影（time-of-flight MR venography）更有优势[78]。在治疗 CVST 方面，则主要针对 CVST 的成因进行考虑。如果栓塞由于肿瘤压迫或侵袭导致，那么针对瘤体的治疗诸如化疗、放射治疗或外科手术可能使患者获益[39]。虽然针对一般人群患有 CVST 的随机对照试验较为有限，但治疗指南通常建议使用抗凝治疗，在排除其他禁忌证后，即使患者合并颅内出血，也应当进行抗凝治疗[78]。

（李佳桐 译，王月坤 国思颖 校）

参考文献

1. Graus F, Rogers LR, Posner JB. Cerebrovascular complications in patients with cancer. Medicine. 1985;64:16–35.

2. Noone AM, Howlader N, Krapcho M, Miller D, Brest A, Yu M, Ruhl J, Tatalovich Z, Mariotto A, Lewis DR, Chen HS, Feuer EJ, Cronin KA, editors. SEER cancer statistics review, 1975–2015. Bethesda: National Cancer Institute; 2018.. https://seer.cancer.gov/csr/1975_2015/. Based on November 2017 SEER data submission, posted to the SEER web site, April 2018

3. Zoller B, Ji J, Sundquist J, Sundquist K. Risk of haemorrhagic and ischaemic stroke in patients with cancer: a nationwide follow-up study from Sweden. Eur J Cancer. 2012;48:1875–83.

4. Navi BB, Reiner AS, Kamel H, et al. Association between incident cancer and subsequent stroke. Ann Neurol. 2015;77:291–300.

5. Navi BB, Reiner AS, Kamel H, et al. Risk of arterial thromboembolism in patients with cancer. J Am Coll Cardiol. 2017;70:926–38.

6. Sanossian N, Djabiras C, Mack WJ, Ovbiagele B. Trends in cancer diagnoses among inpatients hospitalized with stroke. J Stroke Cerebrovasc Dis. 2013;22:1146–50.

7. Uemura J, Kimura K, Sibazaki K, Inoue T, Iguchi Y, Yamashita S. Acute stroke patients have occult malignancy more often than expected. Eur Neurol. 2010;64:140–4.

8. Cocho D, Gendre J, Boltes A, et al. Predictors of occult cancer in acute ischemic stroke patients. J Stroke Cerebrovasc Dis. 2015;24:1324–8.

9. Selvik HA, Thomassen L, Bjerkreim AT, Naess H. Cancer-associated stroke: the Bergen NORSTROKE Study. Cerebrovasc Dis Extra. 2015;5:107–13.

10. Cestari DM, Weine DM, Panageas KS, Segal AZ, DeAngelis LM. Stroke in patients with cancer: incidence and etiology. Neurology. 2004;62:2025–30.

11. Zhang YY, Chan DK, Cordato D, Shen Q, Sheng AZ. Stroke risk factor, pattern and outcome in patients with cancer. Acta Neurol Scand. 2006;114:378–83.

12. Zhang YY, Cordato D, Shen Q, Sheng AZ, Hung WT, Chan DK. Risk factor, pattern, etiology and outcome in ischemic stroke patients with cancer: a nested case-control study. Cerebrovasc Dis. 2007;23:181–7.

13. Navi BB, Singer S, Merkler AE, et al. Cryptogenic subtype predicts reduced survival among cancer patients with ischemic stroke. Stroke. 2014;45:2292–7.

14. Jang H, Lee JJ, Lee MJ, et al. Comparison of enoxaparin and warfarin for secondary prevention of cancer-associated stroke. J Oncol. 2015;2015:502089.

15. Schwarzbach CJ, Schaefer A, Ebert A, et al. Stroke and cancer: the importance of cancer-associated hypercoagulation as a possible stroke etiology. Stroke. 2012;43:3029–34.

16. Tapia-Vieyra JV, Delgado-Coello B, Mas-Oliva J. Atherosclerosis and cancer; a resemblance with far-reaching implications. Arch Med Res. 2017;48:12–26.

17. Conen D, Wong JA, Sandhu RK, et al. Risk of malignant cancer among women with new-onset atrial fibrillation. JAMA Cardiol. 2016;1:389–96.

18. Guzzetti S, Costantino G, Vernocchi A, Sada S, Fundaro C. First diagnosis of colorectal or breast cancer and prevalence of atrial fibrillation. Intern Emerg

Med. 2008;3:227–31.

19. Kim SG, Hong JM, Kim HY, et al. Ischemic stroke in cancer patients with and without conventional mechanisms: a multicenter study in Korea. Stroke. 2010;41:798–801.

20. Merkler AE, Navi BB, Singer S, et al. Diagnostic yield of echocardiography in cancer patients with ischemic stroke. J Neuro-Oncol. 2015;123:115–21.

21. Dutta T, Karas MG, Segal AZ, Kizer JR. Yield of transesophageal echocardiography for nonbacterial thrombotic endocarditis and other cardiac sources of embolism in cancer patients with cerebral ischemia. Am J Cardiol. 2006;97:894–8.

22. Lefkovitz NW, Roessmann U, Kori SH. Major cerebral infarction from tumor embolus. Stroke. 1986;17:555–7.

23. Behrendt CE, Ruiz RB. Cerebral ischemic events in patients with advanced lung or prostate cancer. Neuroepidemiology. 2005;24:230–6.

24. Navi BB, Kawaguchi K, Hriljac I, Lavi E, DeAngelis LM, Jamieson DG. Multifocal stroke from tumor emboli. Arch Neurol. 2009;66:1174–5.

25. Prandoni P, Falanga A, Piccioli A. Cancer and venous thromboembolism. Lancet Oncol. 2005;6:401–10.

26. Bick RL. Cancer-associated thrombosis. N Engl J Med. 2003;349:109–11.

27. Rogers LR. Cerebrovascular complications in patients with cancer. Semin Neurol. 2010;30:311–9.

28. Li SH, Chen WH, Tang Y, et al. Incidence of ischemic stroke post-chemotherapy: a retrospective review of 10,963 patients. Clin Neurol Neurosurg. 2006;108:150–6.

29. Powers WJ, Rabinstein AA, Ackerson T, et al. Guidelines for the early management of patients with acute ischemic stroke: a guideline for healthcare professionals from the American Heart Association/American Stroke Association. Stroke. 2018;49:e46–e110.

30. Masrur S, Abdullah AR, Smith EE, et al. Risk of thrombolytic therapy for acute ischemic stroke in patients with current malignancy. J Stroke Cerebrovasc Dis. 2011;20:124–30.

31. Murthy SB, Karanth S, Shah S, et al. Thrombolysis for acute ischemic stroke in patients with cancer: a population study. Stroke. 2013;44:3573–6.

32. Tissue plasminogen activator for acute ischemic stroke. The National Institute of Neurological Disorders and Stroke rt-PA Stroke Study Group. N Engl J Med. 1995;333:1581–7.

33. Etgen T, Steinich I, Gsottschneider L. Thrombolysis for ischemic stroke in patients with brain tumors. J Stroke Cerebrovasc Dis. 2014;23:361–6.

34. Murthy SB, Moradiya Y, Shah S, Shastri A, Bershad EM, Suarez JI. In-hospital outcomes of thrombolysis for acute ischemic stroke in patients with primary brain tumors. J Clin Neurosci. 2015;22:474–8.

35. Merkler AE, Marcus JR, Gupta A, et al. Endovascular therapy for acute stroke in patients with cancer. Neurohospitalist. 2014;4:133–5.

36. Navi BB, Iadecola C. Ischemic stroke in cancer patients: a review of an underappreciated pathology. Ann Neurol. 2018;83:873–83.

37. Lee AYY, Levine MN, Baker RI, et al. Low-molecular-weight heparin versus a coumarin for the prevention of recurrent venous thromboembolism in patients with cancer. N Engl J Med. 2003;349:146–53.

38. Raskob GE, van Es N, Verhamme P, et al. Edoxaban for the treatment of cancer-associated venous thromboembolism. N Engl J Med. 2018;378:615–24.

39. Agnelli G, Becattini C, Bauersachs R, et al. Apixaban versus dalteparin for the treatment of acute venous thromboembolism in patients with cancer: the Caravaggio Study. Thromb Haemost. 2018;118:1668–78.

40. Seok JM, Kim SG, Kim JW, et al. Coagulopathy and embolic signal in cancer patients with ischemic stroke. Ann Neurol. 2010;68:213–9.

41. Lee MJ, Chung JW, Ahn MJ, et al. Hypercoagulability and mortality of patients with stroke and active cancer: the OASIS-CANCER Study. J Stroke. 2017;19:77–87.

42. Kamphuisen PW, Beyer-Westendorf J. Bleeding complications during anticoagulant treatment in patients with cancer. Thromb Res. 2014;133:S49–55.

43. Navi BB, Marshall RS, Bobrow D, et al. Enoxaparin vs aspirin in patients with cancer and ischemic stroke: the TEACH Pilot Randomized Clinical Trial. JAMA Neurol. 2018;75:379–81.

44. Li N. Platelets in cancer metastasis: to help the "villain" to do evil. Int J Cancer. 2016;138:2078–87.

45. Navi BB, Singer S, Merkler AE, et al. Recurrent thromboembolic events after ischemic stroke in patients with cancer. Neurology. 2014;83:26–33.

46. Kim JM, Jung KH, Park KH, Lee ST, Chu K, Roh JK. Clinical manifestation of cancer related stroke: retrospective case-control study. J Neuro-Oncol. 2013;111:295–301.

47. Kneihsl M, Enzinger C, Wunsch G, et al. Poor short-term outcome in patients with ischaemic stroke and active cancer. J Neurol. 2016;263:150–6.

48. Shin YW, Lee ST, Jung KH, et al. Predictors of survival for patients with cancer after cryptogenic stroke. J Neuro-Oncol. 2016;128:277–84.

49. Kondziolka D, Bernstein M, Resch L, et al. Significance of hemorrhage into brain tumors: clinicopathological study. J Neurosurg. 1987;67:852–7.

50. Lieu AS, Hwang SL, Howng SL, Chai CY. Brain tumors with hemorrhage. J Formos Med Assoc. 1999;98:365–7.

51. Schrader B, Barth H, Lang EW, et al. Spontaneous intracranial haematomas caused by neoplasms. Acta Neurochir. 2000;142:979–85.

52. Navi BB, Reichman JS, Berlin D, et al. Intracerebral and subarachnoid hemorrhage in patients with cancer. Neurology. 2010;74:494–501.

53. Reichman J, Singer S, Navi B, et al. Subdural hematoma in patients with cancer. Neurosurgery. 2012;71:74–9.

54. Schouten LJ, Rutten J, Huveneers HAM, Twijnstra A. Incidence of brain metastases in a cohort of patients with carcinoma of the breast, colon, kidney,

and lung and melanoma. Cancer. 2002;94:2698–705.

55. Barnholtz-Sloan JS, Sloan AE, Davis FG, Vigneau FD, Lai P, Sawaya RE. Incidence proportions of brain metastases in patients diagnosed (1973 to 2001) in the Metropolitan Detroit Cancer Surveillance System. J Clin Oncol. 2004;22:2865–72.

56. Kaya B, Cicek O, Erdi F, et al. Intratumoral hemorrhage-related differences in the expression of vascular endothelial growth factor, basic fibroblast growth factor and thioredoxin reductase 1 in human glioblastoma. Mol Clin Oncol. 2016;5:343–6.

57. Liwnicz BH, Wu SZ, Tew JM Jr. The relationship between the capillary structure and hemorrhage in gliomas. J Neurosurg. 1987;66:536–41.

58. Rogers LR. Cerebrovascular complications in cancer patients. Neurol Clin N Am. 2003;21:167–92.

59. Velander AJ, DeAngelis LM, Navi BB. Intracranial hemorrhage in patients with cancer. Curr Atheroscler Rep. 2012;14:373–81.

60. Gordon MS, Margolin K, Talpaz M, et al. Phase I safety and pharmacokinetic study of recombinant human anti-vascular endothelial growth factor in patients with advanced cancer. J Clin Oncol. 2001;19:843–50.

61. Khasraw M, Holodny A, Goldlust SA, DeAngelis LM. Intracranial hemorrhage in patients with cancer treated with bevacizumab: the Memorial Sloan-Kettering experience. Ann Oncol. 2012;23:458–63.

62. Weinstock MJ, Uhlmann EJ, Zwicker JI. Intracranial hemorrhage in cancer patients treated with anticoagulation. Thromb Res. 2016;140:S60–5.

63. Kamel H, Navi BB, Hemphill JC 3rd. A rule to identify patients who require magnetic resonance imaging after intracerebral hemorrhage. Neurocrit Care. 2013;18:59–63.

64. Atlas SW, Grossman RI, Gomori JM, et al. Hemorrhagic intracranial malignant neoplasms: spin-echo MR imaging. Neuroradiology. 1987;164:71–7.

65. Tung GA, Julius BD, Rogg JM. MRI of intracerebral hematoma: value of vasogenic edema ratio for predicting the cause. Neuroradiology. 2003;45:357–62.

66. Hemphill JC 3rd, Greenberg SM, Anderson CS, et al. Guidelines for the management of spontaneous intracerebral hemorrhage: a guideline for healthcare professionals from the American Heart Association/American Stroke Association. Stroke. 2015;46:2032–60.

67. Connolly ES Jr, Rabinstein AA, Carhuapoma JR, et al. Guidelines for the management of aneurysmal subarachnoid hemorrhage: a guideline for healthcare professionals from the American Heart Association/American Stroke Association. Stroke. 2012;43:1711–37.

68. Patchell RA, Tibbs PA, Walsh JW, et al. A randomized trial of surgery in the treatment of single metastases to the brain. N Engl J Med. 1990;322:494–500.

69. Licata B, Turazzi S. Bleeding cerebral neoplasms with symptomatic hematoma. J Neurosurg Sci. 2003;47:201–10.

70. Omofoye OA, Barnett R, Lau W, Trembath D, Jordan JD, Sasaki-Adams DM. Neoplastic cerebral aneurysm from metastatic nonsmall cell lung carcinoma: case report and literature review. Neurosurgery. 2018;83:E221–5.

71. Choucair AK, Silver P, Levin VA. Risk of intracranial hemorrhage in glioma patients receiving anticoagulant therapy for venous thromboembolism. J Neurosurg. 1987;66:357–8.

72. Yust-Katz S, Mandel JJ, Wu J, et al. Venous thromboembolism (VTE) and glioblastoma. J Neuro-Oncol. 2015;124:87–94.

73. Schiff D, DeAngelis LM. Therapy of venous thromboembolism in patients with brain metastases. Cancer. 1994;73:493–8.

74. Donato J, Campigotto F, Uhlmann EJ, et al. Intracranial hemorrhage in patients with brain metastases treated with therapeutic enoxaparin: a matched cohort study. Blood. 2015;126:494–9.

75. Silvis SM, Hiltunen S, Lindgren E, et al. Cancer and risk of cerebral venous thrombosis: a case-control study. J Thromb Haemost. 2018;16:90–5.

76. Raizer JJ, DeAngelis LM. Cerebral sinus thrombosis diagnosed by MRI and MR venography in cancer patients. Neurology. 2000;54:1222–6.

77. Grisold W, Oberndorfer S, Struhal W. Stroke and cancer: a review. Acta Neurol Scand. 2009;119:1–16.

78. Saposnik G, Barinagarrementeria F, Brown RD Jr, et al. Diagnosis and management of cerebral venous thrombosis: a statement for healthcare professionals from the American Heart Association/American Stroke Association. Stroke. 2011;42:1158–92.

11. 中枢神经系统转移性肿瘤患者的心境障碍

Kaleena Chilcote

11.1 引言

随着有关国家机关和鉴定机构强调监测患者身心健康的重要性，患者心理痛苦评估的开展越来越广泛。美国国家综合癌症网络（National Comprehensive Cancer Network，NCCN）建立了相应指南以帮助临床医生评估和管理患者的心理痛苦。指南将"心理痛苦"定义为："一种与心理（认知、行为和情感）、社会、精神和／或躯体等多因素相关的不愉快的情绪体验，可干扰患者有效应对癌症、躯体症状以及治疗的能力"。根据这个定义，患者的幸福感以及心境和焦虑障碍的发生发展受多种因素的影响，而所有这些因素都需要在适当的时机进行监测和干预[1]。由基于该定义和指南的研究所得到的数据来看，治疗癌症患者心境障碍的重要性日益凸显。对于脑肿瘤患者来说，生活质量与情绪健康的关系相比躯体健康更为密切[2]。此外，共病心境障碍还与患者心理痛苦增加、生活质量下降、医疗费用增加、护理人员负担加重、适应不良行为产生和癌症预后不佳相关。

11.2 抑郁障碍

病因

研究表明，抑郁障碍（depressive disorders）的发生、发展和持续存在受多种因素的影响。目前，越来越多的证据支持抑郁障碍与体内炎症反应有关。同时，一些研究也体现了癌症与炎症反应的相关性。这也许为癌症患者较高的抑郁障碍发病率提供了一种解释，全身炎症反应相关性更强的癌症患者抑郁障碍的发病率更高。癌细胞自身

能够产生细胞因子、趋化因子、生长因子和转录因子等多种促炎介质。放射治疗和化学治疗等癌症治疗导致的细胞死亡也可增加细胞因子的产生，进而诱发免疫级联反应[3,4]。同时，抑郁障碍与白介素6（interleukin-6，IL-6）水平升高相关[5,6]。一项研究显示，在患有乳腺癌的女性中，重度抑郁障碍与IL-6水平升高以及地塞米松抑制试验（dexamethasone suppression testing）的持续异常显著相关，提示IL-6水平与下丘脑-垂体-肾上腺轴（hypothalamic-pituitary-adrenal axis，HPA）的相关性[7]。HPA轴与心境障碍的关系在既往研究中已经进行了广泛探讨，而近年来不断有证据提示癌症可能与HPA轴功能紊乱相关。例如，有研究发现卵巢癌患者的夜间皮质醇水平高于对照组[8]，癌症与HPA轴功能紊乱相关性中的因果关系目前并不清楚。在另一项研究中，接受白介素2（interleukin-2，IL-2）和／或干扰素α免疫治疗的患者体内色氨酸（5-羟色胺的前体）水平更低，提示细胞因子可能直接影响参与情绪调节的神经递质的产生[9]。这些与抑郁障碍和癌症相关的共同机制为以下问题的提出提供了基础：抑郁障碍与癌症之间的潜在相互作用是什么、抑郁障碍如何影响癌症的发生和发展[10,11]。

脑部病灶会破坏重要结构和神经通路，导致情绪症状的产生[12]。虽然没有研究提示抑郁症状的发生与病灶位置有明确联系，但抑郁障碍常与额叶和颞叶病灶相关[13,14]。由传导通路中断导致的多种症状可以与心境障碍的表现发生重叠。由累及背外侧前额叶皮质的额叶病灶导致的执行功能障碍综合征（dysexecutive syndrome），表现为无法坚持、难以处理多项新任务等执行能力损害。这类患者还可能出现类似抑郁障碍的精神运动性迟滞、情感平淡和不能自理。而累及眶额循环的额叶病灶会导致去抑制综合征（disinhibition syndrome），表现为类似抑郁或双相障碍的情绪不

稳、行为冲动和判断力下降。前扣带回的病灶则可能导致患者出现类似抑郁障碍中常见的情感淡漠[15]。此外,包括注意缺陷多动障碍(attention-deficit hyperactivity disorder)、强迫症(obsessive compulsive disorder)、Tourette 障碍(又称抽动秽语综合征)、亨廷顿病(Huntington disease)和精神分裂症(schizophrenia)在内的多种原发性精神障碍的诊断,也与前述神经环路的功能障碍相关[15-17]。

流行病学

癌症患者抑郁障碍的患病率不尽相同,通常与癌症类型、疾病分期、治疗方式、病程长短、躯体症状负担和患者人口学特征等因素有关[18-21]。例如,McFarland 等[22]在乳腺癌患者中发现,共病抑郁障碍的预测因素包括确诊后一年内、年龄较小、接受辅助化疗、生育能力受影响以及治疗后出现躯体副反应。不同变量影响,加上明确及衡量抑郁水平方法的不统一,使我们难以全面评价抑郁障碍对整个癌症患者群体的影响。调查发现,抑郁症状和混合性焦虑/抑郁状态在特定的癌症类型中更为多见,包括胃癌、胰腺癌、口咽癌、肺癌、妇科肿瘤和颅内肿瘤[20, 23]。现有的抑郁障碍在癌症患者中的发病率研究大部分关注原发肿瘤类型的影响,对中枢神经系统(central nervous system, CNS)转移瘤影响的研究非常有限。总体而言,大约 25% 的癌症患者患有需要治疗的抑郁障碍,相比一般人群至少提高了 3 倍[20, 24-26]。

鉴别诊断

目前,"抑郁"一词的含义较为广泛,从表达情绪状态的社会用语到需要积极治疗的严重精神障碍症状。《精神障碍诊断与统计手册(第 5 版)》(Diagnostic and Statistical Manual of Mental Disorders, fifth edition, DSM-V)提供了精神疾病诊断的基本框架并详细阐述了医学界广泛认同的各种临床综合征的诊断标准。重度抑郁障碍(major depressive disorder, MDD)是临床上最常提及的抑郁障碍类型,其诊断标准如下:①至少有下列症状中 5 项,心境低落或极度易怒、活动兴趣减退、食欲和/或体重明显改变、显著的睡眠改变、精神运动性迟滞或激越、疲劳或精力不足、无价值感或自责自罪感、注意力减退、自杀意向;②症状持续

2 周及以上;③社交、工作和生活功能严重受损;④排除毒物、非法药物、处方药及其他躯体疾病的影响[27]。

在面对罹患躯体疾病尤其是癌症的患者时,区分疾病本身的症状体征和心境障碍的躯体表现并非易事。需要考虑到癌症患者可能因呕吐而体重下降,因使用糖皮质激素而失眠和易怒,因开始接受化学治疗而疲劳、注意力难以集中和短时记忆丧失。因此,对癌症患者进行抑郁障碍诊断时应更加关注受躯体症状负担影响小的症状,如对悲伤、哭泣、社交退缩、无价值感、自责自罪和自杀观念进行深入全面评估[28]。医生还必须全面思考,考虑到引起患者症状的其他可能原因。

持续性抑郁障碍(persistent depressive disorder)是另一种抑郁障碍类型,虽然在癌症患者中研究较少,但仍需予以鉴别诊断。持续性抑郁障碍,以前也称恶劣心境(dysthymia),患者在至少 2 年内的多数日子里出现抑郁心境,并且有抑郁障碍的其他症状,但其达到诊断标准所需的症状项目比 MDD 少。需要注意的是,对于两次抑郁发作之间症状可缓解但无法完全消除的患者,应考虑持续性抑郁障碍重叠重度抑郁发作的可能[27]。目前尚无有关 CNS 转移瘤患者中持续性抑郁障碍患病率的研究,且在一般癌症群体中的数据也很少。

如果抑郁症状仅发生在应激条件下并影响了日常生活或功能执行,那么应诊断为适应障碍(adjustment disorder)[27]。适应障碍常见于癌症患者,且往往需要治疗,其治疗方法与 MDD 类似。

如果患者出现抑郁症状的直接原因是药物使用或其他医源性问题,则应诊断为药源性抑郁障碍或躯体疾病所致的抑郁障碍。药物可以是毒品、处方药、非处方药和/或营养补充剂,药物使用包括主动使用和意外摄入。当患者具有至少一个 CNS 转移灶且认为脑部病灶本身即是导致抑郁症状的原因,也应该诊断为该类型的抑郁障碍。

癌症患者中抑郁障碍的鉴别诊断非常广泛,且病因往往为多因素,较为复杂。以下是引起抑郁症状的潜在病因,在鉴别诊断时应予以考虑。

低活动性谵妄(hypoactive delirium)常"伪装"成抑郁障碍,其症状包括情感迟钝、情绪不稳(如哭泣)、情感淡漠、日常活动减少、动力明显不足、精力下降、磷酸盐摄入减少、体力活动减少和注意力减退。但是,谵妄具有病情波动明显(昼轻夜

癌症患者抑郁心境的潜在病因

- 抑郁障碍
- 双相障碍
- 物质 / 药物使用
  - 酒精
  - 抗癫痫药物（antiepileptic drug，AED）
  - 干扰素 α、白介素 2
  - 糖皮质激素
- 维生素 D 缺乏
- 营养不良
- 甲状腺功能减退
- 睾酮水平降低
- 疼痛
- 癌症相关的疲乏
- 睡眠障碍
- 情感淡漠
- 意志消沉
- 谵妄
- 痴呆

重）、意识水平改变、错觉或幻觉等知觉障碍的特点，可帮助与抑郁障碍进行鉴别。癌症并发谵妄的危险因素常包括与脑部恶性肿瘤转移相关的因素，包括谵妄病史、高龄、病前认知障碍、颅内病灶、柔脑膜病变、低白蛋白血症、脱水、感染、缺氧、近期手术史、细胞因子释放综合征、骨或肝转移，以及使用糖皮质激素、苯二氮䓬类和阿片类药物[29-34]。目前尚缺乏有效证据以指导新型免疫治疗相关的躁动性谵妄的治疗[35, 36]。谵妄对于患者本人、患者家属和护理团队而言都是非常痛苦的，并且会在之后的时间内对患者造成持续影响。在一项针对 154 例住院期间曾发生谵妄的癌症患者的研究中，53.5% 的患者可回忆起谵妄的经历，其中绝大多数患者在恢复后保留了谵妄发作时极度痛苦的体验[37]。数据显示，高达 90% 的癌症患者临终前出现谵妄[32]。临床工作中，如果患者同时存在抑郁障碍和谵妄，应该优先处理谵妄的病因，而通常癌症患者并发谵妄的可能病因较多，需要全面考虑[25, 34]。

对于临床表现为显著认知功能损害且可能伴有心境障碍的患者，除了其他原因外，潜在的认知障碍是重要的诊断考虑。由于认知损害是逐渐出现的，患者往往可以通过日常生活适应而代偿。随着癌症的诊断和治疗进行，患者的医疗需求也随之增加，如使用更新的药物、需要频繁预约就诊，在这过程中，潜在的症状可能被发现并对患者产生越来越大的负面影响。

11.3　双相障碍

双相障碍（bipolar disorders）与抑郁障碍的鉴别在于双相障碍患者一生中至少有一次轻躁狂或躁狂发作。尽管通常情况下抑郁发作比躁狂发作出现的频率高，抑郁发作既往史并非双相障碍诊断的必要条件。同抑郁障碍一样，为了帮助进一步细分症状类型和指导治疗决策，DSM-V 确定了如下诊断类型：双相障碍 I 型，双相障碍 II 型，循环性心境障碍，药源性双相障碍和躯体疾病所致的双相障碍。轻躁狂和躁狂的严重程度不同，前者持续天数较少，虽然症状明显影响日常功能，但对日常功能的损害较小。轻躁狂可表现为以下症状：行为浮夸、睡眠需求减少、言语增多和激昂、思维奔逸、注意力分散、意志行为增强和活动增多（多导致不良后果，如高风险财务决策、疯狂消费、超速驾驶和性生活混乱）[27]。

双相障碍患者与抑郁障碍患者一样，相比普通人群发生不良健康事件的风险增高。其中不良健康事件还与癌症有关，如吸烟、饮酒。不过，尚无证据表明双相障碍患者更容易罹患癌症，也很少有研究探讨患癌双相障碍患者的癌症相关结局。

躯体疾病同样能导致轻躁狂 / 躁狂发作，其中研究明确的包括卒中、脑外伤、多发性硬化和肾上腺疾病[27, 38]。

药物也可以导致轻躁狂 / 躁狂发作，其中有些药物是癌症治疗方案的一部分。最常见的例子可能是糖皮质激素。上文中也提及，干扰素 α 在少数情况下会引起躁狂发作，应注意监测。治疗相关性情绪症状将在本章的后面进行讨论。

11.4　焦虑障碍

虽然本章讨论的重点是心境障碍，但不能不提及焦虑障碍（anxiety disorders）。与抑郁障碍一样，癌症患者焦虑障碍的发病率也明显高于一般人群。当抑郁和焦虑症状同时存在时，患者抑郁程度加重、治疗有效性降低、生活质量下降、心理治疗依从性降低、恢复减慢、自杀率增高和总医疗费用增加[23]。研究还发现，脑转移瘤患者焦虑障碍的发病率高于抑郁障碍的发病率。而发生焦虑障碍的时间常在特定治疗节点，如放射治疗开始前[39]。

11.5 自杀倾向

癌症患者中自杀想法、自杀企图和自杀行为的出现不仅相比普通人群更为常见，也高于预期预后接近的其他疾病患者群[40]。癌症患者的自杀率在不同研究中差异较大，可见研究这一异质性的患者群体并非易事[41]。总体而言，影响一般人群自杀的危险因素同样适用于癌症患者。而癌症患者特有的危险因素包括非抑郁所致的无望感、躯体功能受损、整体健康状况不佳、疾病进展，以及特殊肿瘤类型（如神经系统恶性肿瘤）[42-45]。关于性别对癌症患者自杀率的影响，各研究结果不一。

虽然尚无研究专门探讨神经系统转移瘤患者的自杀倾向，但疾病晚期和神经系统主要病灶的介入均提示该患者群体的自杀风险增加。研究报道，癌症确诊后不久是自杀风险最高的时期[46]。尽管普遍认为自杀率在癌症确诊后随时间逐渐下降，医生也应该时刻记住癌症患者的自杀行为随时可能发生。一项囊括了 72 万例乳腺癌幸存者的研究发现，这些受试者在确诊 25 年后的自杀风险仍高于一般人群[42]。此外，多项研究显示，儿童时期罹患癌症的患者成年后自杀风险仍持续升高[43]。

11.6 癌症治疗相关情绪症状

本章不会讨论特定化学治疗药物的副作用，但必须注意癌症治疗过程中完全可能出现各种神经精神副反应。实际上，化学治疗可作为独立因素与乳腺癌患者中升高的抑郁风险相关[47]。这再次说明了，对于所有正在接受治疗的患者，密切关注有无心境障碍的发生是非常重要的。

激素类药物

使用激素类药物也可以增加患者出现抑郁障碍的风险。在健康个体中，激素水平改变与抑郁症状之间有明显的关联。例如，女性的心境障碍可以表现出与月经相关的周期性，且女性在产后和围绝经期患抑郁障碍的风险更高。关于他莫昔芬（tamoxifen）对抑郁障碍风险的影响，研究结果各异[47-50]。但并不令人意外的是：伴有其他抑郁障碍相关风险因素的患者在服用他莫昔芬时发生

抑郁障碍的可能性更高[50]。增加的抑郁症状还与其他躯体症状有关，比如潮热和性功能障碍，而这两者均在使用他莫昔芬的女性中更为常见[51, 52]。

免疫治疗

随着免疫治疗的日益普及，其相关的精神神经副作用的数据逐渐增多。免疫治疗在治疗后的急性期有较多的精神神经副作用。作为最为熟知的可导致抑郁障碍的药物之一，干扰素 α 的使用还需警惕相关自杀风险。数据显示，高达 58% 使用干扰素 α 的患者出现了抑郁障碍。此外，需注意干扰素 α 也可显著增加躁狂发作风险，尽管相较其对于增加抑郁障碍的风险更低[53-55]。白介素 2 也被证实与抑郁障碍发病率增高有关[56]。

抗癫痫药物

所有 AED 均能增加抑郁障碍发生的风险，不同药物对于增加的风险存在差异[56]。临床研究发现，口服左乙拉西坦后 13% 的成人和 38% 的 18 岁以下患者出现了抑郁、焦虑、心境不稳、烦躁等"行为症状"，甚至有 1% 的成人出现了精神病性症状[57]。另一方面，许多 AED 也可作为心境稳定剂，对心境障碍的治疗有益。

糖皮质激素

糖皮质激素与多种精神副反应的发生有明确相关性，包括抑郁、轻躁狂 / 躁狂、自杀幻想、精神失常、谵妄和睡眠改变[38, 56]。糖皮质激素相关的精神副反应通常发生在用药的最初几周内，且呈剂量依赖性，但也可以发生在长期使用后。原发性双相障碍不会增加糖皮质激素相关性躁狂的风险。然而，有糖皮质激素相关性躁狂病史的患者日后发生双相障碍的风险增加，所以在下一阶段的治疗中需考虑预防性使用心境稳定剂。医生也不应低估糖皮质激素相关的睡眠障碍对患者日常功能和主观幸福感的影响。对此，医生应密切关注和积极治疗。

放射治疗

本书第 29 章将会深入讨论放射治疗对神经

精神系统的潜在影响，这是我们不应忽视的方面。一项纳入 170 例脑转移瘤患者的研究发现，进行全脑放射治疗后患者自诉症状负担增加，最常见的症状包括疲劳、幸福感降低、焦虑、困倦和食欲下降。此外，多种症状往往同时出现，尤其是焦虑和抑郁[58]。同样地，因脑转移而进行全脑或低分割立体定向放射外科治疗的乳腺癌患者，相较于无脑转移仅进行乳腺放射治疗的患者，心理痛苦程度明显增加[39]。疲劳作为放射治疗的常见副反应，可能被误认为该治疗阶段的抑郁障碍表现。

如果怀疑癌症治疗中所使用药物可能引起心境障碍时，停用相应药物往往并不可行。医生应当考虑在可行的前提下适当减少剂量，或换用同种类其他药物。除此之外，加用精神药物作为辅助治疗、开展行为治疗和改善生活方式等对患者的收益也需要加入考量。

11.7 心境障碍对癌症预后的影响

治疗参与度

心理社会压力与癌症发生发展的许多潜在因素相关，如炎症反应、氧化应激、免疫监视功能下降、HPA 轴功能紊乱[10, 11]。因此，临床医生和研究人员致力于研究心理社会压力与癌症发生发展的相关性对患有心境障碍的癌症患者在癌症相关预后方面的影响。研究显示，伴 / 不伴心境障碍的患者在癌症治疗决策上存在差异。例如，在 Colleoni 等[59]开展的研究中，抑郁障碍的乳腺癌患者接受辅助化疗建议的比例相比无抑郁障碍的乳腺癌患者明显降低（51.3% vs 92.2%）。此外，心境障碍的发生也会影响患者治疗依从性。研究发现，患有抑郁障碍使得癌症患者不遵从医疗团队的药物治疗建议的可能性提高了近 3 倍[60]。担心成为他人负担或因主观上认为过去的错误行为导致自己活该生病的癌症患者常常有自罪感。而自罪感已被证实是导致治疗不依从的独立危险因素之一[61]。随着癌症治疗策略逐步向慢性病管理转变，长期随访和药物使用变得愈加重要。Kaul 等[62]注意到，年轻癌症幸存者不依从治疗的比例大约是同龄人的 2 倍，而且心理痛苦是治疗不依从的显著危险因素。

发病率

癌症相关并发症的发病率同样受心境障碍的影响。抑郁障碍发病率与焦虑水平、疲劳和疼痛相关[63, 64]。心理痛苦也与其他适应不良行为有关，有些适应不良行为甚至有致癌风险，如吸烟[65]。现有抑郁障碍是未来发生精神疾病并发症的危险因素，而并发精神疾病可对患者的疾病进展产生不良影响。研究发现，对于接受造血干细胞移植期间出现抑郁障碍的患者，其发生创伤后应激障碍（post-traumatic stress disorder）的概率增高，且 6 个月随访时更易自诉生活质量下降[66]。一项纳入 154 例胸部和头颈部肿瘤患者的研究显示，抑郁和对癌症复发的恐惧与尼古丁复吸率增高显著相关[67]。El-Jawahri 等[68]将 1 116 例接受异体造血干细胞移植前有抑郁的患者和 6 317 例移植前无抑郁的患者进行比较，发现前者 2～4 级急性移植物抗宿主病的发病率更高、总生存率更低、移植后 100 天内的出院后存活天数更少。

死亡率

由于大量混杂因素的干扰，研究心境障碍对癌症相关死亡率的影响较为困难。不过，研究已经发现，抑郁症状负担较重的患者生存时间更短[69-73]。同时，癌症确诊前有抑郁障碍的患者相较无抑郁障碍的患者生存率更低。这种差异在有抑郁障碍和癌前机体障碍的患者中尤其明显[74]。心境障碍与癌症相关死亡率之间的关系似乎也受多种因素的影响，可能与前面提及的癌症治疗不依从或如前述的物质滥用等适应不良行为有关[10, 69]。

医疗利用度和成本

从医疗系统层面上也可以反映癌症共病心境障碍的影响。随着医疗服务的关注点逐渐向患者满意度转移，我们发现抑郁症状的严重程度与患者对医疗服务的满意度呈负相关[75]。患者心理痛苦水平也与其在肿瘤科门诊就诊时的主诉数量有关[76]，这进一步导致患者通过更长的门诊时间、更频繁的就诊、对急诊服务增加使用的方式增加与医疗团队的相处时间[77]。研究清晰表明，心理健康问题可导致整体医疗支出上升，而开展针对心境障碍和焦虑的合适治疗可相应降低医疗支出[77, 78]。研究还显示，积极开展心理治疗，尤其是认知行为疗法（cognitive behavioral therapy，CBT），可提高患者生活质量、减少精神症状和降低医疗支出，甚至对于癌症确诊时无心理痛苦程度增加的患者也有效[78, 79]。由此可见，管理所有患者的心理健康需求非常重要。

护理人员负担

护理人员的角色功能非常广泛，可以为患者提供情绪、认知、精神、躯体及社会上的帮助与支持。脑转移瘤患者的症状新发或恶化对日常生活的影响，使得他们的护理需求相应增加。随着癌症患者的生存期延长，护理人员的角色随之转变，从提供临终关怀到提供长期生存照顾，因此护理人员负担相关的话题已成为研究重点。研究发现，护理人员的工作与更高的焦虑、抑郁和社交孤立感，以及对癌症相关的经济压力的担忧和病耻感相关[80]。此外，相比于照顾早期癌症者的护理人员，照顾晚期癌症患者的护理人员有更高的抑郁和焦虑发病率。目前对照顾 CNS 转移瘤患者的护理人员负担研究有限，但证据显示该群体抑郁和焦虑症状的发病率增高[81]。现有试验数据不但支持护理人员是治疗团队必不可少的重要角色，还表明护理人员的高心理痛苦水平与患者的高心理痛苦水平相关。

11.8　心理筛查

研究指出，由于医务人员常常无法发现正在经受精神痛苦的患者，所以对所有患者进行常规心理筛查非常重要[82]。如上文提及，与癌症、癌症治疗和并发症相关的各种混杂因素使心境障碍的筛查变得更为困难。可选的心理筛查工具有很多，部分工具在癌症患者中的有效性已经证实，不过尚无研究专门探讨特定应用于 CNS 转移瘤患者心理筛查的有效工具。心理筛查工具的有效性的评价是通过与金标准工具（如标准结构化临床访谈）比较产生的[83]。确定最合适的筛查工具需要评估以下内容，包括主要关注症状、患者群体、门诊工作流程、筛查结果阳性后的管理和随访程序、可用的工具和 / 或解读结果的方法、可行的筛查时间等。Luckett 等和 Vodermaier 等关于英文筛查工具的系

统综述里提供了个体筛查工具的补充信息[84-86]。

患者健康问卷 -9 项（Patient Health Questionnaire-9，PHQ-9）是一个自评问卷，包含 9 个反映 DSM-V 中 MDD 诊断标准的条目。问卷要求患者对过去 2 周的症状严重程度进行评分，从 0（完全没有）到 3（几乎每天）[87]。该问卷主要用于初级治疗，且被验证在癌症患者中有效[88]。

医院焦虑抑郁量表（Hospital Anxiety and Depression Scale，HADS）是一份包含了 14 个条目的自评量表，常用于研究和临床中筛查躯体疾病患者的焦虑和抑郁症状。该量表的有效性已在各类患者群体中得到证实，且其对癌症患者的抑郁筛查非常可靠[89]。

NCCN 心理痛苦温度计（distress thermometer，DT）在颅内肿瘤患者中的有效性已被验证[82, 90]。DT 是一个自评量表，要求患者在 0～10 的范围内对自身心理痛苦进行评分，其中 10 代表最高心理痛苦水平。此外，患者可以通过勾选问题列表上的主题来选择自己需要额外支持和（或）资源的方面，如现实问题、家庭问题、情感压力、信仰 / 宗教问题和身体疾病问题[1]。虽然 DT 相比前述量表的优势在于能够收集各种问题的信息，但是结果很难与特定诊断相关联，并且研究显示 DT 检测到的心理痛苦水平与焦虑的关联比抑郁更加密切[91, 92]。

11.9　治疗策略

对于共病心境障碍的患者，最好采用多学科综合治疗的模式，在考虑患者自身遗传优势、劣势及所处环境的同时满足患者需求。尽管单独采用心理治疗或药物治疗均能有效治疗单相或双相心境障碍，但更提倡将两者结合使用的综合治疗。

心理治疗

全面收集关于不同心理疗法在癌症患者中有效性的数据具有一定难度。因为研究在针对的症状、使用的疗法、实施治疗者的培训方法以及有效性评价的方法等方面差异巨大[41]。虽然已有大量研究显示心理治疗可使特定患者群体获益，但是关于 CNS 转移瘤患者的数据却很少。

CBT 是一种应用广泛的心理治疗形式，最初

用于治疗抑郁障碍。CBT 主要关注那些自动或无意识发生的错误认知模式，通过识别并纠正以达到改变患者情绪反应和行为的目的[93]。已有证据支持 CBT 用于治疗癌症患者的各种症状，包括抑郁、对癌症复发的恐惧、疼痛和疲劳[94-96]。

正念减压疗法（mindfulness-based stress reduction，MBSR）是由 Jon Kabat-Zinn 发明的一种心理疗法，其出现推动了"正念"训练的流行。正念是一种冥想形式，指意向性和持续性地关注自身和当下情况和 / 或周围环境以帮助集中注意力和理清思绪[97]。在融入到正式治疗时，MBSR 可以使用包括个人冥思以及由实施者、预录制的音频、身体扫描或瑜伽在内的多种策略[98]。研究发现，MBSR 能缓解癌症患者的许多症状，包括总体焦虑水平、对癌症复发的恐惧、生活质量、抑郁、认知症状和躯体紧张[94, 98-100]。但是关于获益的持续时间，结果不一[99, 100]。根据 MBSR 培训者的建议，应将这些冥想的技巧融入生活方式而不是仅作为一种限时治疗。

动机访谈（motivational interviewing）依赖于患者和治疗者的合作关系，在肯定患者主观能动性的同时帮助患者建立改变不良行为的动力[101]。尽管这种治疗方式的研究主要集中在物质使用障碍（substance use disorders）患者，但是随着时间推移其应用越来越广泛。在癌症患者中，动机访谈可以优化饮食习惯、改善运动习惯和其他影响睡眠、疲乏、疼痛、情绪及物质滥用等日常生活模式的生活习惯[102-104]。

同样，自从 1993 年发布第一版培训手册以来，辩证行为疗法（dialectical behavior therapy，DBT）的运用日益广泛[105]。DBT 最初用于边缘型人格障碍（borderline personality disorder）患者的治疗，主要关注以下 4 点训练：正念、人际效能、情绪调节和痛苦承受能力[106]。虽然该疗法通常需要每周较长的时间投入，但应该大力推荐。

除上述疗法外，还有针对慢性躯体疾病患者和面临生命终点的患者的疗法。例如，尊严疗法可以帮助生命末期的患者找到意义和希望。而意义中心疗法致力于帮助患者寻找和坚守意义，可用于个人或群体治疗[108-110]。

药物治疗

在考虑对心境障碍进行药物治疗之前，评估

和处理其他可能病因也非常重要。医生不应忽略共病物质使用障碍的影响，而应将物质使用的筛查作为心理健康保健的项目之一。睡眠障碍也与抑郁风险有关，且治疗睡眠障碍可以减轻抑郁症状[111, 112]。研究发现，相比一般人群，癌症患者睡眠呼吸暂停的发病率更高，更重要的是睡眠呼吸障碍与癌症患者死亡率增高有关[113]。还有研究报道，尽管干扰因素很多，睡眠呼吸障碍与癌症发病率增高有一定相关性[114]。此外，所有患者在接受药物治疗前均应进行营养不良、营养相关功能障碍和甲状腺功能减退的筛查。

抗抑郁药

许多强有力的证据支持抗抑郁药（antidepressants）在抑郁障碍治疗中的应用，包括在抑郁障碍的癌症患者中的应用。而指导有抑郁症状但不完全符合任一抑郁障碍类型诊断标准的患者治疗的有效证据较少。同样地，针对 CNS 转移瘤患者的证据也不足。不过，尽管缺乏官方证据支持，抗抑郁药已常规用于 CNS 转移瘤患者抑郁和焦虑症状的治疗。事实上，在美国，癌症患者中使用抗抑郁和焦虑药物的比例通常是一般人群的 2 倍左右，而且随着疾病进展药物使用会更加频繁[115]。

为转移瘤患者选择合适的抗抑郁药需注意以下几点：

1. 主要针对症状：关于癌症患者中最常用的抗抑郁药及其注意事项的信息请参考表 11-1。需要注意的是，关于单独使用兴奋剂治疗抑郁障碍的证据支持较少。具体用量需要参考精神科会诊意见。

2. 其他潜在作用：抗抑郁药在有效治疗抑郁障碍的同时，还可能有针对睡眠、食欲、恶心、潮热、性功能障碍和神经精神性疼痛的改善效益，选择药物时需加以考虑。示例详见表 11-1。除了表格中所列外，曲唑酮，作为一种抗抑郁药，有治疗失眠的超适应证用途。由于曲唑酮产生耐受和出现停药反跳作用的风险较小，且一般不引起 CNS 疾病患者中常见的反常反应，因此通常认为曲唑酮在治疗失眠上优于苯二氮䓬类药物，曲唑酮在使用时主要的注意事项是直立性低血压。

3. 可能的副反应：颅内病变患者往往对药物副作用更为敏感。总体而言，使用较低的起始剂量和较慢的剂量爬坡水平寻找合适剂量是最好的方法。值得注意的是，所有的 5- 羟色胺能抗抑郁

表 11-1　癌症患者中最常用的抗抑郁药及其考虑事项

	主要作用机制	用药理由	注意事项
选择性 5- 羟色胺再摄取抑制剂（SSRI） 西酞普兰 艾斯西酞普兰 氟西汀 氟伏沙明 帕罗西汀 舍曲林	抑制突触前膜对 5- 羟色胺的再摄取	一线用药 总体耐受性良好	头痛、胃肠道不适、性功能障碍等副作用
5- 羟色胺和去甲肾上腺素再摄取抑制剂（SNRI） 去甲文拉法辛 度洛西汀 文拉法辛	抑制突触前膜对 5- 羟色胺和去甲肾上腺素的再摄取	有助于缓解神经病理性疼痛 NE 活性增加导致动力和白天的精力提升 文拉法辛可改善潮热症状	高血压风险增加 停药反应明显，需缓慢减量
安非他酮	抑制突触前膜对去甲肾上腺素和多巴胺的再摄取	有助于戒烟 增加动力和白天的精力 治疗注意力问题（超适应证） 对性功能影响较小 不引起明显体重增加	高血压、癫痫等风险增加 可加重焦虑 可导致食欲下降和体重减轻 警惕精神性障碍
米氮平	阻断 $5-HT_2$ 和 5-HT3 受体 通过拮抗突触前 α2 肾上腺素受体增加 5- 羟色胺和去甲肾上腺素的传递	止吐 改善食欲 促进睡眠（镇静作用）	口干、体重增加等副作用 骨髓抑制致中性粒细胞减少（较罕见）
三环类抗抑郁药（TCA） 阿米替林 地昔帕明 多塞平 丙米嗪 去甲替林	抑制突触前膜对 5-HT 和去甲肾上腺素的再摄取	有助于缓解神经病理性疼痛 促进睡眠（镇静作用）	抗胆碱能、抗毒蕈碱、抗 α 肾上腺素能等相关副作用

药均有以下副作用：长期使用致骨质疏松风险，抗血小板致胃肠道出血以及低钠血症。安非他酮通过提高去甲肾上腺素和多巴胺水平，能够提高白天的动力 / 精力、改善注意力和帮助戒烟，对部分患者获益较大。然而，安非他酮有剂量依赖性致痫风险，应用于 CNS 转移瘤或原发性脑肿瘤患者时要非常注意[116]。此外，联合药物时，需警惕各种药物的副反应的叠加效应，常见例子是抗胆碱能药物在癌症患者中的使用。在化学药物治疗中使用的止痛药、止呕药和精神药物常常引起一些令人困扰的副反应，如口干、便秘，以及一些更为棘手的副反应，如尿潴留、肠梗阻、龋齿（进而影响经口进食）和认知损害。如果除了抗抑郁药物外还联用曲马多（tramadol）、芬太尼（fentanyl）、曲坦（triptans）类等多种 5- 羟色胺能药物及止呕药，额外风险也会增加。5- 羟色胺综合征主要表现为自主神经状态不稳定、精神状态改变、震颤、反射亢进和肌阵挛，如果未及时识别和处理，可能发展为癫痫、昏迷甚至死亡。

4. 药物间相互作用：医生在每次开具新药前都应该评估药物间的相互作用。对于癌症患者，医生应当参考癌症标准治疗中的常用药物做出相应决策。精神药物与癌症治疗的其他常用药物之间有许多潜在的相互作用,其中讨论最多的是他莫昔芬和帕罗西汀[一种选择性 5- 羟色胺再摄取抑制剂(selective serotonin reuptake inhibitor, SSRI)]。他莫昔芬是一种不具备活性的前体药物,经过肝脏 cyp2D6 酶的代谢后转变为活性代谢物。由于多种抗抑郁药都是 cyp2D6 酶的抑制剂,所以理论上联用抗抑郁药物存在降低他莫昔芬有效性的风险。有趣的是,这一相互作用关系尚未得到临床研究的证实。目前规模最大的由 Haque 等[117]开展的研究显示,在同时使用抗抑郁药和他莫昔芬的乳腺癌患者中,抗抑郁药与癌症复发和对侧乳腺癌发生无显著相关性。因此,联用他莫昔芬和抗抑郁药物的风险和获益需要进行个体化考虑。

5. 用药方式:癌症患者经常会有暂时性口服药物困难。而在美国,尚没有抗抑郁药的肠外剂型[118, 119]。药物的生物利用度也会受手术治疗或其他躯体疾病的影响。对此,可参考精神科医生会诊意见。

心境稳定剂

关于双相障碍的药物治疗,目前有多种心境稳定剂(mood stabilizers)可供使用。如果患者在使用某种精神药物时情况稳定,则建议尽量避免更改原有的治疗方案。相比其他精神药物,心境稳定剂普遍与其他药物的相互作用更为明显,应当严密监测。此外,该类药物不依从的危害极大。例如,拉莫三嗪因其剂量滴定过程中可能出现危及生命的重症多形红斑(Stevens-Johnson syndrome)而广为人知。如果患者错过了大概连续 5 天的药物服用,那么不管无法按时服药的原因是什么,都必须从滴定计划的初始剂量开始重新滴定,这将对患者的情绪和行为产生不利影响。碳酸锂是一种作用非常有效的心境稳定剂,但是要求机体必须处于持续水化的状态。碳酸锂的毒性大多发生在脱水、感染、多种药物联合使用[如联用低剂量的非甾体抗炎药(non-steroidal anti-inflammatory drugs,NSAID)]的情况下,可以致命。对于使用碳酸锂的癌症患者,医生需要严密观察,且最好有精神科医生参与治疗。

抗精神病药物也有稳定心境的作用。抗精神病药物虽然大多用于精神病性障碍和双相障碍躁狂相,但是也有证据支持一些可使癌症患者获益

的超适应证使用,比如,止吐、促进睡眠(减少苯二氮䓬类药物使用)、改善食欲(食欲促进剂无效时)、治疗颅内疾病相关性躁动或严重易怒及治疗糖皮质激素相关性心境障碍、焦虑和失眠[120]。

11.10 总结

CNS 转移瘤患者发生心境障碍的风险增加,其原因是多方面的,包括细胞层面的共有机制、情绪发生及处理相关的脑区受累和癌症治疗的副作用等。共病心境障碍与多种不良癌症相关预后和行为问题(包括药物治疗不依从、共病物质滥用、更频繁的医疗资源利用和更多的医疗支出,甚至死亡)有关。心理筛查和早期干预非常重要,要求临床医生与精神卫生专业人员共同开展,以提供药物治疗、心理治疗和其他行为治疗方法。虽然各种各样的治疗策略已应用于临床实践,但是指导 CNS 转移瘤患者心境障碍治疗的文献报道不多。接下来需要开展更多的研究,基于循证医学证据为 CNS 转移瘤患者的心境障碍治疗提供建议。

(王海 译,王月坤 国思颖 校)

参考文献

1. Holland JC, Bultz BD. The NCCN guideline for distress management: a case for making distress the sixth vital sign. J Natl Compr Cancer Netw. 2007;5(1):3–7.
2. Pelletier G, Verhoef MJ, Khatri N, Hagen N. Quality of life in brain tumor patients: the relative contributions of depression, fatigue, emotional distress, and existential issues. J Neuro-Oncol. 2002;57(1):41–9.
3. Young K, Singh G. Biological mechanisms of cancer-induced depression. Front Psych. 2018;9:299.
4. Jehn CF, Kuehnhardt D, Bartholomae A, Pfeiffer S, Krebs M, Regierer AC. Biomarkers of depression in cancer patients. Cancer. 2006;107:2723–9.
5. Breitbart W, Rosenfeld B, Tobias K, Pessin H, Ku GY, Yuan J, et al. Depression, cytokines, and pancreatic cancer. Psychooncology. 2014;23(3):339–45.
6. Musselman DL, Miller AH, Porter MR, Manatunga A, Gao F, Penna S, et al. Higher than normal plasma interleukin-6 concentrations in cancer patients with depression: preliminary findings. Am J Psychiatry. 2001;158(8):1252–7.
7. Soygur H, Palaoglu O, Akarsu ES, Cankurtaran ES, Ozalp E, Turhan L, et al. Interleukin-6 levels and HPA

axis activation in breast cancer patients with major depressive disorder. Prog Neuropsychopharmacol Biol Psychiatry. 2007;31(6):1242–7.

8. Lutgendorf SK, Weinrib AZ, Penedo F, Russell D, DeGeest K, Costanzo ES, et al. Interleukin-6, cortisol and depressive symptoms in ovarian cancer patients. J Clin Oncol. 2008;26(29):4820–7.

9. Capuron L, Ravand A, Neveu PJ, Miller AH, Mues M, Dantzer R. Association between decreased serum tryptophan concentrations and depressive symptoms in cancer patients undergoing cytokine therapy. Mol Psychiatry. 2002;7(5):468–73.

10. Bortolato B, Hyphantis TN, Valpione S, Perini G, Maes M, Morris G, et al. Depression in cancer: the many biobehavioral pathways driving tumor progression. Cancer Treat Rev. 2017;52:58–70.

11. Spiegel D, Giese-Davis J. Depression and cancer: mechanisms and disease progression. Biol Psychiatry. 2003;54(3):269–82.

12. Madhusoodanan S, Opler MG, Moise D, Gordon J, Danan DM, Sinha A, et al. Brain tumor location and psychiatric symptoms: is there any association? A meta-analysis of published case studies. Expert Rev Neurother. 2010;10(10):1529–36.

13. Valentine AD. Central nervous system tumors. In: Holland JC, Breitbart WS, Butow PN, Jacobsen PB, Loscalzo MJ, McCorkle R, editors. Psycho-oncology. New York: Oxford University Press; 2015. p. 87–91.

14. Rooney AG, Carson A, Grant R. Depression in cerebral glioma patients: a systematic review of observational studies. J Natl Cancer Inst. 2011;102(1):61–76.

15. Bonelli RM, Cummings JL. Frontal-subcortical circuitry and behavior. Dialogues Clin Neurosci. 2007;9(2):141–51.

16. Saxena S, Brody AL, Schwartz JM, Baxter JR. Neuroimaging and frontal-subcortical circuitry in obsessive-compulsive disorder. Br J Psychiatry Suppl. 1998;35:26–37.

17. Whiteside SP, Port JD, Abramowitz JS. A meta-analysis of functional neuroimaging in obsessive-compulsive disorder. Psychiatry Res. 2004;132(1):69–79.

18. Traeger L, Cannon S, Keating NL, Pirl WF, Lathan C, Martin MY, et al. Race by sex differences in depression symptoms and psychosocial service use among non-Hispanic black and white patients with lung cancer. J Clin Oncol. 2014;32(2):107–13.

19. Zabora J, BrintzenhofeSzoc K, Curbow B, Hooker C, Piantadosi S. The prevalence of psychological distress by cancer site. Psychooncology. 2001;10(1):19–28.

20. Linden W, Vodemaier A, Mackenzie R, Greig D. Anxiety and depression after cancer diagnosis: prevalence rates by cancer type, gender, and age. J Affect Disord. 2012;14(2–3):343–51.

21. Fann JR, Thomas-Rich AM, Katon WJ, Cowley D, Pepping M, McGregor BA, et al. Major depression after breast cancer: a review of epidemiology and treatment. Gen Hosp Psychiatry. 2008;30(2):112–26.

22. McFarland DC, Shaffer KM, Tiersten A, Holland J. Physical symptom burden and its association with distress, anxiety, and depression in breast cancer. Psychosomatics. 2018;59(5):464–71.

23. Brintzenhofe-Szoc KM, Levin TT, Li Y, Kissane DW, Zabora JR. Mixed anxiety/depression symptoms in a large cancer cohort: prevalence by cancer type. Psychosomatics. 2009;50(4):383–91.

24. Mitchell AJ, Chan M, Bhatti H, Halton M, Grassi L, Johansen C. Prevalence of depression, anxiety, and adjustment disorder in oncological, haematological, and palliative-care settings: a meta-analysis of 94 interview-based studies. Lancet Oncol. 2011;12(2):160–74.

25. Fitzgerald P, Miller K, Li M, Rodin G. Depressive disorders. In: Holland JC, Breitbart WS, Butow PN, Jacobsen PB, Loscalzo MJ, McCorkle R, editors. Psycho-oncology. New York: Oxford University Press; 2015. p. 281–8.

26. Mitchel AJ, Chan M, Bhatti H, Halton M, Grassi L, Johnsen C, et al. Prevalence of depression, anxiety, and adjustment disorder in oncological, haematological, and palliative-care settings: a meta-analysis of 94 interview-based studies. Lancet Oncol. 2011;12(2):160–74.

27. American Psychiatric Association. Diagnostic and statistical manual of mental disorders. 5th ed. Arlington: American Psychiatric Association; 2013.

28. Endicott J. Measurement of depression in patients with cancer. Cancer. 1984;154(10):2243–7.

29. Kaplan JG, DeSouza TG, Shafran B, Pack D, Fuks J, Portenoy R. Leptomeningeal metastases: comparison of clinical features and laboratory data of solid tumors, lymphomas and leukemias. J Neuro-Oncol. 1990;9(3):222–9.

30. Ljubisavljjevic V, Kelly B. Risk factors for development of delirium among oncology patients. Gen Hosp Psychiatry. 2003;25(5):345–52.

31. Uchida M, Okuyama T, Ito Y, Nakaquchi T, Miyazaki M, Sakamoto M, et al. Prevalence, course, and factors associated with delirium in elderly patients with advanced cancer: a longitudinal observational study. Jpn J Clin Oncol. 2015;45(10):934–40.

32. Lawlor PG, Gagnon B, Mancini IL, Pereira JL, Hanson J, Suarez-Almazor ME, et al. Occurrence, causes, and outcome of delirium in patients with advanced cancer: a prospective study. Arch Intern Med. 2000;160(6):786–94.

33. Gaudreau JD, Gagnon P, Harel F, Roy MA, Tremblay A. Psychoactive medications and risk of delirium in hospitalized cancer patients. J Clin Oncol. 2005;23(27):6712–8.

34. Tuma R, DeAngelis LM. Altered mental status in patients with cancer. Arch Neurol. 2000;57(12):1727–31.

35. Gust J, Taraseviciute A, Turtle CJ. Neurotoxicity associated with CD19-targeted CAR-T cell therapies. CNS Drugs. 2018;32(12):1091–101.

36. Hay KA. Cytokine release syndrome and neurotoxicity after CD19 chimeric antigen receptor-

modified CAR-T cell therapy. Br J Haematol. 2018;183(3):364–74.

37. Breitbart W, Gibson C, Tremblay A. The delirium experience: delirium recall and delirium-related distress in hospitalized patients with cancer, their spouses/caregivers, and their nurses. Psychosomatics. 2002;43(3):183–94.

38. Taylor DM, Barnes TE, Young AH. The Maudsley prescribing guidelines in psychiatry. 13th ed. Wiley Blackwell: Hoboken; 2018.

39. Cordes MC, Scherwath A, Tahera A, Cole AM, Ernst G, Oppitz K, et al. Distress, anxiety and depression in patients with brain metastases before and after radiotherapy. BMC Cancer. 2014;14:731–42.

40. Miller M, Mogun H, Azrael D, Hempstead K, Solomon DH. Cancer and the risk of suicide in older Americans. J Clin Oncol. 2008;26(29):4720–4.

41. Robson A, Scrutton F, Wilkinson L, MacLeod F. The risk of suicide in cancer patients: a review of the literature. Psychooncology. 2010;19(12):1250–8.

42. Schairer C, Brown LM, Chen BE, Howard R, Lynch CF, Hall P, et al. Suicide after breast cancer: an international population-based study of 723,810 women. J Natl Cancer Inst. 2006;98(19):1416–9.

43. Recklitis CJ, Diller LR, Li X, Najita J, Robison LL, Zeltzer L. Suicide ideation in adult survivors of childhood cancer: a report from the Childhood Cancer Survivor Study. J Clin Oncol. 2010;28(4):655–61.

44. Chochinov HM, Wilson KG, Enns M, Lander S. Depression, hopelessness, and suicidal ideation in the terminally ill. Psychosomatics. 1998;39(4):366–70.

45. Llorente MD, Burke M, Gregory GR, Bosworth HB, Grambow SC, Horner RD, et al. Prostate cancer: a significant risk factor for late-life suicide. Am J Geriatr Psychiatry. 2012;12:195–201.

46. Johnson TV, Garlow SJ, Brawley OW, Master VA. Peak window of suicides occurs within the first month of diagnosis: implications for clinical oncology. Psychooncology. 2012;21(4):351–6.

47. Lee KC, Ray GT, Hunkeler EM, Finley PR. Tamoxifen treatment and new-onset depression in breast cancer patients. Psychosomatics. 2007;48(3):205–10.

48. Thompson DS, Spanier CA, Vogel VG. The relationship between tamoxifen, estrogen, and depressive symptoms. Breast J. 1999;5(6):375–82.

49. Cathcart CK, Jones SE, Pumroy CS, Peters GN, Knox SM, Cheek JH. Clinical recognition and management of depression in node negative breast cancer patients treated with tamoxifen. Breast Cancer Res Treat. 1993;27(3):277–81.

50. Day R, Ganz PA, Constantino JP. Tamoxifen and depression: more evidence from the National Surgical Adjuvant Breast and Bowel Project's Breast Cancer Prevention Randomized Study. J Natl Cancer Inst. 2001;93(21):1615–23.

51. Day R, Ganz PA, Constantino JP, Cronin WM, Wickerham DL, Fisher B. Health-related quality of life and tamoxifen in breast cancer prevention: a report from the National Surgical Adjuvant Breast and Bowel Project P-1 Study. J Clin Oncol. 1999;17(9):2659–69.

52. Leon-Ferre RA, Majithia N, Loprinzi CL. Management of hot flashes in women with breast cancer receiving ovarian function suppression. Cancer Treat Rev. 2017;52:82–90.

53. Peginterferon alfa-2b [package insert]. Kenilworth: Schering Corporation; 2001.

54. Lim C, Olson J, Zaman A, Phelps J, Ingram KD. Prevalence and impact of manic traits in depressed patients initiating interferon therapy for chronic hepatitis C infection. J Clin Gastroenterol. 2010;44(7):e141–6.

55. Constant A, Castera L, Dantzer R, Couzigou P, de Ledinghen V, Demotes-Mainard J, et al. Mood alterations during interferon-alfa therapy in patients with chronic hepatitis C: evidence for an overlap between manic/hypomanic and depressive symptoms. J Clin Psychiatry. 2005;66(8):1050–7.

56. Patten SB, Barbui C. Drug-induced depression: a systematic review to inform clinical practice. Psychother Psychosom. 2004;73(4):207–15.

57. Levetiracetam [package insert]. Smyrna: UCB Inc; 2017.

58. Chow E, Fan G, Hadi S, Wong J, Kirou-Mauro A, Filipczak L. Symptom clusters in cancer patients with brain metastases. Clin Oncol. 2008;20(1):76–82.

59. Colleoni M, Mandala M, Peruzzotti G, Robertson C, Bredart A, Goldhirsch A. Depression and degree of acceptance of adjuvant cytotoxic drugs. Lancet. 2000;356:1326–7.

60. DiMatteo MR, Lepper HS, Croghan TW. Depression is a risk factor for noncompliance with medical treatment: meta-analysis of the effects of anxiety and depression on patient adherence. Arch Intern Med. 2000;160(14):2101–7.

61. Ayres A, Hoon PW, Franzoni JB, Matheny KB, Cotanch PH, Takayanagi S. Influence of mood and adjustment to cancer on compliance with chemotherapy among breast cancer patients. J Psychosom Res. 1994;38(5):393–402.

62. Kaul S, Avila JC, Mehta HB, Rodriguez AM, Kuo YF, Kirchhoff AC. Cost-related medication non-adherence among adolescent and young adult cancer survivors. Cancer. 2017;123(14):2726–34.

63. Reddick BK, Nanda JP, Campbell L, Ryman DG, Gaston-Johansson F. Examining the influence of coping with pain on depression, anxiety, and fatigue among women with breast cancer. J Psychosoc Oncol. 2005;23(2–3):137–57.

64. Reuter K, Classen CC, Roscoe JA, Morrow GR, Kirshner JJ, Rosenbluth R, et al. Association of coping style, pain, age and depression with fatigue in women with primary breast cancer. Psychooncology. 2006;15(9):772–9.

65. Kaul S, Avila JC, Mutambudzi M, Russell H, Kirchhoff AC, Schwartz CL. Mental distress and

health care use among survivors of adolescent and young adult cancer: a cross-sectional analysis of the National Health Interview Survey. Cancer. 2017;123(5):869–78.

66. El-Jawahri A, Vandusen HB, Traeger LN, Fishbein JN, Keenan T, Gallagher ER, et al. Quality of life and mood predict posttraumatic stress disorder after hematopoietic stem cell transplantation. Cancer. 2016;122(5):806–12.

67. Simmons VN, Litvin EB, Jacobsen PB, Patel RD, McCaffrey JC, Oliver JA, et al. Predictors of smoking relapse in patients with thoracic cancer or head and neck cancer. Cancer. 2013;119(7):1420–7.

68. El-Jawahri A, Chen YB, Brazauskas R, He N, Lee SJ, Kknight JM, et al. Impact of pre-transplant depression on outcomes of allogeneic and autologous hematopoietic stem cell transplantation. Cancer. 2017;123(10):1826–38.

69. Brown KW, Levy AR, Rosberger Z, Edgar L. Psychological distress and cancer survival: a follow-up 10 years after diagnosis. Psychosom Med. 2003;65(4):636–43.

70. Faller H, Bulzebruck H, Drings P, Lang H. Coping, distress, and survival among patients with lung cancer. Arch Gen Psychiatry. 1999;56(8):756–62.

71. Satin JR, Linden W, Phillips MJ. Depression as a predictor of disease progression and mortality in cancer patients: a meta-analysis. Cancer. 2009;115(22):5349–61.

72. Hjerl K, Andersen EW, Keiding N, Mouridsen HT, Mortensen PB, Jorgensen T. Depression as a prognostic factor for breast cancer mortality. Psychosomatics. 2003;44(1):24–30.

73. Lloyd-Williams M, Shiels C, Taylor F, Dennis M. Depression – an independent predictor of early death in patients with advanced cancer. J Affect Disord. 2009;113(1–2):127–32.

74. Stommel M, Given BA, Given CW. Depression and functional status as predictors of death among cancer patients. Cancer. 2002;94(10):2719–27.

75. Bui QU, Ositir GV, Kuo YF, Freeman J, Goodwin JS. Relationship of depression to patient satisfaction: findings from the barriers to breast cancer study. Breast Cancer Res Treat. 2005;89(1):23–8.

76. Goebel S, Stark AM, Kaup L, von Harscher M, Mehdorn HM. Distress in patients with newly diagnosed brain tumours. Psycho-Oncology. 2011;20:623–30.

77. Bultz BD, Holland JC. Emotional distress in patients with cancer: the sixth vital sign. Commun Oncol. 2006;3:311–4.

78. Carlson LE, Bultz BD. Efficacy and medical cost offset of psychosocial interventions in cancer care: making the case for economic analyses. Psychooncology. 2004;13(12):837–49.

79. Simpson JSA, Carlson LE, Trew M. Impact of a group psychosocial intervention on health care utilization by breast cancer patients. Cancer Pract. 2001;9(1):19–26.

80. Rossi Ferrario S, Zotti AM, Massara G, Nuvolone G. A comparative assessment of psychological and psychosocial characteristics of cancer patients and their caregivers. Psychooncology. 2003;12(1):1–7.

81. Saria MG, Courchesne NS, Evangelista L, Carter JL, MacManus DA, Gorman MK, et al. Anxiety and depression associated with burden in caregivers of patients with brain metastases. Oncol Nurs Forum. 2017;44(3):306–15.

82. Keir ST, Calhoun-Eagan RD, Swartz JJ, Saleh OA, Friedman HS. Screening for distress in patients with brain cancer using the NCCN's rapid screening measure. Psychooncology. 2008;17(6):621–5.

83. Jacobsen PB, Donovan KA. Assessment and screening for anxiety and depression. In: Holland JC, Breitbart WS, Butow PN, Jacobsen PB, Loscalzo MJ, McCorkle R, editors. Psycho-oncology. New York: Oxford University Press; 2015. p. 378–83.

84. Luckette T, Butow PN, King MT, Oguchi M, Heading G, Hackl NA, et al. A review and recommendations for optimal outcome measures of anxiety, depression and general distress in studies evaluating psychosocial interventions for English-speaking adults with heterogeneous cancer diagnoses. Support Care Cancer. 2010;18(10):1241–62.

85. Vodermaier A, Linden W, Siu C. Screening for emotional distress in cancer patients: a systematic review of assessment instruments. J Natl Cancer I. 2009;101(21):1464–88.

86. Mitchell AJ, Meader N, Davies E, Clover K, Carter GL, Loscalzo MJ, et al. Meta-analysis of screening and case finding tools for depression in cancer: evidence based recommendations for clinical practice on behalf of the Depression in Cancer Care Consensus Group. J Affect Disord. 2012;140(2):149–60.

87. Kroenke K, Spitzer RL, Williams JB. The PHQ-9: validity of a brief depression severity measure. J Gen Intern Med. 2001;16(9):606–13.

88. Thekkumpurath P, Walker J, Butcher I, Hodges L, Kleiboer A, O'Connor M, et al. Screening for major depression in cancer outpatients: the diagnostic accuracy of the 9-item patient health questionnaire. Cancer. 2011;117(1):218–27.

89. Vodermaier A, Millman RD. Accuracy of the Hospital Anxiety and Depression Scale as a screening tool in cancer patients: a systematic review and meta-analysis. Support Care Cancer. 2011;19(12):1899–906.

90. Goebel S, Mahdorn HM. Measurement of psychological distress in patients with intracranial tumours: the NCCN distress thermometer. J Neuro-Oncol. 2011;204(1):357–64.

91. Trask PC, Paterson A, Riba M, Brines B, Griffith K, Parker P, et al. Assessment of psychological distress in prospective bone marrow transplant patients. Bone Marrow Transplant. 2002;29(11):917–25.

92. Mitchell AJ. Pooled results from 38 analyses of the accuracy of distress thermometer and other ultra-short methods of detecting cancer-related mood disorders. J Clin Oncol. 2007;25(29):4670–81.

93. Beck JS. Cognitive behavior therapy. 2nd ed.

New York: The Guilford Press; 2011.

94. Chen D, Sun W, Liu N, Wang J, Zhao J, Zhang Y, et al. Fear of cancer recurrence: a systematic review of randomized, controlled trials. Oncol Nurs Forum. 2018;45(6):703–12.

95. Knoerl R, Lavoie Smith EM, Weisberg J. Chronic pain and cognitive behavioral therapy: an integrative review. West J Nurs Res. 2016;38(5):596–628.

96. Sandler CX, Goldstein D, Horsfield S, Bennett BK, Friedlander M, Bastick PA, et al. Randomized evaluation of cognitive-behavioral therapy and graded exercise therapy for post-cancer fatigue. J Pain Symptom Manag. 2017;54(1):74–84.

97. Wolf C, Serpa JG. A clinician's guide to teaching mindfulness: a comprehensive session-by-session program for mental health professionals and health care providers. 1st ed. Oakland: New Harbinger Publications; 2015.

98. Zhang MF, Wen Y, Liu WY, Peng LF, Wu XD, Liu QW. Effectiveness of mindfulness-based therapy for reducing anxiety and depression in patients with cancer: a meta-analysis. Medicine (Baltimore). 2015;94(4):e0897-0.

99. Haller H, Winkler MM, Klose P, Dobos G, Kummel S, Cramer H. Mindfulness-based interventions for women with breast cancer: an updated systematic review and meta-analysis. Acta Oncol. 2017;56(12):1665–76.

100. Carlson LE, Tamagawa R, Stephen J, Drysdale E, Zhong L, Speca M. Randomized-controlled trial of mindfulness-based cancer recovery versus supportive expressive group therapy among distressed breast cancer survivors (MINDSET): long-term follow-up results. Psychooncology. 2016;25(7): 750–9.

101. Miller WR, Rollnick S. Motivational interviewing: helping people change. 3rd ed. New York: The Guilford Press; 2013.

102. Spencer JC, Wheeler SB. A systematic review of motivational interviewing interventions in cancer patients and survivors. Patient Educ Couns. 2016;99(7):1099–105.

103. Bennett JA, Lyons KS, Winters-Stone K, Nail LM, Scherer J. Motivational interviewing to increase physical activity in long-term cancer survivors: a randomized controlled trial. Nurs Res. 2007;56(1):18–27.

104. Ream E, Gargaro G, Barsevick A, Richardson A. Management of cancer-related fatigue during chemotherapy through telephone motivational interviewing: modeling and randomized exploratory trial. Patient Educ Couns. 2015;98(2):199–206.

105. Cogwell Anderson R, Jensik K, Peloza D, Walker A. Use of the dialectical behavior therapy skills and management of psychosocial stress with newly diagnosed breast cancer patients. Plast Surg Nurs. 2013;33(4):159–63.

106. Linehan MM. DBT skills training manual. 2nd ed.

New York: The Guilford Press; 2015.

107. Chochinov HM. Dignity therapy. 1st ed. New York: Oxford University Press; 2012.

108. Breitbart WS, Poppito SR. Individual meaning-centered psychotherapy for patients with advanced cancer: a treatment manual. 1st ed. New York: Oxford University Press; 2014.

109. Vos J, Vitali D. The effects of psychological meaning-centered therapies on quality of life and psychological stress: a meta-analysis. Palliat Support Care. 2018;16(5):608–32.

110. Breitbart W, Pessin H, Rosenfeld B, Applebaum AJ, Lichtenthal WG, Li Y, Saracino RM, Marziliano AM, Masterson M, Tobias K, Fenn N. Individual meaning-centered psychotherapy for the treatment of psychological and existential distress: a randomized controlled trial in patients with advanced cancer. Cancer. 2018;124(15):3231–9.

111. Campbell P, Tang N, McBeth J, Lewis M, Main CJ, Croft PR, et al. The role of sleep problems in the development of depression in those with persistent pain: a prospective cohort study. Sleep. 2013;36(11):1693–708.

112. Berger AM, Wielgus K, Hertzog M, Fischer P, Farr L. Patterns of circadian activity rhythms and their relationships with fatigue and anxiety/depression in women treated with breast cancer adjuvant chemotherapy. Support Care Cancer. 2010;18(1):105–14.

113. Nieto FJ, Peppard PE, Young T, Finn L, Hla KM, Farre R. Sleep-disordered breathing and cancer mortality: results from the Wisconsin Sleep Cohort Study. Am J Respir Crit Care Med. 2012;186(2):190–4.

114. Palamaner Subash Shantha G, Kumar AA, Cheskin LJ, Pancholy SB. Association between sleep-disordered breathing, obstructive sleep apnea, and cancer incidence: a systematic review and meta-analysis. Sleep Med. 2015;16(10):1289–94.

115. Hawkins NA, Soman A, Buchanan Lunsford N, Leadbetter S, Rodriguez JL. Use of medications for treating anxiety and depression in cancer survivors in the United States. J Clin Oncol. 2017;35(1):78–85.

116. Bupropion hydrochloride [package insert]. Greenville: GlaxoSmithKline; 2017.

117. Haque R, Shi J, Schottinger JE, Ahmed SA, Cheetham TC, Chung J, et al. Tamoxifen and antidepressant drug interaction among a cohort of 16887 breast cancer survivors. J Natl Cancer Inst. 2015;108(3):1–8.

118. Stevens JR, Coffey J, Fojtik M, Kurtz K, Stern TA. The use of transdermal therapeutic systems in psychiatric care: a primer on patches. Psychosomatics. 2015;56(5):423–44.

119. Kaminsky BM, Bostwick JR, Guthrie SK. Alternate routes of administration of antidepressant and antipsychotic medications. Ann Pharmacother. 2015;49(7):808–17.

120. Goldman LS, Goveas J. Olanzapine treatment of corticosteroid-induced mood disorders. Psychosomatics. 2002;43(6):495–7.

12. 柔脑膜*转移与鞘内治疗

Fadi Saadeh and Adrienne Boire

12.1 引言

脑脊膜（meninx，希腊语意为膜）是包绕大脑与脊髓的复杂的结缔组织结构。脑脊膜在胚胎发育阶段起源于脑膜间充质，可以分为柔脑膜与硬脑膜。其中柔脑膜包括了软脑膜、充满脑脊液的蛛网膜下腔以及蛛网膜，而硬脑膜是有着丰富神经支配、高度血管化的胶原膜，其中含有淋巴管[1, 2]。蛛网膜为硬脑膜下的多层膜结构，通过紧密连接形成了细胞屏障。蛛网膜下的间隙为蛛网膜下腔，其内充满了脑脊液[3, 4]。紧邻脑实质的1～2层柔脑膜覆盖了脑实质与脊髓，并且与神经组织联系密切，延伸到脑沟与脑裂之间，深入到脑实质之间，最终在蛛网膜下腔处形成折返。类成纤维细胞会在小梁之间形成胶原束，连接柔脑膜的两层膜结构[5]。在柔脑膜与脑实质最外层之间存在的胶质界膜是由星形胶质细胞的终足延伸至柔脑膜细胞上形成的一层提供额外保护的屏障[6]。胶质界膜选择性地允许脑脊液中的特定大小的分子进入脑实质中[6-9]。

与硬脑膜是由全身循环供给不同，柔脑膜的血液是由大脑前、中、后动脉在穿入脑实质之前供给的。柔脑膜与全身循环系统有复杂的联系。柔脑膜位于血-脑脊液屏障后，包含了脉络丛上皮（图12-1）。脑脊液即是通过柔脑膜上的蛛网膜颗粒被重吸收返回静脉系统从而完成脑脊液循

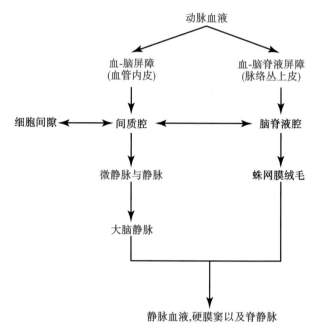

图12-1　动脉与静脉循环通过血-脑屏障以及血-脑脊液屏障间的间隙进行沟通

环。脑脊液中的小分子可能会通过血管旁间隙（Virchow-Robin间隙）进出脑实质[10]；而这些循环通路之间的功能相关性仍然是目前研究活跃的领域。

癌细胞播散到柔脑膜区域即被称为柔脑膜转移瘤（leptomeningeal metastasis，LM）。这种病理生理现象曾经被称为"癌性脑膜炎""脑膜癌"和/或"柔脑膜癌"。目前学术界更倾向于使用"柔脑膜转移"，因该术语包含了所有的恶性肿瘤类型，并且不除外目前尚未定论但有可能在这种病理生理学改变中发挥一定作用的炎症现象。5%～8%的实体瘤患者与5%～15%的血液系统恶性肿瘤患者会发生柔脑膜转移[11]。癌细胞可能通过四种潜在途径进入脑脊液腔室内：通过静脉循环经Bateson丛播散[12]，通过动脉循环经脉络丛播散[13]，直接侵犯脊髓和脑神经[13]，或通过直接穿透胶质界侵犯脑实质[14]（图12-2）。一旦进入了柔脑膜内，癌细胞将面临一项额外的挑战——在营养匮

---

*译者注：leptomeningeal disease/metastasis，原文中对其并无明确解剖定义。为避免歧义，本文中将其翻译为"柔脑膜转移"而非"软脑膜转移"，"柔脑膜"非标准中文解剖词汇，其翻译参考其他文献定义："柔脑膜转移为恶性肿瘤细胞播散至柔脑膜（软脑膜和蛛网膜）、蛛网膜下腔及其他含脑脊液的腔室"[Lancet Oncol. 2018 Jan；19（1）：e43-e55]；"柔脑膜指蛛网膜和软脑膜"[Cancer Treat Rev. 1999 Apr；25（2）：103-19]。神经肿瘤反应评估（Response Assessment in Neuro-Oncology，RANO）工作组指出："柔脑膜强化"的影像学表现包括软脑膜、小脑镰、室管膜、脑沟（Neuro Oncol. 2017 Apr；19（4）：484-492）。仅供读者参考，欢迎联系译者交流。

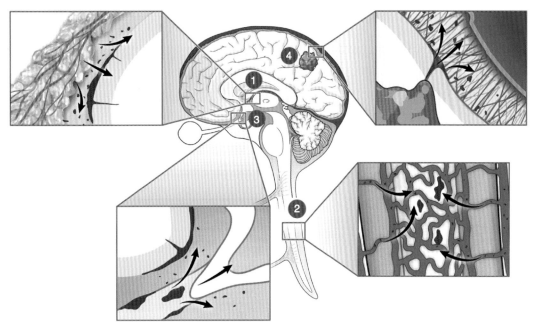

图 12-2　转移癌细胞可能通过以下 4 种方式进入柔脑膜间隙：①动脉血行转移，②静脉血行转移，③直接侵犯神经根，④通过脑实质侵犯

乏的脑脊液中存活下去。通过应用动物模型，研究者已经发现癌细胞上调补体 C3 的表达，而局部产生的裂解成分 C3a 可以导致血 - 脑脊液屏障完整性的丧失，丰富脑脊液的营养成分[15]。

12.2　不同癌种柔脑膜转移发病率

由于其他部位转移瘤患者的总体生存率提高以及诊断技术的进步，LM 的发病率不断提高，而柔脑膜的发病率因原发肿瘤类型而异。最常发生 LM 的癌症是乳腺癌（12%～34%）（尤其是乳腺小叶癌[16-18]）、肺癌（尤其是非小细胞肺癌（3%～5%）[19]）、急性非淋巴细胞白血病（5%～15%）[20, 21]、非霍奇金淋巴瘤（6%）[22, 23]、黑色素瘤（5%～23%）、胃肠道恶性肿瘤（4%～14%）以及其他未知来源的原发肿瘤（1%～7%）[24-27]。较少发生 LM 的肿瘤包括蕈样真菌病[28-30]、多发性骨髓瘤[31, 32]、鳞状细胞癌[33]、甲状腺癌[34]、直肠癌[35]、类癌[36]、横纹肌肉瘤[37]、慢性淋巴细胞白血病[38]和神经母细胞瘤[39]。但是，任何恶性肿瘤都有可能播散累及柔脑膜。

12.3　不同癌种 LM 的预后

LM 患者的生存状况较差，未经治疗时中位

总生存期为 6～8 周，经治疗后中位总生存期可达 4 个月[40-43]。接受治疗的患者预后差别较大，例如，乳腺癌患者的总生存期为 1.75～4.5 个月，一年生存率为 16%～24%；而肺癌（中位总生存期 3～6 个月，1 年生存率 19%）和黑色素瘤（中位总生存期 1.7～2.5 个月，1 年生存率 7%）LM 患者预后相对较差[44-62]。可以根据风险（参见治疗部分）对预后进行分层，以临床表现状况和全身性疾病负担作为可靠的预后因素。在靶向治疗的时代，分子亚型在决定患者的预后方面起着重要作用。例如，来自 HER2 阳性乳腺癌的 LM 患者相比三阴性乳腺癌 LM 患者显示出更长的中位总生存期（5.2 个月 vs 2.5 个月）[63]。

12.4　诊断流程

LM 的诊断主要基于三个方面：①定位于柔脑膜的神经系统体征和 / 或症状；②大脑和脊髓特征性 MRI 的影像学表现；③脑脊液检查。因此，我们建议所有怀疑发生 LM 的患者都进行全面的神经系统查体，大脑和脊髓的 MRI 检查以及脑脊液采样。

体征和症状

LM 患者的临床体征和症状多变，从亚急性到

急性均有表现，并在数天至数周内出现。LM 患者临床表现的多样性是由于柔脑膜在中枢神经系统（central nervous system，CNS）上无处不在，但某些体征和症状是特征性的，应该引起临床注意。在患或不患有原发性恶性肿瘤的患者中出现多灶性神经系统症状和体征提示 LM 的可能性，64%的 LM 患者通常表现出多灶性神经系统症状和体征[27, 64]。

颅内症状

LM 的患者最常出现的症状是头痛[24, 27]，这可能是由于颅内压升高或对脑膜的刺激。在颅高压的情况下，患者的头位变化（高原波）会导致恶心、呕吐和头晕[65, 66]。尽管 LM 的诊断没有特定的头痛部位或类型，但严重的、与颅内压升高或稳定平行的发作性头痛，应引起临床关注。检眼镜检查能显示视乳头水肿，并判断颅内压升高程度和持续时间。头 MRI 可能表现为脑积水，这是脑脊液出口阻塞或蛛网膜绒毛浸润导致。在严重的情况下，可能发生小脑幕切迹疝，特别是在白血病柔脑膜转移的患者中容易出现[67]。即使没有脑积水，LM 患者的脑脊液流体动力学也可能出现异常[68]。头痛也有可能是由直接的脑膜刺激引起的，这种刺激会引起无发热的颈项强直和脑膜刺激征，例如，克氏征和布氏征。LM 患者中多达20% 会出现小脑外侧和中线受累的体征和症状，包括眩晕、恶心和步态不稳[24, 27]。

柔脑膜转移的肿瘤可能会通过 Virchow-Robin 间隙进入脑实质，或仍留在血管周围，从而破坏大脑的脉管系统和电活动[69]。LM 的常见症状是精神状态的改变，包括记忆力减退、性格改变和定向力障碍。但是这些症状特发于 LM 患者，也可能提示潜在的脑功能障碍、未诊断或亚临床性癫痫发作或脑积水。在某些 LM 患者中，血管造影显示部分闭塞或完全闭塞，导致短暂性脑缺血发作或卒中[70-72]。高达 25% 的 LM 患者会发生癫痫，最常见的是部分性发作，伴二次泛化。癫痫发作可能是皮质刺激、局部水肿或实质侵袭引起的[24, 48]。

脑神经症状

脑神经穿过蛛网膜下腔，累及超过一个脑神经的症状提示有 LM 可能。在 LM 患者中，最常见的脑神经体征是复视，这可能是由于动眼、滑车或展神经受累[48, 64, 71]。LM 部位若是在三叉神经上可能引起面部疼痛或麻木。多达 22% 的 LM 患者报告有累及三叉神经下颌支导致的"下颌麻木综合征"[73, 74]。面部神经受累通常会引起下运动神经元麻痹，从而影响上面部和下面部肌肉运动。患有贝尔麻痹的转移性癌症患者值得进一步检查以发现其可能的 LM。较少见的症状包括感音神经性听力丧失（前庭耳蜗神经，<5%）和脑干受累（迷走神经和舌咽神经），表现为构音困难、吞咽困难和 / 或声音嘶哑。

脊髓症状

脊椎水平的柔脑膜病变可能导致神经根病，表现为下肢无力、麻木和反射丧失。可能存在马尾综合征（直肠张力减弱、尿潴留、便秘、鞍区麻木）。无症状性膀胱扩大也经常存在，并且是 LM 患者最典型的膀胱累及表现[25]。

诊断

上述神经系统症状和体征通常难以与治疗效果或原发疾病区分开。在这种情况下，可以合理高度怀疑 LM，但仍应该正式诊断。

神经影像

MRI 被认为是诊断 LM 最灵敏的方法[75]。在适当的临床背景下，MRI 表现为柔脑膜信号增强，可以确认 LM，其特异度为 77%，灵敏度为75%[76-79]。LM 的神经影像学特征可分为两组[80]：①诊断性特征，包括柔脑膜增强、室管膜下增强以及椎管和脑室中有多发结节；②提示性特征，包括大脑皮质结节性增强、转移灶累及脑沟及脑回、颅内或椎管内的硬脑膜增强、脑室内或附近的大块转移、头颈部恶性肿瘤直接侵入颅内、脑神经增强或沟通性脑积水[81]。诊断性特征是非特异性的，需谨慎解读。

与其他 MRI 序列相比，T_1 增强图像在检测 LM 方面具有最高的特异度（93%）和灵敏度（59%）[82]。MRI 不应仅限于 T_1 增强序列。共识性指南（EANO 与 ESMO）建议脑 MRI 应该包括轴向 T_1 加权，轴向 FLAIR，轴向弥散加权，轴向 T_2 加权，3D-T_1 增强加权和增强后 3D FLAIR 序列。脊柱 MRI 应包括未增强的矢向 T_1 加权序列和感兴趣区增强的轴向 T_1 加权图像，结合矢向压脂相 T_2 加权序列[83]。

脑脊液检查

尽管通常 MRI 是首先进行的诊断检查，但脑脊液检查是具有决定性的。脑脊液检查至少应包括开放压力的测量、细胞计数、细胞学检查以及蛋白质和葡萄糖浓度。

压力

几乎 50% 的 LM 患者存在颅内压升高，可能归因于癌细胞阻塞脑脊液引流通道[84]。在确定颅内压升高是由于柔脑膜转移之前，必须首先排除其他原因，包括全身静脉压升高或呼吸系统疾病[85]。侧卧位颅内压水平的正常范围为 90～250mmH$_2$O[86]。俯卧或坐位的测量值可能会错误地升高。在柔脑膜转移患者中，颅内压的范围可以为 90～550mmH$_2$O[87]，大多数患者在第一次腰穿时小于 150mmH$_2$O。针插入后应立即进行测量，以避免脑脊液漏出而导致读数假性降低[29]。更重要的是，在晚期 LM 的患者中，因为完全性脊髓阻滞也可测得低压或零压力。

细胞计数

LM 患者的脑脊液中白细胞计数通常会增高，其浸润常以淋巴细胞为主。然而，可能还会出现其他情况：在淋巴瘤[88]、霍奇金病[89]和来源不明的上皮性肿瘤[90]LM 患者的脑脊液样本中发现了嗜酸性粒细胞，而白血病 LM 患者的脑脊液中嗜碱性粒细胞增加[91]。

细胞学检查

脑脊液细胞学检查的灵敏度为 45%～100%，特异度为 95%[92]，仍然是 LM 诊断的金标准。诊断错误可能是由于脑脊液样本量不足、样本处理时间延迟、采集少于两个样本或从远离症状部位的位置收集[93]。为了最大限度地提高细胞学检查的灵敏度，建议在收集脑脊液样品时体积为 10ml 或更多，收集后进行快速处理，并从靠近症状区域的位置采集。由于癌细胞脱落的不规则性及其在脑脊液中存在的有限性，脑脊液细胞学仍然具有挑战性[92-94]。

蛋白质浓度

60%～80%LM 患者的脑脊液中蛋白质水平升高（>38mg/dl）。这通常是由于肿瘤和浸润细胞的坏死以及血 - 脑脊液屏障破坏后血清蛋白流入[24, 25, 27]。然而目前脑脊液蛋白质的组成仍在研究中。对脑脊液蛋白质水平的解读必须考虑样本的取样位置：通过 Ommaya 管穿刺引流的脑室中脑脊液的正常蛋白质浓度阈值低于脑池或腰椎穿刺得到的脑脊液[25]。

葡萄糖浓度

在 1/4～1/3 的病例中，脑脊液中葡萄糖浓度降低（脑脊液：血清比率<0.6 或葡萄糖<40mg/dl）[70, 95]。在没有其他脑脊液异常的情况下，异常低的葡萄糖浓度可能是 LM 的唯一提示[96, 97]，通常提示弥漫性脑膜受累[97]。然而，在其他几种神经系统疾病中也可能发现脑脊液葡萄糖浓度降低（脑脊液糖分过少）[98]，因此该指标很敏感，但不特异。LM 的脑脊液低葡萄糖有以下几种可能原因：①由于癌细胞的高代谢状态以及与高乳酸水平的相关性，转移到柔脑膜的癌细胞对于葡萄糖的利用增加[99]；②脑脊液周围脑细胞的葡萄糖利用增加；③受损的运输系统使葡萄糖不能有效地进入脑脊液[25]。

其他脑脊液标志物

在没有神经影像学发现的情况下，免疫细胞化学分析诊断 LM 的灵敏度为 95%～100%，特异度约为 100%。因此免疫细胞化学分析已被证明可用于诊断血液系统恶性肿瘤的 LM[100]。同样，脑脊液流式细胞术检查在诊断血液恶性肿瘤 LM 中比实体瘤 LM 更有效[101]。由于发生异常的染色体迁移和不稳定的细胞分裂，检测脑脊液中非整倍体或超二倍体细胞是 LM 的可靠指标。目前尚未有研究证明这些技术可用于诊断实体瘤的 LM。

肿瘤标志物

在缺乏细胞学证据的情况下，特定肿瘤标志物具有诊断作用。肿瘤标志物的检测在临床实验室中并非普遍可用，但在某些情况下可能有用。通常，如果脑脊液中肿瘤标志物浓度超过血清值的 2%，则在鉴别诊断 LM 中有较高的临床意义（表 12-1）。

在没有阳性细胞学检查结果的情况下，研究者们还对其他可能用于诊断的标志物进行了研究。据报道，脑脊液中血管内皮生长因子（vascular endothelial growth factor, VEGF）是高危乳腺癌、肺癌和黑色素瘤患者 LM 的有效生物标志物（灵敏度为 75%，特异度为 97%）[102]。脑脊液中 microRNA 分析也已作为乳腺癌和肺癌患者 LM 的早期指标进行了研究（真阳性率达 98.9%）[103]。来自脑脊液的特异性 mRNA 的 PCR 具有较高敏感性，可以考虑应用于诊断[104]，但是这些方法均未应用于临床。目前，一种罕见的细胞捕获技术被应用于特定的癌症中心，通过检测表达 E-CAM

表 12-1 不同原发肿瘤柔脑膜转移的脑脊液标志物

标志物	原发肿瘤
β_2- 微球蛋白	淋巴瘤
甲胎蛋白	生殖细胞肿瘤
β- 葡萄糖醛酸酶	非特异性
癌胚抗原	直肠、卵巢、乳腺、膀胱、肺
CA-125	卵巢癌
CA-15-3	乳腺癌
CA 19-9	腺癌
CK-BB	小细胞肺癌
GFAP	胶质瘤
HCG 亚基	绒毛膜癌、胚胎性肿瘤、生殖细胞瘤
5-HIAA	类癌
LDH 同工酶 D	恶性肿瘤
PSA	前列腺癌
蛋白质 S-100	黑色素瘤
HMB45	黑色素瘤

Modified from Demopoulos, A; Posner, J. Cerebrospinal fluid biochemical markers. In: UpToDate, Post, TW (Ed), UpToDate, Waltham, MA, 2018. Rogers LR. Neurologic Complications of Cancer, 2nd ed. Contemporary Neurology Series. Neuro-Oncol. 2009; 11: 96-7

的循环肿瘤细胞（circulating tumor cells, CTC）辅助诊断 LM[105, 106-109]。当检测到≥1CSF-CTC/ml，即强烈提示 LM 的诊断。该方法的灵敏度为 93%，特异度为 95%。如果可普及的话，应在常规 LM 的检查中予以考虑该方法[106]。

12.5 突变分析

突变分析的重要性

一旦确诊 LM，肿瘤细胞的分子特征将成为下一个诊断重点。多项研究表明，同一肿瘤的不同区域可以包含遗传异质的细胞[110-119]。在一项关于脑实质转移的研究中，转移灶的全外显子组测序发现了与原发肿瘤不同的额外原癌变异。53%的患者的转移灶发生了在原发肿瘤中未发现的有临床意义的靶向改变。对于 LM，有几项研究证实了转移灶中具有在原发肿瘤中未检测到的突变[120]。在靶向分子治疗的时代，这些信息是必不

可少的。虽然脑脊液的全外显子组，甚至是靶向基因的外显子组测序仍是转化医学的活跃研究领域，但在许多情况下，脑脊液细胞学样本的免疫组织化学已经可用于检测致敏或耐药突变，例如，T790Min EGFR 驱动的非小细胞肺癌。临床医生们应当被鼓励去使用这样的资源辅助临床决策。

12.6 治疗

一般原则

LM 仍然是肿瘤转移无法治愈的部位。因此，对症治疗和姑息治疗对于所有 LM 的患者都至关重要。由于 LM 的快速进展和产生的神经系统症状对患者生活质量的极大影响，对症状的处理在临床管理中是首要任务。症状性病变得到治疗后，则需根据危险分级决定是否进一步治疗。

LM 患者根据风险级别可以分为两组。处于高风险组患者的 KPS 评分较低，有多个严重或固定的神经系统缺陷以及广泛的系统癌症，几乎没有其他治疗选择。低风险组的患者 KPS 评分大于 60%，神经功能缺失很少或没有，全身性疾病少和/或有可用的治疗选择。在两组中，症状性病变通常通过放射治疗和/或外科手术治疗，而化学治疗则用于其余的神经系统症状[70, 121, 122]。低风险组的患者可能同时接受局部和全身治疗，如下所述。

疗效评估

在临床实践中，疗效评估是在治疗 6～8 周时通过脑和脊髓 MR、临床体征检查，以及脑脊液检查完成的。神经肿瘤反应评估（International Response Assessment in Neuro-Oncology，RANO）组提出的标准化评估方案包括标准化的神经系统检查、脑脊液细胞学检查和神经影像学检查[123, 124]。这些标准尚未在前瞻性研究中得到验证。因此，目前的疗效评估还是通过临床评估完成的。通常，在神经症状稳定的患者中，稳定的 MRI 影像学以及稳定到改善性的脑脊液结果是良好的临床响应的表现。多种（＞1）方式（MRI、神经系统检查、脑脊液检查）的改善较为罕见，但在临床上是

好转的表现。而这些检查中一种或多种指标的恶化，提示疾病进展。

放射治疗

LM 的放射治疗方案旨在通过减小阻塞脑脊液循环或压迫脑神经的肿块大小来减轻症状[84, 125, 126]。这也可以提高针对残余病变的药物治疗透过率[123, 127]。放射性核素脑脊液检查显示的脑脊液循环的阻塞部位也可以通过局部放射治疗作为初步治疗。但是，实际上在进行此类治疗之前，通常需要进行脑室 - 腹腔分流（VPS）。全脑放射治疗（whole brain radiation therapy，WBRT）用于广泛的结节性、有症状的弥漫性 LM 或并存的脑实质病变。尽管 WBRT 并不能改善 LM 患者的生存率，但它可以改善患者的生活质量[54-56, 59, 62]。局部放射治疗通常以 30Gy（三分割）或 20Gy（五分割）的剂量给予有症状或大体积占位的部位[128]。但是，对于具有更好预期生存期（＞12 个月）的患者，可将其剂量降低至 20Gy（两分割），以减少局部副作用[128, 129]。过度放射治疗会导致大量的毒性反应，包括黏膜炎、食管炎、骨髓抑制和脑白质病。对于典型的经过大量前期治疗的实体瘤患者，全脑放射可能产生的毒性使他们不适宜选择这一治疗手段。当全身或鞘内化疗与全脑全脊髓放射治疗联合使用时，尤其是使用甲氨蝶呤时，患者出现脑白质病的风险很高。

化疗

鞘内治疗

尽管直接将化疗药物送到病变部位的想法很有吸引力，但实际情况限制了许多患者使用鞘内化疗。要接受鞘内化疗，患者必须建立正常的颅内压和脑脊液血流动力学。同时，由于鞘内治疗只能穿透少数细胞层，无法充分治疗大体积肿瘤 - 鞘内治疗。如果需要进行鞘内化疗，则可以通过脑室内 Ommaya 导管或通过腰穿将化疗药物输送到鞘囊中。

甲氨蝶呤（methotrexate，MTX）是最常用的鞘内化疗药物，可在多达 61% 的 LM 患者中即时性地清除脑脊液中癌细胞[40, 130]。脑脊液中 MTX 的半衰期为 4.5 小时，在诱导方案中，患者每周两次接受 10～12mg 的 MTX，持续 4 周。如果出现临床效应，则应将给药次数减少至每周一次，持续 4～8 周，然后在接下去的几个月进行双周一次的维持治疗。MTX 的理想治疗疗程尚不清楚，但超过 6 个月的治疗目前并未有证据支持[130]。MTX 从脉络丛被吸收后进入体循环与白蛋白结合，并通过肾脏排泄[131]。因此，联合使用能从白蛋白置换 MTX 的药物需十分谨慎。口服白介素，不进入脑脊液但是可以抵抗全身性的 MTX 毒性。MTX 引起的其他神经系统毒性包括迟发性脑白质病、无菌性脑膜炎、急性脑病和横贯性脊髓炎。

阿糖胞苷可以通过两种形式进行鞘内给药：标准给药和通过脂质体（DepoCyt）给药。在实体瘤患者中，首选脂质体给药，而阿糖胞苷标准给药仅限于患有血液系统恶性肿瘤的 LM 患者。脂质体阿糖胞苷于 2017 年在美国停产，但可能在其他国家 / 地区获取。相比而言，标准阿糖胞苷的半衰期少于 4 小时，可以在 1～2 天消除，而脂质体阿糖胞苷可以在脑脊液中保持治疗长达 28 天[132, 133]。一项试验表明，脂质体阿糖胞苷给药与鞘内注射 MTX 相比，患者的 PFS 没有显著差异[134]。而另一项研究表明，接受脂质体阿糖胞苷治疗的患者，相比于鞘内注射 MTX 的患者，出现神经症状进展的时间推迟[41, 135]。在一项非随机试验中，阿糖胞苷和 MTX 联合给药与单独使用 MTX 相比，能够产生更有效的细胞学应答和更长的患者中位生存期，但这项研究的缺陷在于未进行患者风险分层[136]。

塞替派（thiotepa）也可用于 LM 的鞘内治疗。它是高度脂溶性的，因此在所有鞘内注射的试剂中半衰期最短。与 MTX 一样，塞替派每周两次给药，可引起骨髓抑制[40, 137]。塞替派常作为二线用药应用于 MTX 难治性疾病或 MTX 引起的脑白质病。由于同时进行化疗（MTX）和放射治疗会加重副作用，此时对于需要同时进行放射治疗的患者，可以用塞替派取代 MTX。塞替派的临床效应与 MTX 大致相当[40, 138, 139]。

全身治疗
非靶向治疗

许多全身化学治疗剂可在脑脊液中达到治疗浓度。全身治疗可以避免进行 Ommaya 手术和导管相关并发症的风险。对于脑脊液循环异常的患者，全身化疗药物可能在肿瘤内均匀分布，即使肿瘤体积较大[140]。

大剂量 MTX 是 LM 患者中最常用的全身性药物。然而，全身性大剂量 MTX 后的临床效应好坏参半[140, 141]。在使用大剂量 MTX 时一个重要的考虑因素是用药患者需要密切的住院监测，包括积极的水化和碱化尿液，后续还包括亚叶酸钙拯救。在 LM 的乳腺癌患者中，鞘内 MTX 注射治疗与鞘内 MTX 联合全身治疗相比，在生存获益上无显著差异[142]。鞘内注射 MTX 组还报告了更多的神经系统并发症。大剂量阿糖胞苷也可以全身使用，其脑脊液浓度最高可达血清水平的 22%[143, 144]。与其他用于 LM 的全身疗法一样，高剂量会产生明显的毒性。尚未在 LM 的实体瘤患者中证明全身使用阿糖胞苷的有效性。

卡培他滨，作为一种氟嘧啶氨基甲酸酯，可作为氟尿嘧啶的口服替代品。氟尿嘧啶是卡培他滨的前体，在肿瘤部位产生活性产物。尽管关于卡培他滨在脑脊液中的药代动力学研究有限，一些观察性研究记录了卡培他滨对 LM 患者的作用[145, 146]。病例队列研究报道了卡培他滨和曲妥珠单抗联合治疗在乳腺癌 LM 患者中的临床效应[147]。与其他方案相比，卡培他滨与中枢神经毒性无关，一般来说耐受性良好[148]。然而，在临床实践中，乳腺癌 LM 患者的大多可能已经接受了卡培他滨的治疗，从而限制了该联合方案的实用性。

替莫唑胺是一种口服烷化剂，已用于实体瘤的 LM 患者的病例研究中。治疗方案为每隔一周给药，总疗程为 4 周，给药时患者每天服用 100mg/m² 替莫唑胺。通过这种治疗方案，有两例患者的病情保持了暂时的稳定（中位总生存期为 43 天）[149]。

靶向治疗

像在系统性恶性肿瘤中的应用一样，靶向治疗也有望彻底改变 LM 患者的治疗。研究表明，LM 患者脑脊液中高水平的 VEGF 与不良的预后有关[102, 150, 151]。在乳腺癌 LM 的临床前模型中，抑制血管生长可以延长中位总生存期[152]。据报道，贝伐珠单抗（bevacizumab）、依托泊苷（etoposide）、顺铂（cisplatin）（BEEP）的联合治疗被应用于两例放射治疗后进展性 LM 的乳腺癌患者中，使得柔脑膜增强信号降低，脑脊液细胞学转阴。这两例患者的总生存期分别为 8 和 7.5 个月[153]。一项在类似患者群体（LM 的乳腺癌患者）中开展的试点研究报告，应用了 BEEP 治疗的患者中位总生存期为 4.7 个月，CNS 响应率为 70%[154]。当贝伐珠单抗单独用于混合型 LM 的实体瘤患者中时，研究患者的中位总生存期为 14 周，CNS 响应率为 13%[155]。

案例研究报道，在携带 BRAF V600E 突变的 LM 的黑色素瘤患者中，维莫非尼和达拉非尼等 BRAF 抑制剂治疗通常能获得较好的临床效应[156, 157]。BRAF V600E 突变可以长效激活 MAP 激酶途径，而针对靶向该突变的药物耐药性是通过 MEK 介导的。尽管数项试验已成功证明 BRAF 和 MEK 抑制剂联合使用相比于单独使用 BRAF，对黑色素瘤患者更具临床效益[157-159]，但是这些研究排除了 LM 的黑色素瘤患者。

表皮生长因子受体（epidermal growth factor receptor，EGFR）酪氨酸激酶抑制剂已在 EGFR 驱动的非小细胞肺癌（non-small-cell lung cancer，NSCLC）患者中被证明非常有效。有证据提示，厄洛替尼可以改善 LM 的 NSCLC 患者的临床表现状态[160-162]。然而，另一些针对厄洛替尼可以改善 LM 的 NSCLC 患者的研究则提示厄洛替尼无明显临床效应[163, 164]。吉非替尼，特别是大剂量的吉非替尼能够改善 LM 的肺腺癌患者的临床和影像学表现[160, 165-169]。由于第二代和第三代酪氨酸激酶抑制剂（tyrosine kinase inhibitors，TKI）具有更好的 CNS 透过性[170, 171]，一些试验评估了这些药物在携带 EGFR 突变的 LM 的 NSCLC 患者中的作用。阿法替尼，作为 HER2 和 EGFR 激酶的抑制剂，在携带 EGFR 突变的 LM 的 NSCLC 患者中显示出 35% 的临床效应[172]，并且对第一代 TKI 治疗后进展的患者有效[173, 174]。对于第三代 TKI 奥希替尼，其在 EGFR 突变的 LM 患者中的应用显示了积极的结果[175]。一项研究奥希替尼在携带 T790M 突变的 LM 的 NSCLC 患者中效应的 II 期试验目前正在招募在最初的 EGFR TKI 治疗中未产生临床效应的受试者（NCT03257124）。另一种正在进行临床试验的新一代的 TKI AZD3759 在晚期 NSCLC 患者中具有出色的 CNS 渗透性和良好的耐受性[176]（NCT02228369）。

同样，间变性淋巴瘤激酶（anaplastic lymphoma kinase，ALK）抑制剂已用于携带 ALK 基因融合突变的，伴有 CNS 转移的 NSCLC 患者。先前试验中的 CNS 转移包括脑实质或脑膜转移。没有专门针对 LM 患者的研究。在携带 ALK 基因融合突变的 LM 的 NSCLC 患者中，阿莱替尼展现出不错的活性[177-180]。

支持治疗

LM 患者的支持治疗旨在通过缓解神经系统

症状以改善患者的生活质量[181]。糖皮质激素减轻肿瘤引起的血管性水肿和神经系统症状。此外，对于鞘内注射疗法（无论使用何种化疗药物）后可能发生的化学性脑膜炎，地塞米松的治疗至关重要[41, 42]。LM 可导致 10%～15% 的患者癫痫发作——短暂症状发作应通过 EEG 迅速评估发作活动，并应开始使用抗癫痫药物（antiepileptic drug，AED）。对于癌症患者的治疗，更倾向于选用无 CYP-450 酶诱导活性的 AED：如左乙拉西坦、拉考沙胺（lacosamide）和唑尼沙胺（zonisamide）[182]。

新型药物

免疫治疗剂已用于治疗许多系统性恶性肿瘤，目前正在研究其在 LM 患者中的应用。一项关于纳武单抗（PD-1 抑制剂）和伊匹木单抗（CTLA-4 抑制剂）的 II 期试验目前正在招募伴有 LM 的任何原发性实体瘤患者（NCT02939300）[183]。在这些研究中，密切监测是必要的，因为免疫疗法通常会导致威胁生命的毒性。例如，尽管有临床效应，但鞘内注射干扰素 α 和重组人白介素 2 的试验由于明显的毒性并未被继续推进[150, 184]。

ANG1005 是一种共轭紫杉醇分子，具有更强的血 - 脑屏障透过性。在 LM 的乳腺癌患者的临床治疗中被证明有效，目前正在准备推进 ANG1005 在该人群中的 III 期临床试验（NCT03613181）。

与放射性核素如碘 -131（^{131}I）和钇 -90（^{90}Y）偶联的肿瘤特异性表位的单克隆抗体被应用于鞘内近距离放射治疗。Moseley 等[185, 186]的早期研究显示，在 LM 患者中，放射性核素标记的 HMFG1 具有一定的临床疗效，其中 HMFG1 是正常和恶变腺上皮衍生物中存在的一种抗原。最近的研究报道了通过 Ommaya 导管内注射放射性标记的分别靶向肿瘤相关抗原 GD2 和 B7H3 的 ^{131}I-3F8 和 ^{131}I-8H9 在 CNS 受累（包括 LM）的神经母细胞瘤患者中的作用[187, 188]。关于 ^{131}I-omburtamab（8H9 靶标）在累及神经系统的神经母细胞瘤患者中疗效的 II 和 III 期临床试验正在计划中（NCT03275402）。

12.7 未来方向

通过鞘内注射进行全身性化疗药物给药的努力并未得到令人欣喜的结果，这些方法包括鞘内注射依托泊苷[189-191]、托泊替康（topotecan）[192]、白消安（busulfan）[193]、美法仑（melphalan）[194]、亚硝基脲（nitrosoureas）[195]和达卡巴嗪（dacarbazine）[196]。对于具有确定的分子治疗靶标的肿瘤，鞘内注射目前已有的靶向药物（如鞘内注射曲妥珠单抗）被证明更有临床效益。

通过全身给药的方式，CNS 透过性良好的靶向药物，如奥西替尼，有希望产生一定的柔脑膜效应。这种分子靶向性的 LM 治疗方法表明，我们处在 LM 治疗新范式的边缘，即在设计治疗方案之前对 LM 的癌细胞进行分子鉴定。目前大量研究希望能鉴定柔脑膜内定植癌细胞的分子表型：方法包括对循环肿瘤 DNA（circulating-tumor DNA，ctDNA）进行测序[120]以及基于流式细胞术的研究[197-200]。一旦确定发现可用的分子靶点，即可使用相应靶向药治疗 LM 肿瘤。这些治疗方法必须在前瞻性临床试验中被正式评估。而目前的研究瓶颈主要在于临床效应标准的缺乏以及疾病负担的不可量化性。关于使用 CTC 和 / 或流式细胞术来量化 LM 负担的工作正在大量开展[120, 197-200]。总之，这些饱受赞美的方法将助力临床和医学转化研究人员在 LM 治疗方面取得真正进展。

（石易鑫 译，刘德临 国思颖 校）

参考文献

1. Protasoni M, Sangiorgi S, Cividini A, Culuvaris GT, Tomei G, Dell'Orbo C, et al. The collagenic architecture of human dura mater. J Neurosurg. 2011;114:1723–30.

2. Absinta M, Ha S-K, Nair G, Sati P, Luciano NJ, Palisoc M, et al. Human and nonhuman primate meninges harbor lymphatic vessels that can be visualized noninvasively by MRI. eLife. 2017;6:1.

3. Balin BJ, Broadwell RD, Salcman M, el-Kalliny M. Avenues for entry of peripherally administered protein to the central nervous system in mouse, rat, and squirrel monkey. J Comp Neurol. 1986;251:260–80.

4. Yasuda K, Cline C, Vogel P, Onciu M, Fatima S, Sorrentino BP, et al. Drug transporters on arachnoid barrier cells contribute to the blood-cerebrospinal fluid barrier. Drug Metab Dispos Biol Fate Chem. 2013;41:923–31.

5. Snyder JM, Hagan CE, Bolon B, Keene CD. 20 – Nervous system. In: Treuting PM, Dintzis SM, Montine KS, editors. Comparative anatomy and histology [Internet]. 2nd ed. San Diego: Academic;

2018. p. 403–44.. [Cited 2018 Oct 10]. Available from: http://www.sciencedirect.com/science/article/pii/B9780128029008000208.

6. Hannocks M-J, Pizzo ME, Huppert J, Deshpande T, Abbott NJ, Thorne RG, et al. Molecular characterization of perivascular drainage pathways in the murine brain. J Cereb Blood Flow Metab Off J Int Soc Cereb Blood Flow Metab. 2018;38:669–86.

7. Bedussi B, van Lier MGJTB, Bartstra JW, de Vos J, Siebes M, VanBavel E, et al. Clearance from the mouse brain by convection of interstitial fluid towards the ventricular system. Fluid Barrier CNS. 2015;12:23.

8. Iliff JJ, Wang M, Liao Y, Plogg BA, Peng W, Gundersen GA, et al. A paravascular pathway facilitates CSF flow through the brain parenchyma and the clearance of interstitial solutes, including amyloid β. Sci Transl Med. 2012;4:147ra111.

9. Smith AJ, Yao X, Dix JA, Jin B-J, Verkman AS. Test of the "glymphatic" hypothesis demonstrates diffusive and aquaporin-4-independent solute transport in rodent brain parenchyma. eLife. 2017;6:1.

10. Mestre H, Kostrikov S, Mehta RI, Nedergaard M. Perivascular spaces, glymphatic dysfunction, and small vessel disease. Clin Sci Lond Engl 1979. 2017;131:2257–74.

11. Beauchesne P. Intrathecal chemotherapy for treatment of leptomeningeal dissemination of metastatic tumours. Lancet Oncol. 2010;11:871–9.

12. Glover RL, Brook AL, Welch MR. Teaching NeuroImages: leptomeningeal lung carcinoma. Neurology. 2014;82:e183–4.

13. Kokkoris CP. Leptomeningeal carcinomatosis. How does cancer reach the pia-arachnoid? Cancer. 1983;51:154–60.

14. Boyle R, Thomas M, Adams JH. Diffuse involvement of the leptomeninges by tumour – a clinical and pathological study of 63 cases. Postgrad Med J. 1980;56:149–58.

15. Boire A, Zou Y, Shieh J, Macalinao DG, Pentsova E, Massagué J. Complement component 3 adapts the cerebrospinal fluid for leptomeningeal metastasis. Cell. 2017;168:1101–1113.e13.

16. Lamovec J, Bracko M. Metastatic pattern of infiltrating lobular carcinoma of the breast: an autopsy study. J Surg Oncol. 1991;48:28–33.

17. Lamovec J, Zidar A. Association of leptomeningeal carcinomatosis in carcinoma of the breast with infiltrating lobular carcinoma. An autopsy study. Arch Pathol Lab Med. 1991;115:507–10.

18. Altundag K, Bondy ML, Mirza NQ, Kau S-W, Broglio K, Hortobagyi GN, et al. Clinicopathologic characteristics and prognostic factors in 420 metastatic breast cancer patients with central nervous system metastasis. Cancer. 2007;110:2640–7.

19. Cheng H, Perez-Soler R. Leptomeningeal metastases in non-small-cell lung cancer. Lancet Oncol. 2018;19:e43–55.

20. Dekker AW, Elderson A, Punt K, Sixma JJ. Meningeal involvement in patients with acute nonlymphocytic leukemia. Incidence, management, and predictive factors. Cancer. 1985;56:2078–82.

21. Peterson BA, Brunning RD, Bloomfield CD, Hurd DD, Gau JA, Peng GT, et al. Central nervous system involvement in acute nonlymphocytic leukemia. A prospective study of adults in remission. Am J Med. 1987;83:464–70.

22. Ersbøll J, Schultz HB, Thomsen BL, Keiding N, Nissen NI. Meningeal involvement in non-Hodgkin's lymphoma: symptoms, incidence, risk factors and treatment. Scand J Haematol. 1985;35:487–96.

23. Hoerni-Simon G, Suchaud JP, Eghbali H, Coindre JM, Hoerni B. Secondary involvement of the central nervous system in malignant non-Hodgkin's lymphoma. A study of 30 cases in a series of 498 patients. Oncology. 1987;44:98–101.

24. Kaplan JG, DeSouza TG, Farkash A, Shafran B, Pack D, Rehman F, et al. Leptomeningeal metastases: comparison of clinical features and laboratory data of solid tumors, lymphomas and leukemias. J Neuro-Oncol. 1990;9:225–9.

25. Rogers LR. Neurologic complications of cancer, 2nd ed. Contemp Neurol Ser Neuro-Oncol. 2009;11:96–7.

26. Kesari S, Batchelor TT. Leptomeningeal metastases. Neurol Clin. 2003;21:25–66.

27. Clarke JL, Perez HR, Jacks LM, Panageas KS, Deangelis LM. Leptomeningeal metastases in the MRI era. Neurology. 2010;74:1449–54.

28. Hauch TW, Shelbourne JD, Cohen HJ, Mason D, Kremer WB. Meningeal mycosis fungoides: clinical and cellular characteristics. Ann Intern Med. 1975;82:499–505.

29. Lundberg WB, Cadman EC, Skeel RT. Leptomeningeal mycosis fungoides. Cancer. 1976;38:2149–53.

30. Wabulya A, Imitola J, Santagata S, Kesari S. Mycosis fungoides with leptomeningeal involvement. J Clin Oncol Off J Am Soc Clin Oncol. 2007;25:5658–61.

31. Maldonado JE, Kyle RA, Ludwig J, Okazaki H. Meningeal myeloma. Arch Intern Med. 1970;126:660–3.

32. Patriarca F, Zaja F, Silvestri F, Sperotto A, Scalise A, Gigli G, et al. Meningeal and cerebral involvement in multiple myeloma patients. Ann Hematol. 2001;80:758–62.

33. Weed JC, Creasman WT. Meningeal carcinomatosis secondary to advanced squamous cell carcinoma of the cervix: a case report. Meningeal metastasis of advenced cervical cancer. Gynecol Oncol. 1975;3:201–4.

34. Barnard RO, Parsons M. Carcinoma of the thyroid with leptomeningeal dissemination following the treatment of a toxic goitre with 131-I and methyl thiouracil. Case with a co-existing intracranial dermoid. J Neurol Sci. 1969;8:299–306.

35. Bresalier RS, Karlin DA. Meningeal metastasis from rectal carcinoma with elevated cerebrospinal fluid carcinoembryonic antigen. Dis Colon Rectum. 1979;22:216–7.

36. Nagourney RA, Hedaya R, Linnoila M, Schein PS. Carcinoid carcinomatous meningitis. Ann Intern Med. 1985;102:779–82.

37. Berry MP, Jenkin RD. Parameningeal rhabdomyosarcoma in the young. Cancer. 1981;48:281–8.

38. Cash J, Fehir KM, Pollack MS. Meningeal involvement in early stage chronic lymphocytic leukemia. Cancer. 1987;59:798–800.

39. Matthay KK, Brisse H, Couanet D, Couturier J, Bénard J, Mosseri V, et al. Central nervous system metastases in neuroblastoma: radiologic, clinical, and biologic features in 23 patients. Cancer. 2003;98:155–65.

40. Grossman SA, Finkelstein DM, Ruckdeschel JC, Trump DL, Moynihan T, Ettinger DS. Randomized prospective comparison of intraventricular methotrexate and thiotepa in patients with previously untreated neoplastic meningitis. Eastern Cooperative Oncology Group. J Clin Oncol. 1993;11:561–9.

41. Glantz MJ, Jaeckle KA, Chamberlain MC, Phuphanich S, Recht L, Swinnen LJ, et al. A randomized controlled trial comparing intrathecal sustained-release cytarabine (DepoCyt) to intrathecal methotrexate in patients with neoplastic meningitis from solid tumors. Clin Cancer Res. 1999;5:3394–402.

42. Glantz MJ, LaFollette S, Jaeckle KA, Shapiro W, Swinnen L, Rozental JR, et al. Randomized trial of a slow-release versus a standard formulation of cytarabine for the intrathecal treatment of lymphomatous meningitis. J Clin Oncol. 1999;17:3110–6.

43. Hitchins RN, Bell DR, Woods RL, Levi JA. A prospective randomized trial of single-agent versus combination chemotherapy in meningeal carcinomatosis. J Clin Oncol Off J Am Soc Clin Oncol. 1987;5:1655–62.

44. Rudnicka H, Niwinska A, Murawska M. Breast cancer leptomeningeal metastasis – the role of multimodality treatment. J Neuro-Oncol. 2007;84:57–62.

45. Gauthier H, Guilhaume MN, Bidard FC, Pierga JY, Girre V, Cottu PH, et al. Survival of breast cancer patients with meningeal carcinomatosis. Ann Oncol. 2010;21:2183–7.

46. Lee S, Ahn HK, Park YH, Nam DH, Lee JI, Park W, et al. Leptomeningeal metastases from breast cancer: intrinsic subtypes may affect unique clinical manifestations. Breast Cancer Res Treat. 2011;129:809–17.

47. de Azevedo CRAS, Cruz MRS, Chinen LTD, Peres SV, Peterlevitz MA, de Azevedo Pereira AE, et al. Meningeal carcinomatosis in breast cancer: prognostic factors and outcome. J Neuro-Oncol. 2011;104:565–72.

48. Lara-Medina F, Crismatt A, Villarreal-Garza C, Alvarado-Miranda A, Flores-Hernández L, González-Pinedo M, et al. Clinical features and prognostic factors in patients with carcinomatous meningitis secondary to breast cancer. Breast J. 2012;18:233–41.

49. Meattini I, Livi L, Saieva C, Franceschini D, Marrazzo L, Greto D, et al. Prognostic factors and clinical features in patients with leptominengeal metastases from breast cancer: a single center experience. J Chemother Florence Italy. 2012;24:279–84.

50. Niwińska A, Rudnicka H, Murawska M. Breast cancer leptomeningeal metastasis: propensity of breast cancer subtypes for leptomeninges and the analysis of factors influencing survival. Med Oncol Northwood London England. 2013;30:408.

51. Yust-Katz S, Garciarena P, Liu D, Yuan Y, Ibrahim N, Yerushalmi R, et al. Breast cancer and leptomeningeal disease (LMD): hormone receptor status influences time to development of LMD and survival from LMD diagnosis. J Neuro-Oncol. 2013;114:229–35.

52. Le Rhun E, Taillibert S, Zairi F, Kotecki N, Devos P, Mailliez A, et al. A retrospective case series of 103 consecutive patients with leptomeningeal metastasis and breast cancer. J Neuro-Oncol. 2013;113:83–92.

53. Niwińska A, Rudnicka H, Murawska M. Breast cancer leptomeningeal metastasis: the results of combined treatment and the comparison of methotrexate and liposomal cytarabine as intra-cerebrospinal fluid chemotherapy. Clin Breast Cancer. 2015;15:66–72.

54. Morris PG, Reiner AS, Szenberg OR, Clarke JL, Panageas KS, Perez HR, et al. Leptomeningeal metastasis from non-small cell lung cancer: survival and the impact of whole brain radiotherapy. J Thorac Oncol Off Publ Int Assoc Study Lung Cancer. 2012;7:382–5.

55. Park JH, Kim YJ, Lee J-O, Lee K-W, Kim JH, Bang S-M, et al. Clinical outcomes of leptomeningeal metastasis in patients with non-small cell lung cancer in the modern chemotherapy era. Lung Cancer Amsterdam Netherlands. 2012;76:387–92.

56. Gwak H-S, Joo J, Kim S, Yoo H, Shin SH, Han J-Y, et al. Analysis of treatment outcomes of intraventricular chemotherapy in 105 patients for leptomeningeal carcinomatosis from non-small-cell lung cancer. J Thorac Oncol Off Publ Int Assoc Study Lung Cancer. 2013;8:599–605.

57. Lee SJ, Lee J-I, Nam D-H, Ahn YC, Han JH, Sun J-M, et al. Leptomeningeal carcinomatosis in non-small-cell lung cancer patients: impact on survival and correlated prognostic factors. J Thorac Oncol Off Publ Int Assoc Study Lung Cancer. 2013;8:185–91.

58. Riess JW, Nagpal S, Iv M, Zeineh M, Gubens MA, Ramchandran K, et al. Prolonged survival of patients with non-small-cell lung cancer with leptomeningeal carcinomatosis in the modern treatment era. Clin Lung Cancer. 2014;15:202–6.

59. Kuiper JL, Hendriks LE, van der Wekken AJ, de Langen AJ, Bahce I, Thunnissen E, et al. Treatment and survival of patients with EGFR-mutated non-small cell lung cancer and leptomeningeal metastasis: a retrospective cohort analysis. Lung Cancer Amsterdam Netherlands. 2015;89:255–61.

60. Harstad L, Hess KR, Groves MD. Prognostic factors and outcomes in patients with leptomeningeal melanomatosis. Neuro-Oncology. 2008;10:1010–8.

61. Geukes Foppen MH, Brandsma D, Blank CU, van

Thienen JV, Haanen JB, Boogerd W. Targeted treatment and immunotherapy in leptomeningeal metastases from melanoma. Ann Oncol Off J Eur Soc Med Oncol. 2016;27:1138–42.

62. Abouharb S, Ensor J, Loghin ME, Katz R, Moulder SL, Esteva FJ, et al. Leptomeningeal disease and breast cancer: the importance of tumor subtype. Breast Cancer Res Treat. 2014;146:477–86.

63. Morikawa A, Jordan L, Rozner R, Patil S, Boire A, Pentsova E, et al. Characteristics and outcomes of patients with breast cancer with leptomeningeal metastasis. Clin Breast Cancer. 2017;17:23–8.

64. Clarke JL. Leptomeningeal metastasis from systemic cancer. Contin Minneap Minn. 2012;18:328–42.

65. Hansen K, Gjerris F, Sørensen PS. Absence of hydrocephalus in spite of impaired cerebrospinal fluid absorption and severe intracranial hypertension. Acta Neurochir. 1987;86:93–7.

66. Laas R, Arnold H. Compression of the outlets of the leptomeningeal veins – the cause of intracranial plateau waves. Acta Neurochir. 1981;58:187–201.

67. Sinniah D, Looi LM, Ortega JA, Siegel SE, Landing B. Cerebellar coning and uncal herniation in childhood acute leukaemia. Lancet Lond Engl. 1982;2:702–4.

68. Grossman SA, Trump DL, Chen DC, Thompson G, Camargo EE. Cerebrospinal fluid flow abnormalities in patients with neoplastic meningitis. An evaluation using 111indium-DTPA ventriculography. Am J Med. 1982;73:641–7.

69. Broderick JP, Cascino TL. Nonconvulsive status epilepticus in a patient with leptomeningeal cancer. Mayo Clin Proc. 1987;62:835–7.

70. Klein P, Haley EC, Wooten GF, VandenBerg SR. Focal cerebral infarctions associated with perivascular tumor infiltrates in carcinomatous leptomeningeal metastases. Arch Neurol. 1989;46:1149–52.

71. Wasserstrom WR, Glass JP, Posner JB. Diagnosis and treatment of leptomeningeal metastases from solid tumors: experience with 90 patients. Cancer. 1982;49:759–72.

72. Latchaw RE, Gabrielsen TO, Seeger JF. Cerebral angiography in meningeal sarcomatosis and carcinomatosis. Neuroradiology. 1974;8:131–9.

73. Shapiro WR, Posner JB, Ushio Y, Chemik NL, Young DF. Treatment of meningeal neoplasms. Cancer Treat Rep. 1977;61:733–43.

74. Lossos A, Siegal T. Numb chin syndrome in cancer patients: etiology, response to treatment, and prognostic significance. Neurology. 1992;42:1181–4.

75. Chang EL, Lo S. Diagnosis and management of central nervous system metastases from breast cancer. Oncologist. 2003;8:398–410.

76. Boogerd W, Dorresteijn LD, van Der Sande JJ, de Gast GC, Bruning PF. Response of leptomeningeal metastases from breast cancer to hormonal therapy. Neurology. 2000;55:117–9.

77. Singh SK, Agris JM, Leeds NE, Ginsberg LE. Intracranial leptomeningeal metastases: comparison of depiction at FLAIR and contrast-enhanced MR imaging. Radiology. 2000;217:50–3.

78. Yousem DM, Patrone PM, Grossman RI. Leptomeningeal metastases: MR evaluation. J Comput Assist Tomogr. 1990;14:255–61.

79. Rodesch G, Avni EF, Parizel P, Detemmerman D, Szliwowski H, Brotchi J, et al. Schilder's disease: neuroradiological findings. J Neuroradiol. 1988;15:386–93.

80. Freilich RJ, Krol G, DeAngelis LM. Neuroimaging and cerebrospinal fluid cytology in the diagnosis of leptomeningeal metastasis. Ann Neurol. 1995;38:51–7.

81. Pan Z, Yang G, He H, Yuan T, Wang Y, Li Y, et al. Leptomeningeal metastasis from solid tumors: clinical features and its diagnostic implication. Sci Rep. 2018;8:10445.

82. Singh SK, Leeds NE, Ginsberg LE. MR imaging of leptomeningeal metastases: comparison of three sequences. AJNR Am J Neuroradiol. 2002;23:817–21.

83. Le Rhun E, Weller M, Brandsma D, Van den Bent M, de Azambuja E, Henriksson R, et al. EANO-ESMO Clinical Practice Guidelines for diagnosis, treatment and follow-up of patients with leptomeningeal metastasis from solid tumours. Ann Oncol. 2017;28:iv84–99.

84. Bruno MK, Raizer J. Leptomeningeal metastases from solid tumors (meningeal carcinomatosis). Cancer Treat Res. 2005;125:31–52.

85. Bragin DE, Statom G, Nemoto EM. Dynamic cerebrovascular and intracranial pressure reactivity assessment of impaired cerebrovascular autoregulation in intracranial hypertension. Acta Neurochir Suppl. 2016;122:255–60.

86. Corbett JJ, Mehta MP. Cerebrospinal fluid pressure in normal obese subjects and patients with pseudotumor cerebri. Neurology. 1983;33:1386–8.

87. Olson ME, Chernik NL, Posner JB. Infiltration of the leptomeninges by systemic cancer. A clinical and pathologic study. Arch Neurol. 1974;30:122–37.

88. King DK, Loh KK, Ayala AG, Gamble JF. Letter: eosinophilic meningitis and lymphomatous meningitis. Ann Intern Med. 1975;82:228.

89. Mulligan MJ, Vasu R, Grossi CE, Prasthofer EF, Griffin FM, Kapila A, et al. Neoplastic meningitis with eosinophilic pleocytosis in Hodgkin's disease: a case with cerebellar dysfunction and a review of the literature. Am J Med Sci. 1988;296:322–6.

90. Conrad KA, Gross JL, Trojanowski JQ. Leptomeningeal carcinomatosis presenting as eosinophilic meningitis. Acta Cytol. 1986;30:29–31.

91. Budka H, Guseo A, Jellinger K, Mittermayer K. Intermittent meningitic reaction with severe basophilia and eosinophilia in CNS leukaemia. J Neurol Sci. 1976;28:459–68.

92. Enting RH. Leptomeningeal neoplasia: epidemiology, clinical presentation, CSF analysis and diagnostic imaging. Cancer Treat Res. 2005;125:17–30.

93. Glantz MJ, Cole BF, Glantz LK, Cobb J, Mills P, Lekos A, et al. Cerebrospinal fluid cytology in

patients with cancer: minimizing false-negative results. Cancer. 1998;82:733–9.

94. Chamberlain MC, Kormanik PA, Glantz MJ. A comparison between ventricular and lumbar cerebrospinal fluid cytology in adult patients with leptomeningeal metastases. Neuro-Oncology. 2001;3:42–5.

95. De Vita VT, Canellos GP. Hypoglycorrhachia in meningeal carcinomatosis. Cancer. 1966;19:691–4.

96. Kim P, Ashton D, Pollard JD. Isolated hypoglycorrhachia: leptomeningeal carcinomatosis causing subacute confusion. J Clin Neurosci Off J Neurosurg Soc Australas. 2005;12:841–3.

97. Fishman RA. Cerebrospinal fluid in diseases of the nervous system. Philadelphia: Saunders; 1992.

98. Bomgaars L, Chamberlain MC, Poplack DG, Blaney SM. Leptomeningeal metastases. In: Levin VA, editor. Cancer in the nervous system. 2nd ed. New York: Oxford University Press; 2002. p. 375–96.

99. Schold SC, Wasserstrom WR, Fleisher M, Schwartz MK, Posner JB. Cerebrospinal fluid biochemical markers of central nervous system metastases. Ann Neurol. 1980;8:597–604.

100. Zeiser R, Burger JA, Bley TA, Windfuhr-Blum M, Schulte-Mönting J, Behringer DM. Clinical follow-up indicates differential accuracy of magnetic resonance imaging and immunocytology of the cerebral spinal fluid for the diagnosis of neoplastic meningitis – a single centre experience. Br J Haematol. 2004;124:762–8.

101. Bromberg JEC, Breems DA, Kraan J, Bikker G, van der Holt B, Smitt PS, et al. CSF flow cytometry greatly improves diagnostic accuracy in CNS hematologic malignancies. Neurology. 2007;68:1674–9.

102. Groves MD, Hess KR, Puduvalli VK, Colman H, Conrad CA, Gilbert MR, et al. Biomarkers of disease: cerebrospinal fluid vascular endothelial growth factor (VEGF) and stromal cell derived factor (SDF)-1 levels in patients with neoplastic meningitis (NM) due to breast cancer, lung cancer and melanoma. J Neuro-Oncol. 2009;94:229–34.

103. Teplyuk NM, Mollenhauer B, Gabriely G, Giese A, Kim E, Smolsky M, et al. MicroRNAs in cerebrospinal fluid identify glioblastoma and metastatic brain cancers and reflect disease activity. Neuro-Oncology. 2012;14:689–700.

104. Raj GV, Moreno JG, Gomella LG. Utilization of polymerase chain reaction technology in the detection of solid tumors. Cancer. 1998;82:1419–42.

105. Patel AS, Allen JE, Dicker DT, Peters KL, Sheehan JM, Glantz MJ, et al. Identification and enumeration of circulating tumor cells in the cerebrospinal fluid of breast cancer patients with central nervous system metastases. Oncotarget. 2011;2:752–60.

106. Lin X, Fleisher M, Rosenblum M, Lin O, Boire A, Briggs S, et al. Cerebrospinal fluid circulating tumor cells: a novel tool to diagnose leptomeningeal metastases from epithelial tumors. Neuro-Oncology. 2017;19:1248–54.

107. Le Rhun E, Massin F, Tu Q, Bonneterre J, Bittencourt MDC, Faure GC. Development of a new method for identification and quantification in cerebrospinal fluid of malignant cells from breast carcinoma leptomeningeal metastasis. BMC Clin Pathol. 2012;12:21.

108. Le Rhun E, Tu Q, De Carvalho Bittencourt M, Farre I, Mortier L, Cai H, et al. Detection and quantification of CSF malignant cells by the CellSearch technology in patients with melanoma leptomeningeal metastasis. Med Oncol Northwood London England. 2013;30:538.

109. Nayak L, Fleisher M, Gonzalez-Espinoza R, Lin O, Panageas K, Reiner A, et al. Rare cell capture technology for the diagnosis of leptomeningeal metastasis in solid tumors. Neurology. 2013;80:1598–605.. discussion 1603

110. Campbell PJ, Yachida S, Mudie LJ, Stephens PJ, Pleasance ED, Stebbings LA, et al. The patterns and dynamics of genomic instability in metastatic pancreatic cancer. Nature. 2010;467:1109–13.

111. Gerlinger M, Rowan AJ, Horswell S, Math M, Larkin J, Endesfelder D, et al. Intratumor heterogeneity and branched evolution revealed by multiregion sequencing. N Engl J Med. 2012;366:883–92.

112. Liu W, Laitinen S, Khan S, Vihinen M, Kowalski J, Yu G, et al. Copy number analysis indicates monoclonal origin of lethal metastatic prostate cancer. Nat Med. 2009;15:559–65.

113. Navin N, Kendall J, Troge J, Andrews P, Rodgers L, McIndoo J, et al. Tumour evolution inferred by single-cell sequencing. Nature. 2011;472:90–4.

114. Ding L, Ellis MJ, Li S, Larson DE, Chen K, Wallis JW, et al. Genome remodelling in a basal-like breast cancer metastasis and xenograft. Nature. 2010;464:999–1005.

115. Xie T, Cho YB, Wang K, Huang D, Hong HK, Choi Y-L, et al. Patterns of somatic alterations between matched primary and metastatic colorectal tumors characterized by whole-genome sequencing. Genomics. 2014;104:234–41.

116. Shah SP, Morin RD, Khattra J, Prentice L, Pugh T, Burleigh A, et al. Mutational evolution in a lobular breast tumour profiled at single nucleotide resolution. Nature. 2009;461:809–13.

117. Haffner MC, Mosbruger T, Esopi DM, Fedor H, Heaphy CM, Walker DA, et al. Tracking the clonal origin of lethal prostate cancer. J Clin Invest. 2013;123:4918–22.

118. Carter SL, Cibulskis K, Helman E, McKenna A, Shen H, Zack T, et al. Absolute quantification of somatic DNA alterations in human cancer. Nat Biotechnol. 2012;30:413–21.

119. Nik-Zainal S, Alexandrov LB, Wedge DC, Van Loo P, Greenman CD, Raine K, et al. Mutational processes molding the genomes of 21 breast cancers. Cell. 2012;149:979–93.

120. Pentsova EI, Shah RH, Tang J, Boire A, You D, Briggs S, et al. Evaluating cancer of the central nervous system through next-generation sequencing of cerebrospinal fluid. J Clin Oncol. 2016;34:2404–15.

121. Jaeckle KA. Neoplastic meningitis from systemic malignancies: diagnosis, prognosis and treatment. Semin Oncol. 2006;33:312–23.

122. Taillibert S, Chamberlain MC. Leptomeningeal metastasis. Handb Clin Neurol. 2018;149:169–204.

123. Wang N, Bertalan MS, Brastianos PK. Leptomeningeal metastasis from systemic cancer: review and update on management. Cancer. 2018;124:21–35.

124. Chamberlain M, Junck L, Brandsma D, Soffietti R, Rudà R, Raizer J, et al. Leptomeningeal metastases: a RANO proposal for response criteria. Neuro-Oncology. 2017;19:484–92.

125. Joshi A, Ghosh J, Noronha V, Parikh PM, Prabhash K. Leptomeningeal metastasis in solid tumors with a special focus on lung cancer. Indian J Cancer. 2014;51:410–3.

126. Chang EL, Maor MH. Standard and novel radiotherapeutic approaches to neoplastic meningitis. Curr Oncol Rep. 2003;5:24–8.

127. Chamberlain MC, Kormanik P. Carcinoma meningitis secondary to non-small cell lung cancer: combined modality therapy. Arch Neurol. 1998;55:506–12.

128. Soffietti R, Cornu P, Delattre JY, Grant R, Graus F, Grisold W, et al. EFNS Guidelines on diagnosis and treatment of brain metastases: report of an EFNS Task Force. Eur J Neurol. 2006;13:674–81.

129. Bruna J, Gonzalez L, Miro J, Velasco R, Gil M, Tortosa A, et al. Leptomeningeal carcinomatosis: prognostic implications of clinical and cerebrospinal fluid features. Cancer. 2009;115:381–9.

130. Siegal T, Lossos A, Pfeffer MR. Leptomeningeal metastases: analysis of 31 patients with sustained off-therapy response following combined-modality therapy. Neurology. 1994;44:1463–9.

131. Rubin R, Owens E, Rall D. Transport of methotrexate by the choroid plexus. Cancer Res. 1968;28:689–94.

132. Fulton DS, Levin VA, Gutin PH, Edwards MS, Seager ML, Stewart J, et al. Intrathecal cytosine arabinoside for the treatment of meningeal metastases from malignant brain tumors and systemic tumors. Cancer Chemother Pharmacol. 1982;8:285–91.

133. Esteva FJ, Soh LT, Holmes FA, Plunkett W, Meyers CA, Forman AD, et al. Phase II trial and pharmacokinetic evaluation of cytosine arabinoside for leptomeningeal metastases from breast cancer. Cancer Chemother Pharmacol. 2000;46:382–6.

134. Glantz MJ, Van Horn A, Fisher R, Chamberlain MC. Route of intracerebrospinal fluid chemotherapy administration and efficacy of therapy in neoplastic meningitis. Cancer. 2010;116:1947–52.

135. Cole BF, Glantz MJ, Jaeckle KA, Chamberlain MC, Mackowiak JI. Quality-of-life-adjusted survival comparison of sustained-release cytosine arabinoside versus intrathecal methotrexate for treatment of solid tumor neoplastic meningitis. Cancer. 2003;97:3053–60.

136. Kim D-Y, Lee K-W, Yun T, Park SR, Jung JY, Kim D-W, et al. Comparison of intrathecal chemotherapy for leptomeningeal carcinomatosis of a solid tumor: methotrexate alone versus methotrexate in combination with cytosine arabinoside and hydrocortisone. Jpn J Clin Oncol. 2003;33:608–12.

137. Gutin PH, Levi JA, Wiernik PH, Walker MD. Treatment of malignant meningeal disease with intrathecal thioTEPA: a phase II study. Cancer Treat Rep. 1977;61:885–7.

138. Comte A, Jdid W, Guilhaume MN, Kriegel I, Piperno-Neumann S, Dieras V, et al. Survival of breast cancer patients with meningeal carcinomatosis treated by intrathecal thiotepa. J Neuro-Oncol. 2013;115:445–52.

139. Le Rhun E, Taillibert S, Devos P, Zairi F, Turpin A, Rodrigues I, et al. Salvage intracerebrospinal fluid thiotepa in breast cancer-related leptomeningeal metastases: a retrospective case series. Anti-Cancer Drugs. 2013;24:1093–7.

140. Glantz MJ, Cole BF, Recht L, Akerley W, Mills P, Saris S, et al. High-dose intravenous methotrexate for patients with nonleukemic leptomeningeal cancer: is intrathecal chemotherapy necessary? J Clin Oncol. 1998;16:1561–7.

141. Tetef ML, Margolin KA, Doroshow JH, Akman S, Leong LA, Morgan RJ, et al. Pharmacokinetics and toxicity of high-dose intravenous methotrexate in the treatment of leptomeningeal carcinomatosis. Cancer Chemother Pharmacol. 2000;46:19–26.

142. Boogerd W, van den Bent MJ, Koehler PJ, Heimans JJ, van der Sande JJ, Aaronson NK, et al. The relevance of intraventricular chemotherapy for leptomeningeal metastasis in breast cancer: a randomised study. Eur J Cancer. 2004;40:2726–33.

143. Slevin ML, Piall EM, Aherne GW, Harvey VJ, Johnston A, Lister TA. Effect of dose and schedule on pharmacokinetics of high-dose cytosine arabinoside in plasma and cerebrospinal fluid. J Clin Oncol Off J Am Soc Clin Oncol. 1983;1:546–51.

144. Lopez JA, Nassif E, Vannicola P, Krikorian JG, Agarwal RP. Central nervous system pharmacokinetics of high-dose cytosine arabinoside. J Neuro-Oncol. 1985;3:119–24.

145. Siegal T. Leptomeningeal metastases: rationale for systemic chemotherapy or what is the role of intra-CSF-chemotherapy? J Neuro-Oncol. 1998;38:151–7.

146. Bokstein F, Lossos A, Siegal T. Leptomeningeal metastases from solid tumors: a comparison of two prospective series treated with and without intra-cerebrospinal fluid chemotherapy. Cancer. 1998;82:1756–63.

147. Shigekawa T, Takeuchi H, Misumi M, Matsuura K, Sano H, Fujiuchi N, et al. Successful treatment of leptomeningeal metastases from breast cancer using the combination of trastuzumab and capecitabine: a case report. Breast Cancer. 2009;16:88–92.

148. Ekenel M, Hormigo AM, Peak S, Deangelis LM, Abrey LE. Capecitabine therapy of central nervous system metastases from breast cancer. J Neuro-Oncol. 2007;85:223–7.

149. Davis TH, Fadul CE, Glantz MJ, et al. Pilot phase II trial of temozolomide for leptomeningeal metas-

tases: preliminary report. J Clin Oncol. 2003; 22:460.

150. Herrlinger U, Wiendl H, Renninger M, Forschler H, Dichgans J, Weller M. Vascular endothelial growth factor (VEGF) in leptomeningeal metastasis: diagnostic and prognostic value. Br J Cancer. 2004;91:219–24.

151. Reijneveld JC, Brandsma D, Boogerd W, Bonfrer JG, Kalmijn S, Voest EE, et al. CSF levels of angiogenesis-related proteins in patients with leptomeningeal metastases. Neurology. 2005;65:1120–2.

152. Reijneveld JC, Taphoorn MJ, Kerckhaert OA, Drixler TA, Boogerd W, Voest EE. Angiostatin prolongs the survival of mice with leptomeningeal metastases. Eur J Clin Investig. 2003;33:76–81.

153. Chen IC, Lin CH, Jan IS, Cheng AL, Lu YS. Bevacizumab might potentiate the chemotherapeutic effect in breast cancer patients with leptomeningeal carcinomatosis. J Formos Med Assoc. 2016;115:243–8.

154. Wu PF, Lin CH, Kuo CH, Chen WW, Yeh DC, Liao HW, et al. A pilot study of bevacizumab combined with etoposide and cisplatin in breast cancer patients with leptomeningeal carcinomatosis. BMC Cancer. 2015;15:299.

155. Groves MD. A pilot study of systemically administeres bevacizumab in patients with neoplastic maningitis: imaging, clinical, CSF, and biomarker outcomes. Neuro-Oncology. 2011;13:85–91.

156. Simeone E, De Maio E, Sandomenico F, Fulciniti F, Lastoria S, Aprea P, et al. Neoplastic leptomeningitis presenting in a melanoma patient treated with dabrafenib (a V600EBRAF inhibitor): a case report. J Med Case Rep. 2012;6:131.

157. Long GV, Stroyakovskiy D, Gogas H, Levchenko E, de Braud F, Larkin J, et al. Dabrafenib and trametinib versus dabrafenib and placebo for Val600 BRAF-mutant melanoma: a multicentre, double-blind, phase 3 randomised controlled trial. Lancet London England. 2015;386:444–51.

158. Robert C, Karaszewska B, Schachter J, Rutkowski P, Mackiewicz A, Stroiakovski D, et al. Improved overall survival in melanoma with combined dabrafenib and trametinib. N Engl J Med. 2015;372:30–9.

159. Ascierto PA, McArthur GA, Dréno B, Atkinson V, Liszkay G, Di Giacomo AM, et al. Cobimetinib combined with vemurafenib in advanced BRAF(V600)-mutant melanoma (coBRIM): updated efficacy results from a randomised, double-blind, phase 3 trial. Lancet Oncol. 2016;17:1248–60.

160. Yi HG, Kim HJ, Kim YJ, Han S-W, Oh D-Y, Lee S-H, et al. Epidermal growth factor receptor (EGFR) tyrosine kinase inhibitors (TKIs) are effective for leptomeningeal metastasis from non-small cell lung cancer patients with sensitive EGFR mutation or other predictive factors of good response for EGFR TKI. Lung Cancer Amsterdam Netherlands. 2009;65:80–4.

161. Dhruva N, Socinski MA. Carcinomatous meningitis in non-small-cell lung cancer: response to high-dose erlotinib. J Clin Oncol Off J Am Soc Clin Oncol. 2009;27:e31–2.

162. Clarke JL, Pao W, Wu N, Miller VA, Lassman AB. High dose weekly erlotinib achieves therapeutic concentrations in CSF and is effective in leptomeningeal metastases from epidermal growth factor receptor mutant lung cancer. J Neuro-Oncol. 2010;99:283–6.

163. Cessot A, Blanchet B, Goldwasser F. Erlotinib treatment of meningeal carcinomatosis in lung cancer: more is better. Ann Oncol Off J Eur Soc Med Oncol. 2014;25:2093–4.

164. Kawamura T, Hata A, Takeshita J, Fujita S, Hayashi M, Tomii K, et al. High-dose erlotinib for refractory leptomeningeal metastases after failure of standard-dose EGFR-TKIs. Cancer Chemother Pharmacol. 2015;75:1261–6.

165. Kanaji N, Bandoh S, Nagamura N, Kushida Y, Haba R, Ishida T. Significance of an epidermal growth factor receptor mutation in cerebrospinal fluid for carcinomatous meningitis. Intern Med Tokyo Japan. 2007;46:1651–5.

166. Sakai M, Ishikawa S, Ito H, Ozawa Y, Yamamoto T, Onizuka M, et al. Carcinomatous meningitis from non-small-cell lung cancer responding to gefitinib. Int J Clin Oncol. 2006;11:243–5.

167. Hashimoto N, Imaizumi K, Honda T, Kawabe T, Nagasaka T, Shimokata K, et al. Successful re-treatment with gefitinib for carcinomatous meningitis as disease recurrence of non-small-cell lung cancer. Lung Cancer Amsterdam Netherlands. 2006;53:387–90.

168. So T, Inoue M, Chikaishi Y, Nose N, Sugio K, Yasumoto K. Gefitinib and a ventriculo-peritoneal shunt to manage carcinomatous meningitis from non-small-cell lung cancer: report of two cases. Surg Today. 2009;39:598–602.

169. Jackman DM, Holmes AJ, Lindeman N, Wen PY, Kesari S, Borras AM, et al. Response and resistance in a non-small-cell lung cancer patient with an epidermal growth factor receptor mutation and leptomeningeal metastases treated with high-dose gefitinib. J Clin Oncol Off J Am Soc Clin Oncol. 2006;24:4517–20.

170. Burel-Vandenbos F, Ambrosetti D, Coutts M, Pedeutour F. EGFR mutation status in brain metastases of non-small cell lung carcinoma. J Neuro-Oncol. 2013;111:1–10.

171. Elmeliegy MA, Carcaboso AM, Tagen M, Bai F, Stewart CF. Role of ATP-binding cassette and solute carrier transporters in erlotinib CNS penetration and intracellular accumulation. Clin Cancer Res Off J Am Assoc Cancer Res. 2011;17:89–99.

172. Hoffknecht P, Tufman A, Wehler T, Pelzer T, Wiewrodt R, Schütz M, et al. Efficacy of the irreversible ErbB family blocker afatinib in epidermal growth factor receptor (EGFR) tyrosine kinase inhibitor (TKI)-pretreated non-small-cell lung cancer patients with brain metastases or leptomeningeal disease. J Thorac Oncol Off Publ Int Assoc Study Lung Cancer. 2015;10:156–63.

173. Tamiya M, Shiroyama T, Nishihara T, Nishida T, Hayama M, Tanaka A, et al. Afatinib successfully treated leptomeningeal metastasis during erlotinib treatment in a patient with EGFR-mutant (Exon18:G719S) lung adenocarcinoma as a second-line chemotherapy. Asia Pac J Clin Oncol. 2017;13:e531–3.

174. Lin C-H, Lin M-T, Kuo Y-W, Ho C-C. Afatinib combined with cetuximab for lung adenocarcinoma with leptomeningeal carcinomatosis. Lung Cancer Amsterdam Netherlands. 2014;85:479–80.

175. Yang JC-H, Cho BC, Kim D-W, Kim S-W, Lee J-S, Su W-C, et al. Osimertinib for patients (pts) with leptomeningeal metastases (LM) from EGFR-mutant non-small cell lung cancer (NSCLC): updated results from the BLOOM study. J Clin Oncol. 2017;35:2020.

176. Ahn M-J, Kim D-W, Cho BC, Kim S-W, Lee JS, Ahn J-S, et al. Activity and safety of AZD3759 in EGFR-mutant non-small-cell lung cancer with CNS metastases (BLOOM): a phase 1, open-label, dose-escalation and dose-expansion study. Lancet Respir Med. 2017;5:891–902.

177. Gadgeel SM, Gandhi L, Riely GJ, Chiappori AA, West HL, Azada MC, et al. Safety and activity of alectinib against systemic disease and brain metastases in patients with crizotinib-resistant ALK-rearranged non-small-cell lung cancer (AF-002JG): results from the dose-finding portion of a phase 1/2 study. Lancet Oncol. 2014;15:1119–28.

178. Gainor JF, Chi AS, Logan J, Hu R, Oh KS, Brastianos PK, et al. Alectinib dose escalation reinduces central nervous system responses in patients with anaplastic lymphoma kinase-positive non-small cell lung cancer relapsing on standard dose alectinib. J Thorac Oncol Off Publ Int Assoc Study Lung Cancer. 2016;11:256–60.

179. Gainor JF, Sherman CA, Willoughby K, Logan J, Kennedy E, Brastianos PK, et al. Alectinib salvages CNS relapses in ALK-positive lung cancer patients previously treated with crizotinib and ceritinib. J Thorac Oncol Off Publ Int Assoc Study Lung Cancer. 2015;10:232–6.

180. Ou S-HI, Sommers KR, Azada MC, Garon EB. Alectinib induces a durable (>15 months) complete response in an ALK-positive non-small cell lung cancer patient who progressed on crizotinib with diffuse leptomeningeal carcinomatosis. Oncologist. 2015;20:224–6.

181. Roth P, Weller M. Management of neoplastic meningitis. Chin Clin Oncol. 2015;4:26.

182. Weller M, Stupp R, Wick W. Epilepsy meets cancer: when, why, and what to do about it? Lancet Oncol. 2012;13:e375–82.

183. Long GV, Atkinson V, Lo S, Sandhu S, Guminski AD, Brown MP, et al. Combination nivolumab and ipilimumab or nivolumab alone in melanoma brain metastases: a multicentre randomised phase 2 study. Lancet Oncol. 2018;19:672–81.

184. Chamberlain MC. A phase II trial of intra-cerebrospinal fluid alpha interferon in the treatment of neoplastic meningitis. Cancer. 2002;94:2675–80.

185. Ward BG, Cruickshank DJ. Circulating tumor-associated antigen detected by the monoclonal antibody HMFG2 in human epithelial ovarian cancer. Int J Cancer. 1987;39:30–3.

186. Moseley RP, Papanastassiou V, Zalutsky MR, Ashpole RD, Evans S, Bigner DD, et al. Immunoreactivity, pharmacokinetics and bone marrow dosimetry of intrathecal radioimmunoconjugates. Int J Cancer. 1992;52:38–43.

187. Kramer K, Humm JL, Souweidane MM, Zanzonico PB, Dunkel IJ, Gerald WL, et al. Phase I study of targeted radioimmunotherapy for leptomeningeal cancers using intra-Ommaya 131-I-3F8. J Clin Oncol Off J Am Soc Clin Oncol. 2007;25:5465–70.

188. Kramer K, Kushner BH, Modak S, Pandit-Taskar N, Smith-Jones P, Zanzonico P, et al. Compartmental intrathecal radioimmunotherapy: results for treatment for metastatic CNS neuroblastoma. J Neuro-Oncol. 2010;97:409–18.

189. Slavc I, Schuller E, Falger J, Günes M, Pillwein K, Czech T, et al. Feasibility of long-term intraventricular therapy with mafosfamide (n = 26) and etoposide (n = 11): experience in 26 children with disseminated malignant brain tumors. J Neuro-Oncol. 2003;64:239–47.

190. Fleischhack G, Jaehde U, Bode U. Pharmacokinetics following intraventricular administration of chemotherapy in patients with neoplastic meningitis. Clin Pharmacokinet. 2005;44:1–31.

191. Chamberlain MC, Tsao-Wei DD, Groshen S. Phase II trial of intracerebrospinal fluid etoposide in the treatment of neoplastic meningitis. Cancer. 2006;106:2021–7.

192. Groves MD, Glantz MJ, Chamberlain MC, Baumgartner KE, Conrad CA, Hsu S, et al. A multicenter phase II trial of intrathecal topotecan in patients with meningeal malignancies. Neuro-Oncology. 2008;10:208–15.

193. Gururangan S, Petros WP, Poussaint TY, Hancock ML, Phillips PC, Friedman HS, et al. Phase I trial of intrathecal spartaject busulfan in children with neoplastic meningitis: a Pediatric Brain Tumor Consortium Study (PBTC-004). Clin Cancer Res Off J Am Assoc Cancer Res. 2006;12:1540–6.

194. Friedman HS, Archer GE, McLendon RE, Schuster JM, Colvin OM, Guaspari A, et al. Intrathecal melphalan therapy of human neoplastic meningitis in athymic nude rats. Cancer Res. 1994;54:4710–4.

195. Kochi M, Kuratsu J, Mihara Y, Takaki S, Inoue N, Sueyoshi N, et al. Neurotoxicity and pharmacokinetics of intrathecal perfusion of ACNU in dogs. Cancer Res. 1990;50:3119–23.

196. Champagne MA, Silver HK. Intrathecal dacarbazine treatment of leptomeningeal malignant melanoma. J Natl Cancer Inst. 1992;84:1203–4.

197. Cordone I, Masi S, Summa V, Carosi M, Vidiri A, Fabi A, et al. Overexpression of syndecan-1, MUC-1, and putative stem cell markers in breast cancer leptomeningeal metastasis: a cerebrospinal fluid

flow cytometry study. Breast Cancer Res BCR. 2017;19:46.

198. Gold DR, Nadel RE, Vangelakos CG, Davis MJ, Livingston MY, Heath JE, et al. Pearls and oy-sters: the utility of cytology and flow cytometry in the diagnosis of leptomeningeal leukemia. Neurology. 2013;80:e156–9.

199. Subirá D, Serrano C, Castañón S, Gonzalo R, Illán J, Pardo J, et al. Role of flow cytometry immunophe-notyping in the diagnosis of leptomeningeal carcino-matosis. Neuro-Oncology. 2012;14:43–52.

200. Subirá D, Simó M, Illán J, Serrano C, Castañón S, Gonzalo R, et al. Diagnostic and prognostic sig-nificance of flow cytometry immunophenotyping in patients with leptomeningeal carcinomatosis. Clin Exp Metastasis. 2015;32:383–91.

13. 神经系统副肿瘤综合征

Monica Weaver Buckley and John C. Probasco

13.1 引言

神经系统并发症在癌症患者中很常见，同样也可继发于中毒、感染或代谢异常。此外，脑转移瘤、脊髓和神经根受压、柔脑膜病变以及药物副作用也可直接导致神经系统并发症。癌症患者还可能发生神经系统副肿瘤综合征（paraneoplastic neurological disorders，PND）。PND 是恶性肿瘤或转移瘤影响远隔的神经系统器官而引起的一类疾病，可导致严重伤残甚至死亡[1]。大多数 PND 呈亚急性和进行性发展，历经数周至数月产生症状，但其出现可能比癌症（复发）的确诊时间提前数年[2]。如果患者存在亚急性症状并伴有神经系统阳性体征和危险因素（包括吸烟、癌症或自身免疫性疾病的个人史或癌症和自身免疫病的家族史），那么 PND 的发病风险将增加[1]。目前认为，PND 是肿瘤细胞与神经系统正常组织之间免疫交叉反应的结果（图 13-1）[3]。这种免疫反应也能有效对抗全身转移癌，而此时原发癌往往无症状或隐匿。PND 的临床表现多种多样，意味着多个神经系统区域单独或同时受累，具体症状取决于受影响的

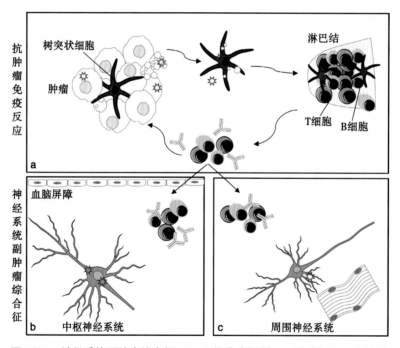

图 13-1　神经系统副肿瘤综合征（PND）的发病机制。**a.** 肿瘤细胞可表达肿瘤神经抗原。当肿瘤细胞凋亡和坏死时，肿瘤神经抗原会进入细胞外基质并受到抗原递呈细胞（APC）的吞噬。在淋巴结（LN）中，树突状细胞（DC）将肿瘤神经肽呈递给 T 细胞和 B 细胞以启动适应性免疫反应，促进抗肿瘤免疫。**b.** 肿瘤神经抗原特异性 T 细胞和 B 细胞以及肿瘤神经自身抗体穿过血 - 脑屏障，与表达肿瘤神经抗原的神经元细胞发生反应，触发 CNS 的 PND。**c.** 肿瘤神经抗原特异性 T 细胞和 B 细胞以及肿瘤神经自身抗体与周围神经、神经肌肉接头或肌肉发生反应，触发 PND

神经系统区域,包括中枢神经系统(central nervous system,CNS)(如边缘系统脑炎、副肿瘤性小脑变性)、脊髓(如坏死性脊髓病、传导束病变)、周围神经系统(如亚急性感觉性神经病)、神经肌肉接头[如重症肌无力、Lambert-Eaton 肌无力综合征(Lambert-Eaton myasthenic syndrome,LEMS)]以及肌肉(如坏死性肌病)[4]。需要注意的是,这些综合征也可能在未患癌症的情况下发生。例如,70% 的边缘系统脑炎和 85%~90% 的重症肌无力与恶性肿瘤无关[5]。因此,以上临床综合征的出现并不一定提示恶性肿瘤。

13.2 流行病学

引起临床症状的 PND 较为少见而且不同症状发生的概率也大不相同,累及 0.01%~0.2% 的癌症患者(可能被低估)[4]。PND 的发病年龄也存在差异,一般为 60~70 岁。根据文献[6, 7]报道,儿童 PND 通常与神经母细胞瘤有关。PND 的患病率取决于癌症类型,在某些恶性肿瘤中显著增高。例如,50% 患有罕见的骨硬化型浆细胞瘤的患者存在多发性神经病变、器官肿大、内分泌疾病、单克隆丙球蛋白病和皮肤改变(POEMS 综合征),以及脱髓鞘性周围神经病,而仅 10%~15% 的胸腺瘤患者存在重症肌无力[5]。在对无症状性小细胞肺癌患者进行仔细体格检查和电生理检测时发现肢体近端肌力轻度下降或周围神经传导速度减慢,这说明小细胞肺癌患者中 PND 的实际发病率可能更高。此外,一项为期 5 年的前瞻性研究显示,9% 的小细胞肺癌患者发生了 PND[8]。

发生 PND 的患者罹患以下肿瘤的比例偏高:表达神经内分泌蛋白的小细胞肺癌和神经母细胞瘤、含有成熟或未成熟神经组织的畸胎瘤、累及免疫调节器官的胸腺瘤,以及产生免疫球蛋白的浆细胞病和 B 细胞淋巴瘤[4, 9]。这些肿瘤大多会转移至区域淋巴结,促进免疫反应的早期识别和启动。而且不同于通常在癌症诊断之后出现的副肿瘤内分泌综合征,大约 80% 的病例在癌症诊断前就出现了 PND[5]。因此,对所有出现 PND 的患者进行恶性肿瘤筛查是非常重要的,这有可能帮助我们在早期(具有较高治愈可行性的阶段)发现隐匿性肿瘤[2]。此外,既往研究显示,由于导致 PND 的免疫反应也能对抗肿瘤,所以伴有 PND 的患者

可能获得更长的生存期和更为良性的病程[10]。

13.3 诊断神经系统副肿瘤综合征

由于神经系统症状在癌症患者中很常见,且大多是由感染、电解质紊乱、药物副作用或癌症转移等导致的,因此鉴别以上原因所致的神经系统综合征和真正的 PND 很重要。此外,神经系统自身免疫性疾病可以在未患恶性肿瘤的情况下发生,且常涉及与 PND 相同的抗神经元自身抗体[11]。由于患者体液免疫的缺陷或目前对自身抗体检测技术的局限,PND 发生时也可能没有可识别的抗神经元抗体。此外,患者也可能检测到自身抗体,但没有发生相关的 PND[12, 13]。PND 的诊断需要结合临床表现、神经系统阳性体征、癌症或癌症复发诊断、影像学异常、脑电图(electroencephalography,EEG)、脑脊液(cerebrospinal fluid,CSF)炎症指标、肌电图和神经传导检查[14]。

根据 2004 年 PND 专业领域的国际神经病学专家组制订的指南,PND 被分为"典型"和"非典型"两大类[14]。典型 PND 是指与特定的癌症类型和自身抗体密切关联的综合征,包括 CNS 的边缘系统脑炎、亚急性小脑变性、脑脊髓炎和斜视性眼阵挛 - 肌阵挛综合征,周围神经系统的亚急性感觉神经元病、慢性胃肠道假性梗阻综合征,神经肌肉接头的 LEMS,以及肌肉的皮肌炎[14]。此外,还有一类特异性肿瘤神经抗体与潜在恶性肿瘤和 PND 显著相关,包括抗 Hu、抗 Yo、抗 CRMP5/CV2、抗 Ri、抗 Ma1/Ma2、抗 amphiphysin 抗体[6, 14]。有趣的是,相比神经系统综合征的临床表现类型,患者体内的自身抗体更能提示特定的癌症类型(表 13-1)[15]。由于典型 PND 和特异性自身抗体与潜在癌症的关联非常密切,因此如果诊断 PND 时未能发现隐匿的癌症,则建议患者随访 2~3 年,每 3~6 个月复查一次影像学检查[2]。例如,同时存在抗 Yo 抗体和小脑变性则高度(90%)提示卵巢、子宫、输卵管、腹膜或乳房等处的腺癌[16, 17]。即便诊断了其他恶性肿瘤,同样建议进一步检查以寻找更常见的 PND 相关肿瘤。

PND 的临床表现多种多样,反映神经系统的多个区域受累。非典型 PND 指与潜在恶性肿瘤和特定肿瘤神经抗体关联不那么紧密的神经系统

表 13-1　癌症相关的肿瘤神经抗体（包括特异性和部分特异性）

抗原位置	抗体	抗原	相关的典型 PND	相关的非典型 PND	相关的癌症
细胞核	抗 Hu 抗体（ANNA-1）	RNA 结合蛋白 Hu 家族	边缘系统脑炎	脊髓炎	小细胞肺癌
					肺外小细胞癌
			亚急性小脑变性	自身免疫性神经病	神经母细胞瘤
			感觉性神经元病	周围神经病	胸腺瘤
				脑炎	
	抗 Ri 抗体（ANNA-2）	RNA 结合蛋白 NOVA 家族	亚急性小脑变性	脊髓病	小细胞肺癌
			斜视性眼阵挛 - 肌阵挛综合征	周围神经病	乳腺癌
				脑炎	神经母细胞瘤
	抗 Ma1/Ma2 抗体	同源的 40 和 42kDa 的神经元核蛋白（功能尚未确定）	边缘系统脑炎	脑炎	睾丸生殖细胞肿瘤
			亚急性小脑变性 脑脊髓炎	下丘脑脑炎	非小细胞肺癌
					结肠癌
					乳腺癌
	抗 Sox1 抗体（AGNA）	性别决定区 Y 框蛋白 1 的转录因子	LEMS	脑炎	小细胞肺癌
	ANNA-3	170kDa 蛋白（意义不清）	边缘系统脑炎	脑炎	小细胞肺癌
			亚急性小脑变性	脑干脑炎 神经病	胃肠道肿瘤
细胞质	抗 Yo 抗体（PCA-1）	小脑变性相关蛋白 2（cdr2）	亚急性小脑变性	脑干脑炎	卵巢癌
				脊髓病	输卵管癌
				周围神经病	子宫内膜癌
					宫颈癌
					乳腺癌
	PCA-2	280kDa（具体蛋白和功能尚不清楚）	亚急性小脑变性	自主神经病	小细胞肺癌
				周围神经病	
				脑炎	
	抗 Tr 抗体（PCA-Tr）	Delta/Notch 样表皮生长因子	边缘系统脑炎	自主神经病	霍奇金淋巴瘤
			亚急性小脑变性		非霍奇金淋巴瘤
	抗 CV2 抗体（CRMP5）	塌陷反应介质蛋白 2	边缘系统脑炎	脑炎	小细胞肺癌
			亚急性小脑变性	脑神经病	胸腺瘤

续表

抗原位置	抗体	抗原	相关的典型 PND	相关的非典型 PND	相关的癌症
细胞质			感觉神经元病	葡萄膜炎 视神经炎 脊髓病 视网膜病 周围神经病 自主神经病	子宫肉瘤
	抗 Zic4 抗体	锌指蛋白	亚急性小脑变性		小细胞肺癌
	抗视觉恢复蛋白抗体	视觉恢复蛋白		视网膜病变	小细胞肺癌
细胞内突 触囊泡	**抗双载蛋白抗体**	双载蛋白（Amphi- physin）	边缘系统脑炎	僵人综合征	乳腺癌
			亚急性小脑变性 感觉神经元病	脑炎 脊髓病 周围神经病	小细胞肺癌 胸腺瘤
	抗 GAD65 抗体	65kDa 谷氨酸脱羧酶	边缘系统脑炎	僵人综合征 癫痫 脑干脑炎 小脑性共济失调 脊髓病	胸腺瘤 肾细胞癌 乳腺癌 结肠癌
细胞外突 触囊泡	抗 mGluR1 抗体	代谢型谷氨酸受体 1	亚急性小脑变性		霍奇金淋巴瘤
	抗 mGluR5 抗体	代谢型谷氨酸受体 5	边缘系统脑炎		霍奇金淋巴瘤
细胞膜表 面	**抗 AChR 抗体**	肌肉乙酰胆碱受体		重症肌无力	胸腺瘤
	抗 N 型乙酰胆碱受 体抗体	神经节细胞的乙酰 胆碱受体 α3 亚基		脑病 亚急性全自主神 经功能不全 周围神经病	小细胞肺癌 胸腺瘤
	抗 NMDAR 抗体	氮甲基 - 天冬氨酸受 体的 NR1 亚基		脑炎 焦虑症 精神失常 癫痫 锥体外系疾病 中枢性自主神经 功能不全	卵巢畸胎瘤 神经母细胞瘤 小细胞肺癌 睾丸生殖细胞 肿瘤
	抗 GlyR 抗体	甘氨酸受体 α1	边缘系统脑炎	僵人综合征 共济失调 过度惊吓反应症	关联较少

续表

抗原位置	抗体	抗原	相关的典型PND	相关的非典型PND	相关的癌症
细胞膜表面				伴强直及肌阵挛的进行性脑脊髓炎	
	抗VGCC抗体	N型和P/Q型电压门控钙离子通道	亚急性小脑变性	LEMS	小细胞肺癌
				脑炎	乳腺癌
					卵巢癌
	抗VGKC抗体	电压门控钾离子通道复合体的亚基	边缘系统脑炎	脑炎	小细胞肺癌
				癫痫	胸腺瘤
				精神症状	乳腺癌
				脑垂体疾病	前列腺癌
	抗LGI1抗体	富亮氨酸胶质瘤失活蛋白1（与Kv1通道和AMPAR相互作用）	边缘系统脑炎	面-臂肌张力障碍发作	胸腺瘤
				睡眠障碍	
	抗CASPR2抗体	接触蛋白相关蛋白2（轴突蛋白Ⅳ超家族，与轴突Kv1通道相互作用）		脑炎	胸腺瘤
				莫旺综合征	
				神经性肌强直	
	抗DPPX抗体	Kv4.2钾通道的二肽基肽酶样蛋白6亚基		脑炎	淋巴瘤
				精神症状	
				震颤	
				眼球震颤，过度惊吓反应症	
				共济失调	
				伴强直及肌阵挛的进行性脑脊髓炎	
	抗GABA$_B$R抗体	γ-氨基丁酸受体B	边缘系统脑炎	口舌运动障碍	小细胞肺癌
					乳腺癌
	抗AMPAR抗体	谷氨酸受体1和2	边缘系统脑炎	癫痫	胸腺瘤
				眼球震颤	乳腺癌
					肺癌
	抗水通道蛋白4抗体	水通道蛋白4		视神经脊髓炎	关联较少
				脑炎	

摘自 Probasco JC. Paraneoplastic Neurological Disorders. In: Johnsonton MV，Adams HP，Fatemi A. Neurobiology of Disease.2nd ed. New York：Oxford University Press；2016. p.657-666。

综合征，包括 CNS 的视神经炎、脑干脑炎和僵人综合征，周围神经系统的神经病、血管炎和臂丛神经炎，神经肌肉接头的重症肌无力，以及肌肉的坏死性肌病等[14]。

由于鉴别 PND 和与癌症同时存在但无因果联系的神经系统症状很重要，所以目前已采用专门的 PND 诊断标准。该诊断标准于 2004 年由共识专家组制订，用于区分"确定"和"可能"或"不可能"发生 PND。PND 的确诊标准包括：①癌症诊断 5 年内出现典型综合征；②抗癌治疗（免疫治疗除外）后非典型综合征明显缓解或消失；③有非典型综合征，同时肿瘤神经抗体阳性和确诊癌症；④虽未发现癌症，但有典型或非典型综合征且特异性肿瘤神经抗体阳性[14]。PND 的疑诊标准：①有典型综合征和癌症高风险因素，但没有确诊癌症或检测到肿瘤神经抗体；②有神经系统综合征且部分特异性肿瘤神经抗体阳性，但未发现癌症；③有非典型综合征且 2 年内确诊癌症，但肿瘤神经抗体阴性。如上所述，对于确诊 PND 但未发现相关癌症或疑诊 PND 的患者，强烈建议积极完善恶性肿瘤筛查并且定期复查密切监测，因为恶性肿瘤可能在 PND 出现数年后才被发现[2, 9, 18]。

13.4 病因和发病机制

对 PND 的研究有助于探索免疫监视和耐受的相关假设，因为免疫机制促成了恶性肿瘤和这些综合征发展之间的联系。几乎所有 PND 都源于肿瘤神经抗原所诱导的免疫应答对神经系统的交叉作用。本节将讨论 PND 产生的免疫机制。

肿瘤神经抗原和抗体

能够支持抗肿瘤免疫应答引发 PND 发生的主要证据之一是，在患者血清和 / 或脑脊液中，检测到高滴度的肿瘤神经特异性自身抗体[9, 19]。肿瘤细胞中出现了原本仅神经元细胞能表达的蛋白质，称为肿瘤神经蛋白，有的位于细胞核、核仁或细胞质，有的位于细胞膜[3]。所有自身抗体阳性的 PND 患者，均能在肿瘤组织中发现肿瘤神经蛋白的表达，如果认为 PND 与非典型肿瘤有关，则应该尝试寻找非典型肿瘤中的肿瘤神经蛋白（或确定是否同时存在另一种能产生肿瘤神经蛋白的

典型肿瘤）[14, 20]。有趣的是，肿瘤的高突变负荷与 PND 并无关系，并且没有证据表明，肿瘤细胞中合成肿瘤神经蛋白的基因经常发生突变[21]。因此，导致自身免疫应答的并非少见的肿瘤相关抗原表达或肿瘤神经蛋白编码基因发生突变，而是炎性环境对肿瘤细胞所生成蛋白（通常仅在神经元表达）的作用[9]。其实，肿瘤细胞表达肿瘤神经蛋白并不一定意味着机体会产生相应的免疫反应，相反，患者可能产生 T 细胞耐受使肿瘤逃避免疫监视[22]。

肿瘤神经抗体既能作为 PND 的驱动因素，又能作为免疫反应的标志。已有研究显示，细胞免疫是 PND 的主要驱动因素。基于与恶性肿瘤的关系，可以将肿瘤神经抗体分为三类：①特异性高，与恶性肿瘤显著相关；②具有部分特异性，与恶性肿瘤的关联不清；③与恶性肿瘤或其他非肿瘤疾病均相关。如前所述，确诊或疑诊 PND 时需要考虑特异性肿瘤神经抗体的表达情况[14]。

抗肿瘤神经蛋白的免疫应答激活

针对 PND 患者的研究、神经组织活检和尸检的免疫组化检测，为 PND 的发病机制提供了线索（图 13-1）。免疫应答激活发生在肿瘤微环境和细胞外间隙以及肿瘤引流淋巴结（lymph nodes，LN）内，该过程需要免疫细胞的参与，包括抗原递呈细胞（antigen-presenting cells，APC）、树突状细胞（dendritic cells，DC）和特异性 $CD4^+T$ 细胞（图13-1）[3, 20, 23]。随着肿瘤细胞的凋亡和坏死，细胞内的肿瘤神经肽会被释放到促炎症形成的细胞外环境中，继而被 DC 摄取和处理并携带至引流淋巴结。DC 进一步成熟并进入肿瘤引流淋巴结内的 T 细胞富集区，在这里将肿瘤神经肽呈递给 $CD4^+$ 和 $CD8^+T$ 细胞。特异性 $CD8^+T$ 细胞的活化必须要有肿瘤神经肽特异性辅助 T 细胞的参与。既往研究显示，缺少辅助 T 细胞的刺激会导致肿瘤神经肽特异性 $CD8^+T$ 细胞的死亡和免疫耐受的形成[21, 23]。活化的辅助 T 细胞还会将信号呈递给肿瘤神经肽特异性 B 细胞，使其增殖和分化为分泌肿瘤神经抗体的浆细胞[20]（图 13-1）。这些肿瘤神经抗体可以直接导致免疫反应发生，或作为免疫反应的标志物。靶蛋白的位置（细胞内或细胞外）将决定发挥主要致病作用的免疫反应类型（体液免疫或细胞免疫）[20]。

启动抗肿瘤免疫应答能有效杀死肿瘤细胞和限制肿瘤的生长。以下现象很好地证明了这一点：相比无 PND 的癌症患者，有 PND 患者普遍能获得更成功的抗癌疗效和更良性的癌症病程。此外，未患 PND 但体内可检测到自身抗体的患者，癌症负担更轻且预后更好[12, 13]。研究证实，在抗 Yo 抗体阳性的亚急性小脑变性患者中，血液循环里的肿瘤神经肽特异性 CD8+T 细胞能溶解主要组织相容性复合体 I 类（major histocompatibility complex class I，MHC-I）分子上携带肿瘤神经肽的靶细胞[24, 25]。尸检的 CNS 组织中发现，抗 Yo 抗体阳性亚急性小脑变性患者的小脑、脑干和脊髓，血管周围和实质内均存在 CD8+T 细胞浸润的多灶性炎症改变[26]。细胞毒性 T 细胞能够识别肿瘤细胞表面 MHC-I 分子上的肿瘤神经肽，从而诱导肿瘤细胞凋亡或酶解。同时，肿瘤神经抗体能够与引流淋巴结内的细胞碎片结合，使免疫反应进一步增强。肿瘤神经抗体还具有潜在的杀瘤作用，可通过激活补体级联反应和 Fc 受体诱导细胞死亡和抗原内化[26]。

细胞内肿瘤神经蛋白

PND 患者体内普遍可以检测到肿瘤神经肽特异性自身抗体。然而，将 PND 患者来源的自身抗体注入实验动物后，通常无法观察到 PND 相关的神经系统异常表现[3, 27]。这一结果首次表明，对于某些 PND，自身抗体仅是免疫应答的标志，而非直接致病因素。相反，PND 的驱动机制是一种 T 细胞介导的针对神经元抗原的强烈免疫反应。

除了肿瘤组织和引流淋巴结中的免疫反应，全身炎症状态也可引起神经系统改变从而促进 PND 发生。炎症环境下神经元细胞对自身肽链的处理有所变化：促炎症细胞因子（如干扰素 -γ）会将神经元细胞中用于降解蛋白质的蛋白酶体转变为免疫蛋白酶体[3]。免疫蛋白酶体能够产生特殊的肽段，而这种"异己"肽段（不能被机体识别为"自己"）与远隔肿瘤细胞的肿瘤神经抗原相似，并且经过神经元细胞表面的 MHC-I 分子呈递到细胞表面。富集于肿瘤引流淋巴结内的 CD8+T 细胞可通过血液循环迁移至外周神经元周围或穿过血 - 脑屏障进入 CNS 实质[3, 23]（表 13-1），进一步识别神经元细胞上的"异己"肽段并导致神经元损害和死亡。

细胞表面的肿瘤神经蛋白

肿瘤神经自身抗体的神经毒性对 PND 的发生有着重要作用，尤其是那些与神经细胞膜受体和通道有关的 PND。自身抗体可以靶向结合细胞表面蛋白，通过多种机制导致神经元功能障碍和损伤[20]。自身抗体结合细胞表面受体或通道后发挥激动或拮抗作用，进而改变信号传递引起细胞功能发生障碍[28-30]。自身抗体也能损伤细胞，主要机制是激活补体级联反应或 Fc 受体以诱导抗体依赖性细胞介导的细胞毒作用（antibody dependent cell-mediated cytotoxicity，ADCC）。最终，抗原抗体复合物会被内化，细胞表面靶受体或通道的密度因此降低，从而引起神经元功能发生障碍[31]。这种自身抗体靶向结合细胞外肿瘤神经蛋白直接导致 PND 的例子包括：LEMS（抗电压门控钙离子通道抗体，抗 VGCC 抗体）、重症肌无力（抗胆碱受体抗体，抗 AchR 抗体）和抗 N- 甲基 -D- 天冬氨酸受体（N-methyl-D-aspartate receptor，NMDAR）抗体（简称抗 NMDAR）脑炎[3]。

累及神经肌肉接头和周围神经的 PND，是支持肿瘤神经自身抗体致病作用的强有力证据。LEMS 与抗 VGCC 抗体（通常为 P/Q 型）有关。抗体结合后可干扰突触后膜的信号传递，导致内流的钙离子减少和释放至神经肌肉接头的乙酰胆碱不足，使患者出现肌肉无力的症状[30]。研究显示，实验鼠被注入 LEMS 患者血清中分离的 IgG 多克隆抗体后产生了相似的临床症状，可见自身抗体有直接致病作用[32]。在重症肌无力发生时，AchR 被抗 AchR 抗体结合后失去与乙酰胆碱正常结合的能力并加速自身的内吞和降解，导致神经肌肉接头处的整体 AchR 数量下降。

抗 NMDAR 脑炎是另一种由自身抗体直接导致的 PND。在抗 NMDAR 脑炎中，自身抗体可以直接靶向 NMDA 谷氨酸受体的 NR1 亚基。由于抗 NMDAR 抗体是在鞘内合成的，因此临床上检测脑脊液比血清更为敏感[28, 33]。尸检结果发现，CNS 尤其是海马区存在显著 IgG 沉积，可见自身抗体在抗 NMDAR 脑炎发病中发挥重要作用。此外，尸检组织中 B 细胞和分泌抗体的浆细胞浸润比 T 细胞更多见[3]。一项研究采用患者血清或脑脊液中分离得到的抗 NMDAR 自身抗体进行了体内和体外实验，结果显示抗体介导的受体封闭和内吞可以使 NMDAR 的密度和分布减少，从而导致抗 NMDAR 脑炎发生[28]。人为将抗 NMDAR 自身抗体注入小鼠体内可促使其产生相同的疾病症状[34]。还有研究报道称,脑脊液中抗 NMDAR 自身抗体的浓度下降与临床症状缓解以及治疗效果增加有关。

神经系统副肿瘤综合征相关的特殊人类白细胞抗原

已有研究就基因易感性对自身免疫性脑炎(包括副肿瘤性和非副肿瘤性)的影响进行了探讨,发现特定的人类白细胞抗原基因(human leukocyte antigen,HLA)与各种神经系统自身免疫性疾病(如抗肌肉特异性激酶抗体阳性的重症肌无力)有关。此外,研究人员在抗富亮氨酸胶质瘤失活蛋白 1 抗体(anti-leucine-rich glioma-inactivated 1,anti-LGI1)脑炎和抗接触蛋白相关蛋白 2 抗体(anti-contactin-associated protein 2,anti-CASPR2)脑炎的患者中找到了特殊的 HLA 亚型[35-37],进一步支持 CD4[+]T 淋巴细胞在两种脑炎发病中的重要作用。有趣的是同一研究提示:抗 NMDAR 脑炎不与任何特定的 *HLA* 基因有关。

大量研究证实,细胞免疫和体液免疫都可作为 PND 的发病机制。两者谁起主要作用一定程度上取决于肿瘤神经蛋白在细胞内的位置。涉及细胞内靶蛋白的 PND 源于强烈的细胞毒性 T 细胞应答,且体内的自身抗体可作为免疫反应的标志。然而,对于涉及细胞表面靶蛋白的 PND,自身抗体可能发挥主导作用,并且已被证实是某些综合征的直接致病因素。不过,鉴于 *HLA* 基因与抗 LGI1 抗体脑炎和抗 CASPR2 抗体脑炎的显著关联,T 细胞在 PND 发病中依然扮演着重要角色。

13.5 神经系统副肿瘤综合征常见类型

恶性肿瘤能引起典型和非典型 PND。本节将讨论一些与显性或隐性恶性肿瘤紧密相关的常见典型 PND,内容涵盖临床表现、诊断标准、肿瘤神经自身抗体,以及相似度较高的神经系统疾病。需要注意的是,一种肿瘤神经自身抗体可与多种临床疾病相关,并且 31% 的 PND 患者体内可检测到多种自身抗体[38]。既往研究显示,特异性肿瘤神经抗体更多地提示恶性肿瘤类型,而非临床综合征[15]。本节将不会讨论皮肌炎(一种以炎症性肌病为特点的典型 PND)。

亚急性小脑变性

亚急性小脑变性(也称副肿瘤性小脑变性)是最常见的典型 PND 之一,临床特征为:以头晕、恶心、呕吐等非特异性症状起病,迅速进展出现共济失调、复视、构音障碍和吞咽困难[26]。发病时 MRI 表现可以正常或仅有轻微改变(图 13-2i,j);随着疾病进展,MRI 可显示小脑萎缩[26]。和亚急性小脑变性相关性最强的肿瘤神经自身抗体是抗 Yo 抗体(一般见于妇科肿瘤或乳腺癌)和抗 Tr 抗体(可见于霍奇金淋巴瘤)[16,18,39]。小细胞肺癌患者也可以发生亚急性小脑变性。亚急性小脑变性常常与其他副肿瘤综合征同时存在,并且患者的标本中大多可以检测到抗 Hu 抗体或抗电压门控钾离子通道复合体(voltage-gated potassium channel complex,VGKC)抗体(后者缺乏特异性)[40]。对亚急性小脑变性患者行病理检查可发现疾病早期浦肯野细胞大量减少伴炎性细胞浸润,该表现有相对特异性[4,41]。治疗包括两方面,即处理潜在的癌症和免疫治疗。然而患者对免疫治疗的反应普遍较差,尤其是血清抗 Yo 抗体阳性者[42]。诊断亚急性小脑变性时应注意,50% 的病例并不属于副肿瘤综合征[42]。其余诊断考虑包括维生素缺乏(维生素 B_1、维生素 E)、非副肿瘤性自身免疫性小脑共济失调、酒精中毒、感染或感染后小脑炎以及克 - 雅病(Creutzfeldt-Jakob disease,CJD)[4]。

脑炎

自身免疫性脑炎(autoimmune encephalitis,AE)是一种亚急性神经系统疾病,其症状包括短时记忆减退、意识模糊、幻觉、情绪改变和 / 或癫痫[43]。边缘系统脑炎(limbic encephalitis,LE)是 AE 的一种亚型,仅累及包括海马、下丘脑和杏仁核在内的边缘系统,被认为是一种典型的 PND。AE 是除疱病毒以外导致快速进展性痴呆的常见病因,如果未进行充分治疗可能导致不可逆性痴呆[44]。

需要注意的是,副肿瘤性脑炎患者可能存在许多其他神经系统或全身疾病,比如广泛脑脊髓

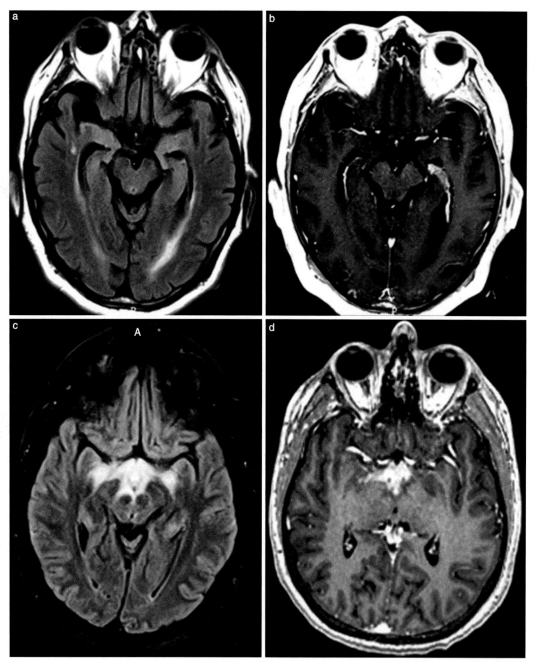

图 13-2　副肿瘤性脑炎和亚急性小脑变性的 MRI 表现。**a**、**b.** 抗 Hu 抗体阳性边缘系统脑炎患者的脑部 MRI：T_2 FLAIR 序列（**a**）和 T_1 增强（**b**）提示左侧海马萎缩伴 T_2 高信号（未见增强）。**c**、**d.** 抗 Ma2 抗体阳性边缘系统脑炎患者的脑部 MRI：颞叶内侧区和下丘脑 T_2 高信号（**c**）伴下丘脑增强（**d**）

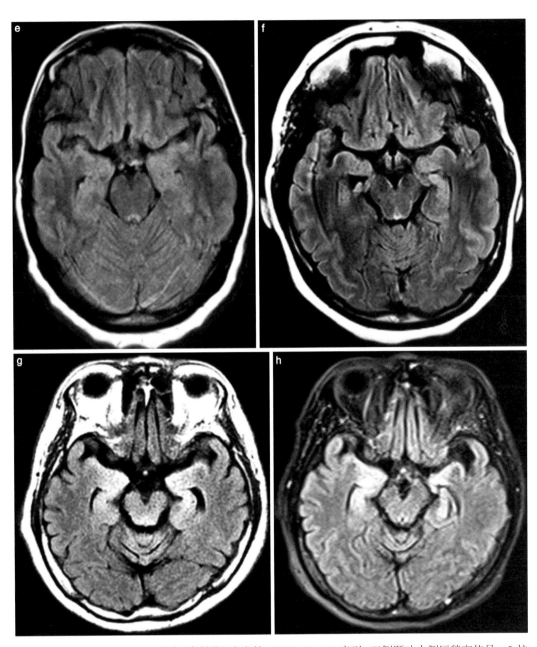

图 13-2（续） **e.** 抗 NMDAR 脑炎（急性期）患者的 MRI T$_2$ FLAIR 序列：双侧颞叶内侧区稍高信号。**f.** 抗 NMDAR 脑炎（恢复期）患者的 MRI T$_2$ FLAIR 序列：右侧海马萎缩。**g.** 抗 LGI1 抗体阳性脑炎（急性期）患者的 MRI T$_2$ FLAIR 序列：双侧颞叶内侧区高信号。**h.** 抗 LGI1 抗体阳性脑炎（恢复期）患者的 MRI T$_2$ FLAIR 序列：左侧海马萎缩，双侧颞叶内侧区持续高信号

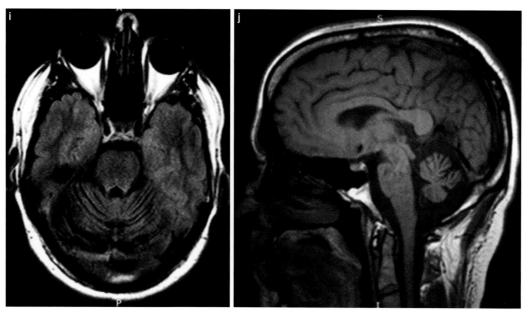

图 13-2(续) **i、j.** 抗 P/Q 型钙离子通道抗体阳性自身免疫性小脑变性（急性期）患者：T_2 FLAIR 序列横断面（**i**）和 T_1 序列矢状面（**j**）提示小脑明显萎缩。注：**e** 与 **f** 为同一患者

炎、睡眠障碍、下丘脑 - 垂体激素缺乏和感觉运动性神经病。专家共识提出的临床诊断标准为，疑诊 AE 的患者需要有亚急性进展性记忆减退、精神状态改变和以下 3 个支持点之一：脑部 MRI 可见 T_2 序列高信号病灶伴增强、新发的癫痫和 / 或 CSF 细胞增多[43]。因此，常规检查包括影像学、EEG 和脑脊液分析。在疾病早期，脑部 MRI 表现可以正常，但是 PET 扫描可能显示颞叶内侧区高代谢状态（该条已纳入边缘系统脑炎的确诊标准）或部分区域低代谢状态，如视皮质（见于抗NMDAR 脑炎）[45]。随着疾病进展，MRI 通常可能显示 T_2-FLAIR 序列颞叶内侧区高信号（图 13-2）。EEG 检查可能提示颞叶异常放电伴有癫痫活动灶、癫痫发作，或局灶性 / 广泛性慢活动。应常规进行脑脊液分析，其结果常见细胞轻度增多、蛋白增加以及 IgG 水平上升，有时还可检测到肿瘤神经自身抗体[43]。脑脊液细胞增多可能仅在疾病早期出现，且随着数周到数月的病程逐渐消失。

副肿瘤性脑炎常常与肿瘤神经自身抗体有关，包括识别细胞内和细胞表面肿瘤神经抗原的抗体。前者与恶性肿瘤的关系更为密切，包括抗 Hu 抗体、抗 CRMP5 抗体、抗双载蛋白（amphiphysin）抗体和抗 Ma2 抗体[4, 46]（表 13-1）。脑炎是小细胞肺癌患者常见的 PND 类型，且大约50% SCLC 并发边缘系统脑炎的患者存在抗 Hu 抗体阳性[47]。抗 CRMP5 抗体与男性睾丸生殖细胞肿

瘤以及老年人非小细胞肺癌和乳腺癌有关。这种类型的边缘系统脑炎更为难治，原因在于 T 细胞介导的免疫反应导致了神经元细胞的不可逆性损害[4]。

副肿瘤性脑炎也与靶向细胞表面肿瘤神经抗原的抗体有关，包括抗 VGKC 抗体（如抗 LGI1 抗体、抗 CASPR2）、抗 NMDAR 抗体、抗 α- 氨基 -3羟基 -5- 甲基 -4- 异噁唑丙酸受体抗体（anti-alpha-amino-3-hydroxy-5-methyl-4-isoxazolepropionic acid receptor, anti-AMPAR）和抗 γ- 氨基丁酸受体抗体（如抗 GABAβR 抗体）（表 13-1）。研究最多的是抗 NMDAR 脑炎，通常以病毒样前驱症状起病，后以记忆力丧失、精神状态改变、动作异常、癫痫发作，以及精神病性症状、紧张症和躁动症等精神症状为主要表现[28]。针对 NMDA 受体 NR1（GluN1）亚基的自身抗体可通过交联和促进受体内化导致功能紊乱[28, 29]。38% 的抗 NMDAR 脑炎患者患有潜在肿瘤，最常见的是卵巢畸胎瘤[4, 33]，此外还有小细胞肺癌、睾丸畸胎瘤和性索 - 间质肿瘤。抗 NMDAR 脑炎的治疗包括免疫治疗和可行情况下的肿瘤切除，疗效大多较为可观，及时接受治疗的患者近 75% 可获得痊愈。

虽然 LE 是一种典型的 PND 类型，但大约70% 的 LE 患者 5 年内并未发现恶性肿瘤。对于存在一系列脑炎症状的恶性肿瘤患者来说，鉴别诊断非常广泛。其他的可能病因包括感染性脑炎（如单纯疱疹病毒性脑炎也可导致自身免疫性抗

NMDAR 脑炎)[48]，以及恶性肿瘤脑 / 柔脑膜转移或低级别胶质瘤[4]。

亚急性感觉神经元病

亚急性感觉神经元病的特点是快速进展的不对称感觉障碍，3 个月内可发展累及至所有感觉器官导致失去行走能力。一开始是震动觉和关节位置觉丧失，接着是痛觉和温度觉丧失，一般上肢比下肢症状更明显。除了感觉丧失外，患者还会有严重烧灼感和感觉过敏。临床上，患者普遍存在多种感觉丧失、感觉性共济失调和反射消失，但肌力正常。诊断性辅助检查包括神经传导检查（可提示感觉神经的动作电位降低 / 消失）和 CSF 分析（可提示红细胞增多和蛋白增加）[49]。

与亚急性感觉神经元病相关的自身抗体包括抗 Hu 抗体、抗 CRMP5 抗体和抗双载蛋白抗体。病理检查可发现背根神经节内的感觉神经元胞体受损伴有明显 CD8+T 细胞浸润[50, 51]。常见相关的恶性肿瘤有肺癌（包括小细胞肺癌和支气管癌）、乳腺癌、卵巢癌和霍奇金淋巴瘤[52]。亚急性感觉神经元病的鉴别诊断包括干燥综合征、HIV 感染、顺铂中毒和维生素 B6 中毒，这些疾病均能导致背根神经节内感觉神经元原发性退变[51]。

斜视性眼阵挛 - 肌阵挛综合征

斜视性眼阵挛 - 肌阵挛综合征（opsoclonus-myoclonus syndrome, OMS）是一种典型 PND，其临床表现包括眼阵挛、肌阵挛、共济失调、行为障碍和睡眠障碍[4]。临床上，眼阵挛指眼球的垂直、水平或扭转振荡。OMS 是一个临床诊断，需满足以下临床表现中至少 3 条：眼阵挛、肌阵挛和 / 或共济失调、行为或睡眠障碍、患有癌症或肿瘤神经自身抗体阳性[53]。39% 的 OMS 患者与恶性肿瘤有关，61% 则为特发性。11% 的 OMS 患者体内可检测到肿瘤神经自身抗体，并且体液免疫和细胞免疫对 OMS 的发生均很重要。与副肿瘤性 OMS 相关的肿瘤神经抗体包括抗 Ri 抗体、抗 Hu 抗体、抗 Yo 抗体、抗 Ma1/Ma1 抗体、抗 NMDAR 抗体、抗双载蛋白抗体、抗 CRMP-5 抗体 / 抗 CV2 抗体、抗 Zic2 抗体。在成人中，与副肿瘤性 OMS 最常相关的肿瘤是乳腺癌、卵巢畸胎瘤和小细胞肺癌。然而在儿童中，50% 的患者与神经母细胞

瘤相关[53]。治疗包括诊断并处理潜在肿瘤以及使用免疫抑制剂，如皮质激素、促肾上腺皮质激素（adrenocorticotropic hormone, ACTH）、静脉注射免疫球蛋白（intravenous immunoglobulin, IVIG）、环磷酰胺和利妥昔单抗[53]。针对病原体的副感染或感染后自身免疫反应也可触发 OMS，比如 HIV、支原体肺炎、肠道沙门菌、轮状病毒、巨细胞病毒、人类疱疹病毒 6 型和丙型肝炎[4]。OMS 有时仅表现为共济失调和迟发性眼阵挛，因此可能被误诊为亚急性小脑变性[53]。最后，锂盐、苯妥英钠或阿米替林等药物中毒也能引起类似的临床表现，鉴别诊断时应予以考虑[4]。

Lambert-Eaton 肌无力综合征

LEMS，由 Anderson 和同事于 1953 年首先报道，是一种罕见的典型 PND。据估计，LEMS 的发病率约为 0.48/10 万人。50%～60% 的 LEMS 患者与肿瘤相关，尤其是小细胞肺癌（SCLC）。LEMS 的诊断需要考虑临床症状和体征、肌电图和神经传导检查和自身抗体检测。LEMS 的临床症状为进行性肢体近端肌肉无力伴自主神经功能障碍和反射消失。与重症肌无力不同，LEMS 通常首先出现下肢近端无力并快速进展至累及上肢，接着才出现眼部和延髓症状。自主神经功能障碍在 LEMS 中很常见，主要表现为口干和勃起障碍。其他自主神经系统表现，如胃肠蠕动障碍、心血管功能障碍和膀胱功能障碍，则大多是由于共病自身免疫性自主神经失调所致，这可能提示潜在的恶性肿瘤。LEMS 患者还有深部腱反射减弱或消失。不同于重症肌无力，LEMS 患者肌肉收缩或锻炼后肌力和反射会增强，该特点具有特异性，但诊断敏感性不是非常高。电生理检测可帮助诊断和鉴别临床表现很类似的疾病，如重症肌无力[54]。超过 85% 的 LEMS 患者体内可检测到靶向 P/Q 型 VGCC 的抗体，并且有些患者还存在针对 N 型和 L 型 VGCC 的抗体[30]。其他诊断考虑包括重症肌无力、肌病（如包含体肌炎）和吉兰 - 巴雷综合征[33]。

应该注意，肿瘤神经抗体可能与多种临床疾病和癌症均相关，但是 1 种以上肿瘤神经抗体阳性提示患有恶性肿瘤的风险增加[38]。PND 的治疗主要包括恶性肿瘤治疗、后遗症处理和免疫抑制治疗。

13.6　治疗

由于大约 80% 的 PND 患者在后期被诊断癌症，所以 PND 的治疗首先关注隐匿恶性肿瘤的评估。特定的自身抗体能够帮助判断隐性恶性肿瘤的存在（表 13-1），且多种自身抗体阳性的患者患恶性肿瘤的风险增加[38]。对于有肿瘤既往史的患者，PND 的发生可能提示肿瘤复发[23]。隐性恶性肿瘤的筛查包括全面体格检查和各种诊断性辅助检查，如胸部、腹部和盆腔 CT。诊断意义最高的性别相关癌症筛查包括，女性的乳房 X 线摄片和盆腔超声，男性的睾丸超声和前列腺特异性抗原（prostate-specific antigen，PSA）[1, 2]。虽然 FDG-PET 是癌症筛查的二线或三线检查，但是在血清副肿瘤性自身抗体阳性的情况下，其诊断隐性恶性肿瘤的灵敏度比 CT 更高[55]。PND 的发生可能比恶性肿瘤的诊断提前数年（可能原因是免疫反应能有效控制恶性肿瘤），因此完善一系列评估和密切随访非常重要。一旦发现恶性肿瘤，仅进行针对癌症的治疗就有非常显著的效果。理论上抗原来源减少以及化疗药物的潜在免疫抑制作用，可使 PND 症状稳定[1, 6]。

PND 的发病机制为针对肿瘤神经抗原的免疫应答，攻击了自身的神经元细胞，因此免疫调节也是治疗的重要部分。静脉用甲泼尼龙是许多 PND 的常用一线治疗方案。在与细胞内抗原相关的 PND 中，细胞毒性药物（如环磷酰胺）和抑制淋巴细胞的药物（如吗替麦考酚酯）也经常使用，其目的是减轻细胞介导的免疫反应。血浆置换等清除自身抗体的治疗方法则是无效的。然而，与细胞表面抗原相关的 PND 对针对抗体的一线治疗反应较好，如 IVIG 和血浆置换。利妥昔单抗、环磷酰胺、吗替麦考酚酯和硫唑嘌呤等免疫抑制剂通常作为急性期的二线治疗或用于稳定期的长期控制[1, 6]。由于 PND 较为罕见，所以目前没有相关的随机对照试验结果。

13.7　免疫检查点抑制剂治疗相关的神经系统不良事件

免疫检查点抑制剂（Immune checkpoint inhibitors，ICI）对于多种癌症的治疗而言是一项重大突破。在鉴别诊断时，该类药物使用导致的免疫相关不良事件需要纳入考虑。免疫检查点是在维持自身耐受、抑制过度炎症反应和防止自身免疫中起关键作用的分子（图 13-3）。ICI 通过打破平衡促进 T 细胞激活，来增加肿瘤抗原呈递、增强免疫反应和消除自身对肿瘤的耐受性。但是 ICI 也能引起针对全身任何器官和系统的自身免疫反应[56, 57]。

ICI 可触发针对肿瘤神经抗原的免疫反应，导致免疫相关神经系统不良事件（neurological immune-related adverse events，nirAE）。ICI 治疗导致的 NirAE 在某些方面与 PND 相似[58]。使用 ICI 的患者中高达 1.5% 出现了 nirAE，其中

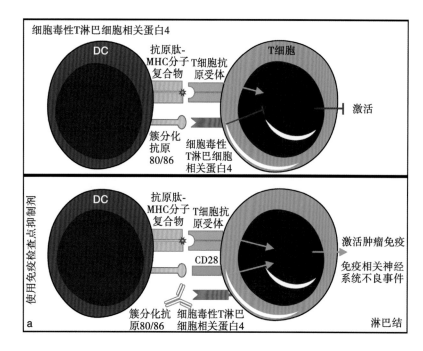

图 13-3　免疫检查点抑制剂（ICI）促进 T 细胞活化。a. CTLA-4 是 T 细胞活化的负性调控信号，在淋巴结内的 T 细胞活化早期发挥作用。靶向 CTLA-4 的 ICI 可阻断 CD80/86 与 CTLA-4 的相互作用，使前者与共刺激分子 CD28 结合以促进 T 细胞活化

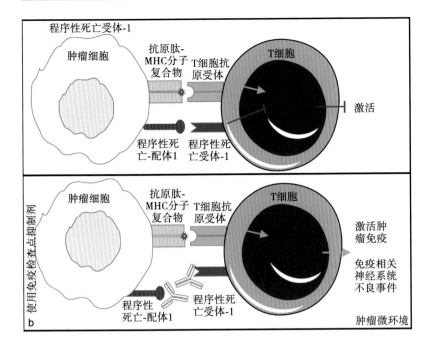

图 13-3（续） b. PD-1 是 T 细胞活化的负性调控信号，在外周组织（包括肿瘤微环境）的免疫反应后期发挥作用。靶向 PD-1 或 PD-L1 的 ICI 可阻断两者间的相互作用，促进 T 细胞激活

0.2%～0.8% 的患者因不良事件引起并发症甚至死亡[39, 59, 60]。神经系统不良事件包括 CNS 的脑炎、无菌性脑膜炎、可逆性后部脑病综合征和脑垂体炎，以及周围神经系统的多发性周围神经病、横贯性脊髓炎、吉兰 - 巴雷综合征、重症肌无力和肌炎。发生 nirAE 的患者中也可检测到与 PND 相同的自身抗体，但在某些病例中则有所不同。nirAE 的治疗关键在于早期发现、停止 ICI 治疗和使用高剂量糖皮质激素或其他免疫抑制剂[59]。有趣的是，nirAE 的预后比对应的 PND 好得多。考虑到 ICI 的显著疗效和治疗指征不断扩大，使用 ICI 的患者将不断增多，相应地 nirAE 可能会更为常见。

13.8 总结

PND 是一种罕见的癌症并发症，尽管临床上有许多患者未被识别。这类疾病可以发生在癌症和治疗的任一阶段。PND 往往是癌症的首个临床征象，且对于有癌症既往史的患者可能预示着癌症复发。PND 与 ICI 治疗相关的神经系统不良事件存在一些共同症状。PND 可累及神经系统的多个区域，导致患者出现各种各样的症状和体征。针对 PND 的研究能够帮助我们更深入地理解免疫系统对癌症的反应。然而，关于 PND 的确切发病机制以及最佳的诊断和治疗方法目前仍然未知，有待进一步研究。

（王海 译，刘德临 夏宇 校）

参考文献

1. Mckeon A. Paraneoplastic and other autoimmune disorders of the central nervous system. Neurohospitalist. 2013;3(2):53–64.

2. Titulaer MJ, Soffietti R, Dalmau J, Gilhus NE, Giometto B, Graus F, et al. Screening for tumours in paraneoplastic syndromes: report of an EFNS Task Force. Eur J Neurol. 2011;18(1):19–e3.

3. Iorio R, Lennon VA. Neural antigen-specific autoimmune disorders. Immunol Rev. 2012;248(1):104–21.

4. Dalmau J, Rosenfeld MR. Paraneoplastic syndromes of the CNS. Lancet Neurol. 2008;7(4):327–40.

5. Pelosof LC, Gerber DE. Paraneoplastic syndromes: an approach to diagnosis and treatment. Mayo Clin Proc. 2010;85(9):838–54.

6. Didelot A, Honnorat JÔ. Paraneoplastic disorders of the central and peripheral nervous systems. Handb Clin Neurol. 2014;121:1159–79.

7. Wells EM, Dalmau J. Paraneoplastic neurologic disorders in children. Curr Neurol Neurosci Rep. 2011;11(2):187–94.

8. Gozzard P, Woodhall M, Chapman C, Nibber A, Waters P, Vincent A, et al. Paraneoplastic neurologic disorders in small cell lung carcinoma. Neurology. 2015;85(3):235–9.

9. Darnell RB, Posner JB. Paraneoplastic syndromes involving the nervous system. N Engl J Med [Internet]. 2003;349(16):1543–54.

10. Graus F, Dalmau J, Reñé R, Tora M, Malats N, Verschuuren JJ, et al. Anti-Hu antibodies in patients with small-cell lung cancer: association with complete response to therapy and improved survival. J Clin Oncol. 1997;15(8):2866–72.

11. Linnoila J, Pittock SJ. Autoantibody-associated central nervous system neurologic disorders. Semin

Neurol. 2016;36(4):382–96.

12. Dalmau J, Furneaux HM, Cordon-Cardo C, Posner JB. The expression of the Hu (paraneoplastic encephalomyelitis/sensory neuronopathy) antigen in human normal and tumor tissues. Am J Pathol. 1992;141(4):881–6.

13. Darnell JC, Albert ML, Darnell RB. cdr2, A target antigen of naturally occurring human tumor immunity, is widely expressed in gynecological tumors. Cancer Res. 2000;60(8):2136–9.

14. Graus F, Delattre JY, Antoine JC, Dalmau J, Giometto B, Grisold W, et al. Recommended diagnostic criteria for paraneoplastic neurological syndromes. J Neurol Neurosurg Psychiatry. 2004;75(8):1135–40.

15. Pittock SJ, Kryzer TJ, Lennon VA. Paraneoplastic antibodies coexist and predict cancer, not neurological syndrome. Ann Neurol. 2004;56(5):715–9.

16. Venkatraman A, Opal P. Paraneoplastic cerebellar degeneration with anti-Yo antibodies – a review. Ann Clin Transl Neurol. 2016;3(8):655–63.

17. Shams'Ili S, Grefkens J, De Leeuw B, Van den Bent M, Hooijkaas H, Van der Holt B, et al. Paraneoplastic cerebellar degeneration associated with antineuronal antibodies: analysis of 50 patients. Brain. 2003;126(6):1409–18.

18. Peterson K, Rosenblum MK, Kotanides H, Posner JB. Paraneoplastic cerebellar degeneration. I. A clinical analysis of 55 anti-Yo antibody-positive patients. Neurology. 1992;42(10):1931–7.

19. Graus F, Cordon-Cardo C, Posner JB. Neuronal antinuclear antibody in sensory neuronopathy from lung cancer. Neurology. 1985;35(4):538–43.

20. McKeon A, Pittock SJ. Paraneoplastic encephalomyelopathies: pathology and mechanisms. Acta Neuropathol. 2011;122(4):381–400.

21. Albert ML, Darnell RB. Paraneoplastic neurological degenerations: keys to tumour immunity. Nat Rev Cancer. 2004;4:36–44.

22. Kazarian M, Laird-Offringa IA. Small-cell lung cancer-associated autoantibodies: potential applications to cancer diagnosis, early detection, and therapy. Mol Cancer. 2011;10:33.

23. Darnell RB, Roberts WK. Neuroimmunology of the paraneoplastic neurological degenerations. Curr Opin Immunol. 2004;16(5):616–22.

24. Albert ML, Darnell JC, Bender A, Francisco LM, Bhardwaj N, Darnell RB. Tumor-specific killer cells in paraneoplastic cerebellar degeneration. Nat Med. 1998;4(11):1321–4.

25. Albert ML, Austin LM, Darnell RB. Detection and treatment of activated T cells in the cerebrospinal fluid of patients with paraneoplastic cerebellar degeneration. Ann Neurol. 2000;47(1):9–17.

26. Iorio R, Smitt PS. Paraneoplastic cerebellar degeneration. In: Essentials of cerebellum and cerebellar disorders: a primer for graduate students. Cham: Springer; 2016. p. 587–93.

27. Graus F, Illa I, Agusti M, Ribalta T, Cruz-Sanchez F, Juarez C. Effect of intraventricular injection of an anti-Purkinje cell antibody (anti-Yo) in a Guinea pig model. J Neurol Sci. 1991;106(1):82–7.

28. Dalmau J, Gleichman AJ, Hughes EG, Rossi JE, Peng X, Lai M, et al. Anti-NMDA-receptor encephalitis: case series and analysis of the effects of antibodies. Lancet Neurol. 2008;7(12):1091–8.

29. Hughes EG, Peng X, Gleichman AJ, Lai M, Zhou L, Tsou R, et al. Cellular and synaptic mechanisms of anti-NMDA receptor encephalitis. J Neurosci. 2010;30(17):5866–75.

30. Anda V, Ennon AL, Homas T, Ryzer JK, Uy G, Riesmann EG, et al. Calcium-channel antibodies in the Lambert-Eaton syndrome and other paraneoplastic syndromes. N Engl J Med. 1995;30(17):5866–75.

31. Diamond B, Huerta PT, Mina-Osorio P, Kowal C, Volpe BT. Losing your nerves? Maybe it's the antibodies. Nat Rev Immunol. 2009;9:449–56.

32. Meriney SD, Tarr TB, Ojala KS, Wu M, Li Y, Lacomis D, et al. Lambert–Eaton myasthenic syndrome: mouse passive-transfer model illuminates disease pathology and facilitates testing therapeutic leads. Ann N Y Acad Sci. 2018;1421(1):73–81.

33. Titulaer MJ, McCracken L, Gabilondo I, Armangué T, Glaser C, Iizuka T, et al. Treatment and prognostic factors for long-term outcome in patients with anti-NMDA receptor encephalitis: an observational cohort study. Lancet Neurol. 2013;12(2):157–65.

34. Malviya M, Barman S, Golombeck KS, Planagumà J, Mannara F, Strutz-Seebohm N, et al. NMDAR encephalitis: passive transfer from man to mouse by a recombinant antibody. Ann Clin Transl Neurol. 2017;4(11):768–83.

35. Kim TJ, Lee ST, Moon J, Sunwoo JS, Byun JI, Lim JA, et al. Anti-LGI1 encephalitis is associated with unique HLA subtypes. Ann Neurol. 2017;81(2):183–92.

36. Binks S, Varley J, Lee W, Makuch M, Elliott K, Gelfand JM, et al. Distinct HLA associations of LGI1 and CASPR2-antibody diseases. Brain. 2018;141(8):2263–71.

37. Klein CJ, Lennon VA, Aston PA, McKeon A, O'Toole O, Quek A, et al. Insights from LGI1 and CASPR2 potassium channel complex autoantibody subtyping. JAMA Neurol. 2013;70(2):229–34.

38. Horta ES, Lennon VA, Lachance DH, Jenkins SM, Smith CY, McKeon A, et al. Neural autoantibody clusters aid diagnosis of cancer. Clin Cancer Res. 2014;20(14):3862–9.

39. Bernal F, Shams'Ili S, Rojas I, Sanchez-Valle R, Saiz A, Dalmau J, et al. Anti-Tr antibodies as markers of paraneoplastic cerebellar degeneration and Hodgkin's disease. Neurology. 2003;60(2):230–4.

40. Sabater L, Höftberger R, Boronat A, Saiz A. Antibody repertoire in paraneoplastic cerebellar degeneration and small cell lung cancer. PLoS One. 2013;8(3):e60438.

41. Verschnuren J, Chuang L, Rosenblum MK, Lieberman F, Pryor A, Posner JB, et al. Inflammatory infiltrates and complete absence of Purkinje cells in anti-Yo-associated paraneoplastic cerebellar degeneration. Acta Neuropathol. 1996;91(5):519–25.

42. Jones AL, Flanagan EP, Pittock SJ, Mandrekar JN, Eggers SD, Ahlskog JE, et al. Responses to and outcomes of treatment of autoimmune cerebellar ataxia in adults. JAMA Neurol. 2015;72(11):1304–12.

43. Graus F, Titulaer MJ, Balu R, Benseler S, Bien CG, Cellucci T, et al. A clinical approach to diagnosis of autoimmune encephalitis. Lancet Neurol. 2016;15(4):391–404.

44. Paterson RW, Takada LT, Geschwind MD. Diagnosis and treatment of rapidly progressive dementias. Neurol Clin Pract. 2012;2(3):187–200.

45. Probasco JC, Solnes L, Nalluri A, Cohen J, Jones KM, Zan E, et al. Decreased occipital lobe metabolism by FDG-PET/CT. Neurol Neuroimmunol Neuroinflamm. 2018;5(1):e413.

46. Lancaster E, Dalmau J. Neuronal autoantigens-pathogenesis, associated disorders and antibody testing. Nat Rev Neurol. 2012;8(7):380–90.

47. Alamowitch S, Graus F, Uchuya M, Reñé R, Bescansa E, Delattre JY. Limbic encephalitis and small cell lung cancer. Clinical and immunological features. Brain. 1997;120(6):923–8.

48. Armangue T, Spatola M, Vlagea A, Mattozzi S, Cárceles-Cordon M, Martinez-Heras E, et al. Frequency, symptoms, risk factors, and outcomes of autoimmune encephalitis after herpes simplex encephalitis: a prospective observational study and retrospective analysis. Lancet Neurol. 2018;17(9):760–72.

49. Chalk CH, Windebank AJ, Kimmel DW, Mcmanis PG. The distinctive clinical features of paraneoplastic sensory neuronopathy. Can J Neurol Sci/J Can des Sci Neurol. 1992;19(3):346–51.

50. Gazic B, Pisem J, Dolenc-Groselj L, Popovic M. Paraneoplastic encephalomyelitis/sensory motor peripheral neuropathy – an autopsy case study. Folia Neuropathol. 2005;43(2):113–7.

51. Camdessanché JP, Jousserand G, Ferraud K, Vial C, Petiot P, Honnorat J, et al. The pattern and diagnostic criteria of sensory neuronopathy: a case-control study. Brain. 2009;132(7):1723–33.

52. Tarin D. Update on clinical and mechanistic aspects of paraneoplastic syndromes. Cancer Metastasis Rev. 2013;32:707–21.

53. Oh S-Y, Kim J-S, Dieterich M. Update on opsoclonus–myoclonus syndrome in adults. J Neurol [Internet]. 2018;266(6):1541–8. [Cited 2018 Dec 5]; Available from: http://www.ncbi.nlm.nih.gov/pubmed/30483882

54. Titulaer MJ, Lang B, Verschuuren JJGM. Lambert-Eaton myasthenic syndrome: from clinical characteristics to therapeutic strategies. Lancet Neurol. 2011;10(12):1098–107.

55. McKeon A, Apiwattanakul M, Lachance DH, Lennon VA, Mandrekar JN, Boeve BF, et al. Positron emission tomography-computed tomography in paraneoplastic neurologic disorders: systematic analysis and review. Arch Neurol. 2010;67(3):322–9.

56. Hassel JC. Ipilimumab plus nivolumab for advanced melanoma. Lancet Oncol. 2016;17(11):1471–2.

57. Jain P, Jain C, Velcheti V. Role of immune-checkpoint inhibitors in lung cancer. Ther Adv Respir Dis. 2018;12:1–13.

58. Cuzzubbo S, Javeri F, Tissier M, Roumi A, Barlog C, Doridam J, et al. Neurological adverse events associated with immune checkpoint inhibitors: review of the literature. Eur J Cancer. 2017;73:1–8.

59. Hottinger AF. Neurologic complications of immune checkpoint inhibitors. Curr Opin Neurol. 2016;29(6):806–12.

60. Astaras C, de Micheli R, Moura B, Hundsberger T, Hottinger AF. Neurological adverse events associated with immune checkpoint inhibitors: diagnosis and management. Curr Neurol Neurosci Rep. 2018;18(1):1–9.

14. 肺癌脑转移的系统治疗

Adam Lauko，Vyshak Alva Venur，and Manmeet S. Ahluwalia

14.1 介绍

肺癌是导致脑转移瘤的最常见的癌症[1]。小细胞肺癌以神经内分泌为特征，占肺癌总数的15%[1-3]。非小细胞肺癌（non-small-cell lung cancer，NSCLC）和小细胞肺癌引起的脑转移在治疗上有很大不同；小细胞肺癌脑转移通常采用全脑放射治疗的治疗方法[4]。这两种病理类型的肺癌都容易出现脑转移，其中有10%～30%的NSCLC患者在其病程中会出现脑转移[5]。有10%～25%的Ⅳ期NSCLC患者在初诊时就存在脑转移。到目前为止，NSCLC脑转移仍通过手术和放射治疗进行治疗，如全脑放射治疗（whole brain radiation therapy，WBRT）和使用得越来越多的立体定向放射外科（stereotactic radiosurgery，SRS）治疗。随着我们对NSCLC的分子机制理解逐步加深，靶向药物和免疫治疗在NSCLC脑转移的治疗中发挥的作用越来越大。此外，预后预测指标也得到了进一步发展，新的肺相关分子分级预后评估（Lung-molGPA）也包括了NSCLC相关的分子标志物。最新的GPA纳入了NSCLC脑转移患者的分子特征数据；新模型中的临床变量包括患者年龄、体能状态、颅外转移病情、脑转移病灶数量，以及腺癌患者是否存在内皮生长因子受体（epidermal growth factor receptor，EGFR）或间变性淋巴瘤激酶（anaplastic lymphoma kinase，ALK）突变[6]。

14.2 靶向治疗

能够识别可靶向的基因突变，已经大大改变了肺癌的治疗，使得肺癌患者的治疗实现更高效的个体化治疗，其中包括发生脑转移肺癌的治疗。

根据多中心肺癌突变联盟（Lung Cancer Mutation Consortium）的数据，NSCLC中64%的肺腺癌患者存在可作为治疗靶点的驱动基因[7]。在鳞状细胞癌中，高达80%的肿瘤表达已知的致癌驱动突变；然而与腺癌不同，针对这些致癌基因的靶向治疗目前尚未达到临床应用水平[8,9]。美国国家综合癌症网络（National Comprehensive Cancer Network，NCCN）发布的非小细胞肺癌指南（2019年第4版）建议对九种基因进行检测，包括EGFR、KRAS、HER2、ALK、ROS1、MET、BRAF、RET和NTRK[10]。在小细胞肺癌患者中，15%～20%的患者存在脑转移，在这群患者中则观察到一组不同的分子基因改变[11]，包括胰岛素样生长因子-I受体（IGF-胰岛素受体）、c-Kit过表达、血管内皮生长因子受体（vascular endothelial growth factor receptor，VEGFR）突变、EGFR突变和PTEN、Myc过表达[12]。然而在目前可用的靶向药物中，没有一种在小细胞肺癌中显示有疗效。本章节的其余部分将主要关注针对EGFR和ALK突变的靶向药物，因为它们最具临床相关性，并且有最多的关于颅内疗效的数据。靶向ROS1、MET、BRAF、RET和NTRK突变的靶向治疗尽管数据比较有限，但初步的结果显示出良好的疗效。

内皮生长因子受体

EGFR属于受体酪氨酸激酶家族，该家族还包括人内皮生长因子受体2（HER2，也称为ERBB2）、HER3（ERBB3）和HER4（ERBB4）。该受体包含四个胞外结构域、一个跨膜结构域、一个酪氨酸激酶结构域和一个羧基末端。它和活化配体的结合导致EGFR二聚化和转磷酸化，激活大量信号通路活跃兴奋，从而影响细胞生长、增殖、存活、侵袭和血管生成[13]。

EGFR在15%～50%的NSCLC中过表达，这

在很早就被视为有希望的治疗靶点；然而早期试验表明，在未经选择的人群中使用 EGFR 抑制剂临床疗效极低，与细胞毒性化疗相比没有优势[14-17]。2004 年先后发表的三篇论文都表明 *EGFR* 基因的激活突变与第一代 EGFR 酪氨酸激酶抑制剂吉非替尼和埃罗替尼的敏感性相关[18-20]。其中 19 外显子缺失（60%）或 L858R 错义突变（35%）是最常见的 *EGFR* 突变，导致受体不用结合配体即出现结构性激活[21]。*EGFR* 突变更容易出现在不吸烟者中，*EGFR* 突变的发病率也因种族而异，在亚洲人群腺癌中的突变率高达 50%，而在高加索人中只有 10%～15%[20]。IPASS 试验首次证实了 EGFR 靶向抑制剂吉非替尼在具有 *EGFR* 突变患者群体中的临床有效[22]。

21 世纪 00 年代末发表的两项回顾性研究首次证明了 EGFR 抑制剂对具有 *EGFR* 突变的非小细胞肺癌脑转移患者具有潜在疗效[23, 24]。这两篇文章都发现，被诊断为非小细胞肺癌脑转移（NSCLCBM）后的任何时间接受 EGFR TKI，都能比没有接受 TKI 治疗的患者存活更长的时间。此外，在同一时期发表的其他回顾性研究发现 EGFR TKI 的颅内治疗有效率为 42%～82%[25-27]。

细胞毒性化疗药物对 NSCLC 患者颅内转移疗效差的主要原因之一，被认为是化疗药物不能穿透血 - 脑屏障，Deng 等[28]发现，厄罗替尼（erlotinib）的 BBB 透过率为 4.4%±3.2%，其中取得部分缓解（PR）的患者其厄罗替尼浓度要高于疾病稳定（SD）或疾病进展（PD）的患者。类似地，Zhao 等[29]发现吉非替尼的 BBB 透过率为 1.3%～0.7%，并且脑转移的存在增高了 BBB 透过率（1.46% *vs* 0.95%；*P* 值，0.042）。脉冲给药是一种提高 TKI 的脑脊液浓度的策略。一项研究显示，厄罗替尼的剂量增加至 1 500mg，可以使脑脊液浓度达到一定水平，使其能在体外抑制含有 *EGFR* 突变的细胞系的生长[30, 31]。在一项对非小细胞肺癌患者，每周两次脉冲剂量给药和每日低剂量厄罗替尼给药的 I 期临床试验中，作者发现 11 例脑转移患者病情稳定。此外，在 19 例出现全身疾病进展的受试者中，并无患者出现新发脑转移或脑转移进展的影像学证据，提示脉冲给药可以提高厄罗替尼的颅内疗效[32]。

一些关于第一代 EGFR TKI 颅内疗效的前瞻性数据来源于中国的一项 II 期研究，该研究用厄罗替尼治疗非小细胞肺癌无症状脑转移患者。作者发现，与野生型患者相比，已知 *EGFR* 突变的患者生存得到提高（18.4 个月 *vs* 37.5 个月，*P*=0.02）[33]。Welsh 等[34]同时用厄洛替尼联合 WBRT 治疗 NCSLC 脑转移患者，发现与 EGFR 野生型相比，*EGFR* 突变患者的中位生存期更长。在一项针对 41 例 *EGFR* 突变型 NCSLC 日本患者的前瞻性 2 期临床试验中，吉非替尼的有效率为 87.8%，无进展生存期（progression-free survival, PFS）为 14.5 个月（95% 可信区间为 10.2～18.3 个月），总生存期为 21.9 个月（95% 可信区间为 18.5～30.3 个月）。有趣的是这项研究发现，与 *L858R* 突变相比，19 外显子缺失突变 PFS 和 OS 更好[35]。最后，第一代 TKI 药物埃克替尼在中国被批准用于治疗 *EGFR* 突变型 NCSLC。其 II 期临床试验显示，与野生型 EGFR 相比，*EGFR* 突变患者在使用埃克替尼联合同步 WBRT 治疗时，可显著增加总生存期（中位总生存期分别为 22 个月和 7.5 个月，*P*=0.000 1）[36]。关于第一代 EGFR TKI 颅内疗效的最佳证据来自一项 III 期临床试验，该研究比较了单独使用埃克替尼与 WBRT 联合或不联合化疗的颅内疗效。虽然埃克替尼单药治疗组的颅内 PFS 有显著改善（*HR*=0.44，*P*<0.000 1），但两组的总生存率无差异。然而，WBRT 组中更多的患者后续交叉使用埃克替尼，使得总生存期结果难以解释[37]。进展后交叉使用埃克替尼，使得很难确定 TKI 治疗组的总生存期，与铂类化疗相比，是否有统计学上的显著改善。一项针对来自八项 3 期临床试验中近 3 000 例患者的荟萃分析提示，TKI 与化疗相比无总生存获益（*HR*=0.98，95%*CI*：0.87～1.10）；然而，在接受 TKI 的患者中，PFS 得到了显著的提高（*HR*=0.37，95%*CI*：0.29～0.49）。

遗憾的是，由于 EGFR 20 外显子的继发性突变（T790M）[38, 39]，第一代 EGFR TKI 的疗效持续时间往往是有限的。其他耐药机制还包括 HER2 扩增；*MET*、*BRAF* 和 *PIK3CA* 突变；或转化为小细胞肺癌[40]。患者出现耐药多发生在第一代 TKI 治疗开始后的 12～16 个月[41]。

第一代 TKI 是可逆性的竞争性 ATP 抑制剂，仅针对 EGFR，而第二代抑制剂如阿法替尼、奈拉替尼和达可替尼是不可逆的抑制剂，可同时靶向 HER2 和 HER4。LUX-LUNG 3 和 LUX-LUNG 6 均为阿法替尼的随机 3 期临床试验，都纳入了无症状的脑转移患者[42, 43]。尽管两项试验的亚组分析均显示，与常规化疗相比，阿法替尼可延长 PFS

（8.2 个月 *vs* 5.4 个月；*HR*=0.50；*P*=0.029 7），酪氨酸激酶抑制剂很快发展到第三代 EGFR TKI，其颅内疗效更好。

奥西替尼是一个三代 TKI，对 *T790M* 突变有效。该药物与密码子 797 上的半胱氨酸共价结合，克服了因 *T790M* 突变增强的 ATP 亲和力[13]。奥西替尼既可作为第一代 EGFR TKI 治疗后进展患者的二线治疗药物[44]，也可作为 *EGFR* 突变型患者的一线药物[45]。在一项比较奥西替尼和第一代 EGFR TKI 作为一线治疗的临床试验中，奥西替尼组只有 6% 的患者出现中枢神经系统（central nervous system，CNS）进展，而标准 EGFR TKI 组为 15%。在同一个试验中，接受奥西替尼治疗的患者颅内肿瘤 PFS 得到显著改善（*HR*=0.48，95%*CI*：0.26～0.86）。在一项比较了奥西替尼与培美曲塞加卡铂或顺铂的亚组分析中，在 144 例脑转移患者中，接受奥西替尼的患者中位 PFS 更长（8.5 个月 *vs* 4.2 个月；*HR*=0.32，95%*CI*：0.21～0.49）[46]。总之，与第一代 EGFR TKI 和细胞毒性化疗相比，这些数据始终支持奥西替尼具有更好的颅内活性。

间变性淋巴瘤激酶

1994 年，在非霍奇金淋巴瘤的一个亚群中首次发现了 *ALK* 基因。由于染色体易位，ALK 与核磷蛋白（NPM）发生了融合[47]。ALK 是编码胰岛素受体超家族的一个跨膜受体酪氨酸激酶；它包含胞外结构域、单程跨膜结构域和胞内激酶结构域。在人类细胞的正常生理学中，ALK 的功能尚不清楚[48]。2007 年首次发现非小细胞肺癌背景下的 *ALK* 重排，当时发现染色体 2p 内的一个小倒位，导致其与棘皮动物微管相关蛋白样 4（EMLA4）基因融合（EML4-ALK）[49]。有 3%～7% NSCLC 患者存在 ALK 易位，在不吸烟和较少吸烟者中更常见[50-52]。*ALK* 重排患者与野生型患者相比，接收铂类化疗的总体生存率没有差异；然而，随着 ALK 抑制剂的发展，EML4-ALK 阳性的 NSCLC 患者的预后迅速改善[51]。

如上所述，许多第一代 EGFR 抑制剂的早期临床试验中，对患者的 *EGFR* 突变状态是未知的，这阻碍了这些药物在临床实践中的发展进程。关于 ALK 的研究从这些试验中吸取的教训，许多研究在设计中都包括了前瞻性的肿瘤基因分型。该

类别中开发的第一种药物是克唑替尼，一种口服小分子的 ALK、MET 和 ROS 的酪氨酸激酶抑制剂[53]。在一项针对 ALK 阳性晚期 NSCLC 患者的随机 3 期临床试验（PROFILE 1014）中，一线克唑替尼显示出优于标准铂类化疗的颅内活性[54-56]。在纳入的 79 例稳定脑转移患者中，接受克唑替尼治疗的患者在第 12 周和第 24 周的颅内疾病控制明显更好（第 12 周：85% *vs* 45%，*P*<0.001 24 周：56% *vs* 25%，*P*=0.006）。在 PROFILE 1005 和 1007 的汇总分析中，纳入了 275 例无症状脑转移患者，12 周时颅内疾病控制率为 56%，颅内中位 PFS 为 7 个月。然而，接受克唑替尼治疗时，原有颅内病变的进展或新发颅内转移是获得性耐药的常见表现。

这种情况促进了第二代 ALK 抑制剂色瑞替尼、阿来替尼和布加替尼的研发[57-59]。在一项色瑞替尼的 1 期临床试验中，14 例颅内有可测量病变的患者中，7 例获得了颅内缓解，3 例颅内病情稳定[60]。在 ASCEND-2——一项色瑞替尼的 2 期研究中，100 例患者存在脑转移，其中颅内有效率为 45%（95%*CI*：23.1%～68.5%），颅内控制率为 80%。阿来替尼也显示出潜在的颅内活性。在 1/2 期研究 AF-002JG 中，克唑替尼耐药的、有 *ALK* 重排的 NSCLC 患者接受了阿来替尼的治疗。其中 21 例患者具有 CNS 转移，11 例患者获得客观缓解（6 例完全缓解，5 例部分缓解）[61]。在 3 期 J-ALEX 试验中，阿来替尼与克唑替尼对比，治疗未使用过 ALK 抑制剂的 *ALK* 重排 NSCLC 患者，其中阿来替尼更能显著延长 PFS（*HR*=0.08，95%*CI*：0.01～0.61）[62]。在另一项比较阿来替尼和克唑替尼的多中心 3 期试验（ALEX）中，阿来替尼组仅有 12% 的患者出现 CNS 进展，而克唑替尼组有 45% 的患者出现 CNS 进展（*HR*=0.16，95%*CI*：0.10～0.28；*P*<0.001）[63]。此外，阿来替尼组出现 CNS 完全缓解的比例更高（45% 对 9%，*P*<0.001）。

第三代抑制剂劳拉替尼是颅内有效的最新的 ALK 抑制剂。劳拉替尼是一种可以强效通过血-脑屏障的 ALK 和 ROS1 抑制剂，能广泛覆盖多种 *ALK* 突变。在最近发表的一项 2 期临床试验中，对于前期至少经过一种 ALK 抑制剂治疗的 81 例患者，应用劳拉替尼，有 51 例患者获得颅内缓解（63%；95%*CI*：51.5～73.4）[64]。该试验的结果最终导致劳拉替尼被加速获批，用于 ALK 抑制剂治疗后进展的患者。

Kristen 大鼠肉瘤 2 病毒癌基因同源物（*KRAS*）

KRAS 属于 GTPase 家族，转导来自多种酪氨酸激酶的生长信号[8]。激活 *KRAS* 突变有助于结构性信号转导，约 30% 的肺腺癌中存在这种突变，而且该突变更常见于吸烟者[65, 66]。与野生型肿瘤相比，*KRAS* 突变的存在预后更差[67]。尽管它是最常见的以及最早被发现的突变之一，但一直未找到靶向 *KRAS* 突变的有效治疗性药物。直接的 *KRAS* 抑制剂 salirasib 的治疗没能在患者中产生任何影像学可评估的疗效[68]。司美替尼是一种甲乙酮抑制剂，可能抑制和靶向 *KRAS* 的下游通路，但在一项 3 期临床试验中，司美替尼和多西他赛联合并没有显示出额外的疗效[69]。研究团队未发表的数据显示免疫疗法的使用，能逆转传统上对于 *KRAS* 突变的 NSCLC 脑转移患者的不良结果。与化学治疗相比，*KRAS* 突变患者使用免疫治疗可提高患者在诊断为脑转移瘤后的总生存率（Lauko 和 Ahluwalia 未发表的数据）。另外，在最近的荟萃分析中也提示了类似的结果，但该研究没有具体分析颅内转移患者的数据[70]。

14.3 肺癌脑转移的免疫治疗

帮助免疫系统识别癌细胞为异体物，并对它们做出足够的免疫反应，这种治疗策略的出现，是肿瘤学领域的一个重要里程碑。T 细胞和癌细胞之间的相互作用是复杂的，涉及 MHC-1 类分子和 T 细胞受体，以及其他的共刺激和共抑制相互作用。CTLA-4（细胞毒性 T 淋巴细胞相关蛋白 4）和 PD-1（程序性死亡 -1）是其中的两种共抑制信号。伊匹单抗是一种抗 CTLA-4 抗体，其帮助阻断淋巴结中的 CTLA-4 共抑制信号。目前临床可用的抗 PD-1 和 PD-L1 抗体包括帕博利珠单抗和纳武单抗，它们在肿瘤微环境中阻断 PD-1/PD-L1 的相互作用。一项 3 期临床试验已证明帕博利珠单抗可延长转移性非小细胞肺癌的 PFS，其中肿瘤表达 PD-L1＞50% 的患者疗效更好[71]。纳武单抗已被证明对顺铂耐药后的 NSCLC 有效[72]。另一种 PD-L1 抗体阿特珠单抗已被证明，能在铂类化疗的基础上，增加小细胞肺癌患者生存期[73]。其他

几项研究也显示，免疫检查点抑制剂在肺癌中具有很好的活性。

肺癌的脑转移瘤也表达 PD-L1，但这种表达的程度可能有所不同。一项纳入 32 例患者的小规模研究显示，22% 的脑转移瘤中存在 PD-L1 表达，这是提示总生存期较短的一个预测指标[74]。在另一项关于小细胞肺癌脑转移的研究中，高达 75% 的患者被发现有 PD-L1 的表达[75]。一项对 73 例肺癌患者的原发灶和脑转移病灶配对样本的大型研究，评估了肿瘤和肿瘤微环境中 PD-L1 表达[76]。肿瘤原发灶和脑转移灶的肿瘤微环境和肿瘤细胞中，分别有 14%（10/73）和 26%（19/73）的配对病例，其 PD-L1 表达不一致。这表明脑转移瘤和原发肿瘤之间存在显著差异。脑转移瘤和原发肿瘤中 T 细胞的浸润密度也可能存在很大差异。肿瘤中浸润的 T 细胞通常是耗竭亚型和活化亚型的混合。在对 116 例脑转移瘤（约 50% 来自 NSCLC）的研究中，99% 的肿瘤微环境中有 T 细胞浸润[77]。T 细胞浸润与 PD-L1 表达或皮质醇使用之间没有相关性。在超过 50% 的脑转移样品中观察到密集的 T 细胞浸润，包括 CD3+ 和 CD8+ 效应细胞和记忆细胞。T 细胞浸润的密度对总生存期有积极的影响。此外，小胶质细胞和巨噬细胞是脑转移瘤的肿瘤微环境的一个独特而重要的部分[75, 78]。肿瘤突变负荷是免疫治疗疗效的另一个重要的预测因子。一项针对 20 例肺癌脑转移患者的小型研究显示，与对应的原发部位相比，脑转移瘤的肿瘤突变负荷增加；然而，T 细胞克隆并不丰富，提示免疫检查点抑制剂在激活免疫系统中可能起作用[76]。综上所述，肺癌的特性和肿瘤微环境，使其成为免疫检查点抑制剂的良好作用靶点。

药物治疗脑转移瘤最大的挑战是如何通过血 - 脑屏障。事实上，大脑一直被认为是一个免疫豁免部位。最近的机会窗（"0 期"）研究评估了给予高级别胶质瘤患者一剂纳武单抗或帕博利珠单抗后在 T 细胞活化和肿瘤微环境内的变化[79, 80]。使用任何一种抗 PD1 抗体后的手术标本均显示 T 细胞以及 γ- 干扰素基因表达的上调，肿瘤微环境中局部诱导 PD-1 表达的增强，以及克隆性 T 细胞扩增的提升。这为抗 PD1 抗体的颅内活性提供了最好的证据。在有症状的脑转移患者中使用全身性高剂量糖皮质激素是使用免疫治疗药物的另一个潜在障碍。一项伊匹单抗治疗黑色素

瘤脑转移的 2 期临床试验证明了这一点,该研究中,使用糖皮质激素的患者,颅内疾病控制率明显低于不使用糖皮质激素的无症状患者(10% *vs* 24%)[81]。

文献中有数个纳武单抗或帕博利珠单抗的回顾性队列,通常是在无症状、稳定的脑转移瘤患者中进行的扩展研究(EAP)。其中一个大型 EAP 来自意大利,409 例无症状或以前接受过治疗的非鳞肺癌脑转移瘤患者接受了纳武单抗治疗[82]。颅内疾病缓解率为 40%,中位生存期为 8.1 个月。在一个法国的 EAP 中,409 例 NSCLC 患者接受了纳武单抗治疗,其中 130 例患者存在无症状或经治的稳定脑转移[83],他们的颅内客观缓解率为 12%,中位生存期为 6.6 个月。

大多数免疫治疗的临床试验都排除了活动性和进展性脑转移患者。但是有几个研究允许入组稳定的以及治疗后的脑转移患者。例如,KENYEN 024 研究是帕博利珠单抗的 3 期临床试验,使用帕博利珠单抗对比标准化疗一线,治疗表达 PD-L1≥50% 的 NSCLC[71]。这项研究显示整个队列的 PFS 有显著提高。脑转移瘤患者的亚组很小——帕博利珠单抗组有 18 例,标准化疗组有 10 例,两组之间的生存无显著性差异。KEYNOTE 189 是一项联合应用帕博利珠单抗和化疗,治疗初治晚期 NSCLC 的临床试验,入组的脑转移患者数目最多[84,85]。其中帕博利珠单抗联合化疗组有 73 例稳定的脑转移患者,而单独化疗组有 35 例稳定的脑转移患者。亚组分析表明,帕博利珠单抗联合化疗可提高脑转移患者的总生存期,危险比为 0.36。

另一项单中心 2 期研究评估了帕博利珠单抗治疗 NSCLC 脑转移的有效率[86],研究纳入无症状但肿瘤进展或未经治的、可测量(5～20mm)的脑转移患者。最近报道的中期分析描述了 39 例接受帕博利珠单抗治疗的患者(34 例原发肿瘤病灶中表达 PD-L1＞50%,5 例无 PD-L1 表达)。在 PD-L1 表达增加的队列中,颅内有效率为 29.4%(34 例患者中的 10 例),而在 PD-L1 阴性组中,没有患者出现颅内缓解。整个组的中位总生存期为 8.9 个月。其中颅内缓解或颅内疾病稳定的患者的 PFS 为 10.7 个月,31% 的患者在 2 年时仍存活,提示帕博利珠单抗具有长期疗效。还需要更多类似的研究来更好地了解肺癌脑转移患者免疫治疗的颅内疗效。

14.4 放射治疗和免疫治疗的联合

长期以来,放射治疗一直是脑转移瘤治疗的支柱。在大多数患者中,SRS 已经取代了 WBRT,尽管后者在许多有症状脑转移中仍有作用。由于靶向和免疫治疗药物的初步临床研究均显示出颅内疗效,下一步显然要考虑其与放射治疗相结合。有几种理论表明放射治疗和免疫治疗之间存在协同作用,如远隔效应,以及放射治疗可以释放新抗原。

在黑色素瘤和 NSCLC 脑转移患者中,已经发表了大量免疫治疗联合放射治疗的回顾性研究。一项单中心回顾性研究比较了 NSCLC 脑转移患者中,传统化疗或免疫治疗后 SRS 的疗效。两组之间的总生存期、无进展生存期或客观缓解率之间无差异(化疗组 46 例,免疫治疗组 39 例)[87]。一项更大规模的回顾性研究针对 260 例患者(包括 157 例非小细胞肺癌患者)评估了同时给予或在免疫治疗开始后 2 周内给予放射治疗的作用;这种组合与单独 SRS、SRS 结合立体定向体部放射治疗进行了比较[88]。总的来说,两组之间的总生存期没有差异。有几项正在进行的临床试验评估了脑转移瘤患者放射治疗和全身治疗的最佳时机。由于可能出现更严重的皮肤毒性,靶向治疗通常不与放射治疗联合。

14.5 结论

肺癌脑转移的管理模式正在迅速发展。必须个体化定制治疗计划,并考虑到每个患者的整体预后、颅外疾病状态、可用的全身治疗方案、神经系统症状和脑转移病灶瘤负荷。对于孤立的、体积较大的和有症状的脑转移瘤患者,手术是一种选择。全脑放射治疗可以用于大多数症状性脑转移瘤且全身治疗选择有限的患者。SRS 用于预计寿命较长的脑转移瘤患者,同时希望避免全脑放射治疗引起的长期认知下降。新的全身疗法主要是靶向药物和免疫检查点抑制剂,其在早期研究中显示出有一定的颅内活性。它们通常用于以颅外疾病为主和无症状的脑转移患者。免疫治疗与放射治疗的联合治疗和时机尚需进一步研究。明确肿瘤转移生长途径的创新研究仍在需进行中,期待未来研发出更有效的新型靶向药物。

(王汉萍 译,刘德临 夏宇 校)

参考文献

1. Noone AM, Howlader N, Krapcho M, Miller D, Brest A, Yu M, Ruhl J, Tatalovich Z, Mariotto A, Lewis DR, Chen HS, Feuer EJ, Cronin KA, editors. SEER cancer statistics review, 1975–2015. Bethesda: National Cancer Institute; 2018.

2. Kohler BA, Ward E, McCarthy BJ, et al. Annual report to the nation on the status of cancer, 1975–2007, featuring tumors of the brain and other nervous system. J Natl Cancer Inst. 2011;103(9):714–36. https://doi.org/10.1093/jnci/djr077.

3. Herbst RS, Heymach JV, Lippman SM. Lung cancer. N Engl J Med. 2008;359(13):1367–80. https://doi.org/10.1056/NEJMra0802714.

4. Castrucci WA, Knisely JPS. An update on the treatment of CNS metastases in small cell lung cancer. Cancer J Sudbury Massachusetts. 2008;14(3):138–46. https://doi.org/10.1097/PPO.0b013e318172d6e1.

5. Sørensen JB, Hansen HH, Hansen M, Dombernowsky P. Brain metastases in adenocarcinoma of the lung: frequency, risk groups, and prognosis. J Clin Oncol Off J Am Soc Clin Oncol. 1988;6(9):1474–80. https://doi.org/10.1200/JCO.1988.6.9.1474.

6. Sperduto PW, Yang TJ, Beal K, et al. Estimating survival in patients with lung cancer and brain metastases: an update of the graded prognostic assessment for lung cancer using molecular markers (Lung-molGPA). JAMA Oncol. 2017;3(6):827–31. https://doi.org/10.1001/jamaoncol.2016.3834.

7. Kris MG, Johnson BE, Berry LD, et al. Using multiplexed assays of oncogenic drivers in lung cancers to select targeted drugs. JAMA. 2014;311(19):1998–2006. https://doi.org/10.1001/jama.2014.3741.

8. Alamgeer M, Ganju V, Watkins DN. Novel therapeutic targets in non-small cell lung cancer. Curr Opin Pharmacol. 2013;13(3):394–401. https://doi.org/10.1016/j.coph.2013.03.010.

9. Savas P, Hughes B, Solomon B. Targeted therapy in lung cancer: IPASS and beyond, keeping abreast of the explosion of targeted therapies for lung cancer. J Thorac Dis. 2013;5(Suppl 5):S579–92. https://doi.org/10.3978/j.issn.2072-1439.2013.08.52.

10. Dong J, Li B, Lin D, Zhou Q, Huang D. Advances in targeted therapy and immunotherapy for non-small cell lung cancer based on accurate molecular typing. Front Pharmacol. 2019;10:230. https://doi.org/10.3389/fphar.2019.00230.

11. Lekic M, Kovac V, Triller N, Knez L, Sadikov A, Cufer T. Outcome of small cell lung cancer (SCLC) patients with brain metastases in a routine clinical setting. Radiol Oncol. 2012;46(1):54–9. https://doi.org/10.2478/v10019-012-0007-1.

12. Fischer B, Marinov M, Arcaro A. Targeting receptor tyrosine kinase signalling in small cell lung cancer (SCLC): what have we learned so far? Cancer Treat Rev. 2007;33(4):391–406. https://doi.org/10.1016/j.ctrv.2007.01.006.

13. Herbst RS, Morgensztern D, Boshoff C. The biology and management of non-small cell lung cancer. Nature. 2018;553(7689):446–54. https://doi.org/10.1038/nature25183.

14. Giaccone G, Herbst RS, Manegold C, et al. Gefitinib in combination with gemcitabine and cisplatin in advanced non-small-cell lung cancer: a phase III trial – INTACT 1. J Clin Oncol Off J Am Soc Clin Oncol. 2004;22(5):777–84. https://doi.org/10.1200/JCO.2004.08.001.

15. Herbst RS, Giaccone G, Schiller JH, et al. Gefitinib in combination with paclitaxel and carboplatin in advanced non-small-cell lung cancer: a phase III trial – INTACT 2. J Clin Oncol Off J Am Soc Clin Oncol. 2004;22(5):785–94. https://doi.org/10.1200/JCO.2004.07.215.

16. Herbst RS, Prager D, Hermann R, et al. TRIBUTE: a phase III trial of erlotinib hydrochloride (OSI-774) combined with carboplatin and paclitaxel chemotherapy in advanced non-small-cell lung cancer. J Clin Oncol Off J Am Soc Clin Oncol. 2005;23(25):5892–9. https://doi.org/10.1200/JCO.2005.02.840.

17. Gatzemeier U, Pluzanska A, Szczesna A, et al. Phase III study of erlotinib in combination with cisplatin and gemcitabine in advanced non-small-cell lung cancer: the Tarceva Lung Cancer Investigation Trial. J Clin Oncol Off J Am Soc Clin Oncol. 2007;25(12):1545–52. https://doi.org/10.1200/JCO.2005.05.1474.

18. Paez JG, Jänne PA, Lee JC, et al. EGFR mutations in lung cancer: correlation with clinical response to gefitinib therapy. Science. 2004;304(5676):1497–500. https://doi.org/10.1126/science.1099314.

19. Lynch TJ, Bell DW, Sordella R, et al. Activating mutations in the epidermal growth factor receptor underlying responsiveness of non-small-cell lung cancer to gefitinib. N Engl J Med. 2004;350(21):2129–39. https://doi.org/10.1056/NEJMoa040938.

20. Pao W, Miller V, Zakowski M, et al. EGF receptor gene mutations are common in lung cancers from "never smokers" and are associated with sensitivity of tumors to gefitinib and erlotinib. Proc Natl Acad Sci U S A. 2004;101(36):13306–11. https://doi.org/10.1073/pnas.0405220101.

21. Rosell R, Moran T, Queralt C, et al. Screening for epidermal growth factor receptor mutations in lung cancer. N Engl J Med. 2009;361(10):958–67. https://doi.org/10.1056/NEJMoa0904554.

22. Mok TS, Wu Y-L, Thongprasert S, et al. Gefitinib or carboplatin-paclitaxel in pulmonary adenocarcinoma. N Engl J Med. 2009;361(10):947–57. https://doi.org/10.1056/NEJMoa0810699.

23. Eichler AF, Kahle KT, Wang DL, et al. EGFR mutation status and survival after diagnosis of brain metastasis in nonsmall cell lung cancer. Neuro-Oncology. 2010;12(11):1193–9. https://doi.org/10.1093/neuonc/noq076.

24. Gow C-H, Chien C-R, Chang Y-L, et al. Radiotherapy in lung adenocarcinoma with brain metastases: effects of activating epidermal growth factor receptor mutations on clinical response. Clin Cancer Res Off J Am Assoc Cancer Res. 2008;14(1):162–8. https://doi.

org/10.1158/1078-0432.CCR-07-1468.

25. Hotta K, Kiura K, Ueoka H, et al. Effect of gefitinib ("Iressa", ZD1839) on brain metastases in patients with advanced non-small-cell lung cancer. Lung Cancer Amsterdam Netherlands. 2004;46(2):255–61. https://doi.org/10.1016/j.lungcan.2004.04.036.

26. Kim J-E, Lee DH, Choi Y, et al. Epidermal growth factor receptor tyrosine kinase inhibitors as a first-line therapy for never-smokers with adenocarcinoma of the lung having asymptomatic synchronous brain metastasis. Lung Cancer Amsterdam Netherlands. 2009;65(3):351–4. https://doi.org/10.1016/j.lungcan.2008.12.011.

27. Porta R, Sánchez-Torres JM, Paz-Ares L, et al. Brain metastases from lung cancer responding to erlotinib: the importance of EGFR mutation. Eur Respir J. 2011;37(3):624–31. https://doi.org/10.1183/09031936.00195609.

28. Deng Y, Feng W, Wu J, et al. The concentration of erlotinib in the cerebrospinal fluid of patients with brain metastasis from non-small-cell lung cancer. Mol Clin Oncol. 2014;2(1):116–20. https://doi.org/10.3892/mco.2013.190.

29. Zhao J, Chen M, Zhong W, et al. Cerebrospinal fluid concentrations of gefitinib in patients with lung adenocarcinoma. Clin Lung Cancer. 2013;14(2):188–93. https://doi.org/10.1016/j.cllc.2012.06.004.

30. Clarke JL, Pao W, Wu N, Miller VA, Lassman AB. High dose weekly erlotinib achieves therapeutic concentrations in CSF and is effective in leptomeningeal metastases from epidermal growth factor receptor mutant lung cancer. J Neuro-Oncol. 2010;99(2):283–6. https://doi.org/10.1007/s11060-010-0128-6.

31. Grommes C, Oxnard GR, Kris MG, et al. "Pulsatile" high-dose weekly erlotinib for CNS metastases from EGFR mutant non-small cell lung cancer. Neuro-Oncology. 2011;13(12):1364–9. https://doi.org/10.1093/neuonc/nor121.

32. Yu HA, Sima C, Feldman D, et al. Phase 1 study of twice weekly pulse dose and daily low-dose erlotinib as initial treatment for patients with EGFR-mutant lung cancers. Ann Oncol. 2017;28(2):278–84. https://doi.org/10.1093/annonc/mdw556.

33. Wu Y-L, Zhou C, Cheng Y, et al. Erlotinib as second-line treatment in patients with advanced non-small-cell lung cancer and asymptomatic brain metastases: a phase II study (CTONG–0803). Ann Oncol. 2013;24(4):993–9. https://doi.org/10.1093/annonc/mds529.

34. Welsh JW, Komaki R, Amini A, et al. Phase II trial of erlotinib plus concurrent whole-brain radiation therapy for patients with brain metastases from non-small-cell lung cancer. J Clin Oncol Off J Am Soc Clin Oncol. 2013;31(7):895–902. https://doi.org/10.1200/JCO.2011.40.1174.

35. Iuchi T, Shingyoji M, Sakaida T, et al. Phase II trial of gefitinib alone without radiation therapy for Japanese patients with brain metastases from EGFR-mutant lung adenocarcinoma. Lung Cancer Amsterdam Netherlands. 2013;82(2):282–7. https://doi.org/10.1016/j.lungcan.2013.08.016.

36. Fan Y, Huang Z, Fang L, et al. A phase II study of icotinib and whole-brain radiotherapy in Chinese patients with brain metastases from non-small cell lung cancer. Cancer Chemother Pharmacol. 2015;76(3):517–23. https://doi.org/10.1007/s00280-015-2760-5.

37. Yang J-J, Zhou C, Huang Y, et al. Icotinib versus whole-brain irradiation in patients with EGFR-mutant non-small-cell lung cancer and multiple brain metastases (BRAIN): a multicentre, phase 3, open-label, parallel, randomised controlled trial. Lancet Respir Med. 2017;5(9):707–16. https://doi.org/10.1016/S2213-2600(17)30262-X.

38. Kobayashi S, Boggon TJ, Dayaram T, et al. EGFR mutation and resistance of non-small-cell lung cancer to gefitinib. N Engl J Med. 2005;352(8):786–92. https://doi.org/10.1056/NEJMoa044238.

39. Sequist LV, Waltman BA, Dias-Santagata D, et al. Genotypic and histological evolution of lung cancers acquiring resistance to EGFR inhibitors. Sci Transl Med. 2011;3(75):75ra26. https://doi.org/10.1126/scitranslmed.3002003.

40. Camidge DR, Pao W, Sequist LV. Acquired resistance to TKIs in solid tumours: learning from lung cancer. Nat Rev Clin Oncol. 2014;11(8):473–81. https://doi.org/10.1038/nrclinonc.2014.104.

41. Maemondo M, Inoue A, Kobayashi K, et al. Gefitinib or chemotherapy for non-small-cell lung cancer with mutated EGFR. N Engl J Med. 2010;362(25):2380–8. https://doi.org/10.1056/NEJMoa0909530.

42. Sequist LV, Yang JC-H, Yamamoto N, et al. Phase III study of afatinib or cisplatin plus pemetrexed in patients with metastatic lung adenocarcinoma with EGFR mutations. J Clin Oncol Off J Am Soc Clin Oncol. 2013;31(27):3327–34. https://doi.org/10.1200/JCO.2012.44.2806.

43. Wu Y-L, Zhou C, Hu C-P, et al. Afatinib versus cisplatin plus gemcitabine for first-line treatment of Asian patients with advanced non-small-cell lung cancer harbouring EGFR mutations (LUX-Lung 6): an open-label, randomised phase 3 trial. Lancet Oncol. 2014;15(2):213–22. https://doi.org/10.1016/S1470-2045(13)70604-1.

44. Jänne PA, Yang JC-H, Kim D-W, et al. AZD9291 in EGFR inhibitor-resistant non-small-cell lung cancer. N Engl J Med. 2015;372(18):1689–99. https://doi.org/10.1056/NEJMoa1411817.

45. Soria J-C, Ohe Y, Vansteenkiste J, et al. Osimertinib in untreated EGFR-mutated advanced non–small-cell lung cancer. N Engl J Med. 2017;378(2):113–25. https://doi.org/10.1056/NEJMoa1713137.

46. Mok TS, Wu Y-L, Ahn M-J, et al. Osimertinib or platinum-pemetrexed in EGFR T790M-positive lung cancer. N Engl J Med. 2017;376(7):629–40. https://doi.org/10.1056/NEJMoa1612674.

47. Morris SW, Kirstein MN, Valentine MB, et al. Fusion of a kinase gene, ALK, to a nucleolar protein gene, NPM, in non-Hodgkin's lymphoma. Science. 1995;267(5196):316–7.

48. Lin JJ, Riely GJ, Shaw AT. Targeting ALK: precision medicine takes on drug resistance. Cancer Discov. 2017;7(2):137–55. https://doi.org/10.1158/2159-8290.CD-16-1123.

49. Soda M, Choi YL, Enomoto M, et al. Identification of the transforming EML4-ALK fusion gene in non-small-cell lung cancer. Nature. 2007;448(7153):561–6. https://doi.org/10.1038/nature05945.

50. Takeuchi K, Choi YL, Soda M, et al. Multiplex reverse transcription-PCR screening for EML4-ALK fusion transcripts. Clin Cancer Res Off J Am Assoc Cancer Res. 2008;14(20):6618–24. https://doi.org/10.1158/1078-0432.CCR-08-1018.

51. Shaw AT, Yeap BY, Mino-Kenudson M, et al. Clinical features and outcome of patients with non-small-cell lung cancer who harbor EML4-ALK. J Clin Oncol Off J Am Soc Clin Oncol. 2009;27(26):4247–53. https://doi.org/10.1200/JCO.2009.22.6993.

52. Wong DW-S, Leung EL-H, So KK-T, et al. The EML4-ALK fusion gene is involved in various histologic types of lung cancers from nonsmokers with wild-type EGFR and KRAS. Cancer. 2009;115(8):1723–33. https://doi.org/10.1002/cncr.24181.

53. Cui JJ, Tran-Dubé M, Shen H, et al. Structure based drug design of crizotinib (PF-02341066), a potent and selective dual inhibitor of mesenchymal-epithelial transition factor (c-MET) kinase and anaplastic lymphoma kinase (ALK). J Med Chem. 2011;54(18):6342–63. https://doi.org/10.1021/jm2007613.

54. Solomon BJ, Mok T, Kim D-W, et al. First-line crizotinib versus chemotherapy in ALK-positive lung cancer. N Engl J Med. 2014;371(23):2167–77. https://doi.org/10.1056/NEJMoa1408440.

55. Solomon BJ, Cappuzzo F, Felip E, et al. Intracranial efficacy of crizotinib versus chemotherapy in patients with advanced ALK-Positive non-small-cell lung cancer: results from PROFILE 1014. J Clin Oncol Off J Am Soc Clin Oncol. 2016;34(24):2858–65. https://doi.org/10.1200/JCO.2015.63.5888.

56. Shaw AT, Kim D-W, Nakagawa K, et al. Crizotinib versus chemotherapy in advanced ALK-positive lung cancer. N Engl J Med. 2013;368(25):2385–94. https://doi.org/10.1056/NEJMoa1214886.

57. Shaw AT, Kim D-W, Mehra R, et al. Ceritinib in ALK-rearranged non-small-cell lung cancer. N Engl J Med. 2014;370(13):1189–97. https://doi.org/10.1056/NEJMoa1311107.

58. Shaw AT, Gandhi L, Gadgeel S, et al. Alectinib in ALK-positive, crizotinib-resistant, non-small-cell lung cancer: a single-group, multicentre, phase 2 trial. Lancet Oncol. 2016;17(2):234–42. https://doi.org/10.1016/S1470-2045(15)00488-X.

59. Kim D-W, Tiseo M, Ahn M-J, et al. Brigatinib in patients with crizotinib-refractory anaplastic lymphoma kinase-positive non-small-cell lung cancer: a randomized, multicenter phase II trial. J Clin Oncol Off J Am Soc Clin Oncol. 2017;35(22):2490–8. https://doi.org/10.1200/JCO.2016.71.5904.

60. Shaw A, Mehra R, Tan DSW, et al. BM-32CERITINIB (LDK378) for treatment of patients with ALK-rearranged (ALK+) non-small cell lung cancer (NSCLC) and BRAIN metastases (BM) in the ASCEND-1 trial. Neuro-Oncology. 2014;16(Suppl 5):v39. https://doi.org/10.1093/neuonc/nou240.32.

61. Gadgeel SM, Gandhi L, Riely GJ, et al. Safety and activity of alectinib against systemic disease and brain metastases in patients with crizotinib-resistant ALK-rearranged non-small-cell lung cancer (AF-002JG): results from the dose-finding portion of a phase 1/2 study. Lancet Oncol. 2014;15(10):1119–28. https://doi.org/10.1016/S1470-2045(14)70362-6.

62. Hida T, Nokihara H, Kondo M, et al. Alectinib versus crizotinib in patients with ALK-positive non-small-cell lung cancer (J-ALEX): an open-label, randomised phase 3 trial. Lancet London England. 2017;390(10089):29–39. https://doi.org/10.1016/S0140-6736(17)30565-2.

63. Peters S, Camidge DR, Shaw AT, et al. Alectinib versus crizotinib in untreated ALK-positive non-small-cell lung cancer. N Engl J Med. 2017;377(9):829–38. https://doi.org/10.1056/NEJMoa1704795.

64. Solomon BJ, Besse B, Bauer TM, et al. Lorlatinib in patients with ALK-positive non-small-cell lung cancer: results from a global phase 2 study. Lancet Oncol. 2018;19(12):1654–67. https://doi.org/10.1016/S1470-2045(18)30649-1.

65. Guin S, Ru Y, Wynes MW, et al. Contributions of KRAS and RAL in non-small-cell lung cancer growth and progression. J Thorac Oncol Off Publ Int Assoc Study Lung Cancer. 2013;8(12):1492–501. https://doi.org/10.1097/JTO.0000000000000007.

66. Chan BA, Hughes BGM. Targeted therapy for non-small cell lung cancer: current standards and the promise of the future. Transl Lung Cancer Res. 2015;4(1):36–54. https://doi.org/10.3978/j.issn.2218-6751.2014.05.01.

67. Wood K, Hensing T, Malik R, Salgia R. Prognostic and predictive value in KRAS in non-small-cell lung cancer: a review. JAMA Oncol. 2016;2(6):805–12. https://doi.org/10.1001/jamaoncol.2016.0405.

68. Riely GJ, Johnson ML, Medina C, et al. A phase II trial of Salirasib in patients with lung adenocarcinomas with KRAS mutations. J Thorac Oncol Off Publ Int Assoc Study Lung Cancer. 2011;6(8):1435–7. https://doi.org/10.1097/JTO.0b013e318223c099.

69. Jänne PA, van den Heuvel MM, Barlesi F, et al. Selumetinib plus docetaxel compared with docetaxel alone and progression-free survival in patients with KRAS-mutant advanced non-small cell lung cancer: the SELECT-1 randomized clinical trial. JAMA. 2017;317(18):1844–53. https://doi.org/10.1001/jama.2017.3438.

70. Kim JH, Kim HS, Kim BJ. Prognostic value of KRAS mutation in advanced non-small-cell lung cancer treated with immune checkpoint inhibitors: a meta-analysis and review. Oncotarget. 2017;8(29):48248–52. https://doi.org/10.18632/oncotarget.17594.

71. Reck M, Rodríguez-Abreu D, Robinson AG, et al. Pembrolizumab versus chemotherapy for PD-L1-

positive non-small-cell lung cancer. N Engl J Med. 2016;375(19):1823–33. https://doi.org/10.1056/NEJMoa1606774.

72. Borghaei H, Paz-Ares L, Horn L, et al. Nivolumab versus docetaxel in advanced nonsquamous non–small-cell lung cancer. N Engl J Med. 2015;373(17):1627–39. https://doi.org/10.1056/NEJMoa1507643.

73. Horn L, Mansfield AS, Szczęsna A, et al. First-line atezolizumab plus chemotherapy in extensive-stage small-cell lung cancer. N Engl J Med. 2018;379(23):2220–9. https://doi.org/10.1056/NEJMoa1809064.

74. Takamori S, Toyokawa G, Okamoto I, et al. Clinical significance of PD-L1 expression in brain metastases from non-small cell lung cancer. Anticancer Res. 2018;38(1):553–7. https://doi.org/10.21873/anticanres.12258.

75. Berghoff AS, Ricken G, Wilhelm D, et al. Tumor infiltrating lymphocytes and PD-L1 expression in brain metastases of small cell lung cancer (SCLC). J Neuro-Oncol. 2016;130(1):19–29. https://doi.org/10.1007/s11060-016-2216-8.

76. Mansfield AS, Aubry MC, Moser JC, et al. Temporal and spatial discordance of programmed cell death-ligand 1 expression and lymphocyte tumor infiltration between paired primary lesions and brain metastases in lung cancer. Ann Oncol Off J Eur Soc Med Oncol. 2016;27(10):1953–8. https://doi.org/10.1093/annonc/mdw289.

77. Berghoff AS, Fuchs E, Ricken G, et al. Density of tumor-infiltrating lymphocytes correlates with extent of brain edema and overall survival time in patients with brain metastases. Oncoimmunology. 2016;5(1):e1057388. https://doi.org/10.1080/2162402X.2015.1057388.

78. Berghoff AS, Lassmann H, Preusser M, Höftberger R. Characterization of the inflammatory response to solid cancer metastases in the human brain. Clin Exp Metastasis. 2013;30(1):69–81. https://doi.org/10.1007/s10585-012-9510-4.

79. Cloughesy TF, Mochizuki AY, Orpilla JR, et al. Neoadjuvant anti-PD-1 immunotherapy promotes a survival benefit with intratumoral and systemic immune responses in recurrent glioblastoma. Nat Med. 2019;25(3):477–86. https://doi.org/10.1038/s41591-018-0337-7.

80. Schalper KA, Rodriguez-Ruiz ME, Diez-Valle R, et al. Neoadjuvant nivolumab modifies the tumor immune microenvironment in resectable glioblastoma. Nat Med. 2019;25(3):470–6. https://doi.org/10.1038/s41591-018-0339-5.

81. Margolin K, Ernstoff MS, Hamid O, et al. Ipilimumab in patients with melanoma and brain metastases: an open-label, phase 2 trial. Lancet Oncol. 2012;13(5):459–65. https://doi.org/10.1016/S1470-2045(12)70090-6.

82. Crinò L, Bidoli P, Ulivi P, et al. P1.01-053 Italian Nivolumab Expanded Access Programme (EAP): data from patients with advanced non-squamous NSCLC and brain metastases. J Thorac Oncol. 2017;12(11):S1915. https://doi.org/10.1016/j.jtho.2017.09.707.

83. Molinier O, Audigier-Valette C, Cadranel J, et al. OA 17.05 IFCT-1502 CLINIVO: real-life experience with nivolumab in 600 patients (Pts) with advanced non-small cell lung cancer (NSCLC). J Thorac Oncol. 2017;12(11):S1793. https://doi.org/10.1016/j.jtho.2017.09.430.

84. Gandhi L, Rodríguez-Abreu D, Gadgeel S, et al. Pembrolizumab plus chemotherapy in metastatic non–small-cell lung cancer. N Engl J Med. 2018;378(22):2078–92. https://doi.org/10.1056/NEJMoa1801005.

85. El Rassy E, Botticella A, Kattan J, Le Péchoux C, Besse B, Hendriks L. Non-small cell lung cancer brain metastases and the immune system: from brain metastases development to treatment. Cancer Treat Rev. 2018;68:69–79. https://doi.org/10.1016/j.ctrv.2018.05.015.

86. Goldberg SB, Gettinger SN, Mahajan A, et al. Durability of brain metastasis response and overall survival in patients with non-small cell lung cancer (NSCLC) treated with pembrolizumab. J Clin Oncol. 2018;36(15_suppl):2009. https://doi.org/10.1200/JCO.2018.36.15_suppl.2009.

87. Singh C, Qian JM, Yu JB, Chiang VL. Local tumor response and survival outcomes after combined stereotactic radiosurgery and immunotherapy in non-small cell lung cancer with brain metastases. J Neurosurg. 2019;132(2):512–7. https://doi.org/10.3171/2018.10.JNS181371.

88. Chen L, Douglass J, Kleinberg L, et al. Concurrent immune checkpoint inhibitors and stereotactic radiosurgery for brain metastases in non-small cell lung cancer, melanoma, and renal cell carcinoma. Int J Radiat Oncol. 2018;100(4):916–25. https://doi.org/10.1016/j.ijrobp.2017.11.041.

15. 乳腺癌脑转移的系统治疗

Leigh Klaus Swartz and Aki Morikawa

15.1 引言

乳腺癌是女性最常见的恶性肿瘤，是全球癌症防控工作所面对的重要挑战之一。尽管目前乳腺癌的治疗取得了显著进展，患者的生存期得到极大改善，但乳腺癌脑转移（breast cancer brain metastases，BCBM）患者的预后仍然欠佳[1]。BCBM 患者的治疗受多种因素影响，包括肿瘤特征和患者状态等，目前治疗手段主要是神经外科手术和 / 或放射治疗。如今正在开展的研究极大地促进了系统治疗在 BCBM 患者治疗中的应用，尽管有效的治疗手段仍然有限。目前，主要的研究领域包括潜在致病机制的研究、治疗反应的有效性评估、系统治疗方案的探索、新型靶向治疗手段的研发、优化药物制剂以渗透血 - 脑屏障 / 脑肿瘤屏障（BBB/BTB）、强化局部治疗、完善优势人群的筛选策略，以及疗效预测指标的筛选[2]。

15.2 流行病学

在美国女性中乳腺癌是最常见的恶性肿瘤，也是第二常见的脑转移实体瘤[3]。乳腺癌患者出现脑转移后常常预后较差。一项基于美国国立癌症研究所（National Cancer Institute，NCI）监测、流行病学和结果（Surveillance，Epidemiology，and End Results，SEER）数据库的研究发现，8% 的乳腺癌患者初诊时已有脑转移。根据雌激素受体（estrogen receptor，ER）、孕激素受体（progesterone receptor，PR）表达情况和人内皮生长因子受体 2（human epidermal growth factor receptor 2，HER2）过表达和 / 或基因扩增情况，乳腺癌可分为 4 种分子亚型：luminal A 型、luminal B 型、HER2 型和三阴性乳腺癌（triple-negative breast cancer，TNBC）。

不同分子亚型 BCBM 发病率不同，其中 HER2 型和 TNBC 发病率最高，分别比 ER、PR 阳性 HER2 阴性的乳腺癌患者高 2.7 倍和 1.4 倍[4]。研究发现，55% 的 HER2 阳性转移性乳腺癌患者会出现脑转移[5]。此外，BCBM 的危险因素还包括年轻（20～39 岁）、首次转移的时间早、颅外转移部位多和组织学分级高[4,6]。

筛查

虽然 BCBM 在某些人群中发病率较高，但目前并不推荐对无神经症状且无神经学检查结果阳性的初诊乳腺癌患者进行脑转移筛查。对于有神经系统症状的 HER2 阳性转移性乳腺癌（metastatic breast cancer，MBC）患者，其症状可能提示中枢神经系统（central nervous system，CNS）的侵犯，建议临床医生放宽脑影像学筛查标准[7]。如果没有禁忌，MRI 对 BCBM 诊断效果优于常规 CT[8]。考虑到小细胞肺癌、ⅢC 期或以上黑色素瘤、Ⅱ期或以上非小细胞肺癌（non-small cell lung cancer，NSCLC）患者初诊时脑转移风险较高，建议对于这部分患者在确诊时即进行头颅 MRI 筛查[9-11]。一项比较了 659 例 NSCLC 患者和 349 例乳腺癌患者的回顾性研究发现，在诊断为脑转移时乳腺癌患者更容易出现神经系统症状、癫痫发作以及柔脑膜和脑干受累[12]。相较于 NSCLC，BCBM 患者更多接受全脑放射治疗（whole brain radiation therapy，WBRT）且致死率更高[12]。另一项对 100 例 HER2 阳性乳腺癌患者的回顾性研究发现，在出现症状前诊断 BCBM 可以提高患者生存率、减少全脑放射治疗的使用，以及降低脑损伤的发病率[13]。此外，由于全身治疗药物对 BBB/BTB 的渗透力存在差异，治疗期间 BCBM 监测仍是目前的研究热点。例如，一项回顾性研究发现，56% 经

T-DM1（trastuzumab-emtansine）治疗的 HER2 阳性乳腺癌患者的首发远处转移表现为脑转移[14]，提示 T-DM1 不能充分穿过 BBB。这些研究表明，BCBM 的监测策略仍有待进一步探索，以改善患者的生活质量、治疗选择和延长生存期。

乳腺癌脑转移初始治疗的选择和时机

对于初诊 BCBM 的患者，多学科合作参与制订治疗方案是至关重要的，包括肿瘤内科、放射肿瘤科、神经外科和姑息治疗等。局限性和广泛性脑转移患者的标准疗法包括立体定向放射外科（stereotactic radiosurgery，SRS）治疗、WBRT、神经外科治疗、系统治疗、最佳支持治疗和姑息治疗。BCBM 相关症状存在与否对治疗方案的选择至关重要。根据 NCCN 指南，对有症状的 BCBM 患者初治首选局部治疗，如神经外科手术以减轻占位效应、改善神经系统症状[15]。对于无外科手术指征的患者，应考虑 SRS、WBRT、系统治疗和参与临床试验。放射治疗和神经外科治疗的原则将后续讨论。

15.3 系统治疗的原则和挑战

目前，系统治疗通常作为 BCBM 患者局部治疗复发后的挽救性治疗或用于控制颅病变，很少用于一线治疗。有关系统治疗在初治、二级预防、放射增敏和对局部治疗副作用的处理等方面应用的研究也正在进行。系统治疗的优势在于其可以同时控制 CNS 和非 CNS 病变，并可能延缓或避免放射治疗[2,16-19]。然而，许多化疗药物透过 BBB/BTB 的能力有限，且缺乏其在 CNS 中疗效的数据[20]，很多 BCBM 患者在既往接受大量化学药物治疗和放射治疗后仍会出现脑转移，这使得临床系统治疗的选择更加复杂。系统治疗的选择必须考虑到 HER2 的状态，这是由于针对 HER2 靶向治疗的研究在延长 HER2 阳性乳腺癌总生存期及控制 CNS 疾病的进展方面已取得显著成果[5,14]。

15.4 乳腺癌脑转移的系统治疗

对于复发性 BCBM 患者，NCCN 指南推荐了多种系统治疗方案，包括大剂量甲氨蝶呤、卡培他滨、顺铂＋依托泊苷以及卡培他滨＋替莫唑胺[15]。然而，支撑上述方案的证据普遍来源于证据级别较低的研究，如小样本单臂前瞻性研究、回顾性综述和病例报告，探索 BCBM 患者最佳治疗选择的临床研究还有待进一步开展。对大剂量甲氨蝶呤疗法的推荐来源于一项纳入 32 例 CNS 转移患者的回顾性研究，其中包括 29 例（91%）乳腺癌，94% 的患者接受过大剂量（3.5g/m²）甲氨蝶呤静脉注射[21]。在所有患者（包括非乳腺癌患者）中，56% 的患者治疗后可达到部分缓解或疾病稳定。排除同时接受放射治疗、卡培他滨或鞘内注射化疗的患者后，该研究对 23 例患者进行了疗效评价，其中 57% 的患者在接受大剂量甲氨蝶呤静脉注射单药治疗后达到病情部分缓解或稳定[21]。

20 世纪 90 年代发表的两项研究同时对顺铂联合依托泊苷治疗复发性 BCBM 的疗效进行了分析[22,23]。第一项研究在 22 例 BCBM 患者队列中第 1 天使用 100mg/m² 顺铂，且第 4、6 和 8 天使用 1 000mg/m² 依托泊苷，每 21 天为 1 周期治疗[23]。该研究的总有效率为 55%，其中 5 例（23%）患者达到完全缓解[23]，该研究未报道纳入人群的激素受体和 HER2 状态。第二项研究是一项大样本前瞻性研究，入组人群是既往没有接受过放射治疗的乳腺癌、NSCLC 和恶性黑色素瘤的脑转移患者[22]。与第一项研究相似，患者第 1 天接受 100mg/m² 顺铂治疗，且在第 1、3、5 天或第 4、6、8 天接受 1 000mg/m² 依托泊苷治疗，每 21 天 1 个周期；56 例 BCBM 患者中，21 例（37.5%）达到完全或部分缓解。

基于脑转移灶的药物摄取研究、有限的病例报道以及卡培他滨联合其他药物的研究结果[24-29]，NCCN 指南建议在复发性 HER2 阴性的 BCBM 患者中选择单药卡培他滨治疗。作为一种口服制剂，卡培他滨比静脉化疗更易于操作。一项共纳入 7 例乳腺癌患者的回顾性研究结果显示，在使用卡培他滨单药化疗后，3 例达到完全缓解，3 例疾病稳定；入组的 7 例患者包含 1 例柔脑膜转移（leptomeningeal carcinomatosis，LC），2 例同时存在 BCBM 和 LC[28]。从使用卡培他滨开始，无进展生存期（progression-free survival，PFS）为 8 个月，总生存期（overall survival，OS）为 13 个月[28]。一项针对 24 例 BCBM 患者的卡培他滨联合替莫唑胺的Ⅰ期临床试验显示有1例完全缓解，3例部分缓解[CNS 客观缓解率（objective response rate，ORR）为 18%]^[25]。另一项多中心Ⅱ期临床试验对卡培他滨联合拉帕替尼方案进行了研究，共纳入 242 例进展期 HER2 阳性 BCBM 患者[30]。在单药拉帕替尼组中，CNS 有效率（response rate，RR）为 6%，拉帕替尼联合卡培他滨组 CNS 的有效率为 20%[30]。

除了 NCCN 指南推荐的系统治疗外，包括联合治疗、靶向治疗、新型化疗方案在内的许多替代方案也在研究中，其中大多是针对局部治疗后复发的 BCBM。贝伐珠单抗是一种人源性抗 VEGF 单克隆抗体，其既可以作为卡铂方案的一部分，也可与依托泊苷、顺铂组成 BEEP 方案。一项Ⅱ期临床试验探索了卡铂联合贝伐珠单抗治疗 BCBM 患者的疗效，试验共纳入 38 例进展期 BCBM 患者（30 例 HER2 阳性，8 例 HER2 阴性）[31]，CNS 的 ORR 为 63%，在 HER2 阳性和 HER2 阴性的患者中均有应答[31]。另一项Ⅱ期临床试验评估了 BEEP 方案在接受 WBRT 后出现进展的 BCBM 患者中的应用[32]。12 例患者中 CNS 的 ORR 为 75%，PFS 为 6.6 个月[32]。也有研究者对替莫唑胺单药和联合用药进行研究，联合方案包括替莫唑胺、卡培他滨、顺铂和脂质体多柔比星。替莫唑胺单药治疗在 BCBM 患者的疗效欠佳，在四项探索替莫唑胺单药疗效的Ⅱ期临床试验中，患者 CNS 有效率为 0%～4% [33-36]。而替莫唑胺与其他全身性药物的联合应用取得了较好的结果。一项针对替莫唑胺联合顺铂治疗 BCBM 患者的Ⅱ期研究显示 CNS 有效率[37]为 40%。另一项Ⅱ期临床试验将替莫唑胺和脂质体多柔比星联合应用于 8 例 BCBM 患者，结果显示 CNS 有效率[38]可达 66%。

新的治疗药物正在研究中，包括埃博霉素类的微管抑制剂伊沙匹隆（ixabepilone）、帕土匹隆（patupilone）和沙戈匹隆（sago-pilone）。目前，伊沙匹隆单药或与卡培他滨联合已用于对蒽环类和紫杉类耐药的 MBC，然而美国 FDA 未批准用于 BCBM 患者[39, 40]，埃博霉素类其他药物的临床试验未能取得理想的临床疗效。在一项探索帕土匹隆治疗 BCBM 患者疗效的多中心Ⅱ期临床试验中，队列 A 包括先前接受过 WBRT 的患者，队列 B 包括未经治疗的脑转移或 LC 患者，结果显示 BCBM 患者接受帕土匹隆的治疗后无明显临床获

益，同时存在不可耐受的胃肠道毒性[41]。在一项探索埃博霉素类药物沙戈匹隆治疗 BCBM 患者的Ⅱ期临床试验中，15 例 BCBM 患者的 CNS 的有效率为 13.3%，PFS 仅为 1.4 个月[42]。

目前，具有特殊给药途径的新剂型药物正在研发，以提高抗肿瘤药物对 BBB/BTB 的渗透性，如通过脂质体给药、聚乙二醇修饰和纳米颗粒等技术[43]。聚乙二醇伊立替康（etirinotecan pegol）是拓扑异构酶Ⅰ抑制剂伊立替康的缓释剂，其既可以延长伊立替康活性代谢产物 SN-38 的作用时间，又能降低其毒性[44]。关于它的研究已有很多，如Ⅲ期 BEACON 试验在研究纳入的 852 例患者中，67 例（8%）为 BCBM，该研究比较了聚乙二醇伊立替康和医生选择方案，结果显示 BCBM 亚组中，聚乙二醇伊立替康组的总生存期为 10 个月，明显优于对照组的 4.8 个月[44]。ATTAIN Ⅲ期临床试验同样比较聚乙二醇化伊立替康与医生选择的方案，研究对象为既往接受过蒽环类、紫杉醇和卡培他滨治疗的病情稳定的 BCBM 患者（NCT02915744）。另一项正在进行中的Ⅱ期临床试验评估聚乙二醇伊立替康对肺癌和 BCBM 患者的疗效（NCT02312622）。纳米脂质体伊立替康可以改善伊立替康的药代动力学，该剂型针对局部治疗后进展的 HER2 阴性 BCBM 患者的Ⅱ期临床研究（NCT03328884）正在进行[45]。新型抗体 - 药物偶联制剂如紫杉醇 - 肽偶联物 ANG1005 治疗复发性 BCBM 和 LC 患者的Ⅱ期临床试验中，患者每 3 周注射一次 ANG1005，同时 HER2 阳性患者可继续使用曲妥珠单抗和 / 或帕妥珠单抗[46]，根据 RECIST 标准[46]，70% 的患者表现出颅内病灶缓解。另有一项即将发表的Ⅱ期临床试验研究了 ANG1005 单药治疗和联合曲妥珠单抗用于 HER2 阳性乳腺癌患者的疗效（NCT01480583）。

BCBM 的靶向联合治疗的可选择方案正在逐渐增加，包括联合 CDK4/6 抑制剂、多聚腺苷二磷酸核糖聚合酶（poly-ADP ribose polymerase，PARP）抑制剂和 PIK3CA 抑制剂。CDK4/6 抑制剂哌柏西利（palbociclib）、瑞博西尼（ribociclib）和阿贝西利（abemaciclib）目前被批准用于治疗晚期 ER 阳性、HER2 阴性乳腺癌。然而，支持美国 FDA 批准使用瑞博西尼和阿贝西利的试验排除了 CNS 转移的患者[47, 48]。根据 PALOMA-2 临床试验，哌柏西利被批准用于既往明确接受

过局部治疗、无脑转移症状、病情稳定的 BCBM 患者[49]。探索阿贝西利治疗乳腺癌、NSCLC 和黑色素瘤脑转移患者的 II 期临床试验正在进行（NCT02308020），体外成瘤动物模型实验结果证明该药可以透过 BBB，对 BCBM 患者具有潜在的疗效[50]。依尼帕利布（iniparib）最初被认为是一种 PARP 抑制剂，但后来发现其在临床上缺乏显著的 PARP 抑制作用[51]。一项研究依尼帕利布联合伊立替康的 II 期临床试验以失败告终，其在 TNBC 脑转移患者中 CNS 有效率为 12%，TTP 为 2.1 个月，总生存期为 7.8 个月[52]。关于另一种 PARP 抑制剂维利帕尼（veliparib），目前已有临床研究正在开展，探索其与顺铂联

合应用治疗 TNBC 或 BRCA 基因突变型乳腺癌伴或不伴脑转移患者的临床疗效（NCT02595905）。磷脂酰肌醇 3- 激酶（phosphoinositide 3-kinase，PI3K）抑制剂是治疗晚期乳腺癌的一种治疗选择，目前已有多项临床研究正在进行[53]；III 期临床试验 SANDPIPER 研究正在探索 PI3K 抑制剂他司利塞（taselisib）和氟维司群治疗晚期乳腺癌患者的疗效，然而处于活跃期或未经治疗的 BCBM 患者不符合研究入组标准（NCT02340221）[54]。布帕西尼（buparlisib，BKM120）联合卡培他滨治疗 BCBM 患者的 II 期临床研究（NCT02000882）正在进行中（表 15-1 和表 15-2）。

表 15-1　系统治疗 II 期临床试验汇总

药物	联合用药	BCBM 患者	注释	结果
阿法替尼	A：阿法替尼 B：+ 长春瑞滨 C：+ 医生选择方案	A：40 B：38 C：43	三臂，随机	CNS RR A：30%，B：34.2%，C：41.9%[55]
贝伐珠单抗	卡铂	38	–	CNS RR 63%[31]
	依托泊苷和顺铂	16（12 人可评价）	WBRT 后进展	CNS RR 75%[32]
卡培他滨	拉帕替尼	50	既往接受过 RT 和曲妥珠单抗治疗	CNS RR 20%[30]
卡培他滨	拉帕替尼	45	LANDSCAPE 试验，一线，既往未接受过 RT	CNS RR 66%（体积） TTP 5.5 个月，OS 17 个月，接受治疗至 RT 的时间：8.3 个月[16]
顺铂	替莫唑胺	15	–	CNS RR 40%[37]
	拉帕替尼	22，50	既往接受过 RT	CNS RR 20%～38%[30, 56]
依尼帕里	伊立替康	34	TBCRC 018，只入组 TNBC	CNS RR 12%，TTP 2.1 个月，OS 7.8 个月[52]
拉帕替尼	–	39，242	–	CNS RR 2.6%～6%，OS 6.4 个月[30, 57]
	托泊替康	22	由于毒性和缺乏疗效而停止	CNS RR 0%[56]
来那替尼	–	40	复发性脑转移	CNS RR 8%，PFS 1.9 个月，OS 8.7 个月[58]
帕土匹隆	–	55	A 组：WBRT 后进展期 BCBM B 组：LC 或未经治疗的 BCBM	A 组： CNS 3 个月 PFS 27%，OS 12.7 个月，ORR 9% B 组： CNS RR 0%[41]
沙戈匹隆	–	15	复发性脑转移	CNS RR 13.3%，PFS 1.4 个月，OS 5.3 个月[42]
替莫唑胺	–	4，10，19，51	复发性脑转移	CNS RR 0～4%[33-36]
	聚乙二醇脂质体多柔比星	8	–	CNS RR 66%[38]

RR，有效率；ORR，客观缓解率；OS，中位总生存期；PFS，无进展生存期；TTP，进展时间；LC，柔脑膜转移。

表15-2 正在进行的临床试验汇总

干预	药物	分期	临床试验注册号
仅系统治疗	ARRY-380，抗 HER2，曲妥珠单抗	I	NCT01921335
	自体活化的树突状细胞用于瘤内注射	I	NCT03638765
	T-DM1，T-DM1+ 替莫唑胺节拍治疗	I，II	NCT03190967
	阿贝西利	II	NCT02308020
	阿替利珠单抗 + 帕妥珠单抗 + 曲妥珠单抗	II	NCT03417544
	布帕尼西（BKM120）+ 卡培他滨	II	NCT02000882
	卡博替尼	II	NCT02260531
	顺铂 ± 维利帕尼	II	NCT02595905
	艾日布林	II	NCT03637868，NCT02581839，NCT03412955
	伊立替康	II	NCT02312622
	ANG1005（紫杉醇 - 肽偶联物）± 曲妥珠单抗	II	NCT01480583
	HKI-272（来那替尼）	II	NCT01494662
	纳米脂质体伊立替康	II	NCT03328884
	派柏西利	II	NCT02774681
	帕妥珠单抗 + 高剂量曲妥珠单抗	II	NCT02536339
	吡咯替尼 + 卡培他滨	II	NCT03691051
	图卡替尼 + 卡培他滨 + 曲妥珠单抗	II	NCT02614794
	T-DM1	II	NCT03203616
	蛋白质组免疫治疗	II/III	NCT01782274
	NKTR-102（聚乙二醇伊立替康）对比医生选择方案	III	NCT02915744
联用 SRS	舒尼替尼	I	NCT00981890
	帕博利珠单抗	I，II	NCT03449238
	阿法替尼	I，II	NCT02768337
	阿特珠单抗	II	NCT03483012
联用 WBRT	索拉非尼	I	NCT01724606
	贝伐珠单抗 + 依托泊苷 + 顺铂	II	NCT02185352
	拉帕替尼	II	NCT01622868

摘自 clinicaltrials.gov，last accessed October 2018。

15.5 HER2 阳性乳腺癌脑转移患者的治疗选择

15%～20% 的乳腺癌患者存在 HER2 过表达，其中约一半的患者会发生脑转移[7,59]。目前临床应用最多的抗 HER2 靶向药物曲妥珠单抗到达 CNS 的能力较差，导致脑转移在 HER2 阳性乳腺癌患者中发病率较高。早在抗 HER2 靶向治疗应用于临床之前，HER2 阳性乳腺癌在全部类型乳腺癌患者中的预后最差[60]。此类患者初始治疗的时机和用药方案与无 HER2 过表达的患者相似，然而对复发转移疾病和系统治疗的选择还需要进行更加深入的思考。HER2 阳性乳腺癌的特征、BBB/BTB 和 HER2 靶向治疗使得诊疗过程应针对颅内和颅外分别制订个体化治疗方案。根据 ASCO 关于 HER2 阳性乳腺癌的指南，如果在确诊 BCBM 时全身疾病已得到控制，则不应改变系统治疗[7]，只对新诊断的 BCBM 采用局部治疗。如果在 BCBM 确诊时全身性疾病未得到控制，除局部治疗外，还应对全身疾病采用标准的抗 HER2 靶向治疗[7]。NCCN 指南推荐的抗 HER2 靶向治疗方案包括：卡培他滨联合拉帕替尼，卡培他滨联合来那替尼，或紫杉醇联合来那替尼[15]。其中拉帕替尼是一种口服、可逆的双重酪氨酸激酶抑制剂（tyrosine kinase inhibitor，TKI），可阻断 HER1/EGFR1 和 HER2。来那替尼是一种口服、不可逆的 TKI，具有抗 EGFR、HER2 和 HER4 的活性。

已有研究证明 BCBM 组织可摄取拉帕替尼[29]。起初，多个探索拉帕替尼单药治疗既往接受过放射治疗的 BCBM 患者的临床试验均未取得阳性结果。如在两项 II 期临床试验中，单药拉帕替尼的 CNS 有效率仅为 2.6%～6.6%[30,57]。LANDSCAPE 试验（拉帕替尼联合卡培他滨用于既往未治疗过的 HER2 阳性 BCBM 患者）是一项单臂 II 期临床试验，共纳入 45 例至少有 1 处直径≥10mm 的 CNS 病灶的患者[16]。在这项研究中，43% 的患者在影像学诊断为 BCBM 时未出现 CNS 症状[16]，93% 的患者入组前接受过含曲妥珠单抗的化疗[16]。根据研究方案，每天给予患者拉帕替尼 1 250mg，第 1～4 天给予卡培他滨 2 000mg/m²，每 21 天为 1 周期。研究发现：21 个月时 CNS 客观缓解率为 65.9%，然而 49% 的患者出现 3～4 度不良反应[16]，最常见的不良反应是腹泻、掌跖痛性红斑、乏力和皮疹[16]。基于

LANDSCAPE 试验的结果，ASCO 建议对既往未接受过放射治疗的、肿瘤负荷较低、无明显症状的 BCBM 患者，可以使用拉帕替尼联合卡培他滨进行初始治疗[7]。考虑到拉帕替尼透过 BTB 的能力较差，以及拉帕替尼和卡培他滨的毒性作用相互重叠，一项研究大剂量拉帕替尼和卡培他滨间断交替给药方案治疗 HER2 阳性 BCBM 的 I 期临床试验[61]发现，间断给予大剂量拉帕替尼 1 500mg，每日 2 次，连续 3 天，停药 11 天，序贯卡培他滨 1 500mg，每日 2 次，连续 7 天，停药 7 天是一种患者可耐受的方案，并有潜在的临床获益[61]。CEREBEL 研究是一项 III 期、随机、非盲临床试验，旨在比较接受拉帕替尼 + 卡培他滨和曲妥珠单抗 + 卡培他滨两种方案治疗 HER2 阳性转移性乳腺癌患者后 BCBM 的发病率[62]。然而在纳入 540 例患者后，这项研究提前终止，没有得到预期结论[62]，2 个治疗组间 BCBM 的发病率没有显著差异[62]。

基于乳腺癌转化治疗研究联盟（TBCRC）022 试验，NCCN 推荐卡培他滨联合来那替尼治疗复发性 HER2 阳性 BCBM[63]。这项非随机 II 期临床试验共纳入 39 例既往未接受过卡培他滨或拉帕替尼治疗的 HER2 阳性 BCBM 患者[63]，要求至少有一个直径≥10mm 的 CNS 病灶。65% 的患者既往接受过 WBRT[63]。患者第 1～14 天口服来那替尼 250mg 和卡培他滨 750mg/m²，每 21 天为 1 周期。该临床试验的最终结果尚未公布，但初步结果分析显示，49% 的患者达到 VORR（CNS 靶病灶体积总和减少≥50%）[63]。因此，对 HER2 阳性 BCBM 患者，来那替尼联合卡培他滨是一种潜在有效的系统治疗方案。

NCCN 指南 2B 类推荐紫杉醇联合来那替尼治疗复发性 HER2 阳性 BCBM[15]。这一推荐基于 NEfERT-T 随机对照试验（来那替尼 + 紫杉醇 vs 曲妥珠单抗 + 紫杉醇应用于未经治疗的转移性 HER2 阳性乳腺癌），该试验共纳入 479 例局部复发或转移性 HER2 阳性乳腺癌患者[64]，研究将患者按 1：1 随机分组，一组每天口服来那替尼 240mg，另一组静脉注射曲妥珠单抗 4mg/kg 后每周再注射 2mg/kg，两组都在 28 天 / 周期的第 1、8、15 天静脉注射紫杉醇 80mg/m²[64]。值得注意的是，紫杉醇穿透 BBB 的能力较差[65]。该试验排除了活跃期 BCBM 患者，但允许纳入无症状、既往接受过放射治疗和 / 或神经外科治疗且在研究

前 4 周内未服用糖皮质激素或抗惊厥药物的 CNS 转移或脊髓受累患者[64]。与 CEREBEL 研究相似，NEfERT-T 研究可以被视为探索 BCBM 预防策略的临床试验。在 479 例患者中，18 例在入组时已发生 BCBM[64]。研究表明，与曲妥珠单抗联合紫杉醇组（17.3%）相比，来那替尼联合紫杉醇组（8.3%）的有症状或进展性 CNS 事件显著减少，根据 BCBM 患者的基线状态进行调整后仍能得出上述结论[64]。同样，与曲妥珠单抗联合紫杉醇治疗组相比，来那替尼联合紫杉醇组 2 年内 CNS 复发率显著降低（相对风险度为 0.45）[64]。既往研究表明，来那替尼最常见的副作用是腹泻，这一不良反应出现在 92.5% 来那替尼联合紫杉醇组的患者中，但进行预防性治疗后均可控[64]。基于这些数据，考虑来那替尼联合紫杉醇可能延迟 CNS 转移的发生，因此可应用于 HER2 阳性 MBC 患者。

还有许多其他针对 HER2 阳性 BCBM 患者的治疗方法值得进一步讨论。图卡替尼（tucatinib）是一种对 HER2 有选择性的口服 TKI，已公布两个针对 HER2 阳性 MBC（伴或不伴 BCBM）患者的 Ib 期临床试验结果[66, 67]，包括图卡替尼与卡培他滨联合曲妥珠单抗，以及图卡替尼联合 T-DM1。两种方案均表现出较好的疗效和可接受的不良反应[66, 67]。一项随机、双盲的 II 期临床试验正在进行，该研究旨在对比图卡替尼或安慰剂联合卡培他滨与曲妥珠单抗的临床疗效（NCT02614794）。

尽管尚无证据表明曲妥珠单抗能够充分穿透 BBB，但个案报道中 T-DM1 已经在 HER2 阳性 BCBM 患者中显示出疗效[68, 69]。在对 EMILIA III 期研究的回顾性分析中发现，T-DM1 组较卡培他滨联合拉帕替尼组 CNS 转移的发病率和进展率均有所增高，但 T-DM1 组总生存期显著改善[70]，这说明了 CNS 发病率的增高，是 T-DM1 较大幅度延缓肿瘤进展所致。这一研究支持了在 HER2 阳性 MBC 中将 CNS 和非 CNS 的肿瘤情况及治疗策略分开考虑的理论。

最后，现有 HER2 靶向药物的替代给药方案也正在进行研究。与大剂量拉帕替尼 I 期临床试验相似，一项临床试验正在尝试给予放射治疗后 CNS 疾病进展的患者帕妥珠单抗联合大剂量曲妥珠单抗治疗（NCT02536339）[71]。曲妥珠单抗剂量不足可能导致其透过 BBB 的能力下降，已有研究证明，放射治疗后 BBB 受损会增加 CNS 曲妥珠单抗的局部组织浓度[71]。

15.6　系统治疗联合放射治疗

许多临床试验研究了系统治疗联合放射治疗在 BCBM 患者中的应用。由于局部治疗后的疾病复发率较高，已有研究在探索通过免疫治疗、放射治疗增敏、手术切除后辅助放射治疗和局部替代疗法来提高初始治疗疗效。CEREBEL 和 NEfERT-T 临床试验也已证实，局部治疗后进行巩固化疗可以有效防止复发[62, 64]。

WBRT 联合化疗的早期临床研究并没有取得同靶向治疗研究类似的阳性结果。例如，一项研究顺铂联合长春瑞滨，同时给予 30Gy WBRT 的 II 期临床试验：患者 CNS ORR 为 76%，mPFS 为 3.7 个月，中位总生存期为 6.5 个月[72]。索拉非尼是一种具有抗 VEGF 活性的口服 TKI，作为放射增敏剂其与 SRS 和 WBRT 联合治疗的临床研究正在进行。在索拉非尼联合 SRS 治疗 1～4 处脑转移患者的 I 期临床试验中，患者 CNS 的 1 年 PFS 为 46%，中位总生存期为 11.6 个月[73]，该试验纳入的 23 例患者中 5 例患有乳腺癌（占 22%）。另一项旨在探究索拉非尼联合 WBRT 治疗 BCBM 的试验正在积极招募临床受试者（NCT01724606）[74]。一种新型 PET 示踪剂（3′- 脱氧 -3′- 氟胸苷，FLT）的应用或可改善疗效评估。

早期临床试验研究肯定了拉帕替尼联合 WBRT 的临床疗效[75, 76]。在一项评估拉帕替尼联合 WBRT 治疗乳腺癌和 NSCLC 脑转移患者的 II 期临床试验中，BCBM 患者的预后明显优于 NSCLC 脑转移患者。其中乳腺癌患者占 22%，中位总生存期为 11.8 个月，疾病进展时间（TTP）为 5 个月；而 NSCLC 患者中位总生存期为 4.2 个月，TTP 为 2.9 个月[75]，组间中位总生存期有显著统计学差异，而 TTP 无统计学差异。另有一项探索 HER2 阳性的 BCBM 患者接受放射治疗（WBRT 或 SRS）联合或不联合拉帕替尼临床疗效的 II 期临床试验正在开展（NCT01622868）。

由于 PARP 抑制剂能够透过 BBB/BTB，因此研究者也正在评估其与 RT 的联合应用。一项 I 期临床研究评价了维利帕尼联合 30Gy 或 37.5Gy 的 WBRT 治疗多种实体瘤脑转移的疗效[77]。入组的 81 例患者中，25 例 BCBM 的中位总生存期为 7.7 个月[77]。与单独进行 WBRT 相比，联合应用维利帕尼没有增加额外的毒副作用[77]。

为了探究 SRS 后的二次预防性化疗方案，14例（21% 为 BCBM）有 1~3 处脑转移病灶的患者完成了舒尼替尼的 II 期临床试验[78]。舒尼替尼是一种具有抗 VEGF 活性的 TKI，可作为 SRS 后 WBRT 巩固的替代方案。结果显示，该药 CNS 的 6 个月 PFS 为 43%[78]。另一项二级化学预防临床试验正在研究 HER2 阳性 BCBM 患者在 SRS 后单独使用 T-DM1 或 T-DM1 联合替莫唑胺治疗的临床疗效（NCT03190967）。

免疫肿瘤学（immuno-oncology，IO）是新兴的 BCBM 研究领域，已有许多研究正在探索免疫治疗和放射治疗的联合应用方案。虽然现有临床研究结果证明，单药免疫治疗对黑色素瘤和 NSCLC 的 CNS 转移病灶有效，但针对乳腺癌的研究迄今并没有取得显著进展[79]。目前已有探索帕博利珠单抗或阿替利珠单抗与 SRS 联合应用治疗 BCBM 的研究正在进行（NCT03449238 和 NCT03483012）（表 15-3）。

表 15-3 已完成的系统治疗与放射治疗同步进行的临床试验汇总

药物	分期	放射治疗	结果
贝伐珠单抗	I（65%BC）	30Gy WBRT	OS 13.3 个月，TTP 7.1 个月[80]
卡培他滨+舒尼替尼	II	WBRT（剂量不明确）	42% 的患者由于毒性反应未完成实验，PFS 为 4.7 个月，OS 为 10 个月[81]
顺铂+长春瑞滨	II	30Gy WBRT	CNS RR 76%，PFS 3.7 个月，OS 6.5 个月[72]
拉帕替尼	I	37.5Gy WBRT	CNS RR 79%[76]
拉帕替尼	II（26%BC）	30Gy WBRT	CNS RR 71%，OS 11.8 个月，TTP 5 个月[75]
索拉非尼	I（22%BC）	SRS	OS 11.6 个月，CNS 进展 10 个月[73]
舒尼替尼	II（21%BC）	SRS	CNS PFS 6 个月 after SRS 43%[78]
维利帕尼	I（31BC）	30Gy 或 37.5Gy WBRT	OS 7.7 个月[77]

BC，乳腺癌；RR，有效率；OS，中位总生存期；PFS，无进展生存期；TTP，进展时间。

15.7 乳腺癌脑转移治疗的并发症

BCBM 治疗的并发症除了常见于系统治疗的副作用外，还包括放射治疗所致放射性脑坏死和认知障碍。WBRT 与神经认知障碍和乏力明显相关。Brown 等[82]在一项随机、安慰剂对照、双盲临床试验中发现，放射治疗后 3 天内应用美金刚可使患者的执行功能和处理速度下降变缓，记忆损伤减轻，整体认知功能提高。

目前，探索系统治疗和放射性脑坏死发病率之间关系的临床研究也在开展[83]。脑放射性脑坏死（cerebral radiation necrosis，CRN）可以发生在放射治疗结束后数年内的任何时间，它可能仅仅是一种出现在无症状患者中的影像学表现，也可能是一种严重的、潜在危及生命的并发症。由于在影像学上难以区分肿瘤进展和放射性脑坏死，放射性脑坏死的诊断十分困难，活检仍然是该诊断的金标准，但在临床实践中操作困难。在一项纳入 12 例 BCBM 患者的回顾性研究中，同时使用 T-DM1 和 SRS 治疗的患者放射性脑坏死的发病率为 50%，而依次使用 T-DM1 和 SRS 治疗的患者放射性脑坏死的发病率仅为 28.6%[84]。一项小样本回顾性研究共纳入 7 例在 T-DM1 治疗之前接受 SRS 治疗的患者，其中 4 例出现了明显的放射性脑坏死[85]。贝伐单抗仍然是治疗 VEGF 表达失调引起放射性脑坏死的最佳选择，可以减少患者对糖皮质激素药物的需求[87, 88]，然而其不能用于急性脑出血患者[86]。

15.8 未来展望

如今，已有多项旨在改善 BCBM 患者治疗策略的临床试验正在开展。如放射治疗联合化疗，以及放射治疗联合目前疗效尚不清楚的免疫治疗。同时，其他如 CDK4/6 抑制剂、抗 HER2 靶向治疗、细胞毒化疗、TKI、PARP 抑制剂及雌激素调节剂等，在 MBC 治疗中取得较好成绩的疗法，也正在 BCBM 的治疗领域开展研究。为增强药物穿透 BBB/BTB 能力，新的给药途径和药物剂型也正在研发中，包括脂质体药物转运、聚乙二醇修饰和纳米颗粒等[43]。除常见的临床结局外，患者生活质量的改善也应纳入研究观察终点。

随着肿瘤基因组织分型技术应用的普及，肿瘤的精准治疗将占据越来越重要的地位，肿瘤的基因组特征比肿瘤类型更影响治疗决策，并可能指导未定类型肿瘤的治疗。基于肿瘤基因组学特征的 ASCO TAPUR（targeted agent and profiling utilization registry study）试验和 NCI MATCH（molecular analysis for therapy choice）试验正在开展[89, 90]，然而两项研究都排除了处于活跃期、有症状的脑转移患者[89, 90]。

传统的临床试验通常排除了处于活跃期的 CNS 疾病患者。2017 年的一项荟萃分析回顾了针对 MBC 的Ⅰ期、Ⅱ期和Ⅰ/Ⅱ期临床试验，发现只有 29% 的试验纳入了 CNS 转移患者[91]。RANO-BM 工作组在评估了实验性药物可能的 CNS 活性后，明确了临床试验纳入和排除脑转移患者的标准，以安全推进针对这一患者群体的临床试验[92]。随着临床指南的更新，更多关于 BCBM 患者新疗法的研究将取得显著进展，这需要设计缜密的临床试验和多个机构之间的专业合作。

（王言　徐航程　吴云　韩逸群 译，
阳天睿　夏宇　王佳玉 校）

参考文献

1. Martin AM, Cagney DN, Catalano PJ. Brain metastases in newly diagnosed breast cancer: a population-based study. JAMA Oncol. 2017;3(8):1069–77.
2. Morikawa A, Jhaveri K, Seidman AD. Clinical trials for breast cancer with brain metastases: challenges and new directions. Curr Breast Cancer Rep. 2013;5:293–301.
3. Nieder C, Spanne O, Mehta MP, Grosu AL, Geinitz H. Presentation, patterns of care, and survival in patients with brain metastases: what has changed in the last 20 years? Cancer. 2010;117:2505.
4. Graesslin O, Abdulkarim BS, Coutant C, Huguet F, Gabos Z, Hsu L, et al. Nomogram to predict subsequent brain metastasis in patients with metastatic breast cancer. J Clin Oncol. 2010;28(12):2032–7.
5. Olson EM, Najita JS, Sohl J, Arnaout A, Burstein

HJ, Winer EP, et al. Clinical outcomes and treatment practice patterns of patients with HER2-positive metastatic breast cancer in the post-trastuzumab era. Breast. 2013;22:525.
6. Barnholtz-Sloan JS, Sloan AE, Davis FG, Vigneau FD, Lai P, Sawaya RE. Incidence proportions of brain metastases in patients diagnosed (1973 to 2001) in the metropolitan Detroit cancer surveillance system. J Clin Oncol. 2004;22(14):2865–72.
7. Ramakrishna N, Temin S, Chandarlapaty S, Crews JR, Davidson NE, Esteva FJ, et al. Recommendations on disease management for patients with advanced human epidermal growth factor receptor 2–positive breast cancer and brain metastases: American Society of Clinical Oncology clinical practice guideline. J Clin Oncol. 2014;32(19):2100–9.
8. Gaspar LE, Gore EM, Bradley GM, Germano I, Ghafoori P, Henderson MA, Lutz ST, McDermott MW, Patchell RA, Patel SH, Robins HI, Vassil AD, Wippold FJ. ACR appropriateness criteria: pre-irradiation evaluation and management of brain metastases. American College of Radiology. 2011. http://www.acr.org/~/media/ACR/Documents/AppCriteria/Oncology/PreIrradiationEvaluationBrainMetastases.pdf.
9. NCCN. Melanoma Version 3.2018. 2018 [updated 12 July 2018]. Available from: https://www.nccn.org/professionals/physician_gls/pdf/melanoma.pdf.
10. NCCN. Small cell lung cancer Version 1.2019. 2018 [updated 10 October 2018]. Available from: https://www.nccn.org/professionals/physician_gls/pdf/sclc.pdf.
11. NCCN. Non-small cell lung cancer Version 1.2019. 2018 [updated 19 October 2018]. Available from: https://www.nccn.org/professionals/physician_gls/pdf/nscl.pdf.
12. Cagney DN, Martin AM, Catalano PJ. Implications of screening for brain metastases in patients with breast cancer and non–small cell lung cancer. JAMA Oncol. 2018;4(7):1001–3.
13. Morikawa A, Wang R, Patil S, Diab A, Yang J, Hudis C, et al. Characteristics and prognostic factors for patients with HER2-overexpressing breast cancer and brain metastases in the era of HER2-targeted therapy: an argument for earlier detection. Clin Breast Cancer. 2018;18(5):353–61.
14. Okines A, Irfan T, Khabra K, Smith I, O'Brien M, Parton M, et al. Development and responses of brain metastases during treatment with trastuzumab emtansine (T-DM1) for HER2 positive advanced breast cancer: a single institution experience. Breast J. 2018;24(3):253–9.
15. NCCN. Central nervous system cancers Version 1.2018. 2018. Available from: https://www.nccn.org/professionals/physician_gls/pdf/cns.pdf.
16. Bachelot T, Romieu G, Campone M, Dieras V, Cropet C, Dalenc F, et al. Lapatinib plus capecitabine in patients with previously untreated brain metastases from HER2-positive metastatic breast cancer (LANDSCAPE): a single-group phase 2 study. Lancet

Oncol. 2013;14(1):64–71.

17. Davies MA, Saiag P, Robert C, Grob J-J, Flaherty KT, Arance A. Dabrafenib plus trametinib in patients with BRAFV600-mutant melanoma brain metastases (COMBI-MB): a multicentre, multicohort, open-label, phase 2 trial. Lancet Oncol. 2017;18(7):863–73.

18. Reungwetwattana T, Nakagawa K, Cho BC, Cobo M, Cho EK, Bertolini A, et al. CNS response to osimertinib versus standard epidermal growth factor receptor tyrosine kinase inhibitors in patients with untreated EGFR-mutated advanced non–small-cell lung cancer. J Clin Oncol. https://doi.org/10.1200/JCO.2018.78.3118.

19. Tawbi HA, Forsyth PA, Algazi A, Hamid O, Hodi FS, Moschos SJ, et al. Combined nivolumab and ipilimumab in melanoma metastatic to the brain. N Engl J Med. 2018;379(8):722–30.

20. Kim M, Kizilbash S, Laramy J, Gampa G, Parrish K, Sarkaria J, et al. Barriers to effective drug treatment for brain metastases: a multifactorial problem in the delivery of precision medicine. Pharm Res. 2018;35(9):177.

21. Lassman AB, Abrey LE, Shah GD, Panageas KS, Begemann M, Malkin MG, et al. Systemic high-dose intravenous methotrexate for central nervous system metastases. J Neuro-Oncol. 2006;78(3):255–60.

22. Franciosi V, Cocconi G, Michiara M, Di Costanzo F, Fosser V, Tonato M, et al. Front-line chemotherapy with cisplatin and etoposide for patients with brain metastases from breast carcinoma, nonsmall cell lung carcinoma, or malignant melanoma: a prospective study. Cancer. 1999;85(7):1599–605.

23. Cocconi G, Lottici R, Bisagni G, Bacchi M, Tonato M, Passalacqua R, et al. Combination therapy with platinum and etoposide of brain metastases from breast carcinoma. Cancer Investig. 1990;8(3–4):327–34.

24. Fabi A, Vidiri A, Ferretti G, Felici A, Papaldo P, Carlini P, et al. Dramatic regression of multiple brain metastases from breast cancer with capecitabine: another arrow at the bow? Cancer Investig. 2006;24(4):466–8.

25. Rivera E, Meyers C, Groves M, Valero V, Francis D, Arun B, et al. Phase I study of capecitabine in combination with temozolomide in the treatment of patients with brain metastases from breast carcinoma. Cancer. 2006;107(6):1348–54.

26. Sutherland S, Ashley S, Miles D, Chan S, Wardley A, Davidson N, et al. Treatment of HER2-positive metastatic breast cancer with lapatinib and capecitabine in the lapatinib expanded access programme, including efficacy in brain metastases--the UK experience. Br J Cancer. 2010;102(6):995–1002.

27. Wang ML, Yung WK, Royce ME, Schomer DF, Theriault RL. Capecitabine for 5-fluorouracil-resistant brain metastases from breast cancer. Am J Clin Oncol. 2001;24(4):421–4.

28. Ekenel M, Hormigo AM, Peak S, Deangelis LM, Abrey LE. Capecitabine therapy of central nervous system metastases from breast cancer. J Neuro-Oncol. 2007;85(2):223–7.

29. Morikawa A, Peereboom DM, Thorsheim HR, Samala R, Balyan R, Murphy CG, et al. Capecitabine and lapatinib uptake in surgically resected brain metastases from metastatic breast cancer patients: a prospective study. Neuro-Oncology. 2015;17(2):289–95.

30. Lin NU, Dieras V, Paul D, Lossignol D, Christodoulou C, Stemmler HJ, et al. Multicenter phase II study of lapatinib in patients with brain metastases from HER2-positive breast cancer. Clin Cancer Res. 2009;15(4):1452–9.

31. Lin NU, Gelman RS, Younger WJ, Sohl J, Freedman RA, Sorensen AG, Bullitt E, Harris GJ, Morganstern D, Schneider BP, Krop IE, Winer EP. Phase II trial of carboplatin (C) and bevacizumab (BEV) in patients (pts) with breast cancer brain metastases (BCBM) (ASCO Annual Meeting abstract). J Clin Oncol. 2013;31(supplement):513.

32. Lu Y-S, Chen W-W, Lin C-H, Tseng L-M, Yeh D-C, Wu P-F. Bevacizumab, etoposide, and cisplatin (BEEP) in brain metastases of breast cancer progressing from radiotherapy: results of the first stage of a multicenter phase II study. J Clin Oncol. 2012;30:1079.

33. Abrey LE, Olson JD, Raizer JJ, Mack M, Rodavitch A, Boutros DY, et al. A phase II trial of temozolomide for patients with recurrent or progressive brain metastases. J Neuro-Oncol. 2001;53(3):259–65.

34. Trudeau ME, Crump M, Charpentier D, Yelle L, Bordeleau L, Matthews S, et al. Temozolomide in metastatic breast cancer (MBC): a phase II trial of the National Cancer Institute of Canada - Clinical Trials Group (NCIC-CTG). Ann Oncol. 2006;17(6):952–6.

35. Siena S, Crino L, Danova M, Del Prete S, Cascinu S, Salvagni S, et al. Dose-dense temozolomide regimen for the treatment of brain metastases from melanoma, breast cancer, or lung cancer not amenable to surgery or radiosurgery: a multicenter phase II study. Ann Oncol. 2010;21(3):655–61.

36. Christodoulou C, Bafaloukos D, Kosmidis P, Samantas E, Bamias A, Papakostas P, et al. Phase II study of temozolomide in heavily pretreated cancer patients with brain metastases. Ann Oncol. 2001;12(2):249–54.

37. Christodoulou C, Bafaloukos D, Linardou H, Aravantinos G, Bamias A, Carina M, et al. Temozolomide (TMZ) combined with cisplatin (CDDP) in patients with brain metastases from solid tumors: a Hellenic Cooperative Oncology Group (HeCOG) Phase II study. J Neuro-Oncol. 2005;71(1):61–5.

38. Caraglia M, Addeo R, Costanzo R, Montella L, Faiola V, Marra M, et al. Phase II study of temozolomide plus pegylated liposomal doxorubicin in the treatment of brain metastases from solid tumours. Cancer Chemother Pharmacol. 2006;57(1):34–9.

39. Thomas E, Gomez H, Li R. Ixabepilone plus capecitabine for metastatic breast cancer progressing after anthracycline and taxane treatment. J Clin Oncol. 2007;25(33):5210–7.

40. Perez EA, Lerzo G, Pivot X, Thomas E, Vahdat L, Bosserman L. Efficacy and safety of Ixabepilone (BMS-247550) in a phase II study of patients with advanced breast cancer resistant to an anthracycline, a taxane, and capecitabine. J Clin Oncol. 2007;25(23):3407–14.

41. Peereboom DM, Murphy C, Ahluwalia MS, Conlin A, Eichler A, Poznak CV, et al. Phase II trial of patupilone in patients with brain metastases from breast cancer. Neuro-Oncology. 2014;16(4):579–83.

42. Freedman RA, Bullitt E, Sun L, Gelman R, Harris G, Ligibel JA, et al. A phase II study of sagopilone (ZK 219477; ZK-EPO) in patients with breast cancer and brain metastases. Clin Breast Cancer. 2011;11(6):376–83.

43. Shah N, Mohammad AS, Saralkar P, Sprowls SA, Vickers SD, John D, et al. Investigational chemotherapy and novel pharmacokinetic mechanisms for the treatment of breast cancer brain metastases. Pharmacol Res. 2018;132:47–68.

44. Perez EA, Awada A, O'Shaughnessy J, Rugo HS, Twelves C, Im S-A. Etirinotecan pegol (NKTR-102) versus treatment of physician's choice in women with advanced breast cancer previously treated with an anthracycline, a taxane, and capecitabine (BEACON): a randomised, open-label, multicentre, phase 3 trial. Lancet Oncol. 2015;16(15):1556–68.

45. Cortés J, Paez D, García JMP, Tormo SB, Parraga KA, Borrego MR, et al. Abstract CT154: Multicenter open-label, phase II trial, to evaluate the efficacy and safety of liposomal irinotecan (nal-IRI) for progressing brain metastases in patients with HER2-negative breast cancer (The Phenomenal Study). Cancer Res. 2018;78(13 Supplement):CT154.

46. Kumthekar P, Tang S-C, Brenner AJ, Kesari S, Piccioni DE, Anders CK, et al. ANG1005, a novel brain-penetrant taxane derivative, for the treatment of recurrent brain metastases and leptomeningeal carcinomatosis from breast cancer. J Clin Oncol. 2016;34(15_suppl):2004.

47. Dickler MN, Tolaney SM, Rugo HS, Cortés J, Diéras V, Patt D, et al. MONARCH 1, a phase II study of abemaciclib, a CDK4 and CDK6 inhibitor, as a single agent, in patients with refractory HR+/HER2− metastatic breast cancer. Clin Cancer Res. 2017;23(17):5218–24.

48. Hortobagyi GN, Stemmer SM, Burris HA, Yap Y-S, Sonke GS, Paluch-Shimon S, et al. Ribociclib as first-line therapy for HR-positive, advanced breast cancer. N Engl J Med. 2016;375(18):1738–48.

49. Finn RS, Martin M, Rugo HS, Jones S, Im S-A, Gelmon K, et al. Palbociclib and Letrozole in advanced breast cancer. N Engl J Med. 2016;375(20):1925–36.

50. Patnaik A, Rosen LS, Tolaney SM, Tolcher AW, Goldman JW, Gandhi L, et al. Efficacy and safety of abemaciclib, an inhibitor of CDK4 and CDK6, for patients with breast cancer, non–small cell lung cancer, and other solid tumors. Cancer Discov. 2016;6(7):740–53.

51. Patel AG, De Lorenzo SB, Flatten KS, Poirier GG, Kaufmann SH. Failure of iniparib to inhibit poly(ADP-ribose) polymerase in vitro. Clin Cancer Res. 2012;18(6):1655–62.

52. Anders C, Deal AM, Abramson V, Liu MC, Storniolo AM, Carpenter JT, et al. TBCRC 018: phase II study of iniparib in combination with irinotecan to treat progressive triple negative breast cancer brain metastases. Breast Cancer Res Treat. 2014;146(3):557–66.

53. Brosnan EM, Anders CK. Understanding patterns of brain metastasis in breast cancer and designing rational therapeutic strategies. Ann Trans Med. 2018;6(9):163.

54. Baselga J, Cortés J, DeLaurentiis M, Dent S, Diéras V, Harbeck N, et al. SANDPIPER: phase III study of the PI3-kinase (PI3K) inhibitor taselisib (GDC-0032) plus fulvestrant in patients (pts) with estrogen receptor (ER)-positive, HER2-negative locally advanced or metastatic breast cancer (BC) enriched for pts with PIK3CA-mutant tumors. J Clin Oncol. 2017;35(15_suppl):TPS1119.

55. Cortes J, Dieras V, Ro J, Barriere J, Bachelot T, Hurvitz S, et al. Afatinib alone or afatinib plus vinorelbine versus investigator's choice of treatment for HER2-positive breast cancer with progressive brain metastases after trastuzumab, lapatinib, or both (LUX-Breast 3): a randomised, open-label, multicentre, phase 2 trial. Lancet Oncol. 2015;16(16):1700–10.

56. Lin NU, Eierman W, Greil R, Campone M, Kaufman B, Steplewski K, et al. Randomized phase II study of lapatinib plus capecitabine or lapatinib plus topotecan for patients with HER2-positive breast cancer brain metastases. J Neuro-Oncol. 2011;105(3):613–20.

57. Lin NU, Carey LA, Liu MC, Younger J, Come SE, Ewend M, et al. Phase II trial of lapatinib for brain metastases in patients with human epidermal growth factor receptor 2-positive breast cancer. J Clin Oncol. 2008;26(12):1993–9.

58. Freedman RA, Gelman RS, Wefel JS, Melisko ME, Hess KR, Connolly RM, et al. Translational breast cancer research consortium (TBCRC) 022: a phase II trial of neratinib for patients with human epidermal growth factor receptor 2-positive breast cancer and brain metastases. J Clin Oncol. 2016;34(9):945–52.

59. Brufsky AM, Mayer M, Rugo HS, Kaufman PA, Tan-Chiu E, Tripathy D, et al. Central nervous system metastases in patients with HER2-positive metastatic breast cancer: incidence, treatment, and survival in patients from registHER. Clin Cancer Res. 2011;17(14):4834–43.

60. Slamon DJ, Leyland-Jones B, Shak S, Fuchs H, Paton V, Bajamonde A, et al. Use of chemotherapy plus a monoclonal antibody against HER2 for metastatic breast cancer that overexpresses HER2. N Engl J Med. 2001;344(11):783–92.

61. Morikawa A, Pentsova E, Kemeny M, Patil S, Li BT, Tang K, et al. Phase I study of intermittent high-dose lapatinib alternating with capecitabine for HER2-positive breast cancer with central nervous system metastases. J Clin Oncol.

2018;36(15_suppl):e14016.

62. Pivot X, Manikhas A, Zurawski B, Chmielowska E, Karaszewska B, Allerton R. CEREBEL (EGF111438): a phase III, randomized, open-label study of lapatinib plus capecitabine versus trastuzumab plus capecitabine in patients with human epidermal growth factor receptor 2–positive metastatic breast cancer. J Clin Oncol. 2015;33(14):1564–73.

63. Freedman R, Gelman R, Melisko M. TBCRC 022: phase II trial of neratinib + capecitabine for patients (Pts) with human epidermal growth factor receptor 2 (HER2+) breast cancer brain metastases (BCBM). J Clin Oncol. 2017;35(15):1005.

64. Awada A, Colomer R, Inoue K. Neratinib plus paclitaxel vs trastuzumab plus paclitaxel in previously untreated metastatic ERBB2-positive breast cancer: the NEfERT-T randomized clinical trial. JAMA Oncol. 2016;2(12):1557–64.

65. Fellner S, Bauer B, Miller DS, Schaffrik M, Fankhänel M, Spruss T, et al. Transport of paclitaxel (Taxol) across the blood-brain barrier in vitro and in vivo. J Clin Invest. 2002;110(9):1309–18.

66. Murthy R, Borges VF, Conlin A, Chaves J, Chamberlain M, Gray T. Tucatinib with capecitabine and trastuzumab in advanced HER2-positive metastatic breast cancer with and without brain metastases: a non-randomised, open-label, phase 1b study. Lancet Oncol. 2018;19(7):880–8.

67. Borges VF, Ferrario C, Aucoin N, et al. Tucatinib combined with ado-trastuzumab emtansine in advanced erbb2/her2-positive metastatic breast cancer: a phase 1b clinical trial. JAMA Oncol. 2018;4(9):1214–20.

68. Terrell-Hall TB, Nounou MI, El-Amrawy F, Griffith JIG, Lockman PR. Trastuzumab distribution in an in-vivo and in-vitro model of brain metastases of breast cancer. Oncotarget. 2017;8(48):83734–44.

69. Ricciardi GRR, Russo A, Franchina T, Schifano S, Mastroeni G, Santacaterina A, et al. Efficacy of T-DM1 for leptomeningeal and brain metastases in a HER2 positive metastatic breast cancer patient: new directions for systemic therapy - a case report and literature review. BMC Cancer. 2018;18(1):97.

70. Krop IE, Lin NU, Blackwell K, Guardino E, Huober J, Lu M, et al. Trastuzumab emtansine (T-DM1) versus lapatinib plus capecitabine in patients with HER2-positive metastatic breast cancer and central nervous system metastases: a retrospective, exploratory analysis in EMILIA. Ann Oncol. 2015;26(1):113–9.

71. Lin NU, Lai C, Lacasia A, Stein A, Yoo B, Fung A, et al. An open-label, single-arm, phase II study of pertuzumab with high-dose trastuzumab for treatment of central nervous system (CNS) progression post-radiotherapy in patients (pts) with HER2-positive metastatic breast cancer (MBC): PATRICIA. J Clin Oncol. 2016;34(15_suppl):TPS633.

72. Cassier PA, Ray-Coquard I, Sunyach MP, Lancry L, Guastalla JP, Ferlay C, et al. A phase 2 trial of whole-brain radiotherapy combined with intravenous chemotherapy in patients with brain metastases from

breast cancer. Cancer. 2008;113(9):2532–8.

73. Arneson K, Mondschein J, Stavas M, Cmelak A, Attia A, Horn L, et al. A phase I trial of concurrent sorafenib and stereotactic radiosurgery for patients with brain metastases. J Neuro-Oncol. 2017;133(2):435–42.

74. Morikawa A, Jhaveri KL, Patil S, Chen M, McDonnell E, Neville DA, et al. A phase I trial of sorafenib with whole brain radiotherapy (WBRT) in breast cancer patients with brain metastases and a correlative study of FLT-PET brain imaging to evaluate treatment response after WBRT sorafenib. J Clin Oncol. 2014;32(15_suppl):TPS2103.

75. Christodoulou C, Kalogera-Fountzila A, Karavasilis V, Kouvatseas G, Papandreou CN, Samantas E, et al. Lapatinib with whole brain radiotherapy in patients with brain metastases from breast and non-small cell lung cancer: a phase II study of the Hellenic Cooperative Oncology Group (HeCOG). J Neuro-Oncol. 2017;134(2):443–51.

76. Lin NU, Freedman RA, Ramakrishna N, Younger J, Storniolo AM, Bellon JR, et al. A phase I study of lapatinib with whole brain radiotherapyin patients with human epidermal growth factor receptor 2(HER2)-positive breast cancer brain metastases. Breast Cancer Res Treat. 2013;142:405–14.

77. Mehta MP, Wang D, Wang F, Kleinberg L, Brade A, Robins HI, et al. Veliparib in combination with whole brain radiation therapy in patients with brain metastases: results of a phase 1 study. J Neuro-Oncol. 2015;122(2):409–17.

78. Ahluwalia MS, Chao ST, Parsons MW, Suh JH, Wang D, Mikkelsen T, et al. Phase II trial of sunitinib as adjuvant therapy after stereotactic radiosurgery in patients with 1–3 newly diagnosed brain metastases. J Neuro-Oncol. 2015;124(3):485–91.

79. Kotecki N, Lefranc F, Devriendt D, Awada A. Therapy of breast cancer brain metastases: challenges, emerging treatments and perspectives. Ther Adv Med Oncol. 2018;10:1758835918780312.

80. Lévy C, Allouache D, Lacroix J, Dugué AE, Supiot S, Campone M, et al. REBECA: a phase I study of bevacizumab and whole-brain radiation therapy for the treatment of brain metastasis from solid tumours. Ann Oncol. 2014;25(12):2351–6.

81. Niravath P, Tham Y, Wang T, Rodriguez A, Foreman C, Hilsenbeck S, et al. A phase II trial of capecitabine concomitantly with whole-brain radiotherapy followed by capecitabine and sunitinib for brain metastases from breast cancer. Oncologist. 2015;20(1):13

82. Brown PD, Pugh S, Laack NN, Wefel JS, Khuntia D, Meyers C, et al. Memantine for the prevention of cognitive dysfunction in patients receiving whole-brain radiotherapy: a randomized, double-blind, placebo-controlled trial. Neuro-Oncology. 2013;15(10):1429–37.

83. Chao ST, Ahluwalia M, Barnett G, Stevens GHJ, Murphy ES, Stockham AL, et al. Challenges with the diagnosis and treatment of cerebral radiation necrosis. Int J Radiat Oncol Biol Phys. 2013;87(3):449–57.

84. Geraud A, Xu H, Beuzeboc P, Kirova Y. Preliminary

experience of the concurrent use of radiosurgery and T-DMI for brain metastases in HER2-positive metastatic breast cancer. J Neuro-Oncol. 2017;131:69–72.

85. Carlson JA, Nooruddin Z, Rusthoven C, Elias A, Borges VF, Diamond JR, et al. Trastuzumab emtansine and stereotactic radiosurgery: an unexpected increase in clinically significant brain edema. Neuro-Oncology. 2014;16(7):1006–9.

86. Gonzalez J, Kumar AJ, Conrad CA. Effect of bevacizumab on radiation necrosis of the brain. Int J Radiat Oncol Biol Phys. 2007;67(2):323–6.

87. Boothe D, Young R, Yamada Y, Prager A, Chan T, Beal K. Bevacizumab as a treatment for radiation necrosis of brain metastases post stereotactic radiosurgery. Neuro-Oncology. 2013;15(9):1257–63.

88. Delishaj D, Ursino S, Pasqualetti F, Cristaudo A, Cosottini M, Fabrini MG, et al. Bevacizumab for the treatment of radiation-induced cerebral necrosis: a systematic review of the literature. J Clin Med Res. 2017;9(4):273–80.

89. NCI. NCI-MATCH trial (molecular analysis for therapy choice). 2018 [updated August 21, 2018]. Available from: https://www.cancer.gov/about-cancer/treatment/clinical-trials/nci-supported/nci-match.

90. ASCO. ASCO TAPUR: targeted agent and profiling utilization registry study. 2018. Available from: https://www.tapur.org/.

91. Costa R, Gill N, Rademaker A, Carneiro B, Chae Y, Kumthekar P, et al. Systematic analysis of early phase clinical studies for patients with breast cancer: inclusion of patients with brain metastasis. Cancer Treat Rev. 2017;55:10–5.

92. Camidge DR, Lee EQ, Lin NU, Margolin K, Ahluwalia MS, Bendszus M. Clinical trial design for systemic agents in patients with brain metastases from solid tumours: a guideline by the Response Assessment in Neuro-Oncology Brain Metastases working group. Lancet Oncol. 2018;19(1):30–2.

16. 黑色素瘤脑转移的系统治疗

Sarah Weiss and Harriet Kluger

16.1 引言

黑色素瘤是脑转移发病率位居第 3 位的恶性肿瘤，仅次于肺癌和乳腺癌，但它是所有恶性肿瘤中最容易出现脑转移的[1]。有超过 30% 的转移性黑色素瘤患者在疾病发展过程中发生脑转移[2]，而在尸检中脑转移的比例更高[3,4]。黑色素瘤脑转移（melanoma brain metastases，MBM）的危险因素包括原发肿瘤直径大于 4mm，在头皮上的位置和分型为结节型的黑色素瘤[5]。对于发生脑转移的患者，高龄、乳酸脱氢酶大于正常范围上限、脑转移灶超过 3 处、一般情况差或出现神经系统症状等相关因素都预示着预后较差[3,6]。柔脑膜病变和颅外转移系统治疗后出现脑转移的患者同样预后不佳[3]。过去，MBM 的中位总生存期（overall survival，OS）不超过 6 个月[7]，其治疗主要依靠局部治疗，如全脑放射治疗（whole brain radiation therapy，WBRT）、立体定向放射外科（stereotactic radiosurgery，SRS）治疗或手术。直到最近，MBM 的系统治疗才开始得到重视，在此之前，绝大多数临床研究都将 MBM 患者排除在外。

已有几项临床试验证明了免疫检查点抑制剂（immune checkpoint inhibitors，ICI）、BRAF 抑制剂（BRAF inhibitor，BRAFi）和 MEK 抑制剂（MEK inhibitor，MEKi）在既往未接受过治疗的 MBM 患者中的有效性。这一结果影响了目前脑转移治疗模式，在某些患者中，先行局部治疗也许不是一个好的选择。即使有颅外转移的患者在接受系统治疗后达到病情稳定，肿瘤也有可能复发，出现中枢神经系统（central nervous system，CNS）的转移。因此，有效的二线治疗对于患者来说至关重要。此外，局部治疗联合系统治疗的疗效已在临床试验中得到验证，但其最佳顺序仍未有定

论，而且联合治疗发生慢性神经毒性的风险也更高。为使局部治疗联合系统治疗的获益最大化和毒性反应最小化，两者联合的时机和具体联合方式仍有待研究，此外，如何筛选出最有可能获益的患者也有待更多研究数据支持。其他尚待解决的问题还包括如何准确对影像学疗效进行评估、放射性脑坏死的治疗及对柔脑膜相关疾病的治疗。在这一章中，我们旨在讨论 MBM 的系统治疗方法、治疗相关的挑战及正在研究的治疗新策略。

16.2 化疗

在免疫治疗和靶向治疗出现之前，转移性黑色素瘤基本上没有有效的系统治疗方法。相关临床研究曾采用化疗药物治疗 MBM 患者，例如，替莫唑胺（temozolomide，TMZ）、福莫司汀（fotemustine，FTM），以及其他几种联合化疗方案，但临床获益有限[8-10]。

TMZ 是一种口服烷基化药物，一项 Ⅲ 期临床研究发现颅外转移的晚期黑色素瘤患者接受 TMZ 与接受静脉达卡巴嗪（dacarbazine）具有同等疗效[11]。根据 TMZ 能有效突破血 - 脑屏障的特点，一项 TMZ 治疗 MBM 的 Ⅱ 期临床研究纳入了 155 例无神经症状、不需立即接受放射治疗的晚期 MBM 患者，结果显示既往未接受化疗组中有 36% 的患者出现颅内病灶获益，包括 1 例完全缓解（complete response，CR）（1%），7 例部分缓解（partial respose，PR）（6%）和 34 例疾病稳定（stable disease，SD）（29%），而既往接受过化疗的患者颅内病灶缓解率（response rate，RR）较低，两组均未获得持久的反应。且两组患者颅内转移灶的中位 PFS 仅分别为 1.2 个月和 1 个月[12]，中位总生存期为 3.5 个月和 2.2 个月[11]。

其他化疗药物的结果同样不尽如人意。例如，一项 FTM 治疗 MBM 的小型Ⅱ期临床研究，最初报道了 25% 的颅内病灶缓解率[13]。然而，随后的Ⅲ期临床研究显示，FTM 单药与 FTM 联合 WBRT 治疗颅内转移灶的反应率并没有显著差异（7% 与 10%），远低于早期Ⅱ期临床研究的结果。并且，两治疗组的总生存期仅为 86 天和 105 天，差异无统计学意义[14]。

16.3　靶向治疗

BRAF V600 突变是黑色素瘤中最常见的驱动突变。BRAF 是一种丝氨酸 / 苏氨酸蛋白激酶，突变后的 BRAF 蛋白可持续性激活 MAPK/ERK 信号通路形成联级反应，导致黑色素瘤细胞不受控制地生长，促进肿瘤细胞生存[15]。在小队列研究中，有 44%～55% 的 MBM 患者有 *BRAF V600* 突变，而脑转移和颅外转移的黑色素瘤患者 *BRAF V600* 突变率基本一致[16,17]。除此之外，MBM 的 *NRAS* 突变率为 23%[18]，对比颅外转移灶患者，其 PI3K/AKT 通路激活程度更高、PTEN 缺失更多，STAT3、SOCS1 等蛋白的高表达也更为显著[19-22]。

维莫非尼（vemurafenib）是最早的 BRAFi 之一，于 2011 年被美国 FDA 批准用于治疗 BRAF V600E 突变的黑色素瘤患者，也是第一个专门在 MBM 中被研究的药物。在一项初步研究中，24 例 *BRAF V600* 阳性、不可切除、既往接受过治疗、有神经症状的脑转移患者接受了维莫非尼 960mg 2 次 / 天的治疗，由于疾病进展，中位治疗时间仅为 3.8 个月（0.1～11.3 个月），但 3/19（16%）患者获得 PR，证实维莫非尼对既往接受过治疗的 MBM 患者中有一定疗效，为后来靶向治疗 MBM 的发展奠定了基础[23]。

达拉非尼（dabrafenib）作为 BRAFi 于 2013 年被美国 FDA 批准用于治疗 BRAF V600E 或 V600K 突变的不可切除或转移性黑色素瘤。Ⅱ期临床研究（BREAK-MB）使用达拉非尼治疗 BRAF V600E 或 BRAF V600K 突变的 MBM 患者，分为既往未接受治疗组（A 组）和既往局部治疗失败组（B 组）。研究发现，A 组 MBM 的颅内病灶的 RR 为 39%（29/74），B 组患者的颅内病灶的 RR 为 31%（20/65）。虽然 BRAF V600K 突变频率远低于 V600E，队列中 BRAF V600K 突变的患者数量较少，但是 BRAF V600K 突变的患者的 RR 也低于 V600E 突变的患者，在两组中分别为 7%（1/15）和 22%（4/18）[24]。本研究进一步证实了 BRAFi 治疗 MBM 患者的安全性和疗效。

在发现 BRAFi 联合 MEKi 治疗晚期黑色素瘤优于单药 BRAFi 后[25]，Ⅱ期临床研究 COMBI-MB 旨在评估达拉非尼 150mg 2 次 / 天 + 曲美替尼（trametinib）2mg 1 次 / 天治疗 *BRAF V600* 突变型 MBM 患者的疗效。入组患者被分为四个队列：①无颅内转移灶相关症状，BRAF V600E 阳性，既往未接受过颅内转移灶局部治疗，东部合作肿瘤小组（Eastern Cooperative Oncology Group，ECOG）评分为 0～1 分；②无颅内转移灶相关症状，BRAF V600E 阳性，既往接受过颅内转移灶局部治疗，ECOG 评分为 0～1 分；③无颅内转移灶相关症状，BRAF V600E/D/K/R 阳性，有或无颅内转移灶局部治疗史，ECOG 评分为 0～1 分；④有颅内转移灶相关症状，BRAF V600E/D/K/R 阳性，有或无颅内转移灶局部治疗史，ECOG 评分为 0～2 分。四组颅内转移灶的 RR 分别为 58%、56%、44% 和 59%[26]。尽管颅内病灶接受双靶向治疗的 RR 较高，但其疗效并不持久。例如，A 队列的中位 PFS 不足 6 个月，1 年 PFS 率为 19%，远低于无脑转移患者（中位 PFS 超过 11 个月，3 年 PFS 率为 22%）[25,27]。这些结果表明，颅内转移灶比颅外转移灶可能更早对 BRAF/MEKi 发生耐药，这可能与颅内药物递送较差或产生了其他中枢系统特有的耐药途径有关[28]。体外研究表明，在黑色素瘤细胞系中加入脑脊液可降低细胞对 BRAFi 的敏感性，而加入 PI3K 抑制剂（PI3K inhibitor，PI3Ki）后可逆转其减低[29]。

目前有多个针对靶向治疗 MBM 患者的临床试验。其他 BRAF/MEKi 如维莫非尼 + 考比替尼（cobimetinib）治疗颅内病灶放射治疗后的 BRAF 突变黑色素瘤患者的研究正在进行（NCT03430947）。其他正在进行研究的还包括 J A K 2 抑制剂（NCT01904123）、MEKi（NCT03332589）和 PI3Ki（NCT02452294）。

16.4　免疫检查点抑制剂

CTLA-4 抑制剂伊匹木单抗（ipilimumab，Ipi）是美国 FDA 于 2011 年批准的第一个用于治疗晚期黑色素瘤的 ICI,随后于 2014 年批准了 PD-1 抑制剂帕博利珠单抗(pembrolizumab)和纳武单抗(nivolumab),并于 2015 年批准 Ipi 联合 Nivo 的治疗方案。免疫治疗可在晚期黑色素瘤患者中产生持久的疗效。既往大多数临床研究都未纳入脑转移患者,因此最初 ICI 对颅内病灶的疗效还并不明确。

一项针对 Ipi 的 II 期临床研究的回顾性分析首次提供了 ICI 用于治疗 MBM 的数据。临床试验的 115 例患者中有 12 例在基线时存在病情稳定的脑转移,而这 12 例患者中 2 例获得 PR,3 例获得 SD,并且有 3 例患者的生存时间超过 4 年,这证明 ICI 对 MBM 有效且疗效持久[30]。随后一项 II 期临床试验针对 Ipi 进行了研究,具体方法为: Ipi 10mg/kg,每 3 周 1 次,共 4 周期,之后每 12 周接受维持治疗。入组的患者也包括既往接受过 WBRT 或 SRS 的患者,但要求至少存在一个未经治疗的靶病灶。大多数患者都已接受过系统治疗,包括干扰素、重组人白介素 2(interleukin-2,IL-2)或化疗。患者被分为两组:不需要糖皮质激素治疗的无神经症状患者和糖皮质激素剂量稳定的有神经症状患者。结果显示,无神经症状和有神经症状的 MBM 患者接受 Ipi 治疗后 CNSORR 分别为 16% 和 5%。两组患者的 PFS 均小于 2 个月,中位总生存期分别为 7 个月和 3.7 个月。该研究中未出现预期之外的 CNS 不良反应,并且 Ipi 对于黑色素瘤脑转移患者有一定的疗效,尤其是对于既往接受过大量治疗的患者中肿瘤负荷小、无神经症状的患者获益更加明显[31]。

自此,单药抗 PD-1 治疗或联合 Ipi 治疗成为一线治疗黑色素瘤的主要手段,最近也在几个针对 MBM 的临床试验中进行了研究。在一项 II 期临床试验中,23 例颅内病灶 5～20mm 的无症状 MBM 患者接受了 Pembro 10mg/kg,1 次/2 周的治疗。经过 24 个月的随访,脑转移灶的 RR 为 26%,2 年总生存率为 48%,颅内病灶和颅外病灶的结果一致[32,33]。尽管 65% 的患者发生了神经系统不良反应,但几乎所有不良反应均为 1 级或 2 级。最常见的神经系统不良事件包括步态不稳(22%)和头痛(17%)。3 例患者出现癫痫发作,经抗癫痫药物治疗后得到控制,4 例患者出现病灶周围水肿相关的神经症状。7 例患者(30%)发生放射性脑坏死,高于预期。基于这些结果,一项 Pembro 联合贝伐珠单抗(bevacizumab)治疗未经治疗的 MBM 患者的临床研究正在进行中(NCT02681549),以探究贝伐珠单抗是否能够减轻病灶周围水肿和放射性脑坏死,同时增加 T 细胞迁移,增强抗肿瘤的免疫反应。

有两项临床试验采用了 Ipi 联合 Nivo 的治疗方式。在 Long 等[34]开展的 II 期随机对照试验中,采用 Ipi+Nivo(A 组)或 Nivo 单药(B 组)治疗颅内病灶 5～40mm 且未经局部治疗的无症状 MBM 患者,另设一组采用 Nivo 单药(C 组)治疗经治进展、有症状的脑转移或脑膜转移患者。经过 17 个月的随访,3 组颅内病灶的 RR 为别为 46%(16/35)、20%(5/20)和 6%(1/16),A、B 两组中分别有 6 例(17%)和 3 例(12%)获得 CR,C 组中没有患者出现 CR。不良反应与之前报道的 Ipi 联合 Nivo 治疗无脑转移的黑色素瘤患者的相似,且没有出现新的神经毒性。

另外一项 II 期临床研究来自 Tawbi 教授,探究 Ipi 联合 Nivo 治疗颅内病灶 5～30mm、未经局部治疗的无症状 MBM 患者的有效性与安全性。该研究对纳入的 94 例患者进行了 14 个月的随访,结果显示颅内和颅外的 RR 大致相同,分别为 57%(CR=26%,PR=30%,SD=2%)和 56%。55% 的患者发生了 3～4 级不良反应,这与预期的发病率一致,且与 Long 等[34]的研究结果相符。36%(34/94)的患者发生了 CNS 不良反应,其中 3～4 级的只有 7%(7/94)。最常见的神经系统副反应是头痛,有 21 例(几乎全部为 1 级或 2 级),另有 4 例脑水肿,3 例颅内出血,2 例癫痫[35]。

这些研究证明了 ICI 治疗未经治疗的 MBM 患者的安全性和有效性。从历史数据上看,SRS 或手术是最初治疗 MBM 的方法。新的研究表明,在初期对可获益的 MBM 患者实施免疫治疗,同时进行密切监测的治疗方法具备安全性。然而,SRS 仍然是治疗中不可或缺的手段,特别是对于大的病灶或功能区的病灶,我们将在下文中讨论 SRS 联合全身治疗的方案。研究表明 Ipi 联合 Nivo 的有效率高于抗 PD-1 单药治疗。此外,现有数据表明免疫治疗的持久性比靶向治疗更长。

随着新的系统治疗方法的出现和/或显示出的对颅外病灶的疗效,其针对脑转移的疗效也更有机会被证实。目前的临床试验纳入的大多为病灶小、无神经症状、未经治疗的脑转移患者。其他采用联合治疗手段的相关研究也在进行中,例如,先前提到的 Pembro 联合贝伐珠单抗的研究以及另一项阿特珠单抗(atezolizumab)联合贝伐珠单抗的研究(NCT03175432)。

16.5　系统治疗联合放射治疗

在 SRS 出现之前,WBRT 是脑转移患者的主要治疗手段。最常用的 WBRT 方案是 3Gy/ 天,一共 10 天,共 30Gy,也有其他各种减少对颅内功能区损伤的治疗策略[36,37]。这种治疗方式的效果微乎其微,接受 WBRT 治疗的黑色素瘤患者的中位总生存期仅为 2～4 个月[38]。近年来,SRS 的使用频率逐渐增高。即便黑色素瘤是辐射抵抗性肿瘤,单次剂量 22Gy 的辐射也已被证明对黑色素瘤高度有效[39]。自十几年前将 SRS 纳入标准治疗后,脑转移患者的中位总生存期增加至 8 个月,且随着靶向和免疫治疗的发展进一步优化[40]。最初,SRS 只用于转移灶不超过 4 个的局限性脑转移患者,随着技术的进步,SRS 现在可以治疗有更多病灶的患者[41]。由于 WBRT 疗效有限,而且其可能产生神经认知功能的损害,WBRT 现已不被广泛应用,取而代之的是系统治疗和 SRS 的联合治疗。虽然 WBRT 获益有限,但仍广泛应用于弥漫性颅内转移和 / 或脑膜转移。

16.6　免疫治疗联合立体定向放射外科治疗

关于免疫治疗联合 SRS 的临床试验有限,我们目前的认知大部分来自往往是单中心的回顾性研究。Knisely 等[41]在耶鲁大学的一项回顾性分析显示,Ipi 联合 SRS 可有效延长患者的总生存期。在另一项研究中,Silk 等[42]评估了在密歇根大学接受放射治疗的 MBM 患者,其中部分患者同时接受了 Ipi 治疗,而接受联合治疗的患者的生存也同样得到了改善。其他已经发表的关于 PD-1 抑制剂的研究表明,PD-1 抑制剂联合 SRS 可增强疗效[43,44]。

一项 Ipi 联合 SRS/WBRT 治疗 MBM 患者的 I 期临床试验已经完成(NCT01703507)[45]。患者根据肿瘤负荷被分为 SRS 治疗组和 WBRT 治疗组,Ipi 的剂量从 3mg/kg 递增至 10mg/kg。大多数不良反应都在预期之内,只有 1 例出现 3 级神经毒性,其余不良反应均相对较轻。疗效相关的数据还尚未发表。

另一项针对帕博利珠单抗联合 SRS 的临床试验正在埃默里大学招募患者(NCT02858869),入组患者为有脑转移的黑色素瘤患者或非小细胞肺癌患者,接受标准 Pembro 治疗和剂量递增的放射治疗(6Gy,9Gy,18～21Gy),主要终点是确定联合用药的安全性。约翰霍普金斯大学正在进行一项类似的联合 Nivo 和 SRS 进行治疗的临床试验(NCT02716948)。澳大利亚正在计划进行一项 SRS+Ipi+Nivo 三者联合治疗的研究(NCT03340129),先前实验结果提示该系统治疗方式有较高的颅内 RR[34,35]。

16.7　免疫治疗联合放射治疗的顺序与时机

免疫治疗相对于 SRS 的治疗时机似乎对结果有一定影响。例如,Qian 等[46]发表的一项研究表明,在 SRS 治疗后的 4 周内使用 CTLA-4/PD-1 抑制剂比间隔更长时间使用能更能提高颅内病灶的反应率。此外,临床前研究表明,同步治疗可能优于序贯治疗[47]。理论上,间断放射治疗可以增加肿瘤的 T 细胞浸润,并最终通过避免肿瘤内 T 细胞的衰竭而增加抗肿瘤活性。随着 MBM 小鼠模型的进步,临床前研究有望为确定联合治疗的最佳顺序和时机提供基础。

16.8　靶向治疗联合放射治疗

Anker 等[48]总结的病例报道展示了 BRAFi 联合放射治疗的相关经验。一项临床试验正在研究达拉非尼联合 SRS 的疗效(NCT01721603),主要终点是 6 个月无远处脑转移生存率。SRS 治疗后给予考比替尼(cobimetinib)联合维莫非尼的试验也在进行中(NCT03430947)。BRAF/MEKi 联合放射治疗可产生重度治疗相关毒性,这也推动了治疗指南的建立[48]。对于脑转移,ECOG 推荐 BRAF/MEKi 应与 WBRT 前后至少间隔 3 天,与 SRS 至少间隔 1 天。

16.9　黑色素瘤脑转移系统治疗的挑战

脑转移疗效评估标准

准确评估患者接受系统治疗后的疗效是我们面临的一个难题。通常，对于颅外病灶接受系统治疗后的影像学检查会按照 RECIST 标准进行评价，评价标准基于直径大于 1cm 的靶病灶的最大单径之和。病灶的最小测量直径应是 CT 层厚的两倍。颅内病变通常采用高分辨率 MRI，层间距为 1～2.5mm，可对较小病灶进行可靠的评估。脑转移的疗效评估标准最近已标准化。神经肿瘤反应评估（International Response Assessment in Neuro-Oncology，RANO）工作小组制订了脑转移（RANO-BM）反应评价[49]。考虑到免疫治疗患者在治疗起始有肿瘤炎症反应的可能性，RANO 小组还制订了 iRANO 标准[50]。修改后的 RECIST 标准允许直径 ≥5mm 的病灶作为靶病灶。总体来看，修改后的 RECIST 标准与 RANO-BM 标准的差异极小，两种标准均允许将病灶较小的患者纳入临床试验[51]。所有这些标准都需要进一步的前瞻性验证和标准化。

放射性脑坏死

随着 SRS 的应用日益广泛，放射性脑坏死的问题也随之而来。放射性脑坏死是 SRS 的一种迟发性并发症，在治疗后数月至数年发生。相较于其他器官，它在颅内发生得更频繁。一些研究表明，与 SRS 联合其他系统治疗相比，不管是同步治疗还是序贯治疗，SRS 联合免疫治疗发生放射性脑坏死的频率更高[52]。最近的一项 Pembro 治疗初治脑转移患者的临床试验发现，30% 以上的患者出现了放射性脑坏死[33]。

对于无症状也无病灶体积变化的放射性脑坏死有时可以仅观察处理。然而，超过半数的病例需要手术干预，如切除或激光间质热疗来控制症状[53-56]。胶质母细胞瘤患者同样会出现放射性脑坏死，有时可以用贝伐珠单抗治疗[57]。这一治疗方法也被用于脑转移患者，但贝伐珠单抗在治疗或预防放射性脑坏死方面的真实疗效尚不清楚[58-60]。

柔脑膜病变

尽管脑实质转移的治疗已取得进展，柔脑膜病变（leptomeningeal disease，LMD）的治疗仍然面临巨大的挑战。黑色素瘤相关 LMD 的中位生存率仍然很低[61]。LMD 患者几乎被排除在所有临床试验之外，而针对该疾患者群进行的少数小型试验也没有产生阳性结果。标准治疗包括支持治疗、参加临床试验或缓解症状的 WBRT。由于这些患者的治疗缺乏前瞻性随机对照试验数据，一些研究小组则发表了单中心的回顾性分析，提出靶向治疗或免疫治疗可能提高 LMD 患者的生存率。例如，一项纳入 39 例患有 LMD 的转移性黑色素瘤患者的回顾性分析显示，21 例接受靶向 / 免疫治疗联合放射治疗的患者的中位总生存期为 21 周，而仅接受放射治疗的患者中位总生存期为 4.3 周[62]。值得注意的是，有 1/3 的患者病情进展过快，无法进行进一步的干预，这些较快进展的患者中位总生存期仅为 2.9 周。

对 LMD 患者来说，鞘内给药是一种可行的替代方法，因为它解决了脑脊液的药物递送问题。Glitza 教授等[63]最近报道了 20 年内超过 100 例患有 LMD 的黑色素瘤患者接受 IL-2 鞘内注射的结果。2006—2014 年，43 例患者接受了治疗，1 年、2 年和 5 年总生存率分别为 36%、26% 和 13%。然而，由于颅内压升高，鞘内 IL-2 给药的耐受性很差，因此 LMD 患者急需新的治疗方法。目前正在进行的针对黑色素瘤 LMD 的临床试验有限，包括 NCT03025256（系统治疗联合鞘内注射 Nivo）和 NCT02939300（Ipi+Nivo 系统治疗）。

16.10　总结

针对脑转移系统治疗的进步显著提高了 MBM 患者的生存率。随着临床试验招募的脑转移患者的比例增加，我们对系统治疗 CNS 疾病的认识也在加深。MBM 患者接受免疫治疗的有效率与颅外转移的晚期（M1C 期）黑色素瘤患者相似，而对靶向治疗的反应率似乎不如其他部位转移灶。这个现象还需要进一步的研究，以确定是因为进入 CNS 的药物有限或是其他局部因素导致。SRS 仍然是脑转移患者非常重要的治疗手段，目前所有治疗方案的有效率都不足 60%，大型病变或功能区的病变，例如，在脑干、语言区或运动带可能仍需要局部干预。SRS 联合免疫治疗可改善疗效，但同时也可能导致放射性脑坏死的概率增高，这种现象很少在颅外见到。柔脑膜相关病变患者的治疗选择非常有限，预后也不佳，因此急需开展针对此类人群的临床试验。综上所述，尽管 MBM 患者的预后已得到明显改善，开展更多的临床前和临床研究仍然具有必要性，从而进一步提高生存率，减低 CNS 毒性反应。

（张佳冉 译，阳天睿　杨蕙钰　斯璐 校）

参考文献

1. Nayak L, Lee EQ, Wen PY. Epidemiology of brain metastases. Curr Oncol Rep. 2012;14:48–54.

2. Zhang D, Wang Z, Shang D, Yu J, Yuan S. Incidence and prognosis of brain metastases in cutaneous melanoma patients: a population-based study. Melanoma Res. 2018;29:77.

3. Davies MA, Liu P, McIntyre S, Kim KB, Papadopoulos N, Hwu WJ, et al. Prognostic factors for survival in melanoma patients with brain metastases. Cancer. 2011;117:1687–96.

4. Budman DR, Camacho E, Wittes RE. The current causes of death in patients with malignant melanoma. Eur J Cancer. 1978;14:327–30.

5. Gardner LJ, Ward M, Andtbacka RHI, Boucher KM, Bowen GM, Bowles TL, et al. Risk factors for development of melanoma brain metastasis and disease progression: a single-center retrospective analysis. Melanoma Res. 2017;27:477–84.

6. Tio M, Wang X, Carlino MS, Shivalingam B, Fogarty GB, Guminski AD, et al. Survival and prognostic factors for patients with melanoma brain metastases in the era of modern systemic therapy. Pigment Cell Melanoma Res. 2018;31:509–15.

7. Fife KM, Colman MH, Stevens GN, Firth IC, Moon D, Shannon KF, et al. Determinants of outcome in melanoma patients with cerebral metastases. J Clin Oncol. 2004;22:1293–300.

8. Kaba SE, Kyritsis AP, Hess K, Yung WK, Mercier R, Dakhil S, et al. TPDC-FuHu chemotherapy for the treatment of recurrent metastatic brain tumors. J Clin Oncol. 1997;15:1063–70.

9. Franciosi V, Cocconi G, Michiara M, Di Costanzo F, Fosser V, Tonato M, et al. Front-line chemotherapy with cisplatin and etoposide for patients with brain metastases from breast carcinoma, nonsmall cell lung carcinoma, or malignant melanoma: a prospective study. Cancer. 1999;85:1599–605.

10. Richard MA, Grob JJ, Zarrour H, Basseres N, Bizzari JP, Gerard B, et al. Combined treatment with dacarbazine, cisplatin, fotemustine and tamoxifen in metastatic malignant melanoma. Melanoma Res. 1998;8:170–4.

11. Middleton MR, Grob JJ, Aaronson N, Fierlbeck G, Tilgen W, Seiter S, et al. Randomized phase III study of temozolomide versus dacarbazine in the treatment of patients with advanced metastatic malignant melanoma. J Clin Oncol. 2000;18:158–66.

12. Agarwala SS, Kirkwood JM, Gore M, Dreno B, Thatcher N, Czarnetski B, et al. Temozolomide for the treatment of brain metastases associated with metastatic melanoma: a phase II study. J Clin Oncol. 2004;22:2101–7.

13. Jacquillat C, Khayat D, Banzet P, Weil M, Fumoleau P, Avril MF, et al. Final report of the French multi-center phase II study of the nitrosourea fotemustine in 153 evaluable patients with disseminated malignant melanoma including patients with cerebral metastases. Cancer. 1990;66:1873–8.

14. Mornex F, Thomas L, Mohr P, Hauschild A, Delaunay MM, Lesimple T, et al. Randomised phase III trial of fotemustine versus fotemustine plus whole brain irradiation in cerebral metastases of melanoma. Cancer Radiother. 2003;7:1–8.

15. Ascierto PA, Kirkwood JM, Grob JJ, Simeone E, Grimaldi AM, Maio M, et al. The role of BRAF V600 mutation in melanoma. J Transl Med. 2012;10:85.

16. Capper D, Berghoff AS, Magerle M, Ilhan A, Wohrer A, Hackl M, et al. Immunohistochemical testing of BRAF V600E status in 1,120 tumor tissue samples of patients with brain metastases. Acta Neuropathol. 2012;123:223–33.

17. Chen G, Chakravarti N, Aardalen K, Lazar AJ, Tetzlaff MT, Wubbenhorst B, et al. Molecular profiling of patient-matched brain and extracranial melanoma metastases implicates the PI3K pathway as a therapeutic target. Clin Cancer Res. 2014;20:5537–46.

18. Colombino M, Capone M, Lissia A, Cossu A, Rubino C, De Giorgi V, et al. BRAF/NRAS mutation frequencies among primary tumors and metastases in patients with melanoma. J Clin Oncol. 2012;30:2522–9.

19. Davies MA, Stemke-Hale K, Lin E, Tellez C, Deng W, Gopal YN, et al. Integrated molecular and clinical analysis of AKT activation in metastatic melanoma. Clin Cancer Res. 2009;15:7538–46.

20. Niessner H, Forschner A, Klumpp B, Honegger JB, Witte M, Bornemann A, et al. Targeting hyperactivation of the AKT survival pathway to overcome therapy resistance of melanoma brain metastases. Cancer Med. 2013;2:76–85.

21. Xie TX, Huang FJ, Aldape KD, Kang SH, Liu M, Gershenwald JE, et al. Activation of stat3 in human melanoma promotes brain metastasis. Cancer Res. 2006;66:3188–96.

22. Huang FJ, Steeg PS, Price JE, Chiu WT, Chou PC, Xie K, et al. Molecular basis for the critical role of suppressor of cytokine signaling-1 in melanoma brain metastasis. Cancer Res. 2008;68:9634–42.

23. Dummer R, Goldinger SM, Turtschi CP, Eggmann NB, Michielin O, Mitchell L, et al. Vemurafenib in patients with BRAF(V600) mutation-positive melanoma with symptomatic brain metastases: final results of an open-label pilot study. Eur. J. Cancer. 2014;50:611–21.

24. Long GV, Trefzer U, Davies MA, Kefford RF, Ascierto PA, Chapman PB, et al. Dabrafenib in patients with Val600Glu or Val600Lys BRAF-mutant melanoma metastatic to the brain (BREAK-MB): a multicentre, open-label, phase 2 trial. Lancet Oncol. 2012;13:1087–95.

25. Long GV, Flaherty KT, Stroyakovskiy D, Gogas H, Levchenko E, de Braud F, et al. Dabrafenib plus trametinib versus dabrafenib monotherapy in patients with metastatic BRAF V600E/K-mutant melanoma: long-term survival and safety analysis of a phase 3 study. Ann Oncol. 2017;28:1631–9.

26. Davies MA, Saiag P, Robert C, Grob JJ, Flaherty KT, Arance A, et al. Dabrafenib plus trametinib in patients with BRAF(V600)-mutant melanoma brain metastases (COMBI-MB): a multicentre, multicohort, open-label, phase 2 trial. Lancet Oncol. 2017;18:863–73.

27. Robert C, Karaszewska B, Schachter J, Rutkowski P, Mackiewicz A, Stroiakovski D, et al. Improved overall survival in melanoma with combined dabrafenib and trametinib. N Engl J Med. 2014;372:30–9.

28. Glitza Oliva IC, Schvartsman G, Tawbi H. Advances in the systemic treatment of melanoma brain metastases. Ann Oncol. 2018;29:1509–20.

29. Seifert H, Hirata E, Gore M, Khabra K, Messiou C, Larkin J, et al. Extrinsic factors can mediate resistance to BRAF inhibition in central nervous system melanoma metastases. Pigment Cell Melanoma Res. 2016;29:92–100.

30. Weber JS, Amin A, Minor D, Siegel J, Berman D, O'Day SJ. Safety and clinical activity of ipilimumab in melanoma patients with brain metastases: retrospective analysis of data from a phase 2 trial. Melanoma Res. 2011;21:530–4.

31. Margolin K, Ernstoff MS, Hamid O, Lawrence D, McDermott D, Puzanov I, et al. Ipilimumab in patients with melanoma and brain metastases: an open-label, phase 2 trial. Lancet Oncol. 2012;13:459–65.

32. Goldberg SB, Gettinger SN, Mahajan A, Chiang AC, Herbst RS, Sznol M, et al. Pembrolizumab for patients with melanoma or non-small-cell lung cancer and untreated brain metastases: early analysis of a non-randomised, open-label, phase 2 trial. Lancet Oncol. 2016;17:976–83.

33. Kluger HM, Chiang V, Mahajan A, Zito CR, Sznol M, Tran T, et al. Long-term survival of patients with melanoma with active brain metastases treated with pembrolizumab on a phase II trial. J Clin Oncol. 2018;37(1):52–60. https://doi.org/10.1200/JCO.18.00204.

34. Long GV, Atkinson V, Lo S, Sandhu S, Guminski AD, Brown MP, et al. Combination nivolumab and ipilimumab or nivolumab alone in melanoma brain metastases: a multicentre randomised phase 2 study. Lancet Oncol. 2018;19:672–81.

35. Tawbi HA, Forsyth PA, Algazi A, Hamid O, Hodi FS, Moschos SJ, et al. Combined nivolumab and ipilimumab in melanoma metastatic to the brain. N Engl J Med. 2018;379:722–30.

36. Tsao MN, Xu W, Wong RK, Lloyd N, Laperriere N, Sahgal A, et al. Whole brain radiotherapy for the treatment of newly diagnosed multiple brain metastases. Cochrane Database Syst Rev. 2018;1:CD003869.

37. Fan XW, Wang JQ, Wu JL, Wang HB, Wu KL. Simultaneously avoiding the hippocampus and hypothalamic-pituitary axis during whole brain radiotherapy: a planning study. Med Dosim. 2018;44(2):130–5.

38. Flanigan JC, Jilaveanu LB, Faries M, Sznol M, Ariyan S, Yu JB, et al. Melanoma brain metastases: is it time to reassess the bias? Curr Probl Cancer. 2011;35:200–10.

39. Redmond AJ, Diluna ML, Hebert R, Moliterno JA, Desai R, Knisely JP, et al. Gamma knife surgery for the treatment of melanoma metastases: the effect of intratumoral hemorrhage on survival. J Neurosurg. 2008;109(Suppl):99–105.

40. DiLuna ML, King JT Jr, Knisely JP, Chiang VL. Prognostic factors for survival after stereotactic radiosurgery vary with the number of cerebral metastases. Cancer. 2007;109:135–45.

41. Raldow AC, Chiang VL, Knisely JP, Yu JB. Survival and intracranial control of patients with 5 or more brain metastases treated with gamma knife stereotactic radiosurgery. Am J Clin Oncol. 2013;36:486–90.

42. Silk AW, Bassetti MF, West BT, Tsien CI, Lao CD. Ipilimumab and radiation therapy for melanoma brain metastases. Cancer Med. 2013;2:899–906.

43. Anderson ES, Postow MA, Wolchok JD, Young RJ, Ballangrud A, Chan TA, et al. Melanoma brain metastases treated with stereotactic radiosurgery and concurrent pembrolizumab display marked regression; efficacy and safety of combined treatment. J Immunother Cancer. 2017;5:76.

44. Liniker E, Menzies AM, Kong BY, Cooper A, Ramanujam S, Lo S, et al. Activity and safety of radiotherapy with anti-PD-1 drug therapy in patients with metastatic melanoma. Oncoimmunology. 2016;5:e1214788.

45. Williams NL, Wuthrick EJ, Kim H, Palmer JD, Garg S, Eldredge-Hindy H, et al. Phase 1 study of ipilimumab combined with whole brain radiation therapy or radiosurgery for melanoma patients with brain metastases. Int J Radiat Oncol Biol Phys. 2017;99:22–30.

46. Qian JM, Yu JB, Kluger HM, Chiang VL. Timing and type of immune checkpoint therapy affect the early radiographic response of melanoma brain metastases to stereotactic radiosurgery. Cancer. 2016;122:3051–8.

47. Dewan MZ, Galloway AE, Kawashima N, Dewyngaert JK, Babb JS, Formenti SC, et al. Fractionated but not single-dose radiotherapy induces an immune-mediated abscopal effect when combined with anti-CTLA-4 antibody. Clin Cancer Res. 2009;15:5379–88.

48. Anker CJ, Grossmann KF, Atkins MB, Suneja G, Tarhini AA, Kirkwood JM. Avoiding severe toxicity from combined BRAF inhibitor and radiation treatment: consensus guidelines from the Eastern Cooperative Oncology Group (ECOG). Int J Radiat Oncol Biol Phys. 2016;95:632–46.

49. Lin NU, Lee EQ, Aoyama H, Barani IJ, Barboriak DP, Baumert BG, et al. Response assessment criteria for brain metastases: proposal from the RANO group. Lancet Oncol. 2015;16:e270–8.

50. Okada H, Weller M, Huang R, Finocchiaro G, Gilbert MR, Wick W, et al. Immunotherapy response assessment in neuro-oncology: a report of the RANO working group. Lancet Oncol. 2015;16:e534–e42.

51. Qian JM, Mahajan A, Yu JB, Tsiouris AJ, Goldberg SB, Kluger HM, et al. Comparing available criteria for measuring brain metastasis response to immunotherapy. J Neuro-Oncol. 2017;132:479–85.

52. Colaco RJ, Martin P, Kluger HM, Yu JB, Chiang VL. Does immunotherapy increase the rate of radiation necrosis after radiosurgical treatment of brain metastases? J Neurosurg. 2016;125:17–23.

53. Rahmathulla G, Recinos PF, Valerio JE, Chao S, Barnett GH. Laser interstitial thermal therapy for focal cerebral radiation necrosis: a case report and literature review. Stereotact Funct Neurosurg. 2012;90:192–200.

54. Alomari A, Rauch PJ, Orsaria M, Minja FJ, Chiang VL, Vortmeyer AO. Radiologic and histologic consequences of radiosurgery for brain tumors. J Neuro-Oncol. 2014;117:33–42.

55. Nath SK, Sheridan AD, Rauch PJ, Yu JB, Minja FJ, Vortmeyer AO, et al. Significance of histology in determining management of lesions regrowing after radiosurgery. J Neuro-Oncol. 2014;117:303–10.

56. Lu AY, Turban JL, Damisah EC, Li J, Alomari AK, Eid T, et al. Novel biomarker identification using metabolomic profiling to differentiate radiation necrosis and recurrent tumor following gamma knife radiosurgery. J Neurosurg. 2017;127:388–96.

57. Tye K, Engelhard HH, Slavin KV, Nicholas MK, Chmura SJ, Kwok Y, et al. An analysis of radiation necrosis of the central nervous system treated with bevacizumab. J Neuro-Oncol. 2014;117:321–7.

58. Remon J, Le Pechoux C, Caramella C, Dhermain F, Louvel G, Soria JC, et al. Brain radionecrosis treated with bevacizumab in a patient with resected squamous cell carcinoma of the lung. J Thorac Oncol. 2017;12:e1–3.

59. Delishaj D, Ursino S, Pasqualetti F, Pesaresi I, Desideri I, Cosottini M, et al. The effectiveness of bevacizumab in radionecrosis after radiosurgery of a single brain metastasis. Rare Tumors. 2015;7:6018.

60. Boothe D, Young R, Yamada Y, Prager A, Chan T, Beal K. Bevacizumab as a treatment for radiation necrosis of brain metastases post stereotactic radiosurgery. Neuro-Oncology. 2013;15:1257–63.

61. Cohen JV, Tawbi H, Margolin KA, Amravadi R, Bosenberg M, Brastianos PK, et al. Melanoma central nervous system metastases: current approaches, challenges, and opportunities. Pigment Cell Melanoma Res. 2016;29:627–42.

62. Geukes Foppen MH, Brandsma D, Blank CU, van Thienen JV, Haanen JB, Boogerd W. Targeted treatment and immunotherapy in leptomeningeal metastases from melanoma. Ann Oncol. 2016;27:1138–42.

63. Glitza IC, Rohlfs M, Guha-Thakurta N, Bassett RL Jr, Bernatchez C, Diab A, et al. Retrospective review of metastatic melanoma patients with leptomeningeal disease treated with intrathecal interleukin-2. ESMO Open. 2018;3:e000283.

17. 泌尿生殖系统肿瘤、消化系统肿瘤、妇科肿瘤或头颈肿瘤脑转移的系统治疗

Karishma M. Parikh and Rajiv S. Magge

17.1 引言

脑转移最常见于肺癌、乳腺癌和黑色素瘤，这三种肿瘤约占所有脑转移总数的75%[1,2]，而肾细胞癌和结直肠癌的脑转移则在剩下的部分中占较大的比例。

大多数情况下，脑转移癌没有标准治疗，通常为个体化治疗，涉及多种治疗方式[3,4]。手术常用于孤立的、有症状的和可及的病变，立体定向放射外科（stereotactic radiosurgery，SRS）治疗和全脑放射治疗（whole brain radiation therapy，WBRT）用于多发病变。由于传统化疗的中枢神经系统（central nervous system，CNS）渗透有限，脑转移的全身治疗一直具有挑战性——如果药物只对非CNS有效，大脑也许会成为转移灶的保护区[5-7]。全身治疗的药物可在病灶内进行异质性的杀伤，而有效性则取决于原发性恶性肿瘤的药物敏感性和药物通过血-脑屏障的能力[6]。

随着我们对遗传学和分子表型了解的增长，现在可以采用新型的全身治疗。免疫治疗，如检查点抑制剂，已经在特定恶性肿瘤里显示了令人兴奋的疗效。有趣的是，尽管有些药物对CNS的渗透性很低，但仍可能在预防和治疗脑转移方面发挥作用[6]。

17.2 消化系统肿瘤

结直肠肿瘤

胃肠道恶性肿瘤是全美最常见的恶性肿瘤之一，其中结直肠癌最为常见[8]。结直肠癌（colore-

ctal cancer，CRC）是全球第三大常见癌症[9]，也是美国第三大癌症死亡原因[8]，在更完善的筛查和更可用的治疗方案下，生存率逐渐提高[10]。约5%的结直肠癌患者存在潜在的遗传异常，导致他们易患结肠癌，如家族性腺瘤性息肉病（familial adenomatous polyposis，FAP）和林奇综合征（遗传性非息肉性结直肠癌，HNPCC）[11-13]。两者都增加脑肿瘤的发生——FAP患者患髓母细胞瘤风险增加，而林奇综合征患者患胶质瘤的风险增加[14-16]。

约20%的结直肠癌患者在诊断时已有转移，25%的患者在疾病过程中发生全身转移，最常见的转移部位是肝、肺和淋巴结。1%～4%的患者会发生脑转移[17]，通常合并其他部位转移[18]。其中，33%～55%的患者可见小脑病变[19]。临床症状上多表现为头痛、偏瘫、头晕、共济失调和/或癫痫发作[20]。

局限期结直肠癌的根除性治疗通常是手术切除。转移性结直肠癌的治疗是以细胞毒药物为主的全身治疗，包括伊立替康或奥沙利铂，联合氟尿嘧啶和叶酸或卡培他滨[21]。因为对CNS的穿透力有限，这些药物通常被认为对脑转移无效[22]。

抗血管内皮生长因子（vascular endothelial growth factor，VEGF）和抗内皮生长因子受体单克隆抗体的出现改善了结直肠癌患者的预后。抗EGFR单抗西妥昔单抗和帕尼单抗已经被批准于RAS野生型患者。对于RAS突变型患者，抗VEGF单抗贝伐珠单抗、抗VEGFR2单抗雷莫卢单抗、重组融合蛋白阿柏西普、多激酶抑制剂瑞戈非尼都已获批使用[21]。RAS突变与脑和肺转移相关[23-27]，目前尚无证据表明脑转移与PIK3CA、BRAF、EGFR和CXCR4的突变及肿瘤标记物CA199和CEA的改变有关[23-25, 28-33]（图17-1）。

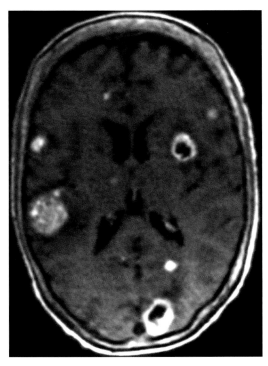

图 17-1 54 岁结肠癌脑转移患者的增强磁共振成像（T_1 加权像）

食管癌

食管癌侵袭性强，是全球第八位常见肿瘤，也是第六大肿瘤死亡原因[34]。约 40% 的食管癌患者在诊断时已伴有转移，常见的转移部位是淋巴结、肝脏、腹膜、肺和肾上腺[8]。

食管癌脑转移是罕见的，发病率为 0～6%[35, 36]，75%～80% 的患者表现为神经系统症状[37, 38]；有些报道提示食管癌脑转移比其他实体瘤脑转移预后更差[39]。脑转移可以发生在幕上和幕下，没有明确的分布模式[36]。Batson 椎静脉丛使得脑和食管之间有血管交通，也许会导致脑转移的扩散。传统上认为，脑转移更常见于腺癌。一项研究发现腺癌是脑转移的主要组织学类型[40]。然而，Welch 等[36]在 2017 年观察到腺癌和鳞癌之间没有统计学差异，在神经趋向性方面没有差异。平均而言，这些脑转移患者的中位生存期为 3.8～10.5 个月[37, 41]。

由于食管癌侵袭性强，绝大多数患者接受包括化疗（卡铂、紫杉醇和氟尿嘧啶）、同步放射治疗及手术治疗的三联疗法[42]。卡铂可以部分通过血 - 脑屏障，但目前并无证据表明对食管癌脑转移有效。

Abu 等[43]回顾性研究了 10 年间 142 例食管癌，发现 HER2 过表达与术后脑转移相关。同样，Preusser 等[44]描述了 21 例食管脑转移患者中 HER2 和 EGFR 的表达在原发性肿瘤和脑转移之间具有良好的一致性；然而，与早期的研究不同，HER2 阳性似乎没有增加脑转移的风险。HER2 的作用需要进一步的研究来证实[41]。

胃癌

胃癌是全球第二大肿瘤相关死亡原因[45]。腺癌是最常见的亚型，手术切除对早期胃癌效果相当好。ⅠB 期以上的患者会考虑术后放化疗。在世界范围内基于不同的人群使用了多种疗法；在美国，首选方案多为多西他赛联合顺铂和氟尿嘧啶的方案[16, 46]。

胃癌脑转移的发病率不到 1%（0.16%～0.69%），只有很少的几个研究报道了胃癌脑转移的特征[47]。在一项研究中，York 等[48]描述 0.7% 的患者伴有脑转移，这些患者均同时合并其他部位转移，中位生存期 2.4 个月。常见临床表现为头痛、肌肉无力和视力困难[20]。

Lemke 等[49]报道手术切除是提高患者生存率的最佳方式。在 Kasakura 等[50]的研究中，2 322 例日本胃癌患者中的 11 例患有脑转移（0.47%）；同时接受手术和全脑放射治疗的患者生存期长于单纯接受手术或全脑放射治疗的患者。Jun 等[51]发现晚期胃癌脑转移与 VEGF 表达相关，并基于临床前模型提出，使用 90 二甲双胍降低 VEGF 表达阻断上皮 - 间充质转换，可能会降低肿瘤转移的能力。

肝细胞癌

肝细胞癌是全球最常见的原发性肝脏恶性肿瘤，患病率逐年上升[52]。北美洲肝细胞癌的主要危险因素是丙型肝炎病毒相关肝硬化，而在非洲和亚洲，肝细胞癌的发病与乙型肝炎病毒感染相关[53]。

肝细胞癌对 CNS 的转移倾向较低，研究表明其发病率约为 1%（0.2%～2.2%）[54]。报告大多描述了孤立性颅内转移到顶叶或额叶[55]。除肝性脑病外，患者还可能出现颅内高压和局灶性神经症状[56]。值得关注的是，据报道 70% 的肝癌脑转移与脑出血相关[55]。在一项研究中，Child-Pugh

A 级的孤立性脑转移的预后最好，中位生存期为 27 周[57]。

与其他原发性肿瘤一样，全脑放射治疗、立体定向放射外科治疗和外科手术是最常用的治疗手段，手术和放射治疗联合应用可提高生存率[57, 58]。索拉非尼是一种口服多激酶抑制剂，可诱导肿瘤生长停滞并抑制肿瘤血管生成，理论上可减少颅内病变，但因其可能增加颅内出血的风险，目前使用受到限制[59, 60]。靶向药物通常只部分抑制信号通路，因此联合疗法也许是必要的[61-65]。然而目前还没有对肝癌脑转移进行全身治疗的支持证据。

胰腺癌

胰腺癌是最致命的肿瘤之一，五年生存率小于 5%[9, 66, 67]，很大程度上是因为它在疾病晚期才能被诊断出来[68]。胰腺癌脑转移极为罕见（0.33%～0.57%），发病率尚不清楚[39, 69]。目前还没有明确的脑转移区域的偏向性[20]。吉西他滨单药治疗常被用作术后患者的一线治疗方案，但血 - 脑屏障渗透率有限。其他方案包括氟尿嘧啶、叶酸、伊立替康和奥沙利铂（fluorouracil, folinic acid, irinotecan, and oxaliplatin, FOLFIRINOX），吉西他滨（gemcitabine）合并白蛋白结合型紫杉醇，同样在脑中也没有任何明确的疗效[70]。Lemke 等[49]人描述了两例胰腺癌术后患者，发生孤立性脑转移后行手术切除获得了生存期的延长。

胆囊癌

胆囊癌是一种罕见但迅速致命的疾病，在美国每年约有 5 000 例确诊。大多数是腺癌，与之最常相关的是因胆囊结石、胆囊息肉和慢性感染引起的慢性胆囊炎。起初的症状并不特异，这会导致诊断和后续治疗的困难[71]。

原发性胆囊癌的脑转移极为罕见，发病率 < 0.5%[72]。手术切除是治疗局灶性胆囊癌的最佳手段。胆囊癌的辅助或姑息化疗尚无明确的标准方案，但吉西他滨已被用于大多数辅助或姑息治疗方案[73]。如上所述，吉西他滨只有有限的血 - 脑屏障通透性。很少有相关的病例报道，也没有明确的全身治疗有效的报道。

17.3   头颈部肿瘤

鳞状细胞癌

头颈部鳞癌（head and neck squamous cell carcinoma, HNSCC）是全球范围内第六大肿瘤[74]，与烟草和酒精接触相关，并与人类乳头瘤病毒（HPV）感染相关。总的来说，头颈部鳞癌是一种侵袭性上皮恶性肿瘤，与淋巴结转移和免疫抑制相关[75, 76]。

头颈部恶性肿瘤脑转移非常罕见[1, 77]，只有未经治疗的原发肿瘤发生脑转移的病例报道。

早期头颈部鳞癌的治疗通常是手术或放射治疗；局部晚期的患者往往需要联合治疗，如术后放射治疗和 / 或化疗，包括联合顺铂或序贯诱导化疗。

免疫治疗药物 PD-1 抑制剂，如帕博利珠单抗或纳武单抗，已经被美国 FDA 批准用于铂耐药的复发 / 转移性头颈部鳞癌。目前还没有数据支持其对脑转移患者有效；然而，一些原发性黑色素瘤和肺癌的脑转移确实对免疫治疗有反应，这也表明了其未来的潜在用途。一些评估其他免疫检查点抑制剂的临床试验正在进行当中，其中包括 HPV 相关的头颈部鳞癌，这种类型的肿瘤往往更具免疫原性和应答性[78]。

这些罕见的头颈部肿瘤脑转移通常采用立体定向放射外科治疗[79]。Patel 等[79]报道了立体定向放射外科治疗治疗头颈部肿瘤脑转移具有与其他肿瘤相似的结果，没有发现与全脑放射治疗类似的神经毒性。

副神经节瘤(颈动脉体瘤)

头颈部副神经节瘤是一种罕见的血管神经内分泌肿瘤，来源于神经嵴的副神经节组织，占头颈部肿瘤的 0.6%[80]。高达 40% 的副神经节瘤是遗传性的，并且有与之相关的肿瘤综合征，包括多发性内分泌肿瘤 2 型（MEN2）、von Hippel-Lindau 综合征（von Hippel-Lindau syndrome，VHL）和神经纤维瘤病（NF-1）。副神经节瘤也可以家族聚集的形式发生，与散发性副神经节瘤相比，家族性副神经节瘤往往发病年龄较轻、发生在多个部位。副神经节瘤与 PGL1 基因相关，头颈部副神经节瘤与 SDHB 蛋白突变相关[81]。颈动脉副神经节瘤或颈动脉体瘤（CBT）占头颈部副神经节瘤的 60%～

70%[82]。CBT 的首选治疗为手术切除，但由于肿瘤体积和血管受累，通常很难行手术，手术也很有可能导致脑神经损伤和神经功能障碍[83]。

副神经节瘤可发生在颅底，发生局部侵犯并累及脑神经，但脑实质转移是非常少见的。Wang 等[84]描述了一例 53 岁女性，伴右侧肢体无力、头晕和呕吐，诊断为颈动脉体副神经节瘤颅内转移，这是文献中为数不多的病例之一。她在手术切除脑转移瘤后成功恢复，没有合并神经功能缺损。

17.4 妇科

绒毛膜癌

绒毛膜癌是妊娠滋养细胞疾病（gestational trophoblastic disease，GTD）中最具侵袭性的类型，发生于受精后的胎盘滋养细胞组织。通常发生在葡萄胎后，但也可能继发于足月妊娠、异位妊娠或流产[85]。因报道和诊断标准的不同，各国的发病率略有不同。美国的绒毛膜癌发病率是每 10 万例妊娠 2～7 例[86]。绒毛膜癌的侵袭性很强，尤其是血管的快速侵袭和弥漫性全身转移。

40% 的绒毛膜癌患者会出现 CNS 转移[87]。脑转移特别是皮质转移常引起颅内压升高，导致头痛、视力改变、恶心、呕吐、耳鸣、偏瘫和癫痫发作[88-90]。最常见的表现是颅内出血。所有出现新发脑出血的育龄期女性，鉴别诊断都需要考虑转移性绒毛膜癌[90]。大多数 CNS 转移发现的时候同时合并肺转移，所以胸部 CT 也应作为常规检查的一部分[88]。

转移性绒毛膜癌被广泛认可的治疗是全身化疗，尤其是使用 EMA-CO 方案（依托泊苷、甲氨蝶呤和放线菌素 D，与环磷酰胺和长春新碱隔周交替使用）。该方案中甲氨蝶呤的剂量低于其他类型 CNS 恶性肿瘤的常用剂量，但高于绒毛膜癌其他部位转移的剂量。CNS 负荷重的患者在应用 EMA-CO 方案前也可以接受低剂量的依托泊苷联合顺铂方案，尽管它们的 CNS 穿透力有限[91]；在 Savage 等[91]的一项使用 EMA-CO 和 EMA-EP 的研究中，27 例脑转移患者中 85% 的患者获得了完全治愈，而早期或一些小型研究中治愈率为 35%～100%[89,90,92-95]。另外，利用在子宫和脉络丛上皮中存在的多药耐药相关蛋白 1（MRP1），一

项使用 MRP1 三重敲除和双重敲除小鼠的研究提示在缺乏 MRP1 蛋白的情况下，依托泊苷通过血 - 脑屏障的能力提高 10 倍；通过脑脊液给药在这方面的效用和优化正在研究当中[96,97]。对于绒毛膜癌的脑转移，目前还没有明确的手术、放射治疗或鞘内化疗的治疗方法；全脑放射治疗和化疗的益处尚不清楚。

卵巢 / 输卵管癌

卵巢癌是仅次于子宫内膜癌的第二大常见的妇科肿瘤，也是女性死亡的主要原因[98]。在全球范围内，它是第七大常见的肿瘤，也是第八大常见的女性肿瘤死亡原因[99,100]。

脑转移是卵巢癌的一种罕见的晚期表现，发病率为 0.3%～1.2%[101]。根据 Pakneshan 等的回顾，大多数脑转移患者存在感觉 / 运动障碍、共济失调、癫痫发作和意识改变；常见的脑实质转移为小脑转移。大多数脑转移的患者在确诊时已经是 III 期或 IV 期，但脑转移既可表现为系统播散性的转移，也可表现为单发转移；一项研究报告有 30%～44% 的患者有孤立性 CNS 复发[100,101]。合并颅外疾病的患者的平均总生存期为 9 个月，而单纯 CNS 转移患者的平均总生存期为 21 个月[102]。

晚期（3 期或以上）患者通常接受辅助全身化疗，包括铂（卡铂或顺铂）和紫杉类（紫杉醇或多西他赛）。这些药物血 - 脑屏障的渗透很有限，特别是紫杉类药物，因此可能无显著的 CNS 活性。大多数卵巢癌脑转移都通过手术切除和 / 或立体定向放射外科治疗治疗。在一项研究中，Niu 等[103]发现伽马刀放射治疗和手术切除有助于延长生存期。另一项研究中，Kwon 等[104]发现孤立或有症状的脑转移在手术切除后生存期显著延长。目前还没有新的卵巢癌脑转移的全身治疗方法。

宫颈癌

宫颈癌是女性第三大常见癌症，也是第四大全世界女性死亡原因。宫颈癌发生脑转移是很少见的，发病率为 0.4%～1.2%[105,106]。大多数脑转移瘤发生于幕上，无特定叶的倾向[107]。中位生存期为 2.3～8 个月[105,106,108]。

如果病灶较局限，转移性宫颈癌可以通过手术或放射治疗来治疗；然而，在大多数情况下，患

者会接受含铂方案治疗，如顺铂联合贝伐珠单抗。目前还没有针对脑转移患者的确定有效的化疗方案。对于宫颈癌脑转移没有标准的治疗方法，大多数患者将接受手术、立体定向放射外科治疗和 / 或全脑放射治疗[109]。

子宫内膜癌

子宫内膜癌是美国最常见的妇科恶性肿瘤，也是女性第四大常见的恶性肿瘤，由于生存率的提高以及肥胖率的上升，子宫内膜癌的发病率总体上呈上升趋势[74, 110, 111]。

脑转移在原发性子宫内膜癌中极为罕见，根据个案报道，其发病率为 0.3%～0.9%[112, 113]。肿瘤可能首先转移到肺部，然后通过血液传播到 CNS；组织学亚型为浆液性乳头状癌、透明细胞癌和低分化癌的子宫内膜癌具有较高脑转移风险[112, 114]。Cybulska 等[113]描述了 3 052 例低级别子宫内膜癌患者，其中有 23 例发生脑转移，没有发现特定的神经症状或对大脑区域偏向性。

全子宫加双侧附件切除术合并术后放射治疗或化疗是子宫内膜癌首选治疗方法。顺铂、多柔比星和紫杉醇联合应用是治疗晚期或复发性子宫内膜癌最有效的方案[115]。在 Gien 等[114]的一项回顾性研究中，1 295 例女性中有 8 例诊断了脑转移；从原发性肿瘤治疗至脑转移诊断的平均时间为 2 个月，这表明化疗方案对脑转移的疗效可能很差。目前还没有发现对子宫内膜脑转移有效的全身治疗[116]。

17.5　泌尿生殖系统肿瘤

前列腺癌

前列腺癌是仅次于肺癌的男性第二大常见肿瘤，也是美国恶性肿瘤的第三大原因[117]。脑转移极为罕见，发病率为 0.2%～2.0%[118-122]，大多数为孤立性转移，通常位于幕上。脑转移常同时伴有骨、淋巴结、肝和 / 或肺转移[122, 123]。此外，前列腺癌更容易扩散到颅骨和硬脑膜，可见于 2%～8% 的患者。颅骨转移通常无症状，但可对静脉结构产生肿块效应，导致颅内压增高或静脉梗死[124-126]；硬脑膜转移可能与脑膜瘤或血肿表现类似[122, 127]。

局限期的患者可以采用联合治疗，包括放射治疗、雄激素剥夺疗法（去势），或双侧睾丸切除术和根治性前列腺切除术[128, 129]。转移性疾病的治疗主要集中在去势敏感型的雄激素剥夺疗法上；去势抵抗性前列腺癌需要阿比特龙（abiraterone）或恩杂鲁胺（enzalutamide）等药物抑制雄激素，同时行包括多西他赛、卡巴他赛（cabazitaxel）和米托蒽醌（mitoxantrone）的化学治疗[130]。由于脑转移相对少见，目前还没有确切疗效的治疗方法。

肾细胞癌

肾细胞癌（renal cell carcinoma，RCC）约占全身肿瘤的 1%[131, 132]，透明细胞癌是最常见的组织学亚型（70%～80%）。常见的远处转移部位包括肺、淋巴结、肝脏和骨骼。

有 3.5%～17% 的患者发生脑转移[133]。肾癌脑转移有出血倾向[134]，导致脑出血并发症和广泛的瘤周水肿[132, 135, 136]。脑转移通常表现为孤立性病灶[137]。

在过去的 10 年中，已经有 10 种美国 FDA 批准的转移性肾癌的全身治疗方法，包括靶点血管内皮生长因子受体（vascular endothelial growth factor receptor，VEGFR）、哺乳动物西罗莫司靶蛋白（mammalian target of rapamycin，mTOR）和免疫检查点抑制剂[138]。在已批准的 VEGFR 酪氨酸激酶抑制剂（tyrosine kinase inhibitors，TKI）中，大多数对脑转移没有显示出有效的反应。其中舒尼替尼在肾癌的脑转移患者中没有显示出显著的疗效[139]；对 c-MeT、AXL 和 RET 有靶向活性的卡博替尼也同样没有疗效[140]。免疫检查点抑制剂改变了肾癌治疗的全貌；纳武单抗对脑转移有客观阳性反应[138, 141]。Rothermundt 等[142]的病例报告描述了 1 例患者，在帕博利珠单抗和激素的共同治疗下脑转移灶有缩小。

膀胱癌

膀胱癌约占美国恶性肿瘤的 4.5%，是癌症的第五大病因，也是男性最常见的恶性肿瘤之一[117]。膀胱癌通常通过局部浸润和血行传播，通常累及肝脏、肺和骨[143, 144]。

膀胱癌中脑转移很少见，据报道发病率为

$0\sim7\%^{[145]}$。在 Mahmoud-Ahmed 等[146]的一项研究中,头痛和运动无力是膀胱癌脑转移最常见的症状。

局部、非肌肉浸润性肿瘤对经尿道电切、膀胱内化疗及免疫治疗有反应。侵袭性肿瘤通常需要辅助化疗和膀胱切除术。最常见的化疗方案是 MVAC(甲氨蝶呤、长春碱、多柔比星和顺铂);这些药物均不能跨越血 - 脑屏障,所以可能无法抑制疾病晚期脑转移和 / 或 CNS 复发[146, 147]。

睾丸癌

睾丸癌是 40 岁以下男性最常见的实体恶性肿瘤,但却是美国最可治愈的实体肿瘤之一[117]。95% 以上的睾丸癌是睾丸生殖细胞瘤(testicular germ-cell tumor,TGCT),分为精原细胞和非精原细胞性生殖细胞瘤。精原细胞瘤通常不具侵袭性,表现为局灶性疾病,而非精原细胞性生殖细胞瘤预后较差,可发生转移。TGCT 通常对化疗有反应,存活率高达 70%~80%[148]。

TGCT 的脑转移相对少见,发病率约为 1%(范围为 0.4%~4%)[149, 150],通常预后较差。国际生殖细胞肿瘤协作组报告说,在所有晚期 TGCT 的初始诊断中,脑转移的发病率为 10%~15%,占所有 TGCT 病例的 1%~2%[151]。

对于 I 期精原细胞瘤,睾丸切除术通常是可以治愈的;对于 II 期精原细胞瘤,它的治疗取决于淋巴结受累的程度,包括放射治疗或以顺铂为基础的化疗。对于非精原细胞性生殖细胞肿瘤和具有侵袭性的精原细胞瘤,通常采用博来霉素、依托泊苷和顺铂(bleomycin,etoposide,and cisplatin,BEP)三联疗法。Ginsberg 等[152]描述了顺铂和依托泊苷可以穿过血 - 脑屏障,如在 CNS 肿瘤或之前已行放射治疗的区域,因此推测大剂量化疗可能对这些患者有效并可以改善预后。总的来说,由于化疗可以透过血 - 脑屏障,TGCT 的脑转移通常是敏感的,存活率为 45%,但如果化疗期间或化疗后出现脑转移和 / 或复发,则预后较差,存活率只有 12%[153]。

17.6 总结

总而言之,脑转移瘤比原发性脑肿瘤更常见,

是影响肿瘤患者发病率和死亡率的重要原因。虽然预后正在改善,但脑转移仍然与预后不良相关,特别是由于对这些转移瘤的各种分子机制和遗传表型的理解不完全,使得创建标准化治疗极其困难。此外,许多系统性全身治疗无法跨越血 - 脑屏障。虽然脑转移在胃肠道、头颈部、泌尿生殖系统和妇科恶性肿瘤中很少见,但它们仍然是一个巨大的挑战。对靶向治疗、免疫治疗以及更好的外科和放射治疗技术的进一步研究可能会在未来改善患者的预后。

(公小蕾 译,阳天睿 杨蕙钰 校)

参考文献

1. Nussbaum ES, Djalilian HR, Cho KH, Hall WA. Brain metastases. Histology, multiplicity, surgery, and survival. Cancer. 1996;78(8):1781–8.
2. DeAngelis LM, Posner JB, editors. Neurologic complications of cancer. New York: Oxford University Press; 2009.
3. Owonikoko TK, Arbiser J, Zelnak A, et al. Current approaches to the treatment of metastatic brain tumours. Nat Rev Clin Oncol. 2014;11(4):203–22.
4. Sita TL, Petras KG, Wafford QE, Berendsen MA, Kruser TJ. Radiotherapy for cranial and brain metastases from prostate cancer: a systematic review. J Neuro-Oncol. 2017;133(3):531–8.
5. Maher EA, Mietz J, Arteaga CL, DePinho RA, Mohla S. Brain metastasis: opportunities in basic and translational research. Cancer Res. 2009;69(15):6015–20.
6. Lin X, DeAngelis LM. Treatment of brain metastases. J Clin Oncol. 2015;33(30):3475–84.
7. Parrish KE, Sarkaria JN, Elmquist WF. Improving drug delivery to primary and metastatic brain tumors: strategies to overcome the blood-brain barrier. Clin Pharmacol Ther. 2015;97(4):336–46.
8. Siegel RL, Miller KD, Jemal A. Cancer statistics, 2015. CA Cancer J Clin. 2015;65(1):5–29.
9. Ferlay J, Soerjomataram I, Dikshit R, et al. Cancer incidence and mortality worldwide: sources, methods and major patterns in GLOBOCAN 2012. Int J Cancer. 2015;136(5):E359–86.
10. Jemal A, Simard EP, Dorell C, et al. Annual Report to the Nation on the Status of Cancer, 1975-2009, featuring the burden and trends in human papillomavirus(HPV)-associated cancers and HPV vaccination coverage levels. J Natl Cancer Inst. 2013;105(3):175–201.
11. Burt RW, DiSario JA, Cannon-Albright L. Genetics of colon cancer: impact of inheritance on colon cancer risk. Annu Rev Med. 1995;46:371–9.
12. Ponz de Leon M, Sassatelli R, Benatti P, Roncucci L. Identification of hereditary nonpolyposis colorectal cancer in the general population. The 6-year

experience of a population-based registry. Cancer. 1993;71(11):3493–501.

13. Lynch HT, Smyrk TC, Watson P, et al. Genetics, natural history, tumor spectrum, and pathology of hereditary nonpolyposis colorectal cancer: an updated review. Gastroenterology. 1993;104(5):1535–49.

14. Attard TM, Giglio P, Koppula S, Snyder C, Lynch HT. Brain tumors in individuals with familial adenomatous polyposis: a cancer registry experience and pooled case report analysis. Cancer. 2007;109(4):761–6.

15. Hamilton SR, Liu B, Parsons RE, et al. The molecular basis of Turcot's syndrome. N Engl J Med. 1995;332(13):839–47.

16. Magge R, Diamond EL. Neurological complications of gastrointestinal cancer. In: Schiff D, Arrillaga I, Wen PY, editors. Cancer neurology in clinical practice: neurological complications of cancer and its treatment. Zurich: Springer; 2018. p. 471–84.

17. Michl M, Thurmaier J, Schubert-Fritschle G, et al. Brain metastasis in colorectal cancer patients: survival and analysis of prognostic factors. Clin Colorectal Cancer. 2015;14(4):281–90.

18. Amichetti M, Lay G, Dessi M, et al. Results of whole brain radiation therapy in patients with brain metastases from colorectal carcinoma. Tumori. 2005;91(2):163–7.

19. Wronski M, Arbit E. Resection of brain metastases from colorectal carcinoma in 73 patients. Cancer. 1999;85(8):1677–85.

20. Esmaeilzadeh M, Majlesara A, Faridar A, et al. Brain metastasis from gastrointestinal cancers: a systematic review. Int J Clin Pract. 2014;68(7):890–9.

21. Martini G, Troiani T, Cardone C, et al. Present and future of metastatic colorectal cancer treatment: a review of new candidate targets. World J Gastroenterol. 2017;23(26):4675–88.

22. Tokoro T, Okuno K, Hida JC, et al. Prognostic factors for patients with advanced colorectal cancer and symptomatic brain metastases. Clin Colorectal Cancer. 2014;13(4):226–31.

23. Tanriverdi O, Kaytan-Saglam E, Ulger S, et al. The clinical and pathological features of 133 colorectal cancer patients with brain metastasis: a multicenter retrospective analysis of the Gastrointestinal Tumors Working Committee of the Turkish Oncology Group (TOG). Med Oncol. 2014;31(9):152.

24. Yaeger R, Cowell E, Chou JF, et al. RAS mutations affect pattern of metastatic spread and increase propensity for brain metastasis in colorectal cancer. Cancer. 2015;121(8):1195–203.

25. Tie J, Lipton L, Desai J, et al. KRAS mutation is associated with lung metastasis in patients with curatively resected colorectal cancer. Clin Cancer Res. 2011;17(5):1122–30.

26. Kemeny NE, Chou JF, Capanu M, et al. KRAS mutation influences recurrence patterns in patients undergoing hepatic resection of colorectal metastases. Cancer. 2014;120(24):3965–71.

27. Magni E, Santoro L, Ravenda PS, et al. Brain metastases from colorectal cancer: main clinical factors conditioning outcome. Int J Color Dis. 2014;29(2):201–8.

28. Mongan JP, Fadul CE, Cole BF, et al. Brain metastases from colorectal cancer: risk factors, incidence, and the possible role of chemokines. Clin Colorectal Cancer. 2009;8(2):100–5.

29. Tran B, Kopetz S, Tie J, et al. Impact of BRAF mutation and microsatellite instability on the pattern of metastatic spread and prognosis in metastatic colorectal cancer. Cancer. 2011;117(20):4623–32.

30. Scartozzi M, Bearzi I, Berardi R, Mandolesi A, Fabris G, Cascinu S. Epidermal growth factor receptor (EGFR) status in primary colorectal tumors does not correlate with EGFR expression in related metastatic sites: implications for treatment with EGFR-targeted monoclonal antibodies. J Clin Oncol. 2004;22(23):4772–8.

31. De Maglio G, Casagrande M, Guardascione M, et al. MGMT promoter methylation status in brain metastases from colorectal cancer and corresponding primary tumors. Future Oncol. 2015;11(8):1201–9.

32. Onodera H, Nagayama S, Tachibana T, Fujimoto A, Imamura M. Brain metastasis from colorectal cancer. Int J Color Dis. 2005;20(1):57–61.

33. Christensen TD, Spindler KL, Palshof JA, Nielsen DL. Systematic review: brain metastases from colorectal cancer--incidence and patient characteristics. BMC Cancer. 2016;16:260.

34. Pennathur A, Gibson MK, Jobe BA, Luketich JD. Oesophageal carcinoma. Lancet. 2013;381(9864):400–12.

35. Gabrielsen TO, Eldevik OP, Orringer MB, Marshall BL. Esophageal carcinoma metastatic to the brain: clinical value and cost-effectiveness of routine enhanced head CT before esophagectomy. AJNR Am J Neuroradiol. 1995;16(9):1915–21.

36. Welch G, Ross HJ, Patel NP, et al. Incidence of brain metastasis from esophageal cancer. Dis Esophagus. 2017;30(9):1–6.

37. Weinberg JS, Suki D, Hanbali F, Cohen ZR, Lenzi R, Sawaya R. Metastasis of esophageal carcinoma to the brain. Cancer. 2003;98(9):1925–33.

38. Wadhwa R, Taketa T, Correa AM, et al. Incidence of brain metastases after trimodality therapy in patients with esophageal or gastroesophageal cancer: implications for screening and surveillance. Oncology. 2013;85(4):204–7.

39. Go PH, Klaassen Z, Meadows MC, Chamberlain RS. Gastrointestinal cancer and brain metastasis: a rare and ominous sign. Cancer. 2011;117(16):3630–40.

40. Smith RS, Miller RC. Incidence of brain metastasis in patients with esophageal carcinoma. World J Gastroenterol. 2011;17(19):2407–10.

41. Ogawa K, Toita T, Sueyama H, et al. Brain metastases from esophageal carcinoma: natural history, prognostic factors, and outcome. Cancer. 2002;94(3):759–64.

42. Sjoquist KM, Burmeister BH, Smithers BM, et al. Survival after neoadjuvant chemotherapy or chemoradiotherapy for resectable oesophageal carcinoma: an updated meta-analysis. Lancet Oncol. 2011;12(7):681–92.

43. Abu Hejleh T, Deyoung BR, Engelman E, et al. Relationship between HER-2 overexpression and brain metastasis in esophageal cancer patients. World J Gastrointest Oncol. 2012;4(5):103–8.

44. Preusser M, Berghoff AS, Ilhan-Mutlu A, et al. Brain metastases of gastro-oesophageal cancer: evaluation of molecules with relevance for targeted therapies. Anticancer Res. 2013;33(3):1065–71.

45. Mathers CD, Shibuya K, Boschi-Pinto C, Lopez AD, Murray CJ. Global and regional estimates of cancer mortality and incidence by site: I. Application of regional cancer survival model to estimate cancer mortality distribution by site. BMC Cancer. 2002;2:36.

46. Van Cutsem E, Moiseyenko VM, Tjulandin S, et al. Phase III study of docetaxel and cisplatin plus fluorouracil compared with cisplatin and fluorouracil as first-line therapy for advanced gastric cancer: a report of the V325 Study Group. J Clin Oncol. 2006;24(31):4991–7.

47. Kim M. Intracranial involvement by metastatic advanced gastric carcinoma. J Neuro-Oncol. 1999;43(1):59–62.

48. York JE, Stringer J, Ajani JA, Wildrick DM, Gokaslan ZL. Gastric cancer and metastasis to the brain. Ann Surg Oncol. 1999;6(8):771–6.

49. Lemke J, Barth TF, Juchems M, Kapapa T, Henne-Bruns D, Kornmann M. Long-term survival following resection of brain metastases from pancreatic cancer. Anticancer Res. 2011;31(12):4599–603.

50. Kasakura Y, Fujii M, Mochizuki F, Suzuki T, Takahashi T. Clinicopathological study of brain metastasis in gastric cancer patients. Surg Today. 2000;30(6):485–90.

51. Jun KH, Lee JE, Kim SH, et al. Clinicopathological significance of N-cadherin and VEGF in advanced gastric cancer brain metastasis and the effects of metformin in preclinical models. Oncol Rep. 2015;34(4):2047–53.

52. Bosch FX, Ribes J, Diaz M, Cleries R. Primary liver cancer: worldwide incidence and trends. Gastroenterology. 2004;127(5 Suppl 1):S5–s16.

53. Gaddikeri S, McNeeley MF, Wang CL, et al. Hepatocellular carcinoma in the noncirrhotic liver. AJR Am J Roentgenol. 2014;203(1):W34–47.

54. Menis J, Fontanella C, Follador A, Fasola G, Aprile G. Brain metastases from gastrointestinal tumours: tailoring the approach to maximize the outcome. Crit Rev Oncol Hematol. 2013;85(1):32–44.

55. Jiang XB, Ke C, Zhang GH, et al. Brain metastases from hepatocellular carcinoma: clinical features and prognostic factors. BMC Cancer. 2012;12:49.

56. Hsiao SY, Chen SF, Chang CC, et al. Central nervous system involvement in hepatocellular carcinoma: clinical characteristics and comparison of intracranial and spinal metastatic groups. J Clin Neurosci. 2011;18(3):364–8.

57. Lim S, Lee S, Lim JY, et al. Hepatocellular carcinoma specific graded prognostic assessment can predict outcomes for patients with brain metastases from hepatocellular carcinoma. J Neuro-Oncol. 2014;120(1):199–207.

58. Han MS, Moon KS, Lee KH, et al. Brain metastasis from hepatocellular carcinoma: the role of surgery as a prognostic factor. BMC Cancer. 2013;13:567.

59. Kato H, Yoshida H, Taniguch H, et al. Cyberknife treatment for advanced or terminal stage hepatocellular carcinoma. World J Gastroenterol. 2015;21(46):13101–12.

60. Llovet JM, Ricci S, Mazzaferro V, et al. Sorafenib in advanced hepatocellular carcinoma. N Engl J Med. 2008;359(4):378–90.

61. Llovet JM, Villanueva A, Lachenmayer A, Finn RS. Advances in targeted therapies for hepatocellular carcinoma in the genomic era. Nat Rev Clin Oncol. 2015;12(7):408–24.

62. Hammoud GM, Ibdah JA. Are we getting closer to understanding intratumor heterogeneity in hepatocellular carcinoma? Hepatobiliary Surg Nutr. 2016;5(2):188–90.

63. Ohri N, Kaubisch A, Garg M, Guha C. Targeted therapy for hepatocellular carcinoma. Semin Radiat Oncol. 2016;26(4):338–43.

64. Tannock IF, Hickman JA. Limits to personalized cancer medicine. N Engl J Med. 2016;375(13):1289–94.

65. Wang S, Wang A, Lin J, et al. Brain metastases from hepatocellular carcinoma: recent advances and future avenues. Oncotarget. 2017;8(15):25814–29.

66. Hidalgo M, Cascinu S, Kleeff J, et al. Addressing the challenges of pancreatic cancer: future directions for improving outcomes. Pancreatology. 2015;15(1):8–18.

67. Ilic M, Ilic I. Epidemiology of pancreatic cancer. World J Gastroenterol. 2016;22(44):9694–705.

68. Lemke J, Scheele J, Kapapa T, Wirtz CR, Henne-Bruns D, Kornmann M. Brain metastasis in pancreatic cancer. Int J Mol Sci. 2013;14(2):4163–73.

69. Park KS, Kim M, Park SH, Lee KW. Nervous system involvement by pancreatic cancer. J Neuro-Oncol. 2003;63(3):313–6.

70. Kamisawa T, Wood LD, Itoi T, Takaori K. Pancreatic cancer. Lancet. 2016;388(10039):73–85.

71. Sharma A, Sharma KL, Gupta A, Yadav A, Kumar A. Gallbladder cancer epidemiology, pathogenesis and molecular genetics: recent update. World J Gastroenterol. 2017;23(22):3978–98.

72. Takano S, Yoshii Y, Owada T, Shirai S, Nose T. Central nervous system metastasis from gallbladder carcinoma--case report. Neurol Med Chir. 1991;31(12):782–6.

73. Daines WP, Rajagopalan V, Grossbard ML, Kozuch P. Gallbladder and biliary tract carcinoma: a comprehensive update, Part 2. Oncology (Williston Park). 2004;18(8):1049–59; discussion 1060, 1065–1046, 1068.

74. Siegel R, Naishadham D, Jemal A. Cancer statistics, 2012. CA Cancer J Clin. 2012;62(1):10–29.

75. Haddad RI, Shin DM. Recent advances in head and neck cancer. N Engl J Med. 2008;359(11):1143–54.

76. Shah JP. Patterns of cervical lymph node metastasis from squamous carcinomas of the upper aerodigestive tract. Am J Surg. 1990;160(4):405–9.

77. Kotwall C, Sako K, Razack MS, Rao U, Bakamjian V, Shedd DP. Metastatic patterns in squamous cell cancer of the head and neck. Am J Surg. 1987;154(4):439–42.

78. Xie X, O'Neill W, Pan Q. Immunotherapy for head and neck cancer: the future of treatment? Expert Opin Biol Ther. 2017;17(6):701–8.

79. Patel RA, Bell JB, Kim T, et al. Stereotactic radiosurgery for brain metastases from primary head and neck carcinomas: a retrospective analysis. J NeuroOncol. 2017;134(1):197–203.

80. Batsakis JG. Chemodectomas of the head and neck. In: Batsakis JG, editor. Tumors of the head and neck. Clinical and pathological considerations. 2nd ed. Baltimore: Williams and Wilkins; 1976. p. 280–8.

81. Lips C, Lentjes E, Hoppener J, Luijt R, Moll F. Familial paragangliomas. Hered Cancer Clin Pract. 2006;4(4):169–76.

82. Lee JH, Barich F, Karnell LH, et al. National Cancer Data Base report on malignant paragangliomas of the head and neck. Cancer. 2002;94(3):730–7.

83. Moore MG, Netterville JL, Mendenhall WM, Isaacson B, Nussenbaum B. Head and neck paragangliomas: an update on evaluation and management. Otolaryngology. 2016;154(4):597–605.

84. Wang X, Zhu X, Chen J, Liu Y, Mao Q. Metastatic brain carotid body paraganglioma with endocrine activity: a case report and literature review. Br J Neurosurg. 2017;33:1–3.

85. Guo J, Zhong C, Liu Q, et al. Intracranial choriocarcinoma occurrence in males: two cases and a review of the literature. Oncol Lett. 2013;6(5):1329–32.

86. Altieri A, Franceschi S, Ferlay J, Smith J, La Vecchia C. Epidemiology and aetiology of gestational trophoblastic diseases. Lancet Oncol. 2003;4(11):670–8.

87. Graf AH, Buchberger W, Langmayr H, Schmid KW. Site preference of metastatic tumours of the brain. Virchows Arch A Pathol Anat Histopathol. 1988;412(5):493–8.

88. Berkowitz RS, Goldstein DP. Current management of gestational trophoblastic diseases. Gynecol Oncol. 2009;112(3):654–62.

89. Neubauer NL, Latif N, Kalakota K, et al. Brain metastasis in gestational trophoblastic neoplasia: an update. J Reprod Med. 2012;57(7–8):288–92.

90. Cagayan MS, Lu-Lasala LR. Management of gestational trophoblastic neoplasia with metastasis to the central nervous system: a 12-year review at the Philippine General Hospital. J Reprod Med. 2006;51(10):785–92.

91. Savage P, Kelpanides I, Tuthill M, Short D, Seckl MJ. Brain metastases in gestational trophoblast neoplasia: an update on incidence, management and outcome. Gynecol Oncol. 2015;137(1):73–6.

92. Yordan EL Jr, Schlaerth J, Gaddis O, Morrow CP. Radiation therapy in the management of gestational choriocarcinoma metastatic to the central nervous system. Obstet Gynecol. 1987;69(4):627–30.

93. Newlands ES, Holden L, Seckl MJ, McNeish I, Strickland S, Rustin GJ. Management of brain metastases in patients with high-risk gestational trophoblastic tumors. J Reprod Med. 2002;47(6):465–71.

94. Ghaemmaghami F, Behtash N, Memarpour N, Soleimani K, Hanjani P, Hashemi FA. Evaluation and management of brain metastatic patients with high-risk gestational trophoblastic tumors. Int J Gynecol Cancer. 2004;14(5):966–71.

95. Soper JT, Spillman M, Sampson JH, Kirkpatrick JP, Wolf JK, Clarke-Pearson DL. High-risk gestational trophoblastic neoplasia with brain metastases: individualized multidisciplinary therapy in the management of four patients. Gynecol Oncol. 2007;104(3):691–4.

96. Borst P, Evers R, Kool M, Wijnholds J. A family of drug transporters: the multidrug resistance-associated proteins. J Natl Cancer Inst. 2000;92(16):1295–302.

97. Wijnholds J, de Lange EC, Scheffer GL, et al. Multidrug resistance protein 1 protects the choroid plexus epithelium and contributes to the blood-cerebrospinal fluid barrier. J Clin Invest. 2000;105(3):279–85.

98. Monaco E 3rd, Kondziolka D, Mongia S, Niranjan A, Flickinger JC, Lunsford LD. Management of brain metastases from ovarian and endometrial carcinoma with stereotactic radiosurgery. Cancer. 2008;113(9):2610–4.

99. Ferlay J, Soerjomataram I, Ervik M, et al. GLOBOCAN 2012 v1.0, Cancer incidence and mortality worldwide: IARC Cancerbase no. 11 [internet]. Lyon: International Agency for Research on Cancer; 2013.

100. Ly KI, Mrugala MM. Neurological complications of female reproductive tract cancers. In: Schiff D, Arrillaga I, Wen PY, editors. Cancer neurology in clinical practice: neurological complications of cancer and its treatment. Zurich: Springer; 2018. p. 497–514.

101. Pakneshan S, Safarpour D, Tavassoli F, Jabbari B. Brain metastasis from ovarian cancer: a systematic review. J Neuro-Oncol. 2014;119(1):1–6.

102. Cormio G, Maneo A, Colamaria A, Loverro G, Lissoni A, Selvaggi L. Surgical resection of solitary brain metastasis from ovarian carcinoma: an analysis of 22 cases. Gynecol Oncol. 2003;89(1):116–9.

103. Niu X, Rajanbabu A, Delisle M, et al. Brain metastases in women with epithelial ovarian cancer: multimodal treatment including surgery or gamma-knife radiation is associated with prolonged survival. J Obstet Gynaecol Can. 2013;35(9):816–22.

104. Kwon JW, Yoon JH, Lim MC, et al. Treatment results and prognostic factors of brain metastases from

ovarian cancer: a single institutional experience of 56 patients. Int J Gynecol Cancer. 2018;28(8):1631–8.

105. Chura JC, Shukla K, Argenta PA. Brain metastasis from cervical carcinoma. Int J Gynecol Cancer. 2007;17(1):141–6.

106. Cormio G, Pellegrino A, Landoni F, et al. Brain metastases from cervical carcinoma. Tumori. 1996;82(4):394–6.

107. Fetcko K, Gondim DD, Bonnin JM, Dey M. Cervical cancer metastasis to the brain: a case report and review of literature. Surg Neurol Int. 2017;8:181.

108. Mahmoud-Ahmed AS, Suh JH, Barnett GH, Webster KD, Kennedy AW. Tumor distribution and survival in six patients with brain metastases from cervical carcinoma. Gynecol Oncol. 2001;81(2):196–200.

109. Matsunaga S, Shuto T, Sato M. Gamma knife surgery for metastatic brain tumors from gynecologic cancer. World Neurosurg. 2016;89:455–63.

110. Onstad MA, Schmandt RE, Lu KH. Addressing the role of obesity in endometrial cancer risk, prevention, and treatment. J Clin Oncol. 2016;34(35):4225–30.

111. Lortet-Tieulent J, Ferlay J, Bray F, Jemal A. International patterns and trends in endometrial cancer incidence, 1978-2013. J Natl Cancer Inst. 2018;110(4):354–61.

112. Cormio G, Lissoni A, Losa G, Zanetta G, Pellegrino A, Mangioni C. Brain metastases from endometrial carcinoma. Gynecol Oncol. 1996;61(1):40–3.

113. Cybulska P, Stasenko M, Alter R, et al. Brain metastases in patients with low-grade endometrial carcinoma. Gynecol Oncol Rep. 2018;26:87–90.

114. Gien LT, Kwon JS, D'Souza DP, et al. Brain metastases from endometrial carcinoma: a retrospective study. Gynecol Oncol. 2004;93(2):524–8.

115. Sorosky JI. Endometrial cancer. Obstet Gynecol. 2012;120(2 Pt 1):383–97.

116. Uccella S, Morris JM, Multinu F, et al. Primary brain metastases of endometrial cancer: a report of 18 cases and review of the literature. Gynecol Oncol. 2016;142(1):70–5.

117. Howlader N, Noone AM, Krapcho M, Garshell J, Miller D, Altekruse SF, et al. SEER cancer statistics review, 1975–2012. Bethesda: National Cancer Institute. http://seer.cancer.gov/csr/1975_2012/, based on November 2014 SEER data submission, posted to the SEER web site, April 2015. Accessed June 2015.

118. Catane R, Kaufman J, West C, Merrin C, Tsukada Y, Murphy GP. Brain metastasis from prostatic carcinoma. Cancer. 1976;38(6):2583–7.

119. Chung TS, Thannikkary C. Carcinoma of the prostate with brain metastasis. J Surg Oncol. 1986;33(2):103–5.

120. Lynes WL, Bostwick DG, Freiha FS, Stamey TA. Parenchymal brain metastases from adenocarcinoma of prostate. Urology. 1986;28(4):280–7.

121. McCutcheon IE, Eng DY, Logothetis CJ. Brain metastasis from prostate carcinoma: antemortem recognition and outcome after treatment. Cancer. 1999;86(11):2301–11.

122. Tremont-Lukats IW, Bobustuc G, Lagos GK, Lolas K, Kyritsis AP, Puduvalli VK. Brain metastasis from prostate carcinoma: the M. D. Anderson Cancer Center experience. Cancer. 2003;98(2):363–8.

123. Hatzoglou V, Patel GV, Morris MJ, et al. Brain metastases from prostate cancer: an 11-year analysis in the MRI era with emphasis on imaging characteristics, incidence, and prognosis. J Neuroimaging. 2014;24(2):161–6.

124. Bubendorf L, Schopfer A, Wagner U, et al. Metastatic patterns of prostate cancer: an autopsy study of 1,589 patients. Hum Pathol. 2000;31(5):578–83.

125. Long MA, Husband JE. Features of unusual metastases from prostate cancer. Br J Radiol. 1999;72(862):933–41.

126. Raizer JJ, DeAngelis LM. Cerebral sinus thrombosis diagnosed by MRI and MR venography in cancer patients. Neurology. 2000;54(6):1222–6.

127. Kleinschmidt-DeMasters BK. Dural metastases. A retrospective surgical and autopsy series. Arch Pathol Lab Med. 2001;125(7):880–7.

128. Hoffman RM, Koyama T, Fan KH, et al. Mortality after radical prostatectomy or external beam radiotherapy for localized prostate cancer. J Natl Cancer Inst. 2013;105(10):711–8.

129. Nepple KG, Stephenson AJ, Kallogjeri D, et al. Mortality after prostate cancer treatment with radical prostatectomy, external-beam radiation therapy, or brachytherapy in men without comorbidity. Eur Urol. 2013;64(3):372–8.

130. Basch E, Loblaw DA, Oliver TK, Carducci M, Chen RC, Frame JN, et al. Systemic therapy in men with metastatic castration-resistant prostate cancer: American Society of Clinical Oncology and Cancer Care Ontario clinical practice guideline. J Clin Oncol. 2014;32(30):3436–48.

131. Kim YH, Kim JW, Chung HT, Paek SH, Kim DG, Jung HW. Brain metastasis from renal cell carcinoma. Prog Neurol Surg. 2012;25:163–75.

132. Sheehan JP, Sun MH, Kondziolka D, Flickinger J, Lunsford LD. Radiosurgery in patients with renal cell carcinoma metastasis to the brain: long-term outcomes and prognostic factors influencing survival and local tumor control. J Neurosurg. 2003;98(2):342–9.

133. Bennani O, Derrey S, Langlois O, et al. Brain metastasis from renal cell carcinoma. Neuro-Chirurgie. 2014;60(1–2):12–6.

134. Posner JB. Neurologic complications of cancer. Philadelphia: FA Davis; 1995.

135. Choi WH, Koh YC, Song SW, Roh HG, Lim SD. Extremely delayed brain metastasis from renal cell carcinoma. Brain Tumor Res Treat. 2013;1(2):99–102.

136. Muacevic A, Siebels M, Tonn JC, Wowra B. Treatment of brain metastases in renal cell carcinoma: radiotherapy, radiosurgery, or surgery? World J Urol. 2005;23(3):180–4.

137. Saitoh H. Distant metastasis of renal adenocarcinoma. Cancer. 1981;48(6):1487–91.

138. Ramalingam S, George DJ, Harrison MR. How we treat brain metastases in metastatic renal cell carcinoma. Clin Adv Hematol Oncol. 2018;16(2):110–4.

139. Chevreau C, Ravaud A, Escudier B, et al. A phase II trial of sunitinib in patients with renal cell cancer and untreated brain metastases. Clin Genitourin Cancer. 2014;12(1):50–4.

140. Motzer RJ, Hutson TE, Glen H, et al. Lenvatinib, everolimus, and the combination in patients with metastatic renal cell carcinoma: a randomised, phase 2, open-label, multicentre trial. Lancet Oncol. 2015;16(15):1473–82.

141. Escudier BJ, Chabaud S, Borchiellini D, et al. Efficacy and safety of nivolumab in patients with metastatic renal cell carcinoma (mRCC) and brain metastases: preliminary results from the GETUG-AFU 26 (Nivoren) study [ASCO abstract 4563]. J Clin Oncol. 2017;35(15 suppl):4563.

142. Rothermundt C, Hader C, Gillessen S. Successful treatment with an anti-PD-1 antibody for progressing brain metastases in renal cell cancer. Ann Oncol. 2016;27(3):544–5.

143. Kishi K, Hirota T, Matsumoto K, Kakizoe T, Murase T, Fujita J. Carcinoma of the bladder: a clinical and pathological analysis of 87 autopsy cases. J Urol. 1981;125(1):36–9.

144. Schaefer O, Lohrmann C, Harder J, Veelken H, Langer M. Treatment of renal cell carcinoma-associated dermatomyositis with renal arterial embolization and percutaneous radiofrequency heat ablation. J Vasc Interv Radiol. 2004;15(1 Pt 1):97–9.

145. Anderson TS, Regine WF, Kryscio R, Patchell RA. Neurologic complications of bladder carcinoma: a review of 359 cases. Cancer. 2003;97(9):2267–72.

146. Mahmoud-Ahmed AS, Suh JH, Kupelian PA, et al. Brain metastases from bladder carcinoma: presentation, treatment and survival. J Urol. 2002;167(6):2419–22.

147. Dhote R, Beuzeboc P, Thiounn N, et al. High incidence of brain metastases in patients treated with an M-VAC regimen for advanced bladder cancer. Eur Urol. 1998;33(4):392–5.

148. Sheinfeld J, Bajorin D. Management of the post-chemotherapy residual mass. Urol Clin North Am. 1993;20(1):133–43.

149. Raina V, Singh SP, Kamble N, et al. Brain metastasis as the site of relapse in germ cell tumor of testis. Cancer. 1993;72(7):2182–5.

150. Fossa SD, Bokemeyer C, Gerl A, et al. Treatment outcome of patients with brain metastases from malignant germ cell tumors. Cancer. 1999;85(4):988–97.

151. Nonomura N, Nagahara A, Oka D, et al. Brain metastases from testicular germ cell tumors: a retrospective analysis. Int J Urol. 2009;16(11):887–93.

152. Ginsberg S, Kirshner J, Reich S, et al. Systemic chemotherapy for a primary germ cell tumor of the brain: a pharmacokinetic study. Cancer Treat Rep. 1981;65(5–6):477–83.

153. Taylor J. Neurological complications of genitourinary cancer. In: Schiff D, Arrillaga I, Wen PY, editors. Cancer neurology in clinical practice: neurological complications of cancer and its treatment. Zurich: Springer; 2018. p. 485–96.

18. 儿童实体瘤中枢神经系统转移的治疗

Whitney E. Parker, Shahiba Q. Ogilvie, Lily McLaughlin, and Mark M. Souweidane

18.1 简介和流行病学

　　成人与儿童实体瘤之间在许多方面上的明显差异表明这两种肿瘤的病理类型不同。这一差异在中枢神经系统（central nervous system，CNS）转移瘤的病例中尤为明显。成人实体瘤脑转移的发病率为 20%～40%，而儿童实体瘤脑转移的发病率仅为 1%～10%，尸检报告的发病率为 6%～13%[1-14]。在成人中，肺、乳腺、胃肠道原发肿瘤和黑色素瘤发生 CNS 转移最多见[1, 15]。相比之下，儿童出现 CNS 转移的最常见的实体瘤是肉瘤（包括软组织、尤因和骨肉瘤）、黑色素瘤（患病率高达 18%）、视网膜母细胞瘤、神经母细胞瘤、肾肿瘤[包括肾母细胞瘤和肾透明细胞肉瘤（CCSK），CCSK CNS 转移发病率为 5%～11%]，以及生殖细胞瘤（CNS 转移率特别高），整体上倾向于未分化的肿瘤类型[3, 16-18]。此外，有报道称相对少见的儿童肺肿瘤 CNS 转移的发病率有所上升，包括胸膜肺母细胞瘤（PPB），发病率高达 25%，以及肺泡状软组织肉瘤，发病率为 15%～29%[6, 19, 20]。

　　儿童实体瘤可以通过以下两种机制之一进入 CNS：直接侵入，如鼻腔肿瘤；血源性转移，需要穿过血 - 脑屏障。CNS 转移性肿瘤的治疗因原发肿瘤类型、颅内外病变的程度和治疗目标而有所不同。儿童肿瘤 CNS 转移的发病率比成人低，这提示两者的血 - 脑屏障存在不同 - 儿童血 - 脑屏障对肿瘤细胞的渗透性较低，或对用于治疗原发肿瘤或颅外转移扩散的系统疗法渗透性可能更高。此外，因为认为肿瘤诱导的髓系前体细胞在肿瘤转移中发挥作用，所以儿童高危原发肿瘤倾向于接受骨髓抑制治疗，特别是在神经母细胞瘤患者中，这可能与减少 CNS 转移相关[21-23]。然而，与成人相似，儿童实体瘤发生 CNS 转移的预后非常差，通常在确诊后存活时间不到一年[17]。

18.2 肿瘤特征与病理生理学

　　大多数儿童实体瘤脑转移是单发的（60%～90% 的病例），与成人中常见的多发脑转移形成对比。在最近发表的系列研究中，85%～100% 的儿童脑转移瘤发生在幕上，与以幕下为主的儿童原发脑肿瘤形成鲜明对比[3, 4, 6, 10]。实体瘤脑转移最常位于大脑半球（较少发生在小脑和基底核），和在成人中类似多位于灰质 - 白质交界处，或主要脑血管区域之间的交界区，后者可能提示动脉输送机制[17, 24]。有趣的是，在纪念斯隆 - 凯特林癌症中心（Memorial Sloan Kettering Cancer Center，MSKCC）的手术经验中，在软膜界面发现了大量的脑转移，如在脑沟深处，这表明肿瘤细胞可能是通过静脉或脑脊液（cerebro-spinal fluid，CSF）机制种植（图 18-1，未发表的观察）。

　　虽然 CNS 是儿童白血病髓外扩散的常见部位，但是儿童的实体瘤很少播散至此[6, 25]。因为儿童实体瘤 CNS 转移的发生非常罕见，所以不会常规对确诊为原发性实体瘤的儿童进行颅脑影像学检查。因此，大多数 CNS 转移性肿瘤是在出现头痛、恶心、呕吐、癫痫、失语、视野缺陷、局灶性运动或感觉障碍、脑神经病、共济失调和精神状态改变等症状的情况下才被诊断的。这些症状反映了肿瘤的位置和大小，水肿的程度，肿瘤内出血的存在，以及梗阻性或交通性脑积水的发生[3-7, 9-11, 17]。CNS 转移是儿童实体瘤唯一或最先转移部位的情况少见，当出现这种情况时，通常提示疾病已经进

201

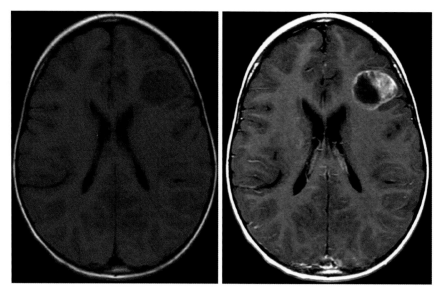

图 18-1 T$_1$加权 MRI 显示左侧额叶神经母细胞瘤软膜界面转移。一例 7 岁
男性患者的神经母细胞瘤转移的 MRI 平扫（左）和增强后（右）图像显示沿软
膜缘存在肿瘤，这是我们队列中常见的一种模式

展至晚期。

多项回顾性研究表明，在几种不同的原发肿瘤类型中，肺转移与脑转移之间可能存在直接关联，在脑转移确诊病例中，高达 70% 的病例已确诊有肺转移[2-4, 6, 9, 13, 26]。从生物构造上讲，从肺转移瘤流入肺循环的肿瘤细胞可能通过左心房由直接的动脉管道进入脑循环；脑转移瘤常存在于重要大脑动脉交界区的现象也支持这一机制[2, 24]。此外，MKCC 的 Kramer 及其同事在回顾神经母细胞瘤骨髓受累病例时发现，在原发疾病诊断时间前后进行的腰椎穿刺术（LP）与发生 CNS 转移之间存在关联，这表明可能存在直接的血源性脑脊液播种机制[8]。

在所有组织学亚型中，儿童人群中实体瘤脑转移发生的平均年龄为 11～13 岁，与原发肿瘤确诊的间隔时间中位数是 8～16 个月（表 18-1）[2, 3, 6]。先前的多项研究表明，儿童实体瘤 CNS 转移的发病率正在增高[3, 6, 8]。然而，由来自安德森癌症中心的 Suki 和其同事们报告的迄今为止最大的病例系列中发现，儿童原发实体瘤患者发生 CNS 转移的比例仍然较低，为 1.4%，这与之前早期研究的报道一致[3]。由于儿童 CNS 转移十分罕见，病例研究仅限于小队列，目前尚未能确定随着时间的推移该类患者总体上的生存是否改善。

表 18-1 儿童实体瘤 CNS 转移病例系列研究

参考文献	机构	原发癌类型	年份	纳入病例数	CNS 确诊患者年龄	CNS 转移发病率	间隔时间：原发肿瘤到 CNS 转移	原发肿瘤确诊后存活时间	CNS 转移后存活时间
Suki 等[3]	安德森癌症中心	混合型	1990—2012	54	11.37 岁，中位数	1.4%	17 个月，中位数	29 个月，中位数	9 个月，中位数
Wiens 和 Hattab[4]	Indiana University	混合型，生殖细胞瘤主导	1981—2011	26	10.6 岁，中位数	2.2%，排除生殖细胞原发肿瘤	18 个月，中位数	34.8 个月，中位数	12.5 个月，中位数
Gobel 等[32]	Ludwig Maximilians University（Munich, Germany）	生殖细胞瘤	1982—2009	9	未报道	1.1%	未报道	未报道	未报道
Stefanowicz 等[6]	Medical University of Gdansk（Poland）	混合型	1992—2010	10	13.8 岁，中位数	2%	8 个月，中位数	未报道	未报道
Hauser 等[7]	Semmelweis University（Budapest, Hungary）	混合型	1989—2002	14	未报道	3.4%	11.4 个月，平均数	21.9 个月，平均数	10.4 个月，平均数
Kebudi 等[5]	Istanbul University（Turkey）	混合型	1989—2002	16	10.5 岁，中位数	1.45%	20 个月，中位数	未报道	2 个月，中位数
Spunt 等[11]	St. Jude	生殖细胞瘤	1962—2002	16	未报道	7.8%	NR	未报道	未报道
Paulino 等[10]	University of Iowa	肉瘤，神经母细胞瘤，肾母细胞瘤	1965—2000	30	14 岁，中位数	4.9%	5 个月，中位数	未报道	4 个月，中位数
Postovsky 等[33]	Rambam Medical Center（Haifa. Israel）	肉瘤	1990—2001	18	17.4 岁，平均数	4.3%	未报道	未报道	5.03 个月，平均数（死亡或最后一次随访）
Kramer 等[8]	MSKCC	神经母细胞瘤	1980—1999	11	未报道	6.3%，因研究方案而异	12.2 个月，中位数	未报道	6.7 个月，中位数
Parasuraman 等[34]	St. Jude	尤因肉瘤（ES）、横纹肌肉瘤（RMS）	1962—1998	21	未报道	ES：3.3%，RMS：2.4%	ES：22 个月，中位数；RMS：12 个月，中位数	未报道	2.7 个月，中位数

续表

参考文献	机构	原发癌类型	年份	纳入病例数	CNS确诊患者年龄	CNS转移发病率	间隔时间：原发肿瘤到原发CNS转移	原发肿瘤确诊后存活时间	CNS转移后存活时间
Lowis 等[35]	UK Children Cancer Study Group	肾母细胞瘤	1980—1995	7	未报道	0.6%	19个月，中位数	未报道	NR
Bouffet 等[9]	Centre Leon Berard (Lyon, France)	混合型	1987—1995	12	9年，中位数	7.4%	15个月，中位数	未报道	3个月，中位数
Rodriguez-Galindo 等[16]	St. Jude	黑素瘤	1962—1995	8	未报道	18%	20个月，中位数	未报道	5个月，中位数
Tasdemiroglu 和 Patchell[12]	University of Kentucky	混合型	1982—1994	12	未报道	7.8%，4.5%实质	327days, mean	未报道	5.2个月，平均数
Weyl-Ben Arush 等[36]	Rambam Medical Center (Haifa, Israel)	混合型	1986—1990	6	未报道	9.8%	13个月，中位数	未报道	9.8个月，中位数
Marina 等[27]	St. Jude	骨肉瘤	1962—1989	13	未报道	5.1%	3个月，中位数	未报道	16个月，中位数
Baram 等[37]	安德森癌症中心	骨肉瘤	1980—1986	5	未报道	5.7%	12个月，中位数	未报道	未报道
Graus 等[13]	MSKCC	混合型	1973—1982	31（包括尸检报告）	未报道	22.3%，13%的人在尸检中被诊断出来	中位数范围8.5个月（横纹肌肉瘤）到22个月（骨肉瘤）	未报道	未报道
Vannucci 和 Baten[14]	MSKCC	混合型	1951—1972	13（包括尸检报告）	未报道	6%	23个月，中位数	未报道	1个月（31.5天），中位数

总结了儿科实体瘤转移病例系列报道的特点，包括主要研究中心、日期、肿瘤亚型、纳入病例数、患者平均年龄、CNS转移发病率、原发肿瘤诊断与CNS转移诊断之间的时间间隔、初次诊断后生存期和CNS诊断后生存期。每项研究的平均数都是按规定的平均值或值按规定中位数报告的。

18.3 治疗方案

在很大程度上受到小队列规模的限制，关于不同治疗方案对儿童实体瘤脑转移的疗效的证据仍然很少。治疗方案一般包括手术切除、放射治疗、化疗或原发肿瘤特异性免疫治疗。在治疗期间通常可以使用糖皮质激素来控制脑水肿。

外科手术治疗

手术治疗取决于多种因素，包括肿瘤大小、出血情况、原发肿瘤的类型（特别是放射敏感或抵抗）、位置和神经系统症状。脑转移的手术选择包括切除，清除（如病变延伸至语言功能区域或脑深部结构），脑脊液分流或内镜第三脑室造口术（endoscopic third ventriculostomy，ETV），或植入脑室储液器。长期使用储液器是安全的——我们中心最新的一项研究报告了急性和相对轻微的并发症，包括导管移位和导管周围囊肿形成的发病率为 4%[28]。由于其中一些患者可能会发展成脑积水，需要将脑室储液器转换为分流管，因此可以植入可调压分流管，用于治疗性脑脊液分流和药物递送（通过将分流阻力增加到最高设置，从而在药物输注期间有效地关闭分流管）。

放射治疗

放射治疗可以作为单一治疗或手术切除和/或系统治疗的补充治疗；然而对于 3 岁以下的儿童会尽量避免放射治疗，因为该年龄段儿童是大脑发育的关键时期，放射治疗可能会破坏正常的神经认知功能，而且可能会有潜在的辐射诱导的肿瘤，如脑膜瘤、胶质瘤或肉瘤[29]。全脑放射治疗（whole brain radiation therapy，WBRT）仍然是最常见的放射治疗方式，分割进行，通常总剂量为 10～50Gy[2]。

然而立体定向放射外科（stereotactic radiosurgery，SRS）的应用越来越广泛，在我们机构中也作为优选，甚至对多发性转移瘤也是如此，它可以提供有效的局部治疗，同时将副作用降至最低，特别是在儿童这一脆弱的人群中。最近的研究表明，WBRT 没有比 SRS 让患者生存获益更多，事实上，仅仅应用 SRS 就可以提高 50 岁以下、脑转移少于 4 例的特定患者的存活率[2, 30, 31]。这可能是由于 SRS 可以给病灶提供更高的剂量放射治疗，而不是分割或低分割剂量，这样克服了某些原发癌症亚型（如黑色素瘤和肉瘤）的放射治疗抵抗[2, 38, 39]。重要的是，与 WBRT 相比，SRS 发生神经认知副作用的可能性较小。在一项Ⅲ期随机对照试验中，Chang 及其同事比较了单独应用 SRS 治疗和 SRS 联合 WBRT 治疗的结果，仅接受 SRS 治疗组的学习和记忆缺陷副作用较少[40]。

到目前为止，除了个案报道外，尚无关于 SRS 治疗儿童转移瘤的疗效报道；然而，这项技术在动静脉畸形和原发性脑肿瘤（如幼年毛细胞性星形细胞瘤、复发性室管膜瘤和松果体细胞瘤）的儿童病例中已经被评估并发现可能有效[2, 41-43]。无框架、光引导立体定向系统的发展帮助克服儿童人群中 SRS 的许多困难，例如头架不耐受，以及运动可能导致偏离目标效应的风险，让 SRS 这一治疗方案现在成为一种更容易接受的治疗选择[42]。

质子疗法

虽然质子疗法尚未被广泛用于儿童 CNS 转移，但已证明对儿童原发脑肿瘤（包括星形细胞瘤、胚胎性肿瘤和室管膜肿瘤）和成人 CNS 转移性肿瘤均有效[44-46]。质子输送的特点优化了风险 - 收益分布，特别是对儿童人群而言。与光子疗法相比，质子疗法可以更精确地沉积在肿瘤学靶点所需的深度，从而减少进入和离开的剂量，进而对周围的正常组织影响更少，并使关键结构附近的靶点得以治疗[45]。此外，质子治疗与既往的光子束治疗儿童原发 CNS 恶性肿瘤队列相比，在局部控制（LC）、无进展存活率、总生存期和不良反应方面显示出非劣势或优势，特别是颅脑脊髓照射治疗髓母细胞瘤患者[46-50]。考虑到质子疗法可降低神经认知缺陷的风险，所以对易受影响的儿童人群来说是一个特别有吸引力的选择。由于质子治疗与光子束治疗相比具有良好的风险 - 效益关系，质子治疗在治疗儿童 CNS 转移性肿瘤方面似乎也很有前途，随着专门的质子中心变得越来越广泛，质子治疗可能会成为一种更受欢迎的治疗选择。

多模态治疗

尽管儿童实体瘤 CNS 转移的预后通常很差，在病例研究中存活时间为数月（表 18-1），很少有长期存活的病例报告，长期存活的通常是接受积极的多模态治疗的患者，这些患者的多模态治疗包括手术切除、放射治疗（通常是局灶性放射治疗和颅脑脊髓照射）、化疗、免疫治疗和 / 或干细胞移植。Osawa 及其同事报告了两例横纹肌肉瘤患者，他们分别在 8 个月和 10 个月时实现了无病生存（而大多数横纹肌肉瘤 CNS 患者在一年内死亡），这两位患者的治疗方法是手术切除、肿瘤放射治疗、异环磷酰胺 / 卡铂 / 依托泊苷（ICE）化疗，以及对其中一例患者进行额外的颅脑脊髓照射和同种异体干细胞移植[51]。Hauser 及其同事[7]还报告了一例在 CNS 确诊后长期存活 44.8 个月的病例，患者接受手术并接受放射治疗、大剂量化疗和干细胞移植。值得注意的是，该患者是他们报道的 14 例中接受治疗方案最激进的患者。此外，有研究报道少数接受多模态治疗的 CNS 骨肉瘤转移患者长期存活达 5 年以上（这种疾病一般也与 6 个月的生存期有关）[4, 27, 52]。多模态治疗在生殖细胞瘤、肝母细胞瘤、黑色素瘤、肾母细胞瘤、肾透明细胞肉瘤和神经母细胞瘤的 CNS 转移中也有少数病例表现为长期生存[4, 11, 16, 53-56]。Croog 和我们中心的同事展示了颅脑脊髓照射和脑室内放射免疫疗法在治疗 CNS 复发神经母细胞瘤患者的生存优势，他们假设神经母细胞瘤细胞是通过脑脊液沿着神经轴扩散，所以需要进行全面的颅脑脊髓放射[55]。即他们主张同时照射颅脑和脊髓，以免潜在的肿瘤细胞再次种植生长，并采用鞘内或脑室内注射治疗药物，或全身注射伊立替康或替莫唑胺等可穿透血 - 脑屏障的化合物。虽然出现了越来越多有效生物疗法（如纳武单抗和检查点抑制剂伊匹木单抗的结合），但转移性疾病必须始终考虑多模态治疗方案[57]。

预防注意事项

与成人肿瘤和儿童非实体瘤人群相比，儿童实体瘤很少发生 CNS 转移，因此，一般不考虑预防性治疗，其疗效尚不清楚。有趣的是，Trigg 等发现接受 CNS 预防治疗的尤因肉瘤患者（$n=92$，WBRT+ 单剂甲氨蝶呤鞘内注射）和未接受 CNS 预防治疗的患者（$n=62$）之间发生 CNS 转移的发病率没有显著差异，这表明预防措施不能有效阻止 CNS 的扩散，至少在尤因肉瘤中是如此[58]。然而在某些情况下如血 - 脑屏障破裂这个特定的风险因素，CNS 转移的预防可能是必要的。如前所述，Kramer 等[8]，在神经母细胞瘤人群中，先前的 LP 与 CNS 转移的发展显著相关；用鞘内化疗预防性治疗此类病例（对于已知具有较高血源性扩散和 CNS 播撒风险的原发肿瘤进行 LP）可能是有益的。

18.4 儿童中枢神经系统转移的预测

虽然儿童实体瘤转移少见，但其发生的倾向和某些原发亚型和转移性疾病特征相关。据报道一些罕见的原发肿瘤的 CNS 转移发病率较高，如 PPB、CCSK 和肺泡状软组织肉瘤，分别为 25%、5%～11% 和 15%～29%[18-20]。此外，Suki 及其同事发现尽管绒毛膜癌病例只占儿童原发肿瘤的一小部分，但是这些病例的 43% 会出现脑转移，这表明这种生殖细胞亚型可能多转移至 CNS[3]。此外，由于肺转移通常早于或与 CNS 转移同时发生（如前所述），它们似乎是 CNS 疾病的危险因素。

CNS 筛查成像在诊断儿童实体瘤中是否有作用还有待确定。因为先前的研究发现，用 CT 成像来筛查黑色素瘤人群的脑转移有很高的假阳性率[59]。在确定是否有必要进行 CNS 筛查时，应考虑原发肿瘤类型（因为上面所列的肿瘤类型更具神经嗜性），以及肺部或其他内脏转移的风险因素[16]。尽管 CNS 转移通常提示疾病进展至晚期，但新的生物治疗、化学治疗和放射疗法的持续发展为对治疗转移性疾病带来了希望。因此，应该对系统治疗有效的原发恶性肿瘤亚型进行 CNS 筛查成像，如黑色素瘤[57]。

18.5 结论

儿童实体瘤的 CNS 转移仍然是相对罕见的晚期病例。这可能在一定程度上提示了早期使用骨髓抑制疗法治疗儿童原发性肿瘤,可能会耗尽髓系前体细胞池,或增加儿童血-脑屏障的通透性,从而促进了系统治疗进入大脑。然而儿童CNS转移与某些原发肿瘤亚型以及发生肺转移有关。先前的研究表明,积极的多模态治疗可能会带来生存优势。综上所述,我们建议仔细筛选有CNS转移危险因素的病例,特别是在某些肿瘤亚型和那些对转移性疾病治疗有效的病例,可能会有更好的结果。

(林学磊 译,石易鑫 杨蕙钰 李学军 校)

参考文献

1. Nayak L, Lee EQ, Wen PY. Epidemiology of brain metastases. Curr Oncol Rep. 2012;14(1):48–54.
2. Sreeraman Kumar R, Rotondo RL. Pediatric brain metastases. In: Mahajan A, Paulino A, editors. Radiation oncology for pediatric CNS tumors. Cham: Springer International Publishing; 2018. p. 393–410.
3. Suki D, Khoury Abdulla R, Ding M, Khatua S, Sawaya R. Brain metastases in patients diagnosed with a solid primary cancer during childhood: experience from a single referral cancer center. J Neurosurg Pediatr. 2014;14(4):372–85.
4. Wiens AL, Hattab EM. The pathological spectrum of solid CNS metastases in the pediatric population. J Neurosurg Pediatr. 2014;14(2):129–35.
5. Kebudi R, Ayan I, Gorgun O, Agaoglu FY, Vural S, Darendeliler E. Brain metastasis in pediatric extra-cranial solid tumors: survey and literature review. J Neuro-Oncol. 2005;71(1):43–8.
6. Stefanowicz J, Izycka-Swieszewska E, Szurowska E, Bien E, Szarszewski A, Liberek A, et al. Brain metastases in paediatric patients: characteristics of a patient series and review of the literature. Folia Neuropathol. 2011;49(4):271–81.
7. Hauser P, Jakab Z, Lang O, Kondas O, Muller J, Schuler D, et al. Incidence and survival of central nervous system involvement in childhood malignancies: Hungarian experience. J Pediatr Hematol Oncol. 2005;27(3):125–8.
8. Kramer K, Kushner B, Heller G, Cheung NK. Neuroblastoma metastatic to the central nervous system. The Memorial Sloan Kettering Cancer Center experience and a literature review. Cancer. 2001;91(8):1510–9.
9. Bouffet E, Doumi N, Thiesse P, Mottolese C, Jouvet A, Lacroze M, et al. Brain metastases in children with solid tumors. Cancer. 1997;79(2):403–10.
10. Paulino AC, Nguyen TX, Barker JL Jr. Brain metastasis in children with sarcoma, neuroblastoma, and Wilms' tumor. Int J Radiat Oncol Biol Phys. 2003;57(1):177–83.
11. Spunt SL, Walsh MF, Krasin MJ, Helton KJ, Billups CA, Cain AM, et al. Brain metastases of malignant germ cell tumors in children and adolescents. Cancer. 2004;101(3):620–6.
12. Tasdemiroglu E, Patchell RA. Cerebral metastases in childhood malignancies. Acta Neurochir. 1997;139(3):182–7.
13. Graus F, Walker RW, Allen JC. Brain metastases in children. J Pediatr. 1983;103(4):558–61.
14. Vannucci RC, Baten M. Cerebral metastatic disease in childhood. Neurology. 1974;24(10):981–5.
15. Klos KJ, O'Neill BP. Brain metastases. Neurologist. 2004;10(1):31–46.
16. Rodriguez-Galindo C, Pappo AS, Kaste SC, Rao BN, Cain A, Jenkins JJ, et al. Brain metastases in children with melanoma. Cancer. 1997;79(12):2440–5.
17. Kumar R, Liu APY, Orr BA, Northcott PA, Robinson GW. Advances in the classification of pediatric brain tumors through DNA methylation profiling: from research tool to frontline diagnostic. Cancer. 2018;124(21):4168–80.
18. Seibel NL, Li S, Breslow NE, Beckwith JB, Green DM, Haase GM, et al. Effect of duration of treatment on treatment outcome for patients with clear-cell sarcoma of the kidney: a report from the National Wilms' Tumor Study Group. J Clin Oncol. 2004;22(3):468–73.
19. Priest JR, Magnuson J, Williams GM, Abromowitch M, Byrd R, Sprinz P, et al. Cerebral metastasis and other central nervous system complications of pleuropulmonary blastoma. Pediatr Blood Cancer. 2007;49(3):266–73.
20. Wang CH, Lee N, Lee LS. Successful treatment for solitary brain metastasis from alveolar soft part sarcoma. J Neuro-Oncol. 1995;25(2):161–6.
21. Gao D, Mittal V. The role of bone-marrow-derived cells in tumor growth, metastasis initiation and progression. Trends Mol Med. 2009;15(8):333–43.
22. Matthay KK, Villablanca JG, Seeger RC, Stram DO, Harris RE, Ramsay NK, et al. Treatment of high-risk neuroblastoma with intensive chemotherapy, radiotherapy, autologous bone marrow transplantation, and 13-cis-retinoic acid. Children's Cancer Group. N Engl J Med. 1999;341(16):1165–73.
23. Berthold F, Boos J, Burdach S, Erttmann R, Henze G, Hermann J, et al. Myeloablative megatherapy with autologous stem-cell rescue versus oral maintenance chemotherapy as consolidation treatment in patients with high-risk neuroblastoma: a randomised controlled trial. Lancet Oncol. 2005;6(9):649–58.
24. Sul J, Posner JB. Brain metastases: epidemiology and pathophysiology. Cancer Treat Res. 2007;136: 1–21.
25. Laningham FH, Kun LE, Reddick WE, Ogg RJ, Morris EB, Pui CH. Childhood central nervous system leukemia: historical perspectives, current therapy, and acute neurological sequelae. Neuroradiology. 2007;49(11):873–88.
26. Deutsch M, Wollman MR. Radiotherapy for metastases to the mandible in children. J Oral Maxillofac

Surg. 2002;60(3):269–71.

27. Marina NM, Pratt CB, Shema SJ, Brooks T, Rao B, Meyer WH. Brain metastases in osteosarcoma. Report of a long-term survivor and review of the St. Jude Children's Research Hospital experience. Cancer. 1993;71(11):3656–60.

28. Kramer K, Smith M, Souweidane MM. Safety profile of long-term intraventricular access devices in pediatric patients receiving radioimmunotherapy for central nervous system malignancies. Pediatr Blood Cancer. 2014;61(9):1590–2.

29. Aherne NJ, Murphy BM. Radiation-induced gliomas. Crit Rev Oncog. 2018;23(1–2):113–8.

30. Soon YY, Tham IW, Lim KH, Koh WY, Lu JJ. Surgery or radiosurgery plus whole brain radiotherapy versus surgery or radiosurgery alone for brain metastases. Cochrane Database Syst Rev. 2014;(3): CD009454.

31. Sahgal A, Aoyama H, Kocher M, Neupane B, Collette S, Tago M, et al. Phase 3 trials of stereotactic radiosurgery with or without whole-brain radiation therapy for 1 to 4 brain metastases: individual patient data meta-analysis. Int J Radiat Oncol Biol Phys. 2015;91(4):710–7.

32. Gobel U, von Kries R, Teske C, Schneider DT, Beyerlein A, Bernbeck B, et al. Brain metastases during follow-up of children and adolescents with extracranial malignant germ cell tumors: risk adapted management decision tree analysis based on data of the MAHO/MAKEI-registry. Pediatr Blood Cancer. 2013;60(2):217–23.

33. Postovsky S, Ash S, Ramu IN, Yaniv Y, Zaizov R, Futerman B, et al. Central nervous system involvement in children with sarcoma. Oncology. 2003;65(2):118–24.

34. Parasuraman S, Langston J, Rao BN, Poquette CA, Jenkins JJ, Merchant T, et al. Brain metastases in pediatric Ewing sarcoma and rhabdomyosarcoma: the St. Jude Children's Research Hospital experience. J Pediatr Hematol Oncol. 1999;21(5):370–7.

35. Lowis SP, Foot A, Gerrard MP, Charles A, Imeson J, Middleton H, et al. Central nervous system metastasis in Wilms' tumor: a review of three consecutive United Kingdom trials. Cancer. 1998;83(9):2023–9.

36. Weyl-Ben Arush M, Stein M, Perez-Nachum M, Dale J, Babilsky H, Zelnik N, et al. Neurologic complications in pediatric solid tumors. Oncology. 1995;52(2):89–92.

37. Baram TZ, van Tassel P, Jaffe NA. Brain metastases in osteosarcoma: incidence, clinical and neuroradiological findings and management options. J Neurooncol. 1988;6(1):47–52.

38. Brown PD, Brown CA, Pollock BE, Gorman DA, Foote RL. Stereotactic radiosurgery for patients with "radioresistant" brain metastases. Neurosurgery. 2008;62(Suppl 2):790–801.

39. Selek U, Chang EL, Hassenbusch SJ 3rd, Shiu AS, Lang FF, Allen P, et al. Stereotactic radiosurgical treatment in 103 patients for 153 cerebral melanoma metastases. Int J Radiat Oncol Biol Phys.

2004;59(4):1097–106.

40. Chang EL, Wefel JS, Hess KR, Allen PK, Lang FF, Kornguth DG, et al. Neurocognition in patients with brain metastases treated with radiosurgery or radiosurgery plus whole-brain irradiation: a randomised controlled trial. Lancet Oncol. 2009;10(11): 1037–44.

41. Saran FH, Baumert BG, Khoo VS, Adams EJ, Garre ML, Warrington AP, et al. Stereotactically guided conformal radiotherapy for progressive low-grade gliomas of childhood. Int J Radiat Oncol Biol Phys. 2002;53(1):43–51.

42. Keshavarzi S, Meltzer H, Ben-Haim S, Newman CB, Lawson JD, Levy ML, et al. Initial clinical experience with frameless optically guided stereotactic radiosurgery/radiotherapy in pediatric patients. Childs Nerv Syst. 2009;25(7):837–44.

43. Kano H, Yang HC, Kondziolka D, Niranjan A, Arai Y, Flickinger JC, et al. Stereotactic radiosurgery for pediatric recurrent intracranial ependymomas. J Neurosurg Pediatr. 2010;6(5):417–23.

44. Gondi V, Yock TI, Mehta MP. Proton therapy for paediatric CNS tumours - improving treatment-related outcomes. Nat Rev Neurol. 2016;12(6):334–45.

45. Kirkpatrick JP, Laack NN, Halasz LM, Minniti G, Chan MD. Proton therapy for brain metastases: a question of value. Int J Radiat Oncol Biol Phys. 2018;101(4):830–2.

46. Sreeraman R, Indelicato DJ. Proton therapy for the treatment of children with CNS malignancies. CNS Oncol. 2014;3(2):149–58.

47. Miralbell R, Lomax A, Russo M. Potential role of proton therapy in the treatment of pediatric medulloblastoma/primitive neuro-ectodermal tumors: spinal theca irradiation. Int J Radiat Oncol Biol Phys. 1997;38(4):805–11.

48. St Clair WH, Adams JA, Bues M, Fullerton BC, La Shell S, Kooy HM, et al. Advantage of protons compared to conventional X-ray or IMRT in the treatment of a pediatric patient with medulloblastoma. Int J Radiat Oncol Biol Phys. 2004;58(3): 727–34.

49. Yuh GE, Loredo LN, Yonemoto LT, Bush DA, Shahnazi K, Preston W, et al. Reducing toxicity from craniospinal irradiation: using proton beams to treat medulloblastoma in young children. Cancer J. 2004;10(6):386–90.

50. Jimenez RB, Sethi R, Depauw N, Pulsifer MB, Adams J, McBride SM, et al. Proton radiation therapy for pediatric medulloblastoma and supratentorial primitive neuroectodermal tumors: outcomes for very young children treated with upfront chemotherapy. Int J Radiat Oncol Biol Phys. 2013;87(1): 120–6.

51. Osawa S, Kumabe T, Saito R, Sonoda Y, Niizuma H, Watanabe M, et al. Infratentorial brain metastases of pediatric non-epithelial malignant tumors: three case reports. Brain Tumor Pathol. 2011;28(2): 167–74.

52. Wexler LH, DeLaney TF, Saris S, Horowitz

ME. Long-term survival after central nervous system relapse in a patient with osteosarcoma. Cancer. 1993;72(4):1203–8.

53. Robertson PL, Muraszko KM, Axtell RA. Hepatoblastoma metastatic to brain: prolonged survival after multiple surgical resections of a solitary brain lesion. J Pediatr Hematol Oncol. 1997;19(2): 168–71.

54. Radulescu VC, Gerrard M, Moertel C, Grundy PE, Mathias L, Feusner J, et al. Treatment of recurrent clear cell sarcoma of the kidney with brain metastasis. Pediatr Blood Cancer. 2008;50(2): 246–9.

55. Croog VJ, Kramer K, Cheung NK, Kushner BH, Modak S, Souweidane MM, et al. Whole neuraxis irradiation to address central nervous system relapse in high-risk neuroblastoma. Int J Radiat Oncol Biol Phys. 2010;78(3):849–54.

56. Kellie SJ, Hayes FA, Bowman L, Kovnar EH, Langston J, Jenkins JJ 3rd, et al. Primary extracranial neuroblastoma with central nervous system metastases characterization by clinicopathologic findings and neuroimaging. Cancer. 1991;68(9):1999–2006.

57. Wolchok JD, Kluger H, Callahan MK, Postow MA, Rizvi NA, Lesokhin AM, et al. Nivolumab plus ipilimumab in advanced melanoma. N Engl J Med. 2013;369(2):122–33.

58. Trigg ME, Makuch R, Glaubiger D. Actuarial risk of isolated CNS involvement in Ewing's sarcoma following prophylactic cranial irradiation and intrathecal methotrexate. Int J Radiat Oncol Biol Phys. 1985;11(4):699–702.

59. Buzaid AC, Tinoco L, Ross MI, Legha SS, Benjamin RS. Role of computed tomography in the staging of patients with local-regional metastases of melanoma. J Clin Oncol. 1995;13(8):2104–8.

第三篇

放 射 治 疗

19. 放射生物学基础和放射物理学入门

Emily S. Lebow, Marc R. Bussière, and Helen A. Shih

19.1 放射生物学

DNA 损伤反应

放射治疗通过破坏 DNA 结构来治疗癌症，通过双链 DNA 断裂发挥最有效的作用，但这对精确修复具有挑战性。细胞具有一套复杂的机制来检测和修复 DNA 损伤，统称为 DNA 损伤反应[1-3]。某些类型的 DNA 损伤更容易修复，包括单个 DNA 碱基或单链 DNA 断裂的损伤。在上述情况下，DNA 对应的完整碱基链会充当模板的作用。这样的方式可以完成包括碱基切除修复、核苷酸切除修复和错配修复在内的过程，从而进行高保真的修复[4]。相反，同源重组和非同源末端连接均用于修复双链断裂。但是，这些机制容易出错，可能会导致突变（包括缺失和易位）在未来的细胞分裂中传播。

辐射造成的 DNA 损伤，特别是双链断裂，可能对细胞功能造成损伤，导致细胞死亡。放射治疗后细胞死亡的一种形式是有丝分裂障碍，它是由于细胞在存在明显的染色体畸变时试图分裂而发生的。细胞还可能为了应对不可修复的 DNA 损伤而激活有组织的细胞死亡（称为细胞凋亡）。在细胞凋亡过程中，包括 DNA 在内的细胞内含物被分为膜性凋亡小体，被吞噬细胞消化，以防止破坏性细胞蛋白泄漏。电离辐射后细胞死亡的第三个理论是"旁观者效应"，也就是说癌细胞由于邻近细胞的受辐射而死亡。受辐射的细胞可能释放危险信号或其他细胞毒性分子，导致附近未被直接辐照的细胞死亡。有丝分裂障碍、细胞凋亡和旁观者效应可能在辐射后数周至数月内诱导细胞死亡[1]。

DNA 损伤中的遗传突变应答与癌症易感性有关，证明了 DNA 修复对机体功能的特殊作用（表 19-1）。色素干皮症（XP）是由核苷酸切除修复不足引起的。色素干皮症与明显的紫外线敏感性有关，例如，对日光的敏感性。色素干皮症个体在阳光暴晒下有明显的癌症风险，包括非黑色素瘤皮肤癌的风险增加了 10 000 倍，黑色素瘤皮肤癌的风险增加了 2 000 倍，口内癌的风险增加了 3 000 倍（通常是在舌尖和背舌上）[5,6]。BRCA1 或 BRCA2 的遗传突变会导致同源重组受损，并增加患乳腺癌、子宫癌、卵巢癌、输卵管癌、前列腺癌和胰腺癌的风险[7,8]。遗传性非息肉性结直肠癌（林奇综合征）是由错配修复不足引起的，该类患者易患结直肠癌、胃癌、子宫内膜癌和卵巢癌[9]。p53 和 ATM 的遗传突变既是信号转导、细胞周期调节的重要组成部分，又是促进修复 DNA 和其他细胞损伤的条件，它们也导致遗传性癌症易感性[10-12]。

表 19-1　DNA 修复遗传缺陷导致的癌症综合征

癌症综合征	遗传病因	功能缺陷	癌症表型
共济失调毛细血管扩张	*ATM*	信号转导	乳腺淋巴瘤
BRCA1 和 BRCA2，DNA 相关	*BRCA1, BRCA2*	同源的重组	乳房，卵巢
遗传性非息肉性结直肠癌癌症（林奇综合征）	*MSH2, MSH3, MSH6*	错配修复不足	结肠，胃，妇科
Li-Fraumeni 综合征	*p53*	信号转导	肉瘤，乳房，脑
色素干皮	*XPA-XPG*	核苷酸切除修复	黑色素瘤和非黑色素瘤皮肤癌

有一种假说是强大的 DNA 修复能力还赋予了对电离辐射作用的抵抗力，从而可能解释为何某些癌症亚群具有更高的辐射抵抗力。高级别神经胶质瘤是侵袭性肿瘤，即使采用辅助放射治疗也有复发的趋势[13]。假定复发是继发于神经胶质瘤干细胞亚群之后的，其中在神经胶质瘤干细胞的亚群中，辐射诱导的 DNA 损伤、中止分裂、产生有效的 DNA 修复并赋予放射治疗抵抗能力后，细胞周期检查点很容易被激活。相反，神经胶质瘤细胞具有较弱的途径来支持 DNA 修复，则更容易在辐射诱导的 DNA 损伤中发生细胞凋亡[14]。虽然可能有一系列复杂的机制导致了放射抗性表型，但证据表明 DNA 损伤修复是该现象的重要组成部分。

肿瘤缺氧

肿瘤缺氧是实体瘤的常见特征。快速增殖的肿瘤经常超出其新血管供应，这往往造成肿瘤区域混乱且发展不良。结果是表现出扩散受限的慢性缺氧状态，其中某些细胞距离脉管系统太远而无法充分获得氧。乏氧也可能急性发展，因为血管暂时阻塞或血流量可变，导致灌注受限的缺氧[15]。肿瘤缺氧与放射抵抗有关，需要达到放射剂量 3 倍的剂量才能达到等效的细胞杀伤作用。缺氧辐射抗性是由于活性氧的产生效率低，这是辐射诱导的 DNA 损伤的主要机制。此外，为了应对低氧微环境，细胞激活低氧诱导的转录因子以促进无氧代谢、侵袭和血管生成。这些变化导致更具侵袭性和抗辐射性的表型[16]。实体瘤内的缺氧是异质性的，肿瘤的某些区域被充分氧化（如血管附近的细胞），而其他区域则缺氧。实体瘤内的缺氧生态位支持了抗辐射的肿瘤干细胞，这些干细胞可以在放射治疗后重新填充肿瘤，解释治疗后局部复发的原因[17]。

当将放射线的总剂量分成几天或几周内递送的许多较小剂量（称为分割照射）时，可以改善氧合作用，从而提高放射治疗的功效。放射治疗各部分之间的重新氧合可能会通过暂时关闭的血管进行再灌注而迅速发生，从而在几分钟内使肿瘤重新氧合。由于肿瘤细胞在放射治疗的作用下出现继发性死亡，再氧合也可能在数天或数周内发生，从而缩小肿瘤的大小并缩短血管与存活的肿瘤细胞之间的距离。这些再氧合机制为分次照射提供了基本原理。

细胞周期与再分布

细胞周期是指细胞经历其生长、复制和分裂过程以产生两个子细胞的过程，由一系列阶段组成。放射敏感性根据细胞周期的阶段而变化。在有丝分裂和 G2（有丝分裂之前的间隙）阶段的细胞对放射线敏感性更高。相反，处于 S 期（DNA 复制）的细胞具有更高的抗辐射性。肿瘤细胞以不同步的方式生长，可以存在于任何时间点的细胞周期的各个阶段。放射治疗过程的前几个部分将优先杀死处于放射敏感性阶段（有丝分裂和 G2）的细胞，同时较少地杀死处于放射抵抗阶段（S 阶段）的细胞。但是，存活的细胞将继续在整个细胞周期中过渡，并将在放射治疗过程的后续阶段中重新分布到细胞周期的更敏感阶段。在放射治疗的第一阶段中处于 S 期的细胞可能会在随后的阶段过渡到 G2 或 M 期，从而对电离辐射的影响变得更加敏感。因此，在某些情况下，分次放射治疗被认为比单次给予一个很大的剂量更加有效。

加速再群体化

加速再群体化是放射治疗后治疗失败的重要原因。在分次放射治疗的过程中，存活的肿瘤细胞可能增殖，取代已经被放射治疗杀死的肿瘤细胞。在放射治疗过程中，肿瘤细胞的增殖速度加快，在放射治疗开始后，生长迅速加快。在几种类型的恶性肿瘤中观察到了加速的种群重现，包括头颈部鳞状细胞癌、宫颈癌和膀胱癌[18]。由于加速再群体化的效应，延长整体治疗时间会导致需要根除大量肿瘤细胞以实现局部控制。这需要更高的放射治疗总剂量。对抗再群体化效应的一种方法是加速放射治疗，其中放射治疗的时间变短几天，使肿瘤细胞再群体化的时间更少。但是，这种策略也减少了因放射损伤进行正常组织修复的机会，从而增加了治疗毒性的风险。它也减少了肿瘤细胞在细胞周期中的再氧合和过渡的机会，降低了放射治疗敏感性。

放射增敏剂

放射增敏药物会降低放射治疗后细胞存活的比例（图 19-1）。许多类型的全身治疗可以通过多

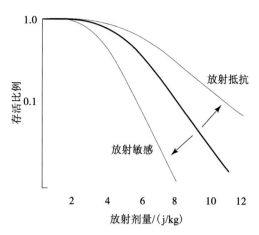

图 19-1 放射敏感降低了在任何放射剂量下的存活细胞比例。使得放射剂量 - 存活比例的曲线向左移动。相反，放射抵抗增加了在任何放射剂量下的存活细胞比例，使得放射剂量 - 存活比例的曲线向右移动。目前已知有多重因素影响细胞对于放射治疗的敏感度，比如：放射增敏药物，肿瘤的缺氧环境，不同细胞周期阶段和细胞进行 DNA 修复的能力等

种机制来做到这一点（表 19-2 和表 19-3）。抗代谢类药物通过结合到细胞的 DNA 中并抑制 DNA 修复过程来增加与辐射相关的 DNA 损伤，从而使细胞更容易受到 DNA 损伤的影响[19]。抗代谢物氟尿嘧啶通过抑制胸苷酸合酶活性阻止嘧啶胸腺嘧啶核苷（DNA 所需的核苷）的合成复制。没有胸苷，DNA 复制或与辐射相关的损伤的修复就会受到影响，并首先影响正在活跃分裂的癌细胞，因此癌细胞会优先经历细胞死亡。与单独的放射治疗相比，在放射疗法中添加氟尿嘧啶已被证明可以提高头颈部鳞状细胞癌患者的存活率[20]。

替莫唑胺是一种烷化剂，对表观遗传沉默的 O-6- 甲基鸟嘌呤 -DNA 甲基转移酶（MGMT）胶质母细胞瘤患者亚群具有较高的疗效，MGMT 是 DNA 修复的关键基因。一项随机对照试验表明，在 MGMT 沉默的胶质母细胞瘤患者和 MGMT 活跃的患者中，替莫唑胺的加入有利于提高生存率（21.7 个月 vs 15.3 个月，P=0.007）。MGMT 蛋白将替莫唑胺诱导的甲基从 DNA 碱基鸟嘌呤中去除，以防止 DNA 转录和复制过程中的错误。MGMT 启动子甲基化导致 MGMT 沉默，而那些含有 MGMT 启动子高甲基化的肿瘤对同时进行放射治疗和替莫唑胺的影响更为敏感[21, 22]。

放射增敏药物还有其他几种机制。任何减缓或阻止癌细胞增殖的疗法都会减轻与放射治疗有关的肿瘤的加速再聚集[19]。这包括许多种类的全

表 19-2 全身疗法的分类

	选定的例子
抗代谢物	5- 氟尿嘧啶
	吉西他滨
	培美曲塞
烷基化剂	环磷酰胺
	替莫唑胺
白金代理商	顺铂
	卡铂
微管稳定剂	长春新碱
	多西他赛
拓扑异构酶抑制剂	依托泊苷
	阿霉素
分子靶向药物	贝伐珠单抗（VEGF）
	曲妥珠单抗（HER2- 新）
	吉非替尼（EGFR）
免疫治疗检查点抑制剂	帕博利珠单抗（PD-1）
	尼沃鲁马布（PD-11）
	伊匹木单抗（CTLA-4）

表 19-3 药物 - 辐射相互作用的机制

机制	选定的例子
辐射相关的 DNA 损伤增加和 / 或 DNA 修复受损	抗代谢药，烷基化剂，铂试剂，拓扑异构酶抑制剂
将细胞重新分配到放射敏感性更高的阶段细胞周期	抗代谢物，拓扑异构酶抑制剂
减少加速繁殖的细胞抑制剂放射治疗后	分子靶向剂，大多数经典的化学疗法
肿瘤微脉管正常化，减少缺氧相关耐辐射性	VEGF 靶向药物
释放免疫原性肿瘤抗原，诱导促炎性信号通路	免疫检查点抑制剂

身治疗，包括分子靶向药物。血管内皮生长因子靶向系统治疗使混乱、曲折和扩张的肿瘤新生血管正常化。血管的这个正常化过程可改善肿瘤氧合，从而降低缺氧放射阻力[23]。放射治疗与增强免疫系统联用是一个积极研究的领域，一些成功的方法要么通过增加肿瘤相关抗原的释放来增强肿瘤细胞的识别能力，要么通过其他的方式来增强促炎症信号[24]。

正常组织的副反应

放射治疗的目标是提供高度适形的辐射，以给予肿瘤最大的剂量，同时将对正常组织的毒性降至最低。现代放射治疗的进展已朝着实现这一目标迈出了重要的步伐。尽管如此，在接受放射治疗的患者中仍普遍观察到许多早期和晚期放射相关的毒性。

早期放射治疗副反应发生在高度增生的组织中，在放射治疗期间或数周之内，并且可能是可逆的。增生组织在细胞损失和细胞产生之间具有精确的平衡。辐射会损害细胞分裂，同时加快细胞死亡的速度，以破坏这种平衡。常见的早期毒性例子包括消化道黏膜炎、骨髓发育不全和脱发。随着放射治疗的停止，细胞复制和细胞损失之间的平衡最终得以恢复。组织修复后很少有或没有长期治疗后遗症，并恢复到基本正常的功能。

与早期反应相反，晚期放射治疗副反应发生在放射治疗之后的几个月或几年内，并且往往是永久性的和进行性的。历史上，晚期辐射效应被认为是继发于器官实质细胞耗竭引起的功能缺陷，称为靶细胞假说[25]。但是，对晚期毒性的最新理解包括器官实质细胞之间的复杂相互作用，包括成纤维细胞、血管内皮细胞和巨噬细胞。电离辐射诱导促纤维化信号转导和生长因子级联反应（如 TGFβ），导致细胞外基质和胶原蛋白逐渐沉积。纤维化与器官功能丧失（如肠吸收不良）以及其他症状（如疼痛、神经病变、力量下降和关节活动范围减少）相关。照射剂量越高，辐射与晚期毒性发作之间的潜伏期越短，毒性越小。

辐射暴露也有一个低但可能的风险是发展为继发性原发性癌症，这是一种独特的晚期不良反应。电离辐射可导致基因组不稳定或通过对高效和高保真 DNA 复制和修复至关重要的基因突变获得突变表型。因此，细胞将更容易获得致癌的额外突变，并可能导致转化为恶性肿瘤[26]。儿童期继发性恶性肿瘤的风险与治疗年龄成反比。例如，与普通人群相比，接受头颅放射治疗的儿童患中枢神经系统（central nervous system，CNS）恶性肿瘤的风险高 8.1～52.3 倍[27]。还有其他风险修正因素，包括照射部位、辐射场大小、辐射剂量、全身治疗和环境暴露，如吸烟[28]。

19.2　放射物理学

电离辐射

放射治疗利用电磁频谱中具有足够能量产生电离的部分。无线电波和微波代表低能，而可见光代表电磁光谱的中能范围。X 线在电磁光谱的高能范围内，能够发射轨道电子，从而产生高活性氧，这些高活性氧能破坏 DNA。这种形式的电磁辐射 - 能够电离原子的高能 X 线 - 是被用于治疗性的射线。用来治疗癌症的辐射剂量是用 Gray 来衡量的，代表每单位质量的材料电离辐射所沉积的能量[29]。

线性能量转移（linear energy transfer，LET）描述从能量源转移到另一种材料的能量，以产生的电离量衡量。LET 取决于辐射源。光子和质子产生的电离很少，LET 较低，而中子和碳粒子是高密度电离的辐射，LET 较高。通常，高 LET 射线的辐射比低 LET 射线的辐射具有更高的生物有效性（产生更多的 DNA 损伤）。该概念通过相对生物学效应（relative biological effectiveness，RBE）进行量化。随着 LET 的增加，RBE 也以非线性方式增加，直到达到最大值（大约 $100keV/\mu m$），此后 RBE 随 LET 的增加而减小。钴 -60 产生的光子被认为具有低 LET，并且是 RBE 为 1 的既定参考。质子的 RBE 为 1.1。因此，对于给定的辐射剂量，质子的生物效应比光子大 10%。实际上，这是一个过分的简化，因为质子的 RBE 和所有其他粒子束的离轴比曲线是可变的，但是 1.1 的估计是当前公认的惯例，直到对其效果有了更好的理解。然而，放射线的净效应包括分次剂量（放射治疗共分为多少次以及每次治疗给予的剂量）和固有的肿瘤放射敏感性[30]。

光子辐射

光子是用于治疗癌症的最常见的放射源。在放射治疗中，光子主要通过康普顿效应与物质相互作用。当高能光子穿过物质时，它最终会与轨道电子碰撞。碰撞从其原子轨道上发射出电子，从而留下一个离子（带有净正电荷的原子，指定的电离辐射起源于该原子）。之后，能量减少了的光子发生散射，并继续沿着改变的路径传播通过物质。射出的电子从与光子的碰撞中获得能量。细胞主要由水组成，因此光子最有可能与水分子相互作用并产生活性氧，最重要的是羟基。活性氧具有很高的电子亲和力，会破坏附近的 DNA，导致 DNA 碱基损伤，单链断裂和双链断裂。如前所述，双链断裂最难修复且对细胞功能有害。

有两种主要的光子来源用于放射治疗：放射性衰变和直线加速器。放射性衰变是原子核不稳定的元素释放能量从而增加其核稳定性的过程。几十年来，钴 -60 一直是治疗性放射的重要来源。钴 -60 经历 β 衰变以产生称为伽马射线的高能光子，在此过程中成为镍 60。直线加速器现在是高能光子的最常见来源。直线加速器使用微波来加速与重金属靶碰撞的电子，以产生高能 X 线，或者成为光子。此过程称为轫致辐射，即"制动辐射"或"减速辐射"，因为光子是通过高能电子与重金属核碰撞时的制动或减速产生的。电子的动能以高能 X 线的形式转换为辐射。X 线和伽马射线之间的唯一区别是生产方式，伽马射线是由放射性核素衰变产生的，而 X 线是由电子碰撞产生

的。所有光子束，无论是由放射性衰变产生的伽马射线还是由人机产生的 X 线，都必须精确地调节以用于临床用途，以将所需的剂量投照到目标靶区[29]。

随着光子穿过患者，能量沉积物以一种称为剂量 - 深度曲线（PDD）的方式沉积（图 19-2）。在进入患者体内的最初几毫米，光子剂量沉积会逐渐增加并达到峰值，然后稳定地减少其能量沉积，直到离开人体为止。因为光子在其整个通过人体的整个路径中都会沉积能量，所以无论是靠近治疗靶区的还是远离治疗靶区的组织都会不可避免地受到一定的辐射剂量。剂量深度曲线的形状取决于光子能量。更高能量的光子可以更有效地使皮肤免受辐射伤害，但穿过目标后剂量沉积的衰减较小，从而增加了距离靶区较远的器官的剂量沉积。尽管目前对于目标体积进行高精度治疗的技术取得了很大进步，但远离目标的剂量沉积仍然是光子束的物理限制。对非靶区组织的剂量依旧会造成辐射相关的毒性[31]。

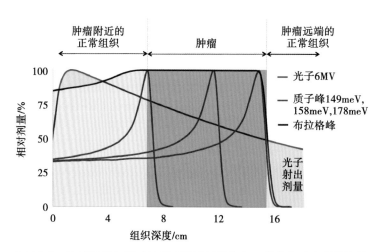

图 19-2　比较光子与质子的相对深度剂量分布。蓝线表示光子的能量沉积与深度的关系。进入患者后，光子剂量沉积增加并达到峰值，然后稳定减少。由于光子在其整个路径中都会沉积能量，因此肿瘤近端和远端的组织都暴露于相对较高的辐射剂量下。红线显示了三个示例

质子辐射

质子辐射是由氢原子（由一个质子和一个电子组成）剥离其电子组成的。最常见的质子加速器是回旋加速器或同步加速器，它们利用磁场将质子加速到治疗能量水平[11]。质子在穿过组织时有一种独特的能量沉积模式。质子以高能量但相对低剂量的沉积进入组织。质子快速减速并

最终停止。快要到达射程的终点时，质子束就会转移大剂量的布拉格峰（spread-out Bragg peak，SOBP），然后突然停止。通过调制质子的能量，可以产生一个散布的布拉格峰来治疗一定深度范围的肿瘤。相对于光子，质子具有减少周围正常组织剂量的优势，因此，质子束从理论上可以降低治疗的毒性（包括继发性恶性肿瘤的风险）。减少正常邻近肿瘤的剂量也可使肿瘤剂量增加，从而有

可能改善疾病控制[31]。

质子治疗相对于光子治疗在剂量学上的优势已得到公认，但是否还有临床获益仅在少数情况下得到认可，在很大程度上这个话题目前仍然是大多数良性和恶性肿瘤治疗的研究领域。质子治疗被广泛认可的用途包括许多儿童期恶性肿瘤，如髓母细胞瘤、室管膜瘤、颅咽管瘤和横纹肌肉瘤。由于这些儿童疾病中的许多疾病是高度可治愈的，因此这些儿童特别容易受到放射治疗的晚期影响，这种晚期影响可能会持续数十年，例如，继发性恶性肿瘤、内分泌病和认知功能障碍。多项研究表明，与光子辐射相比，接受质子辐射治疗的儿童患继发性恶性肿瘤的风险降低了[32,33]。质子疗法也通常用于眼部黑色素瘤、颅底恶性肿瘤和鼻窦恶性肿瘤。相比之下，质子治疗对其他疾病部位的不确定益处仍然是积极研究的领域，包括前列腺癌（NCT01617161，NCT01352429）和乳腺癌（NCT02603341）。

质子放射疗法的主要缺点是质子设施的建造和操作的高成本和复杂性，这在历史上一直限制了质子疗法的可用性。随着技术的进步，已经设计出了更具成本效益和对用户更加友好的设施；仅在美国，大约有 30 个质子中心就在 2018 年投入运营，而且这个数字还在不断增加。质子治疗由于其局限性使得在历史上经过了很多的尝试才达到质子治疗资源的合理分配。考虑因素包括质子治疗的剂量学和临床获益程度（相对于次佳选择，通常是光子治疗）、患者年龄（儿科患者优先）、资源公平（对于生活方式相关的癌症不惩罚）、医学研究的进展（根据临床试验方案治疗患者），以及运营成本和支付能力的现实问题[34,35]。

（汪之群 译，石易鑫 瞿甜 连欣 校）

参考文献

1. Joiner M, van der Kogel A. Basic clinical radiobiology. 4th ed. London: Hodder Arnold; 2009. p. vi, 375 p.
2. Jackson SP, Bartek J. The DNA-damage response in human biology and disease. Nature. 2009;461(7267):1071–8.
3. Roos WP, Thomas AD, Kaina B. DNA damage and the balance between survival and death in cancer biology. Nat Rev Cancer. 2016;16(1):20–33.
4. Wang H, Mu X, He H, Zhang XD. Cancer radiosensitizers. Trends Pharmacol Sci. 2018;39(1):24–48.
5. Bradford PT, Goldstein AM, Tamura D, Khan SG, Ueda T, Boyle J, et al. Cancer and neurologic degeneration in xeroderma pigmentosum: long term follow-up characterises the role of DNA repair. J Med Genet. 2011;48(3):168–76.
6. Mahindra P, DiGiovanna JJ, Tamura D, Brahim JS, Hornyak TJ, Stern JB, et al. Skin cancers, blindness, and anterior tongue mass in African brothers. J Am Acad Dermatol. 2008;59(5):881–6.
7. Antoniou A, Pharoah PD, Narod S, Risch HA, Eyfjord JE, Hopper JL, et al. Average risks of breast and ovarian cancer associated with BRCA1 or BRCA2 mutations detected in case series unselected for family history: a combined analysis of 22 studies. Am J Hum Genet. 2003;72(5):1117–30.
8. Thompson D, Easton DF, Breast Cancer Linkage Consortium. Cancer incidence in BRCA1 mutation carriers. J Natl Cancer Inst. 2002;94(18):1358–65.
9. Terdiman JP. Colorectal cancer at a young age. Gastroenterology. 2005;128(4):1067–76.
10. Hwang SJ, Lozano G, Amos CI, Strong LC. Germline p53 mutations in a cohort with childhood sarcoma: sex differences in cancer risk. Am J Hum Genet. 2003;72(4):975–83.
11. Agarwalla PK, Royce TJ, Koch MJ, Daartz J, Loeffler JS. Application of current radiation delivery systems and radiobiology. Neurologic surgery. 4th ed. Philadelphia: Elsevier; 2018.
12. Pawlik TM, Keyomarsi K. Role of cell cycle in mediating sensitivity to radiotherapy. Int J Radiat Oncol Biol Phys. 2004;59(4):928–42.
13. Corso CD, Bindra RS, Mehta MP. The role of radiation in treating glioblastoma: here to stay. J Neuro-Oncol. 2017;134(3):479–85.
14. Bao S, Wu Q, McLendon RE, Hao Y, Shi Q, Hjelmeland AB, et al. Glioma stem cells promote radioresistance by preferential activation of the DNA damage response. Nature. 2006;444(7120):756–60.
15. Hong BJ, Kim J, Jeong H, Bok S, Kim YE, Ahn GO. Tumor hypoxia and reoxygenation: the yin and yang for radiotherapy. Radiat Oncol J. 2016;34(4):239–49.
16. Brown JM, Wilson WR. Exploiting tumour hypoxia in cancer treatment. Nat Rev Cancer. 2004;4(6):437–47.
17. Peitzsch C, Perrin R, Hill RP, Dubrovska A, Kurth I. Hypoxia as a biomarker for radioresistant cancer stem cells. Int J Radiat Biol. 2014;90(8):636–52.
18. Kim JJ, Tannock IF. Repopulation of cancer cells during therapy: an important cause of treatment failure. Nat Rev Cancer. 2005;5(7):516–25.
19. Gunderson LL, Tepper JE, Bogart JA. Clinical radiation oncology. 3rd ed. Philadelphia: Elsevier Saunders; 2012. p. xxiii, 1638 p.
20. Budach W, Hehr T, Budach V, Belka C, Dietz K. A meta-analysis of hyperfractionated and accelerated radiotherapy and combined chemotherapy and radiotherapy regimens in unresected locally advanced squamous cell carcinoma of the head and neck. BMC Cancer. 2006;6:28.

21. Stupp R, Mason WP, van den Bent MJ, Weller M, Fisher B, Taphoorn MJ, et al. Radiotherapy plus concomitant and adjuvant temozolomide for glioblastoma. N Engl J Med. 2005;352(10):987–96.

22. Hegi ME, Diserens AC, Gorlia T, Hamou MF, de Tribolet N, Weller M, et al. MGMT gene silencing and benefit from temozolomide in glioblastoma. N Engl J Med. 2005;352(10):997–1003.

23. Batchelor TT, Sorensen AG, di Tomaso E, Zhang WT, Duda DG, Cohen KS, et al. AZD2171, a pan-VEGF receptor tyrosine kinase inhibitor, normalizes tumor vasculature and alleviates edema in glioblastoma patients. Cancer Cell. 2007;11(1):83–95.

24. De Ruysscher D. Combination of radiotherapy and immune treatment: first clinical data. Cancer Radiother. 2018;22(6–7):564–6.

25. Bentzen SM. Preventing or reducing late side effects of radiation therapy: radiobiology meets molecular pathology. Nat Rev Cancer. 2006;6(9):702–13.

26. Allan JM, Travis LB. Mechanisms of therapy-related carcinogenesis. Nat Rev Cancer. 2005;5(12):943–55.

27. Bowers DC, Nathan PC, Constine L, Woodman C, Bhatia S, Keller K, et al. Subsequent neoplasms of the CNS among survivors of childhood cancer: a systematic review. Lancet Oncol. 2013;14(8):e321–8.

28. Kamran SC, Berrington de Gonzalez A, Ng A, Haas-Kogan D, Viswanathan AN. Therapeutic radiation and the potential risk of second malignancies. Cancer. 2016;122(12):1809–21.

29. Saw CB, Celi JC, Saiful HM. Therapeutic radiation physics primer. Hematol Oncol Clin North Am. 2006;20(1):25–43.

30. Jones B, McMahon SJ, Prise KM. The radiobiology of proton therapy: challenges and opportunities around relative biological effectiveness. Clin Oncol (R Coll Radiol). 2018;30(5):285–92.

31. Mohan R, Grosshans D. Proton therapy – present and future. Adv Drug Deliv Rev. 2017;109:26–44.

32. Chung CS, Yock TI, Nelson K, Xu Y, Keating NL, Tarbell NJ. Incidence of second malignancies among patients treated with proton versus photon radiation. Int J Radiat Oncol Biol Phys. 2013;87(1):46–52.

33. Sethi RV, Shih HA, Yeap BY, Mouw KW, Petersen R, Kim DY, et al. Second nonocular tumors among survivors of retinoblastoma treated with contemporary photon and proton radiotherapy. Cancer. 2014;120(1):126–33.

34. Jagsi R, DeLaney TF, Donelan K, Tarbell NJ. Real-time rationing of scarce resources: the Northeast Proton Therapy Center experience. J Clin Oncol. 2004;22(11):2246–50.

35. Bekelman JE, Asch DA, Tochner Z, Friedberg J, Vaughn DJ, Rash E, et al. Principles and reality of proton therapy treatment allocation. Int J Radiat Oncol Biol Phys. 2014;89(3):499–508.

20. 全脑放射治疗的作用

Connor Lynch，Jeffrey P. Gross，and Vinai Gondi

20.1 引言

近几十年，全脑放射治疗（whole brain radiation therapy，WBRT）已经成为脑转移瘤治疗的一个重要组成部分。早期研究证明了 WBRT 可以有效缓解颅内病灶引起的神经系统症状，并改善脑转移瘤患者的生存情况。然而，人们对常规 WBRT 相关的认知副作用的担忧，以及局部治疗技术的进步，使得 WBRT 的使用方式及时机一直在发生动态变化[1]。

因此，对脑转移个数有限的患者而言无论是否行手术切除，局部治疗［如立体定向放射外科（stereotactic radiosurgery，SRS）］已越来越多地被用作常规 WBRT 的替代方案，但这可能会增加颅内远处转移灶的复发风险及后续进行挽救治疗。随后的试验证明了预防性使用美金刚烷胺和海马回避（hippocampal avoidance，HA）的神经保护策略对认知功能的保护，这使得人们试图重新定义 WBRT 的作用，特别是因为先前比较局部治疗和 WBRT 对认知功能影响的试验并未包含这些神经保护策略，并且当时的 WBRT 技术已不再适用。

近年来，人们已多次尝试优化 WBRT 的疗效。WBRT 最常见的分割方案为 30Gy/10F，尽管其他剂量方案也已被研究但并未显示出优越性。WBRT 的同步和序贯全身性药物使用也得到了广泛研究。尽管对莫特沙芬钆的研究激发了人们对放射增敏剂的热情，这些研究也显示出其对非小细胞肺癌的益处，但其他放射增敏剂并未显示出附加价值。靶向药物和免疫检查点抑制剂与 WBRT 的联合应用仍是当前的热门研究领域。

常规 WBRT 继发的辐射相关毒性可分为早期、早期迟发和晚期迟发性，后者最为持久。毒性的范围为可以从轻微的认知障碍到罕见的痴呆，这也为患者和临床医师所共同关注。然而，一项

临床试验表明，预防性美金刚烷胺结合对海马神经干细胞所在区域予最小照射剂量（海马回避）可以预防接受 WBRT 患者的认知毒性。本章回顾了建立 WBRT 应用体系的研究过程，并讨论了 WBRT 在脑转移瘤治疗中的作用及实施。若要改善对需行 WBRT 的患者的护理，了解 WBRT 的最佳方案和安全实施技术至关重要。

早在 1954 年，人们就注意到了 WBRT 的疗效。当时，Chao 等[2]发表了一项病例系列研究，对 38 例有症状的脑转移瘤患者采用两个对穿的侧野治疗全脑。Chao 从 0.5Gy/F 逐步加量至 4Gy/F，总剂量高达 35 或 40Gy。63% 的患者都表现出与脑部肿瘤缩小相关的临床症状的缓解。许多患者的尿失禁、失语和偏瘫症状都得到缓解或解决。有 1 例患者重返了工作岗位，1 例患者则能够再次弹钢琴[2]。虽然该研究在诸多方面受到限制，但这是迄今为止最大的病例系列研究。该研究证实了 WBRT 的姑息作用，并促进了人们进一步研究以确定其作用。

1980 年，Borgelt 等发表了两项美国肿瘤放射治疗学组（Radiation Therapy Oncology Group，RTOG）（RTOG 6901 和 RTOG 7361）的Ⅲ期试验结果，证明接受 WBRT 的脑转移瘤患者中有 43%～64% 在术后 2 周后症状得到了缓解，并且其中位生存时间比接受标准支持治疗的患者增加了 3 倍（3～6 个月 vs 1～2 个月）。这些研究评估五种不同的剂量方案，包括大剂量分割方案（如 10Gy/1F 或 12Gy/2F）或更常规的 20～40Gy/5～20F 剂量方案。不同剂量方案的结果之间无显著差异[3]。

更多当代研究也证实了这些发现。在 RTOG 9104 中，研究者对接受加速分割（总剂量 30Gy，每次 3Gy，每天 1 次）或加速超分割（总剂量 54.4Gy，每次 1.6Gy，每天 2 次）患者的 1 年生存率和急性毒性进行了评估。结果显示两组患者在生存率和毒性并不存在差异[4]。Rades 等[5]在一项回顾性研

究中比较了 30Gy/10F、40Gy/20F 和 45Gy/15F 三种剂量方案,发现剂量的增加并未显著提高生存率或局部控制率。

Neider 等[6,7]证实了 25% 的患者在行 WBRT 3 个月后影像学上完全缓解,39% 的患者部分缓解。对于许多肿瘤组织类型而言,影像上的缓解与生存率的改善有关。同样,对 WBRT 反应良好的患者的肿瘤缩小与神经认知功能的保留相关,在简易精神状态检查以及在执行功能和精细运动技能的特定测试中均优于对 WBRT 反应不佳的患者[8,9]。

这些开创性的研究确立了 WBRT 作为脑转移瘤的标准治疗,最佳分割方案为 30Gy/10F。近来,人们对 WBRT 的神经认知后遗症有所关注,促使对这项技术进行了重新评估。研究发现记忆的形成与海马齿状回颗粒下层(subgranular zone,SGZ)神经祖细胞(neural progenitor cells,NPC)的产生之间存在着联系,因此研究人员设计了一种技术避开这高度放射敏感区域[10]。该策略被命名为海马回避,一项单臂Ⅱ期试验和随后将该策略与神经保护剂美金刚烷胺联合应用的Ⅲ期临床试验(NRG Oncology CC001)表明,海马回避能显著地预防认知毒性,并更好地保证患者的生活质量(quality of life,QOL)[11,12]。先前对比 WBRT 和局部治疗(特别是 SRS)的研究并未考虑这些神经保护策略,在下文介绍 WBRT 和 SRS 之间认知毒性的差异时需要牢记这一点。虽然传统上认为 SRS 的副作用较少,但人们正根据这些改变临床实践的发现进一步设计试验,来重新评估这一点。

20.2 常规全脑放射治疗

方法

常规 WBRT 是通过平行对穿的侧野来实现。下野的边界应低于筛板、中颅窝和枕骨大孔,所有这些结构都可以在模拟定位 X 线片中区分出来(图 20-1)。安全边界取决于半影宽度、头部固定和解剖因素,但即使在最佳条件下也应至少外扩 1cm。这就产生了一个特殊问题,即若要保留晶状体和泪腺,可能需要使筛板处安全边界外扩<5mm。

照射野的前界应在同侧眼睑后方约 3cm 处,使射线不会照射到对侧晶状体。然而,这会使眼

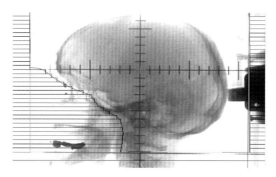

图 20-1 传统 WBRT 治疗的侧面射野。通过平行对穿的射野进行传统 WBRT。下界应低于筛板、中颅窝和枕骨大孔

球后部的剂量仅为处方剂量的 40%。更好的替代方案是使射线相对于额状面倾斜大约 3° 或更多(中线上的源 - 轴间距为 100cm 或 80cm,但这也取决于射野的大小),从而前束的边界会穿过晶状体后部(眼睑标记物后约 2cm)。在两侧的外眼角上放置不透射线的标记并对齐,这使得人们可以根据治疗床角度进行个性化设置。这样的设置使得眼球后部能得到充足的辐射剂量。然而,眼睑到晶状体和眼睑到视网膜的成像比眼角更稳定,并且借助 CT 或 MRI 扫描可以更好地实现侧向射束眼屏蔽的个体化。当对额叶下或颅中窝位置的肿瘤覆盖范围或晶状体保留情况存疑时,应考虑根据 CT 进行勾画和制订计划(图 20-2a)。

急性、早期迟发和晚期迟发并发症

常规 WBRT 后的并发症根据出现时间可分为急性、早期迟发或晚期迟发。急性并发症通常发生在放射治疗的过程中或治疗结束后不久。常见的并发症主要与颅压升高相关,表现为头痛、疲劳、恶心和头晕等。这些并发症可能由于辐射暴露后血 - 脑屏障通透性增加并出现脑水肿。这些症状通常对糖皮质激素具有良好的治疗反应[13]。患者也可能会出现轻度、自限性的皮炎和脱发。早期迟发毒性反应出现在治疗后数周至数月,由暂时性脱髓鞘所引起,表现为虚弱、头痛和疲劳[13]。其他非神经系统副作用包括浆液性中耳炎、鼻窦干燥和泪腺功能障碍。一些患者可能会出现莱尔米特征(Lhermitte sign),表现为颈部屈曲时从颈部和上肢向下延伸的放电感。放射性嗜睡综合征是一种罕见的中枢神经系统(central nervous system,CNS)辐射相关的早期迟发并发症,其特

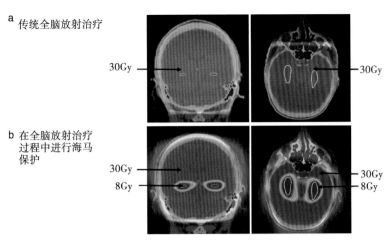

a 传统全脑放射治疗

b 在全脑放射治疗过程中进行海马保护

图 20-2　对传统 WBRT(a)和海马保护全脑放射治疗(b)治疗方案的比较。在全脑放射治疗中使用海马保护调强适形放射治疗可以使海马的辐射剂量减少几倍(黄色)(蒙 Brown 等[12]惠赠)

征是极度嗜睡,伴有食欲缺乏、冷漠和头痛。该综合征通常与儿童急性淋巴细胞白血病的全脑预防性放射治疗有关,但在接受原发性 CNS 肿瘤放射治疗的成人患者亦有报道。可在放射治疗期间使用糖皮质激素治疗和早期迟发毒性反应[14]。

迟发性并发症通常发生在放射治疗后 6 个月,但也可能出现在多年后。随着时间的推移,迟发性并发症往往使人逐渐衰弱并且不可逆转。常规 WBRT 引起的永久性神经认知功能障碍包括常见的轻度损害到罕见的严重痴呆(<5%)[13]。例如,前文所提到的 NCCTG N107C/CEC.3,该试验评估了 SRS 后辅助 WBRT 的影响,发现即时记忆、延迟记忆、处理速度和执行功能的恶化均与传统 WBRT 有关[15]。放射性脑坏死是 WBRT 的另一种晚期并发症。坏死可能会引起占位效应相关症状,使得这些病变难以与肿瘤复发区分开来。如果糖皮质激素治疗无效,这些病变可能需要进行手术干预。放射相关脑白质病较为罕见,会导致严重的痴呆和皮质萎缩。较高剂量(超过3.5Gy)的单次照射会增加放射相关脑白质病的风险[16]。在当前的 WBRT 治疗过程中,神经保护策略(包括美金刚烷胺和海马回避)预防放射相关脑白质病的能力尚未明确。

常规全脑放射治疗的演变

减少全脑放射治疗的使用

在一般情况差、生存期有限的患者中,WBRT 相对于目前最佳的支持治疗能带来更明显的益处。为解答此问题,研究人员设计了一项针对脑转移瘤患者治疗后生活质量的临床试验(quality of life after treatment for brain metastases, QUARTZ)。538 例非小细胞肺癌(non-small-cell lung cancer, NSCLC)患者被随机分为两组,接受 WBRT 联合支持治疗或只接受支持治疗。入组条件为患者伴脑转移但不适合 SRS 或手术治疗。该试验采用质量调整寿命年(quality-adjusted life-years, QALY)作为主要观察指标,研究人员发现未接收 WBRT 会使 QALY 减少 4.7 天。与接受 WBRT 治疗的患者相比,只接受支持治疗的患者的总生存期也缩短了不到一周[17]。虽然这项研究对减少 WBRT 在姑息治疗中的使用提供了证据支持,但重要的是要避免过度概括结果。首先,如果临床医生对 WBRT 的益处存有疑问,则应鼓励他们招募患者参与试验。这项研究的中位生存期为 8～9 周,表明这两组患者的生存率均极差。肿瘤消退带来的症状缓解可能需要 3～6 个月;因此,在该研究中接受与未接受 WBRT 的患者生活质量没有差异也就不足为奇。此外,亚组分析确实表明 WBRT 明显改善了 60 岁以下患者的生存,并且递归分区分析(recursive partitioning analysis, RPA)和诊断特异性分级预后评估(diagnosis-specific graded prognostic assessment, DS-GPA)评分提示基线功能状态好的患者可能从 WBRT 中得到生存获益,虽然并不显著。最后,相对于这项研究,随着免疫治疗/其他系统治疗的出现或在其他类型的肿瘤中,脑转移瘤患者可能会有着更好的中位生存期。因此,尽管 QUARTZ 试验表明预后不良的 NSCLC 患者可能无法从 WBRT 中受益，但预后较好或体能状态更好的 NSCLC 患者可能会从 WBRT 中得到生存和 / 或生活质量上的改善。为了帮助进行治疗决策，Sperduto 等[18]开发了预后评分系统，可为脑转移瘤患者提供生存时间的估算。然而，对于在全身进展时出现脑转移瘤的患者，由于功能状态差和 / 或预后有限而没有计划行进一步系统治疗，QUARTZ 试验为减少 WBRT 在脑转移瘤中的使用提供了理论基础。

立体定向放射外科后进行传统全脑放射治疗

SRS 能够定向、高剂量照射颅内转移性病灶。脑寡转移瘤患者在接受辅助 WBRT 后进行 SRS 可以获得更好的颅内病灶控制和更好的生存，这一假设已在多个Ⅲ期随机对照试验（randomized controlled trials，RCT）中得到了验证。日本放射肿瘤学研究组（JROSG）（JROSG 99-1）[19]、安德森癌症中心[20]和欧洲癌症研究和治疗组织（EORTC）（EORTC 22852-26001）[21]进行的前瞻性研究表明：增加 WBRT 确实会改善颅内病灶的控制，从而使得新发脑转移瘤的绝对风险在 1 年时显著降低了 18%～22%，在 2 年时降低了 15%，同时还降低了局部复发率。值得注意的是，欧洲癌症研究和治疗组织和安德森癌症中心的研究发现，WBRT 的使用会降低患者的生活质量和霍普金斯言语学习测试修正（Hopkins Verbal Learning Test-Revised，HVLT-R）评分。此外，与预期相反，安德森癌症中心的试验明确了仅接受 SRS 治疗的患者的生存差异，其中位存活时间为 15.2 个月，而接受联合治疗的患者为 5.7 个月。在一定程度上，生存率的差异可能部分导致了两组之间观察到的神经认知和生活质量的差异[20]。为了解决这些总生存期数据之间存在的矛盾，Sahgal 等[22]分析了这些试验中单个患者的数据，并确定了患者年龄是重要的修正因素。按年龄分层后，他们发现 50 岁以下患者仅采用 SRS 的与良好生存结果有关，尽管这种差异主要是受安德森的试验所驱动。对于 50 岁以上的患者，单独使用 SRS 与 SRS 联合 WBRT 没有区别。这项荟萃分析还发现单独使用 SRS 的患者行挽救治疗的概率更高，这表明需要定期对仅行 SRS 的患者进行影像学随访。

Alliance 试验 N0574 评估了 SRS 后辅助 WBRT 后 3 个月患者的生活质量、功能独立性和放射相关认知功能障碍，该试验使用一系列标准化认知测试以评估学习、记忆、精细运动控制、口语流利性、处理速度和执行功能。认知恶化定义为：在 3 个月内这些认知领域中任何一项相对于基线下降超过 1 个标准差（SD）。与仅采用 SRS 相比，采用 SRS 联合 WBRT 出现认知恶化频率较高（91.7% vs 63.5%，$P<0.001$）。具体而言，接受联合治疗的患者比仅接受 SRS 的患者更容易出现即时记忆、延迟记忆和语言流畅性的损伤。仅采用 SRS 组患者的生活质量得到明显改善，两组患者的功能独立性相同。尽管联合治疗改善了颅内控制，但两组之间的总生存率并没有差异[23]。

手术切除后进行常规全脑放射治疗

对较大的或有症状的脑转移瘤进行早期手术治疗可带来生存获益。然而，多项研究表明，全切除术后未经辅助治疗的脑转移瘤局部复发率（经 MRI 证实）约为 50%[21, 24, 25]。在 Patchell 等[21, 24]于 1998 年发表的多中心研究和 EORTC 22952、26001 这两项大型 RCT 中，对比了术后辅助 WBRT 和单纯手术的治疗效果。这两项研究均表明，辅助 WBRT 能显著提高局部控制率，降低远处脑转移率和神经系统死亡发病率。然而，这些研究并未发现术后辅助 WBRT 与单纯手术在生存率有显著差异。

SRS 已被证实可改善手术切除后的局部控制，同时最大限度降低神经认知毒性的可能。在一项Ⅲ期临床试验中（安德森癌症中心 2009-0381），术后 SRS 改善了瘤床控制率（12 个月瘤床复发率：SRS 组 28% vs 单纯手术组 57%，$P=0.015$）。虽然辅助 SRS 未显示出生存优势，但 SRS 存在降低神经系统死亡的趋势（$P=0.13$）。

Alliance 和加拿大癌症试验组（N107C/CEC.3）合作进行的Ⅲ期试验对术后辅助 WBRT 和术后辅助 SRS 进行了比较，并统计了两者的总体生存率和认知副作用。WBRT 再次展现出其能改善局部控制率和降低颅内远处转移率。具体而言，与辅助 WBRT 相比，辅助 SRS 在 12 个月时的瘤床局部控制率低了 20%（60% vs 80%，$P=0.000\,68$）。虽然颅内控制的改善与总生存率的提高没有关联，但该试验缺少对神经系统引起的死亡率的比较[15]。在认知功能减退方面，辅助 WBRT 比辅助 SRS 表现得更差，6 个月时的总体认知减退率分别为 85% 和 52%（$P=0.0003$）。在特定的认知领域如即时回忆、延迟回忆、处理速度和执行功能方面,WBRT 组患者的减退率明显高于对照组。

综上所述,这些证据均支持在脑转移瘤手术切除后行辅助放射治疗。WBRT 和 SRS 都是有效的治疗方案,但仍有一些局限性[26]。我们将在下文讨论预防 WBRT 引起认知毒性的神经保护策略。术后辅助 SRS 较差的瘤局部控制率仍然是值得人们关注的问题。Alliance 的一项Ⅲ期试验对比了术后 SRS 多次分割和单次分割对局部控制率的影响,有望在未来解决这个问题。

预防性全脑放射治疗

WBRT 可用于某些患有小细胞肺癌的患者(影像学上可见病灶之前)的脑转移预防性治疗,这些患者在确诊 2 年后有高达 80% 的脑转移瘤风险[27]。因此,考虑到延长生存的潜力,WBRT 被认为是治疗局限期小细胞肺癌患者的标准治疗方案。Aupérin 等[28]发表的开创性荟萃分析(1999)证明了预防性 WBRT 能明显提高化疗后完全缓解的患者总体生存率(合并相对死亡风险 0.84,$P=0.01$),并且显著降低了脑转移的发病率(0.46,$P<0.001$)。2001 年,Meert 等发表的系统综述再次验证了这些结果,即预防性 WBRT 能降低脑转移的发病率($HR=0.48$,95%CI:0.39~0.60),提高化疗后完全缓解的局限期小细胞肺癌患者的总生存率(死亡 $HR=0.82$,95%CI:0.71~0.96)[29]。

广泛期(ES)SCLC 患者是否行预防性 WBRT 存在较大的争议。2007 年的 EORTC 试验似乎证明了预防性 WBRT 能延长化疗有效的 ES-SCLC 患者的生存期[30]。然而,该研究未将大脑成像作为纳入标准之一,从而增加了患者在登记入组时即存在无症状的脑转移瘤的可能性(使这些患者的全脑放射治疗为治疗性而非预防性)。后续日本进行的一项的Ⅲ期临床试验纳入了 224 例 ES-SCLC 患者,该试验通过入组之前排除 MRI 上可见脑转移灶的患者,从而解决了这一问题。该研究表明预防性全脑放射治疗(prophylactic cranial irradiation,PCI)并未改善总生存(生存率 $HR=1.27$;$P=0.094$),因此该试验被提前终止[31]。这项试验引起了 ES-SCLC 患者是否行 PCI 的争议,一项最近启动的 SWOG Ⅲ期试验 MAVERICK 正在尝试解答这个问题。在这项研究中,SCLC 患者被随机分为行海马回避的 PCI 组

和 MRI 监测组,主要终点指标为总生存期。

鉴于其在局限期 SCLC 中的成功应用,WBRT 也已在 NSCLC 中得到了广泛的研究。尽管尚无研究显示其能延长总生存期,但两项Ⅲ期试验已经证明 WBRT 能明显降低脑转移瘤的发病率[32, 33]。De Ruysscher 等[34]在 2018 年进行的另一项Ⅲ期研究中,证实了 PCI 组的脑转移瘤率低于观察组(7% vs 27.2%,$P=0.001$),尽管 PCI 后 3 个月时患者的生活质量有所下降,但之后 2、3 和 4 年时观察组的生活质量并没有明显的优势。在 RTOG0214 这项Ⅲ期试验种,研究人员将Ⅲ期 NSCLC 患者随机分到 PCI 组或对照组,但没有纳入足够的患者以检测对总生存期的益处。然而,对长期结果的计划外分析显示,在未预先接受手术切除的Ⅲ期 NSCLC 患者中,PCI 带来了总体生存的获益。

然而,这些在 NSCLC 患者中进行 PCI 的试验都是在免疫检查点抑制剂出现之前进行的,而现在人们认为免疫检查点抑制剂是大多数局部晚期和转移性 NSCLC 患者的标准治疗。因此,在当前 NSCLC 的治疗中,PCI 的作用仍不明确。在正在进行的 NRG Oncology CC003 试验中,在 PCI 过程中使用神经保护策略(如海马回避以预防认知毒性)仍然是一个有待研究的领域。

20.3　现代全脑放射治疗

在确立常规 WBRT 的神经认知毒性的试验之前和与之同时,人们已经进行了多项研究,以确定更安全地实施 WBRT 的方法。这些方法包括了药理学和技术策略,并带来了改变临床实践的发现,进而开创了使用预防性美金刚烷胺和海马回避的现代 WBRT。

N- 甲基 -D- 天冬氨酸受体拮抗剂(美金刚烷胺)

N- 甲基 -D- 天冬氨酸(N-methyl-D-aspartate,NMDA)受体是一种离子型谷氨酸受体,介导大脑的突触可塑性和记忆,特别是在海马神经元中。脑缺血、创伤或放射损伤后,这些受体的过度刺激可通过一种名为兴奋性毒性的现象引起细胞凋亡和坏死。临床前研究表明,非竞争性 NMDA 受

体拮抗剂美金刚烷胺对这些受体的阻断可抵抗 NMDA 受体介导的神经毒性[35,36]。动物研究还表明，在照射前给予美金刚烷胺可以在啮齿动物中保持长期增强作用（涉及突触可塑性的过程）[37,38]。Ⅱ期临床研究已经证明了美金刚烷胺在控制血管性痴呆方面是有效的[39,40]。美金刚烷胺的神经保护作用引起了人们将其用在控制放射相关神经毒性的兴趣。

Ⅲ期试验（RTOG0641）的设计目的是评估美金刚烷胺对接受 WBRT（37.5Gy/15F）的患者的神经保护作用。研究人员将患者随机分为两组，分别服用美金刚烷胺或安慰剂。在治疗过程中逐步增加美金刚烷胺的剂量，治疗的第 1 周给予 5mg，每日一次，第 4 周到第 24 周增加至 10mg，每日两次（完整方案见表 20-1）。由于美金刚烷胺主要是通过肾脏清除，所以肌酐清除率低的患者采用了其他方案。对清除率低于 30ml/min 的患者给予 5mg，每日两次，对清除率小于 5ml/min 的患者予以停药。主要终点是通过 24 周时 HVLT-R 的延缓回忆能力来评估美金刚烷胺是否有助于保留记忆。尽管使用美金刚烷胺治疗的患者认知功能下降低于对照组，但在统计学上没有显著差异（0 vs −0.9，P=0.059），这可能是由于试验中的高损耗率造成的。在试验中的阳性结果中，使用美金刚烷胺组患者在 24 周内的认知恶化时间明显延长（HR=0.78，P=0.01），延缓识别能力（通过 HVLT-R 延缓识别能力测量）和处理速度（连线测验 A）下降的更少[41]。然而，如果将认知毒性作为复合终点时，即定义为 HVLT-R、连线测验或控制性口语联想测验的可靠变化指标的下降，那么在 WBRT 期间使用美金刚烷胺可使认知毒性的风险相对降低 22%。这些结果与美金刚烷胺良好的安全性结合，使该药物适合用于临床实践，以减轻 WBRT 的认知毒性（尤其是与海马回避相结合），这在之后会详细描述。目前尚不清楚美金刚烷胺减轻放射引起的神经毒性的最佳给药方案及其持续时间，进一步的试验可能有助于指导今后的治疗建议。

表 20-1 RTOG 0614 中美金刚烷胺的剂量

时间（周）	每日给药两次 [a]		缓释剂量 [b]
	早晨剂量/mg	晚上剂量/mg	日剂量/mg
1	5	—	7
2	5	5	14
3	5	5	21
4～24	10	10	21

[a] 对于严重肾功能损害的患者，建议将口服剂量降至 5mg BID［肌酐清除率（CrCl）5～29ml/min］。对于轻度（CrCl＞50～80ml/min）或中度（CrCl 30～49ml/min）肾损害患者，我们不需要进行剂量调整。

[b] 对于严重肾功能损害的患者，我们建议将口服剂量降至 14mg QD［肌酐清除率（CrCl），5～29ml/min］。对于轻度（CrCl＞50～80ml/min）或中度（CrCl 30～49ml/min）肾损害患者，我们不需要进行剂量调整。

海马回避

在情景记忆和空间记忆的形成过程中，海马体起着至关重要的作用。这种能力部分源于海马齿状回颗粒下层（subgranular zone，SGZ）的神经祖细胞（neural progenitor cells，NPC）可以产生新的神经元。动物研究表明，这些 NPC 对辐照高度敏感，对这些细胞进行射频消融会导致海马依赖的学习和记忆能力的缺陷[42]。考虑到其与辐照的相互作用，WBRT 患者会经常出现记忆缺陷也就不奇怪了。最近的一项研究（NCCTG N107C/CEC.3）对手术切除后辅助 WBRT 和辅助 SRS 进行了对比，发现接受辅助 WBRT 的患者中分别有 49% 和 62% 发生了即时记忆力和延缓性记忆下降。这明显高于接受 SRS 局部照射的患者[15]。临床研究也证明了海马体的辐照暴露与记忆力衰退之间存在着明显的剂量反应关系。例如，Gondi 等[43]于 2013 年发表的研究证明了双侧海马 40% 体积的 EQD2＞7.3Gy 与列表学习延迟词汇记忆的长期恶化之间存在关联（通过韦氏记忆量表-Ⅲ词汇表测量）。考虑到这种关联和相对较少的海马转移率，研究人员设计了一种使用调强适形放射治疗（intensity-modulated radiotherapy，IMRT）的技术，以限制海马所受的辐照剂量（图 20-2b）[10]。

Ⅱ期研究 RTOG 0933 旨在评估这种海马回避策略带来的获益。研究发现，与此前研究中的对照组相比，接受 HA-WBRT 治疗的患者通过 HLVT-R 延迟回忆测得的延迟记忆退化程度明显更低。与之前的观察结果一致，4.5% 的患者在海马回避区域出现了疾病进展[44]。

最近发表的一项Ⅲ期临床试验（NRG Oncology-CC001），目的是在接受美金刚烷胺和 WBRT 治疗的患者中验证上述结果。该试验于

2016 年 7 月至 2018 年 3 月之间招募了 518 例脑转移成年患者，随机将其分配至 HA-WBRT 组和 WBRT 组。该研究的主要终点是认知毒性，即 HVLT-R、连线测验或控制性口语联想测验中的可靠变化指标的下降。两组之间在出现 3 级及以上毒性的概率上没有差异。存活患者的中位随访时间为 7.8 个月。两组之间在基线认知功能、总体生存率（$HR=1.13$，95% CI：$0.89 \sim 1.44$；$P=0.31$）或颅内进展（$HR=1.12$，95% CI：$0.90 \sim 1.39$；$P=0.33$）方面没有区别。

在 WBRT+ 美金刚中加用海马回避可显著降低认知毒性的风险（图 20-2b）。调整后的风险比为 0.74，即在使用美金刚烷胺的基础上加用海马回避可使认知毒性风险相对降低 26%[12, 26]。这一差异首次出现在第 4 个月时，并贯穿整个随访期，可归因与 4 个月时的执行功能（$P=0.01$）、6 个月时的学习（$P=0.049$）和记忆（$P=0.02$）能力的改善。虽然年龄也是预防认知功能策略失败的一个预测因素，但在治疗组中治疗效果并未随年龄发生变化（$P=0.67$），这表明使用海马回避带来的认知获益并不会随年龄发生改变。

重要的是，根据安德森症状评估量表 - 脑肿瘤模块（MDASI-BT）的评估，在 WBRT+ 美金刚烷胺中加入海马回避后减少了患者的症状负担。与 WBRT+ 美金刚烷胺组相比，HA-WBRT+ 美金刚烷胺组的患者在 6 个月时有着较少的症状困扰和认知功能下降（预计值分别为 -1.02（$P=0.008$）和 -0.63（$P=0.011$））。导致认知症状差异的主要因素有两个：记忆力问题和讲话困难。与 WBRT+ 美金刚烷胺组相比，在 6 个月时 HA-WBRT+ 美金刚烷胺组患者记忆力问题更小（平均值 0.16 *vs* 1.29，$P=0.013$），讲话困难更少（平均值 -0.20 *vs* 0.45，$P=0.049$）。HA-WBRT+ 美金刚烷胺组在 6 个月时的也有着更大的疲劳改善（平均值 0.93 *vs* -0.16，$P=0.036$）。

随访时间较长（平均随访 12.1 个月）的分析还表明，与 WBRT+ 美金刚烷胺组相比，HA-WBRT+ 美金刚烷胺组在 6 个月时的整体症状负担情况更好（$P<0.000\ 1$），有海马回避的患者在认知功能和生活质量方面有相似的获益。

这些发现与海马回避的认知特异性假设一致，但也强调了脑转移治疗的姑息性意图和 HA-WBRT 提供最佳颅内控制以减少神经系统症状负荷的能力。

20.4　未来方向

所有观察到 WBRT 组患者有着更高认知毒性的试验都是在常规 WBRT 时代进行的，没有采用美金刚烷胺和海马回避在内的神经保护策略，这些策略对认知毒性有着明确的预防作用。在现代的脑转移治疗中，WBRT 联合神经保护策略的作用仍在研究中。鉴于影像学随访需求的增加，且仅行 SRS 的患者行挽救治疗的概率较高，现代 WBRT 可能更适用于不希望接受广泛监测或后续挽救治疗的患者。然而，一般说来，单独 SRS 治疗被认为是有望延长患者生存期数年的标准治疗方法，因为在长期存活的患者中，美金刚烷胺和海马回避预防罕见的放射性相关脑白质病的能力尚不清楚。

同样值得注意的是，SRS 正被研究用于治疗 5 个及以上的脑转移瘤，一项前瞻性观察研究表明，在没有 WBRT 的情况下，有 $5 \sim 10$ 个脑转移瘤的患者接受 SRS 治疗的生存率并不低于在有 $2 \sim 4$ 个脑转移瘤患者行 SRS 治疗[45]。目前，有 4 项随机对照试验正处在计划阶段或积极招募受试者阶段，以直接比较 SRS 和 WBRT 在治疗具有 4 个或更多脑转移瘤的患者（一项研究中多达 20 个）中的作用[46]。对于有 4 个以上脑转移瘤的患者，尚无确定性证据表明单纯 SRS 不劣于 WBRT，因此 HA-WBRT 和美金刚烷胺的治疗方案仍然是这些患者的标准治疗。

现代全脑放射治疗用于新诊断的脑转移瘤

放射外科手术治疗多达 15 个脑转移瘤的安全性已经得到证实，特别是在纳入 360 例日本患者的病例系列研究中[45]。鉴于 SRS 治疗多发性脑转移瘤的可行性和安全性，以及研究表明对于患有 $1 \sim 4$ 个脑转移瘤的患者接受 WBRT 后的认知功能较差，因此一些研究机构考虑患有 4 个以上脑转移瘤患者单独使用 SRS。然而，如上所述，这些研究主要是在大规模脑转移试验发表之前进行的，测试了 WBRT 期间药理和技术方面的神经保护策略，从而更安全地实施 WBRT。因此，多发脑转移瘤患者的合适治疗方法尚未明确。

为了在新诊断的多发性脑转移瘤患者中解决这个问题，研究人员已经开展了多项研究。最初，北美伽马刀联合会发起了一项纳入脑转移瘤个数超过 5 个的患者的试验，以对比 SRS 与常规 WBRT 的治疗效果。尽管这项试验较为有趣，但其试验范围仅限于一个放射外科平台，且其统计能力也有限（每个治疗组中计划治愈 39 例患者），试验在达到目标总数前就已经结束了。

最近，加拿大临床试验小组（Canadian Clinical Trials Group，CCTG）发起了一项合作组Ⅲ期试验，对比 SRS 和常规 WBRT 治疗 5～15 个脑转移瘤患者的效果，其共同的主要终点为总生存期和神经认知无进展生存率。

由于 NRG CC001 试验的结果改变了临床实践，该试验随后进行了修改，以比较 SRS 与 HA-WBRT 联合美金刚烷胺，并且得到了 NRG 肿瘤学会和 Alliance 的认可。SRS 和 HA-WBRT 联合美金刚烷胺哪个是患有 5～15 个脑转移瘤患者的最佳治疗方案，这一问题从社会和医疗资源的角度具有重要意义，因为与 SRS 和基于 IMRT 的 HA-WBRT 的费用可能远高于常规 WBRT。然而，在患有多发性脑转移瘤的患者中，检查与治疗相关的费用尤为复杂，因为这类患者很可能因为新的脑转移需要接受额外的挽救治疗。因此，将额外的挽救治疗费用纳入经济比较中也很重要，尤其是在预计 SRS 会导致更高的颅内复发率且需要挽救治疗时[20, 21, 23, 47]。

脑转移速度

脑转移速度（brain metastasis velocity，BMV）是一个有效的预测指标，可预测在初次 SRS 治疗后出现远处脑复发的脑转移瘤患者的预后。其定义是自上次 SRS 以来脑转移的累积数除以 SRS 治疗后的年数。例如，若患者在上次 SRS 治疗 6 个月后出现两处脑转移，则 BMV 为 2/0.5=4。在 2017 年的一项涉及 737 例患者的队列研究中，Farris 等[48]发现 BMV 与总生存期、神经系统死亡和挽救性 WBRT 使用率的存在明显关联。当同样的分析应用于多个机构另外 2 092 例患者的验证时，这一点仍然成立[49]。Farris 等将患者分为低（BMV<4）、中等（BMV 4～13）和高（BMV>13）三类，发现高 BMV 患者的神经系统死亡累积发病率大约是低 BMV 患者的两倍。作者将神经系统死亡定义为伴进行性神经功能衰弱的死亡，不考虑颅外疾病状态[48]。因此，BMV 与神经系统死亡的显著相关性使其成为预测颅内控制的有效指标，第一次远端脑复发的 BMV 与第二次复发的 BMV 之间的关联亦是如此。此后，BMV 的预后价值在另外两篇已发表的病例系列研究中也得到验证[50, 51]。

这种预测能力因其潜在用途而备受关注，可用于识别颅内控制不良的高危患者，以便行 SRS+WBRT 治疗达到最佳颅内控制。随着不断改进，BMV 可以用来识别和治疗那些能从 WBRT 中获得有效颅内控制的患者。这反过来可以减少这类患者的神经系统死亡及脑转移所致的神经系统后遗症。目前数值评定量表肿瘤学组织计划在 2020 年启动一项Ⅲ期试验（NRG BN009），旨在纳入 BMV>4 的复发性脑转移患者，以对比挽救性 SRS 联合 HA-WBRT 和美金刚与单独使用挽救性 SRS 的治疗效果。其主要目的是确定在挽救性放射治疗中增加 HA-WBRT 和美金刚烷胺是否能有效预防高危患者的神经系统死亡。

小细胞肺癌脑转移

颅内衰竭是 SCLC 患者的常见问题。SCLC 约占所有肺癌病例的 15%，在自然病程中往往比 NSCLC 更早播散，且在临床上更具侵袭性。因此，10%～20% 的 SCLC 患者在初诊断时存在脑转移，其他 40%～50% 的患者会在病程中出现脑转移。此外，脑转移对生存质量和生存期也有一定的影响。预防性全脑放射治疗（prophylactic cranial irradiation，PCI）一直被用于降低 SCLC 脑转移的发病率；然而，美国国家综合癌症网络（National Comprehensive Cancer Network，NCCN）指南建议，对老年患者进行 PCI 治疗时需多加谨慎，且多达 40%～50% 的患者未行 PCI，主要是出于对认知毒性的担忧[52, 53]。NRG CC003 是一项正在进行的Ⅲ期试验，旨在测试 SCLC 患者在 PCI 期间是否可以通过海马回避来预防 PCI 的认知毒性。

由于存在微小脑转移灶的可能性很高，WBRT 仍然是 SCLC 脑转移患者的标准治疗方法。但 WBRT 带来的认知毒性也引发了人们的思考，即对于 SCLC 脑转移患者，先行 SRS 继而进行密切影像学监测能否作为一种替代疗法。重要的是，一些研究 SRS 治疗脑转移效果的里程碑式随机试验中没有纳入 SCLC 患者[20, 21, 23, 47]。过去反对将 SRS 用于 SCLC 患者的主要原因是出于对 CNS 进展中扩散间期的担忧，这可能导致总生存期缩短。

然而，越来越多的证据表明，对于一些 SCLC 脑转移患者来说，单独使用 SRS 也许是安全和合适的治疗方法。一项纳入 293 例接受 SRS 治疗的 SCLC 脑转移患者的多机构回顾性分析发现，放射性脑坏死的风险<5%[54]，与其他病理类型的脑转移患者接受 SRS 治疗的结果类似。Serizawa 等[55]比较了 SCLC（n=34）和 NSCLC（n=211）单独使用 SRS 治疗脑转移患者的结果，发现 SCLC 和 NSCLC 患者的总生存期、CNS 控制率和神经性死亡率均相当。Yomo 和 Hayashi[56]报道了 70 例 SCLC 患者接受 SRS 治疗（46 例患者单独接受 SRS 治疗，未行 PCI 或 WBRT 治疗），中位总生存期为 7.8 个月，令人激动的是 1 年和 2 年无神经性死亡的生存率分别高达 94% 和 84%。NCDB 最近的一项分析比较了 SCLC 脑转移患者先期性 SRS 治疗与 WBRT 治疗的差异，发现 SRS 总生存期优于 WBRT，并且通过倾向性评分匹配仍得到了同样的结果[57]。

尽管存在选择偏倚的影响，但多项回顾性分析均表明单独使用 SRS 治疗对某些患者是安全有效的。总体而言，SRS 和 WBRT 在 SCLC 脑转移治疗中的差异越来越小，迫切需要前瞻性的随机试验数据来解决这一知识缺口，尤其是考虑到 HA-WBRT 联合美金刚烷胺的神经保护策略已被证明能预防神经毒性。NRG 肿瘤学学会目前正在开展一项Ⅲ期临床试验，对比 SRS 与 HA-WBRT 联合美金刚烷胺在治疗 1～10 处 SCLC 脑转移瘤患者的效果，其主要终点为认知毒性。当前，一项单项机构回顾性分析发现，接受 HA-WBRT 治疗患者比接受常规 WBRT 治疗的患者更易患白质脑病[58]；另一项多机构Ⅱ期临床试验则发现，HA-WBRT 的 PCI 策略和常规 WBRT 的 PCI 策略在神经认知功能上有着相似的结果[59]。这些来自瑞士的研究数据使得人们对使用 HA-WBRT 的 PCI 策略产生了疑问，而这项正在开展的临床试验可能有助于解答这一问题。

交变电场治疗

交变电场（通常称为肿瘤治疗场或简写为 TTFields）已经越来越多地被用于治疗胶质母细胞瘤。低强度、中频交变电场是通过带有一系列换能器的穿戴设备来释放，且主要通过两种机制来中断细胞复制。首先，TTFields 与形成有丝分裂纺锤体的微管的强电偶极矩相互作用，从而破坏纺锤体形成并阻止有丝分裂。其次，研究表明，在细胞质分裂快结束时，电场会破坏细胞，使细胞膜破裂并产生类似细胞凋亡产物的膜泡。在胶质瘤和黑色素瘤细胞系中均观察到了这些结果[60]。

一项对比 TTFields 联合替莫唑胺和单独使用替莫唑胺的Ⅲ期试验表明，TTFields 有利于延长胶质母细胞瘤（GBM）患者的生存期。接受 TTFields 治疗的患者需每天使用便携式设备，使肿瘤暴露于 200kHz 低强度交变电场中至少 18 小时。这些患者的总体中位生存期为 20.9 个月，而单用替莫唑胺的患者的中位生存期为 16 个月（P<0.001）。两组患者中全身性不良事件的发病率大致相同，TTFields 组中最常见（52%）的治疗副作用是轻中度头皮皮肤刺激[61]。

基于其在原发性 CNS 恶性肿瘤治疗中的成功和临床前数据显示其对非 CNS 恶性肿瘤患者具有治疗效果，研究人员开展了一项Ⅲ期试验，以评估 TTFields 联合 SRS 治疗 1～10 处 NSCLC 转移患者的效果。METIS 试验（ClinicalTrials.gov 编号：NCT02831959）将评估颅内进展时间（主要结果），并持续追踪接受该新疗法患者的认知功能（次要结果）。

联合全身性药物

自 20 世纪 80 年代以来，已经有多种全身疗法联合 WBRT 被用于治疗脑转移患者。咪唑类药物，如甲硝唑和米索硝唑，是第一批进行测试的药物。与单独使用 WBRT 相比，两种药物联合 WBRT 没有带来生存获益[62]。最近，一项试验表明甘氨双唑钠能改善颅内控制，延长无进展生存期，但未发现其对总生存期有帮助[63]。使用莫特沙芬钆（motexafin gadolinium, MGd）的研究在该领域取得了成功，MGd 是一种氧化还原调节剂，可以催化各种细胞内代谢物的氧化，增加活性氧的毒性，并限制细胞自我修复的能力。一项使用 MGd 治疗脑转移患者的Ⅲ期临床试验显示，其对生存时间或神经系统疾病进展时间在整体上没有益处，但部分 NSCLC 患者在神经系统疾病进展方面得到了改善[64]。随后的Ⅲ期试验对比了 WBRT

联合 MGd 和单独使用 WBRT 治疗 NSCLC 患者的效果，结果表明在加入 MGd 的基础上，脑转移诊断后 28 天内开始 WBRT 可明显延缓神经系统进展的时间。这一效果在地理亚组分析得到了证实，北美患者（研究者可能更早进行 WBRT）的神经系统进展时间明显长于整个研究队列的平均值[65]。基于这些数据，MGd 被认为是 NSCLC 患者的一种合适的辅助治疗（前提是尽早启动 WBRT），但尚未被广泛接受。

替莫唑胺（temozolomide，TMZ）是一种 DNA 烷基化化疗药物，以其高血 - 脑屏障渗透性而著称。这一特性促使许多试验对 WBRT 联合 TMZ 的疗效和毒性进行了评估。Antonadou 等[66]开展的Ⅲ期研究显示，联合治疗在影像学上的有效率明显高于单独使用 WBRT 治疗（53.4% vs 33.3%，P=0.039）。在卡氏评分为 90～100 且年龄在 60 岁以下患者中，缓解率的差异更为明显（70.6% vs 32.4%，P=0.003）。然而，该项研究发现两组患者在神经症状或中位生存期方面没有差异。

Sperduto 等[67]随后开展了一项针对 NSCLC 患者的Ⅲ期临床试验，对比了 SRS/WBRT 联合 TMZ/ 厄洛替尼和单独使用 SRS/WBRT 的治疗效果。研究者再次发现，在治疗中加入 TMZ 没有明显延长患者的生存期，在疾病进展时间也没有差别。2016 年的一篇荟萃分析纳入了 7 项试验（包括上述讨论的试验），对放射治疗联合 TMZ 与单独放射治疗进行了比较，尽管联合治疗显著提高了缓解率，但加入 TMZ 并未给患者带来生存获益。接受 TMZ 治疗的患者出现 3～4 级的恶心和 3～4 级的血小板减少的概率更高[68]。由于 TMZ 没有带来生存获益，还增加了毒性，因此在临床实践中不建议将其用于治疗脑转移患者。

内皮生长因子受体酪氨酸激酶抑制剂联合 WBRT 的治疗效果目前仍处在研究阶段。作为一种 EGFR 抑制剂，厄洛替尼（erlotinib）的放射增敏特性已得到了证实。该药物的最新临床试验强调了根据信号通路的特异性突变选择患者的重要性。虽然 Welsh 等[69]开展的一项初步试验表明 WBRT 辅助厄洛替尼能使肺癌患者获益，但随后试验的结论与此相矛盾。上文中提到的 Sperduto 等[67]的研究表明，治疗中加入厄洛替尼对总生存期或进展时间没有任何益处。Lee 等[70]开展的另一项研究再次证明，增加厄洛替尼对神经系统无进展生存期或总生存期没有影响。然而，要

注意在 Welsh 等所纳入的已知肿瘤 EGFR 突变状态的患者中，超过 50% 存在 EGFR 突变。该研究中 EGFR 阳性突变的患者的中位生存期为 19.1 个月，而野生型患者的中位生存期为 9.3 个月。然而，由于总样本量仅有 17 例患者，该差异并不显著（P=0.534）。相反，Sperduto 等并未评价 EGFR 突变状态，而在 Lee 等所纳入的 35 例已知肿瘤 EGFR 突变状态的患者中，只有 1 例存在阳性突变。SATURN 试验研究了在晚期 NSCLC 患者中使用厄洛替尼的效果，发现厄洛替尼总体上对 NSCLC 患者有帮助，但 EGFR 阳性突变的患者使用厄洛替尼的获益最大[71]。由于 EGFR 阳性突变突进了肿瘤的生长和扩散，厄洛替尼可能在颅内转移灶的治疗中最为有效。因此，有必要对这一患者亚群进行进一步的研究。其他 EGFR 抑制剂，如吉非替尼和埃克替尼（icotinib），也已作为 WBRT 的辅助治疗方法进行了研究，得到了相似的结果。一项研究对比了埃克替尼与 WBRT 联合化疗在 EGFR 阳性突变 NSCLC 患者中的治疗效果，结果表明埃克替尼可延长患者的颅内无进展生存期（10 个月 vs 4.8 个月，P=0.014）[72]。然而，一项纳入 NSCLC 患者的Ⅱ期研究显示，与单独使用 WBRT 相比，埃克替尼联合 WBRT 能够显著改善总生存期，尤其是在 EGFR 阳性突变患者中[73]。这表明联合治疗可能比单用埃克替尼治疗效果更好。

Ⅱ期临床试验（RTOG 1119）目前仍在进行，其目的是评估 WBRT 联合曲妥珠单抗 + 拉帕替尼治疗 HER2 阳性乳腺癌患者的效果。拉帕替尼是一种 EGFR 和 HER2 双重抑制剂，与曲妥珠单抗不同，它可以穿过血 - 脑屏障，并在临床前期试验中已显示出积极作用。然而，在得到更有说服力的临床证据之前，尚不清楚 WBRT 联合靶向治疗能否改善颅内控制情况。

一项回顾性研究分析了先行接受 EGFR 抑制剂治疗再行放射治疗的 NSCLC 患者的生存情况，其结果进一步加强了放射治疗的治疗地位。该研究发现，先接受 SRS 治疗的脑转移患者比先接受厄洛替尼治疗的患者的中位生存期更长。WBRT 较厄洛替尼也可为患者带来一定程度的生存获益，尽管并不显著[74]。鉴于新一代 EGFR 靶向药物奥希替尼所具有的颅内活性[75,76]，并且已被确立为 EGFR 突变的 NSCLC 的一线治疗药物，奥西替尼越来越多地被用于代替放射治疗来治疗较小

的无症状的转移瘤，尽管这一点有待进一步研究。

免疫检查点抑制剂联合脑部放射治疗是当前的一个研究热点。一项对接受伊匹木单抗（抗CTLA-4 单克隆抗体）联合 SRS 或 WBRT 治疗的黑色素瘤脑转移患者的回顾性分析表明，与接受 WBRT 联合硼替佐米治疗的历史对照组相比，WBRT 联合伊匹木单抗治疗并未延长患者的生存期。此外，与单独使用 SRS 相比，SRS 联合伊匹木单抗治疗的效果明显更好[77]。然而，目前尚无对比 WBRT 联合免疫治疗与单独使用 WBRT 或单独使用免疫治疗的随机对照试验发表。未来研究免疫检查点抑制剂和其他靶向药物的试验不仅要考虑其疗效，还要考虑其毒性。随着免疫检查点抑制剂显著提高了黑色素瘤和 NSCLC 脑转移瘤患者的存活率，认知副作用成为了脑转移疾病和相关治疗的一个亟待评估的部分。

患者的最佳选择：总结

最近的研究有助于确定哪些脑转移瘤患者接受 WBRT 的效果最好，哪些患者适合联合治疗。当脑转移灶不适合行手术切除或 SRS 时，应考虑将 WBRT 作为体能状况良好的患者的主要治疗方法，并采用全身性治疗来控制颅外病灶。上述情况可见于：①转移灶太大且位于无法切除的区域时；②转移灶过于广泛（≥5 个转移瘤）；③患有弥漫性病变时（广泛的硬脑膜或柔脑膜转移）；④存在微小脑转移的可能时（特别是对化疗敏感的局限期 SCLC 或前期行 SRS 后 BMV 较高的患者）。这些患者处于出现或经历多发性脑转移的危险中，可能会出现神经系统和认知损害，而现代 WBRT 治疗方案可以减轻这些症状并延长生存期，是最为有益的治疗方式。海马回避和美金刚烷胺的神经认知保护策略可以有效预防 WBRT 相关的认知毒性。

20.5 总结

WBRT 仍然是脑转移瘤治疗中的重要手段。多项对比 SRS 与常规 WBRT 的试验表明，在治疗 1～4 个脑转移瘤时，WBRT 的认知结局较差。这些结酚酞致 WBRT 的使用率下降，而单独使用 SRS 治疗迅速增加。然而，强有力的试验数据表

明通过海马回避和使用美金刚烷胺可以保护患者的认知功能，从而迎来了 WBRT 的新时代。而且在先前表明常规 WBRT 治疗的认知结局较差的试验中，没有采用这些神经系统保护策略，因此其在现代脑转移治疗中的提供的证据较为有限。

为了更好地确定现代 WBRT 的治疗作用，一些Ⅲ期试验正处于计划阶段或正在进行当中，或是对比 SRS 在新诊断的 5～15 处脑转移瘤或 SCLC 脑转移患者中的疗效，或是辅助 SRS 以治疗 BMV 较高的复发性脑转移患者。

此外，随着全身治疗方案的不断发展，脑转移瘤患者的生存期将不断延长，优化脑转移控制和最小化的神经系统后遗症的影响将更加重要，并且现代 WBRT 的应用也将会得到进一步完善。

（朱佳伟 陈琬琦 译，

石易鑫 瞿甜 连欣 校）

参考文献

1. Brown PD, Ahluwalia MS, Khan OH, Asher AL, Wefel JS, Gondi V. Whole-brain radiotherapy for brain metastases: evolution or revolution? J Clin Oncol. 2018;36(5):483–91.

2. Chao J-H, Phillips R, Nickson JJ. Roentgen-ray therapy of cerebral metastases. Cancer. 1954;7(4):682–9.

3. Borgelt B, et al. The palliation of brain metastases: final results of the first two studies by the radiation therapy oncology group. Int J Radiat Oncol Biol Phys. 1980;6(1):1–9.

4. Murray KJ, et al. A randomized phase III study of accelerated hyperfractionation versus standard in patients with unresected brain metastases: a report of the radiation therapy oncology group (RTOG) 9104. Int J Radiat Oncol Biol Phys. 1997;39(3).

5. Rades D, Haatanen T, Schild SE, Dunst J. Dose escalation beyond 30 grays in 10 fractions for patients with multiple brain metastases. Cancer. 2007;110(6):1345–50.

6. Nieder C, Berberich W, Schnabel K. Tumor-related prognostic factors for remission of brain metastases after radiotherapy. Int J Radiat Oncol Biol Phys. 1997;39(1):25–30.

7. Stea B, Suh JH, Boyd AP, Cagnoni PJ, Shaw E. Whole-brain radiotherapy with or without efaproxiral for the treatment of brain metastases: determinants of response and its prognostic value for subsequent survival. Int J Radiat Oncol Biol Phys. 2006;64(4):1023–30.

8. Regine WF, Scott C, Murray K, Curran W. Neurocognitive outcome in brain metastases patients treated with accelerated-fractionation vs. accelerated-hyperfractionated radiotherapy: an analysis from radiation therapy oncology group study 91–04. Int J Radiat Oncol Biol Phys. 2001;51(3).

9. Li J, Bentzen SM, Renschler M, Mehta MP. Regression after whole-brain radiation therapy for brain metastases correlates with survival and improved neurocognitive function. J Clin Oncol. 2007;25(10).

10. Gondi V, et al. Hippocampal-sparing whole brain radiotherapy: a "how-to" technique, utilizing helical tomotherapy and LINAC-based intensity modulated radiotherapy. Int J Radiat Oncol Biol Phys. 2010;78(4).

11. Gondi V, et al. Preservation of neurocognitive function (NCF) with conformal avoidance of the hippocampus during whole-brain radiotherapy (HA-WBRT) for brain metastases: preliminary results of phase III trial NRG oncology CC001. Int J Radiat Oncol Biol Phys. 2018;102(5).

12. Brown PD, Gondi V, Pugh S, Tome WA, Wefel JS, Armstrong TS, et al. Hippocampal avoidance during whole-brain radiotherapy plus memantine for patients with brain metastases: phase III trial NRG oncology. J Clin Oncol. 2020;38(10):1019–29. https://doi.org/10.1200/JCO.19.02767.

13. Nolan CP, DeAngelis LM. Neurologic complications of chemotherapy and radiation therapy. Continuum. 2015;21(2).

14. Woodford K. Somnolence syndrome after cranial radiation: a literature review. Radiograp. 2007;54(3):30.

15. Brown PD, et al. Postoperative stereotactic radiosurgery compared with whole brain radiotherapy for resected metastatic brain disease (NCCTG N107C/CEC·3): a multicentre, randomised, controlled, phase 3 trial. Lancet Oncol. 2017;18(8).

16. DeAngelis LM, Delattre JY, Posner JB. Radiation-induced dementia in patients cured of brain metastases. Neurology. 1989;39(6):789–96.

17. Mulvenna P, et al. Dexamethasone and supportive care with or without whole brain radiotherapy in treating patients with non-small cell lung cancer with brain metastases unsuitable for resection or stereotactic radiotherapy (QUARTZ): results from a phase 3, non-inferiority. Lancet. 2016;388(10055):2004–14.

18. Sperduto PW, et al. Summary report on the graded prognostic assessment: an accurate and facile diagnosis-specific tool to estimate survival for patients with brain metastases. J Clin Oncol. 2012;30(4).

19. Aoyama H, Tago M, Shirato H. Stereotactic radiosurgery with or without whole-brain radiotherapy for brain metastases secondary analysis of the JROSG 99-1 randomized clinical trial. JAMA Oncol. 2015;1(4):457–64.

20. Chang EL, et al. Neurocognition in patients with brain metastases treated with radiosurgery or radiosurgery plus whole-brain irradiation: a randomised controlled trial. Lancet Oncol. 2009;10(11).

21. Kocher M, et al. Adjuvant whole-brain radiotherapy versus observation after radiosurgery or surgical resection of one to three cerebral metastases: results of the EORTC 22952-26001 study. J Clin Oncol. 2011;29(2):134–41.

22. Sahgal A, et al. Phase 3 trials of stereotactic radiosurgery with or without whole-brain radiation therapy for 1 to 4 brain metastases: individual patient data meta-analysis. Int J Radiat Oncol Biol Phys. 2015;91(4):710–7.

23. Brown PD, et al. Effect of radiosurgery alone vs radiosurgery with whole brain radiation therapy on cognitive function in patients with 1 to 3 brain metastases: a randomized clinical trial. JAMA. 2016;316(4).

24. Patchell RA, et al. Postoperative radiotherapy in the treatment of single metastases to the brain a randomized trial. JAMA. 1998;280(17).

25. Mahajan A, et al. Post-operative stereotactic radiosurgery versus observation for completely resected brain metastases: a single-centre, randomised, controlled, phase 3 trial. Lancet Oncol. 2017;18(8).

26. Gondi V, Mehta MP. Control versus cognition: the changing paradigm of adjuvant therapy for resected brain metastasis. Neuro Oncol. 2018;20(1):2–3.

27. Nugent JL, et al. CNS metastases in small cell bronchogenic carcinoma. Increasing frequency and changing pattern with lengthening survival. Cancer. 1979;44(5).

28. Aupérin A, et al. Prophylactic cranial irradiation for patients with small-cell lung cancer in complete remission. N Engl J Med. 1999;341.

29. Meert A-P, et al. Prophylactic cranial irradiation in small cell lung cancer: a systematic review of the literature with meta-analysis. BMC Cancer. 2001;1(5).

30. Slotman B, et al. Prophylactic cranial irradiation in extensive small-cell lung cancer. N Engl J Med. 2007;357(7).

31. Takahashi T, et al. Prophylactic cranial irradiation versus observation in patients with extensive-disease small-cell lung cancer: a multicentre, randomised, open-label, phase 3 trial. Lancet Oncol. 2017;18(5):663–71.

32. Gore EM, et al. Phase III comparison of prophylactic cranial irradiation versus observation in patients with locally advanced non–small-cell lung cancer: primary analysis of radiation therapy oncology group study RTOG 0214. J Clin Oncol. 2011;29(3).

33. Li N, et al. Randomized phase III trial of prophylactic cranial irradiation versus observation in patients with fully resected stage IIIA–N2 nonsmall-cell lung cancer and high risk of cerebral metastases after adjuvant chemotherapy. Ann Oncol. 2014;26(3).

34. De Ruysscher D, et al. Prophylactic cranial irradiation versus observation in radically treated stage iii non–small-cell lung cancer: a randomized phase III NVALT-11/DLCRG-02 study. J Clin Oncol. 2018.

35. Chen HS, et al. Open-channel block of N-methyl-D-aspartate (NMDA) responses by memantine: therapeutic advantage against NMDA receptor-mediated neurotoxicity. J Neurosci. 1992;12(11):4427–36.

36. Chen HS, Lipton SA. Mechanism of memantine block of NMDA-activated channels in rat retinal ganglion cells: uncompetitive antagonism. J Physiol. 1997;499(1).

37. Wu PH, et al. Radiation induces acute alterations in neuronal function. PLoS One. 2012;7(5).

38. Zhang D, et al. Radiation induces age-dependent

deficits in cortical synaptic plasticity. J Neurooncol. 2018.

39. Orgogozo J-M, Rigaud A-S, Stöffler A, Möbius H-J, Forette F. Efficacy and safety of Memantine in patients with mild to moderate vascular dementia: a randomized, placebo-controlled trial (MMM 300). Stroke. 2002;33(7):1834–9.

40. Wilcock G, Möbius HJ, Stöffler A. A double-blind, placebo-controlled multicentre study of memantine in mild to moderate vascular dementia (MMM500). Int Clin Psychopharmacol. 2002;17(6):297–305.

41. Brown PD, et al. Memantine for the prevention of cognitive dysfunction in patients receiving whole-brain radiotherapy: a randomized, double-blind, placebo-controlled trial. Neuro Oncol. 2013;15(10).

42. Deng W, Aimone JB, Gage FH. New neurons and new memories: how does adult hippocampal neurogenesis affect learning and memory? Nat Rev Neurosci. 2010;11(5):339–50.

43. Gondi V, Hermann BP, Mehta MP, Tomé WA. Hippocampal dosimetry predicts neurocognitive function impairment after fractionated stereotactic radiotherapy for benign or low-grade adult brain tumors. Int J Radiat Oncol Biol Phys. February 2013;85(2):348–54.

44. Gondi V, et al. Preservation of memory with conformal avoidance of the hippocampal neural stem-cell compartment during whole-brain radiotherapy for brain metastases (RTOG 0933): a phase II multi-institutional trial. J Clin Oncol. 2014;32(34):3810–6.

45. Yamamoto M, et al. Stereotactic radiosurgery for patients with multiple brain metastases (JLGK0901): a multi-institutional prospective observational study. Lancet Oncol. 2014;15(4):387–95.

46. Soike MH, et al. Does stereotactic radiosurgery have a role in the management of patients presenting with 4 or more brain metastases? Neurosurgery. 2019;84(3).

47. Aoyama H, et al. Stereotactic radiosurgery plus whole-brain radiation therapy vs stereotactic radiosurgery alone for treatment of brain metastases: a randomized controlled trial. JAMA. 2006;295(21).

48. Farris M, et al. Brain metastasis velocity: a novel prognostic metric predictive of overall survival and freedom from whole-brain radiation therapy after distant brain failure following upfront radiosurgery alone. Int J Radiat Oncol Biol Phys. 2017;98(1):131–41.

49. Mctyre E, et al. Multi-institutional validation of brain metastasis velocity, a recently defined predictor of outcomes following stereotactic radiosurgery. Int J Radiat Oncol Biol Phys. 2017;99(S2):E93.

50. Yamamoto M, et al. Validity of a recently proposed prognostic grading index, brain metastasis velocity, for patients with brain metastasis undergoing multiple radiosurgical procedures. Int J Radiat Oncol Biol Phys. 2019;103(3).

51. Fritz C, et al. Repeated courses of radiosurgery for new brain metastases to defer whole brain radiotherapy: feasibility and outcome with validation of the new prognostic metric brain metastasis velocity. Front Oncol. 2018;8.

52. Giuliani M, et al. Utilization of prophylactic cranial irradiation in patients with limited stage small cell lung carcinoma. Cancer. 2010;116(24).

53. Lok B, et al. Factors influencing the utilization of prophylactic cranial irradiation in patients with limited-stage small cell lung cancer. Adv Radiat Oncol. 2017;2(4).

54. Cifarelli C, et al. Role of gamma knife radiosurgery in small cell lung cancer: a multi-institutional retrospective study of the international radiosurgery research foundation (IRRF). Neurosurgery. 2019; epub ahead of print.

55. Serizawa T, et al. Gamma knife radiosurgery for metastatic brain tumors from lung cancer: a comparison between small cell and non-small cell carcinoma. J Neurosurg. 2002;97(5).

56. Yomo S, et al. Is stereotactic radiosurgery a rational treatment option for brain metastases from small cell lung cancer? A retrospective analysis of 70 consecutive patients. BMC Cancer. 2015;15(95):95.

57. Tyler R, et al. Radiosurgery alone is associated with favorable outcomes for brain metastases from small-cell lung cancer. Lung Cancer. 2018;120.

58. Mayinger M, Kraft J, Lohaus N, Weller M, Schanne D, Heitmann J, et al. Leukoencephalopathy after prophylactic whole-brain irradiation with or without hippocampal sparing: a longitudinal magnetic resonance imaging analysis. Eur J Cancer. 2020;124:194–203. https://doi.org/10.1016/j.ejca.2019.11.008. Epub 2019 Dec 6.

59. Vees H, Caparrotti F, Eboulet EI, Xyrafas A, Fuhrer A, Meier U, et al. Impact of Early Prophylactic Cranial Irradiation With Hippocampal Avoidance on Neurocognitive Function in Patients With Limited Disease Small Cell Lung Cancer. A Multicenter Phase 2 Trial (SAKK 15/12). Int J Radiat Oncol Biol Phys. 2020 Mar 4. pii: S0360-3016(20)30255-8. https://doi.org/10.1016/j.ijrobp.2020.02.029. [Epub ahead of print].

60. Kirson ED, et al. Disruption of Cancer cell replication by alternating electric fields. Cancer Res. 2004;64(9):3288–95.

61. Stupp R, et al. Effect of tumor-treating fields plus maintenance temozolomide vs maintenance temozolomide alone on survival in patients with glioblastoma: a randomized clinical trial. JAMA. 2017;318(23).

62. Komarnicky LT, Phillips TL, Martz K, Asbell S, Isaacson S, Urtasun R. A randomized phase III protocol for the evaluation of misonidazole combined with radiation in the treatment of patients with brain metastases (RTOG-7916). Int J Radiat Oncol Biol Phys. 1991;20(1).

63. Zeng YC, et al. Radiation-enhancing effect of sodium glycididazole in patients suffering from non-small cell lung cancer with multiple brain metastases: a randomized, placebo-controlled study. Cancer Radiother. 2016;20(3).

64. Mehta MP, et al. Survival and neurologic outcomes in a randomized trial of motexafin gadolinium and whole-brain radiation therapy in brain metastases. J Clin Oncol. 2003;21(13).

65. Mehta MP, et al. Motexafin gadolinium combined with prompt whole brain radiotherapy prolongs time to neurologic progression in non–small-cell lung cancer patients with brain metastases: results of a phase III trial. Int J Radiat Oncol Biol Phys. 2009;73(4).

66. Antonadou D, et al. Whole brain radiotherapy alone or in combination with temozolomide for brain metastases. A phase III study. Int J Radiat Oncol Biol Phys. 2002;2(1).

67. Sperduto PW, et al. A phase 3 trial of whole brain radiation therapy and stereotactic radiosurgery alone versus WBRT and SRS with temozolomide or erlotinib for non-small cell lung cancer and 1 to 3 brain metastases: radiation therapy oncology group 0320. Int J Radiat Oncol Biol Phys. 2013;85(5):1312–8.

68. Zhao Q, et al. Brain radiotherapy plus concurrent temozolomide versus radiotherapy alone for patients with brain metastases: a meta-analysis. PLoS One. 2016;11(3).

69. Welsh JW, et al. Phase II trial of erlotinib plus concurrent whole-brain radiation therapy for patients with brain metastases from non–small-cell lung cancer. J Clin Oncol. 2013;31(7).

70. Lee SM, et al. Randomized trial of erlotinib plus whole-brain radiotherapy for NSCLC patients with multiple brain metastases. J Natl Cancer Inst. 2014;106(7).

71. Neal JW. The SATURN trial: the value of maintenance erlotinib in patients with non-small-cell lung cancer. Future Oncol. 2010;6(10).

72. Yang J-J, et al. Icotinib versus whole-brain irradiation in patients with EGFR -mutant non-small-cell lung cancer and multiple brain metastases (BRAIN): a multicentre, phase 3, open-label, parallel, randomised controlled trial. Lancet Respir Med. 2017;5(9).

73. Fan Y, et al. A phase II study of icotinib and whole-brain radiotherapy in Chinese patients with brain metastases from non-small cell lung cancer. Cancer Chemother Pharmacol. 2015;76(3):517–23.

74. Magnuson WJ, Yeung JT, Guillod PD, Gettinger SN, Yu JB, Chiang VL. Impact of deferring radiation therapy in patients with epidermal growth factor receptor–mutant non-small cell lung cancer who develop brain metastases. Int J Radiat Oncol Biol Phys. 2016;95(2):673–9.

75. Goss G, Tsai CM, Shepherd FA, Ahn MJ, Bazhenova L, et al. CNS response to osimertinib in patients with T790M-positive advanced NSCLC: pooled data from two phase II trials. Ann Oncol. 2018;29(3):687–93.

76. Wu YL, Ahn MJ, Garassino MC, Han JY, et al. CNS efficacy of Osimertinib in patients with T790M-positive advanced non-small-cell lung cancer: data from a randomized phase III trial (AURA3). J Clin Oncol. 2018;36(26):2702–9.

77. Silk AW, Bassetti MF, West BT, Tsien CI, Lao CD. Ipilimumab and radiation therapy for melanoma brain metastases. Cancer Med. 2013;2(6).

21. 立体定向放射外科技术

Diana A. R. Julie and Jonathan P. S. Knisely

21.1 引言

立体定向放射外科（stereotactic radiosurgery，SRS）的目的是以无创方式向颅内病灶提供消融性放射剂量，同时附近健康组织的受照剂量降至最低，传统上只需一次治疗。SRS 的基本原理包括：①立体靶点定位；②高剂量精确射线输送；③急剧剂量下降，使周围组织的剂量最小化；④获取容积影像用于治疗计划[1-11]。低分割 SRS，即辐射剂量分由 2～5 次传递，目前已被采用[9, 11]。低分割有多个好处，包括降低毒性风险，能够治疗较大的病灶，以及有望于进行更安全的再照射[2, 7, 8, 11, 12]。自发展以来，SRS 作为手术的替代手段或辅助手段，已成为各种良性和恶性颅内病变的关键治疗方案[1, 2, 4, 5, 7, 10-13]。适用于 SRS 的病变包括良性和恶性肿瘤、动静脉畸形和一些功能性疾病[1, 3, 5, 7, 10-13]。目前 SRS 的应用范围仍在不断扩大。

SRS 作为治疗无法手术的颅内病变的方法，由瑞典神经外科医生 Lars Leksell 在 20 世纪 50 年代设计提出[1, 3-6, 11, 14-16]。Leksell 和他的团队用牙科 X 线管以及质子疗法进行了试验，最终决定用钴 -60（⁶⁰Co）源进行 SRS 治疗。第一个伽马刀（gamma knife，GK）装置采用了 179 个 ⁶⁰Co 源，集中在一个立体定向的病灶上。1967 年，伽马刀首次运用于颅咽管瘤的治疗[13, 16]。

几十年来，Leksell GK 是 SRS 的金标准。然而，自 20 世纪 50 年代开始，在成像和计算技术进步的同时 SRS 技术也迅速发展，今天有许多平台可用于颅内 SRS[1, 3-5, 7, 9, 11, 15]。本章要评述的主要系统包括 Elekta（Elekta AB，瑞典斯德哥尔摩）制造的 GK、直线加速器（linac）SRS 系统和 Accuray（Accuray Inc.，加州桑尼维尔）制造的 cyberknife（CK）[3, 8, 9, 12]。质子治疗也逐渐成为 SRS 治疗的一种新的方案[1, 17-19]。

21.2 立体定向放射外科的一般概念

光束成形

准直器是用来塑形辐射光束的装置，使其边缘清晰明了。锥形准直器通常由铅或钨组成，有各种不同的孔径大小。锥形准直器经过分叉铣削，可使半影最小化，提供锐利的光束边缘，并使靶区之外的放射剂量快速下降[16, 20]。使用锥形准直器可以产生小而锐利的聚焦光束，小至 0.4～0.5cm。多叶准直器（multi-leaf collimators，MLC）由大量（多达 160 片）成对的钨叶组成，每片钨叶的宽度为 0.5～1cm；微型 MLC（mMLC）则宽度介于 0.2～0.5cm。计算机控制每个独立叶片在每个时间点的位置。与圆形准直器相比，MLC 和 mMLC 提高了对不规则形状的靶区的适应性和整个靶区剂量分布的均匀性[1, 3, 6-8, 13, 16, 20-22]。cyberknife 可以配备 MLC，其功能与其他线切割器上的 MLC 非常相似，也可以配备"虹膜"准直器，该准直器采用两组 6 个钨块，提供十二角形光束，其大小可以随意改变，cyberknife 同样可以使用各种尺寸的圆锥形准直器。

对于质子束治疗，聚焦光束的产生需要定制的孔径和范围补偿器。要在靶组织的深度产生扩散的布拉格峰光束，被动散射光束和扫描铅笔束治疗对设备的要求稍有不同。由于质子的剂量特性，所以，质子放射外科手术只使用 2～4 个质子束。

治疗计划

所有现代 SRS 平台都能进行正向和反向放射计划。在正向计划中，计划者完成重复的试错过程，依次改变发射参数，如光束形状、角度或重量，一直持续到生成一个可接受的放射计划。相比之下，逆向计划属于一种更自动化的方法。首先，描绘靶区和危机器官（organ at risk，OAR）并针对这些结构设定治疗目标。接下来，利用优化算法生成一个最符合预定目标的放射计划[13, 20, 21, 23]。计划者可以反复调整算法的输入规格，也可以手动调整最终的放射计划[13]。与正向计划相比，逆向计划具有一定的优势：由于不需要试错，同时优化算法可以评估和比较数以千计的计划，因此应该可以生成质量更好的放射计划[20]。

固定和图像引导

考虑到颅内每份 SRS 的高剂量和临近的敏感危机器官，准确的患者定位对确保疗效和安全性至关重要。要求端到端亚毫米级的准确性和精确度。用于定位和固定患者进行 SRS 的方法大致可分为两类：基于框架的系统和无框架系统[4, 8, 12, 15, 21-26]。

当 SRS 首次推出时，通常采用应用于患者头骨并随后连接到治疗台上的刚性头架，之后 SRS 在 GK 和 linac 平台继续沿用头架，这是由设备性能和使用者专业知识所决定的。侵入式框架由一个刚性头架组成，使用三到四个金属针连接到颅骨外台，这样做的目的有两个，固定患者和为靶区提供立体定向坐标[4, 5, 7, 12, 15, 21, 24, 27, 28]。对头架系统的研究已经证明了亚毫米级的分次内平移和旋转运动[12, 28]。有创头架有几个缺点，包括患者的不适与（微）有创手术相关的风险，以及要求所有治疗相关活动必须在 1 天内完成的规范化工作流程。基于框架的 SRS 可能会因框架滑移或变形而发生错误，错误也可能因成像或图像核对不准确而引入[7, 12, 21, 27, 28]。

为了克服侵入性头架的这些缺点，人们开发了非侵入性固定系统。如今 GK 和 linac 都可以提供无框架 SRS，而 CK 则是一个专用的无框架平台。无框架 SRS 提高了患者的舒适度和便利性，避免了框架固定的潜在并发症，有利于大分割治疗。无框架 SRS 对提供者来说也更为方便，因为诊疗相关计划可以在几天内完成。这种额外的时间对于优化复杂的计划流程尤为重要。鉴于这些优点，固定系统近年来已经过渡到以无框架为主[4, 7, 10, 12, 16, 21, 27, 28]。

许多非侵入性的 SRS 固定系统已经推出。有些系统使用连接到治疗台上的头架，结合带有真空固定咬合块的口罩。个性化的咬合块被吸附到患者的硬腭和上颌牙上，通过真空使其不能随意运动。真空咬合块系统需要患者较好的依从性和足够的齿列。目前使用的最简单的无框架系统大概是热塑性塑料面罩。通过这种装置，治疗者可以创建一个定制的热塑性塑料面罩，并在前额、鼻子下方和下巴上安装口罩和补充加强条。无框架 SRS 并非完美无缺，其缺点中最重要的患者定位和靶区定位不准确。因为无框架系统没有刚性固定，所以可能会因患者运动以及后续固定的设置错误而产生误差；机器本身的特性也可能每天都有轻微波动[12, 21, 27, 28]。

为了使无框架系统拥有与基于框架系统相同的可靠性，复杂的图像引导对于患者的初始定位以及实时或接近实时的分次内运动监测至关重要。SRS 通常采用的图像引导系统包括机载 CBCT（锥体束 CT）和顶置式和底置式的 X 线[3, 9, 12, 21, 27, 28]。CBCT 一词来源于所采用的锥形 X 线束，不同于诊断性 CT 中的扇形束[3]。CBCT 现在几乎被集成到所有现代 SRS 系统中，并用于产生高质量的 3D 图像，可用于确认患者的定位和相对于治疗计划的目标位置。另一种图像引导系统在治疗室中集成了立体 X 线，这样就可以拍摄两张千伏（kV）正交的 X 线片。数字重建 X 线片是由计划 CT 合成的 X 线图像生成的。在 X 线和数字重建 X 线片之间比较骨性解剖，可以验证或纠正患者的位置[3, 4, 7, 12, 21, 23, 27]。这种方法也可用于采集治疗实施过程中的图像，监测患者的运动情况。对于分次内监测，同样可以使用光学追踪。可以在面罩上放置反射标记，由壁挂式红外相机检测，并与床头支架上的固定反射器进行比较。为患者与初始位置偏离的范围设定一个阈值，如果超过这个阈值，治疗就会自动停止[12, 21, 27]。进行开颅治疗的质子设备通常在局麻下将几个微小的不锈钢 BBs 植入颅骨外板，作为一个刚性信标系统，可用于确认治疗时患者定位的准确性。

长期以来，侵入性头架被认为是最精确的固定和定位系统。然而，对于有经验的使用者来说，现代无框架系统结合图像引导可以达到亚毫米的精度，设备精度通常接近基于框架系统[4, 7, 12, 16, 21, 27, 29-34]。

工作流程

无论使用何种系统，管理 SRS 所需的一般工作流程都是类似的。图 21-1 提供了基于框架和无

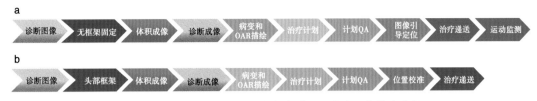

图 21-1　基于框架（ a ）和无框架（ b ）SRS 治疗工作基本流程

框架 SRS 治疗工作流程的概览。当进行基于框架的 SRS 时,治疗当天的第一步是连接头架。刚性的轻质框架通过金属螺钉穿透皮肤和颅骨外板三或四个点来固定。接下来获得体积成像,以确定靶区和患者相对于立体定向框架的位置。必要时获得立体定向脑部 MRI,或其他所需的诊断图像。这可以在治疗日之前进行或者与框架在适当的位置进行,但框架会限制可获得的图像。然后将诊断图像与治疗计划体积图像严格地配准。靶区和 OAR 在配准的数据集上进行轮廓勾画,并使用治疗计划软件(TPS)生成计划[1, 10, 15, 21, 23-25]。该计划必须得到医生的批准,并且必须进行质量保证(quality assurance, QA)检查,以确保通过计算机虚拟现实生成的计划与交付给患者的计划相一致。一旦计划准备就绪,患者仰卧,头架再次贴合在治疗台上。患者的定位得到验证,然后进行治疗[1, 10, 15, 21, 24, 27]。

当给予无框架 SRS 时,第一步是创建各种 SRS 特性的固定装置(即热塑料面具)。根据患者的固定,获取头部的 CT 平扫图像,这对于靶区定位和治疗计划是很有必要的。在治疗计划设计之前获得立体定向脑部 MRI 或其他所需的诊断图像,并与 CT 扫描严格配准。靶区和 OAR 的勾画、治疗计划设计、计划批准和进行 QA 与上述基于框架的 SRS 治疗相同。在治疗过程中,患者仰卧位并被固定。图像引导用于确认患者在三维空间中相对于计划 CT 扫描中的位置。使用无框架 SRS,利用实时或近实时的图像监测治疗过程中患者的运动[1, 10, 13, 15, 21-25, 27]。

21.3　伽马刀

光束的特性、排列和形状

伽马射线是 Co-60 核放射性衰变所产生的一种电离辐射。Co-60 源的半衰期约为 5 年,产生 1.17MeV 和 1.33MeV(平均 1.25MeV)的伽马射线。新的 GK Co-60 源的总活度约为 6 000Ci,剂量率为 3.3～3.6Gy/min。随着时间推移,Co-60 源会衰减因而治疗时间也会增加,因此大约每 5 年必须更换一次放射源[1, 2, 15, 16, 24]。

GK 使用 192 或 201 个高度准直的 Co-60 源,围绕一个等中心(光束汇聚点)呈半球形或锥形排列。这些放射源能够以高度适形的方式将射线传递到特定的靶区,在靶区外几毫米范围内急剧的剂量下降可以使周围组织的受照剂量最小化[1, 2, 4-7, 15, 16, 24, 26]。每一束 Co-60 光束或射线的成形是由一个二级圆形准直器系统完成的,该系统由不同直径的准直器组成(4mm、8mm 和 16mm 或 4mm、18mm、14mm 和 18mm)。这些准直器可以互相组合有选择地进行遮挡,以便对复杂形状的病灶进行适形治疗[1, 5, 7, 10, 15, 16, 24]。

治疗计划和实施

在 GK SRS 中,处方剂量是 30% 到 90% 之间的等剂量面,其中 50%～80% 最为常见。这增加了最大剂量和计划的不均匀性,中心剂量高,剂量衰减迅速[2, 4, 8, 15, 20, 24]。GK 治疗计划采用的 Leksell 伽玛计划系统,是一种专用的治疗计划系统(treatment planning software, TPS),能够进行单中心或多中心治疗,执行正向或逆向计划。简单的球形病灶可以用一个单一的等中心来治疗,而复杂的靶区则需要将剂量结合到多个等中心来治疗。每个计划都是通过"射点填充"产生的,将不同大小的单个射点组合起来形成与所需体积相对应的剂量分布。在治疗过程中,等中心与 GK 源的焦点在三维立体空间对准,每次只对一个等中心进行照射[1, 5, 10, 15, 16, 20, 24]。

固定和图像引导

传统上,GK SRS 依托刚性头架体系,其精确度据记录可<0.3mm。近些年来,随着 GK SRS 的无框架系统逐步开发,靶区定位通过机载 CBCT 完成,特别是集成到 GK 机器上。据报道,GK CBCT 成像系统的准确性达到了很好的效果,能够与基于框架治疗系统相媲美。利用光学追踪可以监测到分次内运动[1, 15, 24, 27]。

费用

GK 装置的初始成本约为 320 万美元,总的启动成本为 300 万～500 万美元。与 linac 系统相比,GK 对屏蔽要求较低,因此成本较低。每 5 年更换一次放射源,费用为 50 万～100 万美元。在美国,使用 GK 达到盈亏平衡的患者量估计为每年 86 例患者,这可能会限制其在小型诊所的使用。相对而言,GK 的年患者量需要超过 200 人(按美国目前的报销水平),才会与 linac SRS 具有相当的成本效益[16-18, 20, 21, 23, 24]。

现代范例

最现代的 GK 系统是 Icon(Elekta AB,瑞典斯德哥尔摩)。它由 192 个 Co-60 源组成,呈 8 个扇区的锥形排列,每个扇区有 24 个源。它还包含多种准直器尺寸(4、8、16mm)。每个源可以放在特定准直器前,也可以被屏蔽[1, 5, 7, 15, 24]。中间的尺寸可以通过准直器按照一定顺序的组合来实现。对于 Icon 系统,所有的源、准直器和治疗床都是自动的,这与以前的模式相比是一个关键改进。整个准直系统是一个 12cm 厚的钨丝准直器阵列嵌入到设备内部,没有二次准直器头盔。这使得该装置的内径比之前的型号增加了 300%,因而可以治疗多个或周边病灶,碰撞风险最小。与之前的型号相比,大多数源更接近 Icon 的等中心点,增加了剂量率[5, 7, 15, 24, 27]。自动化程度的提高与较高的剂量率相结合,使得 Icon 的治疗时间缩短。与之前的 GK 模式相比,Icon 可以提供更好的适形性、更迅速的剂量衰退,能够更好地规避相邻危机器官和正常脑组织[5, 7, 24, 35-38]。该体系可用于治疗 C_3 及以下层面的颅内病变或椎体病变。Icon 可以采用无框固定模式,配备机载 CBCT 和光学跟踪系统,以及进行分次内运动[1, 4, 5, 15, 24]。研究显示,Icon 的总误差低于 1mm[1, 2, 9, 15, 24, 39]。

21.4　直线加速器

直线加速器最早发明于 20 世纪 50 年代,自 20 世纪 60 年代以来已用于绝大多数接受常规放射治疗(radiotherapy, RT)的患者[13, 21, 22]。Leksell 和他的同事没有采用直线加速器 SRS,因为当时现有的直线加速器具有多种缺点使得它们并不可靠,具体包括光束能量低、输出功率低、机架和治疗床运动范围有限,以及患者定位和剂量输送不准确。在 20 世纪 90 年代,随着技术进步这些限制大部分被克服,研究人员开发了直线加速器 SRS 系统[1, 3, 6, 7, 14, 21, 22]。其中关键的技术发展包括更小的机器,更高的光束能量和输出,改善的非均整模式(flattening filter-free, FFF)光束,更大、更精确的机架和自动化移动的治疗床,还包括改进的靶区定位和图像引导系统以及专用的 TPS[1, 5, 7, 21, 22]。

射束特性、排列和塑形

在直线加速器中,将电子束朝重金属合金进行加速,电子束与金属的相互作用产生 X 线,使其可聚焦在目标上。对于直线加速器 SRS,大量高能 X 线束依次聚焦于颅内目标[1, 2, 5, 13, 21, 22]。直线加速器 SRS 通常使用的能量为 6MV 和 10MV,在机器寿命期间内,剂量率恒定为 3～6Gy/min[16, 21, 22]。机架可以围绕位于患者体内的等中心旋转,并且治疗床本身也可以旋转,使得多个非共面射束聚焦在病变上,从而实现围绕靶区的适形剂量,同时使周围组织的剂量最小化[8, 13, 21, 22]。

直线加速器辐射束由锥形准直器或 MLC 和 mMLC 进行塑形[1, 2, 5, 7, 13, 16, 20-22]。在常规放射治疗中,光束通过均整器(FF)滤除低能量 X 线后使光束能量均匀化。而在无均整器的情况下,治疗可显著增加剂量率。对于利用 SRS 输送的高分割剂量,无均整器治疗能够显著缩短治疗时间。除了提高患者舒适度外,缩短治疗时间还可能减少患者分次内的活动。目前所有主要的直线加速器 SRS 平台都提供无均整器治疗模式[1, 12, 21]。

治疗计划和实施

在直线加速器 SRS 中,通常以 80%～90% 等剂量面进行治疗。直线加速器 SRS 有专用的 TPS,可创建单个和多个等中心计划,包括共和非共面射野以及正向或反向计划。在最早的直线加速器 SRS 计划中，使用的是单个等中心，从而产生大致球形的剂量分布。对于非球形的靶区，则使用包围整个靶区的最小剂量球范围来治疗。对于多个等中心的计划，通过组合剂量分布，可以实现更复杂的治疗区计划[8, 20-22]。

直线加速器 SRS 有多种不同的治疗计划和实施方法，包括静态场、动态适形弧、调强适形放射治疗（intensity-modulated radiotherapy，IMRT）和容积调强放射治疗（volumetric modulated arc therapy，VMAT）。在静态场计划中，使用固定位置的照射野并用准直器对其进行塑形，相当于传统放射治疗中的 3D 适形技术。使用动态适形弧时，照射野围绕靶区呈弧形旋转，通过 MLC 或 mMLC 改变射野形状，以匹配靶区在每个位置的形状[16, 20-22]。对于 IMRT 计划，可以在射束传递期间调制光束在任何位置所持续的时间，叶片结构以及光子注量[1, 3, 12, 13, 16, 20-22]。IMRT 以更复杂和精确的方式增加肿瘤区域的剂量并减少正常组织接受的剂量。VMAT 沿着围绕等中心的弧传输调强射线，而并非从一系列静态位置输送，并且可以从非共面弧输送，从而提升靶区外部的剂量衰退速度。当扫描架沿其弧线旋转时，剂量率、MLC 形状、强度和扫描架速度均可由运行直线加速器的 TPS 独立控制。IMRT 和 VMAT 计划是高度适形的复杂剂量分布计划，其剂量衰退急剧，所需治疗时间更短[12, 20-22]。

随着诊断技术和肿瘤治疗方法的进步，颅内转移疾病患者的生存期有所延长。再加上 SRS 治疗能力的提高，接受 SRS 的脑转移瘤患者数量不断增加。因此，供应商一直在开发专门用于多发性脑转移瘤治疗的 TPS。Elements（Brainlab）和 HyperArc（Varian）就是此类 TPS 的范例[21]。

固定和图像引导

最初，直线加速器 SRS 使用刚性头架，但在现代系统中结合图像引导可进行无框架治疗[12, 16, 21, 22, 27]。直线加速器图像引导可通过垂直安装在直线加速器机架上的 CBCT（使用正交 kV 级 X 线）、光学追踪系统或这些工具的组合来实现[3, 5, 12, 21, 22, 27]。现代直线加速器治疗床具有 6 种层面的自由度（6DOF），使得沿 3 个主要笛卡尔坐标轴以及 3 个旋转方向（俯仰、横滚、侧偏）的运动

成为可能。这种治疗床的灵活性对于无框架 SRS 的发展至关重要，因为它使得基于图像引导进行最精确的患者定位成为可能[7, 12, 21-23, 27]。总体而言，现代直线加速器能够以与 GK 相同的精度和准度提供 SRS[39]。

费用

专用直线加速器 SRS 平台的成本低于 GK SRS，而修改现有直线加速器以执行 SRS 是建立 SRS 项目的成本效益最高的方法。在 21 世纪初，应用新的直线加速器 SRS 系统的成本为 250 万～320 万美元。虽然目前最新的成本难以估算，因为供应商尚未公开此信息，但仍可能需要 300 万～400 万美元。一个 TPS 可能需要额外花费几十万美元，尽管该系统也可用于常规放射治疗，但据估计每年必须治疗 122 例 SRS 患者，才能让专用直线加速器 SRS 系统实现收支平衡。考虑到直线加速器系统比其他 SRS 平台更复杂，因此需要更密集的维护以保证质量[10, 16, 22]。

现代范例

Novalis TX（Brainlab AG）是一款运用 SRS 治疗的现代直线加速器，它能够以两种能量传输射线的直线加速器，其射束由 120 片 2.5mm 叶片组成的小多叶准直器（mMLC）塑形。Novalis TX 系统可用于颅内或颅外治疗，以及 SRS、立体定向体部放射治疗（stereotactic body radiotherapy，SBRT）或常规 RT 治疗。它可通过静态野、动态弧、IMRT 或 VMAT 进行 SRS 治疗。如有需要，Novalis TX 可以执行基于框架和无框架的 SRS。为了进行图像引导，Novalis TX 机器需要安装在地面和直线加速器的上方的专用立体定向 kV 级 X 线成像设备，以及安装在直线加速器机架上的一个 CBCT[1, 7, 21, 22]。尽管执行计划中必要的步骤仍然需要足够长的时间，但在直线加速器上采用非共面 VMAT 或 3D 正向计划方法同时治疗多个转移灶可以使脑转移瘤放射外科治疗时间减少到半小时以下。

21.5　射波刀

射波刀（cyberknife，CK）由神经外科医生约

翰·阿德勒在 20 世纪 90 年代末开发，是一种安装在机械臂上的轻型 6MV 直线加速器。设计 CK 的目标是创造一种 SRS 工具可以将放射治疗的高剂量射线适形地投照到靶病灶上，同时有急剧的剂量衰退，并且不需要借助侵入性的头架也不局限于颅内部位[2-7, 10, 13, 21, 23, 25]。它于 1994 年在斯坦福大学首次用于治疗患者，当时被称为"神经管 1000"（Neurotron 1000）。CK 系统于 1999 年获得美国 FDA 批准用于颅内治疗，并于 2001 年用于全身治疗[5, 6, 13, 23]。

光束特性、排列和塑形

CK 从一个轻量的直线加速器产生一个非均整的 6MV 射束，剂量率为 3～6Gy/min 并且在机器的整个寿命期间保持不变[4, 6, 12, 21, 23, 25]。CK 系统的一个主要创新是机器人手臂，它以 6 个自由度围绕患者移动直线加速器，而传统的直线加速器机架只能在一个平面内旋转。它从患者上方（而不是下方）的多重角度和位置引导射线，使得数百个小的圆形非共面射束汇聚在目标上[1, 2, 5-7, 10, 13, 21, 23, 25]。每个治疗射束由一个"节点"定义，该节点由机械臂位置、射束方向和射野大小组成。通常，单次 CK 治疗会使用 23～133 个不同的射束，但是有超过 1 000 个可能的射束方向。这种灵活性是 CK 一个明显的优势，即使面对大而复杂的靶区，也能使治疗计划具有极好的同质性和一致性[6, 9, 12, 21, 23, 25]。

CK 系统可以使用固定的圆形准直器产生直径 5～60mm 的光束。更先进的 IRIS 可变准直器采用 12 个二级钨铜合金圆形准直器，通过自动改变孔径大小，从而减少治疗时间[6, 7, 12, 21, 23, 25]。最新的 CK 准直系统——InCise 系统，由 2 排 26 片叶片组成，将多层螺旋光束塑形并应用于 CK 治疗。InCise 系统的多叶准直器能够进一步减少治疗时间，提高适形性，特别是对于复杂靶区而言[23]。InCise 系统也可用于多目标放射外科治疗，以减少治疗实施的时间[40]。

治疗计划和实施

CK 治疗的常规治疗使用 50%～80% 等剂量面进行[21, 23, 25]。鉴于其独特的功能，CK 系统使用专门的治疗计划系统，如 Multiplan 或最新研发的 Precision，其能够进行等中心和非等中心治疗，并进行正向或反向计划[1, 6, 7, 9, 21, 23, 25]。非等中心计划特别适用于适形以及均匀化处理复杂靶区。由于治疗时间是 CK SRS 关注的重点，因此应尝试在保持计划质量的同时尽量减少节点数。基于治疗计划，机器人手臂沿预定路径从一个节点行进到另一个节点，以分步发射的方式投照射线[9, 21, 23, 25]。

固定和图像引导

CK 是一种专门的无框架 SRS 系统，采用实时图像引导以确保准确性。在 CK 系统中，每个节点输送治疗前都会进行图像引导以确认初始患者图像设置，以及治疗过程中的移动校正，采用上文提到的正交 kV X 线方法[1, 4, 6-10, 12-14, 21, 23, 25]。CK 系统被称为 6D 颅骨追踪。如果发生任何患者运动或目标错位，辐射输送将自动停止，机器人重新调整位置并恢复治疗[6, 7, 14, 21, 23, 25]。不同的发行方建议在治疗过程中采用不同的图像引导频率，从每分钟一次到每五分钟一次不等[12]。

费用

除了大量的维护支出外 CK 系统还需要大量的初始投资。新 CK 系统的成本约为 350 万美元[16, 25]。由于辐射射束可以从各个位置和方向投照，所有墙壁（包括天花板）都必须是用混凝土加固的辐射屏障，因此需要一个专用或升级的拱顶。如果想在传统的直线加速器室中使用 CK，则必须限制所使用的射束角度[5]。据估计，CK 系统的硬件和软件每年需花费 22.5 万～45 万美元。每年大约需要 109 次治疗才能使 CK 系统的收支相抵，不过在颅内 SRS 治疗的基础上增加颅外治疗业务，这些治疗量是可以达到的[16, 25]。

现代范例

现代的 CK 系统，即 CK·M6，可在多达 1 600 个射束方向上提供高达 1 000MU/min 的剂量率。CK M6 配有一张 6 个自由度（6DOF）的治疗床，能高效可靠地安置患者。CK M6 还包括固定准直器、IRIS 可变准直器系统和 MLC 系统。有了这些升级的功能，CK·M6 可根据病例的复杂性在 15～60 分钟内给予颅内治疗；平均治疗时间约为 30

分钟。已有报告表明，在采用初始和近实时成像的 CK·M6 系统中，治疗精度为亚毫米级，这与采用头架系统实施的治疗精度相当[9,23]。

21.6 质子治疗

质子束特性、排列和塑形

与光子放射治疗相比，质子疗法具有多种优势。其独特的地方在于，质子在组织中沉积最大能量时会停止其在组织中的传播。剂量沉积在其射程范围内随深度缓慢增加，随后在接近射程末端的布拉格峰处急剧增加。布拉格峰以外的辐射剂量非常小，从而保护了靶区以外的组织。这赋予了质子治疗剂量学方面的优势，尤其是在 SRS（保留正常组织至关重要）的情况下[1,14,17-19]。由于散射角度的减小，质子治疗同时实现了快速的横向剂量跌落，从而将横向剂量溢出降至最低[1,14,19,41]。用于治疗能量范围内质子的放射生物学效应（radiobiological effectiveness）为 1.1。因此，质子致细胞损伤的能力与光子相当，甚至可能高出 10%。这些剂量学特征使质子治疗成为 SRS 颇具吸引力的候选疗法[17-19]。进行治疗时，使用回旋加速器或同步加速器加速质子，并将其朝机架制导，通过弯曲磁体维持其能量。放射治疗所用的质子束能量通常为 150~250MeV。可以使用孔径或准直器对射束进行塑形，还可以使用一系列补偿器来精细控制远处射野的边缘[17-19]。

治疗计划

由于布拉格峰非常窄，而单个质子束在治疗上不可行。因此针对比布拉格峰更宽的靶区，目前建立了被动散射和扫描射束两种计划方法。被动散射是指对射束进行散射和均整化，将不同能量的射束合成一束，从而覆盖靶区目标。被动散射技术与传统的三维适形射线计划类似，需要制订具有挑战性的高适形的复杂计划[1,17-19]。然而研究表明，有经验的使用者可以生成在剂量学上优于光子 SRS 计划的被动散射质子计划。至于扫描射束计划，当射束扫描范围贯穿靶区的宽度时，扫描射束计划可通过射束能量的改变来改变剂量沉积的深度。当质子接近机架时，使用电磁

场来调制射束的方向和能量，使得质子将能量沉积在特定平面或体素中。使用单场均匀剂量，或使用多场调强和逆向计划，扫描射束技术可使每个射野都覆盖目标。由于这种计划与光子 IMRT 相似，因此有时称之为质子调强适形放射治疗（intensity-modulated proton therapy，IMPT）。IMPT 擅长于提高不规则形状靶区或关键结构附近的靶区的适形性。然而这种计划方法的一个缺点，即除了高度适形性外，它对运动或摆位误差非常敏感[17-19]。

质子 SRS 计划提出了独特的剂量学挑战。在各质子束范围内以及布拉格峰的深度内，将 CT Hounsfield 单位转换为质子停滞能量存在一定的不确定性[17-19]。此外，大多数质子治疗计划系统应用恒定的放射生物学效应值（1.1）将质子剂量换算为等效光子剂量，然而放射生物学效应值可能沿质子的射程发生变化。放射生物学效应也可能会随组织学、剂量和分次，以及质子治疗计划系统中未考虑到的因素而改变[17-19,42,43]。克服这些不确定性的一种方法是在创建治疗区域时为病变增加一个边界。这将增加治疗范围覆盖靶区的可能性，但也削弱了质子治疗在保护周围组织方面的一些益处。另一种解决方法被称为"拖尾技术"，即补偿器尺寸在不确定性范围内变化，以确保靶病灶被充分覆盖[18,19]。

在治疗效率方面，任何质子能量的变化都需要大约 2 秒钟。在 IMPT 计划中，随着治疗层的逐步投照，能量可以改变多达 50 或 60 次。在三束或四束的 IMPT 质子计划中，除了实际的射线传递时间外，仅能量变化就需要 5~6 分钟[19]。

固定和图像引导

考虑到质子治疗的高度适形性、剂量跌落急剧以及质子对组织形状或密度变化的敏感性，质子治疗对固定和定位的要求比常规 SRS 更为严苛。用于其他 SRS 模式的固定模式和患者摆位方法可用于质子 SRS。专用的基于框架和无框架的固定系统也为颅内质子放射治疗订制，与其他平台的固定系统类似。与其他 SRS 模式一样，质子治疗目前也有许多范例和技术。患者有时需要经历额外的步骤来确保适当的靶区定位，例如，在颅骨外板内放置基准标记。与质子治疗机兼容的机载成像系统，如 X 线、透视检查或 CBCT 成像等

目前也取得了长远的发展[17-19]。

费用

　　由于质子的质量比电子大得多，因此能够加速质子的回旋加速器或同步加速器的尺寸相当大并且需要高能量输入。建立质子治疗设施的成本比任何光子 SRS 设施至少高一个数量级。历史上，建设一个质子治疗设施可能需要花费高达一亿两千万至两亿美元。随着现代技术的发展和治疗系统体积的日益减小，建立一个单室质子设施的成本可能降低到约 3 000 万美元，然而一个多室设施的成本仍可能超过 1 亿美元。此外，支付专门的维护、QA 和经过培训的员工（如物理师和工程师）也会产生高额的运营成本[14, 18, 19]。

疗效及适应证

　　向中枢神经系统（central nervous system，

CNS）病变位置投照治疗剂量的射线通常是具有挑战性的，此外还需要满足相邻危机器官的剂量限制。鉴于质子治疗的剂量优势，治疗 CNS 病变可能是质子治疗一个潜在的应用方向。有关质子 SRS 的可行性、有效性和毒性的证据是有限的，并且现有数据主要来自单中心的回顾性系列研究。鉴于质子 SRS 的可用性有限，成本较高，再加上缺乏强有力的、前瞻性的、随机的疗效和毒性数据，因此目前仍缺乏有关哪些患者适合这种治疗的指南[17-19]。目前关于质子治疗的合理应用仍然存在很大的争议[17-19, 44, 45]。一般来说，对于年轻患者、颅内良性病变或有恶性病变但预期生存时间长的患者、病灶与敏感危机器官相邻的患者、需要再次照射的患者，以及最后参加临床试验的患者，可以考虑使用质子 SRS。质子 SRS 的可行性、疗效和安全性已被证明，其适用于多种颅内病变，包括前庭肉芽肿、动静脉畸形、垂体腺瘤和脑膜瘤[17-19]。质子 SRS 的优点急需更多令人信服的随机对照试验证据。（表 21-1）

表 21-1　不同 SRS 平台的主要特征

特征	GK Icon	LINAC	CK M6	质子 SRS
射线源	γ 射线	X 线	X 线	质子
射线能量	1.25MeV 钴 -60	6or 10MV 光子	6MV 光子	150～250MeV
射束排列	192 个固定汇聚射束	共面和非共面射束弧	非共面射束	共面和非共面射束
射束塑形	圆形准直器	圆形准直器 多叶准直器	圆形准直器 多叶准直器	准直器 孔径补偿器
治疗计划	射点填充	静态野 IMRT 动态弧 VMAT	射点填充	被动散射 扫描射束（IMPT）
剂量学	高适形性 低均匀性 较小的低剂量溢出	高适形性 高均匀性 较大的低剂量溢出	高适形性 高均匀性 较大的低剂量溢出	高适形性 高均匀性 最小的低剂量溢出
固定	侵入性头架 无框架	侵入性头架 无框架	无框架	侵入性头架 无框架
图像引导	CBCT 光学追踪	平面 X 线 CBCT 光学追踪	平面 X 线	平面 X 线 CBCT
机器用途	专用颅内 SRS 单元	SRS，SBRT，及常规放疗，颅内和颅外靶点	SRS 和 SBRT，颅内和颅外靶点	用途有限

21.7 比较

遗憾的是，现有比较不同 SRS 系统的文献主要是回顾性的且样本量较少[7, 12, 16]，同时已经产生了很多关于各种 SRS 模式的益处和短处的争论，这些研究通常是多中心的，每个中心有且只有一个不同类型的机器，因为一个中心有两个 SRS 平台不切实际而且成本很高。不同中心的患者人群、工作人员的专业知识和治疗计划可能存在显著差异[3]。SRS 计划非常复杂，不同的研究评估了不同的方面：机器型号、剂量处方、靶区、靶区定位、靶区数量、射束排列、计划技术、成果等[7]。这使得 SRS 技术的比较更加复杂，同时也增加了争议。

虽然每个 SRS 系统都有明显的优缺点，但需要强调的是，不同现代平台的总体临床疗效被认为是相当的。每个系统都能够生成和实施一定精度范围内的高质量 SRS 计划[4, 14, 16, 21, 46]。随着技术进步引导计划质量的提高，不同平台之间的剂量测定差异可能会进一步缩小。值得注意的是，使用者的专业知识可能是决定计划质量的最重要因素[8, 12, 16]。因此需要进行大型的、多机构的、前瞻性的试验，以明确各个 SRS 平台是否具有剂量学或临床优势。

临床结果

由于 GK SRS 的使用时间最长，因此已发表的关于 GK 临床结果的文献最为可靠。尽管不同 SRS 平台之间在如何开具处方剂量、设计计划以及由此产生的剂量分布方面存在显著差异，但迄今为止的研究并未发现脑转移瘤患者的临床结果因治疗方式不同而存在显著差异[10, 47-49]。SRS 对颅内寡转移患者（1～4）的应用已得到充分肯定[46, 48-50]。随着肿瘤治疗技术的提高和转移性病灶患者的寿命延长，SRS 越来越多地被用于多发脑转移的治疗[41, 46, 48]。最近，Yamamoto 等[51]的研究表明，SRS 治疗拥有 5～10 个脑转移病灶的患者，相对于只有 1～4 个转移病灶的患者而言总生存率并不低。目前，虽然有正在进行的Ⅲ期试验探索 SRS 在这一患者群体中的作用[48]，但还没有已发表的临床试验数据可以确定 SRS 在多发（＞4 个）脑转移患者中的作用。也就是说，很可能进行颅内治疗时，转移灶的体积比转移灶的数量更重要。目前已经发表了许多关于 SRS 治疗多发性脑转移的疾病结果的前瞻性和回顾性研究[2, 7, 9, 47, 48]，这些研究发现局部控制率的差别很大，这可能是由于患者诊断、临床表现状态以及全身或颅内疾病负担的异质性所致[48]。然而一般来说，SRS 带来了优良的结果，1 年的局部控制率为 69.5%～97%[2, 7, 9, 47-49]。考虑到脑转移患者的预期寿命较短，质子 SRS 尚未对其进行广泛的应用。事实上，据我们所知，只有一篇关于质子 SRS 治疗脑转移的文章。Atkins 等[41]回顾性评估了 370 个共有 815 处脑转移的患者。他们报告的 1 年局部控制率为 91.5%。

剂量学

单个脑转移瘤的治疗相对简单，无论使用何种方式都可以生成高质量的计划。由于医生面对越来越多具有复杂靶点的患者，这对 SRS 系统提出了更高的剂量学需求。多项研究比较了不同 SRS 平台在多发性脑转移瘤治疗中的剂量学特征[7, 39, 46, 47, 52-54]。在多发性脑转移计划的适形性方面，数据普遍表明 GK 与直线加速器 SRS 相比具有优越性。除此之外，直线加速器的表现可能优于 CK[39, 46, 54]。GK 治疗通常应用 50%～80% 等剂量面，造成最大剂量、剂量不均匀性和剂量跌落幅度增加[8, 15, 20, 24, 46, 47, 55]。应用更高的等剂量面，如直线加速器和 CK，可以使剂量分布更为均匀[16, 20-22, 46, 55]。剂量跌落的最主要决定因素是靶区体积及其数量，同时治疗计划技术也会影响剂量跌落。现有比较研究要么证实 GK 的剂量跌落最为剧烈，要么报告不同平台的剂量跌落相似[7, 39, 46, 52-55]。

由于 SRS 的目标是减少周围组织对放射线的暴露，因此正常大脑组织接受的剂量是一个需要考虑的重要因素。此外，V10 或 V12，即正常大脑接受 10Gy 或 12Gy 的剂量，是单分割 SRS 造成症状性放射性脑坏死重要的有效预测指标[4, 7, 8, 46, 47, 55]。在多发性脑转移瘤的治疗中，有文献支持 GK 相对于直线加速器和 CK 更能改善 V12[46, 50, 52, 53, 55, 56]。然而，这些发现并没有被普遍观察到，一些研究也没有证明不同 SRS 平台的 V12 有任何差异[54]。治疗多发性颅内病变最令人担忧的是对正常脑组织的累积剂量[53]。值得注意的是，现有发表的数据并没有确立这种低剂量溢出的任何神经认知后果，并且任何规避正常组织所产生的益处都是理论上的[41,46,53]。已发表的文献最常见的是证实与其他平台相比，GK 的低剂量辐射（以 V3～6 为衡量标准）使正常脑组织避免了照射[46,48,53,54,56]。仅有一项研究进一步表明，与 CK 相比，使用直线加速器可以改善 V4[46]。值得关注的是，在目前发表的唯一一项脑转移质子 SRS 研究中，作者为 10 例具有代表性的患者生成了直线加速器计划，并报告了质子 SRS 改善 V4 和 V10 的情况[41]。其他剂量测定研究证实，与光子相比质子 SRS 降低了整体脑剂量[41,57-59]。

通过测量和比较各种光子放射外科平台的颅外照射剂量发现，GK 平台的脑外辐射剂量最低。直线加速器 SRS 和 CK SRS 则产生更高的剂量，

这可能会增加预计生存期长的患者罹患继发性恶性肿瘤的风险（Paddick I，Personal communication，2019）。

与 GK 及 CK 相比，通过直线加速器治疗多发性脑转移瘤可以显著缩短治疗时间[39,46,48,50,54]。特别是单等中心 VMAT 计划，可以提高治疗效率，但同时可能会增加低剂量溢出[46]。缩短治疗时间可以增加患者的舒适度，降低分次内运动的概率和对实时成像的需求[48]。在多病灶计划中，使用 GK 的治疗时间可能是 VMAT 直线加速器 SRS 的 3～5 倍[39]。对于有多发性脑转移的患者，尽量缩短治疗时间是一个重要的考虑因素，因此直线加速器 SRS 可能是首选模式。

表 21-2 概述了不同 SRS 模式的主要优缺点。

表 21-2　不同 SRS 平台的优缺点

平台	优点	缺点
GK Icon	最可靠的长期疗效和安全性；剂量跌落陡峭；低剂量溢出最少；系统简单；维护和 QA 要求最少；屏蔽要求最少；最适合邻近重要危机器官的极小病灶	颅内或高颈椎 SRS 专用机；Co-60 衰减导致剂量率随时间变化，最终需要更换放射源；治疗时间较长
LINAC	广泛的机器可用性；建立 SRS 计划最简单也最经济；机器通用性（常规 RT，SBRT，SRS）；颅外治疗；治疗实施效率最高；最适合大病灶高效率治疗	较多的维护和 QA；较高的低剂量溢出
CK M6	射束排列的灵活；可用于颅外靶区	较多的维护和 QA；最多的屏蔽要求；仅能用于 SRS 和 SBRT；较高的低剂量溢出；治疗时间较长
Protons	靶区远端和侧方的剂量跌落最佳；最小的低剂量溢出；最佳的正常组织规避	机器可用性有限；高成本；疗效和安全性数据最少；剂量测定的不确定性

21.8　结论

在临床疗效和计划质量方面，上文严格审查并比较了几种现代 SRS 平台的关键特征，包括 GK 平台、直线加速器平台、CK 平台和质子平台。总体而言，为每一特定病例选择理想的 SRS 平台是一个复杂的过程，需要考虑各种各样的机器、患者和靶标因素，包括患者表现状态和预后、放射源、剂量率、准直器类型、射束排列、固定方式、图像引导、治疗计划系统、治疗时间、病灶大小和形状，以及到危机器官的距离。

当然，也必须考虑整个治疗团队（包括放射肿瘤学家、神经外科医生、剂量学专家、物理师和治疗师）的经验。至于该进行一次还是多次治疗，能否最大限度地减少不便并优化长期结果，对于治

疗更复杂和更具挑战性的患者而言，应该在最优秀的区域性治疗中心进行评估。

（祝起镇　译，夏宇　瞿甜　连欣　校）

参考文献

1. De Salles AAF, Gorgulho AA, Pereira JLB, McLaughlin N. Intracranial stereotactic radiosurgery concepts and techniques. Neurosurg Clin N Am. 2013;24(4):491–8.
2. Lippitz B, Lindquist C, Paddick I, Peterson D, O'Neill K, Beaney R. Stereotactic radiosurgery in the treatment of brain metastases: the current evidence. Cancer Treat Rev. 2014;40(1):48–59.
3. Andrews DW, Bednarz G, Evans JJ, Downes B. A review of 3 current radiosurgery systems. Surg Neurol. 2006;66(6):559–64.
4. Wowra B, Muacevic A, Tonn J-C. CyberKnife radio-

surgery for brain metastases. In: Kim DG, Lunsford LD, editors. Current and future management of brain metastases. Basel: Krager; 2012. p. 201–9. Print.

5. Levivier M, Gevaert T, Negretti L. Gamma Knife, cyberknife, tomotherapy: gadgets or useful tools? Curr Opin Neurol. 2011;24(6):616–25.

6. Kurup G. CyberKnife: a new paradigm in radiotherapy. J Med Phys. 2010;35(2):63–4.

7. Sahgal A, Ma L, Chang E, et al. Advances in technology for intracranial stereotactic radiosurgery. Technol Cancer Res Treat. 2009;8(4):271–80.

8. Pinkham MB, Whitfield GA, Brada M. New developments in intracranial stereotactic radiotherapy for metastases. Clin Oncol (R Coll Radiol). 2015;27(5):316–23.

9. Hara W, Tran P, Li G, et al. Cyberknife for brain metastases of malignant melanoma and renal cell carcinoma. Neurosurgery. 2009;64(2):A26–32.

10. Hoffelt CS. Gamma Knife vs. CyberKnife. Oncol Issues. 2006;21(5):18–20.

11. Kurshnirsky M, Patil V, Schulder M. The history of stereotactic radiosurgery. In: Chin LS, Regine WF, editors. Principles and practice of stereotactic radiosurgery. 2nd ed. New York: Springer Science+Business Media; 2015. p. 3–10. Print.

12. Farha G, Schlesinger D, Sarfehnia A, Sahgal A, Ruschin M. Current state of the art in intracranial stereotactic radiosurgery technology. In: Haffty B, Sharad G, editors. Precision radiation oncology. New Brunswick: Rutgers University Press; 2018. Print.

13. Niranjan A, Lunsford LD. Radiosurgery: where we were, are, and may be in the third millennium. Neurosurgery. 2000;46(3):531–43.

14. Lasak JM, Gorecki P. The history of stereotactic radiosurgery and radiotherapy. Otolaryngol Clin N Am. 2009;42(4):593–9.

15. Prasad D. Gamma knife® stereotactic radiosurgery and hypo-fractionated stereotactic radiotherapy. In: Chang EL, Brown PD, Lo SS, Sahgal A, Suh JH, editors. Adult CNS radiation oncology. Cham: Springer International Publishing AG; 2018. p. 665–85. Print.

16. Stieber VW, Bourland JD, Tome WA, Mehta MP. Gentlemen (and ladies), choose your weapons: gamma knife vs. linear accelerator radiosurgery. Technol Cancer Res Treat. 2003;2(2):79–86.

17. Shirvani SM, Chang JY. Charged particles in stereotactic radiosurgery. In: Chin LS, Regine WF, editors. Principles and practice of stereotactic radiosurgery. 2nd ed. New York: Springer Science+Business Media; 2015. p. 135–46. Print.

18. Yerramilli D, Bussiere MR, Loeffler JS, Shih HA. Proton beam therapy (for CNS Tumors). In: Chang EL, Brown PD, Lo SS, Sahgal A, Suh JH, editors. Adult CNS radiation oncology. Cham: Springer International Publishing AG; 2018. p. 709–22. Print.

19. Mohan R, Grosshans D. Proton therapy – present and future. Adv Drug Deliv Rev. 2017;109:26–44.

20. Shepard DM, Yu C, Murphy MJ, Bussiere M, Bova FJ. Treatment planning for stereotactic radiosurgery. In: Chin LS, Regine WF, editors. Principles and prac-

tice of stereotactic radiosurgery. 2nd ed. New York: Springer Science+Business Media; 2015. p. 73–94. Print.

21. Thomas EM, Popple RA, Bredel M, Fiveash JB. Linac-based stereotactic radiosurgery and hypofractionated stereotactic radiotherapy. In: Chang EL, Brown PD, Lo SS, Sahgal A, Suh JH, editors. Adult CNS radiation oncology. Cham: Springer International Publishing AG; 2018. p. 639–63. Print.

22. Rahman M, Murad GJA, Bova FJ, Friedman WA. LINAC: past, present, and future of radiosurgery. In: Chin LS, Regine WF, editors. Principles and practice of stereotactic radiosurgery. 2nd ed. New York: Springer Science+Business Media; 2015. p. 121–34. Print.

23. Ding C, Saw CB, Timmerman RD. Cyberknife stereotactic radiosurgery and radiation therapy treatment planning system. Med Dosim. 2018;43(2):129–40.

24. Niranjan A, Bowden G, Flickinger JC, Lunsford LD. Gamma knife radiosurgery. In: Chin LS, Regine WF, editors. Principles and practice of stereotactic radiosurgery. 2nd ed. New York: Springer Science+Business Media; 2015. p. 111–9. Print.

25. Fasola CE, Wang L, Adler JR, et al. CyberKnife. In: Chin LS, Regine WF, editors. Principles and practice of stereotactic radiosurgery. 2nd ed. New York: Springer Science+Business Media; 2015. p. 147–61. Print.

26. Vesper J, Bolke B, Wille C, et al. Current concepts in stereotactic radiosurgery - a neurosurgical and radiooncological point of view. Eur J Med Res. 2009;14(3):93–101.

27. Tse VCK, Yashar SK, Adler JR. Techniques of stereotactic localization. In: Chin LS, Regine WF, editors. Principles and practice of stereotactic radiosurgery. 2nd ed. New York: Springer Science+Business Media; 2015. p. 121–34. Print.

28. Ramakrishna N, Rosca F, Friesen S, Tezcanli E, Zygmanszki P, Hacker F. A clinical comparison of patient setup and intra-fraction motion using frame-based radiosurgery versus a frameless image-guided radiosurgery system for intracranial lesions. Radiother Oncol. 2009;95(1):109–15.

29. Alheit H, Dornfeld S, Dawel M. Patient position reproducibility in fractionated Stereotactically guided conformal radiotherapy using the BrainLab mask system. Strahlenther Onkol. 2001;177:264–8.

30. Willner J, Flentje M, Bratengeier K. CT simulation in stereotactic brain radiotherapy — analysis of isocenter reproducibility with mask fixation. Radiother Oncol. 1997;45:83–8.

31. Meeks SL, Bova FJ, Wagner TH. Image localization for frameless stereotactic radiotherapy. Int J Radiat Oncol Biol Phys. 2000;46:1291–9.

32. Lamba MS, Plotkin O, Weik J, et al. Evaluation of the Novalis Exactrac system for frameless image-guided radiosurgery in the head. Int J Radiat Oncol Biol Phys. 2006;66:S244.

33. Chen JC, Rahimian J, Girvigian MR, et al. Contemporary methods of radiosurgery treatment

with the Novalis linear accelerator system. Neurosurg Focus. 2007;23:E4.

34. Ma J, Chang Z, Wang Z, et al. ExacTrac X-ray 6 degree-of-freedom image-guidance for intracranial noninvasive stereotactic radiotherapy: comparison with kilo-voltage cone-beam CT. Radiother Oncol. 2009;93:602–8.

35. Lindquist C, Paddick I. The leksell Gamma Knife perfexion and comparisons with its predecessors. Neurosurgery. 2007;61:130–40.

36. Petti P, Larson D, Kunwar S. Comparison of treatment planning and delivery parameters for the Model C and Perfexion Gamma Knife units. In: Proceedings of the 14th International meeting of the Leksell Gamma Knife Society; 2008. p. 264.

37. Régis J, Tamura M, Guillot C, et al. Radiosurgery with the world's first fully robotized Leksell Gamma Knife PerfeXion in clinical use: a 200-patient prospective, randomized, controlled comparison with the Gamma Knife 4C. Neurosurgery. 2009;64:346–55.

38. Niranjan A, Novotny J Jr, Bhatnagar J, et al. Efficiency and dose planning comparisons between the perfexion and 4C leksell Gamma Knife units. Stereotact Funct Neurosurg. 2009;87:191–8.

39. Liu H, Andrews DW, Evans JJ, et al. Plan quality and treatment efficiency for radiosurgery to multiple brain metastases: non-coplanar RapidArc vs. Gamma Knife. Front Oncol. 2016;6:26.

40. Jang SY, Lalonde R, Ozhasoglu C, Burton S, Heron D, Huq MS. Dosimetric comparison between cone/Iris-based and InCise MLC-based CyberKnife plans for single and multiple brain metastases. J Appl Clin Med Phys. 2016;17(5):184–199. https://doi.org/10.1120/jacmp.v17i5.6260

41. Atkins KM, Pashtan IM, Bussiere MR, et al. Proton stereotactic radiosurgery for brain metastases: a single-institution analysis of 370 patients. Int J Radiat Oncol Biol Phys. 2018;101(4):820–9.

42. Carabe A, Moteabbed M, Depauw N, Schuemann J, Paganetti H. Range uncertainty in proton therapy due to variable biological effectiveness. Phys Med Biol. 2012;57(5):1159–72.

43. Paganetti H. Nuclear interactions in proton therapy: dose and relative biological effect distributions originating from primary and secondary particles. Phys Med Biol. 2002;47(5):747–64.

44. Lodge M, Pijls-Johannesma M, Stirk L, Munro AJ, De Ruysscher D, Jefferson T. A systematic literature review of the clinical and cost-effectiveness of hadron therapy in cancer. Radiother Oncol. 2007;83(2):110–22.

45. Jones B. The case for particle therapy. Br J Radiol. 2006;79(937):24–31.

46. Ma L, Nichol A, Hossain S, et al. Variable dose interplay effects across radiosurgical apparatus in treating multiple brain metastases. Int J Comput Assist Radiol Surg. 2014;9(6):1079–86.

47. Ma L, Sahgal A, Descovich M, et al. Equivalence in

dose fall-off for isocentric and nonisocentric intracranial treatment modalities and its impact on dose fractionation schemes. Int J Radiat Oncol Biol Phys. 2010;76(3):943–8.

48. Sahgal A, Ruschin M, Ma L, Verbakel W, Larson D, Brown PD. Stereotactic radiosurgery alone for multiple brain metastases? a review of clinical and technical issues. Neuro-Oncology. 2017;19(2):112–5.

49. Barani IJ, Larson D, Berger MS. Future directions in treatment of brain metastases. Surg Neurol Int. 2013;4(4):S220–30.

50. Zhang I, Antone J, Li J, et al. Hippocampal-sparing and target volume coverage in treating 3 to 10 brain metastases: a comparison of Gamma Knife, single-isocenter VMAT, CyberKnife, and TomoTherapy stereotactic radiosurgery. Pract Radiat Oncol. 2017;7:183–9.

51. Yamamoto M, Kawabe T, Barfod BE. How many metastases can be treated with radiosurgery? Prog Neurol Surg. 2012;25:261–72.

52. Ma L, Petti P, Wang B, et al. Apparatus dependence of normal brain tissue dose in stereotactic radiosurgery for multiple brain metastases. J Neurosurg. 2011;114(6):1580–4.

53. Hossain S, Keeling V, Hildebrand K, et al. Normal brain sparing with increasing number of beams and isocenters in volumetric-modulated arc beam radiosurgery of multiple brain metastases. Technol Cancer Res Treat. 2016;15(6):L766–71.

54. Thomas EM, Popple RA, Wu X, et al. Comparison of plan quality and delivery time between volumetric arc therapy (RapidArc) and Gamma Knife radiosurgery for multiple cranial metastases. Neurosurgery. 2014;75(4):409–18.

55. Sio TT, Jang S, Lee SW, Curran B, Pyakuryal AP, Sternick ES. Comparing gamma knife and cyberknife in patients with brain metastases. J Appl Clin Med Phys. 2014;15(1):4095.

56. McDonald D, Schuler J, Takacs I, Peng J, Jenrette J, Vanek K. Comparison of radiation dose spillage from the Gamma Knife Perfexion with that from volumetric modulated arc radiosurgery during treatment of multiple brain metastases in a single fraction. J Neurosurg. 2014;121:51–9.

57. Baumert BG, Lomax AJ, Miltchev V, et al. A comparison of dose distributions of proton and photon beams in stereotactic conformal radiotherapy of brain lesions. Int J Radiat Oncol Biol Phys. 2001;49(5):1439–49.

58. Baumert BG, Norton IA, Lomax AJ, et al. Dose conformation of intensity-modulated stereotactic photon beams, proton beams, and intensity-modulated proton beams for intracranial lesions. Int J Radiat Oncol Biol Phys. 2004;60(4):1314–24.

59. Bolsi A, Fogliata A, Cozzi L. Radiotherapy of small intracranial tumours with different advanced techniques using photon and proton beams: a treatment planning study. Radiother Oncol. 2003;68(1):1–14.

22. 立体定向放射外科：中枢神经系统和颅底转移病变的适应证和结果

Henry Jeison Ruiz-Garcia, Daniel M. Trifiletti, and Jason P. Sheehan

22.1 导言

脑转移瘤占颅内肿瘤的绝大多数，其最常见的原发肿瘤是皮肤黑色素瘤、肺癌、肾癌和乳腺癌。即使在颅外病灶稳定的情况下，仍有20%～40%的癌症患者会出现脑转移，这导致了美国每年有20万的新发脑转移瘤病例[1]。

脑转移瘤患者的预后各不相同，未治疗的患者存活时间1～2个月，而采用多模式治疗的患者存活时间可达27个月以上。全脑放射治疗（whole brain radiation therapy，WBRT）已使用超过60年，其在缓解神经症状和颅内肿瘤控制方面取得显著疗效。然而近年来，与立体定向放射外科（stereotactic radiosurgery，SRS）相比，WBRT被证明会增加医源性神经认知功能损伤的风险并降低生活质量（quality of life，QOL）[2]。影像技术的进步使得肿瘤患者脑转移病灶的早期（症状前）识别成为可能（图22-1）。

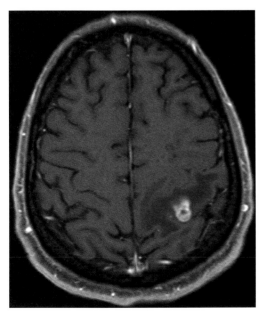

图22-1 一例肺癌脑转移患者的典型的轴位 T_1 加权 MRI图像，病灶位于左侧中央后回并伴有瘤周水肿

因此，SRS已经成为一种主要的治疗选择，用于治疗那些有1～4个转移病灶的患者，有时甚至用于有10个或更多病灶的患者[3]。

目前对脑转移瘤患者的治疗包括多种方案，包括手术、WBRT、SRS、糖皮质激素和或系统治疗的结合。每个患者都应该进行个性化的评估。理想情况下，每个符合治疗条件的患者都应该在权衡利弊后考虑进行放射治疗[4,5]。

在这一章中，我们将讨论SRS应用的基本原则，包括术后SRS、术前SRS、先前接受过放射治疗患者的SRS，以及病灶邻近颅内关键结构时的SRS。

22.2 立体定向放射外科

SRS治疗使用大剂量的高适形性射线分1～5次集中于靶病灶。因为SRS在肿瘤边缘剂量急剧下降，使保护周围正常组织成为一种可能。1951年，瑞典神经外科医生Lars Leksell在题为"大脑的立体定位方法和放射外科"的论文中描述了治疗性立体定向放射的应用[6]，他设计了一套全新的系统并且投入使用，该系统可以更好地保护正常脑组织。目前，基于直线加速器（linear accelerator，LINAC）的SRS、射波刀（cyberknife，CK）和伽马刀（gamma knife，GK）技术允许使用"无框架"SRS治疗患者，并在照射过程中对患者进行实时跟踪，从而提供安全和可靠的治疗。

SRS已经成为治疗脑转移瘤最有效的方法之一。与WBRT相比，SRS具有相似的生存获益，并且神经认知功能方面的副作用较小[2,7]。此外，它通常在一个门诊单元即可完成治疗，因此不会中断或推迟其他的全身治疗过程。

22.3 预后评分系统和患者选择

在 1997 年美国肿瘤放射治疗学组（Radiation Therapy Oncology Group，RTOG）的递归分区分析（recursive partitioning analysis，RPA）[8]发表之前，脑转移瘤患者的预后通常被划分为统一的一组。RPA 确定了影响脑转移瘤患者生存率和预后的临床因素，进一步改进了临床决策的制订。随后，特异性肿瘤生物特征被纳入分级预后评估（graded prognostic assessment，GPA）系统和诊断特异性分级预后评估（diagnosis-specific graded prognostic assessment，DS-GPA）评分系统[9, 10]，将更多的疾病特异性参数甚至分子分型纳入预后评估。因此，临床医生比以往任何时候都有更多的工具来为患者提供最优化和个性化的治疗。

22.4 1~4 个脑转移瘤病灶的 SRS 治疗

手术切除的作用

Ⅲ期随机对照试验（randomized controlled trials，RCT）已经证实，手术可以提高颅内寡转移瘤患者的生存率[11-13]。Patchell 等[12]将患者随机分为"手术切除 +WBRT"和"活检手术 +WBRT"两组，证明在孤立性脑转移瘤患者中 WBRT 联入手术的获益；手术切除有助于局部控制同时保存了神经功能，最重要的是改善了总生存率。为了研究单纯手术切除不加 WBRT 是否足以治疗孤立性脑转移瘤的患者，Patchell 等[14]进行了随后的Ⅲ期随机对照试验，发现 WBRT 联合手术切除在控制颅内肿瘤（局部和远处进展）和减少神经系统死亡方面优于单纯手术，但在总生存率方面无显著差异。十多年后，在欧洲癌症研究和治疗组织（EORTC）22952-26001 研究报告中，Kocher 等[15]在 1~3 个寡转移病灶的患者中也有类似的发现（表 22-1）。因此，对于颅内寡转移瘤患者，应常规接受神经外科评估，以确定是否有手术切除的可能。这对于体积较大的肿瘤（通常 >3cm）尤其重要，特别是瘤周出现水肿和或出现难以用糖皮质激素控制的神经症状时，手术减压是改善神经功能最快的方法[20, 21]。

术后放射治疗：选择 SRS 还是 WBRT？

即使 Patchell 等[14]和 Kocher 等[15]将术后 WBRT 纳入寡转移患者的标准治疗当中，人们还是会担心 WBRT 对生活质量（quality of life，QOL）的不利影响，如疲劳和认知功能障碍[2, 19, 22, 23]。

SRS 不断发展使其对 WBRT 的历史地位提出了挑战。根据Ⅲ期 RCT 的数据，脑转移瘤术后残腔内 SRS 已成为标准方案[24]。同时发展起来的应用于术前和术后的大分割 SRS，可以在提升局部肿瘤控制的同时减少放射损伤[25-27]。

手术残腔 SRS

术后进行 WBRT，除了可能引起与其相关的神经毒性，还可能导致全身治疗的推迟，特别是当患者需要从 WBRT 相关的急性副作用中恢复时。

尽管大量回顾性研究报告了 SRS 对术后残腔的局部控制率可以达到 70%~90%[28]，但第一个前瞻性试验是由纪念斯隆 - 凯特林癌症中心（Memorial Sloan Kettering Cancer Center，MSKCC）的 Brennan 等开展的，该研究详细报告了疾病的局部控制率、远处失败率和有限转移灶数目患者的总生存率。在中位随访时间为 12 个月的研究中，SRS 给予 18Gy（15～22Gy）的中位边缘剂量，其报道的局部控制率约为 85%[29]。

最近的两个Ⅲ期 RCT 研究进一步验证了有限数量的转移瘤手术切除后辅助进行 SRS 的作用。Mahajan 等[30]随机选取了 132 例有 1～3 个脑转移瘤病灶的患者，分别接受手术 +SRS 或单独手术治疗，其局部肿瘤控制率分别为 72% 和 42%，该结果支持在术后进行 SRS 治疗。Brown 等[31]报道了 NCCTG（N107C/CEC.3）的结果，这是由一个合作组进行的Ⅲ期 RCT 研究，该研究比较了在 194 例经手术切除单发脑转移瘤的患者中手术 +SRS 和手术 +WBRT 治疗的结果。与 WBRT 相比，SRS 组患者在 6 个月时认知功能减退的发病率较低。在中位随访时间达到 11.1 个月时，两组的总生存率没有显著差异，因此对于这些患者而言，相比 WBRT 更推荐 SRS 作为一种副作用较小的替代方案（表 22-2）。

表 22-1　不同方法联合治疗局限性脑转移患者的随机对照临床试验

III 期随机对照试验评估手术、SRS 和 WBRT 的作用

研究	随机分组	入组标准	主要终点	肿瘤控制 局部控制	肿瘤控制 远处控制	生存	功能评价	放射性脑坏死
评估 WBRT 后加手术								
Patchell 等 (1990)[12]	WBRT+Surgery (n=25)	1 个病变	NR	52%	20%	40w	Sx>Bx	NR
	WBRT+Biopsy (n=23)	No RT		20% (P<0.02)	13% (P=0.52)	15w (P<0.01)	(P<0.005)	
Vetch 等 (1993)[11]	WBRT+Surgery (n=32)	1 个病变	OS	NR	NR	10m	Sx+WBRT>	NR
	WBRT (n=31)					6m (P<0.04)c	WBRT (P<0.06)	
Mintz 等 (1996)[13]	WBRT+Surgery (n=41)	1 个病变	OS	NR	NR	6.3m	NS	NR
	WBRT (n=43)					5.6m (P=0.24)		
评估手术后加 WBRT								
Patchell 等 (1998)[14]	Surgery+WBRT (n=49)	1 个病变	LC	90%	86%	NS	NS	NR
	Surgery (n=46)			54% (P<0.01)	37% (P<0.01)			
Kocher 等 (2011)a[15]	Surgery+WBRT (n=81)	1~3 个病变	LC 和 FI	59%	42%	10.7	NS	NR
	Surgery (n=79)			27% (P<0.001)	23% (P<0.008)	10.9 (P=0.89)		
评估 WBRT 后加 SRS								
Kondziolka 等 (1999)[16]	WBRT+SRS (n=13)	2~4 个病变	LC	92%	34md	11m	NR	0%
	WBRT (n=14)	<2.5cm		0% (P<0.001)	5m (P<0.002)	7.5m (P<0.22)		
Andrews 等 (2004)[17]	WBRT+SRS (n=164)	1~3 个病变	OS	82%	NR	6.5m	WBRT+SRS>	0%
	WBRT (n=167)	<4cm		71% (P=0.01)	NR	4.9m (P=0.04)e	WBRT (P=0.03)	
评估 SRS 后加 WBRT								
Aoyama 等 (2006)[18]	SRS+WBRT (n=65)	1~4 个病变	OS	96.9%	67.6%	7.5m	33.9%	4.6%

续表

Ⅲ期随机对照试验评估手术、SRS 和 WBRT 的作用

研究	随机分组	入组标准	主要终点	肿瘤控制		生存	功能评价	放射性脑坏死
				局部控制	远处控制			
Kocher 等 (2011)[b][15]	SRS (*n*=67)	<3cm		91.0% (*P*=0.02)	49.2% (*P*<0.003)	8m (*P*=0.42)	26.9% (*P*=0.53)	1.5%
	SRS+WBRT (*n*=99)	1~3 个病变	OS 和 FI	81%	67%	10.7	NS	13%
Chang 等 (2009)[19]	SRS (*n*=100)	1~3 个病变	认知功能	69% (*P*=0.04)	52% (*P*<0.02)	10.9 (*P*=0.89)		8%
	SRS+WBRT (*n*=28)	1~3 个病变	认知功能	100%	73%	63%	52%[f]	
Brown 等 (2016)[2]	SRS (*n*=30)	1~3 个病变	认知功能	67% (*P*=0.012)	45% (*P*=0.02)	21% (*P*<0.003)	24%	
	SRS+WBRT (*n*=102)	<3cm		90%	92.3%	7.4m	SRS>WBRT+SRS	2.9%
	SRS (*n*=111)			73% (*P*<0.003)	69.9% (*P*<0.001)	10.4m (*P*=0.92)	For CP 和 QOL	4.5% (*P*=0.72)

WBRT, 全脑放射治疗; SRS, 立体定向放射外科; Sx, 手术; NR, 未报告; NS, 不显著; LC, 局部控制; OS, 总生存期; FI, 功能独立性; CP, 认知保护。

[a b] 是同一 RCT (EORTC 22952~26001) 的一部分。[d] 颅外病灶状态无差异。[e] 单发脑转移患者的生存时间 / 月。[f] HVLT-R 总回忆平均下降概率。[c] 出现任何形式的颅内失败的时间 / 月。

表 22-2 评估脑转移患者术后立体定向放射外科残腔照射的随机对照试验

研究	随机化		入组标准	主要终点	肿瘤控制		生存时间	功能评价	放射性脑坏死
					局部控制	远处控制			
Brennan 等，(2014)	手术+SRS	(n=49)	1~2 个病变	LC at	85%	44%	14.7 个月	NR	17.50%
Phase Ⅱ[29] (MSKCC)			>18 岁	12 个月	50%（P=0.08）[a]				
			PTV=cavity+2mm						
Mahajan 等，(2017)	手术+SRS	(n=64)	1~3 个病变	LC	72%	42%	17m	NR	0%
Phase Ⅲ[30]	术后+Obs	(n=68)	>3 岁		43%（P=0.015）	33%（P=0.35）	18m（P=0.24）		
			PTV=cavity+1mm						
Brown 等，(2017)	手术+SRS	(n=98)	1 个病变，>18 岁	OS	61%	64.70%	12.2	CDFS: 3.7m	1%
Phase Ⅲ[31]	手术+WBRT	(n=96)	<5cm	CDFS	81%（P<0.000 7）	89.2%（P<0.000 5）	11.6（P=0.7）	3m（P<0.001）	0%
			PTV= 残腔 +2mm						

WBRT，全脑放射治疗；SRS，立体定向放射外科；NR，未报告；LC，局部控制；OS，总生存期；CDFS，认知功能无恶化生存率；PTV，计划靶区；Obs，观察。

[a] 基于竞争性风险分析，包括完成手术后 SRS 的患者和未接受 SRS 的患者（分别为 n=40 和 n=10）。

据报道，较大的肿瘤体积是局部控制不佳的危险因素[32-34]。Brennan 等[29]报道，肿瘤直径>3cm 以及硬膜 / 柔脑膜浸润与局部失败率增加相关。另一方面，在同一研究中，直径<3cm 的病变、脑深部病变和病理提示病变组织学类型为非小细胞肺癌（non-small-cell lung cancer，NSCLC）与局部控制改善有关。一般情况下，肿瘤在手术部位的复发与手术腔体积增大或切除缺少 1～3mm 的安全边缘有关。

RTOG 95-08 试验建立了基于肿瘤直径的复发性脑转移瘤和胶质瘤的初次 SRS 边缘剂量建议。然而，目前已经清楚的是，SRS 用于手术残腔的处方剂量取决于术后影像学上残腔的体积，以及肿瘤的位置、先前的照射和处方剂量。

斯坦福小组首次研究了在勾画靶区时外扩边界的作用。Soltys 等[35]发现，在治疗计划方面，较低的适形指数（适形指数是 SRS 的高剂量范围相对于靶体积匹配性的衡量指标）与局部控制的改善相关。Choi 等[36]后来对 SRS 在进行残腔照射时的靶区外放边界对肿瘤控制的作用进行了前瞻性研究，结果显示靶区增加 2mm 的外放边界显著减少了 12 个月的局部失败率（16% vs 3%），同时治疗毒性没有显著增加。增加外放边界的做法非常依赖于放射外科平台和技术，如在各中心之间推广需要非常谨慎。

2017 年，Soliman 等[37]发表了《脑转移瘤术后完全切除残腔立体定向外科靶区勾画共识指南》，其中 SRS 专家们勾画了 10 例病灶位于幕上或幕下的脑转移瘤患者的术后残腔靶区。总的来说，临床靶体积（clinical target volume，CTV）的绝对一致性在每个病例中都很高（平均敏感度 0.75，平均特异度 0.98）。由此提出了以下关于 CTV 的勾画建议：①CTV 应包括轴位上 T_1 加权增强 MRI 扫描显示的整个增强的术腔，不包括由 MRI 确定的任何血管源性水肿；②CTV 应包括术后 CT 或 MRI 所见的整个手术入路；③如果术前肿瘤邻接硬脑膜，CTV 应在术前肿瘤邻接区域沿骨瓣外扩 5～10mm 的边界；④若肿瘤与硬脑膜不邻接，CTV 应沿骨瓣方向外扩 1～5mm 的边界；⑤如果术前肿瘤与静脉窦邻接，CTV 应包括沿静脉窦方向外扩 1～5mm 的边界。临床决策仍需根据个体情况决定，直到上述建议被临床结果和复发模式验证可靠[37]。

另一个影响术后 SRS 的重要因素是残腔体

积的动态变化[24]。Iorio-Morin 等[38]在多因素分析中发现，手术结束至开始 SRS 治疗的时间延迟与局部复发有相关性，他们推荐术后 3 周为实施 SRS 的理想时间。这与 Patel 等[39]建议术后不要延迟进行 SRS 相一致。作者前瞻性地观察了 79 例病例，发现手术至 SRS 的中位时间为 20 天时，术后残腔体积增加了 28%，残腔越小，术后残腔体积增大的可能性越大。据推测，手术切除和 SRS 实施之间的理想间隔为 2～3 周，因为这既有利于术后恢复，又有效限制了局部复发的风险。残腔的大小在手术后是波动的，所以用于拟定治疗计划的 MRI 的时间必须尽可能接近执行放射治疗的时间。因而，在放射治疗当天能获得 MRI 图像的治疗平台在准确性方面可能具有内在的优势。

大分割和术后残腔 SRS

对于曾接受过放射治疗、病变直径>3cm、产生超过 1cm 中线移位和或邻近重要器官的患者，单次 SRS 可能增加毒性风险[40, 41]。根据 RTOG 90-05 研究，曾经接受过放射治疗的、大小为 3.1～4.0cm 的复发性转移瘤患者接受 15Gy SRS 的最大耐受剂量，其出现不可接受的神经毒性风险的概率是<2cm 病灶的 16 倍[42]。

大分割 SRS 的优势是有利于正常脑组织的修复，使其可以在增加照射剂量的同时限制风险，因此正在被越来越多地使用。Eaton 等报道了在术后残腔直径≥3cm 的情况下，采用单次 SRS 或大分割 SRS（HSRS）治疗，比较局部控制率以及放射性脑坏死（radiation necrosis，RN）的发病率和严重程度。共有 76 例患者纳入研究，平均随访时间为 11 个月，两者的局部控制率无显著性差异，但多因素分析显示，单次 SRS 与放射性脑坏死的高风险相关（HR=3.81；95% CI：1.04～13.93，P=0.043）。

尽管其他几项回顾性研究都支持在脑转移瘤术后应用大分割的 SRS[25, 26]，但目前仍缺乏 RCT 研究支持大分割 SRS 在疗效和毒性方面优于单次 SRS 的证据。

术前 SRS

一种新型潜在的策略是使用术前 SRS 来解决术后 SRS 的一些缺点。术前 SRS 的优点包括不需要在肿瘤总体积（gross tumor volume，GTV）之外扩展边界 [GTV= 计划靶区（planning target volume，PTV）]、不存在延迟治疗，同时还能降低手术中潜在的恶性细胞在脑脊液播散的风险。考虑到术前 SRS 治疗的是未经侵扰的脑转移病灶，靶区的边界可以进行很好的定义，这也是该技术能够降低放射性脑坏死发生风险的原因[25,43]。

Asher 等[44]发表了第一篇关于术前 SRS 治疗 1~3 个脑转移瘤的局部有效性和安全性的研究，这些转移灶中至少有一个需要进行手术切除。考虑到未经切除的脑转移瘤会保持其血供和氧合，使得其达到相等生物效应所需的剂量较低，因此研究采用了降低照射剂量的策略。研究在术前 48 小时给予 RTOG 95-08 标准剂量的 80% 作为照射剂量，同时靶区勾画不外扩边界（GTV=PTV）。结果显示 6 个月和 12 个月的总生存率分别为 77.8% 和 60%，6、12、24 个月的局部控制率分别为 97.8%、85.6% 和 71.8%。在 12 个月的随访过程中，没有关于柔脑膜病变（leptomeningeal disease，LMD）的报告。

同一组的后续研究比较了术后 WBRT 和术前 SRS。两者在总生存率和局部控制上没有差异，但有趣的是，WBRT 在软脑膜病变上也没有显示出优势[45]。

随之而来的是术前 SRS 两个潜在的缺点。第一是在较低和较不理想的术前放射外科剂量后，转移病灶有可能难以完全切除。第二也是最主要的缺点是缺乏对转移病灶的病理确认。虽然没有可靠的数据，但假阳性率据报道为 2%~11%。

放射外科作为根治性的治疗

SRS 对比手术

目前，还没有直接对比 SRS 和外科手术的临床试验。1996 年，安德森癌症中心的 Bindal 等[46]报道过两者的比较。他们前瞻性地随访了 31 例脑转移瘤<3cm 的患者，这些患者在 1991—1994 年接受了 SRS 治疗，并将他们与 62 例仅接受过手术治疗的回顾性病例进行配对。SRS 的中位剂量为 20Gy（12~22Gy），并且两组均给予了 WBRT 治疗。他们发现，手术提高了整体生存率和局部控制率。因此作者建议，SRS 应仅限用于手术无法切除的病变或有严重合并症的患者。

Muacevic 等[47]报告了一项Ⅲ期 RCT 研究结果，该 RCT 因较差的获益而提前终止。最后的分析中，将 64 例<3cm 的单发转移瘤患者随机分至手术 +WBRT 组或单纯 SRS 组，作者发现两组具有类似的总生存期（中位数 9.5 个月 vs 10.8 个月，P=0.8）、LC（82% vs 96%，P=0.06）和神经系统专项死亡率（29% vs 11%，P=0.3）。虽然 SRS 的远处复发率较高，但在挽救治疗后并未见到两者的明显差异。

Ross 等[48]报道了一项Ⅲ期 RCT 研究比较了手术和 SRS（均伴有辅助性 WBRT 治疗）。虽然 SRS 在总生存期（6.2 个月 vs 2.8 个月）和中位无进展生存时间（3.1 个月 vs 1.7 个月）方面具有优势，但由于患者数量（n=21）太少而无法得到任何可靠的结论。

一般来说，两种治疗方法都不能替代另一种。我们已经讨论了术后残腔进行 SRS 的益处，并且对于如何平衡这两种方法的风险和益处的认识也在不断增长。最近的一系列回顾性研究显示出的 SRS+ 手术的获益也支持了这一观点[20,21]。不管怎样，我们都应清楚认识到，手术切除与 SRS 不同，手术切除能够立即缓解颅高压症状并获得病变的病理组织。

美国国家综合癌症网络（National Comprehensive Cancer Network，NCCN）建议，对于有 1~3 个脑转移病灶和局限的全身病变的患者，脑转移瘤手术后应采用 WBRT 或 SRS。手术和 SRS 的选择取决于几个因素，如病灶大小和位置，小而深的脑转移瘤应该在有经验的机构进行 SRS 治疗[49]。手术还可以使脑转移病灶产生的症状几乎立即缓解，并迅速停止糖皮质激素的治疗。

SRS±WBRT

两个比较 WBRT 和 WBRT+SRS 的 RCT 研究显示，在脑转移瘤病灶数有限的患者中单独使用 WBRT 的局部控制率并不理想[16,17]。最近 4 项随机研究评估了 SRS 与 WBRT+SRS 在多至 3~4 个脑转移瘤病灶患者中的作用[2,15,18,19]，得出了以下结论：①辅助 WBRT 改善了局部和远期控制；②辅助 WBRT 增加神经毒性风险，导致神经认知能力和生活质量下降；③与单纯 SRS 相比，辅助 WBRT 不能提高生存率（表 22-1）。其中最后一个结论受到了回顾性研究结果的挑战。Wang 等[50]分析了哥伦比亚大学医学中心（Columbia University Medical Center）15 年的经验与 Aoyama 等[51]发表的对 JROSG 99-1RCT 最新的二次分析，结果都表明，WBRT+SRS 可能改善某些预后良好患者的总生存期。而对 EORTC 22952-26001 的二次分析并没有发现 WBRT 相对于 SRS 在全身病变局限的患者或具有较好 GPA 评分的患者中存在任何生存优势[52]。NCCN 建议,对于单发脑转移瘤、全身病变局限和一般情况良好的患者,可以采用 SRS+WBRT（1 级证据）或单独使用 SRS（2B 级证据）。

作为"Choosing Wisely"活动的一部分,美国放射肿瘤学会（American Society for Radiation Oncology, ASTRO）[53]发布了一份明确的推荐表单,对于有限数量脑转移瘤病灶的患者,反对在 SRS 后常规进行辅助性的 WBRT。我们应当考虑到 WBRT 对生活质量和认知功能的影响,特别是面对将来出现的复发病灶,挽救性的 SRS 或 WBRT 是在不加重毒性情况下的一种选择。

22.5　SRS 治疗 4 个以上的脑转移瘤病灶

对于有多发脑转移瘤的患者,除非存在至少一种手术指征,否则应以 WBRT 或 SRS 作为主要治疗手段。WBRT 常被选用于预后不良的患者[15],而 SRS 则适用于一般情况良好且肿瘤总体积较小的患者[49]。

来自匹兹堡大学医学中心（University of Pittsburgh Medical Center, UPMC）[54]的研究小组发表了 SRS 对存在 4 个及以上脑转移瘤病灶患者的治疗结果。他们发现总肿瘤治疗体积是最重要的生存预后影响因素,因此支持使用脑转移瘤的总体积而不是病灶数量来决定治疗类型。在他们的分析中,总治疗体积<7cm³ 同时 <7 个转移瘤病灶的患者从单次 SRS 中获益最多[55]。

Yamamoto 等[3]在 2014 年发表了一项非劣效性试验的结果,在脑转移瘤数量 5～10 个与 2～4 个两组间进行比较（最大肿瘤体积<10cm³,最长直径<3cm,总累积体积≤15cm³,KPS 评分≥70,仅采用 SRS 治疗）,两组在生存率和治疗相关的不良事件上没有显著差异。研究结果支持对有 5 个及以上病灶的患者使用 SRS;然而,还需要进一步的前瞻性数据来验证这种治疗在其他方面可能存在的问题;RPA 有助于确定哪些患者更能从 SRS 中获益。目前许多这样的研究正在进行。

22.6　SRS 在再程放射治疗的应用

放射性脑坏死被认为是 SRS 的潜在并发症,它在临床上和或影像学上很难与肿瘤复发相区别。对 SRS 治疗的未切除脑转移瘤,影像学上的放射性坏死发病率可达 24%,而针对术后残腔使用 SRS 的放射性坏死发病率为 1.5%～18%[24]。如果高度怀疑病变为肿瘤复发,应考虑进行手术切除或立体定向活检。

如果复发得到了病理证实,SRS 可以作为先前 WBRT 的挽救治疗。尽管在切除既往 SRS 后复发的肿瘤后,进行随访观察是合理的方法,但仍需要个体化地考虑是否行辅助治疗。辅助治疗时可以再次进行 SRS,也可以选择在切除时进行术中近距离治疗和使用激光间质热疗（laser interstitial thermal therapy, LITT）烧灼组织等方法。

对于以前接受过 SRS 治疗的患者,NCCN 指南建议,只要影像学支持病灶是活跃的肿瘤病变而非坏死,SRS 后超过 6 个月的患者就可以再次进行 SRS 治疗（2B 级建议）[49]。也就是说,治疗后复发时,影像学检查的结果往往是混杂的图像,因此非常依赖临床医生提供最可靠的判断。考虑到脑转移瘤患者治疗后存在假性进展的可能,通常应对放射外科治疗后出现的可疑异常影像进行严密的监测,除非它们引起了需要处理的临床症状。

22.7　功能区脑转移瘤的 SRS

皮层功能区（eloquent cortical regions）的放射治疗需要仔细权衡治疗风险和获益,以防对发挥重要神经功能的邻近脑组织造成损害（图 22-2）。感觉运动、语言、视觉皮质、下丘脑、丘脑、脑干、小脑核团、视觉通路,以及紧邻这些结构的区域通常被认为是会产生症状放射损伤的危险区。

两项回顾性的系列研究评估了位于功能区的脑转移瘤（主要运动、躯体感觉、语言和视觉皮质区以及基底核、丘脑和脑干）的 SRS 治疗结果,提示治疗是安全且有效的[56, 57]。Hsu 等报告,与那些非功能区的接受较高的中位处方剂量的病灶相

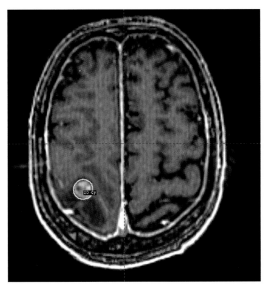

图 22-2　一例原发灶为软组织肉瘤的脑转移患者的轴位 T$_1$ 加权增强 MRI 图像。病灶位于右侧中央后回。考虑到肿瘤的体积，SRS 治疗剂量为 20Gy。在术后 12 个月的最后一次随访时，没有并发症出现并得到局部控制

比，两者总生存率没有显著差异。新出现的神经功能损害是短暂的，放射性脑坏死发病率与 SRS 预期一致。

在一项对 161 例脑干转移瘤患者共 189 个病灶进行放射治疗的研究中，52% 的患者在 SRS 之前接受了 WBRT。研究结果表明，在 WBRT 后 SRS 也可以安全地使用，即使是在颅内的一些重要部位[58]。然而，在这项研究之后，我们进行了一项国际合作研究来确定脑干转移瘤放射治疗的效果和毒性，发现在 WBRT 后不久给予 SRS 会增加损伤的风险[40]。这可能是由于 WBRT 造成的亚致死损伤随着时间推移而减少，这有利于损伤修复同时降低后续 SRS 治疗导致损伤的风险。显然，在制订治疗决策时应考虑到之前的颅内治疗，尤其是放射治疗。

综上所述，对位于关键结构内或附近的脑转移瘤进行 SRS 需要一个经验丰富的团队。在肿瘤包膜完整存在的情况下，靶区仅包括肿瘤细胞（即无神经组织），因而精确的勾画靶区及精确地剂量传输很少会产生临床毒性。此外，应考虑到脑转移瘤患者预后不佳，存活时间可能不够长以至于没有足够的时间出现放射性脑坏死等晚期并发症。

大分割 SRS 用于体积较大的病灶是有利的，能够在维持治疗剂量的同时降低放射性脑坏死的风险。对功能区脑转移病灶的大分割 SRS 正在进行前瞻性的临床研究。

22.8　总结

SRS 已被证明能够安全有效地治疗脑转移瘤，不论是单独使用还是与手术相结合。脑转移瘤的总体积，而不是病灶的数量，似乎对临床决策更为重要。不论从临床还是放射生物学角度考虑，SRS 都是一种有效的治疗手段，可以改善患者的生活质量。目前，仍然需要一些前瞻性的数据来进一步验证新的 SRS 方法的优越性。

（毕谦 译，夏宇　张坤　连欣 校）

参考文献

1. Dagogo-Jack I, Carter SL, Brastianos PK. Brain metastasis: clinical implications of branched evolution. Trends Cancer. 2016;2(7):332–7.
2. Brown PD, Jaeckle K, Ballman KV, Farace E, Cerhan JH, Anderson SK, et al. Effect of radiosurgery alone vs radiosurgery with whole brain radiation therapy on cognitive function in patients with 1 to 3 brain metastases: a randomized clinical trial. JAMA. 2016;316(4):401–9.
3. Yamamoto M, Serizawa T, Shuto T, Akabane A, Higuchi Y, Kawagishi J, et al. Stereotactic radiosurgery for patients with multiple brain metastases (JLGK0901): a multi-institutional prospective observational study. Lancet Oncol. 2014;15(4):387–95.
4. Flickinger JC, Lunsford LD, Somaza S, Kondziolka D. Radiosurgery: its role in brain metastasis management. Neurosurg Clin N Am. 1996;7(3):497–504.
5. Gerosa M, Nicolato A, Foroni R, Zanotti B, Tomazzoli L, Miscusi M, et al. Gamma knife radiosurgery for brain metastases: a primary therapeutic option. J Neurosurg. 2002;97(5):515–24.
6. Leksell L. The stereotaxic method and radiosurgery of the brain. Acta Chir Scand. 1951;102(4):316–9.
7. Skeie BS, Eide GE, Flatebo M, Heggdal JI, Larsen E, Bragstad S, et al. Quality of life is maintained using Gamma Knife radiosurgery: a prospective study of a brain metastases patient cohort. J Neurosurg. 2017;126(3):708–25.
8. Gaspar L, Scott C, Rotman M, Asbell S, Phillips T, Wasserman T, et al. Recursive partitioning analysis (RPA) of prognostic factors in three radiation therapy oncology group (RTOG) brain metastases trials. Int J Radiat Oncol Biol Phys. 1997;37(4):745–51.
9. Sperduto PW, Kased N, Roberge D, Xu Z, Shanley R, Luo X, et al. Summary report on the graded prog-

nostic assessment: an accurate and facile diagnosis-specific tool to estimate survival for patients with brain metastases. J Clin Oncol Off J Am Soc Clin Oncol. 2012;30(4):419–25.

10. Sperduto PW, Berkey B, Gaspar LE, Mehta M, Curran W. A new prognostic index and comparison to three other indices for patients with brain metastases: an analysis of 1,960 patients in the RTOG database. Int J Radiat Oncol Biol Phys. 2008;70(2):510–4.

11. Vecht CJ, Haaxma-Reiche H, Noordijk EM, Padberg GW, Voormolen JH, Hoekstra FH, et al. Treatment of single brain metastasis: radiotherapy alone or combined with neurosurgery? Ann Neurol. 1993;33(6):583–90.

12. Patchell RA, Tibbs PA, Walsh JW, Dempsey RJ, Maruyama Y, Kryscio RJ, et al. A randomized trial of surgery in the treatment of single metastases to the brain. N Engl J Med. 1990;322(8):494–500.

13. Mintz AH, Kestle J, Rathbone MP, Gaspar L, Hugenholtz H, Fisher B, et al. A randomized trial to assess the efficacy of surgery in addition to radiotherapy in patients with a single cerebral metastasis. Cancer. 1996;78(7):1470–6.

14. Patchell RA, Tibbs PA, Regine WF, Dempsey RJ, Mohiuddin M, Kryscio RJ, et al. Postoperative radiotherapy in the treatment of single metastases to the brain: a randomized trial. JAMA. 1998;280(17):1485–9.

15. Kocher M, Soffietti R, Abacioglu U, Villa S, Fauchon F, Baumert BG, et al. Adjuvant whole-brain radiotherapy versus observation after radiosurgery or surgical resection of one to three cerebral metastases: results of the EORTC 22952-26001 study. J Clin Oncol Off J Am Soc Clin Oncol. 2011;29(2):134–41.

16. Kondziolka D, Patel A, Lunsford LD, Kassam A, Flickinger JC. Stereotactic radiosurgery plus whole brain radiotherapy versus radiotherapy alone for patients with multiple brain metastases. Int J Radiat Oncol Biol Phys. 1999;45(2):427–34.

17. Andrews DW, Scott CB, Sperduto PW, Flanders AE, Gaspar LE, Schell MC, et al. Whole brain radiation therapy with or without stereotactic radiosurgery boost for patients with one to three brain metastases: phase III results of the RTOG 9508 randomised trial. Lancet. 2004;363(9422):1665–72.

18. Aoyama H, Shirato H, Tago M, Nakagawa K, Toyoda T, Hatano K, et al. Stereotactic radiosurgery plus whole-brain radiation therapy vs stereotactic radiosurgery alone for treatment of brain metastases: a randomized controlled trial. JAMA. 2006;295(21):2483–91.

19. Chang EL, Wefel JS, Hess KR, Allen PK, Lang FF, Kornguth DG, et al. Neurocognition in patients with brain metastases treated with radiosurgery or radiosurgery plus whole-brain irradiation: a randomised controlled trial. Lancet Oncol. 2009;10(11):1037–44.

20. Prabhu RS, Press RH, Patel KR, Boselli DM, Symanowski JT, Lankford SP, et al. Single-fraction stereotactic radiosurgery (SRS) alone versus surgical resection and SRS for large brain metastases: a multi-institutional analysis. Int J Radiat Oncol Biol Phys. 2017;99(2):459–67.

21. Quigley MR, Bello N, Jho D, Fuhrer R, Karlovits S, Buchinsky FJ. Estimating the additive benefit of surgical excision to stereotactic radiosurgery in the management of metastatic brain disease. Neurosurgery. 2015;76(6):707–12; discussion 12-3

22. Pulenzas N, Khan L, Tsao M, Zhang L, Lechner B, Thavarajah N, et al. Fatigue scores in patients with brain metastases receiving whole brain radiotherapy. Support Care Cancer. 2014;22(7):1757–63.

23. Aoyama H, Tago M, Kato N, Toyoda T, Kenjyo M, Hirota S, et al. Neurocognitive function of patients with brain metastasis who received either whole brain radiotherapy plus stereotactic radiosurgery or radiosurgery alone. Int J Radiat Oncol Biol Phys. 2007;68(5):1388–95.

24. Marchan EM, Peterson J, Sio TT, Chaichana KL, Harrell AC, Ruiz-Garcia H, et al. Postoperative cavity stereotactic radiosurgery for brain metastases. Front Oncol. 2018;8:342.

25. Keller A, Dore M, Cebula H, Thillays F, Proust F, Darie I, et al. Hypofractionated stereotactic radiation therapy to the resection bed for intracranial metastases. Int J Radiat Oncol Biol Phys. 2017;99(5):1179–89.

26. Steinmann D, Maertens B, Janssen S, Werner M, Fruhauf J, Nakamura M, et al. Hypofractionated stereotactic radiotherapy (hfSRT) after tumour resection of a single brain metastasis: report of a single-Centre individualized treatment approach. J Cancer Res Clin Oncol. 2012;138(9):1523–9.

27. Patel KR, Burri SH, Asher AL, Crocker IR, Fraser RW, Zhang C, et al. Comparing preoperative with postoperative stereotactic radiosurgery for Resectable brain metastases: a multi-institutional analysis. Neurosurgery. 2016;79(2):279–85.

28. Roberge D, Souhami L. Tumor bed radiosurgery following resection of brain metastases: a review. Technol Cancer Res Treat. 2010;9(6):597–602.

29. Brennan C, Yang TJ, Hilden P, Zhang Z, Chan K, Yamada Y, et al. A phase 2 trial of stereotactic radiosurgery boost after surgical resection for brain metastases. Int J Radiat Oncol Biol Phys. 2014;88(1):130–6.

30. Mahajan A, Ahmed S, McAleer MF, Weinberg JS, Li J, Brown P, et al. Post-operative stereotactic radiosurgery versus observation for completely resected brain metastases: a single-Centre, randomised, controlled, phase 3 trial. Lancet Oncol. 2017;18(8):1040–8.

31. Brown PD, Ballman KV, Cerhan JH, Anderson SK, Carrero XW, Whitton AC, et al. Postoperative stereotactic radiosurgery compared with whole brain radiotherapy for resected metastatic brain disease (NCCTG N107C/CEC.3): a multicentre, randomised, controlled, phase 3 trial. Lancet Oncol. 2017;18(8):1049–60.

32. Jensen CA, Chan MD, McCoy TP, Bourland JD, deGuzman AF, Ellis TL, et al. Cavity-directed radiosurgery as adjuvant therapy after resection of a brain metastasis. J Neurosurg. 2011;114(6):1585–91.

33. Hartford AC, Paravati AJ, Spire WJ, Li Z, Jarvis LA, Fadul CE, et al. Postoperative stereotactic radiosur-

gery without whole-brain radiation therapy for brain metastases: potential role of preoperative tumor size. Int J Radiat Oncol Biol Phys. 2013;85(3):650–5.

34. Jagannathan J, Yen CP, Ray DK, Schlesinger D, Oskouian RJ, Pouratian N, et al. Gamma Knife radiosurgery to the surgical cavity following resection of brain metastases. J Neurosurg. 2009;111(3):431–8.

35. Soltys SG, Adler JR, Lipani JD, Jackson PS, Choi CY, Puataweepong P, et al. Stereotactic radiosurgery of the postoperative resection cavity for brain metastases. Int J Radiat Oncol Biol Phys. 2008;70(1):187–93.

36. Choi CY, Chang SD, Gibbs IC, Adler JR, Harsh GR, Lieberson RE, et al. Stereotactic radiosurgery of the postoperative resection cavity for brain metastases: prospective evaluation of target margin on tumor control. Int J Radiat Oncol Biol Phys. 2012;84(2):336–42.

37. Soliman H, Ruschin M, Angelov L, Brown PD, Chiang VLS, Kirkpatrick JP, et al. Consensus contouring guidelines for postoperative completely resected cavity stereotactic radiosurgery for brain metastases. Int J Radiat Oncol Biol Phys. 2018;100(2):436–42.

38. Iorio-Morin C, Masson-Cote L, Ezahr Y, Blanchard J, Ebacher A, Mathieu D. Early Gamma Knife stereotactic radiosurgery to the tumor bed of resected brain metastasis for improved local control. J Neurosurg. 2014;121:69–74.

39. Patel RA, Lock D, Helenowski IB, Chandler JP, Sachdev S, Tate MC, et al. Postsurgical cavity evolution after brain metastasis resection: how soon should postoperative radiosurgery follow? World Neurosurg. 2018;110:e310–e4.

40. Trifiletti DM, Lee CC, Kano H, Cohen J, Janopaul-Naylor J, Alonso-Basanta M, et al. Stereotactic radiosurgery for brainstem metastases: an international cooperative study to define response and toxicity. Int J Radiat Oncol Biol Phys. 2016;96(2):280–8.

41. Trifiletti DM, Lee CC, Shah N, Patel NV, Chen SC, Sheehan JP. How does brainstem involvement affect prognosis in patients with limited brain metastases? Results of a matched-cohort analysis. World Neurosurg. 2016;88:563–8.

42. Shaw E, Scott C, Souhami L, Dinapoli R, Kline R, Loeffler J, et al. Single dose radiosurgical treatment of recurrent previously irradiated primary brain tumors and brain metastases: final report of RTOG protocol 90-05. Int J Radiat Oncol Biol Phys. 2000;47(2):291–8.

43. Minniti G, Clarke E, Lanzetta G, Osti MF, Trasimeni G, Bozzao A, et al. Stereotactic radiosurgery for brain metastases: analysis of outcome and risk of brain radionecrosis. Radiat Oncol. 2011;6:48.

44. Asher AL, Burri SH, Wiggins WF, Kelly RP, Boltes MO, Mehrlich M, et al. A new treatment paradigm: neoadjuvant radiosurgery before surgical resection of brain metastases with analysis of local tumor recurrence. Int J Radiat Oncol Biol Phys. 2014;88(4):899–906.

45. Patel KR, Burri SH, Boselli D, Symanowski JT, Asher AL, Sumrall A, et al. Comparing pre-operative stereotactic radiosurgery (SRS) to post-operative whole brain radiation therapy (WBRT) for resectable brain metastases: a multi-institutional analysis. J Neuro-Oncol. 2017;131(3):611–8.

46. Bindal AK, Bindal RK, Hess KR, Shiu A, Hassenbusch SJ, Shi WM, et al. Surgery versus radiosurgery in the treatment of brain metastasis. J Neurosurg. 1996;84(5):748–54.

47. Muacevic A, Wowra B, Siefert A, Tonn JC, Steiger HJ, Kreth FW. Microsurgery plus whole brain irradiation versus Gamma Knife surgery alone for treatment of single metastases to the brain: a randomized controlled multicentre phase III trial. J Neuro-Oncol. 2008;87(3):299–307.

48. Roos DE, Smith JG, Stephens SW. Radiosurgery versus surgery, both with adjuvant whole brain radiotherapy, for solitary brain metastases: a randomised controlled trial. Clin Oncol. 2011;23(9):646–51.

49. National Comprehensive Cancer Network Clinical Practice Guidelines in Oncology (NCCN Guidelines®) - Central Nervous System Cancers 2018 updated March 20, 2018. Available from: https://www.nccn.org/professionals/physician_gls/pdf/cns.pdf.

50. Wang TJ, Saad S, Qureshi YH, Jani A, Isaacson SR, Sisti MB, et al. Outcomes of Gamma Knife radiosurgery, bi-modality & tri-modality treatment regimens for patients with one or multiple brain metastases: the Columbia University medical center experience. J Neuro-Oncol. 2015;122(2):399–408.

51. Aoyama H, Tago M, Shirato H. Japanese radiation oncology study group I. stereotactic radiosurgery with or without whole-brain radiotherapy for brain metastases: secondary analysis of the JROSG 99-1 randomized clinical trial. JAMA Oncol. 2015;1(4):457–64.

52. Churilla TM, Handorf E, Collette S, Collette L, Dong Y, Aizer AA, et al. Whole brain radiotherapy after stereotactic radiosurgery or surgical resection among patients with one to three brain metastases and favorable prognoses: a secondary analysis of EORTC 22952-26001. Ann Oncol. 2017;28(10):2588–94.

53. ASTRO. ASTRO releases second list of five radiation oncology treatments to question, as part of national Choosing Wisely® campaign 2014. Available from: http://www.choosingwisely.org/astro-releases-second-list/.

54. Bhatnagar AK, Flickinger JC, Kondziolka D, Lunsford LD. Stereotactic radiosurgery for four or more intracranial metastases. Int J Radiat Oncol Biol Phys. 2006;64(3):898–903.

55. Bhatnagar AK, Kondziolka D, Lunsford LD, Flickinger JC. Recursive partitioning analysis of prognostic factors for patients with four or more intracranial metastases treated with radiosurgery. Technol Cancer Res Treat. 2007;6(3):153–60.

56. Dea N, Borduas M, Kenny B, Fortin D, Mathieu D. Safety and efficacy of Gamma Knife surgery for brain metastases in eloquent locations. J Neurosurg. 2010;113:79–83.

57. Hsu F, Nichol A, Ma R, Kouhestani P, Toyota B,

McKenzie M. Stereotactic radiosurgery for metastases in eloquent central brain locations. Can J Neurol Sci. 2015;42(5):333–7.

58. Trifiletti DM, Lee CC, Winardi W, Patel NV, Yen CP, Larner JM, et al. Brainstem metastases treated with stereotactic radiosurgery: safety, efficacy, and dose response. J Neuro-Oncol. 2015;125(2):385–92.

23. 大分割立体定向放射外科在脑转移瘤治疗中的应用

Jordan A. Torok, Scott R. Floyd, Peter E. Fecci, and John P. Kirkpatrick

23.1 导言

单次分割立体定向放射外科治疗（singlefraction stereotactic radiosurgery，SF-SRS）被认为是脑转移瘤的主要治疗方法之一，因为它能够向靶区提供高剂量的辐射，杀死所有可能的肿瘤细胞，同时最大限度减少对周围正常脑组织的损害。为了以足够的精确度传送高剂量辐射，必须将立体定向头架固定在患者的头骨上。因此，放射外科治疗通常以单次分割的形式进行，因为在连续的几天中反复移除和重新固定头架不仅困难而且不舒服。虽然单次治疗可有效杀死脑转移瘤同时保护正常脑组织免受损伤，但这对于体积较大的肿瘤而言就很难做到。在美国肿瘤放射治疗学组（Radiation Therapy Oncology Group，RTOG）9005 号报告中，针对全脑放射治疗（whole brain radiation therapy，WBRT）后复发性脑转移或部分脑照射后复发性神经胶质瘤的 SF-SRS 剂量递增研究，分别采用了 24Gy、18Gy 和 15Gy 的剂量来治疗病变最大直径<2cm、2~3cm 和 3~4cm 的肿瘤。但矛盾的地方在于，随着肿瘤直径和体积的增加肿瘤细胞的数量急剧增加，因此对巨大数量的肿瘤细胞给予较低照射剂量限制了 SRS 治疗较大肿瘤的成功率。克利夫兰诊所的一项研究发现，体积增加所导致的剂量限制造成直径>2cm 的脑转移瘤的局部控制率大大降低[1]。

另外脑转移瘤的位置常常会对 SF-SRS 产生额外的限制。在 SF-SRS 中，通常将视神经的最大限制剂量定为 8~10Gy，超过 12Gy 的单次剂量有诱发放射性视神经损伤的风险[2,3]。实际上，在涉及 SF-SRS 的多项 RTOG 试验中，位于视神经和视交叉 5mm 以内的转移瘤患者甚至不符合纳入条件[4,5]。同样的，靠近脑干的转移瘤对 SF-SRS 的

使用也存在限制，比如单次分割器官接受的最大剂量不推荐超过 13~14Gy[6,7]。人们对体积和关键器官剂量限制所规定的极限值仍不够了解。特别地，当转移瘤或转移瘤切除后的瘤床临近或侵犯到硬脑膜时，将受累的硬脑膜表面包括在靶体积中就显得极为重要[8]。然后这通常会导致靶区的形状极为不规则，其最大直径比实体肿瘤或瘤床的最大直径大得多。因此，当打算采用单次分割技术时，倾向于勾画一个不超过周围正常组织限量的合理靶区。

与 SF-SRS 相比，"常规"放射疗法通过利用多次分割来最大限度地减少放射损伤，多次分割照射通常适用于肿瘤体积较大和肿瘤周边存在高危受累区域的情况。考虑到正常组织具有修复能力，因此允许进行高剂量的放射治疗，同时周围的正常组织获得的毒性仍然在可接受范围内。对于常规分割方案，脑转移瘤的放射治疗疗程通常需要跨越数周的时间。此外，较早的基于直线加速器的技术采用了可重复的固定装置，与固定式的头架相比，该固定装置允许患者的体位可以发生较大的变化。过去十年内，高分辨率图像引导技术的实施与放射外科系统集成，并与机器自动控制的床板相结合，可在治疗时纠正患者位置的水平和旋转误差。这些技术的进步解决了放射治疗实施过程中的摆位错误或患者体位运动等问题。

图像引导系统可提供高度精确且可重复的患者定位，从而促进立体定向放射外科治疗的效果。相对于单次放射外科治疗（SRS），使用单次剂量更低的分次立体定向放射外科治疗（通常分为 2~5 次治疗）可更好地平衡肿瘤控制和正常组织毒性之间的利弊，特别是在肿瘤体积较大或毗邻重要器官结构时。本章将从放射生物学的角度讨论大分割立体定向放射外科（hypofractionated stereotactic radiosurgery，HF-SRS）的基础知识并

提供有关 HF-SRS 在脑转移瘤治疗中的临床数据。

23.2 放射外科中肿瘤杀伤和正常组织损伤的模型建立[9]

在单次分割剂量低于 10Gy 时,放射剂量与肿瘤细胞存活率之间的关系可以用线性二次方模型表示[9]。在该模型中,根据存活细胞分数与单次照射剂量之间的关系图,存活细胞分数(surviving cell fraction, SCF)的对数可以由含两个参数的模型进行表示,其中第一个参数 α 是初始的线性部分。例如,在斜率为 -α 的对数线性图中,SCF 与剂量(D,单位 Gy)成线性的比例关系,即 SCF=exp[−αD]。第二个参数 β 用于描述曲线部分,此时 SCF 与剂量的平方成正比。因此,辐射存活曲线在中等剂量下呈现"弯曲"形状。因此,SCF 取决于剂量和剂量的平方,即 SCF=exp[−αD−βD≤]。在此线性二次(linear-quadratic, LQ)模型中,辐射所造成的响应通常以 α/β 为特征(单位 Gy),对于正常脑组织而言,该比值通常为 2～3Gy,对于增殖迅速的肿瘤(如脑转移瘤)而言,该比值通常为 10Gy。当然,这是一个较为简单的模型,实际情况中组织对辐射的响应还受许多其他因素的影响,包括微环境(如氧气浓度)、细胞在细胞周期中修复和再分布的能力及机体免疫环境等。

临床前研究的数据和临床经验充分支持每天使用多个小剂量照射以尽量减少正常组织毒性的理念[9]。使用线性二次方模型,可以针对特定的 α/β 比(单位 Gy),总剂量(D)和剂量 / 分数(d, Gy)计算出生物有效剂量(BED):

$$BED_{\alpha/\beta}=D[1+d(\alpha/\beta)]$$

相较于高 α/β 组织,低 α/β 组织的 BED 随单次剂量的增加将迅速增高。因此通过对剂量进行分割,从而利用肿瘤与正常组织之间 α/β 比的差异进行治疗,可以提高治疗比。例如,针对一个存在于正常组织中的肿瘤,其 α/β 比分别为 2Gy 和 10Gy。如果单次剂量为 16Gy,则对于肿瘤组织和正常组织的 BED 分别为 41.6Gy$_{10}$ 和 144Gy$_2$。但是,若以 5.08Gy/ 次的分割剂量治疗 8 个疗程,正常组织的 BED 保持在 144Gy$_2$,而肿瘤的 BED 为

61.3Gy$_{10}$,增加了 47%。或者以 5.4Gy/ 次的分割剂量治疗 5 次,肿瘤的 BED 保持不变(41.6Gy$_{10}$),但正常组织的 BED 减少了 31%(99.9Gy$_2$ 与 144Gy$_2$ 相比)。如图 23-1 所示。

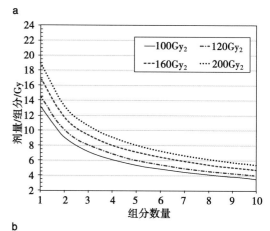

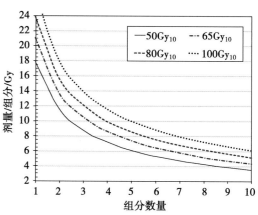

图 23-1 用线性二次(LQ)模式计算的(a)α/β=2Gy 和(b)α/β=10Gy 的剂量 / 组分的生物有效剂量(BED)等效应图[9](摘自 Kirkpatrick et al[10]. Reprinted with permission from Duke University Press)

图 23-2 显示了常用的一些单次 SRS 和分次 SRS 治疗脑转移瘤方案的 BED$_2$(与正常组织毒性相关)和 BED$_{10}$(快速增殖肿瘤的控制模型),HF-SRS 与 SRS 相比,提高了较低 BED$_2$ 和较高 BED$_{10}$ 之间的平衡,这可以减少正常组织毒性并提高肿瘤控制能力。特别地,考虑单次剂量为 15Gy 的情况:这是 RTOG 9005 中明确指出的直径为 3～4cm 病灶单次照射的最大"安全"剂量。在这种情况下,BED$_2$ 和 BED$_{10}$ 分别为 127.5Gy$_2$ 和 37.5Gy$_{10}$。当使用单次 8Gy 照射三次的分割模式时,BED$_2$ 减少至 120Gy$_2$,而 BED$_{10}$ 增加至 43.2Gy$_{10}$。显然相比于 SF-SRS 我们更倾向于选择 HF-SRS 方案,但在为个别患者选择合适的治疗时,必须考虑其肿瘤和治疗以外的其他因素,包括

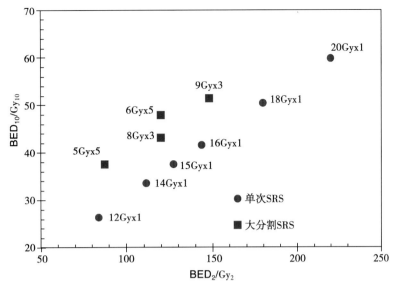

图 23-2　BED$_2$ 和 BED$_{10}$（分别针对 10Gy 和 2Gy 的 α/β 值计算的生物有效剂量）对于临床使用的单次 SRS 和大分割 SRS。注意，BED$_2$ 与正常组织对放射线的反应有关，因而 BED$_2$ 的增加会导致对正常组织的伤害更大。BED$_{10}$ 更好地代表了快速增殖的组织（如脑转移瘤）对放射的反应，BED$_{10}$ 高表明对病灶的局部控制得到了改善（摘自 Kirkpatrick et al[10]. Reprinted with permission from Duke University Press）

一般状态、并发症、社会心理问题、组织学病理类型，以及手术和全身治疗的时间和性质等多方面内容。

　　10Gy 以上单次剂量治疗的剂量 - 反应曲线的形状尚存争议[11-13]。一些人认为线性二次模型可以很好地表示高剂量时的剂量 - 效应关系，并且观察到的临床结果与预测完全一致[14-16]。但其他人则认为，在超过 8～12Gy 阈值剂量后，其放射生物学有关机制，除了经典的 DNA 损伤外，还包括血管损伤[17, 18]和抗原表达等。并且放射外科中观察到的高水平肿瘤控制现象也反映了这种

"新的放射生物学"机制和增强的剂量效应[16, 19-21]（图 23-3）。如果在某个阈值剂量以上存在过度的肿瘤反应，那么设计治疗计划并选择剂量方案时超过该阈值剂量似乎是合理的[10]。相反，该计划设计时应使周围正常组织中的剂量避免超过阈值。同样重要的，对于脑转移瘤而言，目前尚无决定性的理由表明其剂量效应的阈值应与周围的正常脑实质相同。因而在任何情况下，对人体转移灶和正常组织的剂量反应曲线和其潜在机制都需要有更好的理解，这不仅有助于合理的规划治疗方案，而且可以为提高治疗效率开辟新的途径。

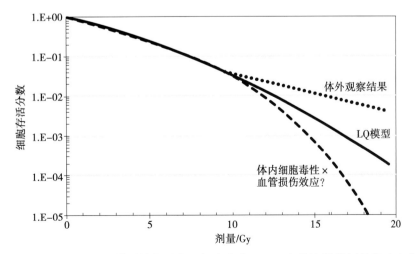

图 23-3　线性二次（LQ）模型的推测存活细胞分数（SCF）与单次照射剂量的响应曲线，SCF 的体外细胞培养和体内肿瘤是由直接细胞杀伤和间接血管损伤的结果决定的（摘自 Kirkpatrick et al[10]. Reprinted with permission from Duke University Press）

上述剂量 - 效应问题不包括评估毒性的其他关键因素，即正常组织受照射的体积。Marks 等[22-24]在 Quantitative Analyses of Normal Tissue Effects（QUANTEC）临床系列论文中提出，正常组织并发症的发生随着接受最小照射剂量组织的体积增大而增多，并且这种现象在各种各样的人体组织中都可观察到。例如，在放射外科中接受 12Gy 或更大照射剂量（$V_{12\ Gy}$）的脑组织体积似乎与放射性脑坏死的风险相关，尤其是当该体积超过 10～15ml 时。然而该限制似乎过于严苛，因为几乎所有的单次放射外科治疗都会超过该限制，即便是对中等大小的病灶进行可接受剂量的治疗[6]。虽然线性二次方模型可用于比较不同剂量分割方案所提供的 BED 数值，但最相关的方法目前尚不清楚[25]。考虑到这些局限性，SRS 的基本原理（高度适形的治疗计划、靶区周围微小的外放边界、精确的靶区定位、最小的位置偏差、对细节的充分关注以及严格的质量保证）表明，最大限度地减少照射体积非常重要并应当被充分考虑到。

确定能够最大限度地杀死肿瘤并减少正常组织损伤的最佳剂量方案，还应该考虑时间因素。减少单次治疗间隔时间和总疗程的时间可以减少肿瘤细胞的再次群体化，从而提高疗效。特别地，这对于生长迅速的恶性肿瘤（如转移瘤）相比于惰性肿瘤（如良性神经鞘瘤和脑膜瘤）则更为重要。此外，如果在两次治疗之间没有足够的恢复时间，则正常的脑实质不能完全修复，从而会表现出更为明显的晚期损伤。一般认为，各分次治疗之间至少间隔 8 小时以上才能保证正常的组织修复，但 QUANTEC 研究分析比较了每天一次和每天两次脑部治疗并对此提出疑问。Lawrence 等[23]提出，与同等 BED 的每日一次的治疗相比，大分割治疗与放射性脑坏死风险增加相关。大分割 SRS 治疗可以连续几天按照每日一次或每周两次的频率进行。在这种情况下，问题仍然在于最佳的时间分割模式——其需要有利于正常组织进行充分的修复，同时最大限度地减少肿瘤细胞再增殖造成的不利影响。

最后，有意思的是，相关证据表明针对肿瘤的照射也能刺激免疫系统改善局部控制，此外，这或许有助于减少大脑和身体中新的远处转移灶的出现[26]。尽管在单次 SRS 中观察到每次高剂量照射对破坏脉管系统和增强局部控制非常有效，

但由此导致的灌注受损可能会限制抗原和免疫细胞的运输，从而抑制放射治疗对整体免疫功能的调节作用[27]。因此，这提示大分割的方案仍可以产生抗体并进行呈递，从而产生更强的免疫反应[26, 28]。当这种方法能够与一种或多种正在深刻改变临床实践的免疫调节药物（此部分将在本书其他地方讨论）结合使用时，可能会产生更大的影响。

23.3　临床结果

20%～40% 的晚期癌症患者会发生脑转移，并且在过去十年中这变得更为普遍，与此同时一些癌症的全身治疗取得了迅速的发展，例如，曲妥珠单抗（用于治疗 HER2 扩增的乳腺癌）、酪氨酸激酶抑制剂（针对 EGFR 突变和 ALK 重排的非小细胞肺癌）及免疫制剂（针对黑色素瘤）。鉴于这些全身治疗方法的进步，患者虽然寿命更长，但是却有更多的时间发展为脑转移瘤，同时这些患有脑转移瘤的患者在经过治疗后也可以生存更长的时间，从而导致脑转移瘤的患病率进一步上升。鉴于许多合并脑转移瘤的癌症患者的生存期逐渐延长，因此，临床上需要更加重视对每个已治疗病灶的局部控制以及潜在长期毒性的管理，因为这不仅会影响生存，还会影响神经认知功能和生活质量。

目前已经有许多回顾性研究发表了关于 HF-SRS 治疗较大体积脑转移瘤或脑转移术后瘤床的试验结果[29-71]。迄今为止，尚无前瞻性的随机证据证明 SF-SRS 和 HF-SRS 之间哪个具有更好的疗效或更低的毒性。然而，有多个回顾性系列文章为 HF-SRS 提供了支持，并将在本节中进行进一步讨论。来自首尔大学的单中心研究比较了他们采用 SF-SRS（n=58）和 HF-SRS（n=40）治疗的结果，其中后者通常采用 6Gy×6 次的方案。在两组患者中，一年局部无进展生存率均约为 70%，而 HF-SRS 的毒性则显著降低[48]。Minniti 等[57]首先报道了他们在 1～3 个脑转移灶患者中的 HF-SRS（9～12Gy×3 次）结果，1 年局部控制率和放射性脑坏死率分别为 88% 和 7%[54]。随后，该作者比较了 SF-SRS 与 HF-SRS（9Gy×3）在 >2cm 的脑转移病灶中的结果。289 例患者的 SF-SRS 和 HF-SRS 的 1 年局部控制率分别为 77% 和 91%，而

SF-SRS 和 HF-SRS 的放射性脑坏死率分别为 20% 和 8%[57]。在进行倾向性得分调整后，这些差异仍然很显著。

在哈佛丹娜法伯癌症（Dana Farber/Harvard Cancer Center）HF-SRS（约 90% 的患者接受 5Gy×5 次）通常用于直径 >3cm 的肿瘤、$V_{12\,Gy}$ 高的病例以及紧邻关键结构的病例。在 70 例接受 HF-SRS 治疗的患者中，作者报告的 1 年局部控制率为 56%，而有症状的辐射诱发的治疗改变仅占其中的 4%[63]。Murai 等[59] 在为数不多的 HF-SRS 前瞻性研究中，进行了 3 次和 5 次治疗方案的剂量递增研究。肿瘤 ≥2.5cm 的患者被纳入研究，其中肿瘤大小为 2.5~4cm 的接受 3 次治疗，而肿瘤 ≥4cm 的则接受 5 次治疗。试验一共纳入 54 例共 61 个大体积脑转移瘤患者，结果显示在安全的情况下最高剂量可以提升至 27~30Gy/3 次和 31~35Gy/5 次的剂量水平。1 年局部控制率为 69%，并且未报告 3 级毒性反应的产生。

上述许多研究的对象都是纳入未切除的脑转移瘤患者。在接受首次手术切除的脑转移瘤患者中，考虑全瘤床区域通常会导致靶体积过大并且形状不规则。对于 SF-SRS 而言，需要降低剂量以限制明显的毒性反应。最近进行的对术后行 SF-SRS 的两项前瞻性研究有助于深入了解上述情况。安德森癌症中心的研究人员将术后脑转移瘤患者随机分为观察组和行 SF-SRS 瘤床区（最大切除腔直径为 4cm）辅助放射治疗两组。SRS 组剂量依据 SRS 靶体积确定：肿瘤体积 ≤10cm³ 时为 16Gy；体积位于 10.1~15cm³ 时为 14Gy；体积 >

15cm³ 时为 12Gy。额外的 SRS 治疗显著降低了局部复发率，而 SF-SRS 的 1 年局部控制率达到 72%[52]。被切除的原发肿瘤的大小也是局部复发的独立预测因素。然后根据我们的经验，切除完整的脑转移瘤通常导致术后 SRS 的计划靶区最大直径大于 3cm，因此我们建议对原发肿瘤直径大于 3cm 的这类患者进行 HF-SRS。

NCCTG N107C/CEC.3 这项多中心 Ⅲ 期随机对照试验，比较了术后 WBRT 与 SF-SRS 的疗效和毒性（允许最大切除瘤床区直径为 5cm）。SF-SRS 剂量的确定方式如前文所述。SF-SRS 的 1 年局部控制率为 60%，低于 WBRT 的 81%[30]。尽管 SF-SRS 改善了认知功能，并且生存率与 WBRT 组相似，但令人失望的局部率值得进一步研究以获得提高。

在评估最佳的术后瘤床区照射靶区时，斯坦福大学的研究人员回顾了他们在使用 2mm 外放边界进行 HF-SRS 和不外放进行 SF-SRS 的经验。HF-SRS 组 1 年局部失败率仅为 3%（相比于 SF-SRS 的 16%），而毒性率并无明显升高[31]。Minniti 等[72] 报道了黑色素瘤脑转移切除后行 HF-SRS 的经验，发现 1 年局部失败率为 12%。而未接受手术治疗仅接受 HF-SRS 的人群 1 年局部失败率为 28%。

总的来说，这些研究表明在大剂量 SF-SRS 不可行的情况下，使用 HF-SRS 可以降低毒性，并可能增高局部控制率。上述结论需要通过前瞻性对照试验进行下一步验证，这对于进一步优化 HF-SRS 至关重要（表 23-1）。

表 23-1　单次、分期和大分割 SRS 治疗完整和切除后的脑转移瘤的研究总结

研究	年份	n	中位随访日期/月	SRS 方法	中位边缘剂量/次×次数	中位病变直径[a]（范围)/cm	SRS 1 年后局部控制率	放射性脑坏死率
SRS 用于治疗完整的脑转移瘤								
Angelov 等[29]	2017	54	未报告	分期	15Gy×2	2.7(1.7~3.9)	未报告	11.1%
Dohm 等[32]	2017	54	7.7	分期	14.5Gy×2	2.8(1.2~4.9)	88.7%	10.3%
Feuvret 等[37]	2014	24 vs 12	20 vs 11	单次 vs 大分割	20Gy×1 vs 11Gy×3	4.5(3.2~6.0) vs 3.8(3.3~4.7)	60.4% vs 100%	0% vs 0%
Han 等[40]	2012	80	13.8	单次	13.8Gy×1	4.0（平均值）	84.6%	38.8%
Hasegawa 等[42]	2017	56	6.0	大分割	13Gy×2	3.4	80.0%	未报告
Higuchi 等[43]	2009	43	10	分期	10Gy×3	3.2（平均值）	75.9%	2.0%
Inoue 等[44]	2014	78	6.2	大分割	6.2Gy×5	2.9	98.4%	2.0%

续表

研究	年份	n	中位随访日期/月	SRS方法	中位边缘剂量/次×次数	中位病变直径[a]（范围)/cm	SRS 1年后局部控制率	放射性脑坏死率
Jeong 等[46]	2015	37	10	大分割	11.7Gy×3	3.2(2.6～4.6)	86.7%	15.8%
Kim 等[47]	2016	36	13.4	大分割	8Gy×3	3.3（平均值)	未报告	2.7%
Minniti 等[57]	2016	151 vs 138	未报告	单次 vs 大分割	18Gy×1 vs 9Gy×3	全部>2cm	77% vs 90%	27.7% vs 14.4%
Minniti 等[72]	2017	60	13	大分割	9Gy×3	2.5(1.6～4.3)	72%	8%
Mucaevic 等[58]	2008	31	21	单次	21Gy×1	2	96.8%	未报告
Murai 等[59]	2014	51	未报告	单次 vs 大分割	8～14Gy×1 vs 5～11Gy×3	>2.5	76% vs 59%	未报告
Navarria 等[60]	2016	51	未报告	大分割	9Gy×3 vs 8Gy×4	2.9(2.1～5)	100% vs 91%	5.9% vs 5.9%
Prabhu 等[62]	2017	60	10.3	单次	18Gy×1	2.2	63.3%	17.2%
Wegner 等[67]	2015	36	未报告	大分割	24Gy 在 2～5Fx	3.1(2.7～5.4)	63.0%	未报告
Yomo 等[69]	2014	58	14	大分割	5.5Gy×5	3.2(2.7～4.7)	98.4%	2.0%
Zimmerman 等[71]	2015	52	未报告	单次	15Gy×1	3.5(3.0～5.8)	80.2%	7.0%
SRS 应用于切除腔								
Brown 等[30]	2017	39	未报告	单次	15Gy×1	60%<3cm, 40%>3cm	34%	10.3%
Choi 等[31]	2012	97	10	大分割	8Gy×3	2.5(0.5～5.0)	90.7%	5%
Doré 等[73]	2017	95	17	大分割	7.7Gy×3	2.8(1.2～5.0)	84%	20.6%
Ling 等[51]	2015	99	12.2	大分割	7.3Gy×3	>3.0	71.8%	NR
Mahajan 等[52]	2017	17	11.1	单次	12Gy×1	2.6(1.2～3.8)	72%	0%
Minniti 等[56]	2013	101	16	大分割	9Gy×3	3.2(2.9～4.1)	93%	9.0%
Minniti 等[72]	2017	60	13	大分割	9Gy×3	2.8(1.7～4.8)	88%	13%
Pessina 等[61]	2016	69	12.5	大分割	10Gy×3	3.8(2.0～7.3)	100%	0%
Prabhu 等[62]	2017	93	10.3	单次	15Gy×1	2.6	80.8%	33.5%
Vogel 等[65]	2015	30	9.5	大分割	7.8Gy×5	3.8(2.8～6.7)	68.5%	10%
Zimmerman 等[71]	2015	33	未报告	单次	15Gy×1	4.0(3.0～6.8)	79%	3.0%

[a] 仅报告肿瘤或切除腔体积时，以 $(1.91×体积)^{1/3}$ 计算直径。
Fx，分次数；n，总患者数。

23.4 正在进行的临床试验

表 23-2 列出了在 ClinicalTrials.gov 上注册的 HF-SRS 治疗脑转移瘤的临床试验。为了更好地说明确定 HF-SRS 在治疗中发挥的作用，以下列举了一些重要的临床试验。例如，斯坦福大学的一项研究（NCT00928226）提出了一个问题："对于采用 3 次分割方案治疗的脑转移瘤患者，HF-SRS 的最大耐受剂量是多少?"符合纳入条件的患者有 1～4 个脑转移瘤灶，其中一个完整且不可切除，体积为 4.2～33.5cm³（相当于直径 2～4cm 的均匀球体)。试验的主要终点是最大耐受剂量，其次是急性和晚期毒性、生活质量、局部控制率、颅内远处转移灶的出现时间以及总生存期。该试验使用 3+3 剂量递增方案，患者连续 3 天接受 24Gy、27Gy、30Gy 或 33Gy 的剂量（8～11Gy/ 次）的治疗。初步结果以摘要的形式呈现。

表 23-2　大分割 SRS 或立体定向放射外科治疗（SRT）治疗脑转移瘤的临床试验

研究	机构	主要研究员	ClinicalTrials. gov 标记符	主要结果
分次立体定向放射外科治疗大型脑转移瘤的 I / II 期研究	斯坦福大学	S. Soltys	NCT00928226	给出了在 $4.2 \sim 14.1 cm^3$ 和 $14.2 \sim 33.5 cm^3$ 的脑转移瘤中分 3 部分给予的 SRS 的最大耐受量
SRS 对脑转移瘤切除腔与术后 WBRT（ESTRON）的比较	德国海德堡大学	J. Debus	NCT03285932	评估术后 SRS 与 WBRT 相比的安全性 / 有效性
SRS 或大分割立体定向放疗对脑转移瘤切除腔的影响	瑞士南部肿瘤研究所	G. Pesce	NCT03561896	术后 SRS 或大分割 SRT 局部复发率
分次立体定向放射外科治疗脑转移瘤	莫菲特癌症中心	S. Sahebjam	NCT02187822	给出了和 FSRT 共同用于治疗脑转移瘤的 TPI287 的最大耐受量
大分割立体定向放射外科治疗脑转移瘤	埃默里大学	B. Eaton	NCT01705548	确定直径 $3 \sim 6cm$ 的 5 次分割的 SRS 的最大耐受量
大分割立体定向 VMAT 从单个大脑转移到切除腔	意大利人文教育临床研究所	M. Tedeschi	NCT02576522	大分割 -SRS 治疗单个大脑转移瘤的局部复发率
伽马刀治疗脑转移瘤	玛格丽特公主医院	C. Chung	NCT00805103	确定大分割 SRS 对 WBRT 后复发性脑转移瘤（直径至少 1>2cm）的最大耐受量
单等中心多靶点 SRS 治疗 $4 \sim 10$ 例脑转移瘤	杜克癌症研究所	G. Kim	NCT02886572	总生存期（单次 SRS *vs* 大分割 SRS 对于 $V_{12 Gy} <$ *vs* $>20ml$）
分次立体定向放射外科联合贝伐珠单抗治疗脑转移：I 期剂量递增试验	中国台湾大学医院	C.-C. Wang	NCT02672995	确定了用于治疗脑转移瘤（$1.5 \sim 3.5cm$ 直径）的 3 部分的 SRS+ 贝伐珠单抗的最大耐受量
用于脑转移瘤的无框架分割立体定向放射外科治疗（FSRT）	安德森癌症中心	A. Garg	NCT02798029	对每个病变（直径达 5cm）进行 $3 \sim 5$ 个部分的 SRS 后基于成像的局部控制程度
分次立体定向放射外科治疗大型脑转移瘤	匹兹堡大学	D. Heron	NCT02054689	用于治疗 $3 \sim 5cm$ 直径的脑转移瘤的 3 部分 SRS 的最大耐受量
大分割立体定向放射外科治疗脑转移瘤：WBRT 的评估	洛林癌症研究所	P. Royer	NCT02913534	大分割 FSRT 治疗 $1 \sim 3$ 例脑转移患者的总生存期

对单等中心多靶点（single-isocenter, multi-target，SIMT）SRS 治疗的具有 4 个及以上脑转移瘤灶的患者进行的回顾性研究显示，与较低的 V_{12Gy} 相比，较高的 V_{12Gy} 患者表现出较差的总生存期[74]；脑转移病灶数的增加与生存率降低无关。由于这些患者主要接受单次 SIMT SRS 治疗，因此作者推测，HF-SRS 可能降低了与辐射相关的毒性同时改善了治疗结局。这一想法为随后在杜克大学进行的 SIMT SRS 前瞻性试验（患者具有 $4 \sim 10$ 个脑转移灶）提供了参考（NCT02886572）。在该项研究中，最初计划对患者进行单次分割的治疗，SIMT SRS 遵循 RTOG 9005 规定的剂量 -

体积限制，即对于最大直径 <2cm 的目标，剂量为 24Gy，对于最大直径为 $2 \sim 3cm$ 的目标，剂量为 18Gy。但是，如果治疗计划显示正常脑组织的 V_{12Gy} 超过 20ml 或存在累及脑干的病变，则该患者需要重新进行计划，并在连续几天内以 5Gy 的单次剂量照射 5 次达到总剂量为 25Gy 的处方剂量进行治疗。这个研究已在 2019 年 8 月完成入组，结果预计将在 2020 年报告。

鉴于治疗策略的优化以及确定合适的患者使用 HF-SRS 治疗大体积脑部病变的需要，所有符合条件的患者都应考虑参与到临床试验中来。

23.5　结论

与单次 SRS 相比，大分割 SRS 在脑转移瘤或瘤床体积较大以及病灶邻近关键器官的患者中似乎提供了疗效和毒性之间出色的平衡。当然这种潜在的获益是以增加治疗次数为代价的。此外这一结论尚需要进行更深入的基础研究和临床试验，以根据肿瘤和患者的特征确定最合适的个体化 HF-SRS 分割治疗模式。建立最优的总剂量和单次剂量分割模式，而这还需要考虑肿瘤组织类型、肿瘤大小和位置。此外，鉴于针对原发灶和转移性恶性肿瘤的靶向和免疫治疗的快速进展，需要在同步和辅助全身治疗的背景下评估 HF-SRS 带来的获益。考虑到 HF-SRS 在刺激免疫反应中的作用，建立 HF-SRS 与免疫治疗联合使用的方案显得尤其重要。考虑到大剂量单次 SRS 在治疗体积较大病变时的毒性，因此很难对相同剂量的单次 SRS 与 HF-SRS 进行随机试验。因此，优化 HF-SRS 要求研究者进行设计合理、分析严谨的临床试验，并具有足够的样本量和随访时间，以确定 HF-SRS 用于治疗大体积或邻近关键器官的脑转移瘤或脑转移瘤术后瘤床时的安全性和有效性。

（甄宏楠 译，夏宇　张坤　连欣 校）

参考文献

1. Vogelbaum MA, Angelov L, Lee SY, Li L, Barnett GH, Suh JH. Local control of brain metastases by stereotactic radiosurgery in relation to dose to the tumor margin. J Neurosurg. 2006;104(6):907–12.

2. Mayo C, Martel MK, Marks LB, Flickinger J, Nam J, Kirkpatrick J. Radiation dose-volume effects of optic nerves and chiasm. Int J Radiat Oncol Biol Phys. 2010;76(3 Suppl):S28–35.

3. Milano MT, Grimm J, Soltys SG, Yorke E, Moiseenko V, Tome WA, et al. Single- and multi-fraction stereotactic radiosurgery dose tolerances of the optic pathways. Int J Radiat Oncol Biol Phys. 2018. https://doi.org/10.1016/j.ijrobp.2018.01.053.

4. Andrews DW, Scott CB, Sperduto PW, Flanders AE, Gaspar LE, Schell MC, et al. Whole brain radiation therapy with or without stereotactic radiosurgery boost for patients with one to three brain metastases: phase III results of the RTOG 9508 randomised trial. Lancet. 2004;363(9422):1665–72.

5. Shaw E, Scott C, Souhami L, Dinapoli R, Kline R, Loeffler J, et al. Single dose radiosurgical treatment of recurrent previously irradiated primary brain tumors and brain metastases: final report of RTOG protocol 90-05. Int J Radiat Oncol Biol Phys. 2000;47(2):291–8.

6. Kirkpatrick JP, Marks LB, Mayo CS, Lawrence YR, Bhandare N, Ryu S. Estimating normal tissue toxicity in radiosurgery of the CNS: application and limitations of QUANTEC. J Radiosurg SBRT. 2011;1:95–102.

7. Mayo C, Yorke E, Merchant TE. Radiation associated brainstem injury. Int J Radiat Oncol Biol Phys. 2010;76(3 Suppl):S36–41.

8. Soliman H, Ruschin M, Angelov L, Brown PD, Chiang VLS, Kirkpatrick JP, et al. Consensus contouring guidelines for postoperative completely resected cavity stereotactic radiosurgery for brain metastases. Int J Radiat Oncol Biol Phys. 2018;100(2):436–42.

9. Hall EJ, Giaccia AJ. Radiobiology for the radiologist. 7th ed. Philadelphia: Lippincott Williams and Wilkins; 2012.

10. Kirkpatrick JP, Soltys SG, Lo SS, Beal K, Shrieve DC, Brown PD. The radiosurgery fractionation quandary: single fraction or hypofractionation? Neuro Oncol. 2017;19(suppl_2):ii38–49.

11. Guerrero M, Li XA. Extending the linear-quadratic model for large fraction doses pertinent to stereotactic radiotherapy. Phys Med Biol. 2004;49(20):4825–35.

12. Hanin LG, Zaider M. Cell-survival probability at large doses: an alternative to the linear-quadratic model. Phys Med Biol. 2010;55(16):4687–702.

13. Park C, Papiez L, Zhang S, Story M, Timmerman RD. Universal survival curve and single fraction equivalent dose: useful tools in understanding potency of ablative radiotherapy. Int J Radiat Oncol Biol Phys. 2008;70(3):847–52.

14. Brown JM, Carlson DJ, Brenner DJ. The tumor radiobiology of SRS and SBRT: are more than the 5 Rs involved? Int J Radiat Oncol Biol Phys. 2014;88(2):254–62.

15. Brown JM, Carlson DJ, Brenner DJ. Dose escalation, not "new biology," can account for the efficacy of stereotactic body radiation therapy with non-small cell lung cancer. In reply to Rao et al. Int J Radiat Oncol Biol Phys. 2014;89(3):693–4.

16. Kirkpatrick JP, Brenner DJ, Orton CG. Point/Counterpoint. The linear-quadratic model is inappropriate to model high dose per fraction effects in radiosurgery. Med Phys. 2009;36(8):3381–4.

17. Fuks Z, Kolesnick R. Engaging the vascular component of the tumor response. Cancer Cell. 2005;8(2):89–91.

18. Garcia-Barros M, Paris F, Cordon-Cardo C, Lyden D, Rafii S, Haimovitz-Friedman A, et al. Tumor response to radiotherapy regulated by endothelial cell apoptosis. Science. 2003;300(5622):1155–9.

19. Kirkpatrick JP, Meyer JJ, Marks LB. The linear-quadratic model is inappropriate to model high dose per fraction effects in radiosurgery. Semin Radiat Oncol. 2008;18(4):240–3.

20. Song CW, Lee YJ, Griffin RJ, Park I, Koonce NA, Hui S, et al. Indirect tumor cell death after high-dose hypofractionated irradiation: implications for

stereotactic body radiation therapy and stereotactic radiation surgery. Int J Radiat Oncol Biol Phys. 2015;93(1):166–72.

21. Sperduto PW, Song CW, Kirkpatrick JP, Glatstein E. A hypothesis: indirect cell death in the radiosurgery era. Int J Radiat Oncol Biol Phys. 2015;91(1):11–3.

22. Bentzen SM, Constine LS, Deasy JO, Eisbruch A, Jackson A, Marks LB, et al. Quantitative analyses of normal tissue effects in the clinic (QUANTEC): an introduction to the scientific issues. Int J Radiat Oncol Biol Phys. 2010;76(3 Suppl):S3–9.

23. Lawrence YR, Li XA, el Naqa I, Hahn CA, Marks LB, Merchant TE, et al. Radiation dose-volume effects in the brain. Int J Radiat Oncol Biol Phys. 2010;76(3 Suppl):S20–7.

24. Marks LB, Yorke ED, Jackson A, Ten Haken RK, Constine LS, Eisbruch A, et al. Use of normal tissue complication probability models in the clinic. Int J Radiat Oncol Biol Phys. 2010;76(3 Suppl):S10–9.

25. Blonigen BJ, Steinmetz RD, Levin L, Lamba MA, Warnick RE, Breneman JC. Irradiated volume as a predictor of brain radionecrosis after linear accelerator stereotactic radiosurgery. Int J Radiat Oncol Biol Phys. 2010;77(4):996–1001.

26. Demaria S, Golden EB, Formenti SC. Role of local radiation therapy in cancer immunotherapy. JAMA Oncol. 2015;1(9):1325–32.

27. Park HJ, Griffin RJ, Hui S, Levitt SH, Song CW. Radiation-induced vascular damage in tumors: implications of vascular damage in ablative hypofractionated radiotherapy (SBRT and SRS). Radiat Res. 2012;177(3):311–27.

28. Demaria S, Formenti SC. Radiation as an immunological adjuvant: current evidence on dose and fractionation. Front Oncol. 2012;2:153.

29. Angelov L, Mohammadi AM, Bennett EE, Abbassy M, Elson P, Chao ST, et al. Impact of 2-staged stereotactic radiosurgery for treatment of brain metastases ≥ 2 cm. J Neurosurg. 2018;129(2):366–82.

30. Brown PD, Ballman KV, Cerhan JH, Anderson SK, Carrero XW, Whitton AC, et al. Postoperative stereotactic radiosurgery compared with whole brain radiotherapy for resected metastatic brain disease (NCCTG N107C/CEC.3): a multicentre, randomised, controlled, phase 3 trial. Lancet Oncol. 2017;18(8):1049–60.

31. Choi CY, Chang SD, Gibbs IC, Adler JR, Harsh GR, Lieberson RE, et al. Stereotactic radiosurgery of the postoperative resection cavity for brain metastases: prospective evaluation of target margin on tumor control. Int J Radiat Oncol Biol Phys. 2012;84(2):336–42.

32. Dohm A, McTyre ER, Okoukoni C, Henson A, Cramer CK, LeCompte MC, et al. Staged stereotactic radiosurgery for large brain metastases: local control and clinical outcomes of a one-two punch technique. Neurosurgery. 2018;83(1):114–21.

33. Dohm AE, Hughes R, Wheless W, Lecompte M, Lanier C, Ruiz J, et al. Surgical resection and postoperative radiosurgery versus staged radiosurgery for large brain metastases. J Neuro-Oncol. 2018;

140:749.

34. Eaton BR, Gebhardt B, Prabhu R, Shu HK, Curran WJ Jr, Crocker I. Hypofractionated radiosurgery for intact or resected brain metastases: defining the optimal dose and fractionation. Radiat Oncol. 2013;8:135.

35. Ernst-Stecken A, Ganslandt O, Lambrecht U, Sauer R, Grabenbauer G. Phase II trial of hypofractionated stereotactic radiotherapy for brain metastases: results and toxicity. Radiother Oncol. 2006;81(1):18–24.

36. Fahrig A, Ganslandt O, Lambrecht U, Grabenbauer G, Kleinert G, Sauer R, et al. Hypofractionated stereotactic radiotherapy for brain metastases – results from three different dose concepts. Strahlenther Onkol. 2007;183(11):625–30.

37. Feuvret L, Vinchon S, Martin V, Lamproglou I, Halley A, Calugaru V, et al. Stereotactic radiotherapy for large solitary brain metastases. Cancer Radiother. 2014;18(2):97–106.

38. Fokas E, Henzel M, Surber G, Kleinert G, Hamm K, Engenhart-Cabillic R. Stereotactic radiosurgery and fractionated stereotactic radiotherapy: comparison of efficacy and toxicity in 260 patients with brain metastases. J Neuro-Oncol. 2012;109(1):91–8.

39. Follwell MJ, Khu KJ, Cheng L, Xu W, Mikulis DJ, Millar BA, et al. Volume specific response criteria for brain metastases following salvage stereotactic radiosurgery and associated predictors of response. Acta Oncol. 2012;51(5):629–35.

40. Han JH, Kim DG, Chung HT, Paek SH, Park CK, Jung HW. Radiosurgery for large brain metastases. Int J Radiat Oncol Biol Phys. 2012;83(1):113–20.

41. Han JH, Kim DG, Kim CY, Chung HT, Jung HW. Stereotactic radiosurgery for large brain metastases. Prog Neurol Surg. 2012;25:248–60.

42. Hasegawa T, Kato T, Yamamoto T, Iizuka H, Nishikawa T, Ito H, et al. Multisession gamma knife surgery for large brain metastases. J Neuro-Oncol. 2017;131(3):517–24.

43. Higuchi Y, Serizawa T, Nagano O, Matsuda S, Ono J, Sato M, et al. Three-staged stereotactic radiotherapy without whole brain irradiation for large metastatic brain tumors. Int J Radiat Oncol Biol Phys. 2009;74(5):1543–8.

44. Inoue HK, Sato H, Seto K, Torikai K, Suzuki Y, Saitoh J, et al. Five-fraction CyberKnife radiotherapy for large brain metastases in critical areas: impact on the surrounding brain volumes circumscribed with a single dose equivalent of 14 Gy (V14) to avoid radiation necrosis. J Radiat Res. 2014;55(2):334–42.

45. Inoue HK, Sato H, Suzuki Y, Saitoh J, Noda SE, Seto K, et al. Optimal hypofractionated conformal radiotherapy for large brain metastases in patients with high risk factors: a single-institutional prospective study. Radiat Oncol. 2014;9:231.

46. Jeong WJ, Park JH, Lee EJ, Kim JH, Kim CJ, Cho YH. Efficacy and safety of fractionated stereotactic radiosurgery for large brain metastases. J Korean Neurosurg Soc. 2015;58(3):217–24.

47. Kim JW, Park HR, Lee JM, Kim JW, Chung HT, Kim DG, et al. Fractionated stereotactic gamma

knife radiosurgery for large brain metastases: a retrospective, Single Center Study. PLoS One. 2016;11(9):e0163304.

48. Kim YJ, Cho KH, Kim JY, Lim YK, Min HS, Lee SH, et al. Single-dose versus fractionated stereotactic radiotherapy for brain metastases. Int J Radiat Oncol Biol Phys. 2011;81(2):483–9.

49. Kwon AK, Dibiase SJ, Wang B, Hughes SL, Milcarek B, Zhu Y. Hypofractionated stereotactic radiotherapy for the treatment of brain metastases. Cancer. 2009;115(4):890–8.

50. Lim TK, Kim WK, Yoo CJ, Kim EY, Kim MJ, Yee GT. Fractionated stereotactic radiosurgery for brain metastases using the Novalis Tx(R) system. J Korean Neurosurg Soc. 2018;61(4):525–9.

51. Ling DC, Vargo JA, Wegner RE, Flickinger JC, Burton SA, Engh J, et al. Postoperative stereotactic radiosurgery to the resection cavity for large brain metastases: clinical outcomes, predictors of intracranial failure, and implications for optimal patient selection. Neurosurgery. 2015;76(2):150–6; discussion 6–7; quiz 7.

52. Mahajan A, Ahmed S, McAleer MF, Weinberg JS, Li J, Brown P, et al. Post-operative stereotactic radiosurgery versus observation for completely resected brain metastases: a single-centre, randomised, controlled, phase 3 trial. Lancet Oncol. 2017;18:1040.

53. Manning MA, Cardinale RM, Benedict SH, Kavanagh BD, Zwicker RD, Amir C, et al. Hypofractionated stereotactic radiotherapy as an alternative to radiosurgery for the treatment of patients with brain metastases. Int J Radiat Oncol Biol Phys. 2000;47(3):603–8.

54. Minniti G, D'Angelillo RM, Scaringi C, Trodella LE, Clarke E, Matteucci P, et al. Fractionated stereotactic radiosurgery for patients with brain metastases. J Neuro-Oncol. 2014;117(2):295–301.

55. Minniti G, Esposito V, Clarke E, Scaringi C, Bozzao A, Falco T, et al. Fractionated stereotactic radiosurgery for patients with skull base metastases from systemic cancer involving the anterior visual pathway. Radiat Oncol. 2014;9:110.

56. Minniti G, Esposito V, Clarke E, Scaringi C, Lanzetta G, Salvati M, et al. Multidose stereotactic radiosurgery (9 Gy × 3) of the postoperative resection cavity for treatment of large brain metastases. Int J Radiat Oncol Biol Phys. 2013;86(4):623–9.

57. Minniti G, Scaringi C, Paolini S, Lanzetta G, Romano A, Cicone F, et al. Single-fraction versus multifraction (3 × 9 Gy) stereotactic radiosurgery for large (>2 cm) brain metastases: a comparative analysis of local control and risk of radiation-induced brain necrosis. Int J Radiat Oncol Biol Phys. 2016;95(4):1142–8.

58. Muacevic A, Wowra B, Siefert A, Tonn JC, Steiger HJ, Kreth FW. Microsurgery plus whole brain irradiation versus Gamma Knife surgery alone for treatment of single metastases to the brain: a randomized controlled multicentre phase III trial. J Neuro-Oncol. 2008;87(3):299–307.

59. Murai T, Ogino H, Manabe Y, Iwabuchi M, Okumura T, Matsushita Y, et al. Fractionated stereotactic radio-therapy using CyberKnife for the treatment of large brain metastases: a dose escalation study. Clin Oncol (R Coll Radiol). 2014;26(3):151–8.

60. Navarria P, Pessina F, Cozzi L, Ascolese AM, De Rose F, Fogliata A, et al. Hypo-fractionated stereotactic radiotherapy alone using volumetric modulated arc therapy for patients with single, large brain metastases unsuitable for surgical resection. Radiat Oncol. 2016;11:76.

61. Pessina F, Navarria P, Cozzi L, Ascolese AM, Maggi G, Riva M, et al. Outcome evaluation of oligometastatic patients treated with surgical resection followed by hypofractionated stereotactic radiosurgery (HSRS) on the tumor bed, for single, large brain metastases. PLoS One. 2016;11(6):e0157869.

62. Prabhu RS, Press RH, Patel KR, Boselli DM, Symanowski JT, Lankford SP, et al. Single-fraction stereotactic radiosurgery (SRS) alone versus surgical resection and SRS for large brain metastases: a multi-institutional analysis. Int J Radiat Oncol Biol Phys. 2017;99(2):459–67.

63. Rajakesari S, Arvold ND, Jimenez RB, Christianson LW, Horvath MC, Claus EB, et al. Local control after fractionated stereotactic radiation therapy for brain metastases. J Neuro-Oncol. 2014;120(2):339–46.

64. Serizawa T, Higuchi Y, Yamamoto M, Matsunaga S, Nagano O, Sato Y, et al. Comparison of treatment results between 3- and 2-stage Gamma Knife radiosurgery for large brain metastases: a retrospective multi-institutional study. J Neurosurg. 2018;131:227–37.

65. Vogel J, Ojerholm E, Hollander A, Briola C, Mooij R, Bieda M, et al. Intracranial control after Cyberknife radiosurgery to the resection bed for large brain metastases. Radiat Oncol. 2015;10:221.

66. Wang CC, Floyd SR, Chang CH, Warnke PC, Chio CC, Kasper EM, et al. Cyberknife hypofractionated stereotactic radiosurgery (HSRS) of resection cavity after excision of large cerebral metastasis: efficacy and safety of an 800 cGy × 3 daily fractions regimen. J Neuro-Oncol. 2012;106(3):601–10.

67. Wegner RE, Leeman JE, Kabolizadeh P, Rwigema JC, Mintz AH, Burton SA, et al. Fractionated stereotactic radiosurgery for large brain metastases. Am J Clin Oncol. 2015;38(2):135–9.

68. Yomo S, Hayashi M. A minimally invasive treatment option for large metastatic brain tumors: long-term results of two-session Gamma Knife stereotactic radiosurgery. Radiat Oncol. 2014;9:132.

69. Yomo S, Hayashi M, Nicholson C. A prospective pilot study of two-session Gamma Knife surgery for large metastatic brain tumors. J Neuro-Oncol. 2012;109(1):159–65.

70. Zhong J, Ferris MJ, Switchenko J, Press RH, Buchwald Z, Olson JJ, et al. Postoperative stereotactic radiosurgery for resected brain metastases: a comparison of outcomes for large resection cavities. Pract Radiat Oncol. 2017;7(6):e419–e25.

71. Zimmerman AL, Murphy ES, Suh JH, Vogelbaum MA, Barnett GH, Angelov L, et al. Treatment of large brain metastases with stereotactic radiosurgery. Technol Cancer Res Treat. 2016;15(1):186–95.

72. Minniti G, Paolini S, D'Andrea G, Lanzetta G, Cicone F, Confaloni V, et al. Outcomes of postoperative stereotactic radiosurgery to the resection cavity versus stereotactic radiosurgery alone for melanoma brain metastases. J Neuro-Oncol. 2017;132(3):455–62.

73. Doré M, Martin S, Delpon G, Clément K, Campion L, Thillays F. Stereotactic radiotherapy following surgery for brain metastasis: predictive factors for local control and radionecrosis. Cancer Radiother. 2017 Feb;21(1):4–9.

74. Limon D, McSherry F, Herndon J, Sampson J, Fecci P, Adamson J, et al. Single fraction stereotactic radiosurgery for multiple brain metastases. Adv Radiat Oncol. 2017;2(4):555–63.

24. 立体定向放射外科的挑战和争议

Jugal K. Shah and Douglas Kondziolka

24.1 导言

诊断癌症患者有 20%～40% 的概率发生脑转移，其中 70% 的患者为多发性脑转移[1]。近十年以来，治疗手段已发展至应用更加局部的治疗方法，如放射外科和手术切除，而减少全脑放射治疗（whole brain radiation therapy，WBRT）的使用[2]。临床医生正在努力减少包括辐射诱发的认知缺陷、脱发、恶心和乏力等不良反应，以及尽可能地保留神经功能。立体定向放射外科（stereotactic radiosurgery，SRS）可以给予目标肿瘤强大而精准的放射[3]。对于有 1～4 个脑转移瘤病灶的患者，单独使用 SRS 治疗的方案已被纳入 1 类证据，但是对于较大、多发以及辐射抵抗的肿瘤放射治疗的方案仍然存在争议。放射效果的评估无论是在诊断还是治疗方面都具有挑战性。这里我们介绍了 5 个具有挑战性和争议性的 SRS 应用病例。

24.2 病例 1：大转移瘤

我们首先介绍的是一例 7 年前诊断出患有局部进展期结直肠癌的 62 岁女性，主诉为头痛 2 周、共济失调 2 天加重伴恶心呕吐 2 次。患者就诊于急诊科，神经查体提示无明显的局灶性功能缺损。脑 MRI 显示双侧小脑半球肿瘤：右上小脑肿瘤直径 2cm，周围有轻度水肿，左中外侧小脑肿瘤直径 3cm，周围有水肿，伴轻度的第 4 脑室变窄，但无脑积水（图 24-1a）。

当前治疗模式

这个病例的具体挑战在于病灶的尺寸和位置。较大的脑转移瘤（直径 ≥3cm）对 SRS 提出了治疗挑战，因为它所需的剂量可能会增加急性和晚期副作用的风险，以及增加对周围组织的剂量和放射性脑坏死的风险[4]。剂量太低则可能无效。据报道，小脑转移是生存的不良预后因素[5,6]。此外，在处理后颅窝肿块时，必须考虑由压迫第 4 脑室导致的梗阻性脑积水急性代偿的风险[7,8]。治疗选择包括：①手术切除，然后进行 SRS / 放射治疗；②仅行 SRS 治疗；③行 SRS 治疗，然后手术切除。

手术切除后放射治疗一直是单发脑转移瘤的主要治疗手段[9]。特别是对于结直肠癌，Wronski 等[5]研究了 73 例行脑转移瘤切除术的患者，发现手术切除可以提高这些患者的生存率。此外，对于小脑转移，Rajendra 等[8,10]得出结论，在没有术后并发症存在的情况下，外科治疗似乎是有益的。

最近，SRS 单一疗法治疗小脑转移瘤的证据越来越多。Hill 等[11]研究了 100 例患者，共计 155 个小脑转移瘤，发现 SRS 大体上是安全且有效的。在这项研究中，只有 10% 的患者在 SRS 治疗前接受了手术切除，而这与继发性脑积水长期风险的增加有关。

另外，现在出现了一种治疗脑转移瘤的新方法。有两项研究描述了术前新辅助 SRS 治疗，其优势是靶区勾画更加清晰，以及理论上可以减少术中瘤细胞的扩散。Asher 等[12]报道了接受术前新辅助 SRS 治疗的连续 47 例患者，中位剂量 14Gy（定义到 80% 等剂量线上），并在中位时间 1 天之后接受手术切除，发现 6、12 和 24 个月的局部控制率分别为 97.8%、85.6% 和 71.8%。Patel 等[13]报道了 12 例接受了 16Gy 剂量治疗，并在中位时间 1 天后行手术切除的患者，其中 75% 的患者是后颅窝肿瘤。6 个月和 12 个月的局部控制率分别为 81.8% 和 49.1%。

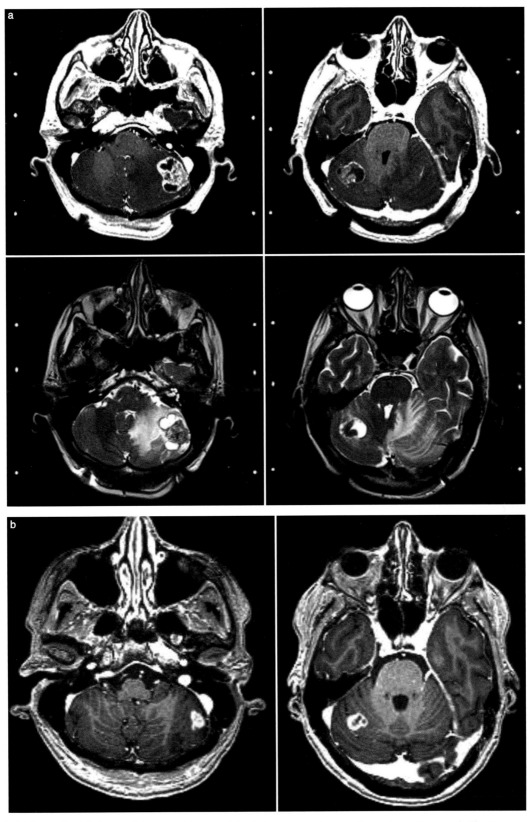

图 24-1　立体定向放射外科单独治疗双侧小脑半球结直肠癌大转移灶。**a.** 治疗前增强（上图）和 T_2（下图）MRI 显示第 4 脑室消失和周围的水肿。**b.** 1 个月后的随访增强 MRI 显示两个病灶均有明显消退。

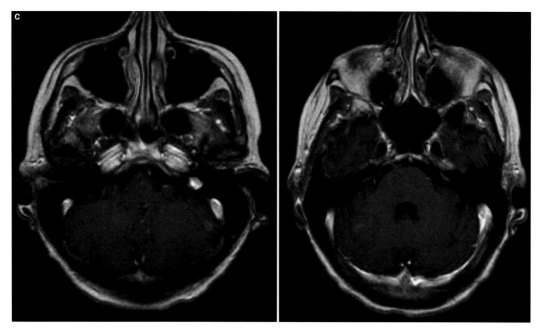

图 24-1(续) **c.** 5 个月后增强 MRI 显示肿瘤进一步消退

病例结果

在考虑了可选的治疗方案后，患者希望避免行开颅手术，并选择主要接受 SRS 治疗。左侧较大的小脑肿瘤的边缘剂量是 17Gy（定义到 50% 等剂量线上），右侧小脑肿瘤是 18Gy（定义到 50% 等剂量线上）。地塞米松在 1 个月内逐渐减量。1 个月的随访显示肿瘤明显消退（图 24-1b）。患者的平衡能力有所改善。5 个月的随访显示肿瘤进一步消退（图 24-1c）。在最近的一次随访中，放射外科治疗后 22 个月肿瘤没有复发，也没有出现新的肿瘤。

24.3 病例 2：黑色素瘤

我们介绍 1 例 68 岁的男性患者，他最初表现为腹痛，同时发现肺部、肾上腺和胃部的肿块，活检证实是 S100 阳性和 HMB45 阳性的黑色素瘤转移。MRI 显示了 6 个颅内转移灶 - 左右小脑、右颞部、右枕部和右额部（图 24-2a）。检查未发现患者有局灶性功能缺损。

当前治疗模式

一半的黑色素瘤患者在治疗过程中会发生脑转移，先前的报道指出中位总生存期只有 4～5 个月，但最近的数据更令人鼓舞[14]。对于该患者，诊断特异性分级预后评估（diagnosis-specific graded prognostic assessment，DS-GPA）预测的生存期为 4.7 个月[15]。传统的治疗选择包括 SRS、手术切除或两者结合。尽管手术切除后行 SRS 或单独行 SRS 一直是脑转移瘤治疗的主要手段，但这种治疗策略更适合于转移灶数量较少的患者的局部控制。加用 WBRT 预防远处颅内转移会导致认知缺陷，这对于许多患者来说是无法接受的，并且对黑色素瘤可能无效。

一种备选的治疗选择是使用靶向（*BRAF* 突变）治疗或免疫疗法。免疫检查点抑制剂已在某些患者中产生了可观的结果，美国 FDA 批准了伊匹木单抗（ipilimumab），随后在 2014 年批准了帕博利珠单抗（pembrolizumab）和纳武单抗（nivolumab）。然而，免疫治疗已知的副作用包括免疫相关的不良反应，其机制是其解除了对 T 细胞增殖和功能的抑制。它可能对于肿瘤非常小的患者使用的意义更高，但在这些患者中也有很多例治疗失败。特别是对于伊匹木单抗，有报道其免疫性垂体炎的发病率高达 17%，诊断时经常伴有激素缺乏[16]。免疫检查点抑制剂的剂量增加也与垂体炎的发病风险增高有关，这进一步限制了免疫检查点抑制剂单一疗法的临床潜力[17]。

病例结果和讨论

在对肿瘤进行分期后，该患者接受了针对 6

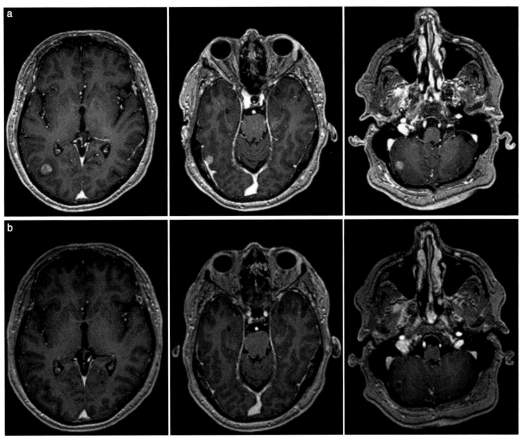

图 24-2 一线立体定向放射外科和系统性免疫疗法治疗多发性黑色素瘤脑转移。**a.** 治疗前的增强 T_1MRI 显示 3 个最明显的病变：右枕部、右颞部和右小脑（从左到右）。**b.** 治疗后 16 个月的增强 T_1MRI 显示肿瘤消退

个颅内转移灶的伽马刀放射外科（gamma knife radiosurgery，GKRS）治疗。随后，他开始了伊匹木单抗和纳武单抗的联合免疫治疗。之后患者出现了垂体功能减退，并开始激素替代治疗。在首次 GKRS 后 4 个月，照射的肿瘤消退了，但影像学上出现了右中央后回的 1 个新的点状转移灶，该病灶也接受了 GKRS 治疗。随后又出现了新的颅内转移瘤，并再次用 GKRS 治疗 2 次，共计 4 次，同时给予一种特定剂量的伊匹木单抗和纳武单抗的联用方案。首次伽马刀放射外科治疗后 21 个月，患者没有出现任何神经功能缺损。最近的影像学显示所有肿瘤均呈消退的表现（图 24-2b）。

我们机构最近的一项未发表的研究显示，在 123 例多发性黑色素瘤脑转移患者中，一线 SRS 联合免疫治疗的中位总生存期为 17.5 个月（3 年总生存期 31%）。此外，在 BRAF 突变患者中，在联合免疫检查点抑制剂和 *BRAF* 靶向治疗的条件下，中位总生存期为 31.0 个月（47% 为 3 年总生存期）。SRS 联合免疫治疗是提高多发性黑色素瘤脑转移瘤患者生存率的一个发展趋势。

24.4 病例 3：多发转移

我们介绍一例 50 岁女性患者，她在出现第一次脑转移前 4 年被诊断为 ER/PR/HER2+ 转移性乳腺癌。她接受了肿瘤切除术、乳房切除术、放射治疗和他莫昔芬、来曲唑、曲妥珠单抗和长春瑞滨的化疗。她最初的脑 MRI 显示为粟粒样转移，并接受了 WBRT，在连续 6 个月的随访检查中观察到良好的早期反应，但在 6 个月时出现了 26 个复发病灶（图 24-3）。她唯一的神经功能缺损是左侧面部肌无力，继发于左侧腮腺转移瘤切除术。她的认知能力保持正常，并可继续工作和开车。

当前治疗模式

几十年来，WBRT 一直是多发性颅内转移瘤的主要治疗方法[18]，除了预防局部和远处颅内复发，它还可以治疗未检出的病变，其出现的概率随着检出病变数量的增加而增高。WBRT 有显著的副作用，包括脱发、疲劳、恶心，以及神经认知功

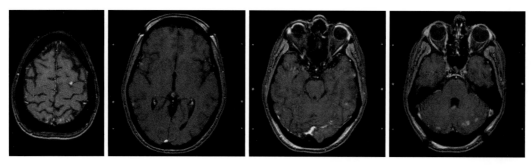

图 24-3 多轮立体定向放射外科治疗多发性乳腺癌转移。治疗前增强 T_1MRI 显示不同轴位层面上的多个小病灶

能下降，后者是最显著的问题[3]。然而，它对某些患者来说仍然是重要治疗方法。

适合单用 SRS 治疗的最大转移瘤数量一直存在争议，但这一数量在稳步增加。早期的研究集中于比较 WBRT 加用 SRS 和单用 WBRT 的效果，结果表明 WBRT 加用 SRS 组的局部控制率较单用 WBRT 组高（1 年时为 92% *vs* 0%），WBRT 加用 SRS 组生存时间的提高无统计学意义（11 个月 *vs* 7.5 个月，*P*=0.22）[19]。

随后的一项随机对照试验比较了单用 SRS 与 WBRT 加用 SRS 对 1~4 个脑转移瘤灶患者疗效的差异，发现总生存期没有差异[20]。然而，单用 SRS 组的颅内远处转移率增高。另外 2 个不同课题组比较单用 SRS 和 SRS 加 WBRT 总生存期得到了相似的结论[21, 22]。从那时起，避免 WBRT 而单用 SRS 对于系统性和原发疾病得到控制的具有 1~4 个脑转移瘤灶的患者已成为首选的治疗方法[18]。

一项前瞻性多中心试验，日本 Leksell 伽马刀（Japanese Leksell gamma knife，JLGK）0901，研究了 GKRS 对多达 10 个转移瘤的疗效[23]。该研究纳入了 1 194 例新诊断的 1~10 个脑转移瘤患者，纳入标准包括 KPS 评分>70，没有脑脊液（cerebrospinal fluid，CSF）播散，主要终点为总中位生存时间。目的是研究治疗 5~10 个脑转移瘤和治疗 2~4 个脑转移瘤相比在生存时间上的非劣效性。在这项研究中，所有纳入患者在 SRS 术后的总中位生存时间是 12 个月。单病灶患者的中位生存时间为 13.9 个月，2~4 个病灶患者和 5~10 个病灶患者的中位生存时间都为 10.8 个月。局部复发率在各组中相似；然而单个病灶组出现新病灶的风险显著低于其他组（2~4 和 5~10 个病灶）（*P*<0.000 1）。

对 JLGK 试验的一项随访研究发现肿瘤总体积与总生存期相关，肿瘤总体积≤15 cm³ 的患者生存时间比肿瘤体积>15 cm³ 的患者长（*P*<0.000 1）。其他影响生存时间减少的重要预后因素包括 MRI 证实脑脊液播散和 KPS 评分<70[24]。因此，现在出现了一种基于肿瘤总体积而不是脑转移数量的新的预后模型。

Kim 等[25]在一项回顾性试验中专门研究了 SRS 在 10 个以上转移瘤中的应用。这项小型研究纳入了 26 例接受 GKRS 治疗的超过 10 个颅内转移瘤的患者。所有患者的 KPS 评分>70，平均年龄 55 岁，平均累积肿瘤体积 10.3 cm³。总的中位生存时间为 34 周，局部控制率为 79.5%，GKRS 术后 6 个月所有病灶的控制率为 54%。在他们的分析中，非小细胞肺癌、高 KPS 评分（≥80）以及原发疾病得到控制是有利的预后因素。

然而，单用 SRS 治疗多发性转移瘤的研究数据并不是完全有利的。Grandhi 等[26]回顾性地分析了接受伽马刀治疗的超过 10 个转移瘤的患者，发现与较低的生存时间相关的因素包括超过 14 个转移瘤（可使中位生存时间从 6 个月降低到 3 个月）。其他与低生存时间相关的因素是原发病为黑色素瘤、活动性的系统性疾病和较高的 RPA 级别。

总的来说，还没有针对超过 4 个转移瘤的随机对照试验，目前的结果数据表明，SRS 可用于脑转移瘤>10 个的患者，特别是那些原发肿瘤得到控制、无系统性疾病及 KPS 评分良好的患者。在肿瘤的全身治疗之前，SRS 作为脑肿瘤的初始靶向治疗是非常重要的，可能会使患者获得更长的生存时间。

病例结果

患者最初接受了 10 个转移瘤的 GKRS。制订了一个适形放射外科计划，以给予这些肿瘤 16Gy 的边缘剂量，并使周围脑组织保持在低剂量。

1 周后，又有 16 个肿瘤接受了 GKRS 治疗。所有的肿瘤最初都表现消退；然而，10 个月之后，影像学上又发现了 16 个新发的小肿瘤。这些肿瘤又接受了 GKRS 治疗，随后又对多个新发小肿瘤进行了两次治疗。在接下来的 3 年内，多个新发肿瘤陆续接受了 GKRS 治疗。患者参加了一项临床试验，在病情稳定了 18 个月后，仍需要再次进行放射外科治疗。患者在 WBRT 之后的 6 年内有超过 100 个转移瘤病灶接受了 SRS 治疗。

24.5 病例 4：放射损伤

我们介绍 1 例诊断为子宫内膜腺癌的 75 岁女性，她接受了经腹子宫全切除术，双侧输卵管、卵巢切除术和淋巴结清扫术，以及 4 个周期的卡铂和 5040Gy 的局部辅助放射治疗。两个月后，她出现了平衡失调、步态异常、恶心、呕吐、不适感和低钠血症。影像学发现左额叶内侧直径 2cm 的肿瘤（图 24-4a）。结合周围的水肿，考虑该病变

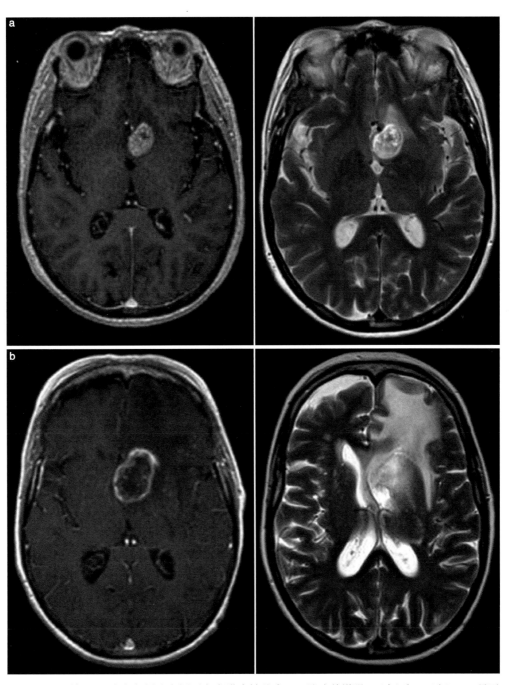

图 24-4　一线 SRS 治疗左额叶内侧子宫内膜癌转移瘤。**a.** 治疗前增强 T_1（左）和 T_2（右）MRI 显示病灶和周围水肿。**b.** 3 个月后的随访 MRI 显示肿瘤外周进一步强化，以及水肿增多

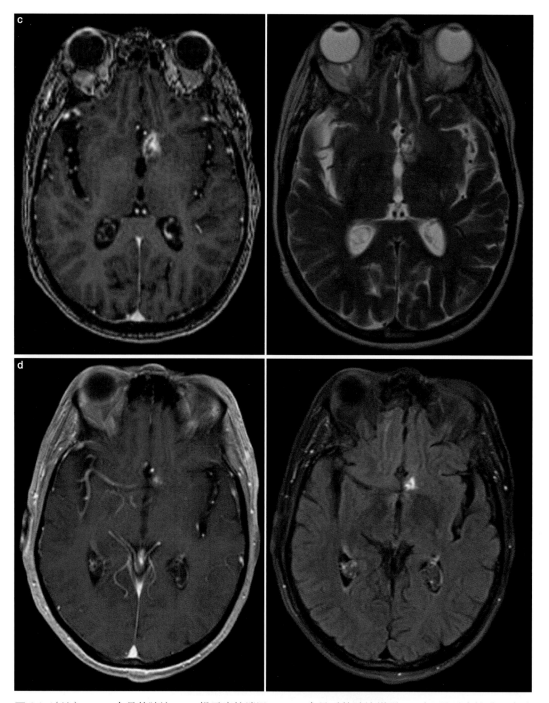

图 24-4（续） c. 10 个月的随访 MRI 提示病灶消退。d. 16 个月后的随访增强 T₁（左）显示病灶进一步消退，以及 FLAIR（右）上的水肿缩小

是一个转移瘤，患者选择行 SRS 治疗，拒绝手术或活检。她接受了 GKRS 治疗。剂量计划由使用 8mm 和 4mm 准直器的 10 个等中心组成。肿瘤边缘剂量是 17.5Gy（定义到 50% 等剂量线上）。地塞米松起始剂量为 4mg，一天 3 次，并在 3 周内逐渐减量。

GKRS 术后 3 个月的随访影像显示肿瘤的外周进一步强化，水肿增多（图 24-4b）。没有观察到其他的新肿瘤。连续扫描显示肿瘤的最大径从

20mm 增加到 30mm，再增加到 35mm。考虑到肿物的外观和活跃的癌症病史，尽管可能出现放射相关的病灶扩张，但这些影像学结果引起了对肿瘤生长的考虑，或提示我们需要重新考虑转移瘤的诊断。另一种独立的疾病如胶质瘤也是可能的。

当前治疗模式

目前的治疗选择包括贝伐珠单抗治疗、活检、

活检和激光间质肿瘤治疗，以及使用皮质醇激素后继续观察。在这个位置进行手术切除的风险较大。

病例结果

继续观察发现患者有认知功能方面的改善。1 个月后的随访 MRI 提示在无任何干预的情况下病灶有轻微改善。患者继续接受观察，临床和影像学检查也表现为持续改善。假如她的影像学或临床状况恶化，我们应采取大剂量皮质激素或贝伐珠单抗治疗的补救方案。初次 GKRS 后 10 个月的随访影像显示病灶的大小和周围水肿明显减少（图 24-4c）。在 GKRS 后 20 个月的最后一次随访中，影像学上病情稳定（图 24-4d）。

24.6 病例5：瘤床放射外科

一位 47 岁的男性被诊断为黑色素瘤并接受了 1 个月的干扰素治疗。正电子发射计算机断层显像（positron emission tomography，PET）显示大脑中有一个病灶，随后 MRI 显示它位于左顶叶皮质，大小 21mm×17mm×22mm，周围伴有水肿（图 24-5a）。患者选择手术切除，并接受了肿瘤全切术且无相关并发症（图 24-5b）。2 周之后，他接受了 GKRS 治疗，瘤床边缘剂量 16Gy。随后的每 3 个月一次的连续影像学检查最初提示肿瘤出现消退，患者没有进行系统性黑色素瘤治疗。在首次辅助 GKRS 治疗后 59 个月的最后一次随访中，没有观察到复发和新肿瘤（图 24-5c）。患者没有神经系统方面的主诉。肿瘤的局部治疗以及避

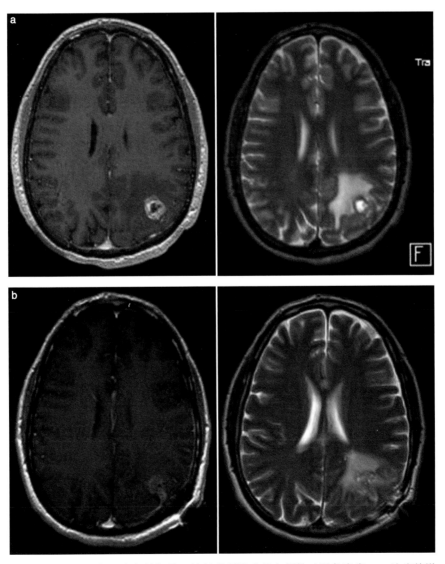

图 24-5 一例手术切除序贯伽马刀放射外科治疗的左侧枕叶黑色素瘤。a. 治疗前增强 T_1（左）和 T_2（右）MRI 显示病灶和周围水肿。b. 整体切除术后影像

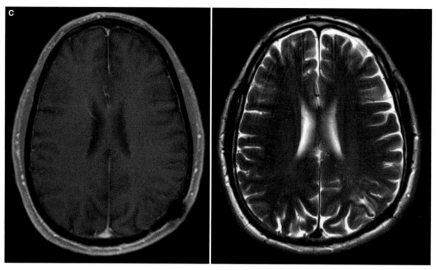

图 24-5（续）　**c.** 影像学初诊 59 个月后末次随访，T_1 增强序列上无残余肿瘤（左），T_2 序列显示周围组织无明显复发

免 WBRT 可以帮助神经系统持续正常地行使其功能。

当前治疗模式和病例结果

如上述病例 2 所述，诊断黑色素瘤脑转移的平均生存时间是 4～5 个月。这位患者的生存时间超过了该数据，并且随访影像学持续显示没有残留。

（汤加 译，杨蕙钰　张坤　连欣 校）

参考文献

1. Gavrilovic IT, Posner JB. Brain metastases: epidemiology and pathophysiology. J Neuro-Oncol. 2005;75(1):5–14.
2. Kurtz JM, et al. The palliation of brain metastases in a favorable patient population: a randomized clinical trial by the Radiation Therapy Oncology Group. Int J Radiat Oncol Biol Phys. 1981;7(7):891–5.
3. Tallet AV, et al. Neurocognitive function impairment after whole brain radiotherapy for brain metastases: actual assessment. Radiat Oncol. 2012;7;77.
4. Masucci GL. Hypofractionated radiation therapy for large brain metastases. Front Oncol. 2018;8:379.
5. Wronski M, Arbit E. Resection of brain metastases from colorectal carcinoma in 73 patients. Cancer. 1999;85(8):1677–85.
6. Chaichana KL, et al. Factors associated with survival and recurrence for patients undergoing surgery of cerebellar metastases. Neurol Res. 2014;36(1):13–25.
7. Fadul C, Misulis KE, Wiley RG. Cerebellar metastases: diagnostic and management considerations. J Clin Oncol. 1987;5(7):1107–15.
8. Ghods AJ, Munoz L, Byrne R. Surgical treatment of cerebellar metastases. Surg Neurol Int. 2011;2:159.
9. Patchell RA, et al. A randomized trial of surgery in the treatment of single metastases to the brain. N Engl J Med. 1990;322(8):494–500.
10. Rajendra T, et al. Results of surgical treatment for cerebral metastases. J Clin Neurosci. 2003;10(2):190–4.
11. Hill C, Trifiletti DM, Romano KD, Showalter TN, Sheehan JP. Stereotactic radiosurgery for cerebellar metastases and the risk of obstructive hydrocephalus. Appl Rad Oncol. 2017;6(1):17–23.
12. Asher AL, et al. A new treatment paradigm: neoadjuvant radiosurgery before surgical resection of brain metastases with analysis of local tumor recurrence. Int J Radiat Oncol Biol Phys. 2014;88(4):899–906.
13. Patel AR, et al. Neoadjuvant stereotactic radiosurgery before surgical resection of cerebral metastases. World Neurosurg. 2018;120:e480.
14. Davies MA, et al. Prognostic factors for survival in melanoma patients with brain metastases. Cancer. 2011;117(8):1687–96.
15. Sperduto PW, et al. Summary report on the graded prognostic assessment: an accurate and facile diagnosis-specific tool to estimate survival for patients with brain metastases. J Clin Oncol. 2012;30(4):419–25.
16. Albarel F, et al. Long-term follow-up of ipilimumab-induced hypophysitis, a common adverse event of the anti-CTLA-4 antibody in melanoma. Eur J Endocrinol. 2015;172(2):195–204.
17. Faje AJP. Immunotherapy and hypophysitis: clinical presentation, treatment, and biologic insights. Pituitary. 2016;19(1):82–92.
18. Hatiboglu MA, et al. Treatment of high numbers of brain metastases with Gamma Knife radiosurgery: a review. Acta Neurochir. 2016;158(4):625–34.
19. Kondziolka D, et al. Stereotactic radiosurgery plus whole brain radiotherapy versus radiotherapy alone

for patients with multiple brain metastases. Int J Radiat Oncol Biol Phys. 1999;45(2):427–34.

20. Aoyama H, et al. Stereotactic radiosurgery plus whole-brain radiation therapy vs stereotactic radiosurgery alone for treatment of brain metastases: a randomized controlled trial. JAMA. 2006;295(21):2483–91.

21. Chang EL, et al. Neurocognition in patients with brain metastases treated with radiosurgery or radiosurgery plus whole-brain irradiation: a randomised controlled trial. Lancet Oncol. 2009;10(11):1037–44.

22. Kocher M, et al. Adjuvant whole-brain radiotherapy versus observation after radiosurgery or surgical resection of one to three cerebral metastases: results of the EORTC 22952-26001 study. J Clin Oncol. 2011;29(2):134–41.

23. Yamamoto M, et al. Stereotactic radiosurgery for patients with multiple brain metastases (JLGK0901): a multi-institutional prospective observational study. Lancet Oncol. 2014;15(4):387–95.

24. Serizawa T, et al. Analysis of 2000 cases treated with gamma knife surgery: validating eligibility criteria for a prospective multi-institutional study of stereotactic radiosurgery alone for treatment of patients with 1-10 brain metastases (JLGK0901) in Japan. J Radiosurg SBRT. 2012;2(1):19–27.

25. Kim CH, et al. Gamma knife radiosurgery for ten or more brain metastases. J Korean Neurosurg Soc. 2008;44(6):358–63.

26. Grandhi R, et al. Stereotactic radiosurgery using the Leksell Gamma Knife Perfexion unit in the management of patients with 10 or more brain metastases. J Neurosurg. 2012;117(2):237–45.

25. 免疫治疗和放射外科的协同作用

Andrew G. Brandmaier, Rohan Ramakrishna, and Silvia C. Formenti

25.1 T 细胞在免疫中的作用

免疫系统包含着造血细胞来源的多种功能各异的细胞。每种细胞类型都有特定的功能,它们共同执行宿主免疫的关键步骤:感知危险刺激、分泌募集和激活效应细胞的细胞因子、呈递多肽片段、检测抗原、吞噬和裂解靶标。免疫学家 Burnet 和 Medawar 提出了免疫系统执行功能的假说,称为自我-非自我模型(self-nonself model, SNS),该模型提出免疫细胞通过协同作用来识别和攻击外来(非自身)抗原[1]。该框架阐释了微生物以及受感染或转化的细胞如何携带异常的"非自身"蛋白质抗原,这些抗原被识别并受到免疫攻击,而正常的"自身"宿主组织则免于被攻击。SNS 有助于解释 B 细胞和 T 细胞如何在宿主中出现以对抗某些抗原并忽略其他抗原[2]。在发育过程中,每个 T 细胞克隆都经过单独的加工以识别某种多肽:主要组织相容性复合体(major histocompatibility complex, MHC),但是对自身抗原产生反应的新兴克隆则被引导进行细胞凋亡。尽管 SNS 具有广泛的适用性,但它并不能完全解释肿瘤免疫等关键现象。"危险模型"(danger model)是 Matzinger 开发的一种较新的理论,它提出:免疫反应的激活是由内环境稳态扰动所产生的组织中先天免疫信号所控制。从"危险"的角度观察免疫反应,可以为肿瘤免疫学的基本原则作出合理解释[3]。这些原则包括幼稚 T 细胞的激活需要共刺激信号转导,以及免疫检查点分子的调节作用,上述两者调控了 T 细胞的活化和增殖。在肿瘤微环境中,稳态调节过程和抑制信号协同抑制了 T 细胞功能,这些机制使得免疫系统很难激活有效的抗肿瘤反应。

αβ T 细胞在适应性免疫系统中起着核心作用,也是抗肿瘤免疫的关键组成部分。单个 T 细胞克隆在质膜上表达独特的 T 细胞受体(TCR)二聚体,这些受体包含一个免疫球蛋白样亚基,在蛋白表面有一个独特的可变序列,可以扫描在相邻的抗原递呈细胞(antigen-presenting cells, APC)上表达的 MHC:肽复合物。MHC I 类分子几乎在所有细胞类型上都有表达,并且这些复合物可以被 CD8+T 细胞识别。MHC II 类分子主要由专职 APC 呈递,其包括树突细胞(DC)和巨噬细胞,它们能被 CD4+T 辅助细胞识别。当 TCR 与具有足够的结合亲和力 MHC:肽复合物结合时,激活信号从 TCR 传递至下游信号级联,来激活 T 细胞效应功能和克隆增殖。I 类抗原刺激 CD8+T 细胞产生 TNF-α 和 IFN-γ,并释放含有穿孔素和颗粒酶的细胞毒性颗粒,导致靶细胞裂解[4]。II 类抗原刺激 CD4+T 细胞,其介导辅助活性,包括支持性细胞因子的释放和 CD40 配体的表达,CD40 结合在相邻的 APC 上并促进其活化。当激活分泌 IFN-γ 时,I 型辅助细胞(Th1)可以促进抗肿瘤活性,IFN-γ 是一种强烈的旁分泌信号,促进周围细胞呈递 I 类和 II 类 MHC 复合物。对于肿瘤细胞,这使其更易被细胞毒性 CD8+T 细胞识别[5]。此外,Th1 细胞释放 IL-2,IL-2 可以促进局部 T 细胞存活和增殖的生长因子。总体而言,CD8+ 和 CD4+T 细胞直接攻击肿瘤细胞,并产生免疫刺激信号,促进其他免疫细胞群的抗肿瘤活性。在下面的章节中,我们将描述癌症用于逃避免疫识别和排斥的一些机制。

25.2 APC 活化 T 细胞

从胸腺产生的 T 细胞克隆在遇到抗原之前处于幼稚表型状态。T 细胞最初识别同源抗原的环境对于其在免疫系统中的长期命运至关重要。当一个幼稚 T 细胞的 TCR 在没有共刺激的情况下结合 MHC：肽抗原时，会被诱导无反应性并进入增殖减少和 IL-2 分泌减少的状态[6]。"危险模型"推测免疫细胞会被来自病原体或受损细胞的警报信号激活。Toll 样受体（Toll-like Receptors，TLR）是由 APC 表达的先天危险传感器中的重要家族之一，通过这些受体的激活会诱导 APC 成熟。当像树突状细胞这样的专职 APC 成熟时，它们会上调表面 B7-1 和 B7-2 的表达，这些分子通过结合 CD28 共刺激幼稚 T 细胞[7]。TCR 刺激加上 CD28 共刺激会激活幼稚 T 细胞，使其转化为成熟的效应状态；其 TCR 亚基在质膜处重组，从而在后续反应中可以在较低阈值即产生对抗原的应答。细胞还表达 CD25 以响应 IL-2 而快速增殖。伴随这些变化，活化的 T 细胞可以克隆扩增并有效地攻击外周的抗原靶标。它还产生效应细胞和记忆细胞，以扩大细胞识别对应抗原的范围和持续时间。

成熟的树突状细胞具有活化 T 细胞的关键功能。它们吞噬受损或死亡的细胞，加工和呈递抗原用于 T 细胞识别，并释放刺激性细胞因子[8]。在肿瘤中，如果树突状细胞遇到结合其 TLR 的损伤相关分子模式（danger-associated molecular patterns，DAMP），则树突状细胞被激活，特别是已发现 BATF-3 依赖性 CD103+ 树突状细胞亚群能有效吞噬和处理肿瘤细胞和囊泡，并将其运输到肿瘤的引流淋巴结[9]。到达淋巴结后，树突状细胞会呈递来自肿瘤的 MHC Ⅰ 类和 Ⅱ 类肽抗原并激发抗肿瘤 T 细胞。产生抗肿瘤反应需要在肿瘤微环境中存在足够多的 DAMP。

免疫系统利用多种先天调节信号来防止过度活跃或冗余的 T 细胞应答并维持体内平衡。这包括检查点信号，其通过一系列受体传输以调控 T 细胞活性的持续时间和幅度。在免疫治疗中证实有效的两个最突出的检查点靶的是 CTLA-4 和 PD-1。T 细胞在刺激其 TCR 后上调 CTLA-4 的表面表达。这提供了一个负向调控的信号轴，其中 B7-1 和 B7-2 共刺激分子可以通过结合 CTLA-4 传递调节信号。在小鼠模型中，CTLA-4 的种系敲除导致与广义 T 细胞活化相关的致命自身免疫反应，证明了该检查点分子在抑制 T 细胞中的调节能力[10]。第二个检查点途径由受体 PD-1 介导。T 细胞在激活后上调 PD-1 表达，并且通过配体结合调节组织炎症反应，防止自身免疫反应。其配体 PD-L1 和 PD-L2 在肿瘤细胞和调节性免疫细胞上表达。当 PD-1 与配体结合时，T 细胞下调参与激活的激酶，并获得一种功能有限的"衰竭"表型，可能导致细胞凋亡[11]。具有 PD-1 基因敲除的小鼠表现出组织特异性自身免疫，尽管这种特性不如 CTLA-4 敲除后严重[12]。总体而言，免疫检查点分子通过抑制免疫激活来维持体内平衡。它们也在肿瘤微环境中产生抗肿瘤免疫的屏障。

25.3 脑的免疫系统

与其他组织类型相比，中枢神经系统（central nervous system，CNS）具有独特的免疫特征，其具有长期驻留于此的免疫细胞、独特的淋巴引流途径和由血 - 脑屏障维持的有限的血管通透性。小胶质细胞仅存在于 CNS 内，它们执行与巨噬细胞相似的功能，包括抗原的加工和呈递以及 MHC Ⅱ 类复合物的表达。在基线时，小神经胶质细胞维持免疫稳态；它们还刺激和消除各种相邻细胞以维持微环境。固有免疫信号可以激活小胶质细胞并开启其抗原呈递和免疫刺激功能。它们的持续激活被认为与破坏性炎症和神经退行性疾病有关[13]。在转移性和原发性脑肿瘤中，小胶质细胞功能可被策反为致耐受性表型，类似于 M2 型巨噬细胞。外周巨噬细胞和单核细胞通常被募集到脑肿瘤中，并且可以与发生改变的小胶质细胞共同作用以释放肿瘤促进因子和生长因子。这一过程有助于肿瘤组织的血管化并促进肿瘤细胞的生长和侵袭[14]。

血 - 脑屏障严格调节从脉管系统进入大脑的物质和细胞。它由内皮细胞之间的紧密连接和星形胶质细胞和周细胞的支持组成。这种紧密的屏障阻碍了免疫细胞的运输，因此由于其组织表位与免疫系统的 APC 和淋巴细胞之间的交互有限，大脑有时被认为是"免疫豁免"部位，但这种观点受到了质疑。目前认为免疫细胞进入大脑的部位有三个：脉络丛、柔脑膜血管和实质血管[15]。转移性肿瘤表现出血管的异质性，有区域具有选择性血 - 脑屏障的破坏，这一部分是由于它们抑制了 CNS 内皮细胞的分子信号通路导致的[16]。然而，"血液 - 肿瘤屏障"模型发现，相对于非 CNS

组织，化疗药物进入脑肿瘤组织的程度明显更低[17]。肿瘤定向放射治疗被发现可以破坏血 - 脑屏障。尚不清楚肿瘤中血 - 脑屏障的更广泛改变是否会以及如何影响全身抗肿瘤免疫应答。

尚不完全清楚 CNS 肿瘤免疫监视如何产生，达到何种程度。临床前证据表明，APC 存在于脑实质中，最终排入颈部淋巴结，在那里它们可以将肿瘤抗原呈递给循环 T 细胞以产生全身免疫应答。最近，在硬脑膜上引流淋巴管的发现为这一途径提供了更多的见解。颅内脑脊液携带来自脑组织的细胞和抗原并流向蛛网膜下腔[18]，充满这些物质的脑脊液扩散到沿着硬脑膜平行排列的淋巴管中。淋巴液沿着矢状窦的方向流动，最终到达颈深淋巴结与外周免疫系统接触（图 25-1）。总体而言，大脑具有独特的免疫微环境，其常驻免疫细胞群、血 - 脑屏障和独特的淋巴引流通道增加了通过免疫疗法靶向治疗转移性 CNS 肿瘤的难度和挑战。

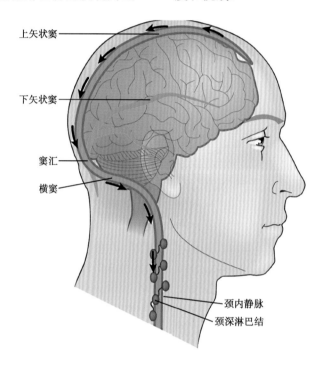

图 25-1　组织学显示脑膜中存在淋巴管。淋巴管沿硬脑膜窦排列，携带细胞和来自大脑的可溶性颗粒并与脑脊液进行交换。脑淋巴管可以使免疫细胞引流至颈深部淋巴结，从而可以与外周免疫系统相互作用

25.4　肿瘤免疫监视

肿瘤免疫监视是免疫系统与新出现的癌症之间动态相互作用的模型。它假定大多数肿瘤细胞在增殖形成肿瘤之前就被消除。新转化的细胞具有遗传或细胞畸变，以抗原复合物的形式被呈递，并被循环 T 细胞识别。Schreiber 等[19]定义了三大类肿瘤抗原：肿瘤相关抗原，癌胚系抗原和肿瘤特异性抗原。肿瘤相关抗原（tumor-associated antigens，TAA）是与细胞功能相关的蛋白质，当在异常表达时可被 T 细胞识别。在黑色素瘤中，涉及色素合成的几种底物是 TAA，如 MART-1 和 GP100。在乳腺癌中，HER2/neu 是

TAA。胚系抗原是通常限于性腺但由肿瘤细胞异位表达的蛋白质。MAGE-A 和 NY-ESO-1 是研究较多的在多种癌症中表达的胚系抗原。肿瘤特异性抗原，也被称为"新抗原"，是由癌细胞中发生的非同义基因突变表达的蛋白质，其导致新的肽表位被淋巴细胞识别为外来抗原。生物信息学的新研究方法正在使用来自肿瘤样本的全基因组测序和质谱数据来预测新抗原的存在，并鉴定来自患者的相应反应性淋巴细胞[20]。高突变负荷的肿瘤，例如，错配修复基因存在缺陷的肿瘤，显示出对免疫疗法较好的反应。这可能是由于易受 T 细胞攻击的新抗原的丰度增加导致的。分析肿瘤和预测抗原靶标的能力会带来免疫治疗的新机会。

25.5 肿瘤的免疫抑制

除了免疫编辑，肿瘤还激活抑制宿主抗肿瘤免疫的调节过程。组织学上，肿瘤微环境包含分散在原发癌细胞中的支持和调节性基质细胞。它们包括成纤维细胞、骨髓细胞和肿瘤相关的血管内皮细胞。在癌症中，这些细胞聚集在一起形成类似于未愈合伤口的免疫抑制网络[21]。它们通过分泌生长因子和趋化因子来调节微环境，包括血管内皮生长因子（vascular endothelial growth factor，VEGF），趋化因子配体2（chemokine ligand 2，CCL2）和粒细胞-巨噬细胞集落刺激因子（granulocyte-macrophage colony-stimulating factor，GM-CSF），从外周吸引骨髓细胞，分化为髓源性抑制细胞（myeloid-derived suppressor cells，MDSC）和巨噬细胞；这些细胞可以有效地抑制肿瘤内的 APC 和 T 细胞[22]。临床上，高水平的肿瘤浸润性多形核 MDSC 与癌症患者的疾病进展和较差的预后有关，这说明局部免疫抑制有利于肿瘤的生存和生长[23]。它们通过产生活性氧来降低 T 细胞 TCR zeta 链和 BCL-2 的水平，从而影响 CD8$^+$T 细胞，增加了它们凋亡的倾向[24]。MDSC 的代谢还会消耗肿瘤微环境中的精氨酸，通过破坏 TCR 复合物的功能和限制活化 T 细胞的增殖来抑制免疫功能[25]。MDSC 还表达将色氨酸分解为犬尿氨酸的酶 IDO。低色氨酸浓度使 T 细胞对凋亡敏感，而犬尿氨酸诱导 T 细胞向 Treg 细胞分化[26]。致耐受性 DC 还合成 IDO 并代谢色氨酸。MDSC、肿瘤巨噬细胞和 Treg 均产生 IL-10 和转化生长因子（transforming growth factor，TGF）-β。IL-10 减弱 DC 活化并降低 MHC Ⅱ类复合物和 CD86 共刺激分子的巨噬细胞表达[21]。TGF-β 促进 Treg 细胞的扩增并诱导幼稚 CD4$^+$T 细胞分化为 Foxp3$^+$Treg。它还诱导活化的 CD8$^+$T 细胞凋亡，减弱 DC 的激活，并将巨噬细胞诱导向抑制表型[27]。总而言之，肿瘤微环境维持特定的细胞群并产生强效免疫抑制的细胞因子表型，为有效的抗肿瘤免疫应答建立了显著屏障。

25.6 肿瘤放射治疗

放射生物学一直将放射疗法的抗肿瘤作用归因于细胞 DNA 损伤。肿瘤细胞对辐射敏感性的测量提供了一种模拟各种剂量和分级方法的治疗功效的手段[28]，例如，由测定克隆形成确定的存活曲线来确定细胞对辐射的敏感性。这种方法通过细胞杀伤的角度来解释放射治疗。然而，更多近年来的数据显示，辐射对肿瘤微环境有实质性的作用并可以影响系统性免疫反应。体内小鼠研究表明，放射治疗可以激活抗肿瘤免疫反应并与免疫治疗剂协同作用[29]。辐射释放细胞死亡物质，激活固有免疫受体促进 T 细胞激活[30]。此外，双链 DNA 断裂的产生和微核的形成激活了 I 型干扰素途径[31,32]。这些现象是辐射刺激肿瘤免疫的既定机制，并且它们证实了放射疗法与免疫疗法组合时作为辅助治疗的有益作用，这将在后文更详细地阐述。

25.7 免疫原性细胞死亡

辐射对于抗肿瘤免疫的作用一部分归因于肿瘤细胞的死亡以及释放进入微环境的相关信号分子。Zitvogel 和 Kroemer[33]报道，各种细胞死亡途径均可以产生 DAMP。DAMP 是一种危险信号，可以激活先天免疫受体并最终触发针对濒死细胞抗原的适应性 T 细胞活化。这种类型的细胞死亡被归类为"免疫原性细胞死亡"（ICD）。ICD 的策略性诱导是引起肿瘤内免疫系统激活的新兴治疗策略。三种重要的 DAMP 通常与经历 ICD 的细胞相关[34]：

（1）钙网蛋白是一种内质网蛋白，在 ICD 时被易位至质膜的细胞外表面。钙网蛋白的外部暴露来源于内质网应激，并和 DC 和巨噬细胞上的分子信号 CD91 结合，导致濒死细胞被吞噬[35]。

（2）HMGB2 是细胞释放的染色质结合因子。它在 DC 上激活 TLR4 信号，导致 DC 成熟。成熟的 DC 上调共刺激分子如 CD80，从而有效吞噬死细胞，并交叉呈递外源性抗原[36]。

（3）ATP 由濒死的细胞分泌，其募集专职 APC 并刺激 DC 产生 IL-1β，从而促进抗原交叉呈递。

总之，ICD 通过产生一系列 DAMP 促进肿瘤浸润和 APC 活化，吞噬死亡和濒死的肿瘤细胞以及有效交叉呈递和激活肿瘤特异性 T 细胞，从而促进抗肿瘤免疫。一些细胞死亡途径促进适应性免疫的相关发现，促使人们评估各种抗肿瘤疗法的免疫原性。在各类化疗药中，蒽环类、环磷酰胺和奥沙利铂已被证明可在体外和体内诱导 ICD[37]。经典的肿瘤疫苗接种 / 再激发试验也显示辐射诱导 ICD。注射被辐射的细胞的小鼠在第二次注射后不能生长肿瘤。更重要的是，当在免疫缺陷小鼠中重复实验时，这一结果没能被重复，这一结果加强了适应性免疫与抗肿瘤生长之间的因果关系。Goldenet 等评估肿瘤细胞培养物中产生的 ICD 生物标志物水平，发现肿瘤细胞辐射导致 ATP 和 HMGB1 的释放，并促进质膜钙网蛋白的外化，上述过程均呈剂量依赖性[38]。这些研究表明，肿瘤细胞的辐射通过产生标志性 DAMP 诱导真正的 ICD。

25.8 放射导致 MHC 和 IFN-β 上调

放射还促进肿瘤 MHC：肽抗原呈递。Reits 等的研究表明人黑色素瘤培养物的辐射以剂量依赖性方式增加肿瘤 MHC I 类分子的水平。辐射也在体内上调正常宿主组织上的 MHC 表达[39]。原位小鼠胶质瘤模型表明，全脑放射可上调 GL261 肿瘤细胞中 MHC-I 的表达，从而提高同步免疫接种的效果[40]。放射还通过激活哺乳动物西罗莫司靶蛋白（mTOR）来扩大抗原肽库，其促进蛋白质加工成肽片段并增加新蛋白质的合成。此外，不同类型的人肿瘤细胞的辐射明显增加了癌症睾丸抗原的产生，包括 MAGE-A1 和 NY-ESO-1，其导致对这些表位具有反应性的相应 T 细胞的激活。上述发现共同表明放射可以促进具有多种肽抗原集合的 MHC 呈递。

肿瘤的放射治疗也激活固有免疫途径，从而产生 I 型干扰素。具体而言，双链 DNA（dsDNA）断裂随后细胞有丝分裂会产生含有染色体片段的微核。cGAS 分子感知这些 dsDNA 片段并激活下游 STING，最终导致 I 型干扰素的转录[41]。IFN-β 的产生刺激 DC 的成熟，共刺激分子的表达增加，可以将抗原有效地交叉呈递给 T 细胞，从而增强获得性免疫的启动。放射和检查点阻断的联合治疗依赖于 Batf-3 依赖性 DC 的 IFN-β 活化，从而交叉引发 CD8⁺T 细胞激活并产生有效的抗肿瘤反应[32]。利用联合抗 CTLA-4 和肿瘤放射治疗的乳腺癌小鼠体内模型显示，大于 15Gy 的分割剂量

会减弱抗肿瘤免疫应答。从机制上讲，较高剂量的辐射诱导核酸酶 Trex1 的表达，该酶降解细胞溶质 dsDNA，从而去除 cGAS-STING 途径的免疫信号[31]。该模型证明了放射剂量和分割数对于免疫治疗应用的重要性。

放射的免疫激活作用为肿瘤放射治疗与免疫靶向药物联合应用提供了基础。测试这一概念的首批临床前模型利用 Flt-3 配体（DC 的一种生长因子）以及辐射来治疗患有 Lewis 肺癌的小鼠。单独接受任一种治疗的队列由于出现肺转移而显示出有限的生存期。然而，辐射与 Flt-3 配体的组合减少了肺转移的数量并延长了总生存期[42]。随后，Demaria 和 Formenti 的研究通过放射治疗和免疫治疗综合治疗显示出真正的远位效应。在患有双侧乳腺癌（67NR）的小鼠中，对一侧肿瘤的放射治疗和 Flt-3 配体治疗减少了对侧肿瘤的生长[43]。这种效应并不存在于缺乏 T 细胞的无胸腺小鼠中，体现了这两种疗法对适应性免疫反应的协同作用。

25.9 放射诱导的免疫调节

放射还激活免疫系统的稳态机制，其在抑制免疫攻击中起重要作用。受照射的肿瘤会增加 HIF1-α 表达、TGF-β 产生，以及募集 Treg、MDSC 和巨噬细胞的趋化因子的激活和释放。这些现象促使人们研究将辐射与免疫调节药物结合起来以"释放"这些调节信号。TGF-β 是该策略的主要靶点；它减少 APC 的交叉激活，减少 CD8⁺T 细胞的活化，并增加 Treg 的数量。具有 4T₁ 乳腺癌的临床前模型评估了肿瘤放射治疗和 TGF-β 阻断，其显示抗肿瘤 T 细胞的活化增加，肿瘤生长和转移减少，并且存活率提高[44]。该方法被纳入转移性乳腺癌的一项临床试验中：患者接受同一个病变部位 7.5Gy/3F，并接受低剂量或高剂量抗 TGF-β 抗体。接受高剂量免疫疗法可以增强记忆 CD8⁺T 细胞并与总生存期提高有关[45]。趋化因子受体 2（CCR）也是联合治疗的相关靶点。肿瘤细胞被辐射后，通过 cGas-STING 发出信号，增加肿瘤内趋化因子的水平，结合 CCR2 并将 MDSC 募集至肿瘤微环境中。值得注意的是，相比单独接受放射治疗的小鼠队列，用放射和 CCR2 阻断治疗的肿瘤小鼠表现出增强的 CD8⁺T 细胞介导

的肿瘤排斥反应[46]。总体而言,辐射对免疫系统兼具有刺激和抑制作用。针对免疫调控途径的分子靶向治疗联合放射治疗可以成功诱导抗肿瘤免疫。

25.10 免疫检查点抑制剂

临床试验已经证明了检查点抑制剂对几种肿瘤类型的有效性,从而确立了免疫治疗作为肿瘤的主流治疗方式之一。新的临床应用不断涌现,但目前,大多数都集中在转移性或局部晚期疾病上。Allison 和他的同事最早阐明了 T 细胞调节分子 CTLA-4,并证明了抗体阻断(anti-CLTA-4)可以释放抗肿瘤免疫。在接种免疫原性高肿瘤的小鼠中发现,在接受抗 CTLA-4 抗体后,小鼠表现出明显的肿瘤排斥反应[47]。一项针对黑色素瘤的体内研究表明,抗 CTLA-4 疗法通过增强效应 T 细胞功能和减低 Treg 细胞活性来促进肿瘤免疫[48]。值得注意的是,随后的一项使用免疫原性差的黑色素瘤 B16-BL6 的研究显示,抗 CTLA-4治疗抑制肿瘤生长的能力微乎其微。只有当小鼠接受抗 CTLA-4 治疗后,再接种经修饰表达 GM-CSF 的辐照 B16-BL6 细胞,才能在体内消除肿瘤[49]。这些结果表明,大多数肿瘤可能需要多种免疫原性刺激源来产生治疗反应。抗 CTLA-4 的临床前研究最终转化为伊匹木单抗的临床应用。在使用检查点抑制剂的第一个主要Ⅲ期试验中,该药物显示转移性黑色素瘤的总生存期延长,这为进一步开发检查点抑制剂在肿瘤学中的应用奠定了基础[50]。

PD-1 信号轴是第二条 T 细胞检查点通路,已成功地应用于肿瘤免疫治疗。一些肿瘤,如肺、卵巢、结肠和黑色素瘤增加 PD-L1 的表达以抑制其免疫微环境中的 T 细胞活性[51]。肿瘤招募的免疫细胞,包括 MDSC,也可以表达 PD-L1[52]。当表面的 PD-1 与配体结合时,T 细胞表现出耗尽的表型并表现出减弱的活性。抗 PD-1 抗体阻断这种信号,帮助肿瘤浸润的 T 细胞复苏,从而促进获得性抗肿瘤反应。PD-1 检查点抑制剂已被证明是成功的,并被批准用于越来越多的恶性肿瘤,包括晚期黑色素瘤、非小细胞肺癌(non-small-cell lung cancer,NSCLC)、尿路上皮癌、霍奇金淋巴瘤、头颈部鳞状细胞癌,以及微卫星不稳定性高的

癌症[53]。尽管部分接受检查点抑制治疗的患者临床结局改善,但大多数患者对治疗没有显著反应。因此需要新的方法来提高应答者的比例,针对放射治疗的相关研究正在进行中。

最近的试验评估了联合检查点抑制是否可以协同增强临床抗肿瘤反应。Checkmate 067 是一项Ⅲ期临床试验,评估单药检查点抑制剂与联合应用伊匹木单抗和纳武单抗治疗转移性黑色素瘤患者的疗效[54]。与单独接受伊匹木单抗的队列相比,接受联合治疗的队列具有更长的无进展生存期(progression-free survival,PFS)和更高的客观反应率,副作用是毒性的增加。值得注意的是,大多数利用免疫疗法治疗晚期癌症的试验都排除了脑转移患者。然而,Margolin 和他的同事报告了一项Ⅱ期研究,使用纳武单抗和伊匹木单抗对黑色素瘤脑转移患者进行双重检查点抑制。联合治疗的有效率为 56%,26% 的患者出现完全缓解[55]。这些令人印象深刻的结果为探索不同类型脑转移瘤的检查点抑制提供了基础。

25.11 检查点抑制剂与放射治疗的联合应用

在几十年前的少数病例报告中,已有研究者描述了与靶外反应(远位效应)相关的肿瘤的辐射。这包括各种肿瘤类型的患者,如黑色素瘤、肾细胞癌和淋巴瘤[56-58]。辐射对全身肿瘤反应的影响可能与抗肿瘤免疫有关。如前所述,辐射诱导刺激性免疫危险信号,在肿瘤微环境中产生原位疫苗效应,这有助于增强适应性 T 细胞的反应。这些效应与检查点抑制的潜在协同作用已在临床前研究中得到广泛探讨[59]。Formenti 和 Demaria 的研究表明,4T1 乳腺癌小鼠在放射治疗或 CTLA-4 单药治疗中获得的益处微乎其微,然而,联合治疗可显著减少肺转移的数量,并提高总生存期[60]。这种方法在原位胶质瘤小鼠模型中也显示出有效性:抗 PD-1 和单剂量 10Gy 放射治疗的联合治疗相比两种单独治疗可显著改善存活率[61]。Minn 等的研究表明,抗 PD-1 和抗 CTLA-4 双检查点治疗联合肿瘤放射,可以提供互补、非冗余的免疫激活信号。放射治疗扩大了针对肿瘤抗原的 TCR 库。PD-L1 阻断使耗竭状态的 CD8$^+$T 细胞恢复,CTLA-4 阻断

则减少 Treg 细胞。因此，双检查点阻断提高了 CD8/Treg 细胞的比例[62]。Rudqviist 等同时发现 CTLA-4 阻断和放射治疗被肿瘤侵袭小鼠的协同作用，可扩大肿瘤浸润淋巴细胞（tumor infiltrating lymphocytes，TIL）内 TCR 的表达库[63]。他们发现受体中 CDR3 基序的多样性和数量增加。这些和其他临床前模型的证据为探索放射治疗和检查点抑制剂组合策略提供了一个令人信服的理由（图 25-2）。

来自临床前数据的结果影响了新的肿瘤试验，这些试验针对的是同步免疫治疗和放射治疗的患者。大多数研究结果仅限于小规模的队列研究或病例报告。例如，1 例黑色素瘤患者，据报道在接受伊匹木单抗治疗后病情进展，因脊柱转移接受了 3 次姑息性放射治疗。在 3 个月内，远处的肺门转移和脾脏病变均有反应表明疾病几乎完全消退[64]。另外，一项用碘帕博利珠单抗

治疗梅克尔细胞（Merkel cell）癌的 II 期研究报告称，两例在疾病进展后接受姑息性放射治疗的患者随后出现了非靶向抗肿瘤反应[65]。Formenti 等最近报道了一项针对非小细胞肺癌患者的试验结果，这些患者在化疗失败后，继续接受单一转移灶的放射治疗，并同时接受了伊匹木单抗的治疗[66, 67]。值得注意的是，前两次 CTLA-4 阻断治疗联合化疗的前瞻性随机试验未能证明该疗法在晚期 NSCLC 具有显著的效果。然而，在 Formenti 的试验中，伊匹木单抗与局部放射治疗相结合，31% 的患者实现了疾病进展的控制，18% 的患者表现出肿瘤客观缓解[68]。1 例患者在最初表现为同步肺癌和脑转移后获得完全缓解，后来发现他具有可以识别出其肿瘤内的突变的 T 细胞的克隆增殖。这一结果证明了放射治疗在诱导新抗原和将肿瘤转化为原位疫苗方面取得了成功。随着正在进行的联合治疗试验的不断成熟，关于肿瘤放

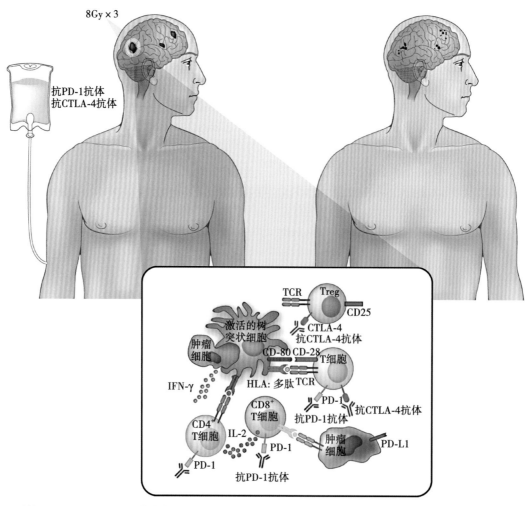

图 25-2　用抗 CTLA-4 和抗 PD-1 单克隆抗体的免疫疗法激活非冗余机制，促进 T 细胞的克隆扩增并恢复耗尽的效应细胞。肿瘤辐射增强 MHC 抗原呈递并增加抗肿瘤 T 细胞库的多样性。临床试验正在探索将免疫疗法与肿瘤放射治疗相结合以协同激活和扩增介导全身肿瘤排斥的抗肿瘤 T 细胞的范例

射治疗与免疫检查点抑制剂相结合的疗效可以得出更成熟的结论。

25.12 免疫治疗的最佳放射参数

与检查点抑制剂联合放射治疗的方案中，放射治疗的最佳剂量和分割尚待确定。文献中报道的几个病例使用了低分割疗程，尽管没有出现标准方案。一个核心问题是不同剂量放射治疗的疗效比较。在 B16 黑色素瘤小鼠模型的临床前研究中，20Gy 单次放射治疗激活了抗肿瘤 CD8+T 细胞，而在用 5Gy×4 治疗的对照队列中，没有发现这种反应[69]。另一方面，Vanpouille-Box 用抗CTLA-4 和仅照射其中一个肿瘤的各种放射治疗方案治疗了具有两个皮下 TSA 乳腺癌的小鼠。接受 8Gy×3 治疗的队列与接受单次放射治疗 20Gy 的对照组相比，表现出了远位肿瘤反应（在未照射的肿瘤中测量）和更高的生存率。在这个模型中，随着剂量逐步增加到每部分 12Gy 以上，辐射引起的远位反应逐渐减弱[31]。这一趋势与 Trex-1 的剂量依赖性诱导相似，Trex-1 是一种核酸外切酶，能够消化细胞质 dsDNA 并去除 cGAS/Sting 的底物，从而减弱 I 型干扰素的诱导表达。

由于免疫治疗的应用还没有确定一致的剂量，临床试验正在使用各种各样的放射剂量。Chmura 等[70]进行了一项 I 期临床试验，使用碘帕博利珠单抗和从 30~50Gy 剂量的 SBRT 治疗转移性实体瘤。他们报告了良好的耐受性，但客观反应率只有 13.2%，这与未经选择的转移性疾病患者队列中单独使用碘帕博利珠单抗的结果相似，中位无进展生存期为 3.1 个月。相比之下，荷兰癌症研究所报告了非小细胞肺癌患者的 II 期初步结果，这些患者被随机分为单独使用碘帕博利珠单抗和 8Gy×3 的亚根治剂量联合碘帕博利珠单抗。单用碘帕博利珠单抗组的应答率为 19%，而接受联合治疗组的客观缓解率为 41%。此外，中位无进展生存期分别为 1.8 个月和 6.4 个月[71]。这些初步结果表明，剂量 / 分割效应可能影响到放射治疗的免疫激活潜能。需要进一步的研究来验证这一现象，确定这是由于 Trex-1 诱导还是其他信号引起的。

现代临床试验尚未报道具有检查点抑制剂和脑转移瘤放射的组合方案的高水平数据。标准的全脑放射方案包括 10 个分割的 30Gy 和 5 个分割的 20Gy 作为广泛疾病的姑息治疗选择。使用单分割的立体定向放射外科（SRS）手术已经证明对于脑转移瘤数量和大小有限的患者具有优异的局部控制。与全脑辐射相比，SRS 还具有更好的长期认知功能。此外，Knisely 及其同事[72]报告了增强 SRS 和检查点抑制组合前景的研究结果。在一项对黑色素瘤脑转移病例的回顾性分析中，他们发现除 SRS 外接受伊匹木单抗治疗的患者队列总生存期为 21.4 个月，而单独接受 SRS 治疗的患者总生存期为 4.9 个月，即使研究的回顾性质可能反映患者的选择偏倚，这也存在着显著差异。另外，对于 >2cm 的较大脑肿瘤，大分割方案可能具有与 SRS 相当的功效。对 24 项临床试验进行的一项荟萃分析显示，接受 SRS 与多分割放射治疗的患者的 1 年局部控制相似。最常见的多分割治疗方案是分三次给予 27Gy[73]，这一治疗方案与 Vanpouille-Box 的临床前数据模拟出的诱导肿瘤产生 I 型干扰素的最佳免疫原性剂量相吻合。

除了剂量和分割数之外，还需继续评估放射和免疫疗法的最佳顺序。比较不同序列的临床前工作表明，用抗 CTLA-4 进行前期检查点阻断，然后进行放射治疗，获得了最好的肿瘤治疗效果。该研究得出的结论是，Treg 细胞的早期消耗促进了肿瘤被照射时 CD8+T 细胞的免疫启动[74]。目前可用试验的有限结果表明，检查点抑制与放射治疗同时或尽快依次进行可能是最有效的方法。对于黑色素瘤脑转移瘤，回顾性分析显示，接受抗 PD-L1 和抗 CTLA-4 治疗的患者在检查点封锁后 4 周内接受 SRS，与治疗间隔时间较长的患者相比，病变体积的中位数减少更多。然而，这个结果可能归因于患者的选择，因为使用伊匹木单抗后的进展可能对应于更具侵袭性的转移性疾病[75]。针对 NSCLC 患者的 Pacifc 试验的计划外分析发现，接受铂类药物放化疗后有响应的患者继续接受德瓦鲁单抗（抗 PD-1）的患者 PFS 有所改善，在放化疗完成后 2 周内给予检查点阻滞的患者尤其更加显著[76]。此外，Chiang 等[77]报告了用 SRS 和免疫检查点抑制治疗的脑转移瘤黑色素瘤患者的回顾性数据。与接受非同时治疗的患者相比，SRS 治疗后 4 周内给予免疫检查点治疗导致肿瘤体积减少更多。在未来，目前正在进行的临床试验结果将有助于理解剂量 / 分割和治疗顺序对治疗总体成功的重要性。

25.13　淋巴结作为危机器官

利用放射治疗进行肿瘤免疫激活将在治疗计划中提高淋巴细胞和淋巴结作为危机器官（organ at risk，OAR）的重要性。功能性淋巴结为从肿瘤排出的 T 细胞和 APC 提供接触面以相互作用并接收用于激活和增殖的引发信号。Marciscano 等[78]在临床前模型中检查了包括肿瘤引流淋巴结在内的照射靶区的影响。用带瘤小鼠做实验，予以检查点阻断和 12Gy 的单分割治疗，一组的放射治疗包括区域引流淋巴结而另一组不包括。接受引流淋巴结放射治疗的小鼠，与未进行淋巴结照射的队列相比，肿瘤浸润淋巴细胞减少，生存率更低。第二个考虑因素是分次辐射对外周血淋巴细胞的影响。Ford 模拟了淋巴细胞循环池的辐射剂量。在他们的计算中，2Gy 的单次照射将提供 0.5Gy 至 5% 的循环细胞。值得注意的是，分 30 次的疗程将导致 99% 的循环血细胞接受 ≥0.5Gy 的剂量。这些研究支持淋巴结保留的策略，并且如果试图刺激抗肿瘤免疫应答，则利用大分割来最好地保护宿主 T 细胞池。对于大脑的放射治疗，还需要在解剖学上避开沿着窦道延伸到颈部淋巴结的淋巴引流网络。Louvea 等[79]的研究表明，在多发性硬化模型中，脑膜淋巴管的破坏可减少 T 细胞和大脑中的炎症反应。目前尚不清楚诸如全脑辐射这样的治疗如何影响脑淋巴通道的完整性，以及这对脑内的抗肿瘤 T 细胞应答有什么影响。未来的临床前研究可能需要探索脑放射如何特别影响所有这些变量。

25.14　总结

免疫疗法正在改变肿瘤学的临床实践方式，并正在迅速融入主流治疗模式。临床前数据显示肿瘤辐射会释放危险信号，从而可能将受照射的肿瘤转化为原位疫苗，这充分证实了放射疗法作为免疫疗法的辅助治疗的效用。远位效应的少见性证实了已发展起来的肿瘤有着强大对微环境的免疫抑制作用。通过在局部放射疗法中加入免疫调节剂（如检查点抑制剂），可以产生促进治疗性抗肿瘤 T 细胞应答的协同效应。脑转移瘤是一个独特的挑战，因为大脑具有独特的免疫特性。此外，许多使用检查点抑制剂的临床试验排除了这些患者。关于辐射最佳剂量、时间和放射治疗靶区的更多数据正在迅速涌现。这些数据应纳入脑转移的新临床试验，以最终开发 SRS 和免疫治疗的最有效组合。

（刘艺迪 译，杨蕙钰　吴家铭　连欣 校）

参考文献

1. Ribatti D. Peter Brian Medawar and the discovery of acquired immunological tolerance. Immunol Lett. 2015;167(2):63–6.
2. Medzhitov R, Janeway CA Jr. Decoding the patterns of self and nonself by the innate immune system. Science. 2002;296(5566):298–300.
3. Matzinger P. The danger model: a renewed sense of self. Science. 2002;296(5566):301–5.
4. Zhang N, Bevan MJ. CD8(+) T cells: foot soldiers of the immune system. Immunity. 2011;35(2):161–8.
5. Borst J, Ahrends T, Babala N, Melief CJM, Kastenmuller W. CD4(+) T cell help in cancer immunology and immunotherapy. Nat Rev Immunol. 2018;18:635.
6. Appleman LJ, Boussiotis VA. T cell anergy and costimulation. Immunol Rev. 2003;192:161–80.
7. Lanzavecchia A, Sallusto F. Dynamics of T lymphocyte responses: intermediates, effectors, and memory cells. Science. 2000;290(5489):92–7.
8. Akira S, Takeda K, Kaisho T. Toll-like receptors: critical proteins linking innate and acquired immunity. Nat Immunol. 2001;2(8):675–80.
9. Sanchez-Paulete AR, Teijeira A, Cueto FJ, Garasa S, Perez-Gracia JL, Sanchez-Arraez A, et al. Antigen cross-presentation and T-cell cross-priming in cancer immunology and immunotherapy. Ann Oncol. 2017;28(suppl_12):xii74.
10. Waterhouse P, Penninger JM, Timms E, Wakeham A, Shahinian A, Lee KP, et al. Lymphoproliferative disorders with early lethality in mice deficient in Ctla-4. Science. 1995;270(5238):985–8.
11. Zou W, Chen L. Inhibitory B7-family molecules in the tumour microenvironment. Nat Rev Immunol. 2008;8(6):467–77.
12. Keir ME, Butte MJ, Freeman GJ, Sharpe AH. PD-1 and its ligands in tolerance and immunity. Annu Rev Immunol. 2008;26:677–704.
13. Li Q, Barres BA. Microglia and macrophages in brain homeostasis and disease. Nat Rev Immunol. 2018;18(4):225–42.
14. Wu SY, Watabe K. The roles of microglia/macrophages in tumor progression of brain cancer and metastatic disease. Front Biosci (Landmark Ed). 2017;22:1805–29.
15. Wilson EH, Weninger W, Hunter CA. Trafficking of immune cells in the central nervous system. J Clin Invest. 2010;120(5):1368–79.

16. Tiwary S, Morales JE, Kwiatkowski SC, Lang FF, Rao G, McCarty JH. Metastatic brain tumors disrupt the blood-brain barrier and alter lipid metabolism by inhibiting expression of the endothelial cell fatty acid transporter Mfsd2a. Sci Rep. 2018;8(1):8267.

17. Lockman PR, Mittapalli RK, Taskar KS, Rudraraju V, Gril B, Bohn KA, et al. Heterogeneous blood-tumor barrier permeability determines drug efficacy in experimental brain metastases of breast cancer. Clin Cancer Res. 2010;16(23):5664–78.

18. Da Mesquita S, Fu Z, Kipnis J. The meningeal lymphatic system: a new player in neurophysiology. Neuron. 2018;100(2):375–88.

19. Gubin MM, Artyomov MN, Mardis ER, Schreiber RD. Tumor neoantigens: building a framework for personalized cancer immunotherapy. J Clin Invest. 2015;125(9):3413–21.

20. Pasetto A, Gros A, Robbins PF, Deniger DC, Prickett TD, Matus-Nicodemos R, et al. Tumor- and neoantigen-reactive T-cell receptors can be identified based on their frequency in fresh tumor. Cancer Immunol Res. 2016;4(9):734–43.

21. Joyce JA, Fearon DT. T cell exclusion, immune privilege, and the tumor microenvironment. Science. 2015;348(6230):74–80.

22. Kumar V, Patel S, Tcyganov E, Gabrilovich DI. The nature of myeloid-derived suppressor cells in the tumor microenvironment. Trends Immunol. 2016;37(3):208–20.

23. Weide B, Martens A, Zelba H, Stutz C, Derhovanessian E, Di Giacomo AM, et al. Myeloid-derived suppressor cells predict survival of patients with advanced melanoma: comparison with regulatory T cells and NY-ESO-1- or melan-A-specific T cells. Clin Cancer Res. 2014;20(6):1601–9.

24. Ezernitchi AV, Vaknin I, Cohen-Daniel L, Levy O, Manaster E, Halabi A, et al. TCR zeta downregulation under chronic inflammation is mediated by myeloid suppressor cells differentially distributed between various lymphatic organs. J Immunol. 2006;177(7):4763–72.

25. Rodriguez PC, Ochoa AC. Arginine regulation by myeloid derived suppressor cells and tolerance in cancer: mechanisms and therapeutic perspectives. Immunol Rev. 2008;222:180–91.

26. Marvel D, Gabrilovich DI. Myeloid-derived suppressor cells in the tumor microenvironment: expect the unexpected. J Clin Invest. 2015;125(9):3356–64.

27. Travis MA, Sheppard D. TGF-beta activation and function in immunity. Annu Rev Immunol. 2014;32:51–82.

28. Buch K, Peters T, Nawroth T, Sanger M, Schmidberger H, Langguth P. Determination of cell survival after irradiation via clonogenic assay versus multiple MTT assay – a comparative study. Radiat Oncol. 2012;7:1.

29. Demaria S, Coleman CN, Formenti SC. Radiotherapy: changing the game in immunotherapy. Trends Cancer. 2016;2(6):286–94.

30. Golden EB, Apetoh L. Radiotherapy and immunogenic cell death. Semin Radiat Oncol. 2015;25(1):11–7.

31. Vanpouille-Box C, Alard A, Aryankalayil MJ, Sarfraz Y, Diamond JM, Schneider RJ, et al. DNA exonuclease Trex1 regulates radiotherapy-induced tumour immunogenicity. Nat Commun. 2017;8:15618.

32. Deng L, Liang H, Xu M, Yang X, Burnette B, Arina A, et al. STING-dependent cytosolic DNA sensing promotes radiation-induced type I interferon-dependent antitumor immunity in immunogenic tumors. Immunity. 2014;41(5):843–52.

33. Kepp O, Senovilla L, Vitale I, Vacchelli E, Adjemian S, Agostinis P, et al. Consensus guidelines for the detection of immunogenic cell death. Oncoimmunology. 2014;3. United States:e955691.

34. Gebremeskel S, Johnston B. Concepts and mechanisms underlying chemotherapy induced immunogenic cell death: impact on clinical studies and considerations for combined therapies. Oncotarget. 2015;6(39):41600–19.

35. Wiersma VR, Michalak M, Abdullah TM, Bremer E, Eggleton P. Mechanisms of translocation of ER chaperones to the cell surface and immunomodulatory roles in cancer and autoimmunity. Front Oncol. 2015;5:7.

36. Pathak SK, Skold AE, Mohanram V, Persson C, Johansson U, Spetz AL. Activated apoptotic cells induce dendritic cell maturation via engagement of Toll-like receptor 4 (TLR4), dendritic cell-specific intercellular adhesion molecule 3 (ICAM-3)-grabbing nonintegrin (DC-SIGN), and beta2 integrins. J Biol Chem. 2012;287(17):13731–42.

37. Zitvogel L, Galluzzi L, Smyth MJ, Kroemer G. Mechanism of action of conventional and targeted anticancer therapies: reinstating immunosurveillance. Immunity. 2013;39(1):74–88.

38. Golden EB, Frances D, Pellicciotta I, Demaria S, Helen Barcellos-Hoff M, Formenti SC. Radiation fosters dose-dependent and chemotherapy-induced immunogenic cell death. Oncoimmunology. 2014;3:e28518.

39. Reits EA, Hodge JW, Herberts CA, Groothuis TA, Chakraborty M, Wansley EK, et al. Radiation modulates the peptide repertoire, enhances MHC class I expression, and induces successful antitumor immunotherapy. J Exp Med. 2006;203(5):1259–71.

40. Newcomb EW, Demaria S, Lukyanov Y, Shao Y, Schnee T, Kawashima N, et al. The combination of ionizing radiation and peripheral vaccination produces long-term survival of mice bearing established invasive GL261 gliomas. Clin Cancer Res. 2006;12(15):4730–7.

41. Harding SM, Benci JL, Irianto J, Discher DE, Minn AJ, Greenberg RA. Mitotic progression following DNA damage enables pattern recognition within micronuclei. Nature. 2017;548(7668):466–70.

42. Chakravarty PK, Alfieri A, Thomas EK, Beri V, Tanaka KE, Vikram B, et al. Flt3-ligand administration after radiation therapy prolongs survival in a murine model of metastatic lung cancer. Cancer Res. 1999;59(24):6028–32.

43. Demaria S, Ng B, Devitt ML, Babb JS, Kawashima N,

Liebes L, et al. Ionizing radiation inhibition of distant untreated tumors (abscopal effect) is immune mediated. Int J Radiat Oncol Biol Phys. 2004;58(3):862–70.

44. Vanpouille-Box C, Diamond JM, Pilones KA, Zavadil J, Babb JS, Formenti SC, et al. TGFbeta is a master regulator of radiation therapy-induced antitumor immunity. Cancer Res. 2015;75(11):2232–42.

45. Formenti SC, Lee P, Adams S, Goldberg JD, Li X, Xie MW, et al. Focal irradiation and systemic TGFbeta blockade in metastatic breast cancer. Clin Cancer Res. 2018;24(11):2493–504.

46. Liang H, Deng L, Hou Y, Meng X, Huang X, Rao E, et al. Host STING-dependent MDSC mobilization drives extrinsic radiation resistance. Nat Commun. 2017;8(1):1736.

47. Leach DR, Krummel MF, Allison JP. Enhancement of antitumor immunity by CTLA-4 blockade. Science. 1996;271(5256):1734–6.

48. Peggs KS, Quezada SA, Chambers CA, Korman AJ, Allison JP. Blockade of CTLA-4 on both effector and regulatory T cell compartments contributes to the antitumor activity of anti-CTLA-4 antibodies. J Exp Med. 2009;206(8):1717–25.

49. van Elsas A, Hurwitz AA, Allison JP. Combination immunotherapy of B16 melanoma using anti-cytotoxic T lymphocyte-associated antigen 4 (CTLA-4) and granulocyte/macrophage colony-stimulating factor (GM-CSF)-producing vaccines induces rejection of subcutaneous and metastatic tumors accompanied by autoimmune depigmentation. J Exp Med. 1999;190(3):355–66.

50. Hodi FS, O'Day SJ, McDermott DF, Weber RW, Sosman JA, Haanen JB, et al. Improved survival with ipilimumab in patients with metastatic melanoma. N Engl J Med. 2010;363(8):711–23.

51. Dong H, Strome SE, Salomao DR, Tamura H, Hirano F, Flies DB, et al. Tumor-associated B7-H1 promotes T-cell apoptosis: a potential mechanism of immune evasion. Nat Med. 2002;8(8):793–800.

52. Ballbach M, Dannert A, Singh A, Siegmund DM, Handgretinger R, Piali L, et al. Expression of checkpoint molecules on myeloid-derived suppressor cells. Immunol Lett. 2017;192:1–6.

53. Tang J, Shalabi A, Hubbard-Lucey VM. Comprehensive analysis of the clinical immuno-oncology landscape. Ann Oncol. 2018;29(1):84–91.

54. Wolchok JD, Chiarion-Sileni V, Gonzalez R, Rutkowski P, Grob JJ, Cowey CL, et al. Overall survival with combined nivolumab and ipilimumab in advanced melanoma. N Engl J Med. 2017;377(14):1345–56.

55. Tawbi HA, Forsyth PA, Algazi A, Hamid O, Hodi FS, Moschos SJ, et al. Combined nivolumab and ipilimumab in melanoma metastatic to the brain. N Engl J Med. 2018;379(8):722–30.

56. Kingsley DP. An interesting case of possible abscopal effect in malignant melanoma. Br J Radiol. 1975;48(574):863–6.

57. Wersall PJ, Blomgren H, Pisa P, Lax I, Kalkner KM, Svedman C. Regression of non-irradiated metastases after extracranial stereotactic radiotherapy in metastatic renal cell carcinoma. Acta Oncol. 2006;45. England:493–7.

58. Robin HI, AuBuchon J, Varanasi VR, Weinstein AB. The abscopal effect: demonstration in lymphomatous involvement of kidneys. Med Pediatr Oncol. 1981;9(5):473–6.

59. Demaria S, Golden EB, Formenti SC. Role of local radiation therapy in cancer immunotherapy. JAMA Oncol. 2015;1(9):1325–32.

60. Demaria S, Kawashima N, Yang AM, Devitt ML, Babb JS, Allison JP, et al. Immune-mediated inhibition of metastases after treatment with local radiation and CTLA-4 blockade in a mouse model of breast cancer. Clin Cancer Res. 2005;11(2 Pt 1):728–34.

61. Zeng J, See AP, Phallen J, Jackson CM, Belcaid Z, Ruzevick J, et al. Anti-PD-1 blockade and stereotactic radiation produce long-term survival in mice with intracranial gliomas. Int J Radiat Oncol Biol Phys. 2013;86(2):343–9.

62. Twyman-Saint Victor C, Rech AJ, Maity A, Rengan R, Pauken KE, Stelekati E, et al. Radiation and dual checkpoint blockade activate non-redundant immune mechanisms in cancer. Nature. 2015;520(7547):373–7.

63. Rudqvist NP, Pilones KA, Lhuillier C, Wennerberg E, Sidhom JW, Emerson RO, et al. Radiotherapy and CTLA-4 blockade shape the TCR repertoire of tumor-infiltrating T cells. Cancer Immunol Res. 2018;6(2):139–50.

64. Postow MA, Callahan MK, Barker CA, Yamada Y, Yuan J, Kitano S, et al. Immunologic correlates of the abscopal effect in a patient with melanoma. N Engl J Med. 2012;366(10):925–31.

65. Xu MJ, Wu S, Daud AI, Yu SS, Yom SS. In-field and abscopal response after short-course radiation therapy in patients with metastatic Merkel cell carcinoma progressing on PD-1 checkpoint blockade: a case series. J Immunother Cancer. 2018;6(1):43.

66. Govindan R, Szczesna A, Ahn MJ, Schneider CP, Gonzalez Mella PF, Barlesi F, et al. Phase III trial of ipilimumab combined with paclitaxel and carboplatin in advanced squamous non-small-cell lung cancer. J Clin Oncol. 2017;35(30):3449–57.

67. Reck M, Luft A, Szczesna A, Havel L, Kim SW, Akerley W, et al. Phase III randomized trial of ipilimumab plus etoposide and platinum versus placebo plus etoposide and platinum in extensive-stage small-cell lung cancer. J Clin Oncol. 2016;34(31):3740–8.

68. Formenti SC, Rudqvist NP, Golden E, Cooper B, Wennerberg E, Lhuillier C, et al. Radiotherapy induces responses of lung cancer to CTLA-4 blockade. Nat Med. 2018;24(12):1845–51.

69. Lee Y, Auh SL, Wang Y, Burnette B, Meng Y, Beckett M, et al. Therapeutic effects of ablative radiation on local tumor require CD8+ T cells: changing strategies for cancer treatment. Blood. 2009;114(3):589–95.

70. Luke JJ, Lemons JM, Karrison TG, Pitroda SP, Melotek JM, Zha Y, et al. Safety and clinical activ-

ity of pembrolizumab and multisite stereotactic body radiotherapy in patients with advanced solid tumors. J Clin Oncol. 2018;36(16):1611–8.

71. Theelen W, Peulen H, Lalezari F, de Vries J, De Langen J, Aerts J, et al., editors. Randomized phase II study of pembrolizumab after stereotactic body radiotherapy (SBRT) versus pembrolizumab alone in patients with advanced non-small cell lung cancer: the PEMBRO-RT study. ASCO Annual Meeting; 2018; Chicago.

72. Knisely JPS, Yu JB, Flanigan J, Sznol M, Kluger HM, Chiang VLS. Radiosurgery for melanoma brain metastases in the ipilimumab era and the possibility of longer survival. J Neurosurg. 2012;117(2):227–33.

73. Lehrer EJ, Peterson JL, Zaorsky NG, Brown PD, Sahgal A, Chiang VL, et al. Single versus multifraction stereotactic radiosurgery for large brain metastases: an international meta-analysis of 24 trials. Int J Radiat Oncol Biol Phys. 2019;103(3):618–30.

74. Young KH, Baird JR, Savage T, Cottam B, Friedman D, Bambina S, et al. Optimizing timing of immunotherapy improves control of tumors by hypofractionated radiation therapy. PLoS One. 2016;11(6):e0157164.

75. Qian JM, Yu JB, Kluger HM, Chiang VL. Timing and type of immune checkpoint therapy affect the early radiographic response of melanoma brain metastases to stereotactic radiosurgery. Cancer. 2016;122(19):3051–8.

76. Wang Y, Deng W, Li N, Neri S, Sharma A, Jiang W, et al. Combining immunotherapy and radiotherapy for cancer treatment: current challenges and future directions. Front Pharmacol. 2018;9:185.

77. Qian JM, Yu JB, Kluger HM, Chiang VL. Timing and type of immune checkpoint therapy affects early radiographic response of melanoma brain metastases to stereotactic radiosurgery. Cancer. 2016;122(19):3051–8.

78. Marciscano AE, Ghasemzadeh A, Nirschl TR, Theodros D, Kochel CM, Francica BJ, et al. Elective nodal irradiation attenuates the combinatorial efficacy of stereotactic radiation therapy and immunotherapy. Clin Cancer Res. 2018;24(20):5058–71.

79. Louveau A, Herz J, Alme MN, Salvador AF, Dong MQ, Viar KE, et al. CNS lymphatic drainage and neuroinflammation are regulated by meningeal lymphatic vasculature. Nat Neurosci. 2018;21(10):1380–91.

26. 复发性脑转移患者的挽救性放射治疗

Christian Iorio-Morin, Laurence Masson-Côté, and David Mathieu

26.1　引言

脑转移瘤（brain metastases，BM）是中枢神经系统（central nervous system，CNS）最常见的肿瘤。其确切的发病率难以评估，因为它们不属于美国注册中心如 SEER[1] 和美国脑肿瘤注册中心（Central Brain Tumor Registry of the United States，CBTRUS）[2] 的数据收集范畴。前瞻性队列研究证实 10%～50% 的癌症患者在死亡前被诊断存在脑转移[3]。鉴于 2020 年仅美国预计就有 1 806 590 例新发癌症病例[1]，每年新增脑转移患者的病例数是相当庞大的。

过去，人们将脑转移作为姑息治疗的一个标志，脑转移患者预后一般小于 6 个月。一系列对预后因素的分析研究，如美国肿瘤放射治疗学组（Radiation Therapy Oncology Group，RTOG）的三个临床研究[4] 中对预后因素的递归分区分析（recursive partitioning analysis，RPA）以及诊断特异性分级预后评估（diagnosis-specific graded prognostic assessment，DS-GPA）[5] 使得预后模型不断发展和迭代改进，使得脑转移治疗策略发生转变。这些模型发现了脑转移患者结局的差异性，例如，间变性淋巴瘤激酶（anaplastic lymphoma kinase，ALK）重组的非小细胞肺癌[6] 从诊断脑转移开始的中位生存期为 4 年，而 DS-GPA 评分最低的小细胞肺癌从诊断脑转移开始中位生存期只有 3 个月[3]。治疗开始前有效的预后评估可以帮助临床医生识别出哪些脑转移患者可能从积极治疗中获益。与此同时，在对脑转移患者的积极治疗过程中研究人员发现，一旦接受治疗，患者往往死于全身性疾病，而不是神经系统疾病[7-9]。随着生存率的提高，对脑转移患者的积极治疗策略成为主流，脑转移的治疗方案选择成为癌症患者治疗中的一个新的挑战。

26.2　复发性脑转移

根据治疗方式和治疗目标的不同，脑转移瘤的复发可以被分为一个患者整体脑转移过程（即全脑反应）或仅停留在特定转移的水平（即局部反应）。全身性治疗和全脑放射治疗（whole brain radiation therapy，WBRT）的研究通常会报告疾病整体结局，而局部治疗如手术切除、立体定向放射外科（stereotactic radiosurgery，SRS）和激光间质热疗（laser interstitial thermal therapy，LITT）则聚焦于靶病灶的局部反应。这一区别在理解复发性脑转移相关文献时非常重要。此外，缓解和进展的定义在不同的临床试验中差异很大，这使得针对此类研究的荟萃分析非常困难。最新的脑转移缓解标准由 RANO-BM 工作组提出[10]，详见表 26-1。这些标准建立在早先的 RECIST[11]、Macdonald[12] 和 WHO[13] 标准的基础上，将"疾病进展"定义为任何靶病灶进展、非靶病灶进展、新病灶出现或临床状态恶化。进展性病变的定义为随访中测得的最小病灶最长径相比基线增加大于等于 20%[10]。SRS 或免疫治疗的评估存在例外，因为经常可以观察到最终得到缓解的病灶在随访中出现短暂增大或水肿的情况，这些治疗反应不应被误认为是复发[10]。此外，放射相关坏死可视为 SRS 治疗的并发症，而不是复发。灌注磁共振、磁共振光谱、FLT、FET、MeT，或 FDG-PET[14, 15] 等先进的影像学检查手段可以辅助放射相关坏死的推测诊断，但是现在没有任何方法能完全区分放射相关坏死和疾病真实进展[10]。

基于上述原因，除非进行手术切除和病理诊断，否则进展性脑转移通常由多学科团队进行临床诊断。

表 26-1　RANO-BM 脑转移瘤的疗效评估标准

	完全缓解	部分缓解	病情稳定	疾病进展 [a]
靶病灶	无	所有靶病灶的最长直径总和比基线减少 30%	在部分缓解和疾病进展的标准之间	与随访中测得病灶最小一次测量相比，所有靶病灶的最长直径总和增加超过 20%
非靶病变	无	稳定或改善	稳定或改善	明确的进展
新病变	无	无	无	存在
糖皮质激素	无	稳定或减小	稳定或减小	不适用
临床状态	稳定或改善	稳定或改善	稳定或改善	加重

[a] 所有列出的标准都是 CNS 疾病完全缓解、部分缓解或稳定的必要条件。如果疾病变化符合进展一栏中列出的任何一条标准，则认为 CNS 疾病正在进展。

Adapted from Lin 等[10]。

26.3　复发性脑转移的治疗选择

复发性脑转移瘤的治疗选择取决于疾病的复发模式、既往治疗方案，以及患者的因素，如身体状态、全身治疗方案和个人偏好。

患者因素被用来评估在疾病复发或无法治愈的情况下积极治疗的效果。对于大多数身体功能状况不佳的复发性脑转移患者，应考虑姑息治疗。当患者的功能状况良好时，可以考虑更积极的脑转移治疗策略，因为治疗对生活质量的短期不良影响可能被更好的长期预后所抵消。

美国国家综合癌症网络指南中[16]，复发被分为局部复发（即已有且被治疗过的病灶进展）或远处复发（即随访期间出现新的病灶）。CNS 疾病被进一步区分为局限性、广泛性或柔脑膜性。局限性和广泛性疾病之间的界限并未明确。理论上说，这种分类是用来挑选出哪些患者进行 SRS 治疗可以"起到相同疗效且相比 WBRT 提供更显著的认知保护"，即局限性病变，而哪些患者使用 SRS 治疗不会更有利或具备可行性，即广泛性病变[16]。随机对照试验结果认为在小于等于 4 个转移灶的患者中，初始 SRS 治疗具有优势[17-19]，尽管其中部分中心报告了 SRS 应用在更多病灶上有优势[8]。

对于曾接受放射治疗后复发性的脑转移患者，积极治疗方案包括手术切除、LITT、全身化疗和再次放射治疗（包括 SRS 或 WBRT）。现在我们将讨论复发性脑转移病灶中再次放射治疗的各种治疗组合。

26.4　再次放射治疗的依据

无论是作为唯一治疗方式还是手术切除后的辅助治疗，大多数复发性脑转移瘤患者都曾接受过 SRS 或 WBRT 治疗。尽管周围的脑实质可能已经暴露于放射线之下，但这些新转移灶之前并没有接受过放射治疗。因此，挽救性照射被认为对每个独立新发病灶的疗效与初次治疗相同，不过周围组织出现辐射相关副作用的风险增加。但是，对于局部复发的病灶，再次放射治疗的依据是不同的。SRS 的作用机制尚不完全清楚，病灶对 SRS 的反应与对 WBRT 的并不相同。本身对放射治疗不敏感的组织，如黑色素瘤、肾细胞癌和肉瘤的脑转移灶，在 WBRT 后复发率显著较高，但被证实对 SRS 治疗有效。此外，对于前庭神经鞘瘤，二次 SRS 的疗效和初次 SRS 一致[20]，这表明治疗的失败可能是一个随机事件，不一定与肿瘤的内在特征有关。这种特殊性与脑转移灶的治疗策略相关，因为之前的治疗失败可能并不能预示未来的失败。对于脑转移的患者来说，维持短期的生活质量是至关重要的，二次 SRS 和其他避免手术的方案是有吸引力的。

现在，我们将讨论不同的再放射治疗模式，重点关注其对患者生存和功能的影响。

26.5　SRS 后的 SRS

有 8 个系列研究报道了对同一病灶行二次 SRS 的疗效（表 26-2）。由于是对这些病例开展

表 26-2 SRS 后二次 SRS 的研究报道

参考文献	病例数	初次 SRS 治疗的中位剂量/Gy	二次 SRS 的中位剂量/Gy	一年后局部控制率/%	距离末次放疗的中位生存时间/月	患者中症状改善率/%	放疗副作用发病率/%
Iorio-Morin 等[21]	56	20(14～24)	18(12～20)	68	14	18	5RN
Moreau 等[22]	30	18(12～20)	18(12～20)	68	14.2	NR	10
McKay 等[23]	32	20(12～24)	20(14～22)	79	>24	NR	30
Koffer 等[24]	22	18(17～20)	15.5(10～20)	61	8.7	NR	16.7
Minniti 等[25]	43	NR	3×(7～8)	38～78	10	NR	19
Trifiletti 等[26]	24	20	18	NR	12.2	NR	9
Jayachandran 等[27]	19	22(16～24)	17.3(14.5～24)	83	26	NR	21
Terakedis 等[28]	37	20(15～24)	20(14～24)	81	8.3	NR	16

的回顾性研究，纳入标准存在异质性，对于放射性脑坏死和肿瘤控制缺乏标准化定义，数据的汇总和荟萃分析较难进行。这些研究报道的 1 年局部控制率从 61% 到 83% 不等，二次 SRS 后的中位生存期从 8 个月到 2 年多不等。一些病例存在严重病理学偏移，部分严重偏向黑色素瘤[28]或小细胞肺癌[24]，部分病例的病理更倾向脑转移瘤的组织学特征[22]。笔者最近分析了自己所在中心的病例，包括 56 例患者的 75 个复发病灶，我们使用 RANO 标准来定义结局。患者首次 SRS 的中位剂量为 20Gy（14～24Gy），二次 SRS 中位剂量 18Gy（12～20Gy）。1 年、2 年和 5 年的局部控制率分别为 68%、54% 和 54%，中位生存期为 14 个月（*Journal of Neuro-Oncology*，https://doi.org/10.100 7/s11060-019-03323-8）。与二次 SRS 治疗失败相关的因素有初次 SRS 后观察到病灶无反应、较低的 KPS 评分、较低的最大剂量，以及在二次 SRS 时有原发灶未控制。其他研究认为病灶体积大于 4cm³ 和局部治疗效果不佳相关[24]。在所有研究中，5%～30% 的患者发生放射相关坏死。放射相关坏死的相关风险因素包括病灶体积大于 7cm³[22]和坏死部位接受放射剂量达到 40Gy[23]。一个系列研究显示既往 WBRT 与放射相关坏死风险增加有关[22]，而另外两个系列研究则没有显示出两者显著的相关性[24]。

总而言之，这些研究共同证明了局部复发脑转移二次 SRS 治疗的可行性和安全性。但考虑到大多数病例系列缺乏标准化治疗反应评估，并且在同时进行其他治疗（包括随后的 WBRT 和系

统性化疗），二次 SRS 单独的疗效水平仍有待进一步验证。然而，在合适的患者中，二次 SRS 可用于治疗局部复发的脑转移，从而推迟 WBRT 或手术。

26.6 WBRT 后的 SRS

由于历史原因，SRS 和 WBRT 的联合放射治疗是研究最多的双放射治疗组合。20 世纪 90 年代，多项随机对照试验证明脑转移手术切除对生存的获益[29,30]，以及 WBRT 在降低复发率上的作用[31]，确立了手术切除后辅助 WBRT 的标准方案。SRS 最初则是作为手术切除的替代方案引进脑转移治疗体系中的[32]。在具有里程碑意义的 RTOG 9508 试验中，有 1～3 个脑转移的患者进行 WBRT（37.5Gy，15 次分割）伴或不伴 SRS（边缘剂量 15～24Gy）治疗。该试验提示联合治疗改善了 6 个月的 KPS 评分，并提高了 RPA 1 级患者的生存率。重要的是，它还表明两组之间的毒副作用没有显著性差异[32]。在后续的 SRS 伴或不伴 WBRT 的研究进一步验证了联合放射治疗的安全性[33]。此后，已有多个系列的研究发表，评估 SRS 是否可以作为既往接受过 WBRT 的患者的一种挽救性治疗（而非推进性治疗）（表 26-3）。

在这种情况下，从 SRS 开始计算的生存期为 4～11.7 个月。正如之前讨论的，不同研究的纳入标准和实践的异质性可能会使生存率结果出现较大偏差。目前为止，最大的研究包含了 310 例患

表 26-3 2000 年以来 WBRT 后挽救性 SRS 的研究

参考文献	病例数	WBRT 中位治疗剂量 /Gy	SRS 中位治疗剂量 /Gy	局部治疗失败的中位时间 / 月	末次治疗时间起中位生存时间 / 月	患者症状改善率	放疗副作用发病率
Huang 等[34]	39	40（30～50）	17（12～25）	6.5	11.4	43%	NR
Lucas 等[9]	293	NR	NR	14.8	4	NR	NR
Kurtz 等[35]	106	NR	21（12～24）	6.2	11.7	NR	NR
Hsu 等[36]	78	30（20～30）	24（12～24）	NR	11.2	NR	NR
Caballero 等[37]	310	30（19.8～60）	18（7.5～22）	NR	8.4	NR	NR
Kelly 等[38]	76	NR	18（16～20）	5.7	9.8	NR	NR
Gwak 等[39]	46	32.7（18～54.9）	23（10～36）	21	10	NR	4%RN
Chao 等[40]	111	37.5（30～50）	23.6（9.6～25.4）	8.4～15.3	9.9	NR	2%
Noël 等[41]	54	NR	17.2（11～22.9）	＞24	7.8	NR	0%RN

者[37]，中位生存期为 8.4 个月，单次或多次复发脑转移的患者为 12.0 个月与 7.9 个月。良好预后的相关因素在不同肿瘤中并不相同。乳腺癌中有利的预后因素为年龄小于 50 岁、病灶体积较小、WBRT 和 SRS 治疗之间的时间间隔较长。对于非小细胞肺癌，有利的预后因素是较小的脑转移病灶数量、KPS 评分大于 60 和已经得到控制的原发灶。在黑色素瘤中，唯一有利的预后因素是具有较小的病灶体积[37]。各项研究对局部控制率的报道有明显差异。局部治疗失败的中位时间从 5.7 个月到 2 年，在组织学良好（如非小细胞肺癌）[40]、WBRT 和 SRS 之间的间隔时间大于 14 个月[41]、SRS 剂量大于 22Gy 的患者中，局部控制率有所提升[40]。在乳腺癌患者中，脑部疾病的总体控制率受到 HER2 水平[38]和全身疾病状态的影响。

综上所述，SRS 辅助治疗相关的多项随机对照试验前瞻性地证明了联合放射治疗的安全性[32, 33]。近来，大多数局限性脑疾病的脑转移治疗已不采用 WBRT，然而，它仍常用于弥散性脑转移的患者，因此随着全身性系统治疗的进步和总生存期的改善，能否挽救 WBRT 之后出现的新发转移灶仍有实际意义。表 26-3 中的研究证实了这种方法的相关性。

26.7　WBRT 后的 WBRT

有 14 项研究总结了 WBRT 后二次 WBRT 的治疗情况（表 26-4）。报道的中位生存期在 2～6.9 个月。规模最大的研究包括来自加拿大 9 个中心

的 205 例患者[42]。首次放射治疗的中位剂量为 20Gy（12～48Gy），二次放射治疗的中位治疗剂量为 20Gy（4～30.6Gy）。该研究的中位生存期从第二次治疗开始为 3.6 个月（0.2～45Gy），14% 的患者在第二次 WBRT 治疗后存活不足一个月。与二次 WBRT 后低生存率相关的预后因素是小细胞肺癌的组织学特征、颅外转移、KPS 评分小于 80、两个 WBRT 疗程之间的间隔时间小于 9 个月和未控制的原发灶。将这 5 个因素综合起来形成一个二次放射治疗评分，其中每个因素为 1 分，在该研究中，4～5 分患者中位生存期仅为 2.2 个月，3 分的患者中位生存期为 3 个月，1～2 分的患者中位生存期为 7.2 个月[42]。该系统比单纯的组织学或 RPA 分组可以更好地进行预后预测，但准确性仍需进一步验证。

由于缺乏以患者为中心的研究，WBRT 后进行二次 WBRT 的意义受到挑战。因为在首次 WBRT 的 3 个月后观察到显著的神经认知能力下降[17]，人们担心二次 WBRT 在脑转移病灶控制或生存方面的任何获益可能会被认知功能减退导致的生活质量下降所抵消。据报道，二次 WBRT 后症状改善的比例为 14%[48]至 80%[47]，这凸显了这些研究对于肿瘤终末患者症状的定义、报告标准和随访情况的不一致。此外，由于这些研究中的大多数患者没有进行后续的影像学随访检查，因此对放射治疗副作用的评估是不可靠的。考虑到前面讨论过的其他放射治疗模式的安全性和可能的疗效，WBRT 后的 WBRT 应该推荐给那些预期生存期很短、且不适合 SRS 的患者。并且基于个人的临床判断，这种方法被认为可以作为最佳支

表 26-4　WBRT 后二次 WBRT 的研究

参考文献	病例数	首次 WBRT 中位治疗剂量 /Gy	二次 WBRT 中位治疗剂量 /Gy	二次 WBRT 中位生存时间 / 月	患者症状改善率
Logie 等[42]	205	20（12～48）	20（4～30.6）	2.2～7.2	NR
Aktan 等[43]	34	30（25～30）	25（20～30）	5.3	24%
Scharp 等[44]	134	30（30～40）	20（20～30）	2.8	39%
Ozgen 等[45]	28	30（20～30）	25（20～30）	3	39%
Akiba 等[46]	31	30（26～42）	30（30～40）	4	68%
Son 等[47]	17	35（28～40）	21.6（14～30）	5.2	80%
Karam 等[48]	37	NR	NR	6.9	14%
Sadikov 等[49]	72	30（20～30）	NR	4.1	31%
Abdel 等[50]	15	30（30～55）	30（30～35）	NR	60%
Wong 等[51]	86	30（1.5～50.6）	20（8～30.6）	4	NR
Cooper 等[52]	52	NR	NR	5	42%
Hazuka 等[53]	44	30（30～36）	25（6～36）	2	27%
Kurup 等[54]	56	NR（18～30）	20	3.5	NR
Shehata 等[55]	35	NR	NR	NR	NR

持性治疗方案，优于单独使用糖皮质激素。

26.8　结论

　　随着癌症全身系统性治疗的进展，控制脑转移性疾病将变得越来越重要。对经过放射治疗的肿瘤进行挽救性照射是实现这一目标的有效策略。目前已进行了多种方案的研究，包括 SRS 后的二次 SRS、WBRT 后的 SRS、SRS 后的 WBRT 和 WBRT 后的二次 WBRT。所有这些都已被证明在适当选择的部分患者中是可行和安全的。挽救性照射策略的选择取决于最初的治疗方案。对于功能状况良好，且颅内病变局限性的患者，无论之前是否进行过 WBRT，多疗程 SRS 都可能提供更好的疗效，保留认知功能，并最大限度地提高局部控制率。对于那些对全身治疗无反应的弥散性颅内疾病患者，或一般状况较差且通过单独使用糖皮质激素支持来进行姑息治疗无法控制症状的患者，WBRT 仍然是一种选择。最后，患者的生存主要还是取决于原发肿瘤的控制。因此，当选择脑转移患者的最佳治疗方案时，临床医生不仅要考虑局部控制，还要针对生活质量和症状控制进行评估——这些问题在目前的研究中很少被重视。

（古兆琦 译，杨蕙钰 吴家铭 连欣 校）

参考文献

1. Siegel RL, Miller KD, Jemal A. Cancer statistics, 2020. CA Cancer J Clin. 2020;70(1):7–30.
2. Ostrom QT, Gittleman H, Xu J, Kromer C, Wolinsky Y, Kruchko C, et al. CBTRUS Statistical Report: Primary brain and other central nervous system tumors diagnosed in the United States in 2009–2013. Neuro-oncology. 2016;18(suppl_5):v1–v75.
3. Arvold ND, Lee EQ, Mehta MP, Margolin K, Alexander BM, Lin NU, et al. Updates in the management of brain metastases. Neuro-Oncology. 2016;18(8):1043–65.
4. Gaspar L, Scott C, Rotman M, Asbell S, Phillips T, Wasserman T, et al. Recursive partitioning analysis (RPA) of prognostic factors in three Radiation Therapy Oncology Group (RTOG) brain metastases trials. Int J Radiat Oncol Biol Phys. 1997;37(4):745–51.
5. Sperduto PW, Kased N, Roberge D, Xu Z, Shanley R, Luo X, et al. Summary report on the graded prognostic assessment: an accurate and facile diagnosis-specific tool to estimate survival for patients with brain metastases. J Clin Oncol. 2012;30(4):419–25.
6. Johung KL, Yeh N, Desai NB, Williams TM, Lautenschlaeger T, Arvold ND, et al. Extended survival and prognostic factors for patients with ALK-rearranged non-small-cell lung cancer and brain metastasis. J Clin Oncol. 2016;34(2):123–9.
7. Iorio-Morin C, Masson-Côté L, Ezahr Y, Blanchard J, Ebacher A, Mathieu D. Early Gamma Knife stereotactic radiosurgery to the tumor bed of resected brain metastasis for improved local control. J Neurosurg.

2014;121 Suppl 2:69–74.

8. Yamamoto M, Serizawa T, Shuto T, Akabane A, Higuchi Y, Kawagishi J, et al. Stereotactic radiosurgery for patients with multiple brain metastases (JLGK0901): a multi-institutional prospective observational study. Lancet Oncol. 2014;15(4):387–95.

9. Lucas JT, Colmer HG, White L, Fitzgerald N, Isom S, Bourland JD, et al. Competing risk analysis of neurologic versus nonneurologic death in patients undergoing radiosurgical salvage after whole-brain radiation therapy failure: who actually dies of their brain metastases? Int J Radiat Oncol Biol Phys. 2015;92(5):1008–15.

10. Lin NU, Lee EQ, Aoyama H, Barani IJ, Barboriak DP, Baumert BG, et al. Response assessment criteria for brain metastases: proposal from the RANO group. Lancet Oncol. 2015;16(6):e270–8.

11. Eisenhauer EA, Therasse P, Bogaerts J, Schwartz LH, Sargent D, Ford R, et al. New response evaluation criteria in solid tumours: revised RECIST guideline (version 1.1). Eur J Cancer. 2009;45:228–47.

12. Macdonald DR, Cascino TL, Schold SC, Cairncross JG. Response criteria for phase II studies of supratentorial malignant glioma. J Clin Oncol. 1990;8(7):1277–80.

13. Miller AB, Hoogstraten B, Staquet M, Winkler A. Reporting results of cancer treatment. Cancer. 1981;47(1):207–14.

14. Shah R, Vattoth S, Jacob R, Manzil FFP, O'Malley JP, Borghei P, et al. Radiation necrosis in the brain: imaging features and differentiation from tumor recurrence. Radiographics. 2012;32(5):1343–59.

15. Vellayappan B, Tan CL, Yong C, Khor LK, Koh WY, Yeo TT, et al. Diagnosis and management of radiation necrosis in patients with brain metastases. Front Oncol. 2018;8:395.

16. National Comprehensive Cancer Network. Central Nervous System Cancers [Internet]. 1st ed. NCCN. org. 2018 [cited 2018 Nov 1]. pp. 1–136. Available from: https://www.nccn.org/professionals/physician_gls/pdf/cns_blocks.pdf.

17. Chang EL, Wefel JS, Hess KR, Allen PK, Lang FF, Kornguth DG, et al. Neurocognition in patients with brain metastases treated with radiosurgery or radiosurgery plus whole-brain irradiation: a randomised controlled trial. Lancet Oncol. 2009;10(11):1037–44.

18. Soon YY, Tham IWK, Lim KH, Koh WY, Lu JJ. Surgery or radiosurgery plus whole brain radiotherapy versus surgery or radiosurgery alone for brain metastases. Cochrane Gynaecological, Neuro-oncology and Orphan Cancer Group, editor. Cochrane Database Syst Rev. 2014;295(3):CD009454.

19. Brown PD, Jaeckle K, Ballman KV, Farace E, Cerhan JH, Anderson SK, et al. Effect of radiosurgery alone vs radiosurgery with whole brain radiation therapy on cognitive function in patients with 1 to 3 brain metastases: a randomized clinical trial. JAMA. 2016;316(4):401–9.

20. Iorio-Morin C, Liscak R, Vladyka V, Kano H, Jacobs RC, Lunsford LD, et al. Repeat stereotactic radiosurgery for progressive or recurrent vestibular schwannomas. Neurosurgery. 2018;19(suppl_5):v1.

21. Iorio-Morin C, Mercure-Cyr R, Figueiredo G, Touchette CJ, Masson-Côté L, Mathieu D. Repeat stereotactic radiosurgery for the management of locally recurrent brain metastases. J Neuro oncol. 2019;145(3):551–9. https://doi.org/10.1007/s11060-019-03323-8.

22. Moreau J, Khalil T, Dupic G, Chautard E, Lemaire J-J, Magnier F, et al. Second course of stereotactic radiosurgery for locally recurrent brain metastases: safety and efficacy. Zhang Q, editor. PLoS ONE. 2018;13(4):e0195608.

23. McKay WH, McTyre ER, Okoukoni C, Alphonse-Sullivan NK, Ruiz J, Munley MT, et al. Repeat stereotactic radiosurgery as salvage therapy for locally recurrent brain metastases previously treated with radiosurgery. J Neurosurg. 2017;127(1):148–56.

24. Koffer P, Chan J, Rava P, Gorovets D, Ebner D, Savir G, et al. Repeat stereotactic radiosurgery for locally recurrent brain metastases. World Neurosurg. 2017;104:589–93.

25. Minniti G, Scaringi C, Paolini S, Clarke E, Cicone F, Esposito V, et al. Repeated stereotactic radiosurgery for patients with progressive brain metastases. J Neuro-Oncol. 2016;126(1):91–7.

26. Trifiletti DM, Patel NV, Sheehan JP. Repeated stereotactic radiosurgery for intracranial metastases after local failure: the safety and efficacy of repeat radiosurgery. Int J Radiat Oncol Biol Phys. 2015;93(3):E73.

27. Jayachandran P, Shultz D, Modlin L, Eyben Von R, Gibbs IC, Chang S, et al. Repeat Stereotactic Radiosurgery (SRS) for brain metastases locally recurrent following initial SRS. Int J Radiat Oncol Biol Phys. 2014;90(1):S320.

28. Terakedis BE, Jensen RL, Boucher K, Shrieve DC. Tumor control and incidence of radiation necrosis after reirradiation with stereotactic radiosurgery for brain metastases. J Radiosurg SBRT. 2014;3(1):21–8.

29. Patchell RA, Tibbs PA, Walsh JW, Dempsey RJ, Maruyama Y, Kryscio RJ, et al. A randomized trial of surgery in the treatment of single metastases to the brain. N Engl J Med. 1990;322(8):494–500.

30. Vecht CJ, Haaxma-Reiche H, Noordijk EM, Padberg GW, Voormolen JH, Hoekstra FH, et al. Treatment of single brain metastasis: radiotherapy alone or combined with neurosurgery? Ann Neurol. Wiley-Blackwell. 1993;33(6):583–90.

31. Patchell RA, Tibbs PA, Regine WF, Dempsey RJ, Mohiuddin M, Kryscio RJ, et al. Postoperative radiotherapy in the treatment of single metastases to the brain: a randomized trial. JAMA. 1998;280(17):1485–9.

32. Andrews DW, Scott CB, Sperduto PW, Flanders AE, Gaspar LE, Schell MC, et al. Whole brain radiation therapy with or without stereotactic radiosurgery boost for patients with one to three brain metastases: phase III results of the RTOG 9508 randomised trial. Lancet. 2004;363(9422):1665–72.

33. Aoyama H, Shirato H, Tago M, Nakagawa K,

Toyoda T, Hatano K, et al. Stereotactic radiosurgery plus whole-brain radiation therapy vs stereotactic radiosurgery alone for treatment of brain metastases: a randomized controlled trial. JAMA. American Medical Association. 2006;295(21):2483–91.

34. Huang Z, Sun B, Shen G, Cha L, Meng X, Wang J, et al. Brain metastasis reirradiation in patients with advanced breast cancer. J Radiat Res. 2017;58(1):142–8.

35. Kurtz G, Zadeh G, Gingras-Hill G, Millar B-A, Laperriere NJ, Bernstein M, et al. Salvage radiosurgery for brain metastases: prognostic factors to consider in patient selection. Int J Radiat Oncol Biol Phys. 2014;88(1):137–42.

36. Hsu F, Kouhestani P, Nguyen S, Cheung A, McKenzie M, Ma R, et al. Population-based outcomes of boost versus salvage radiosurgery for brain metastases after whole brain radiotherapy. Radiother Oncol. 2013;108(1):128–31.

37. Caballero JA, Sneed PK, Lamborn KR, Ma L, Denduluri S, Nakamura JL, et al. Prognostic factors for survival in patients treated with stereotactic radiosurgery for recurrent brain metastases after prior whole brain radiotherapy. Int J Radiat Oncol Biol Phys. 2012;83(1):303–9.

38. Kelly PJ, Lin NU, Claus EB, Quant EC, Weiss SE, Alexander BM. Salvage stereotactic radiosurgery for breast cancer brain metastases: outcomes and prognostic factors. Cancer. Wiley-Blackwell. 2012;118(8):2014–20.

39. Gwak H-S, Yoo HJ, Youn S-M, Lee DH, Kim MS, Rhee CH. Radiosurgery for recurrent brain metastases after whole-brain radiotherapy: factors affecting radiation-induced neurological dysfunction. J Korean Neurosurg Soc. Korean Neurosurgical Society;. 2009;45(5):275–83.

40. Chao ST, Barnett GH, Vogelbaum MA, Angelov L, Weil RJ, Neyman G, et al. Salvage stereotactic radiosurgery effectively treats recurrences from whole-brain radiation therapy. Cancer. Wiley Subscription Services, Inc., A Wiley Company. 2008;113(8):2198–204.

41. Noël G, Proudhom MA, Valery CA, Cornu P, Boisserie G, Hasboun D, et al. Radiosurgery for re-irradiation of brain metastasis: results in 54 patients. Radiother Oncol. 2001;60(1):61–7.

42. Logie N, Jimenez RB, Pulenzas N, Linden K, Ciafone D, Ghosh S, et al. Estimating prognosis at the time of repeat whole brain radiation therapy for multiple brain metastases: the reirradiation score. Adv Radiat Oncol. 2017;2(3):381–90.

43. Aktan M, Koc M, Kanyilmaz G, Tezcan Y. Outcomes of reirradiation in the treatment of patients with multiple brain metastases of solid tumors: a retrospective analysis. Ann Transl Med. 2015;3(21):325.

44. Scharp M, Hauswald H, Bischof M, Debus J, Combs SE. Re-irradiation in the treatment of patients with cerebral metastases of solid tumors: retrospective analysis. Radiat Oncol. BioMed Central. 2014;9(1):4.

45. Ozgen Z, Atasoy BM, Kefeli AU, Seker A, Dane F, Abacioglu U. The benefit of whole brain reirradiation in patients with multiple brain metastases. Radiat Oncol. BioMed Central. 2013;8(1):186.

46. Akiba T, Kunieda E, Kogawa A, Komatsu T, Tamai Y, Ohizumi Y. Re-irradiation for metastatic brain tumors with whole-brain radiotherapy. Jpn J Clin Oncol. 2012;42(4):264–9.

47. Son CH, Jimenez R, Niemierko A, Loeffler JS, Oh KS, Shih HA. Outcomes after whole brain reirradiation in patients with brain metastases. Int J Radiat Oncol Biol Phys. 2012;82(2):e167–72.

48. Karam I, Nichol A, Woods R, Tyldesley S. Population-based outcomes after whole brain radiotherapy and re-irradiation in patients with metastatic breast cancer in the trastuzumab era. Radiat Oncol. BioMed Central. 2011;6(1):181.

49. Sadikov E, Bezjak A, Yi Q-L, Wells W, Dawson L, Millar B-A, et al. Value of whole brain re-irradiation for brain metastases – single centre experience. Clin Oncol (R Coll Radiol). 2007;19(7):532–8.

50. Abdel-Wahab MM, Wolfson AH, Raub W, Landy H, Feun L, Sridhar K, et al. The role of hyperfractionated re-irradiation in metastatic brain disease: a single institutional trial. Am J Clin Oncol. 1997;20(2):158–60.

51. Wong WW, Schild SE, Sawyer TE, Shaw EG. Analysis of outcome in patients reirradiated for brain metastases. Int J Radiat Oncol Biol Phys. 1996;34(3):585–90.

52. Cooper JS, Steinfeld AD, Lerch IA. Cerebral metastases: value of reirradiation in selected patients. Radiology. 1990;174(3 Pt 1):883–5.

53. Hazuka MB, Kinzie JJ. Brain metastases: results and effects of re-irradiation. Int J Radiat Oncol Biol Phys. 1988;15(2):433–7.

54. Kurup P, Reddy S, Hendrickson FR. Results of re-irradiation for cerebral metastases. Cancer. 1980;46(12):2587–9.

55. Shehata WM, Hendrickson FR, Hindo WA. Rapid fractionation technique and re-treatment of cerebral metastases by irradiation. Cancer. 1974;34(2):257–61.

27. 立体定向放射外科在脑转移瘤中的应用

Akshay V. Save, Dominique M. O. Higgins, Mark D. Mayeda, and Tony J. C. Wang

27.1 引言

外照射放射治疗在过去几十年来一直是脑转移瘤的主要治疗手段。在过去,临床医生一直依赖全脑放射治疗(whole brain radiation therapy,WBRT),在某些情况下也会应用 MRI 和 CT 引导来确定适形放射剂量,从而制订放射治疗计划,进行颅内局部病灶的治疗。脑部各种重要结构的剂量限制和治疗引起的神经认知毒副作用是外照射放射治疗的主要挑战。但是随着立体定向放射外科(stereotactic radiosurgery,SRS)的发展和普及,包括伽马刀立体定向放射外科(GKRS)和直线加速器立体定向放射外科,该技术对神经肿瘤学领域产生了积极的影响。顾名思义,SRS 通常使用一种稳定的固定方法以维持患者在治疗期间的体位。尽管传统的固定方法是在患者头部放置一种有创的、坚硬的框架,但随着新的技术进步,在不牺牲精确性的前提下,应用无框架面罩进行治疗已经成为现实。在本章中,我们对 7 例特别有趣的临床病例进行概述,SRS 治疗均在其中被应用,从而在这些有着不同脑转移灶的患者中,增加实现病灶局部控制的可能性。

27.2 病例 1:颅底转移瘤

病史

这是一例 43 岁的女性患者,患有右侧乳腺浸润性导管癌(cT3N2M0,ⅢA 期,ER+/PR+/HER2+),接受了新辅助化疗、乳房切除术、右侧胸壁和内乳淋巴结区的辅助放射治疗,以及赫赛汀和阿那曲唑的辅助治疗。在治疗后一年,出现了多发性脑转移,接受了美金刚和海马保护的全脑放射治疗。几个月后,她出现了新的颅内转移灶并接受 GKRS 治疗。在完成治疗 4 个月后,她被发现邻近后颅窝的右侧小脑病灶变大。经过多学科 MDT 讨论,她被建议接受再次 GKRS 治疗(图 27-1)。

颅底肿瘤的放射外科治疗

虽然转移到颅底的肿瘤比转移到大脑半球的病例少见,但这对放射治疗技术提出了独特的挑战。回顾性分析发现肺癌、乳腺癌和前列腺癌出现颅底转移瘤的概率最高[1,2]。尽管前列腺癌很少转移到大脑,但一项法国和英国的大宗回顾性病例分析发现,颅底转移灶 38% 的报告来自前列腺癌,20% 来自乳腺癌[1]。

一般来说,颅底肿瘤的治疗具有挑战性是由于它们毗邻的关键神经结构。由于颅底的脑干或脑神经组织,手术切除被严格限制甚至成为不可行的治疗方法[3]。这在多发脑转移瘤的情况中更为复杂。SRS 选择性地为肿瘤区域提供了高照射剂量,并通过放射剂量的断崖式下降将其对周围组织的毒副作用降至最低[3]。GKRS 已经显示其在一系列凸面和颅底肿瘤中具有高达 89% 的 1 年局部控制率[4]。此外,GKRS 可以在病情进展的情况下进行再次治疗,且后果最小。总的来说,SRS 已经成为对不可手术切除或无法耐受手术的颅底肿瘤患者的重要治疗选择。

剂量和治疗相关事项

该患者接受了颅底肿瘤病灶单次 20Gy 的 GKRS 治疗,尽管不是在斜坡或岩骨这些相对手术不可切除的范围内,但与这些部位的肿瘤一样,仍需重点关注脑内脑神经及脑干的耐受剂量。在患者接受治疗后大约 2 周,她出现恶心和呕吐,给

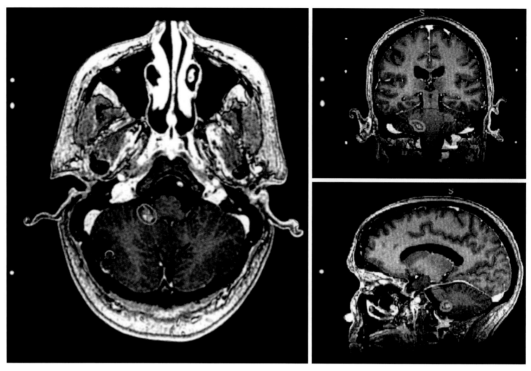

图 27-1 伽马刀立体定向放射外科治疗后颅窝乳腺癌脑转移瘤的治疗方案

予地塞米松治疗后缓解。治疗后 2 个月复查影像学检查显示病灶消退。

27.3 病例 2：WBRT 后的 GKRS 再程放射治疗

病史

这是一例 34 岁的女性患者，她在产后出现发烧、持续性腹痛和盆腔疼痛，伴有腹胀和尿色加深。腹部影像学检查显示肝内多发低密度灶，活检病理：低分化癌，给合免疫组化 ER+/PR 10%+/HER2+，考虑为乳腺癌来源。她开始接受了紫杉醇、曲妥珠单抗和帕妥株单抗的治疗，但开始出现视野缺损，当时的 MRI 显示病变弥漫性分布于整个大脑。考虑到肿瘤的巨大负荷，医生对她进行了 WBRT，3 750cGy，15 次。随着时间的推移，她出现了颅内新发病灶，被推荐进行 GKRS 治疗（图 27-2）。

全脑放射治疗后的再程放射治疗

在颅内有弥漫性转移灶的情况下，WBRT 仍然是主要的治疗方法。WBRT 的优点之一是可以对潜在病灶有预防治疗的作用，对于那些显微镜下的或影像学检出前的亚临床病灶也起到了治疗作用。尽管如此，许多患者在接受 WBRT 治疗后仍出现疾病的进展或出现新发的病灶。在这种情况下，SRS 或二次 WBRT 可以作为挽救性的治疗。一般来说，临床医生由于担心正常的脑组织耐受剂量限制和神经认知功能损伤的风险，会尽量避免二次 WBRT。在这种情况下，SRS 在几项临床试验研究中均取得了令人满意的效果。

RTOG 90-05 研究旨在确定最大的局部照射剂量，具体是指在一个较大的高级别脑胶质瘤和脑转移瘤队列研究中不引起严重中枢神经系统（central nervous system，CNS）损伤的剂量。对于肿瘤最大直径≤20mm、21～30mm 和 31～40mm 时，行颅内转移灶 SRS 治疗的最高安全剂量分别是 24Gy、18Gy 和 15Gy[5]。最常见的严重神经系统毒性是不可逆的脑水肿，需要糖皮质激素药物治疗。对于放射治疗引起的脑坏死有时需要进行开颅手术治疗。神经系统毒性与肿瘤的体积呈正相关。

在一项脑转移瘤行 WBRT 失败后进行 SRS 的研究中，SRS 的有效率为 91%，1 年局部控制率为 74%。再程放射治疗安全有效，且脑组织放射性脑坏死率发病率低（6%）。Chao 等[6]研究发现

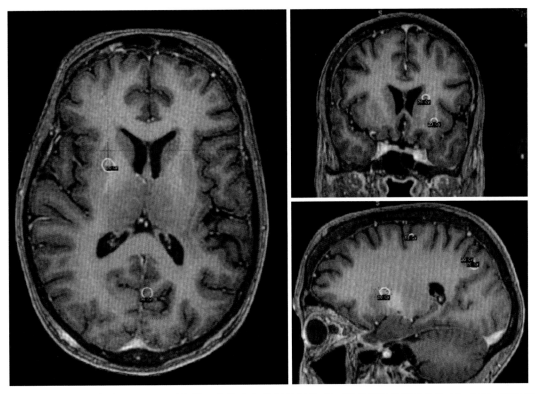

图 27-2　多发转移瘤患者 WBRT 后伽马刀立体定向放射外科治疗。所有病变均接受单次 18～20Gy 的治疗

对初始 WBRT 治疗有效的患者，进行 SRS 治疗后生存期更长。基于这些结果，SRS 在 WBRT 失败后被证明是安全有效的，可提高疾病的局部控制率并且无严重的毒副作用[5-8]。

27.4　病例 3：多发脑转移瘤全脑放射治疗对比立体定向放射外科

病史

这是一例 44 岁的女性患者，左侧乳腺低分化浸润性导管癌，ER+/PR+/HER2-，初始分期未知。她接受了双侧乳房切除术、术后化疗和左胸壁单侧放射治疗。治疗数年后，她出现了持续性咳嗽和胸痛。影像学检查显示有多个胸膜结节和几个区域地硬脑膜伴强化。不久之后，她出现了右侧头皮、面部、手臂的麻木感，并伴有意识丧失。影像学检查显示额叶、右顶叶、右小脑半球、左侧放射冠、右颞叶多发脑转移瘤。经过多学科讨论，考虑到她比较年轻且一般状况良好，专家组的一致意见是使用总疗程较短的 GKRS 来替代 WBRT，并嘱其密切随诊（图 27-3）。

多发脑转移瘤的治疗注意事项

SRS 的发展对多发性脑转移瘤患者的治疗影响很大。WBRT 是多发脑转移瘤既往的标准治疗方案，但 WBRT 的缺点是治疗后较高比例的神经认知功能的退化和记忆功能的下降。特别是考虑到现代 SRS 已能达到很高的治疗精度和局部控制率。

2014 年，一项大型前瞻性研究比较了不同数量的颅内转移瘤患者接受 SRS 治疗的总生存期。此项多中心研究在 3 年内共招募了 1 194 例患者，中位随访时间 20.9 个月。纳入标准为 KPS 评分＞70 的脑转移瘤患者、新诊断的脑转移瘤、并且肿瘤总体积小于 15ml，均应用 SRS 治疗替代 WBRT。研究发现与一个以上的脑转移瘤患者相比（10.8 个月），单发脑转移瘤患者的总体生存率更好（13.9 个月）。更重要的是，研究发现对于 5～10 个脑转移瘤的患者组，与 2～4 个脑转移瘤的患者组相比，两组间的中位生存期均为 10.8 个月[9]。此外，单因素分析显示转移瘤的体积与预后有相关性，如最大病灶直径大于 1.6cm 或肿瘤累积体积大于 1.9ml 时，其整体生存率更差。虽然这些因素在多因素分析时不具备显著统计学差异，但可能表明对于多发转移灶的脑转移患者的临床决策

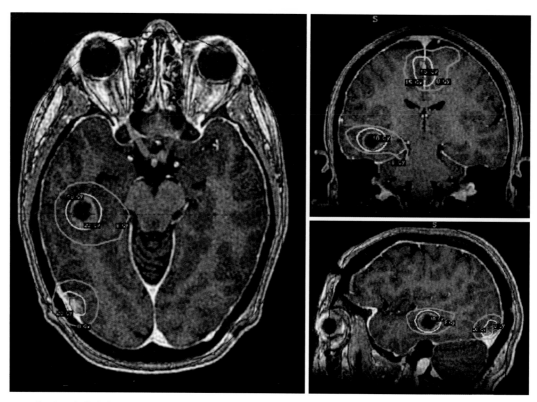

图 27-3　伽马刀立体定向放射外科治疗乳腺癌多发脑转移患者。所有病变均应用单次 18～20Gy 的剂量进行治疗

中,肿瘤的大小可能比数量更重要[10, 11]。

27.5　病历 4:保留神经功能的多发脑转移瘤 SRS

病史

这是一例 43 岁的女性患者,浸润性导管癌(ER-/PR+/HER2-)合并多部位转移。她已经做过了多次转移灶的放射治疗。由于她向医生报告出现了进行性加重的头痛、疲劳,神经影像学检查发现颅内 6 个转移灶,分布于颞叶、枕叶和小脑,伴第四脑室受压。最初患者进行了 GKRS 治疗,但随着时间的推移,患者出现了新发的颅内转移灶,但她仍希望避免 WBRT。考虑到她年轻且一般状况良好、先期的 SRS 治疗反应效果好,医生们仍推荐她进行再次的 SRS。在第 2 次 GKRS 治疗几个月后,脑转移病灶进展并发展为颅内广泛的播散性病变,并出现较严重的临床表现包括视野缺损、头痛、恶心、呕吐、虚弱、昏昏欲睡等,需依靠轮椅活动。她决定接受 WBRT 治疗,并登记注册在一项正在进行的用美金刚进行海马保护的 WBRT 临床试验中(图 27-4)。

关注放射治疗对一般状况良好的脑转移患者神经认知功能的影响

尽管最近的证据表明 SRS 对于不超过 10 个病灶的脑转移瘤可达到与 WBRT 相似的局部控制率,WBRT 仍然是播散性脑转移瘤的主要治疗方法。WBRT 的基本原理是在减轻临床肿瘤负荷的同时,也对亚临床病灶起到预防治疗的作用。WBRT 的常规分割方案为 20Gy/5 次、30Gy/10 次或 37.5Gy/15 次,其对总生存期和神经功能保留率相似[12]。两项研究显示应用加速超分割模式,即 40Gy/20 次,2 次 / 天的模式,较常规分割模式提高了局部控制率和无疾病进展时间,但对总生存期无明显统计学优势[12-14]。

WBRT 对于多发脑转移瘤的治疗有效,但在较大比例的患者中,它会造成长期的神经认知和记忆功能的减退。为了减少这些神经毒性,相关学者进行了与神经认知功能相关的药物如多奈哌齐和美金刚的研究。多奈哌齐已被证明可以延缓记忆功能和运动灵活性的下降,虽然它没有改变整体神经认知测试的分数[15]。美金刚被认为可以减缓接受 WBRT 治疗患者的神经认知功能的下降,尽管这项研究没有达到统计学上的差异(P=0.059),这可能是由于患者随访率较低的原

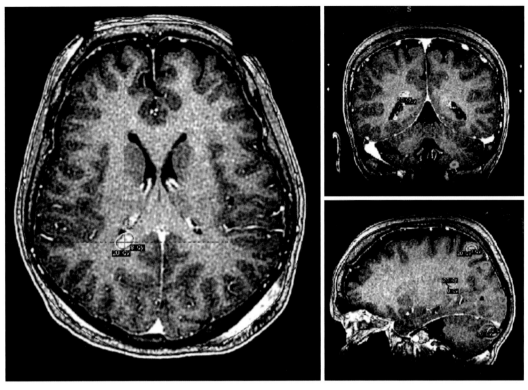

图 27-4　应用伽马刀立体定向放射外科替代 WBRT 对多发脑转移瘤进行保留神经功能的治疗 4 个病灶均给予 20Gy 的照射剂量

因[16]。此外，一项 II 期多中心临床研究显示与既往 WBRT 相比，应用海马保护的 WBRT 可以更好地保留记忆功能，提高生存质量[17]。一个正在进行的 III 期临床研究的初步结果发现，与以前的研究相比，进行海马保护的 WBRT 早在治疗 3 个月的时候即显示出可以显著保存记忆和认知功能，最明显的是对执行功能、总体回忆与识别力的保护。然而与常规 WBRT 相比，两者的颅内进展或总生存期有统计学差异。尽管 SRS 的应用越来越广泛，但 WBRT 仍是多发脑转移瘤的主要治疗方法。

27.6　病例 5：无框架 SRS 治疗脑转移瘤切除术后瘤床区

病史

　　这是一例 64 岁的女性患者，患有肺腺癌（cT1aN2M0 III 期），伴 KRAS 基因突变，3 个周期卡铂和培美曲塞的新辅助治疗后，行左肺上叶切除术、纵隔淋巴结清扫术，术后行 1 个疗程胸部放射治疗。治疗后 3 年，她开始出现严重头痛，导致她每天早上都会从睡梦中惊醒。神经影像学检查显示颅内右顶叶有一个 3.9cm×2.7cm×3.8cm 的病灶，周围明显强化并有中央坏死，病灶周围伴有大量血管源性水肿，并出现 6mm 的中线偏移。患者经手术切除病灶，病理为低分化的转移癌。术后复查的脑部 MRI 显示病灶瘤床区周围强化，无法鉴别是术后瘢痕或是残留的病灶。考虑到她的转移瘤病灶较大，患者被建议接受术后 SRS，对脑转移瘤切除术后的可疑瘤床区进行放射治疗（图 27-5）。

立体定向放射外科在脑转移瘤切除术后瘤床区的应用

　　20 世纪 90 年代的两项里程碑式的研究表明，相比单纯的 WBRT 或手术切除，单发脑转移瘤切除后的 WBRT 治疗能达到更好的无进展生存期[18, 19]。因此，单发脑转移瘤切除手术后对瘤床区进行辅助放射治疗一直是被推荐的治疗方法。但是，如前所述，WBRT 具有较高的神经认知功能下降的风险，这推进了 SRS 应用于治疗的研究进展。SRS 对于小于 4 处的脑转移瘤术后瘤床的补充治疗对比于术后观察，显示出更长的无疾病进展生存时间[20]。另外，一项 III 期临床研究比较了

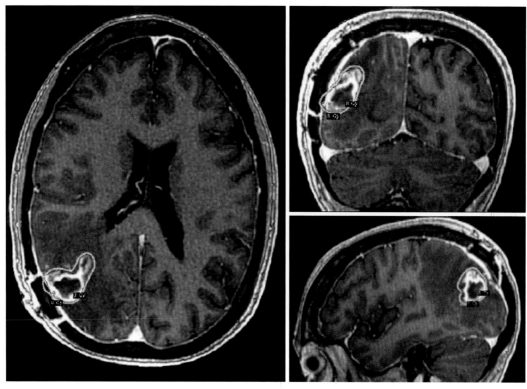

图 27-5 伽马刀立体定向放射外科治疗脑转移瘤切除术后瘤床区

SRS 和 WBRT 对脑转移瘤切除术后瘤床区放射治疗的临床疗效[21]。虽然相比于 WBRT 组，SRS 组患者的局部控制率和远处转移率更差，但两组的总生存期无显著统计学差异。此外，接受 SRS 治疗的患者比接受 WBRT 治疗的患者认知功能降低频率更低，生活质量更好。一项系统综述与荟萃分析研究显示，与 WBRT 相比，SRS 可能导致更多的柔脑膜病变；但是两种治疗方案的生存率和疾病控制率无明显统计学差异[22]。

　　使用 SRS 替代 WBRT 的最大临床问题是颅内远处转移的风险较高。远隔性脑转移的相关危险因素是未控制的全身性疾病、原发灶为黑色素瘤，以及多发脑转移病灶[23]。但是有趣的是，术前转移瘤或术后瘤床区的大小与应用 SRS 或 WBRT 治疗临床疗效无显著相关性。与小肿瘤相比（≤4cm），大肿瘤（>4cm）患者的 1 年局部控制率、脑坏死率或总生存率之间无明显统计学差异[24]。因此，应用 SRS 对脑转移瘤切除术后瘤床区的治疗可作为单发脑转移瘤患者术后的主要治疗方法。

无框架 GKRS 的分割治疗

　　无框架 GKRS 的出现使得患者更容易接受 GKRS 治疗，因为患者无需使用有创的立体定向 Leksell G 型架。立体定向框架的置入可能会导致患者感到不适，并且有一定概率会导致安装部位的感染或持续性的疼痛。笔者所在中心首次报道了应用无框 GKRS 治疗 100 例患者的临床病例报告[25]。我们的经验表明，使用无框面罩进行治疗，改进了我们的工作流程并增加了适合接受 GKRS 治疗的患者数量。采用分割放射治疗模式为局部病灶提供了放射生物学的优势，由于其可利用正常细胞和肿瘤细胞的不同细胞周期，从而破坏肿瘤细胞 DNA 的修复途径。另外，GKRS 能够更好地限制关键器官的辐射剂量，如脑干、视觉通路和耳蜗等，分割照射的模式可使其毒性达到最小化。尽管相比于传统的 SRS，人们担忧无框架 SRS 时治疗的准确性可能会下降，我们的研究发现，利用红外线摄影机进行实时监控可以使患者保持立体定向治疗过程中的准确性。当罕见的偏差大于预先设定的阈值时，需要在重新开始治疗之前进行一个新的锥形束 CT 验证位置。应用面罩固定的直线加速器影像引导的放射外科治疗，与传统的框架定位治疗相比具有相同的治疗效果，同时在治疗较大体积的靶病灶，尤其是在空间间隔较远的靶病灶的时效性上可能有一些优势。

剂量和治疗注意事项

这位患者接受了总剂量 24Gy 共 3 分次的无框架 GKRS 治疗。她在治疗初始的几周内出现疲劳，但是在后续的治疗中逐渐耐受并无严重的副作用出现。

27.7 病历 6：脑干转移瘤的处理

病史

这是一例 49 岁的女性患者，有吸烟史。患者由于出现持续加重的腹痛、食欲减退、腹胀、呼吸困难及干咳被送到了一家医院的门诊，经检查患者被发现肺部有多发结节，伴肝脏结节及中等程度的腹水，骨盆和骨有广泛转移性病变。支气管镜检查活检病理提示为肺腺癌。综合影像学检查显示左侧大脑脚有一 8mm 病灶，双侧额叶有直径在 5~7mm 的 3 个转移灶。建议患者进行 SRS 治疗。

脑干转移灶的 SRS 治疗应用

SRS 在治疗大脑重要功能区的病灶中起着重要的作用，虽然建议的脑干单次照射的最大耐受剂量为 12~12.5Gy，但在 SRS 单次照射时的边缘剂量通常会超过这个限制数值。尽管如此，由于 SRS 治疗中亚毫米级别的剂量陡降，SRS 仍被推荐用于脑干转移瘤的治疗。虽然相关研究还不足以确定肿瘤边缘剂量与局部控制率间的明确统计学相关性，但 Trifiletti 等[26]的研究还是发现，在他们的队列中，更高的肿瘤边缘的剂量使局部控制率更高。基于一项大型多中心研究显示，脑干 SRS 后的严重毒性发病率为 7.4%，最常见的不良反应是放射性脑坏死、肿瘤内出血及有症状的肿瘤周围水肿[27]。先期全脑预防放射治疗被证明会增加接受 SRS 治疗的脑干转移瘤患者出现严重神经毒性的风险[27]。还没有明确的研究显示脑干转移瘤的亚结构定位可以预测毒性[28]。总的来说，SRS 对于脑干转移瘤的治疗已经被证明是安全有效的，局部控制率较高，毒副作用低[26-31]。

剂量和治疗注意事项

此脑干病变在单分次治疗中的限量为 15Gy/1 次（图 27-6）。平均脑干剂量为（1.9±2.2）Gy。大约 1% 的脑干接受≥10Gy 的剂量，小于 0.5% 接受超过 12Gy 的剂量（图 27-7）。

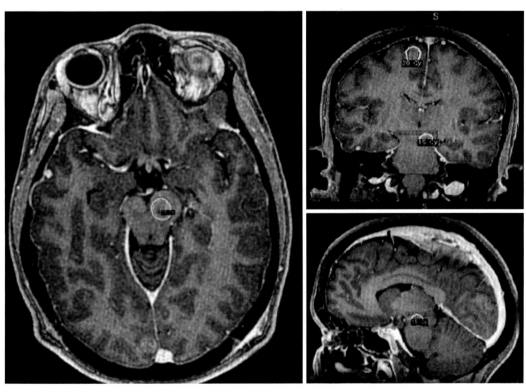

图 27-6　伽马刀立体定向外科治疗脑干转移瘤

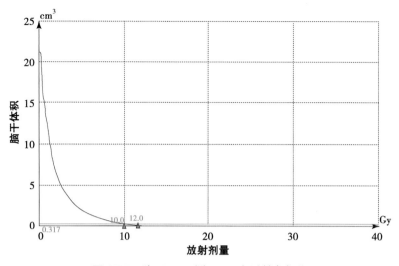

图 27-7 脑干 DVH 图，MRI 上以粉色标注

27.8 病例 7：有并发症的老年黑色素瘤多发脑转移瘤患者的治疗

病史

这是一例 88 岁的老人，他有糖尿病、高血压、高脂血症的病史。近几个月患者由于出现进行性加重的平衡力下降而就诊，并出现了由于左侧肢体平衡力下降所导致的数次自行车事故。最初的影像学检查显示患者的肺部有一肿物，同时颅内有几个病灶。支气管镜检查肺部肿物活检显示病变病理为黑色素瘤。他同时接受了脑部病灶的活检和主要病灶切除。随后又出现了新的颅内病灶，患者开始接受 GKRS 治疗。他接受碘帕博利珠单抗治疗后仍然出现了颅内和全身病变的进展，于是开始使用伊匹木单抗和纳武单抗。尽管如此，患者还是出现了病情恶化，表现为智力丧失、思维混乱以及平衡感下降。根据最新的头部影像学检查，他出现了 5 个新的脑转移病灶，建议接受 SRS 治疗（图 27-8）。

SRS 用于多发的放射抵抗性肿瘤的治疗

不同的肿瘤组织学通常对放射治疗的预期反应不同。放射敏感的肿瘤包括乳腺癌、前列腺癌、卵巢癌和神经内分泌癌，而传统的放射抵抗性肿瘤包括肾细胞癌、肉瘤和黑色素瘤[32,33]。这些组织学上放射抵抗性的肿瘤中，黑色素瘤是最常见的颅内转移的肿瘤。一般来说，放射抵抗性肿瘤在全脑放射治疗中由于不能得到充分的治疗，往往需要 SRS 提供高剂量的辐射以达到局部控制的作用。在一项针对接受 SRS 治疗的患者的大型回顾性研究中笔者所在机构发现，在组织学上放射敏感和放射抵抗的患者中，其局部控制率或总生存期无明显统计学差异，这表明前期 SRS 可能是放射抵抗性脑转移瘤的最佳治疗策略[33]。

由于抗 PD1 和 CTLA4 的免疫治疗，晚期黑色素瘤患者的生存率得到了大幅的提高。但是，在黑色素瘤中关于免疫检查点抑制剂效果的初步研究排除了出现脑转移的黑色素瘤患者。根据推算，约有 50% 的转移性黑色素瘤患者会出现脑转移[34]。因此，优化这一人群的治疗策略将具有重要的临床意义。最近的一项多中心 II 期试验研究了联合抗 PD1 和抗 CTLA4 免疫治疗对未经放射治疗的黑色素瘤脑转移患者的疗效。研究报告 57% 的患者对双药联合治疗有颅内反应[35]，而单药治疗的反应率为 20%～24%[36,37]。另外，64% 的患者在治疗 6 个月内肿瘤无进展，但是 55% 的患者出现 3 级或 4 级毒副作用，包括肝脏及 CNS 毒性，一例患者死于免疫相关心肌炎。

鉴于这种接受双重免疫治疗患者的高毒副作用，研究正在寻找免疫疗法和放射治疗在治疗黑色素脑转移瘤中的协同效应，以达到降低免疫治疗强度，从而减少全身毒性，同时保持较高的颅内控制率的作用。基础和临床研究数据表明，放射治疗可以通过增加淋巴细胞浸润到病变组织的程度或远隔位应来增强免疫治疗的疗效。远位效

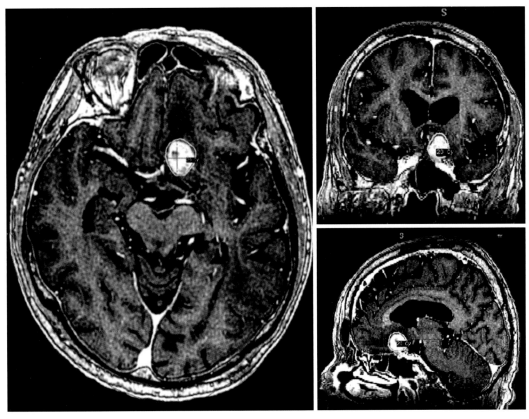

图27-8　伽马刀放射外科治疗颅内较大黑色素瘤转移瘤病灶。该病灶照射总量为30Gy,分5次完成

应是一种适应性免疫系统的激活形式,局部肿瘤死亡释放肿瘤特异性抗原,从而启动全身免疫应答[38]。回顾性研究发现,放射治疗联合免疫治疗会提高生存率,具体在对靶病灶的损伤[39]、局部控制率、疾病无进展生存期和总生存期方面均更有优势[40,41]。正在进行前瞻性临床试验以明确了解放射治疗与免疫协同作用的方式。尽管最有效的治疗计划尚待确定,然而现阶段,放射治疗联合免疫治疗在脑转移瘤治疗方面已是一个活跃而令人兴奋的研究领域。

27.9　结论

　　SRS 是一项在颅内转移瘤中应用广泛的治疗技术。它可以有选择地对病灶进行高强度的放射治疗,同时尽可能地保护周围正常的脑组织免于辐射,提高病灶的局部控制率,同时尽量最小化神经毒性。最近的技术进步使无框架伽马刀治疗在临床治疗中成为现实,这无疑将会广泛地增加SRS 的适应证,包括分割治疗模式。

（沈晶 译,瞿甜 吴家铭 连欣 校）

参考文献

1. Laigle-Donadey F, Taillibert S, Martin-Duverneuil N, Hildebrand J, Delattre J-Y. Skull-base metastases. J Neuro-Oncol. 2005;75(1):63–9. https://doi.org/10.1007/s11060-004-8099-0.
2. Chamoun RB, DeMonte F. Management of skull base metastases. Neurosurg Clin N Am. 2011;22(1):61–6. https://doi.org/10.1016/j.nec.2010.08.005.
3. Chin LS. Principles and practice of stereotactic radiosurgery. New York: Springer; 2014.
4. Kotecha R, Angelov L, Barnett GH, et al. Calvarial and skull base metastases: expanding the clinical utility of Gamma Knife surgery. J Neurosurg. 2014;121:91–101. https://doi.org/10.3171/2014.7.GKS141272.
5. Shaw E, Scott C, Souhami L, et al. Single dose radiosurgical treatment of recurrent previously irradiated primary brain tumors and brain metastases: final report of RTOG protocol 90-05. Int J Radiat Oncol Biol Phys. 2000;47(2):291–8. https://doi.org/10.1016/S0360-3016(99)00507-6.
6. Chao ST, Barnett GH, Vogelbaum MA, et al. Salvage stereotactic radiosurgery effectively treats recurrences from whole-brain radiation therapy. Cancer. 2008;113(8):2198–204. https://doi.org/10.1002/cncr.23821.
7. Maranzano E, Trippa F, Casale M, et al. Reirradiation of brain metastases with radiosurgery. Radiother

Oncol. 2012;102(2):192–7. https://doi.org/10.1016/j.radonc.2011.07.018.

8. Yomo S, Hayashi M. The efficacy and limitations of stereotactic radiosurgery as a salvage treatment after failed whole brain radiotherapy for brain metastases. J Neuro-Oncol. 2013;113(3):459–65. https://doi.org/10.1007/s11060-013-1138-y.

9. Yamamoto M, Serizawa T, Shuto T, et al. Stereotactic radiosurgery for patients with multiple brain metastases (JLGK0901): a multi-institutional prospective observational study. Lancet Oncol. 2014;15(4):387–95. https://doi.org/10.1016/S1470-2045(14)70061-0.

10. Yamamoto M, Serizawa T, Higuchi Y, et al. A multi-institutional prospective observational study of stereotactic radiosurgery for patients with multiple brain metastases (JLGK0901 study update): irradiation-related complications and long-term maintenance of mini-mental state examination scores. Int J Radiat Oncol Biol Phys. 2017;99(1):31–40. https://doi.org/10.1016/j.ijrobp.2017.04.037.

11. Ali MA, Hirshman BR, Wilson B, et al. Survival patterns of 5750 stereotactic radiosurgery–treated patients with brain metastasis as a function of the number of lesions. World Neurosurg. 2017;107:944–951.e1. https://doi.org/10.1016/j.wneu.2017.07.062.

12. Tsao MN, Xu W, Wong RK, et al. Whole brain radiotherapy for the treatment of newly diagnosed multiple brain metastases. Cochrane Gynaecological, Neuro-oncology and Orphan Cancer Group, ed. Cochrane Database Syst Rev. 2018. https://doi.org/10.1002/14651858.CD003869.pub4.

13. Davey P, Hoegler D, Ennis M, Smith J. A phase III study of accelerated versus conventional hypofractionated whole brain irradiation in patients of good performance status with brain metastases not suitable for surgical excision. Radiother Oncol. 2008;88(2):173–6. https://doi.org/10.1016/j.radonc.2008.05.020.

14. Graham PH, Bucci J, Browne L. Randomized comparison of whole brain radiotherapy, 20 Gy in four daily fractions versus 40 Gy in 20 twice-daily fractions, for brain metastases. Int J Radiat Oncol Biol Phys. 2010;77(3):648–54. https://doi.org/10.1016/j.ijrobp.2009.05.032.

15. Rapp SR, Case LD, Peiffer A, et al. Donepezil for irradiated brain tumor survivors: a phase III randomized placebo-controlled clinical trial. J Clin Oncol. 2015;33(15):1653–9. https://doi.org/10.1200/JCO.2014.58.4508.

16. Brown PD, Pugh S, Laack NN, et al. Memantine for the prevention of cognitive dysfunction in patients receiving whole-brain radiotherapy: a randomized, double-blind, placebo-controlled trial. Neuro Oncol. 2013;15(10):1429–37. https://doi.org/10.1093/neuonc/not114.

17. Gondi V, Pugh SL, Tome WA, et al. Preservation of memory with conformal avoidance of the hippocampal neural stem-cell compartment during whole-brain radiotherapy for brain metastases (RTOG 0933): a phase II multi-institutional trial. J Clin Oncol. 2014;32(34):3810–6. https://doi.org/10.1200/JCO.2014.57.2909.

18. Patchell RA, Tibbs PA, Regine WF, et al. Postoperative radiotherapy in the treatment of single metastases to the brain: a randomized trial. JAMA. 1998;280(17). https://doi.org/10.1001/jama.280.17.1485.

19. Patchell RA, Tibbs PA, Walsh JW, et al. A randomized trial of surgery for single metastasis to the brain. N Engl J Med. 1990;322(8):494–500.

20. Mahajan A, Ahmed S, McAleer MF, et al. Post-operative stereotactic radiosurgery versus observation for completely resected brain metastases: a single-centre, randomised, controlled, phase 3 trial. Lancet Oncol. 2017;18(8):1040–8. https://doi.org/10.1016/S1470-2045(17)30414-X.

21. Brown PD, Ballman KV, Cerhan JH, et al. Postoperative stereotactic radiosurgery compared with whole brain radiotherapy for resected metastatic brain disease (NCCTG N107C/CEC·3): a multicentre, randomised, controlled, phase 3 trial. Lancet Oncol. 2017;18(8):1049–60. https://doi.org/10.1016/S1470-2045(17)30441-2.

22. Lamba N, Muskens IS, DiRisio AC, et al. Stereotactic radiosurgery versus whole-brain radiotherapy after intracranial metastasis resection: a systematic review and meta-analysis. Radiat Oncol. 2017;12(1). https://doi.org/10.1186/s13014-017-0840-x.

23. Ling DC, Vargo JA, Wegner RE, et al. Postoperative stereotactic radiosurgery to the resection cavity for large brain metastases: clinical outcomes, predictors of intracranial failure, and implications for optimal patient selection. Neurosurgery. 2015;76(2):150–7. https://doi.org/10.1227/NEU.0000000000000584.

24. Zhong J, Ferris MJ, Switchenko J, et al. Postoperative stereotactic radiosurgery for resected brain metastases: a comparison of outcomes for large resection cavities. Pract Radiat Oncol. 2017;7(6):e419–25. https://doi.org/10.1016/j.prro.2017.04.016.

25. Vulpe H, Save AV, Xu Y, et al. Frameless stereotactic radiosurgery on the gamma knife ICON: early experience from 100 patients. Neurosurgery. 2019. PMID 31375826.

26. Trifiletti DM, Lee C-C, Winardi W, et al. Brainstem metastases treated with stereotactic radiosurgery: safety, efficacy, and dose response. J Neuro-Oncol. 2015;125(2):385–92. https://doi.org/10.1007/s11060-015-1927-6.

27. Trifiletti DM, Lee C-C, Kano H, et al. Stereotactic radiosurgery for brainstem metastases: an international cooperative study to define response and toxicity. Int J Radiat Oncol Biol Phys. 2016;96(2):280–8. https://doi.org/10.1016/j.ijrobp.2016.06.009.

28. Patel A, Mohammadi H, Dong T, et al. Brainstem metastases treated with Gamma Knife stereotactic radiosurgery: the Indiana University Health experience. CNS Oncol. 2018;7(1):15–23. https://doi.org/10.2217/cns-2017-0029.

29. Murray L, Menard C, Zadeh G, et al. Radiosurgery for brainstem metastases with and without whole brain radiotherapy: clinical series and literature review. J Radiat Oncol. 2017;6(1):21–30. https://doi.

org/10.1007/s13566-016-0281-4.

30. Dea N, Borduas M, Kenny B, Fortin D, Mathieu D. Safety and efficacy of Gamma Knife surgery for brain metastases in eloquent locations. J Neurosurg. 2010;113(Special_Supplement):79–83. https://doi.org/10.3171/2010.8.GKS10957.

31. Hsu F, Nichol A, Ma R, Kouhestani P, Toyota B, McKenzie M. Stereotactic radiosurgery for metastases in eloquent central brain locations. Can J Neurol Sci. 2015;42(05):333–7. https://doi.org/10.1017/cjn.2015.55.

32. Laufer I, Rubin DG, Lis E, et al. The NOMS framework: approach to the treatment of spinal metastatic tumors. Oncologist. 2013;18(6):744–51. https://doi.org/10.1634/theoncologist.2012-0293.

33. Yaeh A, Nanda T, Jani A, et al. Control of brain metastases from radioresistant tumors treated by stereotactic radiosurgery. J Neuro-Oncol. 2015;124(3):507–14. https://doi.org/10.1007/s11060-015-1871-5.

34. Bedikian AY, Wei C, Detry M, et al. Predictive factors for the development of brain metastasis in advanced unresectable metastatic melanoma. Am J Clin Oncol. 2011;34(6):603–10. https://doi.org/10.1097/COC.0b013e3181f9456a.

35. Tawbi HA, Forsyth PA, Algazi A, et al. Combined nivolumab and ipilimumab in melanoma metastatic to the brain. N Engl J Med. 2018;379(8):722–30. https://doi.org/10.1056/NEJMoa1805453.

36. Goldberg SB, Gettinger SN, Mahajan A, et al. Pembrolizumab for patients with melanoma or non-small-cell lung cancer and untreated brain metastases: early analysis of a non-randomised, open-label, phase 2 trial. Lancet Oncol. 2016;17(7):976–83. https://doi.org/10.1016/S1470-2045(16)30053-5.

37. Margolin K, Ernstoff MS, Hamid O, et al. Ipilimumab in patients with melanoma and brain metastases: an open-label, phase 2 trial. Lancet Oncol. 2012;13(5):459–65. https://doi.org/10.1016/S1470-2045(12)70090-6.

38. Stokes WA, Binder DC, Jones BL, et al. Impact of immunotherapy among patients with melanoma brain metastases managed with radiotherapy. J Neuroimmunol. 2017;313:118–22. https://doi.org/10.1016/j.jneuroim.2017.10.006.

39. Qian JM, Yu JB, Kluger HM, Chiang VLS. Timing and type of immune checkpoint therapy affect the early radiographic response of melanoma brain metastases to stereotactic radiosurgery: immunotherapy and SRS in brain metastases. Cancer. 2016;122(19):3051–8. https://doi.org/10.1002/cncr.30138.

40. Kiess AP, Wolchok JD, Barker CA, et al. Stereotactic radiosurgery for melanoma brain metastases in patients receiving ipilimumab: safety profile and efficacy of combined treatment. Int J Radiat Oncol Biol Phys. 2015;92(2):368–75. https://doi.org/10.1016/j.ijrobp.2015.01.004.

41. Skrepnik T, Sundararajan S, Cui H, Stea B. Improved time to disease progression in the brain in patients with melanoma brain metastases treated with concurrent delivery of radiosurgery and ipilimumab. Oncoimmunology. 2017;6(3):e1283461. https://doi.org/10.1080/2162402X.2017.1283461.

28. 放射外科治疗脑转移瘤后的放射性脑坏死

Stephanie M. Robert and Veronica L. Chiang

28.1 导言

放射外科的不断发展使其成为许多神经系统疾病的治疗方法,包括脑血管病变、脑肿瘤、三叉神经痛等,也可以用于治疗癫痫、帕金森病和原发性震颤等功能性疾病。20 世纪 50 年代,瑞典神经外科医师 Lars Leksell 开始使用定向进入大脑的光子和质子射束来治疗神经系统疾病。经过长时间的发展,这种治疗方案和方法得到了完善,发展成为现在被广泛称为立体定向放射外科(stereotactic radiosurgery,SRS)的技术[1]。

尽管 SRS 曾用于治疗多种神经系统疾病,但由于肿瘤患者生存率的提高和颅内转移瘤影像学检出率的不断增高,其在神经肿瘤学领域的应用呈指数型增长。随着更多颅内病变被发现和治疗,辐射导致的副作用的发病率也随之增高。放射副反应(adverse radiation effect,ARE)是一种放射学定义,用于描述这些辐射后变化的影像学表现。ARE 可以根据距离射线暴露时间的长短进一步划分。在辐射暴露后的几天内发生的是早期/急性 ARE。早期迟发反应(也称为假性进展)通常会在放射后 12 周内看到,而晚期反应则在治疗后数月至数年内发生。这些副反应中最令人关注的是晚期 ARE,包括白质脑病和放射性脑坏死。与早期副反应不同,晚期副反应的变化一般是不可逆的,并且更通常是有症状和进行性进展的[2]。此外,由于 ARE 在影像上的演变和表现需要一个时间过程,如何将放射性脑坏死与肿瘤进展区分开是一项重要且日益严峻的挑战。

28.2 放射性脑坏死的发生

尽管放射性脑坏死是 SRS 最常见的副作用之

一,但其确切的发病率仍不清楚,这主要是由于准确的定义和诊断这种病理改变十分困难。文献所报告的 ARE 发病率为 5%~68%,这取决于所用的影像检查方法和临床诊断标准。而且,患者在临床上或进行额外的神经影像学检查的间隔时间会有所不同,并且临床表现的症状严重程度也存在明显的异质性。此外,所报告的放射性脑坏死病例数与治疗的病灶数、治疗的患者数或治疗后不同时间阶段的高危人群(即幸存者)的数量有关,因此 ARE 的发病率也可能存在很大差异。值得注意的是,以往报道的有症状的病例并不常见,其发病率变化范围较小,为 2%~14%[2,3]。

有关放射性脑坏死发生的危险因素是研究的活跃领域。尽管仍知之甚少,但已经确定了一些独立相关因素。不同的放射治疗平台,包括直线加速器和伽马刀,没有显示出会影响放射性脑坏死的发病率。已发现的与放射性脑坏死发生有关的最一致的因素是放射线剂量的增加、治疗体积的增大以及同步化疗,其中体积常以靶体积或 12Gy(V12)和 10Gy(V10)的剂量体积计算[4-7]。此外,再程 SRS 治疗也会增加放射性脑坏死发生的风险。Sneed 等[8]的研究表明,放射性脑坏死的风险随着病变大小和体积的增加而显著增加,并且在 SRS 治疗过的区域再次进行 SRS,1 年内出现症状性放射性脑坏死的风险为 20%。相比之下,在既往全脑放射治疗(whole brain radiation therapy,WBRT)后进行 SRS 或 WBRT 同期 SRS 时的发生风险分别为 4% 和 8%。

放射治疗同步化疗可以增强杀伤肿瘤的效果,在颅外肿瘤的治疗中已广泛应用,例如,可以作为消化道肿瘤、颅底肿瘤的新辅助治疗,肺癌非手术治疗的主要方法等。对于脑转移瘤,将化疗与 WBRT 联合使用并不会改善生存率,并且会导致无法接受的正常组织毒性发病率[9],因此,一般在进行 WBRT 时会暂停化疗。目前,脑转移瘤的放射治疗越来越多地使用 SRS 而不是 WBRT，但尚不清楚放射治疗和化疗之间需要间隔多久。在恶性脑胶质瘤中，SRS 与替莫唑胺联用会增高放射性脑坏死的发病率[10, 11]。Sneed 等[8]（2015）报道，卡培他滨是唯一能独立增加放射性脑坏死发病率的化疗药物。经常用于转移性肿瘤全身治疗的免疫治疗，也会显著增加放射性脑坏死的风险。这将在本章后面的部分讨论。有趣的是，Colaco 等[12]在一项单中心的回顾性研究中发现，接受免疫治疗的患者有 37.5% 发生了放射性脑坏死，接受靶向治疗的患者有 25.0% 的患者也发生了放射性脑坏死，这一比例都明显高于接受化疗治疗的患者 16.9% 的发病率。值得特别关注的是 BRAF 抑制剂维莫非尼，在临床前的研究中被证明是一种放射增敏剂。Patel 等报道，如果 SRS 与维莫非尼同时使用，影像学和症状性放射性脑坏死发病率均显著增高（1 年发病率：影像学 22% *vs* 11.1%，$P<0.001$；症状性 28.2% *vs* 11.1%，$P<0.001$）[13]。相比之下，第二代 BRAF 抑制剂达拉非尼似乎并没有类似的增加发生风险。尽管如此，东部肿瘤协作组（Eastern Cooperative Oncology Group）的共识性指南仍建议，在分次放射治疗前后 3 天或以上及在放射外科治疗前后至少 1 天以上暂停使用 BRAF 和 / 或 MEK 抑制剂[14]。

此外，很多研究表明在具有驱动基因突变（EGFR 或 ALK）的肺癌患者或接受酪氨酸激酶抑制剂治疗的患者中，放射性脑坏死率会增高[15]。Kim 等[15, 16]2017 年的回顾性研究报道了 1 650 例患者的 2 843 例脑转移瘤，包含所有的组织学类型，发现放射性脑坏死发病率为 8%。在 SRS 联合 WBRT 的患者中，同时应用全身治疗可显著提高放射性脑坏死的发病率（8.7% *vs* 3.7%，$P=0.04$）。最可能与放射性脑坏死有关的特异性药物是 VEGFR 酪氨酸激酶抑制剂（tyrosine kinase inhibitors，TKI）和 EGFR TKI（分别为 14.3% 和 15.6%，而非 TKI 药物为 6%）。在比较累积发病率时，这种差异尤为明显，表明接受这些药物治疗的患者生存时间的延长也可能导致其发生放射性脑坏死的风险增加。

28.3 放射性脑坏死的病理生理学

当前，尚没有关于假性进展的病理生理学数据。严格意义上讲，放射性脑坏死是放射治疗引起的正常组织死亡。但是，此术语现在更宽松地定义了这种组织死亡最初的下游病理学反应。从组织学上看，放射性脑坏死的标本中发现的关键变化是在凝固性坏死区域，周围含有脱髓鞘的白质纤维及增厚、硬化和透明化的血管，还有反应性星形细胞增多和广泛的巨噬细胞浸润[3]。此外，在放射性脑坏死标本中也报道了一种称为迟发性放射性血管性白质脑病（delayed radiation-induced vasculitic leukoencephalopathy，DRIVL）的过程。$CD4^+$ 和 $CD8^+$T 淋巴细胞的弥漫性浸润广泛存在于 SRS 治疗后的组织中。T 细胞通常是散布在整个组织中的，然而，Rauch 等发现，也存在一些通过透壁浸润进入中小血管的 T 细胞，表明在 SRS 治疗后的组织中存在免疫驱动的活动性血管炎[17]。

放射性脑坏死发生的潜在生物学和病理生理学机制仍然存在广泛的争议。放射性脑坏死不仅可能在高剂量的放射治疗如恶性胶质瘤和脑转移瘤放射治疗后出现，而且也可能出现在动静脉畸形和其他良性脑肿瘤的放射外科治疗后。因此，放射性脑坏死发生的潜在机制包括辐射诱导的神经元 / 神经胶质细胞损伤、血管损伤和免疫介导的变化。科学家已经提出了两种模型来解释放射性脑坏死的发生——内皮细胞的原发性损伤与神经胶质细胞（主要是少突胶质细胞）的原发性损伤。对啮齿动物和人体组织的早期研究结果同时支持血管损伤和神经胶质损伤是放射性脑坏死潜在的病理生理学机制。目前，人们认为内皮细胞损伤是最初的损伤，内皮损伤会导致血管内血栓形成和随后的局部缺血，导致凝固性坏死。不论是局部缺血还是放射线本身引起的固有损伤，都会导致少突胶质细胞损伤和脱髓鞘的发生[18, 19]。有趣的是，这些变化可以解释放射性脑坏死的影像学特征，但很难与肿瘤进展区分开。

放射导致的局部缺血和细胞损伤可能会诱导小胶质细胞、巨噬细胞和淋巴细胞细胞因子的活化和释放。促炎性细胞因子（如 IL-1α，TNF-α 和 IL-6）的上调可以启动趋化因子网络（如 CXCL12/CXCR4 轴），然后可能导致这些病变所表现出的许多进展特质[20]。具体而言，被活化的小胶质细胞释放的缺氧诱导因子 -1α（HIF-1α），可能导致血管内皮生长因子（vascular endothelial growth factor，VEGF）上调。已知最早在治疗后 4 周，VEGF 在放射性脑坏死区域的升高就会被检测到[20]，并在放射性脑坏死的小鼠模型中随时间而增加[21]。众所周知，VEGF 过度表达可促进血管生成，从而导致血管渗漏。这种作用促进了血-脑屏障通透性的增加以及这些病变所引起的血管源性水肿[22]。

放射性脑坏死的研究最具挑战性的方面之一是要了解其延迟表现和演变进程。实际上，考虑到当前的模型都不能完全解释在放射性脑坏死组织中观察到的组织学变化，这些机制的结合以及其他未知的机制很可能是这种疾病过程的真正病理生理学基础。此外，除血管引起的变化外，在 SRS 治疗的组织中还常见到弥漫性的炎症细胞浸润，包括 T 细胞和活化的巨噬细胞。这些浸润的巨噬细胞很容易表达促炎性细胞因子，如肿瘤坏死因子-α（TNFα）和 IL-6[22]，这可能支持放射性脑坏死在免疫学方面的重要变化。

少突胶质细胞对放射线非常敏感，导致在放射性脑坏死中常可见到脱髓鞘性病变[23]。有趣的是，有一种可能解释这种病变发生的自然进程和结局的假说认为，存在潜在的自身免疫病因。由于少突胶质细胞受损并因此而裂解，大脑免疫细胞暴露于释放的细胞内成分，例如，髓磷脂碱性蛋白（myelin basic protein，MBP），可以在放射线照射后数月内在脑脊液中检测到，这可能会触发持续性的脱髓鞘，并进一步促进炎症[17]。此外，尽管很少见，极少数放射性脑坏死的病例可以发生在远离 SRS 治疗的区域[23, 24]。这多发生于胼胝体和脑室旁室管膜下区受累时，进一步支持了由 SRS 暴露引发的自身免疫反应引起的少突胶质细胞损伤。最后，在之前提及的被称为 DRIVL 的病变中看到的血管变化，也可能为自身免疫理论提供支持。需要进一步的研究来确定哪一种抗原是与 T 细胞进行主要反应的。

无论潜在的病理生理学机制是什么，放射性脑坏死可以被定义为高剂量放射治疗导致的自我维持的炎症反应，以及在中央凝固性坏死周边发生的脱髓鞘过程。

28.4　放射性脑坏死的诊断

放射外科治疗后，将假性进展和放射性脑坏死与肿瘤进展区别开是一个难题。如前所述，假性进展和放射性脑坏死被认为是相似的实体，只

是呈现的时间不同。肿瘤进展和放射性脑坏死可以在临床和影像学上有相似的表现，但两者的治疗方案却大不相同。两者潜在的发展过程差异也很大。肿瘤复发伴随着病变持续增长并最终需要干预，而许多放射性脑坏死病例即使表现出症状通常也可以自行缓解，因此可能并不总是需要干预。

有趣的是，许多出现放射性脑坏死病灶的患者，尽管影像学上发生了非常显著的变化，但并未出现相应的症状[25]。如果放射性脑坏死的患者出现相应的症状，则症状的发展通常伴随着放射外科治疗病灶在影像学上的再生长。就像肿瘤的生长一样，放射性脑坏死的症状可能变化很大，但通常与颅内压升高（头痛、精神错乱和精神状态改变）、局灶性神经功能障碍（如运动无力、感觉丧失、言语障碍、步态失衡）或癫痫发作有关。此外，与肿瘤一样，症状是由病灶大小、水肿程度和在颅内的位置决定的，而不是由潜在的病理决定的。有人认为，记忆和注意力集中区域的辐射损伤更易导致疲劳和认知功能障碍，但该数据尚未得到验证[25]。在大多数患者中，无论其潜在的病理状况是什么，应用糖皮质激素和抗惊厥药都可以很好地初步控制症状。

鉴于症状上的表现通常不能将肿瘤复发与放射性脑坏死区分开来，因此尝试找到某种可靠的方法准确区分放射性脑坏死与肿瘤复发，从而能够适当地指导患者的治疗决策就显得十分重要。由 CT 和 MRI 组成的常规一线成像方法通常很难在肿瘤复发和放射性脑坏死方面显示出区别。使用 MRI 区分肿瘤进展与放射性脑坏死的挑战之一在于这些病变具有相似的病理生理学变化。颅内肿瘤的 MRI 在很大程度上取决于恶性肿瘤引起的新血管形成区域的血-脑屏障的破坏，这在影像学上表现为对比度增强。放射性脑坏死作为一种炎症过程，同样会破坏血-脑屏障，因此在对比增强的 MRI 扫描中显示出类似的增强病变[26]。病变在增强的 T_1 加权 MRI 上的特征是中央坏死的占位性病变伴有边缘强化，FLAIR 成像则会在先前接受 SRS 治疗的靶区周围显示出明显的病灶周围水肿。如前所述，在所有放射性脑坏死的病例中均可见到中央坏死，但许多肿瘤中也包含明显的坏死区域，这进一步混淆了两者的影像学表现。最后，由于放射性脑坏死出现的时间也会较晚，因此病变出现的时机也难以成为区分这两个病理变

化的可靠指标。

由 Sneed 等[8]进行的一项最大的脑转移瘤相关的放射性脑坏死的研究中，作者发现在接受治疗的 2 200 个转移瘤病变中，肿瘤复发占 9.2%，放射性脑坏死占 5.4%，同时存在肿瘤复发和放射性脑坏死的占 1.4%。可能存在一定比例的病变同时包含有放射性脑坏死和肿瘤组织的成分，这一发现使诊断变得更加复杂。此外，包含混合病理病变的比例在医疗机构之间可能有很大不同，这取决于医疗机构使用的放射外科剂量、外科手术的侵扰和许多其他因素。在 Alomari 等[27]的一项研究中，为对放射外科治疗后病变进行诊断或处理症状，连续有 36 个病灶进行了必要的手术切除。术后病理提示为肿瘤复发为 31%、放射性脑坏死为 36%，剩余的 33% 标本中的肿瘤细胞少于 2%。由 Nath 等[28]随后发表的文章明确了这一发现的临床意义，即只有病理中完全没有肿瘤细胞的患者才能获得生存率的提高，即使标本中仅有 2% 的肿瘤细胞的患者也陆续在先前治疗的部位出现了肿瘤进展。

广泛而持续的研究集中在寻找新的成像方式和方法以准确诊断放射性脑坏死，从而无需采用有创的方法来获取用于病理学评估的组织。新的 MRI 序列，例如灌注成像和波谱分析等新的方法和技术目前正在引领该领域的进展。但是，到目前为止，还没有作为金标准的成像技术可以提供足够的准确度来预测临床环境中的放射性脑坏死与肿瘤复发。

病变在 T_1 增强 MRI 上的形态学变化，已被充分证明不足以对两种诊断进行区分[29]，尽管某些病变确实表现出了由 Kumar 等[23]描述的在使用高剂量分次放射治疗的胶质瘤中出现的"瑞士奶酪""切开的甜椒"或"肥皂泡"样特征（图 28-1）。表观弥散系数（apparent diffusion coefficient，ADC）是基于弥散加权成像的 MRI 序列，最初被认为可以根据肿瘤相对于坏死区域细胞更富集来区分肿瘤与放射性脑坏死。理论上讲，与放射性脑坏死相比，复发区域由于细胞数量的增加，应引起水扩散的受限。然而，复发性的肿瘤的细胞具有可变性，许多再生长细胞具有明显的坏死核心，影响了诊断参数的准确性[30]。同样，由 Dequesada 等[31, 32]最初开发和建议的 $T_{1/2}$ 错配法最终被证明在区分放射性脑坏死和肿瘤复发方面的阳性预测价值较差。

MR 波谱结合 MR 灌注成像可以利用放射性脑坏死和肿瘤复发病理生理学方面的细微差别对两者进行鉴别，是当前可用的最有前途的基于 MRI 的技术。这些方法通过测量病灶的代谢情况和生理状况，能够更准确地预测病变的病理状况。MR 灌注使用动态磁敏感加权对比增强成像来确定相对脑血容量（relative cerebral blood volume，rCBV）。作为微血管密度的量度，考虑到小血管

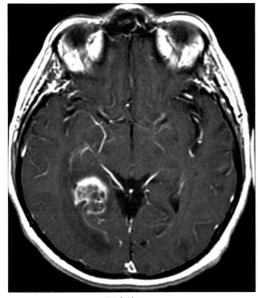

肥皂泡
瑞士奶酪

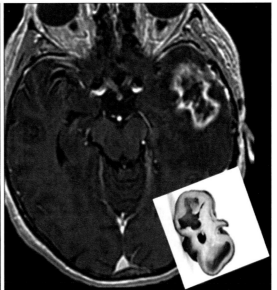

切开的甜椒

图 28-1　T_1 增强 MRI 下放射性脑坏死的病变形态。特色的"瑞士奶酪"、"肥皂泡"和"切开的甜椒"样放射性脑坏死性病变（这些影像学特征由 Kumar 等[23]在接受放射外科治疗的胶质瘤中描述）

损伤是放射性脑坏死发展的基础,rCBV 通常会降低。相反,肿瘤复发由于细胞营养和存活的需要促进了血管的生成,因此 rCBV 增加,MRI 灌注增加[26]。

MR 波谱可评估大脑组织的化学成分,通过测量代谢物 N-乙酰天门冬氨酸(N-acetylaspartate,NAA)、胆碱(choline,Cho)和肌酸(creatine,Cr)的比例,进一步了解病变的病理状况。NAA 是神经元功能的标志物,这种代谢产物的减少表明神经元损伤。胆碱的增加表明细胞增殖,因为它是细胞膜的组成部分。肌酸是一种能量储备的标志物,通常保持稳定并用作对照。比较 Cho、NAA 和 Cr 比例可以区分肿瘤与放射性脑坏死。肿瘤复发时往往有更高的 Cho/NAA 和 Cho/Cr 值,以及较低的 NAA/Cr 值[23, 33]。然而,文献[34, 35]中报道的 MR 波谱和 MR 灌注成像准确预测肿瘤复发与放射性脑坏死的能力存在很大差异,因此目前对它们的敏感性和特异性还存在很大争论。

最后,核医学成像的应用越来越广,并且正在被研究专门用于识别肿瘤和转移性病变。使用正电子发射计算机断层显像(positron emission tomography,PET)结合 2-脱氧-[18]F-氟-D-葡萄糖(FDG)的技术可以通过探测葡萄糖的摄取来测量细胞的代谢。恶性病灶由于其葡萄糖摄取增加,具有较高的代谢活性,显示为亮的病灶[36]。遗憾的是,由于脑组织中较高的基础葡萄糖代谢水平,FDG-PET 不如在颅外病灶中有用。使用放射标记的氨基酸作为示踪剂进行 PET 扫描已在多个中心显示出有区别放射性脑坏死和肿瘤的希望,特别是[11]C 甲硫氨酸-PET 标记的同位素。但是,由于其半衰期短并且需要现场回旋加速器,因此其应用相对受限[37]。

由于缺乏任何特异的影像学检查能够可靠地将放射性脑坏死与肿瘤复发区分开来,我们机构仍然主要依赖组织的病理分析,研究表明其将放射性脑坏死与肿瘤复发区分开来的准确度 > 98%[38-40]。对于那些无法进行外科手术处理的患者,在 3~6 个月的时间内使用标准的 T_1 加权增强 MRI 和 FLAIR 序列 MRI 进行一系列成像,最终也可以完成鉴别诊断,因为大多数放射性脑坏死的病例呈自限性。

28.5　放射脑坏死的监测

正如 Patel 等[41](2011)在放射学的研究中所见,对于 SRS 治疗后的 500 处转移病灶,在最初获得较好的影像学反应后有多达 1/3 的病灶复发。尽管 SRS 后大多数放射性脑坏死的影像学改变在 7~11 个月出现,但其短则可以出现在照射后 2 个月时,或者在射线暴露后长达 10 年的时候发生[7, 42-44]。

在 Fujimoto 等[45](2018)的最新研究中,作者回顾性地分析了所有接受放射外科手术治疗、并在放射治疗 18 个月后出现病灶再生长的脑转移患者的影像学。在总共 13 例患者中发现了 19 个有问题的病变;中位随访时间为 48.2 个月,中位生存时间为 73 个月。在这 19 个病变中,有 12 个被确定为放射性脑坏死(通过连续影像学随访或病理学证实),其余 7 个是肿瘤复发。放射性脑坏死病例最早出现影像变化的中位时间为 33.2 个月(范围:18.5~63.2 个月),最迟为 5.3 年。相比之下,肿瘤复发发生的中位时间为 23.6 个月(范围:19.8~45.3 个月),最晚发生在 3.8 年。

这项研究强调了需要对肿瘤复发和放射性脑坏死进行持续的影像学随访,并且需要认识到两种诊断在放射外科治疗后很多年仍然可以发生。这一问题将变得越来越重要,这是由于随着一些能够穿透血-脑屏障药物的出现,脑转移患者有了新的全身治疗办法,从而提高了生存期。在我们机构,只要全身病情得到控制,放射外科治疗后的监测即包括在治疗后的第 6 周及之后的第 3、6、9、12、18 和 24 个月进行一系列的 MRI 检查。如果颅外病变复发或出现神经系统症状并伴有 MRI 的新变化,则 MRI 检查的频率更高(通常每 6 周一次)。超过 2 年,建议每年进行 MRI 检查。鉴于 MRI 上经常看到的第一个变化是病灶周围出现水肿,因此可以使用脑 CT 扫描进行持续的监测以最大限度地降低检查成本,然后再通过脑 MRI 追踪所有与 CT 相关的发现。

28.6　免疫治疗和放射性脑坏死

单克隆抗体免疫疗法,特别是单独的 PD-1 抑制剂或与 CTLA4 抑制剂组合,正越来越多地被用于许多种类癌症的治疗中,目前得到最广泛应用的是小细胞和非小细胞肺癌、黑色素瘤和肾细胞癌。所有这些癌种都可能发生脑转移,因此,随着 SRS 越来越多地被用作脑转移瘤的治疗，免疫疗法与放射性脑坏死之间的相互作用是新的研究重点。研究表明，放射治疗可增强肿瘤以及患者免疫系统内的天然免疫应答[46]，并且将SRS与免疫检查点抑制剂联合使用可增强抗肿瘤活性[47, 48]。

这些免疫治疗药物也称为检查点抑制剂，可阻断免疫反应中的抑制性检查点，使免疫系统对恶性病变产生更强的反应，增强抗肿瘤活性[49]。传统上，大脑因存在血-脑屏障而具有限制外周免疫细胞进入的能力，因此被称为"免疫豁免区"，然而，现已证明活化的 T 细胞能够穿过该屏障[50]。此外，在脑转移瘤破坏血-脑屏障的基础上，SRS也可能进一步加剧了血-脑屏障的破坏，从而增强了外周免疫细胞进入中枢神经系统（central nervous system，CNS）的通透性。在动物实验中发现这种作用可以持续至治疗后 1 个月之久[51]。Qian 等[52]的最新数据显示，在放射治疗与免疫治疗同时进行的情况下，黑色素瘤患者脑转移的治疗反应有所改善，这一结果支持了放射外科治疗后大脑中 T 细胞渗透率和 / 或功效增加这一观点。

然而，尚不清楚将 SRS 与免疫治疗联合的负面后果。鉴于在放射性脑坏死发生中提出的病理生理机制之一是自身免疫反应，因此免疫疗法有可能会增加放射性脑坏死的发生风险。在抗 CTLA4 药物伊匹木单抗常用于黑色素瘤的时代，没有明确的证据表明放射性脑坏死的风险增加，尽管 Colaco 等（2016）进行的一项研究表明，将所有的免疫疗法合在一起统计（其中大多数包括伊匹木单抗），放射性脑坏死的发病率要高于接受靶向治疗或化学疗法的患者[12]。然而，Diao 等

（2018）最近的一项研究并不支持这一观点，该研究专门针对 91 例同时接受伊匹木单抗和放射外科治疗的患者进行了急性毒性的研究[53]。

类似的放射外科联合使用抗 PD-1 和联合免疫治疗的矛盾结果也有报道，它们发现放射性脑坏死的发展与同时使用免疫治疗之间存在关联。Martin 等[54]的最新研究（2018）发现，在接受免疫治疗和 SRS 联合治疗的患者中，放射性脑坏死的发病率更高。他们的患者包括患有肺癌、黑色素瘤和肾细胞癌的人群，有趣的是，放射性脑坏死风险的增加严重偏向于黑色素瘤人群。Kaider-Person 等[55]（2017）在 58 例患有黑色素瘤脑转移的患者中发现了类似的结果。相反，Fang 等在对137 例接受放射外科治疗的黑色素瘤患者的 1 094个脑转移病变的研究中，没有发现放射性脑坏死的发病率有任何增高，特别是与化疗患者的放射性脑坏死的发病率相比[56]。

鉴于目前文献中存在互相冲突的数据，可能需要大型多中心研究，尤其是对患者临床数据进行标准化及分层分析的研究，才能明确免疫治疗和放射外科的真正相互作用。在我们中心，我们见到过 GKSRS 联合免疫治疗后立即发生放射性脑坏死的病例，也见到过延迟反应（图 28-2）。有趣的是，放射性脑坏死可能在免疫治疗后立即出现（图 28-2a），或延迟出现（图 28-2b），甚至在长期存活的患者中经过数年后出现（图 28-2c）。尽管数据表明免疫治疗和放射性脑坏死之间存在显著的相互作用，但仍需要进行更多研究以深入了解免疫治疗和 SRS 在恶性病变的治疗与放射性脑坏死的发展中的复杂相互作用的潜在机制。

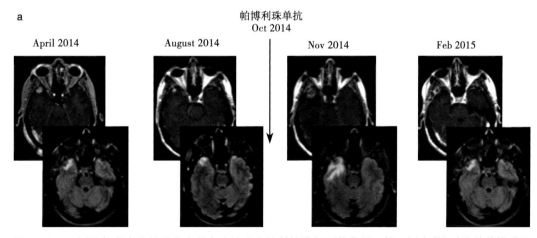

图 28-2　三例黑色素瘤脑转移患者的免疫治疗和放射性脑坏死的发展。第一例患者（a）先前曾接受几次伽马刀立体定向放射外科（GKSRS）治疗，并改善了其右颞部的病变。但是，在接受帕博利珠单抗治疗1 个月后，出现了进行性的放射性脑坏死，需要手术切除。

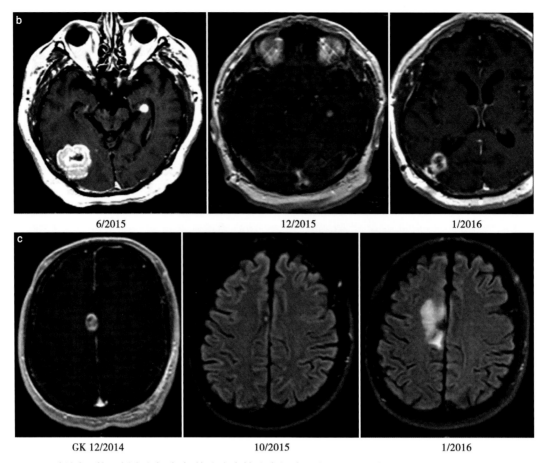

6/2015　12/2015　1/2016

GK 12/2014　10/2015　1/2016

图 28-2(续) 第二例患者(b),初始治疗为转移瘤切除及术后针对手术残腔的 GKSRS,并结合免疫治疗。良好的治疗效果持续了 8 个月。然而,随后在 GKSRS 治疗的部位发生了放射性脑坏死,并通过手术切除了该病灶。最后一位患者(c),GKSRS 治疗单发病变,然后进行免疫治疗持续 2 年,直到在 GKSRS 治疗的区域出现放射性脑坏死为止。在许多长期生存的肿瘤患者中都可以看到这种现象。

28.7 放射性脑坏死的治疗

有趣的是,与肿瘤复发不同,许多辐射诱发的病变无需干预即可自发消退。尽管尚无临床或影像学超标可以预测病灶可能的发展,但放射性脑坏死改善的可能性会随时间而增加,在最初诊断后的 18 个月中,有多达 76% 的病灶得到缓解。然而,仍有 25% 的病灶仅靠药物治疗可能无法改善,因此需要手术干预[42]。

因此,放射性脑坏死的处理和治疗因症状而异。如果患者的临床情况和影像学表现似乎与放射性脑坏死一致,则可以保守地处理无症状的、小的和非进行性的病变。

症状性放射性脑坏死的一线治疗药物是糖皮质激素。糖皮质激素被认为具有抗炎作用,可稳定血-脑屏障并减轻水肿。然而,除非出现症状,否则不需要糖皮质激素,因为单独使用糖皮质激

素并不能改变放射性脑坏死的进程。如果出现症状,则应使用可控制症状的最低剂量糖皮质激素,并应反复尝试停用糖皮质激素,直到病变或症状消失[26]。遗憾的是,有一些患者无法耐受这种药物的副作用,而另一些患者尽管进行了治疗症状仍然持续。

人源化单克隆抗体贝伐珠单抗在 CNS 放射性脑坏死的研究中显示出疗效。虽然尚不清楚贝伐珠单抗作为 VEGF 抑制剂是如何来解决放射性脑坏死的,但它是一种用于治疗病灶周围水肿的高效非甾体抗炎药物。在一项针对 14 例放射性脑坏死患者的随机、安慰剂对照研究中,所有接受贝伐珠单抗治疗的患者在影像学和症状方面均显示出改善,而安慰剂组中没有患者显示出改善[57]。同样,Gonzalez 等(2007)表明,贝伐珠单抗治疗可减少放射性脑坏死在 MRI 液体衰减反转恢复序列(FLAIR)和 T_1 加权增强序列中的异常信号。这些发现表明,这种治疗减少了血管渗漏和相关

的水肿。使用贝伐珠单抗还可以减少这些患者每日应用地塞米松的剂量[58]。然而，值得注意的是，这种治疗策略具有明显的副作用，并非所有患者都可以耐受。

据报道，阿司匹林、非甾体抗炎药物、抗凝药和维生素 E 对放射性脑坏死有一定的疗效，但很多研究缺乏一致的结果。高压氧是一种较不常用的治疗方法，很大程度上是由于递送方式的限制。此疗法可增强缺氧组织中的血管生成和供氧。尽管尚未进行大规模研究，但有较少的试验显示出了接受高压氧治疗的患者在影像学和症状上的改善[26]。

对于那些对药物治疗无反应的或需要组织病理诊断以排除肿瘤复发的病变，可以进行手术切除。除了提供明确的组织病理，手术切除病变通常可以最迅速地缓解神经系统症状，这是因为手术能立即解除占位效应和水肿，快速减少糖皮质激素的剂量。手术治疗更适合处理那些位于脑内可切除部位的病变和健康情况足够耐受更具侵袭性的手术治疗的患者。此外，有研究已显示手术切除可以完全控制病变[28]。

由于仅少数病变可以手术切除，一种被称为激光间质热疗（laser interstitial thermal therapy, LITT）的治疗方法已被开发用来满足组织诊断和放射性脑坏死治疗的需求。这种方法由于其微创性，已越来越多地用于那些可以进行标准颅骨切开术取得病变的患者。使用这种方法，通过一个小的头皮切口和一个 5mm 的颅骨螺旋钻孔，可以首先进行活检以提供诊断，然后通过引入到病变中心的激光二极管来消融病变。二极管发出的激光在周围的组织中转化为热量。使用连续的术中 MR 梯度回波成像监测热传递的进程，并通过专有软件创建与每个成像体素处于高温状态的时间相对应的实时消融图。

在 SRS 后使用 LITT 治疗增生性病变的显著优点之一是它对治疗放射性脑坏死和转移性复发病变都很成功。多项回顾性研究证明了无论其诊断如何，LITT 均具备有效性[59, 60]。此外，由于它提供了微创的方法取代开放性手术，因此适用的患者更多。许多转移性病变的癌症患者不宜行外科手术或具有位于大脑的深部区域的病灶，开放性手术切除可能会导致严重并发症。最近的一项多中心前瞻性研究[立体定向放射外科后激光消融（LAASR）]报告了使用 LITT 治疗 SRS 后增生

性病变的长期结果。有趣的是，他们发现对于活检证实的放射性脑坏死性病变，在 6 个月时的局部控制率为 100%；但对于肿瘤复发的病灶，控制率不到 74%。这些发现依然表明，LITT 治疗对放射性脑坏死和肿瘤复发两种病变都有效，但在 LITT 治疗肿瘤转移复发病变后，可能需要对病变进行进一步的监测或治疗[20]。

28.8 结论

随着 SRS 成功治疗了大量颅内病变，放射性脑坏死成为了一个日益严重的问题。尽管人们已经对良性和非肿瘤性病变 SRS 治疗后的放射性脑坏死有了认识，但是在神经肿瘤学领域，鉴于 SRS 在恶性的原发性和转移性脑肿瘤中的使用越来越多，放射性脑坏死仍有很多重要问题没有得到回答。

此外，新的证据强烈提示了放射性脑坏死发生背后重要的免疫介导过程。结合当前提出的模型，免疫应答很可能是由放射治疗产生的血管和细胞损伤所激活。随着放射外科和免疫治疗/靶向治疗在临床上得到更广泛的使用，并且有更多的脑转移瘤病灶被发现和治疗，放射性脑坏死的发病率可能会继续增长。幸运的是，有许多有效的方法可以治疗放射性脑坏死。然而，我们需要更好地了解放射性脑坏死的病理生理过程，能够在放射性脑坏死发生之前以及之后选择最佳的治疗方法，以指导治疗决策和患者管理。

（连欣 译，瞿甜 金山木 校）

参考文献

1. Leksell L. Stereotactic radiosurgery. J Neurol Neurosurg Psychiatry. 1983;46(9):797–803.
2. Brandsma D, Stalpers L, Taal W, Sminia P, van den Bent MJ. Clinical features, mechanisms, and management of pseudoprogression in malignant gliomas. Lancet Oncol. 2008;9(5):453–61.
3. Yoshii Y. Pathological review of late cerebral radionecrosis. Brain Tumor Pathol. 2008;25(2):51–8.
4. Ruben JD, Dally M, Bailey M, Smith R, McLean CA, Fedele P. Cerebral radiation necrosis: incidence, outcomes, and risk factors with emphasis on radiation parameters and chemotherapy. Int J Radiat Oncol Biol Phys. 2006;65(2):499–508.
5. Blonigen BJ, Steinmetz RD, Levin L, Lamba MA,

Warnick RE, Breneman JC. Irradiated volume as a predictor of brain radionecrosis after linear accelerator stereotactic radiosurgery. Int J Radiat Oncol Biol Phys. 2010;77(4):996–1001.

6. Korytko T, Radivoyevitch T, Colussi V, Wessels BW, Pillai K, Maciunas RJ, et al. 12 Gy gamma knife radiosurgical volume is a predictor for radiation necrosis in non-AVM intracranial tumors. Int J Radiat Oncol Biol Phys. 2006;64(2):419–24.

7. Minniti G, Clarke E, Lanzetta G, Osti MF, Trasimeni G, Bozzao A, et al. Stereotactic radiosurgery for brain metastases: analysis of outcome and risk of brain radionecrosis. Radiat Oncol. 2011;6:48.

8. Sneed PK, Mendez J, Vemer-van den Hoek JGM, Seymour ZA, Ma L, Molinaro AM, et al. Adverse radiation effect after stereotactic radiosurgery for brain metastases: incidence, time course, and risk factors. J Neurosurg. 2015;123(2):373–86.

9. Qin H, Pan F, Li J, Zhang X, Liang H, Ruan Z. Whole brain radiotherapy plus concurrent chemotherapy in non-small cell lung cancer patients with brain metastases: a meta-analysis. PLoS One. 2014;9(10):e111475.

10. Brandes AA, Franceschi E, Tosoni A, Blatt V, Pession A, Tallini G, et al. MGMT promoter methylation status can predict the incidence and outcome of pseudoprogression after concomitant radiochemotherapy in newly diagnosed glioblastoma patients. J Clin Oncol. 2008;26(13):2192–7.

11. Chamberlain MC, Glantz MJ, Chalmers L, Van Horn A, Sloan AE. Early necrosis following concurrent Temodar and radiotherapy in patients with glioblastoma. J Neuro-Oncol. 2007;82(1):81–3.

12. Colaco RJ, Martin P, Kluger HM, Yu JB, Chiang VL. Does immunotherapy increase the rate of radiation necrosis after radiosurgical treatment of brain metastases? J Neurosurg. 2016;125(1):17–23.

13. Patel BG, Ahmed KA, Johnstone PAS, Yu H-HM, Etame AB. Initial experience with combined BRAF and MEK inhibition with stereotactic radiosurgery for BRAF mutant melanoma brain metastases. Melanoma Res. 2016;26(4):382–6.

14. Anker CJ, Grossmann KF, Atkins MB, Suneja G, Tarhini AA, Kirkwood JM. Avoiding severe toxicity from combined BRAF inhibitor and radiation treatment: consensus guidelines from the eastern cooperative oncology group (ECOG). Int J Radiat Oncol Biol Phys. 2016;95(2):632–46.

15. Miller JA, Balagamwala EH, Angelov L, Suh JH, Yang K, Tariq MB, et al. The impact of receptor status on local control of breast metastases following spine stereotactic radiosurgery. Int J Radiat Oncol Biol Phys. 2016;96(2):E88.

16. Kim JM, Miller JA, Kotecha R, Xiao R, Juloori A, Ward MC, et al. The risk of radiation necrosis following stereotactic radiosurgery with concurrent systemic therapies. J Neuro-Oncol. 2017;133(2):357–68.

17. Rauch PJ, Park HS, Knisely JPS, Chiang VL, Vortmeyer AO. Delayed radiation-induced vasculitic leukoencephalopathy. Int J Radiat Oncol Biol Phys.

2012;83(1):369–75.

18. Rahmathulla G, Marko NF, Weil RJ. Cerebral radiation necrosis: a review of the pathobiology, diagnosis and management considerations. J Clin Neurosci. 2013;20(4):485–502.

19. Chao ST, Ahluwalia MS, Barnett GH, Stevens GHJ, Murphy ES, Stockham AL, et al. Challenges with the diagnosis and treatment of cerebral radiation necrosis. Int J Radiat Oncol Biol Phys. 2013;87(3):449–57.

20. Furuse M, Nonoguchi N, Kawabata S, Miyatake S-I, Kuroiwa T. Delayed brain radiation necrosis: pathological review and new molecular targets for treatment. Med Mol Morphol. 2015;48(4):183–90.

21. Perez-Torres CJ, Yuan L, Schmidt RE, Rich KM, Drzymala RE, Hallahan DE, et al. Specificity of vascular endothelial growth factor treatment for radiation necrosis. Radiother Oncol. 2015;117(2):382–5.

22. Kureshi SA, Hofman FM, Schneider JH, Chin LS, Apuzzo ML, Hinton DR. Cytokine expression in radiation-induced delayed cerebral injury. Neurosurgery. 1994;35(5):822–9; discussion 829.

23. Kumar AJ, Leeds NE, Fuller GN, Van Tassel P, Maor MH, Sawaya RE, et al. Malignant gliomas: MR imaging spectrum of radiation therapy- and chemotherapy-induced necrosis of the brain after treatment. Radiology. 2000;217(2):377–84.

24. Tsuruda JS, Kortman KE, Bradley WG, Wheeler DC, Van Dalsem W, Bradley TP. Radiation effects on cerebral white matter: MR evaluation. AJR Am J Roentgenol. 1987;149(1):165–71.

25. Giglio P, Gilbert MR. Cerebral radiation necrosis. Neurologist. 2003;9(4):180–8.

26. Patel U, Patel A, Cobb C, Benkers T, Vermeulen S. The management of brain necrosis as a result of SRS treatment for intra-cranial tumors. Transl Cancer Res. 2014;3:373–82.

27. Alomari A, Rauch PJ, Orsaria M, Minja FJ, Chiang VL, Vortmeyer AO. Radiologic and histologic consequences of radiosurgery for brain tumors. J Neuro-Oncol. 2014;117(1):33–42.

28. Nath SK, Sheridan AD, Rauch PJ, Yu JB, Minja FJ, Vortmeyer AO, et al. Significance of histology in determining management of lesions regrowing after radiosurgery. J Neuro-Oncol. 2014;117(2):303–10.

29. Dooms GC, Hecht S, Brant-Zawadzki M, Berthiaume Y, Norman D, Newton TH. Brain radiation lesions: MR imaging. Radiology. 1986;158(1):149–55.

30. Detsky JS, Keith J, Conklin J, Symons S, Myrehaug S, Sahgal A, et al. Differentiating radiation necrosis from tumor progression in brain metastases treated with stereotactic radiotherapy: utility of intravoxel incoherent motion perfusion MRI and correlation with histopathology. J Neuro-Oncol. 2017;134(2):433–41.

31. Dequesada IM, Quisling RG, Yachnis A, Friedman WA. Can standard magnetic resonance imaging reliably distinguish recurrent tumor from radiation necrosis after radiosurgery for brain metastases? A radiographic-pathological study. Neurosurgery. 2008;63(5):898–903; discussion 904.

32. Stockham AL, Tievsky AL, Koyfman SA, Reddy CA,

Suh JH, Vogelbaum MA, et al. Conventional MRI does not reliably distinguish radiation necrosis from tumor recurrence after stereotactic radiosurgery. J Neuro-Oncol. 2012;109(1):149–58.

33. Zhang H, Ma L, Wang Q, Zheng X, Wu C, Xu B. Role of magnetic resonance spectroscopy for the differentiation of recurrent glioma from radiation necrosis: a systematic review and meta-analysis. Eur J Radiol. 2014;83(12):2181–9.

34. van Dijken BRJ, van Laar PJ, Holtman GA, van der Hoorn A. Diagnostic accuracy of magnetic resonance imaging techniques for treatment response evaluation in patients with high-grade glioma, a systematic review and meta-analysis. Eur Radiol. 2017;27(10):4129–44.

35. Chuang M-T, Liu Y-S, Tsai Y-S, Chen Y-C, Wang C-K. Differentiating radiation-induced necrosis from recurrent brain tumor using MR perfusion and spectroscopy: a meta-analysis. PLoS One. 2016;11(1):e0141438.

36. Belohlávek O, Simonová G, Kantorová I, Novotný J, Liscák R. Brain metastases after stereotactic radiosurgery using the Leksell gamma knife: can FDG PET help to differentiate radionecrosis from tumour progression? Eur J Nucl Med Mol Imaging. 2003;30(1):96–100.

37. Tomura N, Kokubun M, Saginoya T, Mizuno Y, Kikuchi Y. Differentiation between treatment-induced necrosis and recurrent tumors in patients with metastatic brain tumors: comparison among 11C-methionine-PET, FDG-PET, MR permeability imaging, and MRI-ADC-preliminary results. AJNR Am J Neuroradiol. 2017;38(8):1520–7.

38. Heper AO, Erden E, Savas A, Ceyhan K, Erden I, Akyar S, et al. An analysis of stereotactic biopsy of brain tumors and nonneoplastic lesions: a prospective clinicopathologic study. Surg Neurol. 2005;64(Suppl 2):S82–8.

39. Kreth FW, Muacevic A, Medele R, Bise K, Meyer T, Reulen HJ. The risk of haemorrhage after image guided stereotactic biopsy of intra-axial brain tumours--a prospective study. Acta Neurochir. 2001;143(6):539–45; discussion 545.

40. Narloch JL, Farber SH, Sammons S, McSherry F, Herndon JE, Hoang JK, et al. Biopsy of enlarging lesions after stereotactic radiosurgery for brain metastases frequently reveals radiation necrosis. Neuro-Oncology. 2017;19(10):1391–7.

41. Patel TR, McHugh BJ, Bi WL, Minja FJ, Knisely JPS, Chiang VL. A comprehensive review of MR imaging changes following radiosurgery to 500 brain metastases. AJNR Am J Neuroradiol. 2011;32(10):1885–92.

42. Chin LS, Ma L, DiBiase S. Radiation necrosis following gamma knife surgery: a case-controlled comparison of treatment parameters and long-term clinical follow up. J Neurosurg. 2001;94(6):899–904.

43. Kohutek ZA, Yamada Y, Chan TA, Brennan CW, Tabar V, Gutin PH, et al. Long-term risk of radionecrosis and imaging changes after stereotactic

radiosurgery for brain metastases. J Neuro-Oncol. 2015;125(1):149–56.

44. Minniti G, Scaringi C, Paolini S, Lanzetta G, Romano A, Cicone F, et al. Single-fraction versus multifraction (3 × 9 Gy) stereotactic radiosurgery for large (>2 cm) brain metastases: a comparative analysis of local control and risk of radiation-induced brain necrosis. Int J Radiat Oncol Biol Phys. 2016;95(4):1142–8.

45. Fujimoto D, von Eyben R, Gibbs IC, Chang SD, Li G, Harsh GR, et al. Imaging changes over 18 months following stereotactic radiosurgery for brain metastases: both late radiation necrosis and tumor progression can occur. J Neuro-Oncol. 2018;136(1):207–12.

46. Zhang T, Yu H, Ni C, Zhang T, Liu L, Lv Q, et al. Hypofractionated stereotactic radiation therapy activates the peripheral immune response in operable stage I non-small-cell lung cancer. Sci Rep. 2017;7(1):4866.

47. Herskind C, Wenz F, Giordano FA. Immunotherapy combined with large fractions of radiotherapy: stereotactic radiosurgery for brain metastases-implications for intraoperative radiotherapy after resection. Front Oncol. 2017;7:147.

48. Knisely JPS, Yu JB, Flanigan J, Sznol M, Kluger HM, Chiang VLS. Radiosurgery for melanoma brain metastases in the ipilimumab era and the possibility of longer survival. J Neurosurg. 2012;117(2):227–33.

49. Korman AJ, Peggs KS, Allison JP. Checkpoint blockade in cancer immunotherapy. Adv Immunol. 2006;90:297–339.

50. Prins RM, Vo DD, Khan-Farooqi H, Yang M-Y, Soto H, Economou JS, et al. NK and CD4 cells collaborate to protect against melanoma tumor formation in the brain. J Immunol. 2006;177(12):8448–55.

51. Nakata H, Yoshimine T, Murasawa A, Kumura E, Harada K, Ushio Y, et al. Early blood-brain barrier disruption after high-dose single-fraction irradiation in rats. Acta Neurochir. 1995;136(1–2):82–6; discussion 86.

52. Qian JM, Yu JB, Kluger HM, Chiang VLS. Timing and type of immune checkpoint therapy affect the early radiographic response of melanoma brain metastases to stereotactic radiosurgery. Cancer. 2016;122(19):3051–8.

53. Diao K, Bian SX, Routman DM, Yu C, Ye JC, Wagle NA, et al. Stereotactic radiosurgery and ipilimumab for patients with melanoma brain metastases: clinical outcomes and toxicity. J Neuro-Oncol. 2018;139(2):421–9.

54. Martin AM, Cagney DN, Catalano PJ, Alexander BM, Redig AJ, Schoenfeld JD, et al. Immunotherapy and symptomatic radiation necrosis in patients with brain metastases treated with stereotactic radiation. JAMA Oncol. 2018;4(8):1123–4.

55. Kaidar-Person O, Zagar TM, Deal A, Moschos SJ, Ewend MG, Sasaki-Adams D, et al. The incidence of radiation necrosis following stereotactic radiotherapy for melanoma brain metastases: the potential impact of immunotherapy. Anti-Cancer Drugs. 2017;28(6):669–75.

56. Fang P, Jiang W, Allen P, Glitza I, Guha N, Hwu

P, et al. Radiation necrosis with stereotactic radio-
surgery combined with CTLA-4 blockade and
PD-1 inhibition for treatment of intracranial dis-
ease in metastatic melanoma. J Neuro-Oncol.
2017;133(3):595–602.

57. Levin VA, Bidaut L, Hou P, Kumar AJ, Wefel JS,
Bekele BN, et al. Randomized double-blind placebo-
controlled trial of bevacizumab therapy for radiation
necrosis of the central nervous system. Int J Radiat
Oncol Biol Phys. 2011;79(5):1487–95.

58. Gonzalez J, Kumar AJ, Conrad CA, Levin VA. Effect
of bevacizumab on radiation necrosis of the brain. Int

J Radiat Oncol Biol Phys. 2007;67(2):323–6.

59. Chaunzwa TL, Deng D, Leuthardt EC, Tatter SB,
Mohammadi AM, Barnett GH, et al. Laser ther-
mal ablation for metastases failing radiosurgery: a
multicentered retrospective study. Neurosurgery.
2018;82(1):56–63.

60. McKay WH, McTyre ER, Okoukoni C, Alphonse-
Sullivan NK, Ruiz J, Munley MT, et al. Repeat ste-
reotactic radiosurgery as salvage therapy for locally
recurrent brain metastases previously treated with
radiosurgery. J Neurosurg. 2017;127(1):148–56.

29. 脑转移瘤对神经认知功能的影响及其治疗

Karine A. Al Feghali，Mariana E. Bradshaw，Caroline Chung，and Jeffrey S. Wefel

29.1 引言

脑转移瘤是颅内肿瘤最常见的种类。肿瘤患者脑实质转移在尸检中的发病率高达 15%～17%[1, 2]。最易发生脑转移的肿瘤是肺癌、乳腺癌、黑色素瘤、肾癌和结直肠癌[3-6]，其中小细胞肺癌（small-cell lung cancer，SCLC）[7]和 *EGFR* 突变或 *ALK* 重排的非小细胞肺癌[8, 9]的脑转移发病率高达 60%。新兴的有效全身疗法的出现与放射治疗技术的发展显著提高了癌症患者的局部控制率和整体生存率。与此矛盾的是，这些治疗进展反而提高了脑转移的发病率[7, 10, 11]，这是因为大多数全身治疗方法实质上并不能跨越血-脑屏障，因而总会在病程后期出现脑转移。

脑转移瘤的多学科管理包括手术、放射治疗［立体定向放射外科（stereotactic radiosurgery，SRS）或全脑放射治疗（whole brain radiation therapy，WBRT）］和 / 或全身治疗。遗憾的是，患者有时会受到与治疗相关、导致衰弱且影响生活的神经认知不良反应的困扰。延长生存的努力确实会导致认知功能障碍和 / 或功能独立性的损害。已有研究证实，脑转移患者接受 WBRT 后神经认知功能（neurocognitive function，NCF）的下降先于生活质量（quality of life，QOL）恶化 9～153 天[12]，尽管这一结论并未在所有研究中得到证明[13]。临床医生有时很难区分特定治疗对认知功能的影响，因为认知功能下降往往是多因素的，由不同疗法的相互作用和中枢神经系统（central nervous system，CNS）疾病本身共同引起。平衡脑转移治疗的获益和不良反应是内科、放射治疗科和外科肿瘤学家每天面临的一项具有挑战性的任务。

放射治疗、化疗和手术可以影响患者的反应速度、注意力、学习和记忆、执行功能和运动灵巧性等大脑功能。这些症状可以急性出现，如急性脑病[14-16]，也可以慢性出现，如迟发性脑白质束损伤引起的神经毒性[17]。治疗相关的神经认知副作用通常是部分或完全可逆的，但也可能是不可逆转的。许多因素可以增加慢性神经毒性的风险，包括年龄、并发症和治疗前基线认知能力低下[18]，这些因素有时也被称为"认知储备"[19, 20]。

放射性神经毒性的病理生理学尚未被完全明确。然而，动物研究表明，辐射可以阻断海马[21]齿状回的神经再生。紫杉醇等化疗药物也被证明可以减少海马的神经再生[22]。我们对化疗和放射治疗引起的不良神经效应的神经生物学机制的理解，依赖于先进的成像技术如结构和功能 MRI 以及对啮齿动物的动物研究。主要损伤机制被认为是氧化应激导致 DNA 单链或双链断裂、凋亡增加、血管损伤、白质束损伤和神经炎症[19, 23-26]。影像学生物标志物作为一种替代物正在被研究用于早期评估放射治疗诱导的神经毒性。特别是动态对比增强（dynamic contrast-enhanced，DCE）MRI，可用于检测血管的早期变化，并预测晚期神经认知功能障碍[27, 28]。

29.2 基线脑转移特征对神经认知功能的影响

基线（即在任何治疗之前）NCF 直接受到肿瘤位置[29]、肿瘤负荷[30-32]、生长速率[33]和周围水肿[31]程度的影响。副肿瘤效应、既往的神经疾病和某些药物的使用也可能在基线 NCF 受损中发挥作用。

基线时的神经认知障碍在文献中有广泛的记录。不同研究的患病率各不相同，因为这取决于所使用的认知测试的敏感性、测量终点（如一些研究将痴呆作为终点，而其他研究则将痴呆作为较轻的缺陷）及纳入患者人群。在一项临床试验中，将脑转移患者随机分为不同的放射分割模式（radiation fractionation schedules），16% 的患者在基线时患有痴呆，平均简易精神状态量表（mini-mental status examination, MMSE）评分为 26 分，这被认为是美国人口正常数值的低四分位数[34,35]。在一项针对接受 SRS 治疗的具有 1～3 处脑转移病灶患者的试点研究中，2/3 的患者在基线时出现了 NCF 受损，在执行功能、运动灵巧以及学习和记忆的测量中观察到了损伤[36]。高达 90% 的脑转移患者在基线时可以发现一些神经认知功能障碍的证据[30]。在基线时进行的神经认知测试可以区分疾病本身对患者认知的影响还是治疗副作用。还有人认为，结合肿瘤预后相关变量和脑功能评估相比仅考虑肿瘤相关变量在脑转移瘤和柔脑膜病变患者中对生存期的预测更好[30,37,38]。

　　肿瘤位置是影响 NCF 障碍发生的可能因素之一。通常额叶或颞叶肿瘤患者被认为较非功能脑区肿瘤患者更多表现认知功能障碍[29]。最近的研究正在挑战这种"定位主义者"的认知观；该研究描述了脑肿瘤患者的全脑网络紊乱，表明认知缺陷不能仅仅用肿瘤定位来解释，而是大脑复杂的相互连接的神经网络的反映[39]。

　　肿瘤负荷，更具体地说，是病灶的体积，而不是脑转移的数量，一直被认为与基线时更差的 NCF 有关。在一项对各种原发肿瘤脑转移患者的大型研究中发现，基线时的病变体积与记忆、言语流利、精细运动控制和执行功能之间存在小到中等程度的相关性，具有统计学意义[30]。在一项对 97 例脑转移患者的前瞻性研究中，肿瘤体积大的患者表现出语言记忆和信息处理速度变差的趋势，而脑转移病灶的数量与研究的七个认知领域指标均不相关[32]。在一项日本的研究中，基线脑转移瘤总体积的增大（$\geq 3cm^3$ vs $<3cm^3$）和肿瘤水肿程度的增加被证明与更差的 MMSE 具有相关性[31]。

　　在胶质瘤患者中，肿瘤生长速度越快，认知变化越剧烈[40-42]，这可能是由于代偿性神经可塑性重组的机会更少造成的。虽然尚未被完全证实，但这种关联可能同样适用于脑转移瘤患者，其中肿瘤的"动量"可能是认知变化的独立预测因子[33]。

29.3　手术对神经认知功能的影响

　　如前文所述，脑转移可能在接受任何干预治

疗之前影响认知功能。手术切除脑转移可能通过减轻肿块占位效应而缓解这些认知症状。然而，由于直接的局灶性损害或者分布式网络的扩大性毁坏，手术也有可能损害健康组织而导致一些长期的神经认知障碍。虽然手术的使用往往是治疗脑转移的关键组成部分，特别是对孤立性病变，但很少有关于切除后功能评价结果的信息。脑转移瘤手术切除后的功能评估通常是使用广泛的行为状态评分来衡量的，而不是更精确的神经心理评估。Patchell 等[43]发现，接受手术联合 WBRT 治疗的患者保持 Karnofsky 功能状态评分（KPS 评分）≥70 的时间显著长于单独使用 WBRT 治疗的患者。相反，与接受手术加 WBRT[44]的患者相比，单独接受手术治疗的患者在维持功能独立性的时长（同样用 KPS 评分度量）上没有发现显著差异。手术对恶性胶质瘤患者认知功能的影响最近已在几个出版物中描述。认知下降的发病率为 20%～60%，在不同的研究中有所不同[32,45-48]。通常认为最容易受到手术影响的功能包括记忆、执行功能、反应速度和注意力。此外，当病变和切除涉及优势半球时，语言功能受损的风险增加。一些研究中发现优势半球肿瘤患者手术相关认知功能下降的风险增加，但其他危险因素尚未被确认。

29.4　全身治疗对神经认知功能的影响

化疗

　　化疗引起的认知副作用（也可称为化疗引起的脑认知功能障碍"chemobrain"或"chemofog"）在癌症患者中经常发生，其发病率为 15%～80%[15,19,49]。许多化疗药物被注射使用，包括甲氨蝶呤、亚硝基脲氮芥（BCNU）、美法兰、氟达拉滨、阿糖胞苷、氟尿嘧啶、左旋咪唑、顺铂和卡培他滨[14,50,51]。接受化疗的患者和对照组患者之间的脑结构差异以及脑白质与脑灰质体积的差异均已被证实[52,53]。荷兰的一项研究利用弥散张量成像（diffusion tensor imaging, DTI）MRI 在接受化疗的乳腺癌患者中报告了白质微结构完整性随时间的变化，评价指标包括各向异性指数、平均/轴/径向扩散率和纤维跟踪成像。这项研究证实，全脑及局部白质组织的指标在治疗后随着时间的推移而出现显著恶化[54]。

脑肿瘤周围血 - 脑屏障破坏（相较健康的脑组织）有助于全身药物的通过[55, 56]。同时，已有越来越多的文献探究如何通过抑制将药物或毒素从大脑中排出的转运体来规避血-脑屏障[57]。然而，关于化疗药物对脑转移患者认知影响的文献非常匮乏。并不确定在放射治疗中加入化疗是否会导致更严重的认知功能障碍。尽管有少数临床试验研究将 WBRT 联合化疗与单纯化疗进行了对比[58-61]，但没有任何研究报告将认知功能障碍作为研究终点。

替莫唑胺是一种口服细胞毒性烷化剂，由于其能够很好地透过血 - 脑屏障并对胶质母细胞瘤有治疗作用[62]，替莫唑胺联合或不联合 WBRT 或 SRS 被用于一些针对脑转移的Ⅱ期和一项Ⅲ期研究中。替莫唑胺的使用可使患者获得更好的整体反应率，但并未产生生存获益[63-66]。尽管一项Ⅱ期临床研究证实，放射治疗联合替莫唑胺较单独使用放射治疗可获得更大的神经功能改善[65]，但另一项Ⅲ期研究表明，联合治疗毒性的增加可能影响生存[61]。然而，这些试验均未对患者进行神经认知功能评估。

免疫治疗和靶向药物在脑转移中的新作用：对神经认知功能的影响尚不确定

脑转移基因特征研究的进展为发展新的治疗途径铺平了道路。在继发性脑转移性中已经发现了可作为治疗靶点的突变，且有时与原发肿瘤所携带的突变并不相同[67, 68]。这种基因异质性可能导致了颅内和颅外治疗反应的差异，而这一差异在传统认知中完全归因于药物对血 - 脑屏障的透过能力不足。目前，免疫治疗和靶向治疗在脑转移患者的治疗中发挥着越来越重要的作用。酪氨酸激酶抑制剂（tyrosine kinase inhibitors，TKI），例如某些 ALK-TKI、EGFR-TKI 和 HER2-TKI，以及其他药物，如 BRAF 抑制剂、抗 PD-1 和抗 CTLA-4 药物，已被证明对 CNS 转移瘤有良好的治疗作用[69, 70]。由于研究这些新兴药物的大多数Ⅱ、Ⅲ期试验尚未纳入正式的神经认知测试，这些新兴治疗方法对 NCF 的影响仍未被阐明。因此，关于免疫治疗或靶向治疗的认知效应的数据仍然非常缺乏。虽然目前认为这些治疗导致的神经认知障碍较轻[71]，但缺乏高级别的证据来证明这一假设。

在非小细胞肺癌患者的神经毒性方面，EGFR-TKI 联合头部放射治疗的安全性越来越受到关注。针对这一主题的系统综述得出结论，虽然 WBRT 与 TKI 同时使用似乎没有增加神经毒性，但也缺乏高级别的证据支持同时使用这两种疗法[72]。事实上，该综述中只有一项研究使用了正式的神经认知测试[73]，另一项研究使用了 MMSE、EORTC QLQ-C30 认知功能子量表和连线测验 B（执行功能测试）[74]。在这两项研究中，患者对联合使用的 TKI 药物（厄洛替尼和吉非替尼）具有很好的耐受性。

针对程序性死亡受体 -1（PD-1）通路的检查点阻断在小鼠模型中已被证明能够改善阿尔茨海默病的认知功能[75]。这一发现是否可以推导出使用抗 PD-1 药物治疗脑转移仍有待证实。在一项对 36 例继发于非小细胞肺癌或黑色素瘤的脑转移患者的研究中，1 例患者出现 3 级认知功能障碍，但这可能是由周围水肿引起的，而不是药物的直接作用所致[76]。一些专家推断，在使用这些药物增加免疫激活时，个体对认知障碍的易感性可能存在差异[77]。在免疫治疗和相关认知副作用领域的许多问题仍然没有答案，需要在测试这些药物的试验中纳入更多的神经认知评估。

29.5　针对脑转移的放射治疗对神经认知功能的影响

WBRT

WBRT 由包含整个大脑的两个相对的治疗野组成（图 29-1）。长期以来，无论是单独使用还是在术后使用，它一直被认为是脑转移患者的标准治疗，特别是对于不能手术的患者或在多发性脑转移的情况下。然而，它对神经认知的影响可能相当显著，从轻度认知障碍到完全痴呆均可能引起。

在一项包括多个脑转移患者接受 WBRT 联用或不联用沙利度胺研究的二级分析中，经 Folstein MMSE 评估，两组患者都经历了稳定的神经认知功能下降[13]。MMSE 评估的局限性将在本章后半部分进行讨论，但这项研究是在美国肿瘤放射治疗学组（Radiation Therapy Oncology Group，

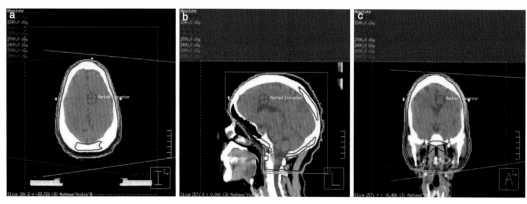

图 29-1　全脑放射治疗示例：计划处方剂量 30Gy/10F。剂量分布如下面的三个模拟 CT 层面所示。轴位(a)、矢状位(b)和冠状位(c)

RTOG)越来越多地使用更精细的神经认知评价之前进行的。在 Shibamoto 等[78]的一项研究中，纳入了 101 例接受 WBRT 治疗（40Gy/20F）的患者，MMSE 评分下降≥4 分的患者在 3、6、9、12和 15 个月的评估中分别占可评估患者的 7.4%、11%、20%、12% 和 5.9%。该研究在 30% 的患者中观察到脑萎缩，但这一现象与 MMSE 下降无关。在 Regine 等[35]的一项研究中，将加速分割放射治疗（accelerated fractionation）（1.6Gy，每天两次，总剂量 54.4Gy）与标准分割 WBRT（3Gy/d，总剂量 30Gy）进行了比较，经 MMSE 评分对比两种方案之间的 NCF 没有差异。根据不同研究报告，在进行术后 WBRT 治疗的脑转移患者中 NCF 障碍的发病率为 11%~85%[79, 80]。这些数值变化取决于所使用的评估工具和不同试验中对 NCF 减退的定义。鉴于这些令人担忧的数字，在过去的十年中，毒副反应较少且更有靶向性的 SRS 逐渐取代 WBRT。下一节将概述这两

种技术在神经认知副作用方面的对比研究。而近年来全身治疗的研究展同样导致了 WBRT 使用的减少[81]。全身治疗可控制微小疾病，而手术或 SRS 则负责整体疾病的控制。WBRT 在姑息治疗中的作用（针对无法接受手术切除或 SRS 的患者）也在最近的英国 QUARTZ 试验中受到了挑战；该研究证实，最佳支持治疗的疗效并不劣于WBRT[82]。

SRS

SRS 是一种局部放射治疗的形式，它使用多束高能 X 线、伽马射线或质子精确地提供一个高剂量的辐射，这些辐射聚集在一个独立的治疗体积上，同时最大限度地避免或减少对邻近的正常脑实质和其他周围正常结构的辐射[83]（图 29-2）。

相比 WBRT，单独使用 SRS 治疗脑转移瘤导

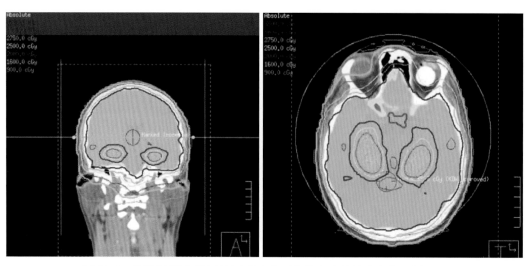

图 29-2　使用调强适形放射治疗进行海马保护全脑放射治疗的计划示例

致的神经认知副作用较小，且 NCF 下降程度与
SRS 治疗的脑转移病灶数量无关。在日本的一项
研究中，比较了 1 处（A 组）、2～4 处（B 组）和 5～
10 处（C 组）脑转移患者接受 SRS 治疗的预后，
MMSE 评分降低事件在所有患者中的总体发生率
较低且三组之间无统计学差异。在 A 组、B 组和
C 组患者中，MMSE 评分分别维持在 92%、91% 和
89%[84]。

与单独接受 SRS 治疗相比，在 SRS 同时加入
WBRT 可获得更好的肿瘤局部控制和颅内远处转
移控制，但并不能提高整体生存率[79, 85]。因此，
评估 SRS 联合 WBRT 使局部控制提高的获益是
否大于联合 WBRT 而可能引起的神经认知副作
用就显得十分重要。表 29-1 概述了对比 SRS 与
WBRT 联合或不联合 SRS 所引起的神经认知副作
用的研究。

在安德森癌症中心对 58 例患者进行的随机
对照试验中，接受 WBRT 联合 SRS 的患者在 4 个
月时霍普金斯言语学习测试修正（Hopkins Verbal
Learning Test-Revised，HVLT-R）总回忆能力的
下降明显高于单独接受 SRS 治疗的患者（分别为
52% 和 24%），这一差异在 6 个月的随访中持续存
在。与随机分配至单独接受 SRS 治疗组的患者相
比，联合治疗组患者的执行功能的下降也更加明
显[86]。这些发现表明，只要对复发脑转移进行密
切监测和早期诊断，尽管单独使用 SRS 治疗的患
者肿瘤颅内复发率较高，但 WBRT 导致的神经毒
性（言语学习和记忆的下降）比复发相关的认知下
降更严重。

对比 WBRT 与 SRS 作为术后辅助治疗的随
机试验也证实，在持续 12 个月的随访中，术后
WBRT 具有更好的颅内控制率，同时会出现更明
显的认知功能下降[79]。

这些随机试验证实，WBRT 比 SRS 对神经认
知的损害更加严重，而且不增加生存获益[86-88]。
因此，当患者发生有限病灶数量的脑转移时，考虑

将 SRS 作为首选治疗措施，而将 WBRT 作为一程
或多程 SRS 和外科手术治疗失败后的后续治疗选
择。尽管 SRS 可用来控制较大的脑转移病灶，但
仍需全身治疗来控制大脑中的微小病灶。相比更
积极的治疗，通过密切随访和定期高质量的神经
影像监测复发是目前更好的治疗策略，也符合个
性化治疗的趋势。然而，这种治疗方式能否施行
还取决于患者和医疗团队是否愿意严格遵循随访
计划。

很难定量整合这些研究的结果，因为它们对
神经认知恶化的定义、评估时间、评估方法和方法
的敏感性均不相同。一项研究使用了自我报告的
方法，即欧洲癌症研究和治疗组织（EORTC）生活
质量问卷 C30[89]。一项日本的研究使用一个简易
精神状态检查来比较不同治疗方式之间的认知结
果[31, 88]。处理这些研究数据应该更加谨慎，因为
自我报告和实际的正式认知测试的关联性很差，
并且 MMSE 在脑肿瘤人群中被认为不够敏感[90]。
美国 FDA 指出，对患有恶性脑肿瘤的患者进行个
性化评估时，客观评估比主观自我报告在神经肿
瘤学中更可取[91]。目前在关于认知功能的临床
试验中，推荐使用一系列标准化的神经心理学测
试[79, 85, 86, 92]，这也是近期更多研究在采用的。表
29-2 简要列出了一些核心的神经认知测试，这些
测试被认为适合于针对 CNS 和非 CNS 肿瘤患
者[92, 93]的临床试验设计。虽然表中所列并不是详
尽的测试，但这些测试具有较好的心理测量特性，
在评估肿瘤和抗肿瘤治疗对记忆和学习能力、反
应速度和执行功能的影响等方面较为敏感，适合
用于这一患者群体。

研究人员利用 MRI 研究了 SRS 与 WBRT 产
生神经毒性有所不同的机制。研究发现，延迟
性白质脑病在 WBRT 治疗的患者中非常常见，
在高达 97% 的患者中会出现这一情况[94, 95]，而
在接受 SRS 治疗的患者中发病率较 WBRT 低
（1%～3%）[84, 94]。

表 29-1　SRS 治疗与 WBRT 单独使用或联合 SRS 治疗的神经认知副作用对比

研究人群	SRS 剂量	WBRT 剂量	认知测试	作为研究终点的认知恶化的定义	SRS 组	SRS+WBRT 组	WBRT 组
Brown et al 2016[85]	1～3 处脑转移患者 213 例（未经手术治疗）	18～22Gy	30Gy/12F	学习和即时记忆（HVLT-R 即时回忆） 精细运动控制（顶板测验） 语言流畅（COWAT） 反应速度（TMT part A） 执行功能（TMT part B） 延迟回忆（HVLT-R 延迟回忆） 认知（HVLT-R 识别能力）	3 个月时至少一项认知测试成绩较基线下降大于 1SD	3 个月时下降值为基线值的 63.5%	3 个月时下降值为基线值的 91.7%	–
Chang et al 2009[86]	1～3 处脑转移患者 58 例（未经手术治疗）	15～20Gy	30Gy/12F	HVLT-R 总回忆能力	4 个月时 HVLT-R 总回忆能力下降（较基线下降 5%）	4 个月时 HVLT-R 总回忆能力下降 24%	4 个月时 HVLT-R 总回忆能力下降 52%	–
Aoyama et al 2006[88]	1～3 处脑转移患者 28 例（未经手术治疗）	18～25Gy	30Gy/10F	MMSE	中位 MMSE 在治疗前后的变化	治疗前 MMSE: 27; 治疗后 MMSE: 28	治疗前 MMSE: 28; 治疗后 MMSE: 27	–
Soffietti et al 2012[89]	1～3 处脑转移患者 341 例（未经手术治疗）	25Gy	30Gy/10F	认知功能作为 EORTC QLQ-C30 的一部分（用作 HRQOL 测量）	基线之后所有时间点检测数值在两个治疗组之间的差异	两个治疗组在 12 个月时认知功能相差 10.7%，SRS 组认知功能测试成绩更佳（具有统计学意义）		–
Aoyama et al 2007[31]	1～4 处脑转移患者 92 例（未经手术治疗）	18～25Gy	30Gy/10F	MMSE	MMSE 下降 3%	1 年 MMSE 降至基线的 59.3%，2 年为 51.9%，3 年认知功能恶化的平均持续时间为 7.6 个月	1 年 MMSE 降至基线的 76.1%，2 年为 68.5%，3 年为 14.7%，开始治疗至认知功能恶化的平均持续时间为 16.5 个月	–

续表

研究人群	SRS 剂量	WBRT 剂量	认知测试	作为研究终点的认知恶化的定义	SRS 组	SRS+WBRT 组	WBRT 组
Brown 2017[79]	单一脑转移病灶接受全切/次全切手术的患者213例	30Gy/10F 或 37.5Gy/15F	学习和即时记忆（HVLT-R 即时回忆）言语流畅（COWAT）反应速度（TMT part A）执行功能（TMT part B）延迟回忆（HVLT-R 延迟回忆）认知（HVLT-R 识别能力）	3个月时至少一项认知测试成绩较基线下降大于1SD	6个月时下降为基线值的52%		6个月时下降为基线值的85%
Kepka 2016[80]	单一脑转移病灶接受全切/次全切手术的患者59例	15Gy	30Gy/10F	MMSE	MMSE 下降3%	6个月时 MMSE 下降4.5%		6个月时 MMSE 下降11%

SRS，立体定向放射外科；WBRT，全脑放射治疗；F，分次；SD，标准差；HVLT-R，霍普金斯言语学习测试修正；COWAT，口语流畅测验；TMT，连线测试；MMSE，简易智力状态检查；EORTC QLQ-C30，EORTC 生活质量问卷 C30；HRQOL，健康相关生活质量。

表 29-2　临床试验推荐用于脑转移患者认知功能评估的神经认知测试

认知领域	测试
学习和记忆	霍普金斯言语学习测试修正（HVLT-R）[165]
言语流畅	口语流畅测验（COWAT）[166]
执行功能	连线测试 B[167, 168]
信息处理速度	连线测试 A[167]

29.6　预防性全脑放射治疗的神经毒性

研究预防性全脑放射治疗（prophylactic cranial irradiation，PCI）对认知功能的影响可以帮助将 CNS 疾病固有的 CNS 毒性从放射治疗本身的影响中分离出来。

PCI 被认为是 SCLC 中的标准治疗方案，局限期 SCLC 患者数据的荟萃分析[96]和广泛期 SCLC 的前瞻性研究[97]均证实 PCI 能够提高患者总体生存。PCI 在非小细胞肺癌（non-small-cell lung cancer，NSCLC）中的作用并不如此显著，在多项不同的随机对照研究中，接受 PCI 患者与未接受 PCI 的患者相比并无明显生存获益[98-103]。尽管一项荟萃分析的亚组研究中，接受 PCI 的患者可能有无进展生存期的获益[104]。

关于 PCI 晚期神经并发症的研究有 3 个临床试验[103, 105, 106]。在 RTOG0214 研究中，将 340 例Ⅲ期 NSCLC 患者随机分为 PCI 组或无 PCI 组，PCI 组患者报告的认知功能下降趋势更加明显。除在 3 个月时进行的 MMSE 评估外，两组患者其他时间点的 MMSE 评分无显著性差异。在 NCF 分析中唯一出现显著性差异的结果是在霍普金斯言语学习测试（Hopkins Verbal Learning Test，HVLT）中，与对照组中未接受 PCI 治疗的患者相比，接受 PCI 治疗的患者在 1 年内的学习能力和记忆恶化更加明显。接受 PCI 的患者和没有接受 PCI 的患者之间的 QOL 没有统计学差异，这与本章前面在 WBRT 治疗脑转移部分中提到的 NCF 下降和 QOL 恶化之间的关联性并不相同。

RTOG0212 试验入组了 265 例在化疗和胸部放射治疗后疗效达到完全缓解的局限期 SCLC 患者，分别给予标准剂量 PCI（25Gy/10F）和高剂量 PCI（36Gy）。36Gy 组患者会再次被随机分配为两组，一组接受的 PCI 为 2Gy/ 次、共 18 次，另一组接受的 PCI 为每日 2 次、共 24 次。对研究人群进行了详细的神经心理学测试。在接受 PCI 之前的基线评估显示了多种参数的异常，包括语言、视觉和空间感知、注意力、排序和速度。本研究中的慢性神经毒性被定义为在 12 个月内无脑转移而在 6 个认知领域中的至少 1 个发生神经功能恶化。36Gy 组患者慢性神经毒性的发病率明显高于 25Gy 组（36Gy 组中两个亚组患者慢性神经毒性的发病率分别为 85% 和 89%，25Gy 组患者慢性神经毒性的发病率为 60%，P=0.02)[106]。

Gondi 等[107]的研究将上述两项 RTOG 随机研究 RTOG 0214 和 RTOG 0212 的 QOL 和 NCF 的结果进行了汇总。PCI 组在 6 个月和 12 个月时自我报告认知功能下降的风险与对照组相比显著增加了 3 倍。在 6 个月和 12 个月时，PCI 组患者的 HVLT- 总回忆能力和 HVLT- 延迟回忆能力显著下降。有趣的是，HVLT 的下降和自我报告的认知功能下降并无密切相关性[108]。

29.7　辐射引起的神经毒性：时间轴和危险因素

Sheline 在 20 世纪 80 年代的报告第一次将放射性脑损伤进一步分为急性脑损伤（早期，放射期间）、亚急性（接受放射治疗后 6 个月以内）和晚期脑损伤（慢性，放射治疗后 6 个月以上）[109, 110]。

除了接受 3Gy/f 以下的常规剂量放射治疗，几乎所有接受单次高剂量放射治疗的患者都会在放射治疗期间发生急性放射性脑病，症状包括头痛、恶心、呕吐和发热[111, 112]。这种急性效应与继发于内皮细胞凋亡的血 - 脑屏障破坏所引起的水肿形成相关[113-116]。糖皮质激素可以帮助治疗这些症状。

亚急性并发症包括嗜睡综合征，症状包括过度睡眠、嗜睡和畏食症。这些症状是短暂性的，主要发生在接受 PCI 治疗的儿童 ALL 患者[117, 118]或接受特定剂量的放射治疗（45～55Gy）的成人原发脑肿瘤患者中[119, 120]。另一个亚急性反应是发生于 PCI 完成后 6～8 周的言语记忆功能损害，这一现象是 Welzel 等[121] 发现的。

晚期或慢性损伤是所有辐射引起的伤害中最严重的，因为这些损伤通常是不可逆的。这些慢性损伤发生的分子机制是炎症[122, 123]、缺氧与血管内皮生长因子上调[124, 125]和神经发生的抑制[126]。这一系列反应可能导致在接受放射治疗后数月至数年后发生放射性脱髓鞘、白质脑病[110]和放射性脑坏死[127]。在长期生存的 SCLC 患者中，在接受 PCI 治疗后至多 8 年都可以导致进行性脑室扩张、脑萎缩及 NCF 的缓慢下降[128, 129]。

放射相关毒副反应的发病率和严重程度不仅取决于辐射剂量，同时与一些患者自身因素相关，如年龄、化疗和并发症[110]。在 RTOG 0212 中，年龄（>60 岁）是慢性神经毒性发展的最显著预测因子（$P=0.005$）[106]。基础内科疾病（如高血压）也被证明能加重血管的辐射损伤[18]。

部分患者对治疗相关神经认知毒性的易感性可能有遗传倾向。基于 APOE e4 等位基因增加阿尔茨海默病风险的前提，RTOG 0614 回顾性分析评价了脑转移患者 WBRT 治疗后 APOE e4 载体状态与 NCF 的关系。携带 *APOE e4* 等位基因被证明是接受 WBRT 治疗后记忆能力下降的一个危险因素（无论患者是否使用美金刚）[130]。

29.8 减轻神经毒性的策略

一些可能减轻脑放射治疗所致神经认知并发症的方法已经过测试[131]。方法之一是使用神经保护药物，如血管紧张素转化酶抑制药[132]、血管紧张素 -1 型受体阻滞剂[133]、重组人促红素[134]和锂剂[135, 136]，这些药物都经过了体内试验。其中值得特别提出的是两种经过Ⅲ期临床试验验证、具

有潜在的神经保护功能的药物：美金刚和多奈哌齐。美金刚是一种 N-甲基-D-天冬氨酸（N-methyl-D-aspartate, NMDA）受体拮抗剂，在预防认知功能障碍方面的有效性已经在Ⅲ期试验 RTOG 0614 中得到了验证。与安慰剂相比，使用美金刚的患者在 24 周时 HVLT-R 延迟回忆（首要研究终点）的减退较少，但这一结果无统计学意义（$P=0.059$），这可能是由于出组患者过多导致统计检验能力仅为 35%。美金刚组的患者发生认知下降的时间明显更晚，且患者的执行功能和反应速度更好[137]。多奈哌齐是一种可逆乙酰胆碱酯酶抑制剂，在一项入组了 198 例成人脑肿瘤患者的Ⅲ期试验中，研究人员评价了多奈哌嗪改善认知功能障碍的作用。尽管多奈哌嗪在总体复合认知评分（主要终点）方面没有显示出显著的改善作用，但在一些特定的认知功能如记忆、运动速度和灵巧性等方面，使用多奈哌嗪的患者较安慰剂组有显著获益[138]。这项研究的局限性之一是入组患者使用多奈哌齐为低剂量（10mg/d），而对中度至重度阿尔茨海默病患者的研究显示，与多奈哌齐 10mg/d 相比，接受多奈哌齐 23mg/d 的患者认知功能显著获益[139]。

另一避免认知功能障碍 / 更具体地说是避免短期记忆丧失的方法是使用海马保护性全脑放射治疗（HA-WBRT）（图 29-3）。HA-WBRT 使用适形放射治疗来避免海马齿状回的神经干细胞接受照射，这些神经干细胞具有有丝分裂活性和放射敏感性，并负责形成新的记忆[126, 140, 141]。

该技术在Ⅱ期合作试验 RTOG 0933 中进行了测试，该试验显示海马保护放射治疗具有显著的记忆功能保护的作用；实验组脑转移患者 4 个月时的霍普金斯言语学习测试延迟回忆能力下降为 7%，明显低于接受未经海马保护放射治疗的历史对照患者[142]。NRG-CC001 研究对比了

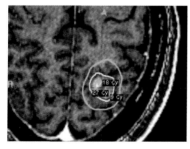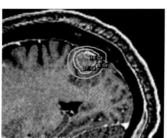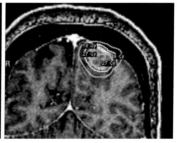

图 29-3　立体定向放射外科治疗计划示例，使用伽马刀治疗左侧顶叶病变，50% 等剂量线处方剂量为 18Gy

HA-WBRT 联合美金刚与 WBRT 联合美金刚在脑转移患者中的应用。最近报道的结果表明，HA-WBRT 联合美金刚组的神经认知功能下降时间延迟，但两组间的 OS 或 PFS 没有差异[143]。两个正在进行的试验，NRG-CC003（ClinicalTrials.gov 编号：NCT01780675）和西班牙 PREMER 试验（NCT02397733）[144]，正在研究海马回避在 SCLC 患者 PCI 中的作用。

行为干预也被用来尝试减轻治疗相关的 NCF 障碍。认知康复包括基于临床的治疗方案，旨在提高认知技巧和功能[145]。据我们所知，这些治疗方式还没有在脑转移患者中进行专门的研究。但有证据表明，癌症患者包括脑肿瘤患者是能够从中获益的[146-148]。

研究表明，在其他关于自我意识、正念和冥想的干预措施中，使用认知行为治疗改善了执行功能、工作记忆、反应速度和注意力[149-153]。基于家庭的计算机化 Lumosity 程序也在针对乳腺癌患者的研究中成功地改善了患者的执行功能、反应速度和语言流畅性[154]。但针对原发脑肿瘤患者的研究未能完成该项干预措施，也没有显示出认知功能的改善[155]。

29.9 现有研究的局限性和未来的方向

在新的治疗药物的开发中，将 NCF 作为研究终点越来越受到认可，而对于延缓神经认知恶化而不必要改善生存的药物的寻找也在增加。本章概述的新研究有助于对脑转移的干预措施进行更好的风险和效益评估。

虽然脑转移瘤患者的研究中报告了越来越多的治疗相关认知缺陷，但他们的发病率和具体形式在各个研究中有时并不相同。其原因可能是多样的，例如，纳入患者人群的异质性、使用不同的治疗方式、使用不同的认知测试，以及用于测量和报告神经心理变化的各种统计方法不同（敏感性不同）[156, 157]。一些研究使用患者自我报告而不是客观的神经认知测试，而自我报告是存在问题的，因为认知障碍患者可能不能充分意识到他们自身的认知问题的程度[158]。此外，基线评估数据有时并不完整，但这些资料对评估抗癌药物的作用是至关重要的。在后续神经认知测试方面，尽

管在患者群体中重复神经认知评估被证明是可行的[86]，患者的依从性还是对一些研究造成了很大困难[89]。

由于这些差异因素的存在，将这些试验汇总研究时很难得出有意义的结论。为了使这项任务在未来更容易进行，在不同的研究中强制使用一致且经过验证的认知评估工具是有必要的。鉴于这些挑战，研究人员成立了"国际认知和癌症工作组"，并提出了统一肿瘤患者认知功能研究的建议[92]。经 ICCTF 和 RANO 团队认可的一系列关键的临床试验如表 29-2 所示[92, 159-163]。

由于大脑功能复杂且随时间推移会发生微妙的变化，通过正式和标准化的神经认知测试来评估它是至关重要的。同样的一系列测试应该在各项研究中被持续使用，作为评估大脑功能的一个敏感指标[90]。改善 NCF 终点的报告方式可能是至关重要的，因为一项研究表明，认知恶化可以较原发性脑肿瘤患者出现影像学进展提前 6 周左右[164]。这一发现是否可以外推到脑转移患者仍有待研究。

随着新的疗法正在彻底改变癌症治疗并延长脑转移患者生存，对于延迟神经毒性的关注就更加有意义，延缓或防止这种影响生存的症状发生的策略显得更加重要。研究人员应当针对脑转移遗传特征的研究做出更多的努力，寻找可能的治疗靶点并进行个体化的治疗。在未来，这种方法应该优于"一刀切"的治疗策略。

（邸明一 译，瞿甜 金山木 连欣 校）

参考文献

1. Posner JB, Chernik NL. Intracranial metastases from systemic cancer. Adv Neurol. 1978;19:579–92.
2. Takakura K, Sano K, Hojo S, Hirano A. Metastatic tumors of the central nervous system. Tokyo: Igaku-Shoin; 1983.
3. Barnholtz-Sloan JS, Sloan AE, Davis FG, Vigneau FD, Lai P, Sawaya RE. Incidence proportions of brain metastases in patients diagnosed (1973 to 2001) in the Metropolitan Detroit Cancer Surveillance System. J Clin Oncol. 2004;22:2865–72.
4. Taillibert S, Le Rhun E. Epidemiology of brain metastases. Cancer Radiother. 2015;19:3–9.
5. Nayak L, Lee EQ, Wen PY. Epidemiology of brain metastases. Curr Oncol Rep. 2012;14:48–54.
6. Nussbaum ES, Djalilian HR, Cho KH, Hall WA. Brain metastases. Histology, multiplicity, surgery, and survival. Cancer. 1996;78:1781–8.

7. Komaki R, Cox JD, Whitson W. Risk of brain metastasis from small cell carcinoma of the lung related to length of survival and prophylactic irradiation. Cancer Treat Rep. 1981;65:811–4.

8. Zhang J, Yu J, Sun X, Meng X. Epidermal growth factor receptor tyrosine kinase inhibitors in the treatment of central nerve system metastases from non-small cell lung cancer. Cancer Lett. 2014;351:6–12.

9. Rangachari D, Yamaguchi N, VanderLaan PA, et al. Brain metastases in patients with EGFR-mutated or ALK-rearranged non-small-cell lung cancers. Lung Cancer. 2015;88:108–11.

10. Law A, Karp DD, Dipetrillo T, Daly BT. Emergence of increased cerebral metastasis after high-dose preoperative radiotherapy with chemotherapy in patients with locally advanced nonsmall cell lung carcinoma. Cancer. 2001;92:160–4.

11. Cox JD, Scott CB, Byhardt RW, Emami B, Russell AH, Fu KK, Parliament MB, Komaki R, Gaspar LE. Addition of chemotherapy to radiation therapy alters failure patterns by cell type within non-small cell carcinoma of lung (NSCCL): analysis of radiation therapy oncology group (RTOG) trials. Int J Radiat Oncol Biol Phys. 1999;43:505–9.

12. Li J, Bentzen SM, Li J, Renschler M, Mehta MP. Relationship between neurocognitive function and quality of life after whole-brain radiotherapy in patients with brain metastasis. Int J Radiat Oncol. 2008;71:64–70.

13. Corn BW, Moughan J, Knisely JPS, et al. Prospective evaluation of quality of life and neurocognitive effects in patients with multiple brain metastases receiving whole-brain radiotherapy with or without thalidomide on Radiation Therapy Oncology Group (RTOG) trial 0118. Int J Radiat Oncol Biol Phys. 2008;71:71–8.

14. Perry A, Schmidt RE. Cancer therapy-associated CNS neuropathology: an update and review of the literature. Acta Neuropathol. 2006;111:197–212.

15. Wefel JS, Saleeba AK, Buzdar AU, Meyers CA. Acute and late onset cognitive dysfunction associated with chemotherapy in women with breast cancer. Cancer. 2010;116:3348–56.

16. Choi SM, Lee SH, Yang YS, Kim BC, Kim MK, Cho KH. 5-fluorouracil-induced leukoencephalopathy in patients with breast cancer. J Korean Med Sci. 2001;16:328–34.

17. Nagesh V, Tsien CI, Chenevert TL, Ross BD, Lawrence TS, Junick L, Cao Y. Radiation-induced changes in normal-appearing white matter in patients with cerebral tumors: a diffusion tensor imaging study. Int J Radiat Oncol Biol Phys. 2008;70:1002–10.

18. Hopewell JW, Wright EA. The nature of latent cerebral irradiation damage and its modification by hypertension. Br J Radiol. 1970;43:161–7.

19. Ahles TA, Saykin AJ, McDonald BC, Li Y, Furstenberg CT, Hanscom BS, Mulrooney TJ, Schwartz GN, Kaufman PA. Longitudinal assessment of cognitive changes associated with adjuvant treatment for breast cancer: impact of age and cognitive reserve. J Clin Oncol. 2010;28:4434–40.

20. Stern Y. What is cognitive reserve? Theory and research application of the reserve concept. J Int Neuropsychol Soc. 2002;8:448–60.

21. Madsen TM, Kristjansen PEG, Bolwig TG, Wortwein G. Arrested neuronal proliferation and impaired hippocampal function following fractionated brain irradiation in the adult rat. Neuroscience. 2003;119:635–42.

22. Lee BE, Choi BY, Hong DK, Kim JH, Lee SH, Kho AR, Kim H, Choi HC, Suh SW. The cancer chemotherapeutic agent paclitaxel (Taxol) reduces hippocampal neurogenesis via down-regulation of vesicular zinc. Sci Rep. 2017;7:11667.

23. Han R, Yang YM, Dietrich J, Luebke A, Mayer-Proschel M, Noble M. Systemic 5-fluorouracil treatment causes a syndrome of delayed myelin destruction in the central nervous system. J Biol. 2008;7:12.

24. Seigers R, Fardell JE. Neurobiological basis of chemotherapy-induced cognitive impairment: a review of rodent research. Neurosci Biobehav Rev. 2011;35:729–41.

25. Seigers R, Schagen SB, Van Tellingen O, Dietrich J. Chemotherapy-related cognitive dysfunction: current animal studies and future directions. Brain Imaging Behav. 2013;7:453–9.

26. Vichaya EG, Chiu GS, Krukowski K, Lacourt TE, Kavelaars A, Dantzer R, Heijnen CJ, Walker AK. Mechanisms of chemotherapy-induced behavioral toxicities. Front Neurosci. 2015;9:1–17.

27. Farjam R, Pramanik P, Aryal MP, Srinivasan A, Chapman CH, Tsien CI, Lawrence TS, Cao Y. A radiation-induced hippocampal vascular injury surrogate marker predicts late neurocognitive dysfunction. Int J Radiat Oncol Biol Phys. 2015;93:908–15.

28. Cao Y, Tsien CI, Sundgren PC, Nagesh V, Normolle D, Buchtel H, Junck L, Lawrence TS. Dynamic contrast-enhanced magnetic resonance imaging as a biomarker for prediction of radiation-induced neurocognitive dysfunction. Clin Cancer Res. 2009;15:1747–54.

29. Tucha O, Smely C, Preier M, Lange KW. Cognitive deficits before treatment among patients with brain tumors. Neurosurgery. 2000;47:324.

30. Meyers CA, Smith JA, Bezjak A, et al. Neurocognitive function and progression in patients with brain metastases treated with whole-brain radiation and motexafin gadolinium: results of a randomized phase III trial. J Clin Oncol. 2004;22:157–65.

31. Aoyama H, Tago M, Kato N, et al. Neurocognitive function of patients with brain metastasis who received either whole brain radiotherapy plus stereotactic radiosurgery or radiosurgery alone. Int J Radiat Oncol Biol Phys. 2007;68:1388–95.

32. Habets EJJ, Dirven L, Wiggenraad RG, Verbeek-De Kanter A, Lycklama À, Nijeholt GJ, Zwinkels H, Klein M, Taphoorn MJB. Neurocognitive functioning and health-related quality of life in patients

treated with stereotactic radiotherapy for brain metastases: a prospective study. Neuro Oncol. 2016;18:435–44.

33. Witgert ME, Meyers CA. Neurocognitive and quality of life measures in patients with metastatic brain disease. Neurosurg Clin N Am. 2011;22:79–85.

34. Murray KJ, Scott C, Zachariah B, Michalski JM, Demas W, Vora NL, Whitton A, Movsas B. Importance of the mini-mental status examination in the treatment of patients with brain metastases: a report from the Radiation Therapy Oncology Group protocol 91-04. Int J Radiat Oncol Biol Phys. 2000;48:59–64.

35. Regine WF, Scott C, Murray K, Curran W. Neurocognitive outcome in brain metastases patients treated with accelerated-fractionation vs. accelerated-hyperfractionated radiotherapy: an analysis from Radiation Therapy Oncology Group Study 91-04. Int J Radiat Oncol Biol Phys. 2001;51:711–7.

36. Chang EL, Wefel JS, Maor MH, et al. A pilot study of neurocognitive function in patients with one to three new brain metastases initially treated with stereotactic radiosurgery alone. Neurosurgery. 2007;60:274–7.

37. Mehta MP, Shapiro WR, Glantz MJ, et al. Lead-in phase to randomized trial of motexafin gadolinium and whole-brain radiation for patients with brain metastases: centralized assessment of magnetic resonance imaging, neurocognitive, and neurologic end points. J Clin Oncol. 2002;20:3445–53.

38. Sherman AM, Jaeckle K, Meyers CA. Pretreatment cognitive performance predicts survival in patients with leptomeningeal disease. Cancer. 2002;95:1311–6.

39. Derks J, Reijneveld JC, Douw L. Neural network alterations underlie cognitive deficits in brain tumor patients. Curr Opin Oncol. 2014;26:627–33.

40. Wefel JS, Noll KR, Rao G, Cahill DP. Neurocognitive function varies by IDH1 genetic mutation status in patients with malignant glioma prior to surgical resection. Neuro Oncol. 2016;18:1656–63.

41. Klein M. Lesion momentum as explanation for preoperative neurocognitive function in patients with malignant glioma. Neuro Oncol. 2016;18:1595–6.

42. Noll KR, Sullaway C, Ziu M, Weinberg JS, Wefel JS. Relationships between tumor grade and neurocognitive functioning in patients with glioma of the left temporal lobe prior to surgical resection. Neuro Oncol. 2015;17:580–7.

43. Patchell RA, Tibbs PA, Walsh JW, Dempsey RJ, Maruyama Y, Kryscio RJ, Markesbery WR, Macdonald JS, Young B. A randomized trial of surgery in the treatment of single metastases to the brain. N Engl J Med. 1990;322:494–500.

44. Patchell RA, Tibbs PA, Regine WF, Dempsey RJ, Mohiuddin M, Kryscio RJ, Markesbery WR, Foon KA, Young B. Postoperative radiotherapy in the treatment of single metastases to the brain: a randomized trial. JAMA. 1998;280:1485–9.

45. Wu AS, Witgert ME, Lang FF, Xiao L, Bekele BN, Meyers CA, Ferson D, Wefel JS. Neurocognitive function before and after surgery for insular gliomas. J Neurosurg. 2011;115:1115–25.

46. Talacchi A, Santini B, Savazzi S, Gerosa M. Cognitive effects of tumour and surgical treatment in glioma patients. J Neurooncol. 2011;103:541–9.

47. Noll KR, Weinberg JS, Ziu M, Benveniste RJ, Suki D, Wefel JS. Neurocognitive changes associated with surgical resection of left and right temporal lobe glioma. Neurosurgery. 2015;77:777–85.

48. Hoffermann M, Bruckmann L, Mahdy Ali K, Zaar K, Avian A, von Campe G. Pre- and postoperative neurocognitive deficits in brain tumor patients assessed by a computer based screening test. J Clin Neurosci. 2017;36:31–6.

49. Koppelmans V, Breteler MMB, Boogerd W, Seynaeve C, Gundy C, Schagen SB. Neuropsychological performance in survivors of breast cancer more than 20 years after adjuvant chemotherapy. J Clin Oncol. 2012;30:1080–6.

50. Videnovic A, Semenov I, Chua-Adajar R, et al. Capecitabine-induced multifocal leukoencephalopathy: a report of five cases. Neurology. 2005;65:1792–4; discussion 1685.

51. Wefel JS, Schagen SB. Chemotherapy-related cognitive dysfunction. Curr Neurol Neurosci Rep. 2012;12:267–75.

52. Ahles TA, Saykin AJ. Candidate mechanisms for chemotherapy-induced cognitive changes. Nat Rev Cancer. 2007;7:192–201.

53. Koppelmans V, de Ruiter MB, van der Lijn F, Boogerd W, Seynaeve C, van der Lugt A, Vrooman H, Niessen WJ, Breteler MMB, Schagen SB. Global and focal brain volume in long-term breast cancer survivors exposed to adjuvant chemotherapy. Breast Cancer Res Treat. 2012;132:1099–106.

54. Koppelmans V, de Groot M, de Ruiter MB, Boogerd W, Seynaeve C, Vernooij MW, Niessen WJ, Schagen SB, Breteler MMB. Global and focal white matter integrity in breast cancer survivors 20 years after adjuvant chemotherapy. Hum Brain Mapp. 2014;35:889–99.

55. Heimans JJ, Vermorken JB, Wolbers JG, Eeltink CM, Meijer OW, Taphoorn MJ, Beijnen JH. Paclitaxel (Taxol) concentrations in brain tumor tissue. Ann Oncol. 1994;5:951–3.

56. Stewart DJ. A critique of the role of the blood–brain barrier in the chemotherapy of human brain tumors. J Neurooncol. 1994;20:121–39.

57. Deeken JF, Loscher W. The blood–brain barrier and cancer: transporters, treatment, and Trojan horses. Clin Cancer Res. 2007;13:1663–74.

58. Postmus PE, Haaxma-Reiche H, Gregor A, Groen HJM, Lewinski T, Scolard T, Kirkpatrick A, Curran D, Sahmoud T, Giaccone G. Brain-only metastases of small cell lung cancer; efficacy of whole brain radiotherapy. An EORTC phase II study. Radiother Oncol. 1998;46:29–32.

59. Mornex F, Thomas L, Mohr P, et al. A prospective

randomized multicentre phase III trial of fotemustine plus whole brain irradiation versus fotemustine alone in cerebral metastases of malignant melanoma. Melanoma Res. 2003;13:97–103.

60. Robinet G, Thomas P, Breton JL, et al. Results of a phase III study of early versus delayed whole brain radiotherapy with concurrent cisplatin and vinorelbine combination in inoperable brain metastasis of non-small-cell lung cancer: Groupe Francais de Pneumo-Cancerologie (GFPC) Protocol 95-1. Ann Oncol. 2001;12:59–67.

61. Sperduto PW, Wang M, Robins HI, et al. A phase 3 trial of whole brain radiation therapy and stereotactic radiosurgery alone versus WBRT and SRS with temozolomide or erlotinib for non-small cell lung cancer and 1 to 3 brain metastases: Radiation Therapy Oncology Group 0320. Int J Radiat Oncol Biol Phys. 2013;85:1312–8.

62. Stupp R, Mason WP, van den Bent MJ, et al. Radiotherapy plus concomitant and adjuvant temozolomide for glioblastoma. N Engl J Med. 2005;352:987–96.

63. Agarwala SS, Kirkwood JM, Gore M, Dreno B, Thatcher N, Czarnetski B, Atkins M, Buzaid A, Skarlos D, Rankin EM. Temozolomide for the treatment of brain metastases associated with metastatic melanoma: a phase II study. J Clin Oncol. 2004;22:2101–7.

64. Abrey LE, Olson JD, Raizer JJ, Mack M, Rodavitch A, Boutros DY, Malkin MG. A phase II trial of temozolomide for patients with recurrent or progressive brain metastases. J Neurooncol. 2001;53:259–65.

65. Antonadou D, Paraskevaidis M, Sarris G, Coliarakis N, Economou I, Karageorgis P, Throuvalas N. Phase II randomized trial of temozolomide and concurrent radiotherapy in patients with brain metastases. J Clin Oncol. 2002;20:3644–50.

66. Fiveash JB, Arafat WO, Naoum GE, Guthrie BL, Sawrie SM, Spencer SA, Meredith RF, Markert JM, Conry RM, Nabors BL. A phase 2 study of radiosurgery and temozolomide for patients with 1 to 4 brain metastases. Adv Radiat Oncol. 2016;1:83–8.

67. Brastianos PK, Carter SL, Santagata S, et al. Genomic characterization of brain metastases reveals branched evolution and potential therapeutic targets. Cancer Discov. 2015;5:1164–77.

68. Saunus JM, Quinn MCJ, Patch A-M, et al. Integrated genomic and transcriptomic analysis of human brain metastases identifies alterations of potential clinical significance. J Pathol. 2015;237:363–78.

69. Lazaro T, Brastianos PK. Immunotherapy and targeted therapy in brain metastases : emerging options in precision medicine. CNS Oncol. 2017;6:139–51.

70. Neagu MR, Gill CM, Batchelor TT, Brastianos PK. Genomic profiling of brain metastases: current knowledge and new frontiers. Chin Clin Oncol. 2015;4:22.

71. Tawbi HA, Boutros C, Kok D, Robert C. New era in the management of melanoma brain metastases. Am Soc Clin Oncol Educ Book. 2018;38:741–50.

72. Hendriks LE, Schoenmaekers J, Zindler JD, Eekers DB, Hoeben A, De Ruysscher DK, Dingemans AM. Safety of cranial radiotherapy concurrent with tyrosine kinase inhibitors in non-small cell lung cancer patients: a systematic review. Cancer Treat Rev. 2015;41:634–45.

73. Welsh JW, Komaki R, Amini A, et al. Phase II trial of erlotinib plus concurrent whole-brain radiation therapy for patients with brain metastases from non-small-cell lung cancer. J Clin Oncol. 2013;31:895–902.

74. Pesce GA, Klingbiel D, Ribi K, et al. Outcome, quality of life and cognitive function of patients with brain metastases from non-small cell lung cancer treated with whole brain radiotherapy combined with gefitinib or temozolomide. A randomised phase II trial of the Swiss Group for Clinical Cancer Research (SAKK 70/03). Eur J Cancer. 2012;48:377–84.

75. Baruch K, Deczkowska A, Rosenzweig N, Tsitsou-Kampeli A, Sharif AM, Matcovitch-Natan O, Kertser A, David E, Amit I, Schwartz M. PD-1 immune checkpoint blockade reduces pathology and improves memory in mouse models of Alzheimer's disease. Nat Med. 2016;22:135–7.

76. Goldberg SB, Gettinger SN, Mahajan A, et al. Pembrolizumab for patients with melanoma or non-small-cell lung cancer and untreated brain metastases: early analysis of a non-randomised, open-label, phase 2 trial. Lancet Oncol. 2016;17:976–83.

77. McGinnis GJ, Raber J. CNS side effects of immune checkpoint inhibitors: preclinical models, genetics and multimodality therapy. Immunotherapy. 2017;9:929–41.

78. Shibamoto Y, Baba F, Oda K, Hayashi S, Kokubo M, Ishihara S-I, Itoh Y, Ogino H, Koizumi M. Incidence of brain atrophy and decline in mini-mental state examination score after whole-brain radiotherapy in patients with brain metastases: a prospective study. Int J Radiat Oncol Biol Phys. 2008;72:1168–73.

79. Brown PD, Ballman KV, Cerhan JH, et al. Postoperative stereotactic radiosurgery compared with whole brain radiotherapy for resected metastatic brain disease (NCCTG N107C/CEC·3): a multicentre, randomised, controlled, phase 3 trial. Lancet Oncol. 2017;18:1049–60.

80. Kepka L, Tyc-Szczepaniak D, Bujko K, Olszyna-Serementa M, Michalski W, Sprawka A, Trabska-Kluch B, Komosinska K, Wasilewska-Tesluk E, Czeremszynska B. Stereotactic radiotherapy of the tumor bed compared to whole brain radiotherapy after surgery of single brain metastasis: results from a randomized trial. Radiother Oncol. 2016;121:217–24.

81. Martinez P, Mak RH, Oxnard GR. Targeted therapy as an alternative to whole-brain radiotherapy in EGFR-mutant or ALK-positive non-small-cell lung cancer with brain metastases. JAMA Oncol. 2017;3:1274–5.

82. Mulvenna P, Nankivell M, Barton R, et al. Dexamethasone and supportive care with or without whole brain radiotherapy in treating patients with non-small cell lung cancer with brain metastases unsuitable for resection or stereotactic radiotherapy (QUARTZ): results from a phase 3, non-inferiority, randomised trial. Lancet. 2016;388:2004–14.

83. Suh JH. Stereotactic radiosurgery for the management of brain metastases. N Engl J Med. 2010;362:1119–27.

84. Yamamoto M, Serizawa T, Higuchi Y, et al. A multi-institutional prospective observational study of stereotactic radiosurgery for patients with multiple brain metastases (JLGK0901 study update): irradiation-related complications and long-term maintenance of mini-mental state examination scores. Int J Radiat Oncol Biol Phys. 2017;99:31–40.

85. Brown PD, Jaeckle K, Ballman KV, et al. Effect of radiosurgery alone vs radiosurgery with whole brain radiation therapy on cognitive function in patients with 1 to 3 brain metastases: a randomized clinical trial. JAMA. 2016;316:401–9.

86. Chang EL, Wefel JS, Hess KR, et al. Neurocognition in patients with brain metastases treated with radiosurgery or radiosurgery plus whole-brain irradiation: a randomised controlled trial. Lancet Oncol. 2009;10:1037–44.

87. Kocher M, Soffietti R, Abacioglu U, et al. Adjuvant whole-brain radiotherapy versus observation after radiosurgery or surgical resection of one to three cerebral metastases: results of the EORTC 22952-26001 study. J Clin Oncol. 2011;29:134–41.

88. Aoyama H, Shirato H, Tago M, et al. Stereotactic radiosurgery plus whole-brain radiation therapy vs stereotactic radiosurgery alone for treatment of brain metastases: a randomized controlled trial. JAMA. 2006;295:2483–91.

89. Soffietti R, Kocher M, Abacioglu UM, et al. A European Organisation for Research and Treatment of Cancer phase III trial of adjuvant whole-brain radiotherapy versus observation in patients with one to three brain metastases from solid tumors after surgical resection or radiosurgery: quality-of-life. J Clin Oncol. 2013;31:65–72.

90. Meyers CA, Wefel JS. The use of the mini-mental state examination to assess cognitive functioning in cancer trials: no ifs, ands, buts, or sensitivity. J Clin Oncol. 2003;21:3557–8.

91. Sul J, Kluetz P, Papadopopoulos E, Keegan P. Clinical outcome assessments in neuro-oncology: a regulatory perspective. Neurooncol Pract. 2016;3:4–9.

92. Wefel JS, Vardy J, Ahles T, Schagen SB. International cognition and Cancer Task Force recommendations to harmonise studies of cognitive function in patients with cancer. Lancet Oncol. 2011;12:703–8.

93. Wefel JS, Cloughesy T, Zazzali JL, et al. Neurocognitive function in patients with recurrent glioblastoma treated with bevacizumab. Neuro Oncol. 2011;13:660–8.

94. Monaco EA 3rd, Faraji AH, Berkowitz O, Parry PV, Hadelsberg U, Kano H, Niranjan A, Kondziolka D, Lunsford LD. Leukoencephalopathy after whole-brain radiation therapy plus radiosurgery versus radiosurgery alone for metastatic lung cancer. Cancer. 2013;119:226–32.

95. Ebi J, Sato H, Nakajima M, Shishido F. Incidence of leukoencephalopathy after whole-brain radiation therapy for brain metastases. Int J Radiat Oncol Biol Phys. 2013;85:1212–7.

96. Auperin A, Arriagada R, Pignon JP, et al. Prophylactic cranial irradiation for patients with small-cell lung cancer in complete remission. Prophylactic Cranial Irradiation Overview Collaborative Group. N Engl J Med. 1999;341:476–84.

97. Slotman BJ, van Tinteren H, Praag JO, Knegjens JL, El Sharouni SY, Hatton M, Keijser A, Faivre-Finn C, Senan S. Use of thoracic radiotherapy for extensive stage small-cell lung cancer: a phase 3 randomised controlled trial. Lancet. 2015;385:36–42.

98. Umsawasdi T, Valdivieso M, Chen TT, et al. Role of elective brain irradiation during combined chemo-radiotherapy for limited disease non-small cell lung cancer. J Neurooncol. 1984;2:253–9.

99. Miller T, Crowley J, Mira J, Schwartz J, Hutchins L, Baker L. A randomized trial of chemotherapy and radiotherapy for stage III non-small cell lung cancer. Cancer Ther. 1998;1:229–36.

100. Cox JD, Stanley K, Petrovich Z, Al E. Cranial irradiation in cancer of the lung of all cell types. JAMA. 1981;245:469–72.

101. Gore EM, Bae K, Wong SJ, Sun A, Bonner JA, Schild SE, Gaspar LE, Bogart JA, Werner-Wasik M, Choy H. Phase III comparison of prophylactic cranial irradiation versus observation in patients with locally advanced non-small-cell lung cancer: primary analysis of Radiation Therapy Oncology Group study RTOG 0214. J Clin Oncol. 2011;29:272–8.

102. Gore E, Paulus R, Wong S, Sun A, Videtic G, Dutta S. Phase III comparison of prophylactic cranial irradiation versus observation in patients with locally advanced non-small cell lung cancer-an updated analysis of RTOG 0214. Int J Radiat Oncol Biol Phys. 2012;84:S103.

103. Li N, Zeng ZF, Wang SY, et al. Randomized phase III trial of prophylactic cranial irradiation versus observation in patients with fully resected stage IIIA-N2 nonsmall-cell lung cancer and high risk of cerebral metastases after adjuvant chemotherapy. Ann Oncol. 2015;26:504–9.

104. Al Feghali KA, Ballout RA, Khamis AM, Akl EA, Geara FB. Prophylactic cranial irradiation in patients with non-small-cell lung cancer: a systematic review and meta-analysis of randomized controlled trials. Front Oncol. 2018;8:115.

105. Sun A, Bae K, Gore EM, et al. Phase III trial of prophylactic cranial irradiation compared with observation in patients with locally advanced non-small-cell lung cancer: neurocognitive and quality-of-life analysis. J Clin Oncol. 2011;29:279–86.

106. Wolfson AH, Bae K, Komaki R, Meyers C, Movsas B, Le Pechoux C, Werner-Wasik M, Videtic GM, Garces YI, Choy H. Primary analysis of a phase II randomized trial Radiation Therapy Oncology Group (RTOG) 0212: impact of different total doses and schedules of prophylactic cranial irradiation on chronic neurotoxicity and quality of life for patients with limited-disease. Int J Radiat Oncol Biol Phys. 2011;81:77–84.

107. Le Pechoux C, Dunant A, Senan S, et al. Standard-dose versus higher-dose prophylactic cranial irradiation (PCI) in patients with limited-stage small-cell lung cancer in complete remission after chemotherapy and thoracic radiotherapy (PCI 99-01, EORTC 22003-08004, RTOG 0212, and IFCT 99-01): : a. Lancet Oncol. 2009;10:467–74.

108. Gondi V, Paulus R, Bruner DW, Meyers CA, Gore EM, Wolfson A, Werner-Wasik M, Sun AY, Choy H, Movsas B. Decline in tested and self-reported cognitive functioning after prophylactic cranial irradiation for lung cancer: pooled secondary analysis of radiation therapy oncology group randomized trials 0212 and 0214. Int J Radiat Oncol. 2013;86:656–64.

109. Sheline GE, Wara WM, Smith V. Therapeutic irradiation and brain injury. Int J Radiat Oncol Biol Phys. 1980;6:1215–28.

110. Giordano FA, Welzel G, Abo-Madyan Y, Wenz F. Potential toxicities of prophylactic cranial irradiation. Transl Lung Cancer Res. 2012;1:254–62.

111. Young DF, Posner JB, Chu F, Nisce L. Rapid-course radiation therapy of cerebral metastases: results and complications. Cancer. 1974;34:1069–76.

112. Soussain C, Ricard D, Fike JR, Mazeron JJ, Psimaras D, Delattre JY. CNS complications of radiotherapy and chemotherapy. Lancet. 2009;374:1639–51.

113. Wong CS, Van der Kogel AJ. Mechanisms of radiation injury to the central nervous system: implications for neuroprotection. Mol Interv. 2004;4:273–84.

114. Li Y-Q, Chen P, Jain V, Reilly RM, Wong CS. Early radiation-induced endothelial cell loss and blood-spinal cord barrier breakdown in the rat spinal cord. Radiat Res. 2004;161:143–52.

115. Yuan H, Gaber MW, Boyd K, Wilson CM, Kiani MF, Merchant TE. Effects of fractionated radiation on the brain vasculature in a murine model: blood–brain barrier permeability, astrocyte proliferation, and ultrastructural changes. Int J Radiat Oncol Biol Phys. 2006;66:860–6.

116. Balentova S, Adamkov M. Molecular, cellular and functional effects of radiation-induced brain injury: a review. Int J Mol Sci. 2015;16:27796–815.

117. Uzal D, Ozyar E, Hayran M, Zorlu F, Atahan L, Yetkin S. Reduced incidence of the somnolence syndrome after prophylactic cranial irradiation in children with acute lymphoblastic leukemia. Radiother Oncol. 1998;48:29–32.

118. Littman P, Rosenstock J, Gale G, Krisch RE, Meadows A, Sather H, Coccia P, Decamargo B. The somnolence syndrome in leukemic children following reduced daily dose fractions of cranial radiation. Int J Radiat Oncol Biol Phys. 1984;10:1851–3.

119. Faithfull S, Brada M. Somnolence syndrome in adults following cranial irradiation for primary brain tumours. Clin Oncol (R Coll Radiol). 1998;10:250–4.

120. Powell C, Guerrero D, Sardell S, Cumins S, Wharram B, Traish D, Gonsalves A, Ashley S, Brada M. Somnolence syndrome in patients receiving radical radiotherapy for primary brain tumours: a prospective study. Radiother Oncol. 2011;100:131–6.

121. Welzel G, Fleckenstein K, Schaefer J, Hermann B, Kraus-Tiefenbacher U, Mai SK, Wenz F. Memory function before and after whole brain radiotherapy in patients with and without brain metastases. Int J Radiat Oncol Biol Phys. 2008;72:1311–8.

122. Monje ML, Toda H, Palmer TD. Inflammatory blockade restores adult hippocampal neurogenesis. Science. 2003;302(80):1760–5.

123. Kyrkanides S, Moore AH, Olschowka JA, Daeschner JC, Williams JP, Hansen JT, Kerry O'Banion M. Cyclooxygenase-2 modulates brain inflammation-related gene expression in central nervous system radiation injury. Brain Res Mol Brain Res. 2002;104:159–69.

124. Tsao MN, Li YQ, Lu G, Xu Y, Wong CS. Upregulation of vascular endothelial growth factor is associated with radiation-induced blood-spinal cord barrier breakdown. J Neuropathol Exp Neurol. 1999;58:1051–60.

125. Li YQ, Ballinger JR, Nordal RA, Su ZF, Wong CS. Hypoxia in radiation-induced blood-spinal cord barrier breakdown. Cancer Res. 2001;61:3348–54.

126. Monje ML, Mizumatsu S, Fike JR, Palmer TD. Irradiation induces neural precursor-cell dysfunction. Nat Med. 2002;8:955–62.

127. Furuse M, Nonoguchi N, Kawabata S, Miyatake S-I, Kuroiwa T. Delayed brain radiation necrosis: pathological review and new molecular targets for treatment. Med Mol Morphol. 2015;48:183–90.

128. Johnson BE, Becker B, Goff WB, Petronas N, Krehbiel MA, Makuch RW, McKenna G, Glatstein E, Ihde DC. Neurologic, neuropsychologic, and computed cranial tomography scan abnormalities in 2- to 10-year survivors of small-cell lung cancer. J Clin Oncol. 1985;3:1659–67.

129. Johnson BE, Patronas N, Hayes W, et al. Neurologic, computed cranial tomographic, and magnetic resonance imaging abnormalities in patients with small-cell lung cancer: further follow-up of 6- to 13-year survivors. J Clin Oncol. 1990;8:48–56.

130. Wefel JS, Deshmukh S, Brown PD, et al. Impact of apolipoprotein E (APOE) genotype on neurocognitive function (NCF) in patients with brain metastasis (BM): an analysis of NRG Oncology's RTOG 0614. J Clin Oncol. 2018;36:2065.

131. Day J, Zienius K, Gehring K, Grosshans D, Taphoorn M, Grant R, Li J, Brown PD. Interventions for preventing and ameliorating cognitive deficits in adults treated with cranial irradiation. Cochrane Database Syst Rev. 2014; https://doi.org/10.1002/14651858.

CD011335.pub2.

132. Jenrow KA, Brown SL, Liu J, Kolozsvary A, Lapanowski K, Kim JH. Ramipril mitigates radiation-induced impairment of neurogenesis in the rat dentate gyrus. Radiat Oncol. 2010;5:6.

133. Robbins ME, Payne V, Tommasi E, Diz DI, Hsu FC, Brown WR, Wheeler KT, Olson J, Zhao W. The AT1 receptor antagonist, L-158,809, prevents or ameliorates fractionated whole-brain irradiation-induced cognitive impairment. Int J Radiat Oncol Biol Phys. 2009;73:499–505.

134. Senzer N. Rationale for a phase III study of erythropoietin as a neurocognitive protectant in patients with lung cancer receiving prophylactic cranial irradiation. Semin Oncol. 2002;29:47–52.

135. Malaterre J, McPherson CS, Denoyer D, et al. Enhanced lithium-induced brain recovery following cranial irradiation is not impeded by inflammation. Stem Cells Transl Med. 2012;1:469–79.

136. Huo K, Sun Y, Li H, Du X, Wang X, Karlsson N, Zhu C, Blomgren K. Lithium reduced neural progenitor apoptosis in the hippocampus and ameliorated functional deficits after irradiation to the immature mouse brain. Mol Cell Neurosci. 2012;51:32–42.

137. Brown PD, Pugh S, Laack NN, et al. Memantine for the prevention of cognitive dysfunction in patients receiving whole-brain radiotherapy: a randomized, double-blind, placebo-controlled trial. Neuro Oncol. 2013;15:1429–37.

138. Rapp SR, Case LD, Peiffer A, et al. Donepezil for irradiated brain tumor survivors: a phase III randomized placebo-controlled clinical trial. J Clin Oncol. 2015;33:1653–9.

139. Salloway S, Mintzer J, Cummings JL, Geldmacher D, Sun Y, Yardley J, Mackell J. Subgroup analysis of US and non-US patients in a global study of high-dose donepezil (23 mg) in moderate and severe Alzheimer's disease. Am J Alzheimers Dis Other Demen. 2012;27:421–32.

140. Eriksson PS, Perfilieva E, Björk-Eriksson T, Alborn AM, Nordborg C, Peterson DA, Gage FH. Neurogenesis in the adult human hippocampus. Nat Med. 1998;4:1313–7.

141. Gondi V, Tom WA, Mehta MP. Why avoid the hippocampus? A comprehensive review. Radiother Oncol. 2010;97:370–6.

142. Gondi V, Pugh SL, Tome WA, et al. Preservation of memory with conformal avoidance of the hippocampal neural stem-cell compartment during whole-brain radiotherapy for brain metastases (RTOG 0933): a phase II multi-institutional trial. J Clin Oncol. 2014;32:3810–6.

143. Gondi V, Deshmukh S, Brown P, et al Preservation of neurocognitive function with conformal avoidance of the hippocampus during whole-brain radiotherapy (HA-WBRT) for brain metastases: preliminary results of phase III trial NRG Oncology CC001. Presented at the 2018 annual meeting of the American Society of Radiation Oncology (ASTRO), San Antonio, TX, October 23, 2018.

144. Rodriguez de Dios N, Counago F, Lopez JL, et al. Treatment design and rationale for a randomized trial of prophylactic cranial irradiation with or without hippocampal avoidance for SCLC: PREMER trial on behalf of the Oncologic Group for the Study of Lung Cancer/Spanish Radiation Oncology Group-Radiation. Clin Lung Cancer. 2018;19:e693–7.

145. Wefel JS, Kesler SR, Noll KR, Schagen SB. Clinical characteristics, pathophysiology, and management of noncentral nervous system cancer-related cognitive impairment in adults. CA Cancer J Clin. 2015;65:123–38.

146. Maschio M, Dinapoli L, Fabi A, Giannarelli D, Cantelmi T. Cognitive rehabilitation training in patients with brain tumor-related epilepsy and cognitive deficits: a pilot study. J Neurooncol. 2015;125:419–26.

147. Han EY, Chun MH, Kim BR, Kim HJ. Functional improvement after 4-week rehabilitation therapy and effects of attention deficit in brain tumor patients: comparison with subacute stroke patients. Ann Rehabil Med. 2015;39:560–9.

148. Zucchella C, Capone A, Codella V, De Nunzio AM, Vecchione C, Sandrini G, Pace A, Pierelli F, Bartolo M. Cognitive rehabilitation for early post-surgery inpatients affected by primary brain tumor: a randomized, controlled trial. J Neurooncol. 2013;114:93–100.

149. Cherrier MM, Anderson K, David D, Higano CS, Gray H, Church A, Willis SL. A randomized trial of cognitive rehabilitation in cancer survivors. Life Sci. 2013;93:617–22.

150. Ercoli LM, Castellon SA, Hunter AM, Kwan L, Kahn-Mills BA, Cernin PA, Leuchter AF, Ganz PA. Assessment of the feasibility of a rehabilitation intervention program for breast cancer survivors with cognitive complaints. Brain Imaging Behav. 2013;7:543–53.

151. Ferguson RJ, Ahles TA, Saykin AJ, McDonald BC, Furstenberg CT, Cole BF, Mott LA. Cognitive-behavioral management of chemotherapy-related cognitive change. Psychooncology. 2007;16:772–7.

152. Ferguson RJ, McDonald BC, Rocque MA, Furstenberg CT, Horrigan S, Ahles TA, Saykin AJ. Development of CBT for chemotherapy-related cognitive change: results of a waitlist control trial. Psychooncology. 2012;21:176–86.

153. McDougall GJ, Becker H, Acee TW, Vaughan PW, Delville CL. Symptom management of affective and cognitive disturbance with a group of cancer survivors. Arch Psychiatr Nurs. 2011;25:24 35.

154. Kesler S, Hadi Hosseini SM, Heckler C, Janelsins M, Palesh O, Mustian K, Morrow G. Cognitive training for improving executive function in chemotherapy-treated breast cancer survivors. Clin Breast Cancer. 2013;13:299–306.

155. Wefel J, Bradshaw M, Sullaway C, Gilbert M, Armstrong T (2015) A brain-plasticity based computerized intervention to treat attention and memory problems in adult brain tumor (BT) survivors. Poster

session presented at the 20th annual scientific meeting and education day of the Society for Neuro-Oncology, San Antonio, TX, November 21, 2015.

156. Ouimet LA, Stewart A, Collins B, Schindler D, Bielajew C. Measuring neuropsychological change following breast cancer treatment: an analysis of statistical models. J Clin Exp Neuropsychol. 2009;31:73–89.

157. Soon YY, Tham IWK, Lim KH, Koh WY, Lu JJ. Surgery or radiosurgery plus whole brain radiotherapy versus surgery or radiosurgery alone for brain metastases. Cochrane Database Syst Rev. 2014, 2014;(3):CD009454.

158. Meyers CA, Brown PD. Role and relevance of neurocognitive assessment in clinical trials of patients with CNS tumors. J Clin Oncol. 2006;24:1305–9.

159. Reardon DA, Galanis E, DeGroot JF, et al. Clinical trial end points for high-grade glioma: the evolving landscape. Neuro Oncol. 2011;13:353–61.

160. van den Bent MJ, Wefel JS, Schiff D, et al. Response assessment in neuro-oncology (a report of the RANO group): assessment of outcome in trials of diffuse low-grade gliomas. Lancet Oncol. 2011;12:583–93.

161. Blakeley JO, Coons SJ, Corboy JR, Kline Leidy N, Mendoza TR, Wefel JS. Clinical outcome assessment in malignant glioma trials: measuring signs, symptoms, and functional limitations. Neuro Oncol. 2016;18 Suppl 2:ii13–20.

162. Alexander BM, Brown PD, Ahluwalia MS, et al. Clinical trial design for local therapies for brain metastases: a guideline by the Response Assessment in Neuro-Oncology Brain Metastases working group. Lancet Oncol. 2018;19:e33–42.

163. Camidge DR, Lee EQ, Lin NU, et al. Clinical trial design for systemic agents in patients with brain metastases from solid tumours: a guideline by the Response Assessment in Neuro-Oncology Brain Metastases working group. Lancet Oncol. 2018;19:e20–32.

164. Meyers CA, Hess KR. Multifaceted end points in brain tumor clinical trials: cognitive deterioration precedes MRI progression. Neuro Oncol. 2003;5:89–95.

165. Brandt J, Benedict R. Hopkins Verbal Learning Test professional manual – revised: Psychological Assessment Resources, Inc; Lutz, Florida: 1991.

166. Benton AL, Hamscher KD. Multilingual aphasia examination. Iowa City: AJA Associates; 1989.

167. Army Individual Test Battery. Manual of directions and scoring. Washington, DC: War Department, Adjutant General's Office; 1944.

168. Arbuthnott K, Frank J. Trail making test, part B as a measure of executive control: validation using a set-switching paradigm. J Clin Exp Neuropsychol. 2000;22:518–28.

30. 外科手术在脑转移瘤治疗中的作用

Jeffrey I. Traylor, Aditya Srivatsan, Rajan Patel,
Rohan Ramakrishna, and Ganesh Rao

30.1 背景和概况

脑转移瘤占所有颅内恶性肿瘤的一半以上，是肿瘤最致命的因素之一。在美国，每年有 10 万人以上发生脑转移瘤。10%～30% 的各系统恶性肿瘤患者可以发生脑转移[1]。此外，2% 的癌症患者以及 12.5% 的伴有全身性疾病的癌症患者在初始诊断时可发现脑转移[2]。在脑转移瘤患者中，最常见的肿瘤原发灶为肺癌（28%）、黑色素瘤（21%）和肾癌（19%）[3]。

发生脑转移意味着原发性肿瘤治疗过程进入终末阶段。患者从诊断脑转移起的平均生存期约为 5 个月[2]。目前，脑转移瘤的治疗已经取得了许多进步，中位生存期已经有了显著的延长。许多因素可以影响患者总体的临床结局以及治疗反应。脑转移瘤患者治疗方式包括四个部分：系统性放射治疗、全脑放射治疗（whole brain radiation therapy，WBRT）、立体定向放射外科（stereotactic radiosurgery，SRS）治疗和手术切除。一些新的靶向治疗和免疫治疗也被证明对脑转移瘤治疗有效[4-6]。在过去的 20 年里的临床试验也揭示了主要的预后因素，包括神经功能基础水平（通常由 Karnofsky 功能状态评分进行评测）、肿瘤组织学类型［由分级预后评估（graded prognostic assessment，GPA）分数评测］、年龄（<65 岁），以及肿瘤原发灶的控制情况等组成[7]。基于这些因素及其他影响因素制订的治疗方案最终可能使患者的预后更好。

自 20 世纪 90 年代早期以来，手术切除在脑转移瘤的治疗中起着重要的作用。从那时起，由于对手术疗效的进一步研究，神经外科技术取得了许多进展。1990 年，Patchell 等[8]对单发脑转移瘤患者术后行 WBRT 和活检后行 WBRT 进行了对比。作者报道了接受手术和放射治疗联合治疗的患者生存率及局部肿瘤控制率提高。3 年之后的另一项更大的研究纳入了 63 例单发脑转移瘤患者，报道了相似的结论：手术切除联合 WBRT 治疗患者的生存率增高；对于颅外疾病稳定控制的患者，手术治疗最能使患者获益[9]。相反，Mintz 等[10]在 1996 年报道手术切除不能使脑转移患者受益。这项研究也具有争议：相比于之前的研究，这项研究中纳入的患者颅外病变更加明显、神经功能水平更低。

一些研究也报道了手术在多发性和复发脑转移瘤中的作用。Wronski 等[11]报告了手术在单发和多发脑转移患者中治疗效果没有差异。Iwadate 等[12]也发表了类似的结果。同样，有研究表明肿瘤复发患者再手术可提高生存率，进一步证明手术切除在该患者群体中的适用性和有效性[13-15]。最近也有很多关于新的手术技术的研究：手术治疗联合立体定向导航技术能更为精确地确定肿瘤边界；先进的神经影像序列能够描述关键的白质纤维束结构；清醒状态下手术切除重要脑区肿瘤能够减少术后神经损伤等并发症[16]。

对于易于切除、肿瘤体积较大的肿瘤，外科手术切除已成为主要的手段。对脑转移瘤的组织取样可能有助于从基因组层面确定这些病变的特征。这些特征往往与原发肿瘤不同，脑转移瘤具有脑特异性靶向突变（尽管这不是常规的治疗手段）[17]。根据肿瘤肿块与功能区皮质及皮质下结构的接近程度，手术除了存在出血和感染的风险外，还存在恶化已存在的神经功能缺损的风险。即使如此，对于符合手术条件的患者，手术治疗有助于减少住院时间、提升神经功能预后。

30.2 术前评估

脑转移瘤有许多临床表现。一些恶性肿瘤患

者表现出神经系统症状或行为改变,这部分患者也应该注意是否有脑转移瘤的可能。在这些患者中,肿瘤占位效应和脑水肿都在症状学中发挥作用。肿瘤可压迫邻近结构,导致相应的神经功能缺损。此外,这些肿块体积的增大可进一步使脑组织移位、颅内压增加,这是颅内压升高的第一种机制。如果这些肿块干扰皮质中正常的去极化过程,新发癫痫就会出现。导致颅内压升高的另一机制为肿瘤导致的血管源性水肿,具体为肿瘤破坏血 - 脑屏障,使液体进入细胞外间隙(图 30-1)。尽管罕见,颅内恶性肿瘤扩散也可表现为卒中。这是因为肿瘤可以压迫脑血管而引起出血。总体而言,在新发神经系统症状的患者中,脑转移瘤的发病率较低,即使是高危患者人群[18]。所以额外的影像技术和评估有助于给出确定的诊断。越来越多的肿瘤学家认识到特定癌症(如肺癌和黑色素瘤)人群脑转移的风险更高,并经常在患者首诊时筛查脑转移。此外,预防性颅脑放射治疗也可用于某些脑转移风险极高的癌症(如小细胞肺癌)。

预后

脑转移瘤患者的预后对手术是否进行的决定有重要影响。神经系统状态的基线评估是决定手术是否能改善生活质量的另一个重要因素。目前,临床试验表明颅外肿瘤情况稳定以及神经功能较好(KPS 评分≥70)的患者预后更好。其他影响手术操作的因素包括转移灶的手术可及性和手术损伤引起的功能缺陷。这些因素有可能显著改善患者的生活质量。尽管 Sawaya 等[19]首次证明了切除位于关键的皮质结构(如功能区)肿瘤的可行性,但靠近皮质脊髓束或皮质球束的深部肿瘤不太适合切除,因其有很高的风险使神经功能障碍进一步恶化。同样,预后差和 KPS 评分低的患者不太适合手术,这部分患者通常采用放射治疗。具体方式可能取决于病灶的大小和数目[20]。区分患者不良状态的原因也同样重要,需要确定症状来源于脑转移还是全身性疾病。前者可能从手术切除中获益,而后者则不能。

术前风险评估

术前风险评估是决定患者是否手术的关键。医生必须权衡患者进行开颅手术的风险以及减轻肿瘤负担的收益。评估心血管健康以预防术中血压波动和心肌缺血以及评估基础呼吸功能都对良好的手术结果至关重要。医生应努力改善这些器官系统的功能。也有报道称,高血糖会增加神经外科手术后并发症的发病率。因此医生必须在手

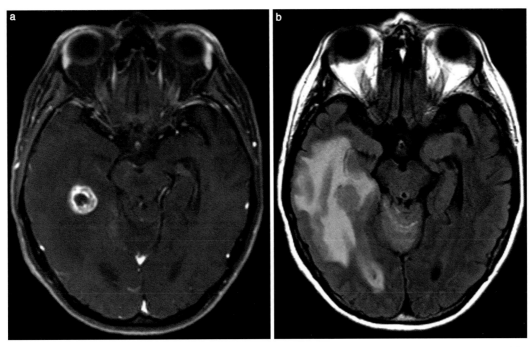

图 30-1 **a.** 轴位 MRI 增强后 T_1 加权序列提示颞叶转移癌灶占位。**b.** 轴位 FLAIR 加权序列提示显著的瘤周水肿

术前控制好患者血糖,将其控制在 100～150mg/dl 之间[21,22]。肝肾功能的降低也是导致手术并发症的重要因素,必须进行适当的评估。临床决策工具可以为具有潜在器官疾病患者是否进行手术治疗进行评估[23]。肾功能影响体液和电解质的稳态,能够调节血容量和渗透压,血浆张力显著地影响脑容量,所以评估肾功能对神经外科手术尤为重要。此外,医生必须识别瘤周水肿。通常糖皮质激素治疗可以减轻瘤周水肿引起的神经功能缺损或头痛的程度(图 30-2)。有证据表明,明显颅内压增高的患者需要住院治疗并采取更积极的治疗方式,包括使用甘露醇或高渗盐水。

手术与放射治疗

决定进行手术还是放射治疗的因素很多,包括但不限于肿瘤体积、数量、手术操作难度、患者身体状况。之前提到,有时可以通过手术采集脑转移瘤标本,有助于确定多病灶患者中独特的、可靶向的突变。一般来说,对于 2cm 或更大的脑转移单病灶,手术是首选治疗方法。然而,对于较小的病灶或不适合切除的部位(如靠近功能区),可以使用其他方法。SRS 是另一种比传统切除技术侵袭性更小的治疗技术。SRS 疗法已经成为脑转移瘤切除术的替代疗法,特别是对于较小的深部

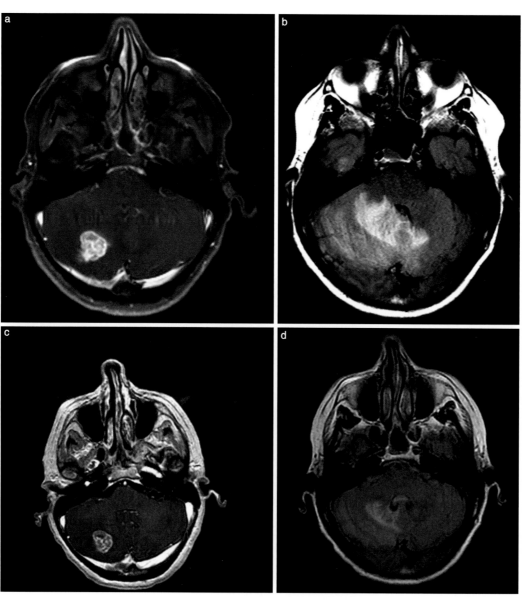

图 30-2　**a.** 轴位 MRI T₁ 加权增强序列提示肺癌右侧小脑转移。**b.** 轴位 MRI FLAIR 序列提示显著的瘤周水肿以及第四脑室占位效应。**c.** 地塞米松用药后 10 天,MRI T₁ 加权增强序列提示水肿减少。**d.** 轴位 FLAIR 提示第四脑室占位效应减少

病灶。但是，对于小于 3.5cm 的单发病灶，SRS 是否更适合仍存在争议[23]。多个回顾性队列研究报告了两者之间生存预后相似，而 Bindal 及其同事的一项研究报告了手术切除后患者的生存时间显著延长、神经系统疾病致死的发病率显著降低[13]。一项比较这些方式的前瞻性 Ⅲ 期试验得出结论，SRS 具有与手术切除联合 WBRT 相似的局部肿瘤控制，但远端肿瘤控制明显较差，尽管该研究因患者纳入数量不足而提前终止[24]。

WBRT 常作为手术或 SRS 的辅助治疗，虽然它仍然是有大量转移病灶患者的治疗选择。一般而言，由于 WBRT 不能提高总生存率，因此不作为单一疗法应用[25]。此外，有研究表明，WBRT 使该患者群体的认知能力下降，这也是选择性实施的依据[26,27]。基于在这些证据，WBRT 经常作为不适合手术患者的候选治疗方式以及不适合局部治疗的颅内肿瘤高负荷患者的替代疗法。

在脑转移瘤的手术治疗领域，有一种新的微创手术技术：激光间质热疗（laser interstitial thermal therapy，LITT）。尽管这个概念存在了几十年，但最近这个技术才应用于神经系统疾病治疗，包括脑转移瘤的治疗[28,29]。然而，由于这种疗法相对较新，它主要用于消融标准切除技术难以达到的深部肿瘤或治疗顽固性放射性脑坏死，而通常不用于治疗新诊断的脑转移患者。

30.3 术中管理

立体定向导航

立体定向导航是一种基于三维坐标系的、能够精确定位目标的微创方法。虽然这项技术的概念已经存在了一个多世纪，但成像序列和传输系统的进步才促进了立体定向技术的应用。目前其已成为许多需要解剖精度的神经外科手术中不可或缺的一部分。最初，这项技术是基于头架的，需要在患者头部安装立体定向头架。近年来，随着技术发展，无头架系统得到发展。无头架系统允许外科医生在手术开始时将体积 MRI 扫描信息标注到患者头部。在手术过程中，导航探头的三维坐标以及已经标注 MRI 头部信息的三维坐标将叠加在术前成像上。导航仪器的屏幕上可以显示多个平面。在整个手术过程中，外科医生将能够实时地把器械的精确位置对应到解剖标志。这种方式可以减少手术对邻近结构的损害，减少损伤导致的并发症。此外，现代立体定向传输系统也可以兼容其他仪器，是 LITT 系统重要的组成成分。立体定向导航提供的精度能够实时地引导消融探针至颅内目标。

在过去的 20 年里，技术的进步已经使手术切除成为一种更安全、更可靠的脑转移瘤治疗手段。这些进展促进了将这些技术应用于脑肿瘤切除术的新研究。神经外科医生在这些患者管理中起到了越来越重要的作用。高级的 MRI 序列、实时的术中成像技术，以及新的皮质映射技术都为现代神经外科肿瘤学做出了贡献。

功能 MRI

影像在颅内肿瘤的诊断、术前规划和术后监测中起到至关重要的作用。功能 MRI（functional MRI，fMRI）测量大脑的代谢活动，越来越多地用于术前评估。fMRI 的基础是基于血红蛋白在不同氧浓度下不同的磁特性来量化与神经去极化相对应的血流变化，这被称为血氧合水平依赖成像（blood oxygenation level-dependent，BOLD）[30]。在术前 fMRI 中，患者将参与一些任务以识别相应的皮质活动。这些图像会在手术中与患者密切相关，用于避免损伤与语言、运动的计划和执行相关的大脑区域。随后的立体定向导航可以被叠加在这些图像上，并根据这些皮质和皮质下边界进行实时指导，从而优化手术[31]。虽然 fMRI 具有非侵入性的优势，但它不像其他技术那样精确，因此不能单独依靠它来绘制皮质结构。其中，fMRI 对运动映射的敏感性和特异性分别为 61.7% 和 93.7%[32]。虽然一些研究报道了 fMRI 对语言区"偏侧化"的预测价值，但也有一些研究发现 fMRI 敏感性不足。在作为金标准的直接皮质刺激（direct cortical stimulation，DCS）中绘制的语言区中，fMRI 检测的敏感性小于 60%，与 DCS 结果有显著的不一致[33,34]。

弥散张量成像

弥散张量成像（diffusion tensor imaging，DTI）

是另一种检测水分子微小运动的 MRI 序列，由于其独特的方向性，对描绘关键的白质束（如皮质脊髓束和弓状束）特别有效，这是因为水分子在轴突纤维的方向上比在垂直方向上位移更多[35]。在手术中，DTI 已被用于减少对这些关键白质束的损害，从而减少术后神经系统的并发症。通过清楚地看到这些白质束，外科医生可以避免术中损伤它们[36]。与 fMRI 不同的是，DTI 不依赖任务导向的反馈来显示轴突束。相反，这个独特的 MRI 序列描绘了关键的皮质下白质结构，可以叠加在神经导航模型上，用于实时立体定向反馈

（图 30-3）。虽然 DTI 对白质结构的映射已被证明可以增加高级别胶质瘤患者的切除范围以及减少术后神经功能缺损，但这种方法对脑转移患者的应用和研究还很少[37]。由于原发性脑肿瘤（尤其是高级别肿瘤）有浸润邻近脑白质结构的倾向，DTI 常用于评估浸润程度和指导后续手术切除。另一方面，颅内转移灶的边界较清晰、浸润邻近神经组织的可能性较低，使得 DTI 在该患者群体中的价值较低。尽管如此，DTI 仍然是神经外科医生在手术切除时描绘邻近脑白质结构的工具。

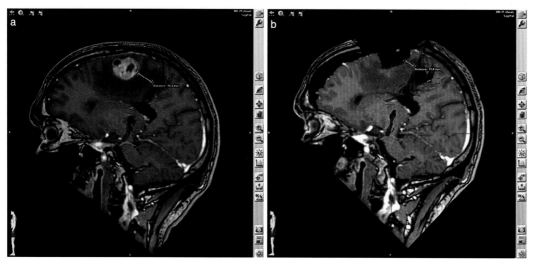

图 30-3　**a.** MRI 矢状位 T_1 加权增强序列提示转移灶与皮质脊髓束邻近。**b.** 术后提示切除后空腔与皮质脊髓束距离减少，皮质脊髓束保持连续性

经颅磁刺激技术

与 fMRI 和 DTI 不同，经颅磁刺激（transcranial magnetic stimulation，TMS）是一种不依赖成像数据的皮质和皮质下映射的方法。TMS 通过皮质病灶的磁刺激与运动激活的相关性为神经导航系统提供信息。因此，皮质映射信息是基于对颅外不同位点 TMS 的反应。虽然 TMS 已经存在了几十年，但直到它与神经导航软件结合（nTMS）后其有效性才开始被证实。随后的文章报道：与术中对这些区域进行直接皮层刺激（DCS）相比，使用 TMS 在原发性脑瘤患者中映射运动皮质也有显著的准确性。因此，在皮质的手术中，TMS 是一种无创且精确的用于皮质映射的工具[38]。后来的研究在脑转移患者中也证实了这些结果，进一步延伸了这种定位技术的潜在应用场景[39]。

皮质脑电图

在手术过程中，在清醒或睡眠状态下进行脑成像，可以对关键的神经状态指标（如语言或运动功能）提供直接和即时的反馈。这种持续的观察使外科医生可以在手术开始直至完成切除的过程中监测神经功能[40]。语言功能映射通常要求患者处于清醒状态，传统上通过睡眠-清醒-睡眠法；运动功能映射可以在清醒状态或睡眠状态下进行。如果处于睡眠状态，医生首先评估运动皮质和感觉皮质之间的相位逆转，然后直接刺激大脑皮质以识别运动功能相关的脑回。连续的体感和运动诱发电位可在整个肿瘤切除过程中运行，以确定完整的皮质-皮质下连通性和功能。如果患者是清醒的，可以进行类似的映射，能额外评估活跃的神经功能。因此，皮质脑电图可以检测早期阶段的运动、感觉和语言缺陷，防止更严重的神经功能缺损。自从"唤醒式开颅术"用于肿瘤切除术以

来，许多文章报道成功地减少了术后的神经功能缺损[40]。对于脑转移瘤的切除，一篇 2018 年的综述系统回顾了已发表的有关该主题的数据，得出的结论是该技术可以改善具有功能皮质区病灶的患者的预后[41]。

手术切除方法

外科手术切除是治疗脑转移的主要方法。许多研究考察了各种切除技术的疗效及其各自的相关并发症。目前的证据表明：46% 的经过手术切除但未进行非放射治疗的患者最终会复发，突出显示了切除方法对局部复发率的显著影响[42]。其中，整体切除和分块切除是处理脑转移瘤的两种不同手术治疗技术。

患者手术切除的目标包括控制局部疾病、最小化复发可能以及优化术后结局。因此，整体切除是首选的切除方法，因为它减少了残余病灶和局部复发的风险。相反，分块法不能达到对不同肿块相同水平的控制，尽管它通常用于其他方法无法触及的部位。此外，根据患者特有的肿瘤特征（如肿瘤质地较软或累及功能区），则可能需要分块切除。但是无论采用哪种方法，都需要高质量的术后 MRI 来评估残留病灶并对潜在的放射治疗进行规划。

许多研究已经调查了切除技术在多大程度上能提供局部疾病控制和术后最佳患者预后。其中，Patel 等[3]在 2010 年的一项研究中发现，在 570 例单发脑转移患者队列中，切除类型和肿瘤体积是预测肿瘤局部复发的两个主要因素。特别地，他们报道了无论切除类型较大的肿瘤都具有较高的局部复发率，以及与整体切除相比分块切除与较高的局部复发率成正相关。随后在 2015 年 Patel 及其同事[43]在安德森癌症研究所进行的一项研究也提供了支持整体切除的证据。作者最初想研究与整体切除相关的潜在并发症的风险，他们回顾性地分析了 1 033 例单发脑转移行手术切除的患者的预后资料。然而，他们的结论是，整体切除和分块切除一样安全，其并发症的发病率相似。这一数据进一步支持了对部分患者采用整体切除的推荐的证据。

脑转移瘤切除后的柔脑膜病变（leptomeningeal disease，LMD）由于其侵袭性已成为比较关注的话题。这种破坏性的颅内恶性肿瘤并发症是由于微小肿瘤成分的连续蔓延或脑脊液种植转移。LMD 与脑肿瘤进展有关，且随着手术切除治疗的广泛应用，LMD 发病率也越来越高。2008 年 Suki 等[44]报告，在 260 例接受后颅窝脑转移病灶分块切除术的患者中患 LMD 的风险增加。Ahn 与其同事[45]也报告了类似的发现：手术分块切除可能引起柔脑膜播散，特别是对于脑脊液通路附近的病灶。

针对脑转移瘤患者的高肿瘤复发率，Yoo 等[46]提出了一种新的切除技术，以补充传统的整体和分块切除手术。这项显微镜下全切除术的技术涉及使用超声吸引器去除沿白质边缘的微小浸润的肿瘤细胞。与肿瘤全切相比，使用这种新技术的肿瘤局部复发率显著减少，这也提示需要额外的治疗方法来确保病灶局部的控制。

30.4　术后管理

术后状态较好的患者通常会在手术后几天内出院回家或立刻进行康复治疗。糖皮质激素药物常被用于减少与肿瘤引起的血管源性水肿相关的症状。手术的好处之一在于能够迅速停用糖皮质激素药物。一旦肿瘤被摘除，糖皮质激素药物可以迅速减量，这样可以最大限度地减少长期使用糖皮质激素药物的并发症。考虑到患者术后深静脉血栓形成的可能，应积极鼓励患者尽快下床走动。

在脑转移的背景下，原发性恶性肿瘤的进展往往也影响患者的总生存期。设计一种治疗方案同时控制局部病灶和远处颅内转移是很重要的。这既有助于延长患者的总生存期，又可以减少神经并发症从而提高生活质量。策略通常包括立体定向放射外科治疗、靶向药物治疗（如针对 *EGFR* 突变型非小细胞肺癌的 EGFR 抑制剂）以及较少使用的全脑放射治疗。因此，参与治疗的临床医生必须为患者术后治疗设计个体化的方案。

如前所述，WBRT 在历史上一直被认为是脑转移患者的标准治疗方法，直到越来越多的随机对照试验（randomized controlled trials，RCT）证据证实其带来的生存益处有限，同时还导致了认知功能下降[25-27]。1998 年的一项 RCT 报道，与单纯手术切除的患者相比，同时接受切除和 WBRT 的患者其疾病局部和远处控制率有所提高[47]。WBRT 仍然是由于颅内肿瘤负荷高或因禁忌证而不适合手术切除或放射治疗的患者的一种治疗方案选择[48]。但是，对于接受了手术或者 SRS 治疗的患者,WBRT 的使用是否可以延长患者生存期仍然不明确。

　　SRS 是另一种放射治疗技术,常用于外科手术切除的辅助治疗,其工作原理是在三维目标上精确交叉多个辐射束。SRS 的精确性使得它特别适用于治疗小的、界限清楚的颅内病变以及手术无法到达的位置。由于脑转移瘤切除术后局部复发率接近 50%,SRS 作为术后辅助治疗的研究越来越多,并有积极的结果。2014 年的一项 II 期临床试验发现,对于小的(<3cm)、深部的脑转移病灶,使用 SRS 局部控制率高;对于大的、浅表的肿瘤,使用 SRS 局部控制失败率高[49]。Brown 等[27]在最近的一项 III 期试验中报告了类似的结果,并得出结论:由于认知功能下降较少,相比于 WBRT,SRS 应成为该患者群体中的标准治疗方案。此外,Mahajan 等[50]报道了对切除后瘤腔进行 SRS 治疗的患者复发风险较低,并得出结论:在切除脑转移瘤后,辅助 SRS 是 WBRT 的有效替代方案(图 30-4)。

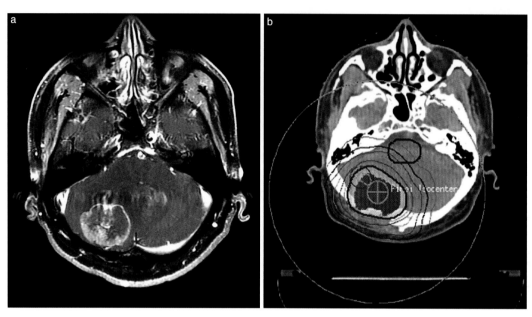

图 30-4　**a.** MRI 轴位 T$_1$ 加权增强序列提示右侧小脑巨大占位。**b.** 术后立体定向放射外科治疗方案

30.5　结论

　　脑转移瘤患者的治疗在过去几年中发展迅速。WBRT 曾经是通过降低肿瘤的整体负担来治疗多发转移灶的主要治疗工具,但多项 RCT 显示,WBRT 患者生存的获益有限,且伴随的认知功能下降的发生率增加[27]。术前诊断工具的出现使手术更加安全并有助于术前规划,使外科医生能够预测大脑皮质和皮质下的功能性区域。当转移瘤病灶位于功能区时,使用术中唤醒手术结合经皮质刺激可能被认为是外科切除手术的金标准。

　　即使采取联合治疗,脑转移瘤切除后的复发率也很高,尤其是对于肿瘤分块切除的大肿瘤。目前的证据表明,肿瘤整体切除比较安全,且具有较少的肿瘤局部复发和相关柔脑膜病变。此外,微创手术(如 LITT 和放射外科)进一步扩充了神经外科医生的干预手段,特别是对于放射治疗后的复发。这些方法如果使用得当可以减少患者的恢复时间、治疗以往手术无法接触的病变。

　　脑转移瘤的外科治疗仍在不断发展。手术切除单个脑转移瘤或有症状的转移瘤病灶通常能缓解症状和局部控制的同时,手术在未来也可以用于获取组织标本,从而更新肿瘤的分子特征。这是因为脑转移瘤已被证明与原发肿瘤相似,但在基因组的特征上有所不同。靶向治疗与系统治疗的联合使用可能成为多发性脑转移瘤患者的主流治疗方法。

(熊逸 译,张坤　金山木 校)

参考文献

1. Fox BD, Cheung VJ, Patel AJ, Suki D, Rao G. Epidemiology of metastatic brain tumors. Neurosurg Clin N Am. 2011;22(1):1–6, v.
2. Cagney DN, Martin AM, Catalano PJ, Redig AJ, Lin NU, Lee EQ, et al. Incidence and prognosis of

patients with brain metastases at diagnosis of systemic malignancy: a population-based study. Neuro Oncol. 2017;19(11):1511–21.

3. Patel AJ, Suki D, Hatiboglu MA, Abouassi H, Shi W, Wildrick DM, et al. Factors influencing the risk of local recurrence after resection of a single brain metastasis. J Neurosurg. 2010;113(2):181–9.

4. Shaw AT, Gandhi L, Gadgeel S, Riely GJ, Cetnar J, West H, et al. Alectinib in ALK-positive, crizotinib-resistant, non-small-cell lung cancer: a single-group, multicentre, phase 2 trial. Lancet Oncol. 2016;17(2):234–42.

5. Lin NU, Carey LA, Liu MC, Younger J, Come SE, Ewend M, et al. Phase II trial of lapatinib for brain metastases in patients with human epidermal growth factor receptor 2-positive breast cancer. J Clin Oncol Off J Am Soc Clin Oncol. 2008;26(12):1993–9.

6. Tawbi HA, Forsyth PA, Algazi A, Hamid O, Hodi FS, Moschos SJ, et al. Combined nivolumab and ipilimumab in melanoma metastatic to the brain. N Engl J Med. 2018;379(8):722–30.

7. Sperduto PW, Kased N, Roberge D, Xu Z, Shanley R, Luo X, et al. Summary report on the graded prognostic assessment: an accurate and facile diagnosis-specific tool to estimate survival for patients with brain metastases. J Clin Oncol. 2012;30(4):419–25.

8. Patchell RA, Tibbs PA, Walsh JW, Dempsey RJ, Maruyama Y, Kryscio RJ, et al. A randomized trial of surgery in the treatment of single metastases to the brain. N Engl J Med. 1990;322(8):494–500.

9. Vecht CJ, Haaxma-Reiche H, Noordijk EM, Padberg GW, Voormolen JH, Hoekstra FH, et al. Treatment of single brain metastasis: radiotherapy alone or combined with neurosurgery? Ann Neurol. 1993;33(6):583–90.

10. Mintz AH, Kestle J, Rathbone MP, Gaspar L, Hugenholtz H, Fisher B, et al. A randomized trial to assess the efficacy of surgery in addition to radiotherapy in patients with a single cerebral metastasis. Cancer. 1996;78(7):1470–6.

11. Wronski M, Arbit E, McCormick B. Surgical treatment of 70 patients with brain metastases from breast carcinoma. Cancer. 1997;80(9):1746–54.

12. Iwadate Y, Namba H, Yamaura A. Significance of surgical resection for the treatment of multiple brain metastases. Anticancer Res. 2000;20(1b):573–7.

13. Bindal RK, Sawaya R, Leavens ME, Lee JJ. Surgical treatment of multiple brain metastases. J Neurosurg. 1993;79(2):210–6.

14. Arbit E, Wronski M, Burt M, Galicich JH. The treatment of patients with recurrent brain metastases. A retrospective analysis of 109 patients with nonsmall cell lung cancer. Cancer. 1995;76(5):765–73.

15. Al-Zabin M, Ullrich WO, Brawanski A, Proescholdt MA. Recurrent brain metastases from lung cancer: the impact of reoperation. Acta Neurochir. 2010;152(11):1887–92.

16. Sarang A, Dinsmore J. Anaesthesia for awake craniotomy—evolution of a technique that facilitates awake neurological testing. Br J Anaesth. 2003;90(2):161–5.

17. Brastianos PK, Carter SL, Santagata S, Cahill DP, et al. Genomic characterization of brain metastases reveals branched evolution and potential therapeutic targets. Cancer Discov. 2015 Nov;5(11):1164–77.

18. Clouston PD, DeAngelis LM, Posner JB. The spectrum of neurological disease in patients with systemic cancer. Ann Neurol. 1992;31(3):268–73.

19. Sawaya R, Hammoud M, Schoppa D, Hess KR, Wu SZ, Shi WM, et al. Neurosurgical outcomes in a modern series of 400 craniotomies for treatment of parenchymal tumors. Neurosurgery. 1998;42(5):1044–55; discussion 55–6.

20. Kubicek GJ, Turtz A, Xue J, Patel A, Richards G, LaCouture T, et al. Stereotactic radiosurgery for poor performance status patients. Int J Radiat Oncol Biol Phys. 2016;95(3):956–9.

21. McGirt MJ, Woodworth GF, Brooke BS, Coon AL, Jain S, Buck D, et al. Hyperglycemia independently increases the risk of perioperative stroke, myocardial infarction, and death after carotid endarterectomy. Neurosurgery. 2006;58(6):1066–73; discussion −73.

22. McGirt MJ, Woodworth GF, Coon AL, Frazier JM, Amundson E, Garonzik I, et al. Independent predictors of morbidity after image-guided stereotactic brain biopsy: a risk assessment of 270 cases. J Neurosurg. 2005;102(5):897–901.

23. Hatiboglu MA, Wildrick DM, Sawaya R. The role of surgical resection in patients with brain metastases. Ecancermedicalscience. 2013;7:308.

24. Muacevic A, Wowra B, Siefert A, Tonn JC, Steiger HJ, Kreth FW. Microsurgery plus whole brain irradiation versus Gamma Knife surgery alone for treatment of single metastases to the brain: a randomized controlled multicentre phase III trial. J Neurooncol. 2008;87(3):299–307.

25. Soon YY, Tham IW, Lim KH, Koh WY, Lu JJ. Surgery or radiosurgery plus whole brain radiotherapy versus surgery or radiosurgery alone for brain metastases. Cochrane Database Syst Rev. 2014(3):CD009454.

26. Chang EL, Wefel JS, Hess KR, Allen PK, Lang FF, Kornguth DG, et al. Neurocognition in patients with brain metastases treated with radiosurgery or radiosurgery plus whole-brain irradiation: a randomised controlled trial. Lancet Oncol. 2009;10(11):1037–44.

27. Brown PD, Ballman KV, Cerhan JH, Anderson SK, Carrero XW, Whitton AC, et al. Postoperative stereotactic radiosurgery compared with whole brain radiotherapy for resected metastatic brain disease (NCCTG N107C/CEC.3): a multicentre, randomised, controlled, phase 3 trial. Lancet Oncol. 2017;18(8):1049–60.

28. Rahmathulla G, Recinos PF, Kamian K, Mohammadi AM, Ahluwalia MS, Barnett GH. MRI-guided laser interstitial thermal therapy in neuro-oncology: a review of its current clinical applications. Oncology. 2014;87(2):67–82.

29. Sharma M, Balasubramanian S, Silva D, Barnett GH, Mohammadi AM. Laser interstitial thermal therapy

in the management of brain metastasis and radiation necrosis after radiosurgery: an overview. Expert Rev Neurother. 2016;16(2):223–32.

30. Forster BB, MacKay AL, Whittall KP, Kiehl KA, Smith AM, Hare RD, et al. Functional magnetic resonance imaging: the basics of blood-oxygen-level dependent (BOLD) imaging. Can Assoc Radiol J. 1998;49(5):320–9.

31. Yamaguchi F, Takahashi H, Teramoto A. Navigation-assisted subcortical mapping: intraoperative motor tract detection by bipolar needle electrode in combination with neuronavigation system. J Neurooncol. 2009;93(1):121–5.

32. Qiu TM, Gong FY, Gong X, Wu JS, Lin CP, Biswal BB, et al. Real-time motor cortex mapping for the safe resection of glioma: an intraoperative resting-state fMRI study. AJNR Am J Neuroradiol. 2017;38(11):2146–52.

33. Dym RJ, Burns J, Freeman K, Lipton ML. Is functional MR imaging assessment of hemispheric language dominance as good as the Wada test?: a meta-analysis. Radiology. 2011;261(2):446–55.

34. Roux FE, Boulanouar K, Lotterie JA, Mejdoubi M, LeSage JP, Berry I. Language functional magnetic resonance imaging in preoperative assessment of language areas: correlation with direct cortical stimulation. Neurosurgery. 2003;52(6):1335–45.. discussion 45-7

35. Alexander AL, Lee JE, Lazar M, Field AS. Diffusion tensor imaging of the brain. Neurotherapeutics. 2007;4(3):316–29.

36. Potgieser ARE, Wagemakers M, van Hulzen ALJ, de Jong BM, Hoving EW, Groen RJM. The role of diffusion tensor imaging in brain tumor surgery: a review of the literature. Clin Neurol Neurosurg. 2014;124:51–8.

37. Wu JS, Zhou LF, Tang WJ, Mao Y, Hu J, Song YY, et al. Clinical evaluation and follow-up outcome of diffusion tensor imaging-based functional neuronavigation: a prospective, controlled study in patients with gliomas involving pyramidal tracts. Neurosurgery. 2007;61(5):935–48; discussion 48–9.

38. Takahashi S, Vajkoczy P, Picht T. Navigated transcranial magnetic stimulation for mapping the motor cortex in patients with rolandic brain tumors. Neurosurg Focus. 2013;34(4):E3.

39. Krieg SM, Picht T, Sollmann N, Bährend I, Ringel F, Nagarajan SS, et al. Resection of motor eloquent metastases aided by preoperative nTMS-based motor maps—comparison of two observational cohorts. Front Oncol. 2016;6:261.

40. Saito T, Muragaki Y, Maruyama T, Tamura M, Nitta M, Okada Y. Intraoperative functional mapping and monitoring during glioma surgery. Neurol Med Chir. 2015;55(1):1–13.

41. Chua TH, Qi See AA, Ang BT, Kam King NK. Awake craniotomy for resection of brain metastases: a systematic review. World Neurosurg. 2018;120:e1128.

42. Patel TR, Knisely JP, Chiang VL. Management of brain metastases: surgery, radiation, or both? Hematol Oncol Clin North Am. 2012;26(4):933–47.

43. Patel AJ, Suki D, Hatiboglu MA, Rao VY, Fox BD, Sawaya R. Impact of surgical methodology on the complication rate and functional outcome of patients with a single brain metastasis. J Neurosurg. 2015;122(5):1132–43.

44. Suki D, Abouassi H, Patel AJ, Sawaya R, Weinberg JS, Groves MD. Comparative risk of leptomeningeal disease after resection or stereotactic radiosurgery for solid tumor metastasis to the posterior fossa. J Neurosurg. 2008;108(2):248–57.

45. Jun Hyong Ahn, Sang Hyun Lee, Sohee Kim, Jungnam Joo, Heon Yoo, Seung Hoon Lee, et al. Risk for leptomeningeal seeding after resection for brain metastases: implication of tumor location with mode of resection. J Neurosurg. 2012;116(5):984–93.

46. Yoo H, Kim YZ, Nam BH, Shin SH, Yang HS, Lee JS, et al. Reduced local recurrence of a single brain metastasis through microscopic total resection. J Neurosurg. 2009;110(4):730–6.

47. Patchell RA, Tibbs PA, Regine WF, et al. Postoperative radiotherapy in the treatment of single metastases to the brain: a randomized trial. JAMA. 1998;280(17):1485–9.

48. McPherson CM, Suki D, Feiz-Erfan I, Mahajan A, Chang E, Sawaya R, et al. Adjuvant whole-brain radiation therapy after surgical resection of single brain metastases. Neuro Oncol. 2010;12(7):711–9.

49. Brennan C, Yang TJ, Hilden P, Zhang Z, Chan K, Yamada Y, et al. A phase 2 trial of stereotactic radiosurgery boost after surgical resection for brain metastases. Int J Radiat Oncol Biol Phys. 2014;88(1):130–6.

50. Mahajan A, Ahmed S, McAleer MF, Weinberg JS, Li J, Brown P, et al. Post-operative stereotactic radiosurgery versus observation for completely resected brain metastases: a single-centre, randomised, controlled, phase 3 trial. Lancet Oncol. 2017;18(8):1040–8.

31. 术中近距离放射治疗手术切除的脑转移瘤

A. Gabriella Wernicke，Sean S. Mahase，and Theodore H. Schwartz

31.1 引言

脑转移瘤是成人最常见的颅内肿瘤[1]，大约 30% 的癌症患者会发生脑转移，并且在这些转移的患者中，死亡率高达 50%[2]。脑转移瘤多位于灰白质交界处，这些区域血管管径减小。此外，脑转移的发生部位与血流也有一定关系：80% 的患者可发生颅内多发转移，其中大脑半球占 80%，小脑占 15%，脑干占 5%[3]。脑转移瘤的发病率预计会随着全身性药物的不断涌现继续上升，这些药物在提高全身控制率的同时，也延长了患者的生存期，但由于这些药物对血 - 脑屏障的穿透能力有限，从而使得中枢神经系统（central nervous system，CNS）成为了肿瘤细胞的避难所[4]。目前，仅有 10% 的脑转移瘤患者因出现临床症状才得以确诊，绝大多数脑转移瘤患者因无临床表现而未得到诊断，所以随着监测技术的不断改善，脑转移瘤的实际发病率也会相应地有所增高[2]。原发性肺癌占颅内转移瘤的 50% 以上，乳腺癌、黑色素瘤和结肠癌分别占全部脑转移的 20%、10% 和 5%[2]。从流行病学角度来看，这些原发性肿瘤也是美国最常见的恶性肿瘤。然而，小细胞肺癌、黑色素瘤、生殖细胞肿瘤和绒毛膜癌显示出更高的神经系统转移倾向。

对于脑转移瘤临床症状的处理主要包括糖皮质激素和支持疗法[5]。由于化疗药物进入 CNS 受限，所以化疗药物在脑转移瘤治疗方面的疗效尚不明显。然而，在多学科协作诊疗的背景下，靶向治疗和免疫治疗具有广阔的前景。目前，对于脑转移瘤常用的治疗方案包括全脑放射治疗（whole brain radiation therapy，WBRT）、立体定向放射外科（stereotactic radiosurgery，SRS）和手术切除。

WBRT 最初是脑转移瘤的标准治疗方法，在存在颅内多发转移病灶以及复发转移或者柔脑膜病变的情况下，也有着重要的作用。美国肿瘤放射治疗学组（Radiation Therapy Oncology Group，RTOG）的第一个随机试验已经证实，对于一般情况良好和 / 或原发疾病控制良好的患者，WBRT 是一种有效的治疗方式。然而，这些初始研究报道总生存期（overall survival，OS）仅有几个月[6]。Patchell 等[7]进行了另一项随机试验，对单个脑转移灶患者仅行 WBRT 治疗与手术切除联合 WBRT 治疗进行了疗效分析，结果显示：手术切除联合 WBRT 组总生存期为 40 周，而单纯行 WBRT 组总生存期仅 15 周。随后 Patchell 及其同事又对 95 例行手术切除的脑转移瘤患者进行了随机分组，比较手术后 WBRT 治疗与否对患者总生存期的影响，结果显示两组总生存期无显著差异。但是，术后未行 WBRT 组（即观察组）肿瘤复发率为 46%，而行 WBRT 组则降低至 10%，并且该组中新发脑转移瘤和因神经系统原因而死亡的发病率也有所降低。由此在当时确立了术后 WBRT 为脑转移瘤的标准治疗方法[8]。

SRS 作为一种微创的治疗方法，主要针对非手术患者。然而，对于脑转移瘤的治疗，目前尚缺乏随机对照试验来比较手术切除与单纯 SRS 之间的差异。RTOG 9508 研究表明，WBRT 联合 SRS 治疗，肿瘤局部控制得到了明显改善，但生存期未见明显差异[9]。与之不同的是，另一些随机试验对单纯 SRS 治疗与 WBRT 联合 SRS 治疗的疗效比较发现，联合治疗组肿瘤局部和远处控制率均有所提高，但两组之间总生存期未见明显差异[10-12]。然而，接受 WBRT 治疗的患者出现神经功能或者认知功能减退的可能性较大[13, 14]。综合这些研究结果以及既往 SRS 相关研究认为，与 WBRT 相比较，对于多发脑转移瘤患者，SRS 是一种合适的选择[15]，其临床应用也越来越广泛。

若患者一般情况良好，对于需要病理证实，颅内病灶数量有限，大转移灶（>2cm）或有占位效应抑或是糖皮质激素难以缓解症状的患者，手术切除仍是首选的治疗方式[16]。然而，手术切除后不进行任何辅助治疗，其 1~2 年局部控制率为 47%~59%；因此，辅助放射治疗的目的是尽可能提高局部控制率[8, 12, 17]。由于 WBRT 可能会导致神经认知功能障碍，所以目前越来越倾向于术后行 SRS 治疗[17-19]。此外，术前行 SRS 治疗也有研究报道。一项回顾性的多机构研究比较了术前 SRS 与术后 SRS 治疗的差异，结果显示在总生存期和 2 年局部复发率方面，两者未见明显差异[20]。目前仅有的一项前瞻性试验结果显示，术前行 SRS 治疗，1 年的局部控制率为 85.6%，而且未见放射性脑坏死发生[21]。另一个试验（NCT02514915）目前则正在进行中。

对于改善术后 LC 和避免术后多次放射治疗，另一种方法则是腔内近距离放射治疗。腔内近距离放射治疗作为手术后辅助治疗的一种方法，本章主要讨论其基本原理、技术手段、相关研究结果、循证医学证据及未来的发展方向。我们将讨论各种近距离放射治疗和相关的放射性核素，以及具有巨大应用前景的放射性核素铯 -131（^{131}Cs）的优缺点。

31.2 辅助放射治疗的注意事项

术后瘤腔体积的变化

早期一项对 72 例术后 SRS 治疗的回顾性研究显示，不包含瘤腔边缘的靶向照射时，在非适形性方案一组中，局部控制率显著增高[22]。随后，一项针对瘤腔边缘 2mm 的研究显示，1 年局部复发率从 16% 降低到了 3%，而且副作用没有明显增加（2mm 边缘为 3% vs 无边缘为 8%）[23]。由于术后瘤腔靶区勾画困难，导致适形性方案边缘遗漏的风险较大，因此需要相应扩大边缘照射。大量的研究已经探索了瘤腔体积的动态变化与术后计划 SRS 之间的时间关系。Atalar 等报道，在 68 例经手术切除和术后 SRS 治疗的转移瘤中，切除前肿瘤的中位体积为 14.5cm^3，手术后瘤腔中位体积为 10.1cm^3，体积相应减少了 29%。值得注意的是，MRI 显示 72% 的瘤腔减小，但也有 26% 瘤腔增大[24]。在另一项研究中，研究者对脑转移瘤患者术前的 MRI、术后 24 小时和 SRS 前 1 周的 MRI 进行比较，结果发现在手术切除的 43 例患者中，

术腔保持稳定的占 46.5%（定义为变化<2cm^3），体积缩小超过 2cm^3 的占 23.3%，体积增大超过 2cm^3 的占 30.2%[25]。因此，对于转移瘤病灶而言，手术切除后其瘤腔会发生显著的、不可预测性的变化，这可能进一步影响 SRS 方案的制订，影响方案的精确性，并可能导致肿瘤边缘的遗漏或者邻近正常脑组织的过度照射。

辅助治疗方案中的实际问题

脑转移瘤的治疗需要神经外科、放射治疗科和肿瘤内科等多学科之间的共同协作。每个患者的一般状况、手术恢复情况、潜在的住院并发症、原发部位和全身性疾病的管理，以及社会因素均可能影响到手术后开始 SRS 的时间。

从放射治疗的角度来看，SRS 的规划比 WBRT 更需要涉及技术层面，这可能会延长术后开始辅助治疗的时间。因此，一些术后 SRS 研究建议其中位时间（即手术切除后到 SRS 的时间）为 4~5 周[23, 26, 27]。此外，还需要注意的是，有相当一部分患者对辅助放射治疗的随访依从性较差，使得术后肿瘤复发的风险明显增加。针对这一点，术前 SRS 可以避开这一风险。然而，有些患者因过于迫切地需要得到手术治疗，以至于没有足够的时间进行 MRI 扫描、CT 定位、SRS 方案的制订，以及手术前的放射治疗。所以，对于需要病理确诊或体积较大的转移灶患者，选择 SRS 治疗可行性较低。

放射治疗的时间

鉴于以上讨论的众多问题，包括瘤腔动态变化、辅助 SRS 方案的技术问题以及一些实际问题，辅助放射治疗的时间对疗效的影响一直以来备受关注。目前尚缺乏关于辅助 SRS 对肿瘤复发影响的相关研究。Seymour 及其同事对脑转移瘤患者的人口统计学特征、临床预后和实施流程的时间安排进行了回顾性分析，其中时间包括从 MRI和 CT 定位融合重建、保险授权及就诊至开始 SRS的间隔时间。结果显示：MRI 到 SRS 的间隔时间<14 天时，6 个月和 12 个月的局部控制率分别为95% 和 75%。相比之下，如果间隔时间≥14 天，其局部控制率分别为 56% 和 34%，所以作者认为延迟 MRI 至 SRS 之间的间隔时间会降低局部控

制率，并建议 MRI 与 SRS 治疗之间的间隔时间应该＜14 天[28]。

放射生物学的注意事项

在手术切除后至行 SRS 的间隔期，瘤腔内的肿瘤细胞可以再增殖。我们可以假设，残余肿瘤的体积越小，放射治疗越有可能产生持续的疗效。由于 SRS 通常以单次或连续数天以三次照射的方式给予，因此细胞周期中处于放射治疗抵抗阶段的细胞往往得以存活。另外，放射治疗主要通过产生氧自由基引起 DNA 单链或双链断裂，最终导致细胞凋亡。由于术后肿瘤细胞通常处于一个相对缺氧环境，因此术后 SRS 疗效并不肯定。基于这个原因，引入了"氧增强比"[29]，在 RTOG 9005 研究中，针对术前 SRS 的研究支持在标准的术后剂量基础上降低 20% 的照射剂量[30]。此外，术后放射治疗可能与术后恢复期间以及治疗方案制订期间的肿瘤细胞的再增殖相关。

31.3 围手术期近距离放射治疗的原理

近距离放射治疗，即手术过程中在肿瘤瘤腔内植入放射源。相对于上文和表 31-1 和表 31-2

表 31-1 脑转移瘤切除后的新辅助和辅助放疗选择

方式	边缘	优点	缺点
术后 WBRT	前界、上界、后界为越过边界 1.5～2.0cm，下界延伸至 C_1 或 C_2	技术上易于规划 远处颅内转移的风险更低 柔脑膜病变的治疗选择[16] 放射性脑坏死风险低 病理结果可获知	神经认知后遗症风险更高[19]
术后 SRS	2mm 边缘最常用[19]	适用于多发病灶[15] 神经认知影响有限[19] 病理结果可获知	瘤腔很难定义[22-25] 需要涉及制订方案、术前和术后扫描和门诊随访[28] 手术、扫描和放射治疗之间的时间延迟[24, 26-28] 瘤床低氧照射的可能 放射性脑坏死的风险 对不规则空腔和大病变不利[66]
术前 SRS	无边缘[21]	易于定义靶标体积 实施时肿瘤环境处于富氧状态 与术后 SRS 类似，神经认知影响有限	如果 SRS 后进行次全切除，则可选择的辅助治疗有限 需要涉及方案制订、术前扫描 放疗时无法获知病理诊断
临时性近距离放射治疗	无边缘	从放置时即开始照射 神经认知影响有限 实施时肿瘤环境处于富氧状态 可以有效地照射不规则形状瘤腔 对较大病灶有效 病理结果可获知	需要二次手术取出植入物 患者具有放射性 具体实施需要专业技术操作
永久性近距离放射治疗	距离表面 5mm[63]	术中即开始照射；减少了术后与 SRS 有关的后续就诊 从放置时即开始照射 神经认知影响有限[67] 实施时肿瘤环境处于富氧状态 可以有效地照射不规则形状瘤腔[66] 对较大病灶有效[39, 43] 病理结果可获知	患者具有放射性 粒子可能发生迁移 具体实施需要专业技术操作 ^{125}I 的放射性脑坏死发病率高[37]

表 31-2　前瞻性试验中按照放射方式划分的结果和放射性脑坏死率

方式	研究	局部控制	远处控制	总生存期(OS)	放射性脑坏死	治疗剂量和体积	手术与放疗的间隔时间
术后 WBRT	Brown 2017[19]	87.1%	89.2%(1 年)	11.6 个月(中位)	无	30Gy 分 10 次 37.5Gy 分 15 次	未报道
	Patchell 1990[7]	80%	80%	10 个月(中位)	未报道	36Gy 分 12 次	手术后 14 天内
	Patchell 1998[8]	90%	86%	12 个月(中位)	未报道	50.4Gy 分 28 次	手术后 28 天内
术后 SRS	Brennan 2014[26]	78%(1 年)	56%(1 年)	14.7 个月	7 个瘤腔(17.5%)	瘤腔边缘 2mm ≤2.0cm: 22Gy 2.1~3.0cm: 18Gy 3.1~4.0cm: 15Gy	平均 31 天
	Mahajan 2017[17]	72%(1 年)	42%(1 年)	17 个月(中位)	无	瘤腔边缘 1mm ≤10cm³: 16Gy 10.1~15cm³: 14Gy >15cm³: 12Gy	手术后 30 天内
	Soltys 2008[22]	79%(1 年)	47%(1 年)	15.1 个月(中位)	3 例(4.1%)	瘤腔边缘 2mm 根据 RTOG90~05 中的剂量(边缘中位剂量 18Gy)	未报道
	Brown 2017[19]	61.8%(1 年)	64.7%(1 年)	12.2 个月	1.1%(1 例)	瘤腔边缘 2mm <4.2cm³: 20Gy 4.2~7.9cm³: 18Gy 8.0~14.3cm³: 17Gy 14.4~19.9cm³: 15Gy 20.0~29.9cm³: 14Gy ≥30.0cm³: 12Gy	未报道
术前 SRS	Asher 2014[21]	85.6%(1 年)	67.2%(总体)	1 年 60%	无	肿瘤整体, 无边缘 平均 14Gy 至 80% 等剂量线	平均 1 天
125I 近距离放射治疗	Ruge 2011[75]	93.3%(1 年)	54.5%(1 年)	14.8 个月(中位)	10%(3 例患者)	处方剂量 50gy, 靶标体积表面, 大于 42 天	术中
131Cs 近距离放射治疗	Wernicke 2014[63]	100%(1 年;定义为瘤腔内复发 5mm 深度	48.4%(1 年)	9.9 个月(中位)	无	处方剂量 80Gy, 距瘤腔表面 5mm 深度	术中
	Wernicke 2017[69]	100%(1 年;定义为瘤腔内复发 5mm 深度	52%(1 年)	15.1 个月(中位)	无	处方剂量 80Gy, 距瘤腔表面 5mm 深度	术中

中所述的问题而言,近距离放射治疗比 WBRT 和 SRS 有更多的优势。围手术期近距离放射治疗提供了一种即刻使用的放射治疗方案,在手术过程中即已经开始实施治疗,所以可以避免肿瘤细胞短期内的增殖。这种治疗方案不需要占用太多的术前或术后的时间做检查和制订治疗方案。在术后行 MRI 至 SRS 期间,瘤腔的大小形状也有可能发生变化,而近距离放射治疗可以不受瘤腔形状和大小的影响。另外,对于需要紧急手术切除的患者,无法在术前行 SRS,这时仍然可以接受近距离放射治疗。在手术时提供辅助治疗,可以避免由于术后过程和康复以及患者依从性不佳而造成的治疗计划的延误,并避免了术后 SRS 所包含的整个工作流程。这对于交通不便的患者以及需要启动全身性药物的患者,尤其是对于一些全身性药物不能与放射治疗同时使用的患者而言,最为受益。

SRS 常常需要通过增加 10~12Gy 正常脑组织的接受剂量,来扩大 2mm 的计划靶区,这一点导致放射性脑坏死的风险明显增加[31-33]。相反,利用术中近距离放射治疗,神经外科医生可以决定覆盖瘤腔体积所需的放射源数量,从而提供一个明确的靶向区域,包括瘤腔和显微镜下的病灶区域,同时避免刻意将治疗体积扩大进而损伤到正常脑实质。以下几项近距离放射治疗研究报道局部控制率为 80%~95%[34-39],这可能是由于组织间近距离放射治疗比术后 SRS 具有更高的适形性[40, 41]。

由于反复 SRS 产生的预期结果并不理想,所以近距离放射治疗成为复发转移瘤治疗的另一种选择[33]。对于体积较大的瘤腔,近距离放射治疗也是一种很好的选择。有研究表明,当瘤腔体积较大时,其 SRS 疗效降低,并且放射性脑坏死的风险随之增加[8, 33, 42, 43]。对于≥3cm 的转移灶,采用 SRS 时,为了尽可能降低放射性脑坏死的风险,通常需要降低照射剂量[30],这就导致了在这类群体的队列研究中,其预后结果低于普遍认为的正常水平[44-47]。Ebner 等[48]对 343 例脑转移患者接受 SRS 治疗后疗效进行分析,这些病例中共有 754 个脑转移灶,其中 93 例肿瘤体积较大,肿瘤大小为 3~3.5cm、3.5~4cm、≥4cm 的病灶分别占有 29%,32% 和 39%。分析结果显示,大转移瘤与小转移瘤相比,大转移瘤的局部控制率明显降低,1 年的局部控制率分别为 68%、86%

($P < 0.001$)。然而,从胶质母细胞瘤的文献中可以看出,SRS 近距离放射治疗对于大转移瘤术后治疗有着潜在的优势。根据这些文献的报道,其瘤腔和照射剂量均相当大。Shrieve 和其同事针对复发胶质瘤的治疗进行了一项回顾性研究,比较了 SRS 和组织间近距离放射治疗的疗效差异,结果显示,两者的中位生存期相似,分别为 10.2 个月和 11.5 个月。但是,近距离放射治疗组的放射性脑坏死发病率和 2 年再次手术率明显增高(65% vs 48%)。虽然在这些队列研究中,年龄和一般状况没有差异,但是近距离放射治疗组比 SRS 组的平均随访时间更长(43 个月 vs 17.5 个月),并且平均肿瘤体积更大($29cm^3$ vs $10.1cm^3$),这意味着对于体积较大的瘤腔更倾向于近距离放射治疗。同时这也提出了一个问题:若 SRS 用于类似大小的病灶,其放射性脑坏死发病率会如何[49]。

在放射生物学方面,与 SRS 相比,近距离放射治疗可能更具优势。由于放射源在手术时已经被放置,所以术区的放射从手术时即刻开始;如果放射导致的细胞死亡超过了细胞增殖,那么就可以最大化地减少残留肿瘤细胞。放射治疗的治疗指数依赖于正常细胞比邻近肿瘤细胞更有效地修复亚致死损伤区的能力。近距离放射治疗使瘤腔暴露于持续的照射下,残留肿瘤细胞的损伤不断积累,有丝分裂的突变增多,DNA 损伤严重的细胞会因不能正常分裂而发生细胞凋亡。另外,连续照射也能最终锁定从照射抵抗阶段再分步到放射更加敏感阶段的肿瘤细胞(G2/M)[50]。

随着脑转移瘤发病率不断升高,人们越来越多地关注于治疗费用问题(表 31-1)。对比分析表明,SRS 比单纯手术切除[51, 52]以及 WBRT 更经济[53]。Wernicke 等对 24 例接受手术和术中 ^{131}Cs 近距离放射治疗的患者以及 25 例接受手术和术后 SRS 治疗的患者进行了回顾性分析,比较两种放射治疗模式的成本-疗效差异。结果显示手术和术中 ^{131}Cs 近距离放射治疗的直接住院费用为 19 271 美元,而手术和术后 SRS 治疗总费用为 44 219 美元。此外,近距离放射治疗组和术后 SRS 组 1 年生存率没有统计学差异(61% vs 49%;P=0.137)[54]。因此,对于需要进行手术切除的脑转移瘤患者,与术后 SRS 相比较,术中近距离放射治疗可能更有效而且更加经济。

31.4 ^{125}I 近距离放射治疗

一些放射性核素可用于近距离放射治疗（表31-3），包括钯-103（半衰期17天）和金-198（半衰期2.7天）。CNS肿瘤中最常用的放射性核素是碘-125（^{125}I），可作为临时性插植物或永久性插植物。^{125}I的半衰期为60.2天。临时性插植物是可重复使用的放射源，每个粒子放射性活度为10～20mCi，光子能量为27～35keV，剂量率为40～60cGy/h[55]。植入^{125}I放射源将^{125}I粒子置入0.025mm含铅半价层中，封装在长4mm、直径0.8mm的含钛胶囊中。利用临时^{125}I的高剂量率，可在切除后的100小时内持续照射，并于术后第4天取出[56]。临时性插植剂量分布在术前和术后均可进行评估。虽然临时性插植物可以重复使用，并能以较高的剂量率进行照射，但由于其在后期必须被取出，导致患者需要进行二次手术。鉴于再次手术的术前计划和额外的手术费用，以及潜在的术后并发症，临时性插植物并非一种最佳选择。由

此，永久性低活度插植物越来越受到人们的重视。

永久性^{125}I插植物是不可重复使用的放射源，粒子活度为0.725mCi，剂量率为11cGy/h[57]。在切除肿瘤时植入永久性放射源，放射源的放射剂量随着距离的增大逐渐下降，即所谓的平方反比定律。由于继发光子的产生，预测邻近1cm的正常脑实质的放射是很困难的。然而，通过优化^{125}I低能光子穿透的1cm距离，可以提供高适形剂量分布，最大限度地针对残余肿瘤组织，同时保护周围正常脑实质[58]。与SRS技术不同，^{125}I放射源可以游离的形式或嵌入可吸收缝线并用液体黏合剂固定的形式沿瘤腔壁上放置。手术人员在植入放射性粒子期间暴露在射线中，所以一定要佩戴相应的含铅手套、背心和甲状腺护罩。另一个缺点是植入后1～2天需要确定植入粒子的位置，存在剂量覆盖不足的潜在风险。此外，如果粒子的大小或形状发生变化，可能会随时间的延长而发生移位或对靶标照射不充分等情况。

表31-3 近距离放射治疗常用同位素

同位素	半衰期	平均光子能量 /MeV	铅中半价层（ mm ）	照射量率常数（ R-cm^2/mCi-h ）
^{125}I	59.4 天[76]	0.028[76]	0.025[76]	1.46[76]
^{131}Cs	9.7 天[77]	0.029[77]	0.026 2[78]	0.679[78]
Co-60	5.3 天[76]	1.17, 1.33[76]	11.0[76]	13.07[76]
^{192}Ir	73.8 天[76]	0.38[76]	2.5[76]	4.69[76]
Pd-103	17.0 天[76]	0.021[76]	0.008[76]	1.48[76]

31.5 ^{125}I 近距离放射治疗脑转移瘤的疗效

高活度 ^{125}I 近距离放射疗法

Bernstein和其同事[34]使用高活度^{125}I粒子治疗了10例复发脑转移患者，这些患者均为手术切除后联合WBRT治疗的患者。将70Gy ^{125}I粒子（20～40mCi）植入瘤腔，^{125}I粒子的平均剂量率为67.3cGy/h，植入体积范围为12.1～99.0cm^3（平均数：44.5cm^3；中位数：36.4cm^3）。4例患者在手术后存活了2年，但这可能与其良好的组织学特点和良好的一般状态有关。Prados等对14例复发性脑转移瘤患者（4例患者曾行手

术切除，13例患者曾行WBRT）的研究中，结果显示使用临时高活度^{125}I治疗组中位生存期为20个月，其中8例稳定反应，2例出现放射性脑坏死[59]。Ostertag和Kreth分析了93例直径≤4cm脑转移瘤患者采用组织间高活度^{125}I的疗效情况，其中一部分患者接受肿瘤周围剂量为60Gy的组织间近距离放射治疗，外加40Gy外照射放射治疗，另一部分仅进行剂量为60Gy的组织间近距离放射治疗，对于复发肿瘤患者或既往做过放射治疗的患者均采用后一种方案治疗。结果显示联合放射治疗组中位生存期为17个月，仅进行组织间近距离放射治疗组为15个月，复发转移瘤组为6个月。结果提示组织间近距离放射治疗联合外放射治疗并非优于单独组织间近距离放射治疗组，且两者均未出现症状性放射性脑

坏死病例[38]。

永久性低活度 [125]I 近距离放射疗法

Schulder 等[39]回顾了 13 例行 WBRT 后复发的大转移瘤患者，这些患者均进行手术切除并植入永久性低活度 [125]I 放射粒子。植入剂量范围为 43～132Gy，平均剂量 83Gy。研究结果显示中位生存期为 9 个月，9 例患者获得了持久的局部控制率，1 例发生了放射性脑坏死。Huang 等也报道了在 40 例转移灶较大（直径＞2.5cm）而不适合行 SRS 治疗患者的研究，这些患者均行手术切除和永久性 [125]I 粒子植入，结果显示中位生存期为 11.3 个月（初诊转移瘤患者为 12 个月，复发转移患者为 7.3 个月）。其中 3 例局部复发，13 例远处复发，9 例出现症状性放射性脑坏死且中位时间为 19.5 个月（6 例为病理证实）[37]。Petr 等对 72 例新诊断的单发脑转移患者进行了手术切除和永久性低活度 [125]I 粒子治疗，结果显示：在 16 个月时，局部控制率为 93%，远处复发率为 23%，4 例出现放射性脑坏死[60]。在另一项对两家医疗机构治疗的单一转移瘤患者进行的回顾性研究中，患者均为全切除联合永久性低活性 [125]I 放射源植入治疗，结果显示 1 年局部控制率为 96%，有 2 例出现症状性放射性脑坏死，并且需要干预治疗[36]。Bogart 等[35]采用低剂量率 [125]I 治疗了 15 例来源于原发非小细胞肺癌（non-small-cell lung cancer，NSCLC）的单发脑转移瘤，结果显示无原位复发的中位生存期为 14 个月，其中 2 例出现原始转移灶附近复发，1 例术后真菌感染死亡，未发生症状性放射性脑坏死。

Raleigh 等最近报道了 95 例脑转移瘤（共 105 个脑转移病灶）患者的治疗结果，患者均经手术切除并植入永久性 [125]I 放射源。其中，[125]I 粒子间隔 6～10mm，并用纤维蛋白胶固定。术后 24 小时内进行了立体定向 CT 剂量学计算，根据放射源活度、校准日期和植入日期确定了处方剂量。47% 的病灶为新转移病灶，53% 为复发病灶，复发病灶中 40% 曾接受 SRS 治疗，25% 曾接受 WBRT 治疗，17% 曾行手术切除。转移瘤的中位体积为 13.5cm³（0.2～76cm³），中位粒子数为 28 个，中位放射源活度为 0.73mCi。3mm 处的中位照射剂量为 540Gy，5mm 处为 263Gy，10mm 深度处脑组织为 135Gy（从瘤腔边缘向外测量），相应的中位治疗体积分别为 6.8cm³，12.8cm³ 和 33cm³。结果显示：干预后中位生存期为 12 个月，超过 22% 的患者生存期超过 2 年，局部控制率为 90%。15 例发生放射性脑坏死，其中位生存期为 1 年，其中 11 例既往行 SRS，其余 4 例为新诊断的转移瘤[61]。

因此，在合适的技术条件下，对于一些脑转移瘤，包括大的复发性病灶，尽管放射性脑坏死的风险较高，永久性 [125]I 近距离放射治疗仍然是一个获益的辅助治疗选择。

31.6　[125]I 近距离放射治疗的局限性和并发症

组织间近距离放射治疗的急性并发症包括：癫痫发作、感染、围手术期切口愈合不良、出血和相关的神经系统后遗症，这些后遗症在高活度临时插植物中更常见。放射性脑坏死也是一个重要问题，发病率高达 29%[37]。永久 [125]I 近距离放射治疗最大的不足之处是其半衰期相对较长，患者接受放射治疗的时间延长。此外，如果需要再次手术时，可能会使外科医务人员暴露于射线。如前文所述，切除后的瘤腔会发生明显的动态变化。而对于前述试验中提到的，常常选择近距离放射治疗较大的瘤腔而言，这种大的瘤腔尤其受术后体积和形状变化的影响[24]。考虑到 [125]I 的半衰期较长，这些变化可能会对粒子的剂量学产生影响，可能会减少肿瘤暴露剂量或增加正常脑组织的暴露。由于粒子剂量学依赖于放射粒子在腔内的放置和固定，所以近距离放射治疗对术者的专业技术水平要求较高。此外，颅内近距离放射治疗并不像 SRS 那样普遍，在研究型医院中，这种技术的培训是高度可变的。

31.7　[131]Cs 近距离放射治疗

自 2003 年获得美国 FDA 批准以来，[131]Cs 已被作为永久性放射性插植物用于治疗前列腺、头颈部和肺部的恶性肿瘤。[131]Cs 的半衰期为 9.69 天，剂量率 0.342Gy/h，平均能量 30.4keV。对用于前列腺近距离放射治疗的放射性粒子的研究表明，[131]Cs 与 Pd-103 或 [125]I 相比，[131]Cs 具有更好的剂量同质性，覆盖同等的前列腺所需的粒子量更少，并且能更好地保护直肠和尿道[62]。

31.8 ^{131}Cs 近距离放射治疗脑转移瘤的疗效

Wernicke 等进行了一项前瞻性 I/II 期临床研究，评估了 24 例新诊断的脑转移瘤患者手术切除后植入永久性 ^{131}Cs 的安全性、可行性和有效性。^{131}Cs 粒子链按 80Gy 规划剂量放置于距离瘤腔表面 5mm 深处。每个 ^{131}Cs 链包含 10 个粒子（0.5cm 间距），根据瘤腔大小每条链被切成若干个

较短的片段，并沿瘤腔切面方向固定，以保持粒子间 7~10mm 的间距（图 31-1 和图 31-2）。粒子随后用速即纱（surgicel）和纤维蛋白胶固定。所有患者在术后 1~2 天进行 CT 扫描，以确定剂量分布。本系列病例中，切除肿瘤的中位体积为 10.31cm^3（范围：1.77~87.11cm^3），植入粒子数量的中位数为 12 粒（范围：4~35），每粒粒子平均活度为 3.82mCi（范围：3.31~4.83mCi），总活度为 46.91mCi（范围：15.31~130.70mCi）。中位随访时间为 19.3 个月，中位生存时间为 9.9 个月，局部控制率为 100%（定义为距瘤腔 5mm 内无复发）。局部复发 1 例（距瘤腔＞5mm），远处控制率为 48.4%，未见症状性放射性脑坏死的病例报道[63]。

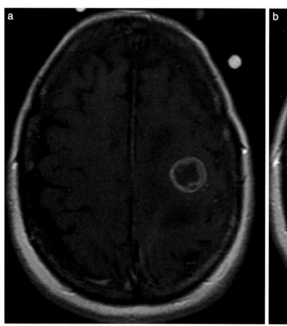
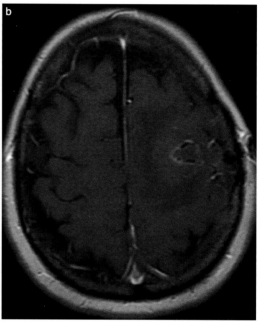

图 31-1 **a.** 术前 MRI 增强扫描显示单个脑转移灶。**b.** 术后瘤腔内植入 ^{131}Cs 近距离放射粒子

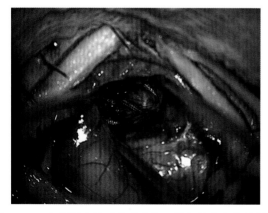

图 31-2 术中照片显示瘤腔内位于蓝色缝线上的放射性粒子

前述的临床试验结果显示 ^{125}I 近距离放射治疗的放射性脑坏死发病率较高，主要是由于 ^{125}I 的半衰期长，以及瘤腔缩小改变了粒子的位置和其放射剂量学分布，导致正常脑实质过度照射[24, 64, 65]。为了进一步修正这些缺点，Wernicke 和其同事前瞻性地评估了 ^{131}Cs 的短半衰期与"串珠"技术结合并使用纤维蛋白胶稳定瘤腔体积并最小化瘤腔收缩的有效性。在本研究中，30 例脑转移患者（另有 6 例来自先前描述的 I/II 期研究[24]）接受了手术切除和术中 ^{131}Cs 植入，并与 30 例手术后行 SRS 的患者进行了比较。^{131}Cs"串珠"粒子植入瘤腔内，间隔约 1cm，计划剂量为 80Gy，距瘤腔表面 5mm 深度。粒子以类似于"木桶板"样的结

构被植入，并利用该结构拉伸强度来维持瘤腔的形状，防止粒子在 1 个月内发生移动，这样可以提供 90% 的处方剂量。在 110 天的中位随访期中，^{131}Cs 组（中位体积缩小 56.5%）与 SRS 组（中位体积缩小 84.8%）的患者的瘤腔均明显收缩。然而，在第 1 个月时，与 SRS 组瘤腔收缩相比较（46.7%；P=0.42%），^{131}Cs 组收缩不明显（体积缩小 22%；P=0.06），这可能反映了近距离放射治疗的"串珠"技术和纤维蛋白胶对瘤腔动力学的影响。此外，两组患者均未出现放射性脑坏死[66]。Pham 等对在先前描述的 Wernicke 等进行的 I/II 期试验[24]中的患者，针对术中 ^{131}Cs 对神经认知的影响进行了前瞻性地研究。在治疗前，治疗后 2、4、6、12 个月分别进行简易心理状态检查（MSSE）和癌症治疗脑功能评估（FACT-Br）问卷调查。作者报道了 4~12 个月时 MMSE 评分（分别为 30 vs 29，P=0.017；30 vs 29，P=0.001）以及 4 个月和 6 个月时的 FACT-Br 评分均有所改善（分别为 162 vs 143，P=0.004；164 vs 143，P=0.005）。他们注意到该研究存在一些局限性，包括人群异质性，原始研究未比较神经认知结果，MSSE 在基线处水平较高（≥27），这反映了研究对象的健康水平较高以及随访时间有限[67]。此

外，研究中没有考虑到有关转移性疾病的控制情况、糖皮质激素的使用情况以及系统性治疗相关的神经认知效应。表 31-4 汇总了各种有关放射模式对于神经认知影响的前瞻性试验。

Menachem 等评估了 20 例脑肿瘤患者（16 例脑转移瘤）行手术切除和术中植入 ^{131}Cs 对医务人员的辐射暴露情况。在这些手术中使用了 ^{131}Cs 串珠粒子，计划剂量为 80Gy，距离瘤腔表面 5mm 深度。外科医生和放射肿瘤医生穿铅衣、戴含铅手套，佩戴放射剂量测量表，测量"眼睛"（晶状体）、"浅层"（手/皮肤）和"深层"（全身）三个水平的辐射当量。还测量了房间内的剂量率，以近似估计经常与患者接触的但未佩戴防护设备的其他人员的辐射情况。术后体表、35cm 和 100cm 距离的中位剂量率分别为 0.247 5mSv/h、0.01mSv/h 和 0.001mSv/h。植入后第 30 天，剂量率分别为 0.029 8mSv/h、0.001 2mSv/h 和 0.000 1mSv/h。根据美国委员会辐射防护指南，作者得出结论，对于医务人员和家属而言，永久性颅内 ^{131}Cs 近距离放射治疗的剂量当量保持在安全水平[68]。

^{131}Cs 在复发转移瘤和大转移瘤的治疗中也得到了分析。一项回顾性研究对 15 例脑转移瘤

表 31-4　不同放疗方式对神经认知的影响

方式	研究	剂量和分次	评价	结果
术后 WBRT	Brown 2017[19]	37.5Gy 分 15 次或 30Gy 分 10 次	无认知功能下降生存期：在 HVLT-R 即时回忆，语言流畅性 COWAT，TMT-A，TMT-B，HVLT-R 延迟回忆，HVLT-R 认知方面下降>1 个标准差	至认知功能下降平均 3 个月
术后 SRS	Brown 2017[19]	12~20Gy1 次	无认知功能下降生存期：HVLT-R 即时回忆，语言流畅性 COWAT，TMT-A，TMT-B，HVLT-R 延迟回忆，HVLT-R 认知	至认知功能下降平均 3.7 个月
术前 SRS	到目前为止尚无试验评估神经认知效果			
^{125}I 近距离放疗	到目前为止尚无试验评估神经认知效果			
^{131}Cs 近距离放疗	Pham 2016[67]	80Gy 至 5mm 深部	MMSE 和 FACT-BR	与治疗前相比，4 个月和 6 个月时 FACT-BR 改善（分别为 162 vs 143，P=0.004；164 vs 143，P=0.005）与治疗前相比，4 个月至 12 个月的 MMSE 均有改善（分别为 30 vs 29，P=0.017；30 vs 29，P=0.001）

HVLT-R，霍普金斯言语学习测试修正；COWAT，对照口语联想测试；TMT-A，试制试验 A 部分；TMT-B，试制试验 B 部分；MMSE，小型精神状态检查；FACT-BR，癌症治疗脑功能评估。

中 13 例患者的预后进行了分析,这些患者均为首次放射治疗后复发(10 例既往曾行 SRS,5 例曾行 SRS 和 WBRT),现进行了挽救性的手术切除和 ^{131}Cs 近距离放射治疗。其中,肿瘤的中位直径为 2.9cm,明显大于许多术后 SRS 研究中的中位瘤腔大小。现近距离放射治疗距离瘤腔表面 5mm 深度,处方剂量为 80Gy。中位生存期为 7 个月,1 年无局部进展率 83.3%,1 例无症状放射性脑坏死[69]。Wernicke 等对 42 例转移瘤患者行手术切除和 ^{131}Cs 植入的疗效进行了前瞻性评估,其中有 46 个转移灶直径≥2.0cm,术前病灶中位直径为 3.0cm。结果显示 1 年生存率为 58%,1 年的局部进展率为 89%(80%<3.0cm),远处转移率为 52%。多变量分析中显示,病灶大小与任何终点事件并无显著相关性,且未出现放射性脑坏死[70]。

31.9 ^{125}I vs ^{131}Cs 近距离放射治疗

在脑近距离放射治疗上,^{131}Cs 比 ^{125}I 在物理学和放射生物学方面更有优势。本质上,活度较低的 ^{131}Cs 粒子(与前述研究的低剂量基本相同),得到理想的局部控制率的同时最大限度地减少了放射性脑坏死发病率。^{131}Cs 的剂量率高于 ^{125}I(0.342Gy/h vs 0.069Gy/h),在 ^{131}Cs 植入后 33 天内吸收剂量达到 90%,而 ^{125}I 仅有 32%。^{131}Cs 具有较高的平均能量(29keV),从而对于给定体积,使用较少粒子就可以进行充分的剂量照射[63]。Han 等[70]使用建模方法比较了瘤腔变化对 ^{125}I 和 ^{131}Cs 剂量学的影响。该模型是基于单点放射源而言的。通过 TG-43 计算来估算剂量分布,通过计算生物学有效剂量来比较两种放射性核素的差异。结果显示,在术后平均 3.4 个月,瘤腔体积减小了 50%,从而导致 ^{125}I 和 ^{131}Cs 在剂量学方面的显著差异。与植入时的瘤腔相比,对于 ^{125}I 而言,90% 的靶区体积和 10% 的靶区体积的接受剂量分别增加了 31.8% 和 30.5%。而 ^{131}Cs 的接受剂量分别增加了 1.44% 和 0.64%,这表明在永久性脑插植物中,瘤腔体积的变化对 ^{131}Cs 剂量分布的影响更小。

此外,^{131}Cs 的半衰期明显短于 ^{125}I(9.69 天 vs 59.4 天),粒子的平均寿命更短(表 31-3)。由于许多患者伴有颅外转移,需要全身系统性治疗,不能与放射治疗同时进行,所以尽快完成放射治疗(植

入后 1 个月内)对于整体多学科管理更有利。此外,相比较于 ^{125}I,^{131}Cs 近距离放射治疗对患者及其周围人员的辐射更少,以及后续需要手术时对术者和医务人员的辐射也更少。

两者都需要术者能够全切病灶并能够很好地放置和固定植入粒子。若有明显的病灶残留,采用近距离放射治疗并不能得到很好的控制。必须指出的是,存在一定的植入后粒子转移的风险[71-73]。当切除靠近脑室的肿瘤时(如果在手术中打开),或者当粒子从瘤腔迁移出来进入硬膜下 / 蛛网膜下腔时,粒子可能会发生转移[71]。如果粒子在转移时仍有放射性,那么会导致瘤腔辐射剂量不足,而且远处正常组织受到过多的辐射。

尽管在上述研究中取得了许多颇有前景的成果,但相较于 ^{125}I,针对放射性核素 ^{131}Cs 的研究仍然较少,这也导致其很少应用于除临床试验之外的其他方面[74]。

31.10 未来方向

需要进行试验来直接比较 ^{125}I 和 ^{131}Cs 的疗效差异,以及直接比较术中近距离放射治疗与术前和术后 SRS 的疗效。对于伴有大转移灶、复发性疾病,或者那些因社会背景和医学背景的原因而无法获得辅助放射治疗的患者而言,这些临床试验可能会改变他们的治疗模式。

(陈龙 译,张坤　李焕章 校)

参考文献

1. Gavrilovic IT, Posner JB. Brain metastases: epidemiology and pathophysiology. J Neurooncol. 2005;75:5–14.
2. Nichols EM, Patchell RA, Regine WF, Kowk Y. Palliation of the brain and spinal cord metastases. In: Halperin EC, Wazer DE, Perez CA, Brady LW, editors. Perez and Brady's principles of radiation oncology. 6th ed. Philadelphia: Lippincott Williams & Wilkins; 2013. p. 1765–72.
3. Delattre JY, Krol G, Thaler HT, et al. Distribution of brain metastases. Arch Neurol. 1988;45:741–4.
4. Steeg PS, Camphausen KA, Smith QR. Brain metastases as preventive and therapeutic targets. Nat Rev Cancer. 2011;11(5):352–63.
5. Mulvenna P, Nankivell M, Barton R, Faivre-Finn C, Wilson P, McColl E, Moore B, Brisbane I, Ardron

D, Holt T, Morgan S, Lee C, Waite K, Bayman N, Pugh C, Sydes B, Stephens R, Parmar MK, Langley RE. Dexamethasone and supportive care with or without whole brain radiotherapy in treating patients with non-small cell lung cancer with brain metastases unsuitable for resection or stereotactic radiotherapy (QUARTZ): results from a phase 3, non-inferiority, randomised trial. Lancet. 2016;388(10055):2004–14.

6. Borgelt B, Gelber R, Kramer S, et al. The palliation of brain metastases: final results of the first two studies by the Radiation Therapy Oncology Group. Int J Radiat Oncol Biol Phys. 1980;6(1):1–9.

7. Patchell RA, Tibbs PA, Walsh JW, et al. A randomized trial of surgery in the treatment of single metastases to the brain. N Engl J Med. 1990;322(8):494–500.

8. Patchell RA, Tibbs PA, Regine WF, et al. Postoperative radiotherapy in the treatment of single metastases to the brain. JAMA. 1998;280(17):1485–9.

9. Andrews DW, Scott CB, Sperduto PW, et al. Whole brain radiation therapy with or without stereotactic radiosurgery boost for patients with one to three brain metastases: phase III results of the RTOG 9508 randomised trial. Lancet. 2004;363(9422):1665–72.

10. Aoyama H, Shirato H, Tago M, et al. Stereotactic radiosurgery plus whole-brain radiation therapy vs stereotactic radiosurgery alone for treatment of brain metastases. JAMA. 2006;295(21):2483–91.

11. Chang EL, Wefel JS, Hess KR, et al. Neurocognition in patients with brain metastases treated with radiosurgery or radiosurgery plus whole-brain irradiation: a randomised controlled trial. Lancet Oncol. 2009;10(11):1037–44.

12. Kocher M, Soffietti R, Abacioglu U, et al. Adjuvant whole-brain radiotherapy versus observation after radiosurgery or surgical resection of one to three cerebral metastases: results of the EORTC 22952-26001 Study. J Clin Oncol. 2011;29(2):134–41.

13. Brown PD, Jaeckle K, Ballman KV, et al. Effect of radiosurgery alone vs radiosurgery with whole brain radiation therapy on cognitive function in patients with 1 to 3 brain metastases. JAMA. 2016;316(4):401–9.

14. Soffietti R, Kocher M, Abacioglu UM, et al. A European Organisation for Research and Treatment of Cancer phase III trial of adjuvant whole-brain radiotherapy versus observation in patients with one to three brain metastases from solid tumors after surgical resection or radiosurgery: quality-of-life results. J Clin Oncol. 2013;31(1):65–72.

15. Yamamoto M, Serizawa T, Shuto T. Stereotactic radiosurgery for patients with multiple brain metastases (JLGK0901): a multi-institutional prospective observational study. Lancet Oncol. 2014;15(4):387–95.

16. NCCN Guidelines Version 1.2018 Central Nervous System Cancers, https://www.nccn.org/professionals/physician_gls/default.aspx. Accessed 6 May 2020.

17. Mahajan A, Ahmed S, McAleer MF, et al. Postoperative stereotactic radiosurgery versus observation for completely resected brain metastases: a single-centre, randomised, controlled, phase 3 trial. Lancet Oncol. 2017;18(8):1040–8.

18. Roberge D, Parney I, Brown PD. Radiosurgery to the postoperative surgical cavity: who needs evidence? Int J Radiat Oncol Biol Phys. 2012;83(2):486–93.

19. Brown PD, Ballman KV, Cerhan JH, et al. Postoperative stereotactic radiosurgery compared with whole brain radiotherapy for resected metastatic brain disease (NCCTG N107C/CEC·3): a multicentre, randomised, controlled, phase 3 trial. Lancet Oncol. 2017;18(8):1049–60.

20. Patel KR, Burri SH, Asher AL, et al. Comparing preoperative with postoperative stereotactic radiosurgery for resectable brain metastases. Neurosurgery. 2016;79(2):279–85.

21. Asher AL, Burri SH, Wiggins WF, Kelly RP, Boltes MO, Mehrlich M, Norton HJ, Fraser RW. A new treatment paradigm: neoadjuvant radiosurgery before surgical resection of brain metastases with analysis of local tumor recurrence. Int J Radiat Oncol Biol Phys. 2014;88(4):899–906.

22. Soltys SG, Adler JR, Lipani JD, et al. Stereotactic radiosurgery of the postoperative resection cavity for brain metastases. Int J Radiat Oncol Biol Phys. 2008;70(1):187–93.

23. Choi CY, Chang SD, Gibbs IC, et al. Stereotactic radiosurgery of the postoperative resection cavity for brain metastases: prospective evaluation of target margin on tumor control. Int J Radiat Oncol Biol Phys. 2012;84(2):336–42.

24. Atalar B, Choi CY, Harsh GR, et al. Cavity volume dynamics after resection of brain metastases and timing of postresection cavity stereotactic radiosurgery. Neurosurgery. 2013;72(2):180–5; discussion 185.

25. Jarvis LA, Simmons NE, Bellerive M, et al. Tumor bed dynamics after surgical resection of brain metastases: implications for postoperative radiosurgery. Int J Radiat Oncol Biol Phys. 2012;84(4):943–8.

26. Brennan C, Yang TJ, Hilden P, et al. A phase 2 trial of stereotactic radiosurgery boost after surgical resection for brain metastases. Int J Radiat Oncol Biol Phys. 2014;88(1):130–6.

27. Prabhu R, Shu HK, Hadjipanayis C, et al. Current dosing paradigm for stereotactic radiosurgery alone after surgical resection of brain metastases needs to be optimized for improved local control. Int J Radiat Oncol Biol Phys. 2012;83(1):e61–6.

28. Seymour ZA, Fogh SE, Westcott SK, Braunstein S, Larson DA, Barani IJ, Nakamura J, Sneed PK. Interval from imaging to treatment delivery in the radiation surgery age: how long is too long? Int J Radiat Oncol Biol Phys. 2015;93(1):126–32.

29. Ward JF. The complexity of DNA damage: relevance to biological consequences. Int J Radiat Biol. 1994;66(5):427–32.

30. Shaw E, Scott C, Souhami L, et al. Single dose radiosurgical treatment of recurrent previously irradiated primary brain tumors and brain metastases: final report of RTOG protocol 90-05. Int J Radiat Oncol Biol Phys. 2000;47(2):291–8.

31. Blonigen BJ, Steinmetz RD, Levin L, Lamba MA, Warnick RE, Breneman JC. Irradiated volume as a predictor of brain radionecrosis after linear accelerator stereotactic radiosurgery. Int J Radiat Oncol Biol Phys. 2010;77(4):996–1001.

32. Minniti G, Clarke E, Lanzetta G, et al. Stereotactic radiosurgery for brain metastases: analysis of outcome and risk of brain radionecrosis. Radiat Oncol. 2011;6(1):48.

33. Sneed PK, Mendez J, Vemer-van den Hoek JG, et al. Adverse radiation effect after stereotactic radiosurgery for brain metastases: incidence, time course, and risk factors. J Neurosurg. 2015;123(2):373–86.

34. Bernstein M, Cabantog A, Laperriere N, Leung P, Thomason C. Brachytherapy for recurrent single brain metastasis. Can J Neurol Sci. 1995;22(1):13–6.

35. Bogart JA, Ungureanu C, Shihadeh E, Chung TC, King GA, Ryu S, Kent C, Winfield JA. Resection and permanent I-125 brachytherapy without whole brain irradiation for solitary brain metastasis from non-small cell lung carcinoma. J Neurooncol. 1999;44(1):53–7.

36. Dagnew E, Kanski J, McDermott MW, Sneed PK, McPherson C, Breneman JC, Warnick RE. Management of newly diagnosed single brain metastasis using resection and permanent iodine-125 seeds without initial whole-brain radiotherapy: a two institution experience. Neurosurg Focus. 2007;22(3):E3.

37. Huang K, Sneed PK, Kunwar S, Kragten A, Larson DA, Berger MS, Chan A, Pouliot J, McDermott MW. Surgical resection and permanent iodine-125 brachytherapy for brain metastases. J Neurooncol. 2009;91(1):83–93.

38. Ostertag CB, Kreth FW. Interstitial iodine-125 radiosurgery for cerebral metastases. Br J Neurosurg. 1995;9(5):593–603.

39. Schulder M, Black PM, Shrieve DC, Alexander E 3rd, Loeffler JS. Permanent low-activity iodine-125 implants for cerebral metastases. J Neurooncol. 1997;33(3):213–21.

40. Limbrick DD Jr, Lusis EA, Chicoine MR, Rich KM, Dacey RG, Dowling JL, et al. Combined surgical resection and stereotactic radiosurgery for treatment of cerebral metastases. Surg Neurol. 2009;71:280–8.

41. Mathieu D, Kondziolka D, Flickinger JC, Fortin D, Kenny B, Michaud K, et al. Tumor bed radiosurgery after resection of cerebral metastases. Neurosurgery. 2008;62:817–23.

42. Wegner RE, Leeman JE, Kabolizadeh P, Rwigema JC, Mintz AH, Burton SA, et al. Fractionated stereotactic radiosurgeryfor large brain metastases. Am J Clin Oncol. 2015;38:135–9.

43. Wernicke AG, Hirschfeld CB, Smith AW, Taube S, Yondorf MZ, Parashar B, Nedialkova L, Kulidzhanov F, Trichter S, Sabbas A, Ramakrishna R, Pannullo S, Schwartz TH. Clinical outcomes of large brain metastases treated with neurosurgical resection and intraoperative Cesium-131 brachytherapy: results of a prospective trial. Int J Radiat Oncol Biol Phys. 2017;98(5):1059–68.

44. Choi CY, Chang SD, Gibbs IC, et al. What is the optimal treatment of large brain metastases? An argument for a multidisciplinary approach. Int J Radiat Oncol Biol Phys. 2012;84:688–93.

45. Lee CC, Yen CP, Xu Z, et al. Large intracranial metastatic tumors treated by Gamma Knife surgery: outcomes and prognostic factors. J Neurosurg. 2014;120:52–9.

46. Baschnagel AM, Meyer KD, Chen PY, et al. Tumor volume as a predictor of survival and local control in patients with brain metastases treated with Gamma Knife surgery. J Neurosurg. 2013 Nov;119:1139–44.

47. Sheehan JP, Sun MH, Kondziolka D, et al. Radiosurgery for non-small cell lung carcinoma metastatic to the brain: long-term outcomes and prognostic factors influencing patient survival time and local tumor control. J Neurosurg. 2002;97(6):1276–81.

48. Ebner D, Rava P, Gorovets D, Cielo D, Hepel JT. Stereotactic radiosurgery for large brain metastases. J Clin Neurosci. 2015;22(10):1650–4.

49. Shrieve DC, Alexander E 3rd, Wen PY, et al. Comparison of stereotactic radiosurgery and brachytherapy in the treatment of recurrent glioblastoma multiforme. Neurosurgery. 1995;36:275–84.

50. Knox SJ, Sutherland W, Goris ML. Correlation of tumor sensitivityto low-dose-rate irradiation with G2/M-phase bloc and other radiobiological parameters [Erratum appears in Radiat Res 1993; 136:439]. Radiat Res. 1993;135:24–31.

51. Rutigliano MJ, Lunsford LD, Kondziolka D, Strauss MJ, Khanna V, Green M. The cost effectiveness of stereotactic radiosurgery versus surgical resection in the treatment of solitary metastatic brain tumors. Neurosurgery. 1995;37:445–55.

52. Mehta M, Noyes W, Craig B, Lamond J, Auchter R, French M, Johnson M, Levin A, Badie B, Robbins I, Kinsella T. A cost-effectiveness and cost-utility analysis of radiosurgery versus resection for single-brain metastases. Int J Radiat Oncol Biol Phys. 1997;39:445–54.

53. Lee WY, Cho DY, Lee HC, Chuang HC, Chen CC, Liu JL, Yang SN, Liang JA, Ho LH. Outcomes and cost-effectiveness of gamma knife radiosurgery and whole brain radiotherapy for multiple metastatic brain tumors. J Clin Neurosci. 2009;16:630–4.

54. Wernicke AG, Yondorf MZ, Parashar B, Nori D, Clifford Chao KS, Boockvar JA, Pannullo S, Stieg P, Schwartz TH. The cost-effectiveness of surgical resection and cesium-131 intraoperative brachytherapy versus surgical resection and stereotactic radiosurgery in the treatment of metastatic brain tumors. J Neurooncol. 2016;127(1):145–53.

55. Sneed PK, Lamborn KR, Larson DA, et al. Demonstration of brachytherapy boost dose-response relationships in glioblastoma multiforme. Int J Radiat Oncol Biol Phys. 1996;35:37–44.

56. McDermott MW, Sneed PK, Gutin PH. Interstitial brachytherapy for malignant brain tumors. Semin Surg Oncol. 1998;14(1):79–87.

57. Halligan JB, Stelzer KJ, Rostomily RC, et al. Operation and permanent low activity 125I brachytherapy for recurrent high grade astrocytomas. Int J Radiat Oncol Biol Phys. 1996;35:541–7.

58. Schulz RJ, Chandra P, Nath R. Determination of the exposure rate constant for 125I using a scintillation detector. Med Phys. 1980;7:355–61.

59. Prados M, Leibel S, Barnett CM, Gutin P. Interstitial brachytherapy for metastatic brain tumors. Cancer. 1989;63(4):657–60.

60. Petr MJ, McPherson CM, Breneman JC, Warnick RE. Management of newly diagnosed single brain metastasis with surgical resection and permanent I-125 seeds without upfront whole brain radiotherapy. J Neurooncol. 2009;92(3):393–400.

61. Raleigh DR, Seymour ZA, Tomlin B, Theodosopoulos PV, Berger MS, Aghi MK, Geneser SE, Krishnamurthy D, Fogh SE, Sneed PK, MW MD. Resection and brain brachytherapy with permanent iodine-125 sources for brain metastasis. J Neurosurg. 2017;126:1749–55.

62. Yang R, Wang J, Zhang H. Dosimetric study of CS-131, I-125 and Pd-103 seeds for permanent prostate brachytherapy. Cancer Biother Radiopharm. 2009;24:701–5.

63. Wernicke AG, Yondorf MZ, Peng L, Trichter S, Nedialkova L, Sabbas A, Kulidzhanov F, Parashar B, Nori D, Clifford Chao KS, Christos P, Kovanlikaya I, Pannullo S, Boockvar JA, Stieg PE, Schwartz TH. Phase I/II study of resection and intraoperative cesium-131 radioisotope brachytherapy in patients with newly diagnosed brain metastases. J Neurosurg. 2014;121(2):338–48.

64. Dale RG, Jones B, Coles IP. Effect of tumour shrinkage on the biological effectiveness of permanent brachytherapy implants. Br J Radiol. 1994;67(799):639–45.

65. Dale RG, Jones B. Enhanced normal tissue doses caused by tumor shrinkage during brachytherapy. Br J Radiol. 1999;72(857):499–501.

66. Wernicke AG, Lazow SP, Taube S, Yondorf MZ, Kovanlikaya I, Nori D, Christos P, Boockvar JA, Pannullo S, Stieg PE, Schwartz TH. Surgical technique and clinically relevant resection cavity dynam-ics following implantation of cesium-131 (Cs-131) brachytherapy in patients with brain metastases. Oper Neurosurg. 2016;12(1):49–60.

67. Pham A, Yondorf MZ, Parashar B, Scheff RJ, Pannullo SC, Ramakrishna R, Stieg PE, Schwartz TH, Wernicke AG. Neurocognitive function and quality of life in patients with newly diagnosed brain metasta-sis after treatment with intra-operative cesium-131 brachytherapy: a prospective trial. J Neurooncol. 2016;127(1):63–71.

68. Yondorf M, Schwartz T, Boockvar J, Pannullo S, Stieg P, Sabbas A, Pavese A, Trichter S, Nedialkova L, Parashar B, Nori D, Chao KS, Wernicke A. Radiation exposure and safety precautions following 131Cs brachytherapy in patients with brain tumors. Health Phys. 2017;112:403–8.

69. Wernicke AG, Smith AW, Taube S, Yondorf MZ, Parashar B, Trichter S, Nedialkova L, Sabbas A, Christos P, Ramakrishna R, Pannullo SC, Stieg PE, Schwartz TH. Cesium-131 brachytherapy for recur-rent brain metastases: durable salvage treatment for previously irradiated metastatic disease. J Neurosurg. 2017 Apr;126(4):1212–9.

70. Han DY, Ma L, Braunstein S, Raleigh D, Sneed PK, McDermott M. Resection cavity contraction effects in the use of radioactive sources (I-125 versus Cs-131) for intra-operative brain implants. Cureus. 2018;10(1):e2079.

71. Hirschfeld CB, Schwartz TH, Parashar B, Wernicke AG. Seed migration to the spinal canal after postre-section brachytherapy to treat a large brain metastasis. Brachytherapy. 2016;15(5):637–41.

72. Brahimaj B, Lamba M, Breneman JC, Warnick RE. Iodine-125 seed migration within brain paren-chyma after brachytherapy for brain metastasis: case report. J Neurosurg. 2016;125:1–4.

73. Larson DA, Suplica JM, Chang SM, et al. Permanent iodine 125 brachytherapy in patients with progressive or recurrent glioblastoma multiforme. Neuro Oncol. 2004;6:119–26.

74. Butler WM. Counterpoint: Cesium-131: not ready for prime time. Brachytherapy. 2009;8:4–6; discussion 7.

32. 激光间质热疗治疗脑转移瘤和放射性脑坏死

Jeffrey I. Traylor, Ahmed Habib, Vittorio Stumpo, Dhiego Chaves de Almeida Bastos, and Sujit S. Prabhu

32.1 背景和概况

激光间质热疗（laser interstitial thermal therapy, LITT）是一种在 MRI 引导下进行消融的微创手术技术。LITT 的原理源于 20 世纪 60 年代描述了用钕激光消融黑色素瘤和肉瘤的动物实验[1]。这些最早的观察结果引发了临床试验，证明了这项技术的潜力；然而，由于当时激光传输系统的局限性和操作中的技术困难导致了 LITT 作为治疗替代方案的进一步开发受阻。1983 年，也就是最初的动物模型问世近 20 年后，鲍恩等[2]以组织模型为基础，利用 CO_2、Ar 和掺钕钇铝石榴石（ND：YAG）三种激光提出了影响激光与活体组织相互作用的影响因素。具体地说，作者发现，ND：YAG 和 Ar 激光具有更大的病灶破坏潜力，对周围组织的附带损害最小。这些结果为随后几十年激光消融疗法的发展提供很大帮助，让人们开始研究不同光波长对周围神经组织影响；同时也开始收集光纤探针尖端对周围神经组织影响的数据[3,4]。然而，直到 1995 年，随着 MR 热像技术的出现，实时成像引导成为可能，LITT 疗法的潜在应用才被进一步研究[5]。从那时起，研究表明 LITT 是很多外科疾病治疗的新希望。

在 LITT 实验的早期阶段，一般通过玻璃纤维对皮肤表面肿瘤进行消融，尽管 Bown 和他的同事描述了柔性光纤在其介导的 ND：YAG 激光间质热疗中的潜在益处[2]。但阻碍其大规模应用的关键限制因素是热损伤区域的确定，之前常规使用术后成像来确定热损伤区。由于术后成像对脑区评估的非时时性，导致该技术在脑功能区内使用的风险大大增加[6]。用于治疗输送和立体定向引导的耐用光纤的发展提高了治疗探针放置的精确度[5]。此外，磁共振测温对 LITT 至关重要，该技术使得实时监测目标区域的消融温度成为可能，可以让医生根据磁共振测温数据对 LITT 剂量进行调整，最大限度降低治疗对周边组织的损伤[7]。激光传输系统发展、立体定向技术进步及实时磁共振测温技术的诞生，标志着临床研究进入了一个新时代。本章将描述 LITT 的手术技术，以及其在脑转移瘤和放射性脑坏死治疗中的运用。

LITT 的原理

LITT 的疗效取决于高强度电磁辐射（EMR）的组成、光功率密度、波长、暴露时间和治疗方法（表面与间质）[4]。组织属性，如水分和血红蛋白含量，会影响对激光的吸收，并导致不同病变对 LITT 的敏感性不同[8]。此外，各种颅内结构的光学性质，如吸收系数、散射系数和各向异性因子，对激光穿透也有贡献[9]。最早研究 LITT 的实验主要利用表面暴露，而现代的间质暴露将 LITT 直接传递到靶区中心，最大限度地减少了对周围组织的损害。热损伤是损伤的主要机制，其可导致酶诱导、凝固性坏死、蛋白质变性和血管硬化[10-12]。组织学上，可见水肿、神经元肿胀和细胞膜破裂，并导致 LITT 诱导的组织坏死[13]。围绕小探针可见三种组织学特点不同的区域。离探针最近的第一个区域发生凝固性坏死，第二个区域内可见坏死和水肿改变，第三个区域包含有完整修复能力的受损细胞[13]。探针束在 T_2 加权图像上显示得最佳，而其周边区域的分层在 T_1 加权 MRI 上最明显[14]。

激光及探针的种类

目前，两种激光器主要用于 LITT：连续波 ND：YAG（由 Bown 等首次描述）和二极管激光器[2,15]。在红外光谱范围内（1 000～1 100nm），

ND：YAG 激光具有最高的穿透潜力，适用于富血管的软组织[16]。另一方面，二极管激光器可更快地传递能量；由于其具有更高的水吸收系数，他可以在更短的时间内消融病变[15,17]。LITT 的传输依赖于由石英或蓝宝石组成的光纤，终端探头由耐热、柔性且不吸收 200～2 000nm 光线的材料组成。此外，LITT 探头的流体和气体冷却系统的发展，减少了探头对消融组织的黏附，提高了可靠性和可控性[17]。

目前 LITT 的运用

对于神经外科疾病的治疗，LITT 探头经常与立体导航相结合，使其适用于深部病变的消融。此外，LITT 已成为成人和儿童放射治疗抵抗肿瘤的替代治疗方案，亦可用于致痫灶消融[18,19]。LITT 还被用于治疗深部肿瘤，并有一些成功的报道[16]。

可商用的 LITT 系统

目前市场上有两种 LITT 系统：NeuroBlate 系统（Monteris Medical，Inc.，Winnipeg，Manitoba，Canada）和 Visualase 热疗系统（Medtronic Inc.，Minneapolis，MN，USA）（表 32-1）。NeuroBlate 使用光纤传输的 ND：YAG 激光器。探头有 3.2mm 和 2.1mm 两种直径，以二氧化碳气体系统冷却[19]。蒙特里斯公司开发了用于实时立体定向导航的 M-Vision 软件，该软件允许用户定义目标区域、绘制探针轨迹图，并监控消融组织中的温度变化。在该软件套件中，烧蚀程度由基于 Arrhenius 速率过程模型的热损伤阈值（TDT）线表示[7]。具体地说，该模型建立了温度、时间和细胞损伤之间的一级关系，并用于预测热组织损伤[20]。因此，

表 32-1　NeuroBlate 和 Visualase 系统的比较

NeuroBlate	Visualase
集成平台	模块化平台
DICOM 图像配准	
需在 3D 空间内标注热疗区和关键结构	仅需在 2D 平面内标注
专用头架固定头部	使用第三方设计的固定系统
软件调节的激光探头旋转和激光照射深度	手动调节激光探头
2 种气冷探头可供选择：定向探头或扩散探头	液冷、扩散探头
多层 / 多平面温度监测	单张 / 单平面温度监测
在 3D 空间中展示热剂量等值线	在 2D 空间中展示热剂量等值线

增加时间或温度将导致更大程度的组织消融。

在 M-Vision 套件中，根据 Arrhenius 方程得出的 TDT 线是以颜色为坐标的黄、蓝、白三色，与先前描述的激光热疗后组织的 3 层结构相对应[21]。以白色 TDT 线为界的组织表示加热至 43℃ 60 分钟并已发生凝固性坏死的组织（图 32-1a）。蓝线划分了在 43℃的 10 分钟内遭受严重损伤的组织（图 32-1b）。黄线代表在 43℃下持续 2 分钟的暂时性组织损伤，而超过这一边缘的组织被认为没有损伤（图 32-1c）。NeuroBlate 系统还采用了机械臂和侧射探头，可以在术中远程改变消融尖端的方向。

Visualase 系统使用 980nm 半导体激光器代替 ND：YAG 进行病变消融[22]。探头尖端在封闭系统中用循环无菌室温盐水冷却。LITT 探针的位置被叠加在 Visualase 软件套件工作站中的术前 MRI 上，从而允许实时导航和测量温度图反馈。虽然该系统没有利用 NeuroBlate 系统所采用的 TDT 线系统，但它基于相同的 Arrhenius

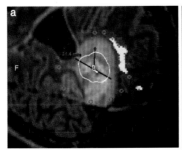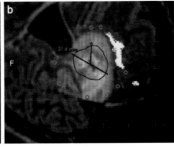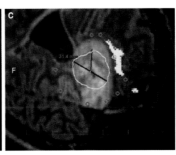

图 32-1　白色热损伤阈值（TDT）线（a）表示在 43℃下消融 60min 的组织区域，蓝色 TDT 线（b）表示在 43℃消融 10min 的组织区域，黄色 TDT 线（c）表示在 43℃消融 2min 的组织区域

模型产生独特的彩色编码图像来描绘热损伤阈值[7]。Visualase 系统的另一个特点是其拥有一个自动"跳闸开关"，如果温度超过用户预先根据术前 MRI 设定的"安全点"阈值，就会停用激光。

32.2 手术技巧

术前准备

计划接受 LITT 的患者必须接受容积 MRI 序列以进行手术计划。功能型 MRI（fMRI）和弥散张量成像（diffusion tensor imaging, DTI）序列也推荐用于病变位于白质束附近的患者。这些分析，特别是纤维跟踪成像的 DTI，进一步定义了目标区域，并允许医生在做手术计划时避开有功能的白质束。常用的轨迹规划方法是使用规划软件将潜在的热消融区叠加在术前 MR 图像上。然后，考虑到探针尖端的方向性，在避免功能区受累的前提下规划探针刺入的轨迹[23]。由于热消融的直径距探头尖端 1.5cm，如果感兴趣区的体积大于 3cm，我们需要进行多次穿刺或利用多个探头尖端，来确保充分的肿瘤消融，这将影响手术切口的大小。

消融可以在术中或诊断性 MRI 中进行。麻醉诱导后，患者应接受 10mg 的静脉注射糖皮质激素，并被放置在固定系统中。NeuroBlate 利用 AtamA 系统实现这一目的，该系统使用带有三到四个针的头部固定环，允许患者仰卧、俯卧或横向定位。在做出确保固定的最终安排以后（包括充分降低神经病变和血管病变并发症的风险），无菌基准物被放置在手术部位和固定环上用于 NeuroBlate 系统的 AtamA），使用磁化准备的快速采集梯度回波序列（MP-RAGE）进行术前 MRI，并将结果上传到补充软件套件（如带有 NeuroBlate 的 M-Vision）。在这个阶段，可以定义病变及规划 LITT 探头的轨迹。

手术过程（LITT 前）

一旦患者的头部信息在立体定向导航套件中录入，并叠加在术前 MP-RAGE MRI 上，就可以根据医院的操作规程以无菌方式准备和覆盖手术部

位。接口平台可以与建议的探头轨迹配准，以确保探头通过框架和头部固定环准确地进入，设计皮肤切口时要考虑探头的数量和轨迹（单个探头 1cm）。然后，接口平台可以在立体定向引导下通过螺丝锚定到颅骨上，也可以先通过气动钻头钻出一个小（5mm）的孔，然后打开并扩张硬脑膜。然后，在 Brainlab（Brainlab, Munich, Germany）的 VarioGuide 系统的图象导航下，将一个中空螺栓放置在颅骨上。根据计划的轨迹，使用 4.3mm 的非滑动钻头钻出一个单独的钻孔，通过这个孔将一个 4mm 的头骨螺栓固定在颅骨上（图 32-2a）。然后，预先测量的激光探头穿过螺栓并锚定（图 32-2b、c、d）。该系统与以前的 AxiiS 系统相比具有显著的优势，简化了手术过程。

LITT 软件套件（如 M-Vision）可用于确定病变最深边缘与颅骨钻孔孔的距离。这将允许外科医生选择能够接触到病变最深边缘的最短探头。探针驱动器的命令器被放置在接口平台中，而探针驱动器的跟随器被放置在设备的中心孔中。在根据病变边缘测量选择深度止点之后，探头现在可以被引导通过迷你框架和颅骨钻孔。一旦激光探头安装到探头驱动器中，就会对患者再进行一次 MRI 检查，以根据计划的轨迹确认探头的正确方向，并在必要时指导位置的重新调整。

手术过程（LITT）

当探头位于起始深度的可接受位置时，将 MRI 融合在一起，并将探头坐标叠加在软件套件中创建的计划轨迹上。在治疗期间，该软件套件将显示冠状面和矢状面图像以及三个轴面图像，并实时反馈探针位置。一旦探针插入到病变内与融合 MRI 相对应的所需深度，热成像序列就可以开始。根据使用的探头和输送系统的类型，调整激光发射的方向使得治疗区域控制在病变边缘内。在激光激活之后冷却探头之前，必须每隔 8 秒对温度参考点进行 8 个周期的扫描。操作员激活软件套件屏幕上的开关，该开关将启动脚踏开关以进行激光激活。总治疗时间与肿瘤大小、轨迹数、激光类型（如半导体激光消融时间较短）、组织水化程度、探针尖端的方向性，以及与功能区皮质或白质束的接近程度相关[7]。

手术过程（LITT 后）

安德森癌症中心的操作规程要求在沿着规划路径消融完成，探头驱动器和接口平台被移除之后，收回探头之前需再次进行 MRI 检查。使用六角工具取出颅骨螺栓，冲洗伤口止血后，连续皮内缝合并包扎。麻醉苏醒后，对患者进行神经学检查，以确定与术前状态相比是否有任何变化。术后第 1 天，建议进行 MRI 检查以评估残留肿瘤体积和消融范围（图 32-3）。一般患者住院时间为手术后 1 天。糖皮质激素的用量由外科医生根据术后水肿的程度决定。

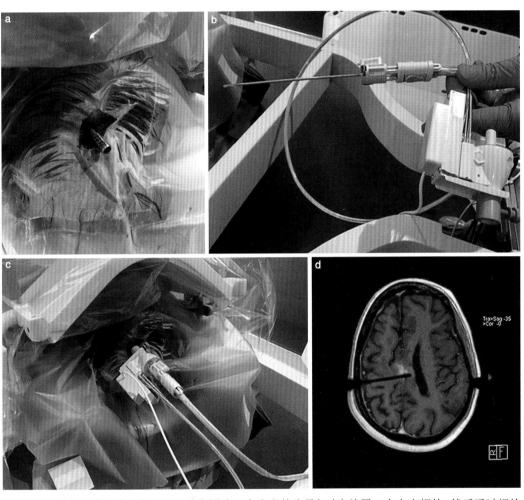

图 32-2　安德森癌症中心的 LITT 手术图片。在患者的头骨（a）内放置一个中空螺栓，然后通过螺栓放置小探头（b）。然后将患者放入术中 MRI 扫描仪，并将输送探针放置到位（c），并获得消融前 T_1 加权 MRI，以确认探针正确放置（d）

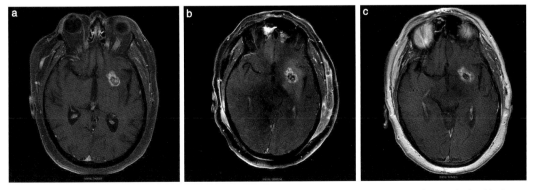

图 32-3　T_1 增强 MRI 展示 LITT 治疗脑转移灶的过程（a），治疗后当时（b），1 个月后复查时（c）

32.3 转移瘤激光间质热疗

背景

脑转移发生在 10%～20% 的患有潜在恶性肿瘤的成年人中,据估计,脑转移的发病率是原发颅内肿瘤的 10 倍[24]。传统的治疗方式包括手术切除、全脑放射治疗(whole brain radiation therapy,WBRT)和立体定向放射外科(stereotactic radiosurgery,SRS),或者联合治疗。治疗方案选择应根据患者临床特点(年龄、KPS 评分、原发肿瘤控制、颅外转移)、肿瘤病理类型(原发肿瘤组织学)和影像学表现(脑转移数量、功能部位、深层病变等)[25]等方面综合评估后进行个体化治疗。在晚期转移性疾病的治疗中,患者的偏好和治疗后预期的生活质量也应该被考虑;最佳的治疗方法必须平衡风险和收益以及患者的特殊性。系统疗法的不断进步延长了癌症患者的生存期,但也增高了脑转移的发病率。由于大多数药物对血-脑屏障的穿透能力差,导致药物化疗对脑转移的疗效有限[26]。尽管越来越多的基础和临床研究在阐明脑转移瘤的遗传学、肿瘤微环境、柔脑膜扩散机制,以及对神经认知的影响方面取得了进展,但单独或联合手术切除、SRS、WBRT 等局部治疗仍然是脑转移瘤治疗的基石。自从 LITT 被引入以来,已经发表了许多病例报告和病例队列研究,描述了这种技术在脑转移瘤治疗中的有效性(表 32-2)。

目前证据

2008 年,Carpentier 和他的同事[22]发表了利用 MR 引导的 LITT 治疗脑转移瘤患者的 I 期研究的结果。患者队列主要包括 4 例对多种治疗(化疗、WBRT 和 SRS)无效并无法切除的颅内转移瘤患者。作者使用 Visualase 系统并报告阳性结果,所有患者均顺利完成手术,并在术后 14 小时内出院。所有的病变在术后首次随访时均观察到肿瘤体积增大,随后逐渐缩小。在 7 天、15 天、30 天或 180 天的随访期间,各时间节点均未出现病变复发。作者得出结论,LITT 是一种安全、有效的治疗局限性转移性疾病的方法[22]。Carpentier 再次研究了 Visualase 系统在 7 例患者中的可行性,报告了类似的结果,中位总生存期为 19.8 个月[27]。

Hawasli 等在 2013 年对 17 例患者进行的前瞻性研究中,为 LITT 提供了额外的证据,17 例中 5 例患者有脑转移[28]。作者报告说,在随访期间,病变大小最初增大,随后体积稳步减小。LITT 对原发脑瘤和转移瘤的综合分析降低了该数据用于指导 LITT 诊断脑转移的可靠性,特别是对脑转移瘤的指导。然而,作者得出结论,在选定的患者中,LITT 是一种可行的脑转移瘤治疗选择。Fabiano 等报道了接受 LITT 治疗的两例脑转移患者的不同发现[29]。在这两例患者中,LITT 用于治疗复发转移瘤,治疗后两例肿瘤复发并需要再次切除。虽然这些结果不是最理想的,但作者指出,LITT 的失败报告是正确定义这一程序的效用所必需的。

2016 年,Ali 等[30]报道了 LITT 治疗 SRS 后复发脑转移的首次多中心研究,研究对象为 23 例患者,共 26 个病灶,体积 0.4～28.9cm³。17 例得到控制,9 例病灶(35%)在 LITT 后发生进展。值得注意的是,这种情况只发生在消融程度小于 80% 的病变中。作者的结论是,当肿瘤消融率超过 80% 时,LITT 可以被认为是一种有效的治疗方法,但强调了对较大病变(定义为>20cm³)治疗后可能出现的并发症进行风险评估的重要性。

2018 年,Eichberg 及其同事[31]报告了一项针对 4 例后颅窝转移瘤患者的 LITT 试点研究结果。与以往的研究一样,病变体积最初增大,然后逐渐减小。作者没有观察到并发症,也没有临床或放射学证据表明肿瘤进展。因此,他们得出结论,LITT 对于小脑转移瘤是安全有效的。同年,Razavi 等也响应了这些发现,在一项对 8 例接受 LITT 治疗的患者的研究中,其中 3 例患者在后颅窝有转移灶[32]。

在迄今为止规模最大的研究中,Beechar 等[33]对 SRS 后行 LITT 治疗的复发病灶进行了体积分析。使用 T₁ 增强扫描和 T₂ 液体衰减反转恢复(FLAIR)MRI 序列评估水肿,36 例患者共 50 个病灶接受了 LITT 治疗,病灶大小明显缩小。然而,37% 的病灶在随访 MRI 上显示总体呈上升趋势。作者认为,治疗前肿瘤体积在决定 LITT 反应中起着重要作用,在较小的病变中有较好的反应。

Ahluwalia 等报道了作为立体定向放射外科治疗后激光消融临床试验(LAASR Study,NCT01651078)[34]的一部分,LITT 治疗 SRS 后颅内转移瘤放射进展患者的首个多中心 II 期试验的

表32-2 LITT 治疗脑转移文献总结

作者	发表年份	患者数	肿瘤位置[a]	原发肿瘤病理类型	病变直径/体积[b] (cm/cm³)	预后	并发症
Carpentier 等	2008	4	额叶(1); 颞叶(2); 顶叶(2); 枕叶(1)	乳腺癌(5); NSCLC(1)	未报道	3个月后外周复发	无
Carpentier 等	2011	7	未报道	乳腺癌[c]; NSCLC[c]	1~3cm	中位生存时间: 19.8个月; 平均PFS: 3.8个月	探针位置错误(1); 小脑综合征(1); 一过性失语(1)
Jethwa 等	2012	20	顶叶(2); 小脑(1); 额叶(1)	未报道	中位数7cm³	未报道	无
Hawasli 等	2013	17	岛叶(1); 额叶(2); 顶叶(1); 额顶叶(1)	结肠(1); 黑色素瘤(1); SCLC(2); 卵巢(1)	均值11.6cm³	中位生存时间: 5.8个月; 平均PFS: 5.8个月	一过性失语(3); 一过性偏瘫(3); 一过性低钠血症(2); DVT(1); 致命性脑膜炎(1)
Ali 等	2016	23	额叶(10); 顶叶(1); 枕叶(2); 岛叶(1); 基底核(2); 小脑(1); PO(2); 丘脑(4)	乳腺(6) 肺(6) 黑色素瘤(5) 结肠(2) 卵巢(1) 膀胱(1) 食管(1) 肉瘤(1)	中位数4.9cm³	复发(9) 局部控制(17)	一过性偏瘫(3); 脑积水(1); 恶性脑水肿(1)
Beechar 等 (both CRN and BM)	2017	36	未报道	NSLC(8) SCLC(2) 乳腺(8) 食管(1) SCC(1)	中位数5.1cm³	病变大小短期变大(19); 病变大小持续变大(14); 病变大小缓慢变小(31)	运动障碍(9例); 步态障碍(8例); 视觉障碍(5例); 感觉障碍(2例); 失语症(2例); 记忆障碍(1例); 头痛(1例)
Eichberg 等	2017	4	小脑(4)	乳腺(3) 卵巢(1)	中位数3.4cm³	稳定(4)	无
Chaunzwa 等 (both CRN and BM)	2018	30	额叶(16); 顶叶(4); 枕叶(5); 颞叶(3); 岛叶(1); 基底核(1)	肺(16) 黑色素瘤(5) 乳腺(3) 结肠(1) 生殖系统(2) RCC(1) 其他(2)	中位数7.6cm³	生存时间: 6个月(15), 12个月(7), 18个月(4), 25个月(1), 30个月(1); 局部控制: 92.6个月(92.9%), 长程(83%)	术中出血(13%)
Ahluwalia 等	2018	42	额叶(41%); 顶叶(29); 小脑(14%); 其他[d](16%)	乳腺(10%) NSCSLC(50%) SCLC(5%) 黑色素瘤(10%) 其他[d](25%)	均值7.1cm³	生存时间: 12周(71%), 26周(64.5%)	停药后并发症(5%), 脑出血(5%), 虚弱(5%)
Hernandez 等	2018	45	未报道	NSCLC(31) 乳腺(17) 结肠(3) RCC(2) 黑色素瘤(3) 睾丸(2) 宫颈(1) SCLC(1)	均值3.4cm³	局部控制(83.1%); 复发(10)	并发症(25%)
Razavi 等	2018	8	小脑(3)	结肠(2) NSCLC(1)	中位数5.4cm³	7.5个月复发(1); 稳定(2)	CN 6麻痹(1)

MI, 心肌梗死; PE, 肺栓; FP, 额顶叶; CC, 胼胝体; BG, 基底核; PV, 室周; TP, 颞顶叶; FT, 额颞叶; NSCLC, 非小细胞肺癌; SCLC, 小细胞肺癌; RCC, 肾细胞癌; SCC, 鳞癌; CN, 脑神经。
[a] 一些患者有多个肿瘤。[b] 描述病变直径或体积的文章各不相同。[c] 未记录数量。[d] 枕叶、颞叶、丘脑和其他深层核团。

结果。在 42 例参与试验的患者中，有 20 例被证实有颅内转移复发。除了强大的可信度，这项研究在解决 SRS 后病变复发的诊断和治疗难题方面具有重要意义，作者报告说，与接受 LITT 治疗的脑转移患者相比，放射性脑坏死患者的短期总体和无进展存活率有所改善。最终，这项试验为 LITT 的管理提供了证据，其可以稳定 KPS 评分、认知和生活质量（quality of life，QOL），并减少糖皮质激素的使用。

鉴于先前描述的与 SRS 后病变复发相关的诊断和处理的难题，Hernandez 等[35]根据对 59 例患者 74 个病变的回顾性研究结果，提出了 SRS 后病理类型不明的进展性炎性强化的放射学定义。考虑到 LITT 在这两种情况下的有效性和安全性，作者认为没有必要对这两种情况进行仔细区分，因为大多数诊断不明的病变都得到了良好的局部控制。

推荐

目前描述 LITT 治疗放射治疗失败的脑转移瘤的安全性和有效性的工作仍处于早期阶段。病例系列和小型临床试验已经提供了初步数据来证明这种疗法的有效性，同时注意到一些相关的现象，例如，在逐渐缩小体积之前，病变大小最初增加。尽管 Beechar 等[33]在较小的转移瘤中发现了更好的 LITT 反应，但描述不同病灶大小的阳性结果的其他研究结果也说明这种疗法在治疗不适用于 SRS 的转移瘤（即那些＞3cm 的转移瘤）中的潜在作用。

我们强调，在未来的研究中需要前瞻性地收集生活质量和认知数据，为证明其具有治疗绝症患者并保留其生活质量的作用。据报道，全消融可以保护患者 KPS 评分、认知状态和生活质量，但还需要更多的前瞻性研究来证实这些观察结果[34]。与开颅手术相比，与 LITT 相关的并发症明显较少，因此在脑转移瘤的患者群体中可接受度高，但这一点可能与住院时间的延长有关。

32.4 激光间质热疗治疗放射性脑坏死

背景

脑放射性脑坏死（cerebral radiation necrosis，

CRN）在脑肿瘤治疗过程中常常发生，影响 3%～24% 的接受颅脑放射治疗的患者[14, 36]。尽管文献中报道了一些理论，但我们对 CRN 的病理生理尚不清楚。其中被广泛接受的一种说法是，CRN 是由血管内皮损伤驱动的，血管内皮损伤导致凝固性坏死和反应性胶质增生，以应对高累积剂量辐射造成的严重缺氧性损伤[37]。支持该理论的证据为：①在组织病理学上，CRN 区域可见的内皮增厚和淋巴细胞浸润；②血管生成抑制剂贝伐珠单抗可缓解 CRN 患者症状[38]。第二种假说认为，放射治疗后的急性期反应性细胞因子释放可能对周围组织造成免疫介导性损伤，继而导致炎症、胶质增生和血管源性水肿[39]。虽然确切的分子机制尚未完全描述，但研究人员和临床医生都假定血 - 脑屏障的破坏为发病机制中重要的环节[40]。因此，更好地了解导致这一疾病过程的分子机制可以指导开发更有针对性的治疗和预防方法。

诊断 CRN 的金标准是活检，MRI 也具有一定的诊断价值[41]。尽管已经应用了一些放射学技术，但在 MRI 上区分 CRN 和其他病理过程常常有困难[42]。CRN 通常可以保守治疗，以糖皮质激素治疗 CRN 相关的水肿症状，如果症状持续的话，可以用多种试验性药物治疗。其中，贝伐珠单抗，抗凝 / 抗血小板药物都被报道能改善某些患者的预后[43-48]，这是基于其改变血管特性的能力。此外，高压氧已被证明对这些患者的治疗有一定效果[49]。然而，对于部分保守治疗无效、CRN 进展的患者，我们需采取更积极的治疗策略。最近，病例报告和患者队列研究都表明 LITT 对药物及康复治疗无效的 CRN 病例可能有一定治疗作用（表 32-3）。Rahmathulla 和他的同事[50]在 2012 年的一份病例报告中首次描述了 LITT 用于 CRN 管理。SRS 治疗多发性脑转移瘤后，在左侧半卵圆中心发现 CRN 病变，大剂量糖皮质激素治疗对病变无效，水肿加重。由于病变的位置深，不能切除，作者进行了 LITT 治疗，在 7 周的随访中病变体积缩小。作者得出结论，对于不能接受手术减压的 CRN 患者，LITT 是一种治疗选择[50]。

1 年后，Torres 等[51]报道了 6 例接受 SRS 治疗后"复发"的脑转移瘤患者，但之后的活检证实为 CRN。为了缓解水肿及其引发的神经症状，这些患者接受了 LITT 治疗。接受 LITT 治疗的 6 例患者中有 4 例的神经症状有所缓解，1 例死于肿瘤

表32-3 LITT治疗放射性脑坏死文献总结

作者	发表年份	患者数	肿瘤位置[a]	病变直径/体积[b](cm/cm³)	预后	并发症
Rahmathulla 等	2012	1	运动皮质	2cm 或 5.4cm³	病变大小及水肿下降；糖皮质激素需要量下降	无
Torres-Reveron 等	2013	6	额叶（3）；小脑（2）；顶枕叶（1）	0.68~3.03cm	病变大小在2周至3个月期间逐渐变大，在之后的4.5~6个月间逐渐缩减	未报道
Fabiano 等	2014	1	额叶	1.8cm	病变体积在10周时开始变小	未报道
Rao 等	2014	15	额叶（6）；小脑（6）；小脑蚓部（1）；颞叶（1）；顶叶（1）	0.46~25.45cm³	病变在24h内变大（12）/变小（2）；病变在16~44周变小10%（7）	新发的一过性左侧无力[c]（1）
Smith 等	2016	25	额叶（11）；小脑（1）；颞叶（5）；顶叶（2）；丘脑（1）；枕叶（1），PV（1）；TP（1）；FT（1）；CC（3）；FP（2）	未报道		一过性无力（2）；永久性无力（1）；糖皮质激素并发症（1）
Ahulwalia 等	2018	19	未报道	0.4~13.2cm³	KPS评分及生活质量稳定，糖皮质激素需要量下降	完全性偏瘫（1）、头痛（1）、偏瘫和虚弱（1）
Rammo 等	2018	10	额叶（4）；颞叶（2）；顶叶（2）；额丘脑（1）；额叶内侧（1）	1.62cm³（平均值）	1~2周时病变变大，在6个月后病变开始缩小	难治性癫痫[d]（1）、PE（1）、MI（1）短暂性迟发性神经功能障碍（3）

MI，心肌梗死；PE，肺栓；FP，额顶叶；CC，胼胝体；PV，室周；TP，颞顶叶；FT，额颞叶。

[a] 一些患者有多个肿瘤。[b] 描述病变直径或体积的文章各不相同。[c] 患者有残留的左手肌力下降。[d] 患者LITT后癫痫恶化。

的进展，另1例因病变增大接受开颅手术。LITT术中未出现并发症，作者得出结论，LITT是治疗SRS后病变"复发"的一种可行的选择。然而，值得注意的是，立体定向活检存在固有的样本选择偏倚，被认为是CRN的难治性病例实际上可能是肿瘤进展。

2014年，Fabiano和他的同事报道了1例因肺腺癌脑转移而接受SRS治疗的男性病例。然而，尽管进行了医疗治疗，影像学显示病灶仍在继续进展。由于病变位于深层，决定行LITT治疗，治疗后症状明显缓解。尽管该病例被描述为CRN，但并未进行活检以确认诊断；故这种病变可能代表肿瘤复发。虽然目前还不清楚病例中LITT的靶点是否是CRN，但患者对LITT反应良好，这为深层病变的治疗提供了一些证据。

同年，Rao等[52]发表了一项队列研究的结果，该研究调查了LITT对肿瘤复发或SRS后CRN的作用。在这项回顾性队列研究中，16例患者接受了SRS治疗，这些患者出现新的症状，MRI检查结果与肿瘤复发或CRN相符。这些患者随后接受LITT治疗，以处理这些不明确的复发病变[肿瘤复发和/或CRN]。在15例获得可靠随访的患者中，有两例分别在6周和18周时复发。5例患者死于颅外疾病进展，1例患者死于不同部位的颅内疾病进展。作者得出结论，LITT是一种耐受性良好的手术，可能在治疗肿瘤复发和/或CRN方面有效。这项研究为LITT在治疗CRN中的作用提供了更多的证据，同时也再次强调了SRS后该类病变的诊断困难。

Smith和他的同事[53]在一25例活检证实的

CRN 患者队列中展示了 LITT 的疗效。在这项回顾性研究中，接受原发和转移性脑肿瘤治疗的患者在立体定向活检证实 CRN 后接受了 LITT。手术过程中未出现并发症，总生存期和无进展生存期与标准开颅手术和切除术相当。

之前讨论的由 Ahluwalia 等[34]发布的第二阶段试验，在当时（2018）是首个针对 LITT 治疗脑转移及活检证实的 CRN 效果的研究。在 42 例参加试验的患者中，19 例接受了活检证实为 CRN 并接受了 LITT 治疗。在这项研究中，作者对 CRN 和脑转移的 LITT 治疗效果进行了比较，发现 CRN 患者在 12 周的随访中有更长的无进展生存期和总存活率，而这种统计学差异在 26 周时消失。在这 CRN 亚组中，LITT 稳定了 KPS 评分，保留了生活质量和认知能力，并减少患者糖皮质激素的使用。作者的结论是，LITT 对于无其他治疗选择的患者来说是一种低风险的手术，可以最大限度地减少认知衰退，稳定生活质量和功能状态，并在某些情况下可使患者停止糖皮质激素治疗。

Rammo 等[54]报道了迄今为止 LITT 的 CRN 治疗的最新研究。该研究对 10 例经活检证实为 CRN 患者进行回顾性分析，以评估其预后。其中 4 例患有神经功能障碍的患者在 LITT 治疗后，3 例症状消失。作者总结说，LITT 是一种相对安全的治疗 CRN 的方法，具有诊断和治疗双重优点。像之前的研究一样，Rammo 和他的同事为活检证实的 CRN 的 LITT 治疗提供了额外的证据。

推荐

自从 Rahmathulla 等描述的最初病例报告以来，LITT 已被用作传统切除技术无法触及的深层病变的挽救疗法[50]。已有发表一些小的病例队列，其中患者在 SRS 后复发，但没有经活检证实 CRN，这些患者在经过 LITT 治疗后，复发病变均得到有效控制。这些研究表明，LITT 是针对 SRS 后复发的一种安全有效的治疗方法。

对于难治性 CRN 患者，与传统的切除技术相比，LITT 具有许多优点。比如，该手术本身比传统的开颅手术侵袭性更小。此外，患者可以在 LITT 后不久恢复他们的化疗方案，因为该手术在理论上可破坏血 - 脑屏障，促进化疗药物进入病灶。尽管在制订治疗难治性 CRN 的详细指南之前还需要进行多中心前瞻性研究，但 LITT 已被证明是治疗难治性 CRN 的有效方法。

32.5 结论

LITT 是一种微创消融技术，近年来在治疗放射性脑坏死和脑转移瘤的科研和临床应用方面均取得了突飞猛进的进展。LITT 在神经外科肿瘤学中的作用在日渐扩大，需要强有力的、前瞻性的研究来充分确定它的潜力[13, 28, 55-61]。然而，无论最终诊断如何，LITT 似乎是治疗 SRS 后病变复发的一种安全方法。

（叶宁荣 译，张坤 李焕章 校）

参考文献

1. McGuff PE, Deterling RA Jr, Gottlieb LS, Fahimi HD, Bushnell D. Surgical applications of laser. Ann Surg. 1964;160(4):765–77.
2. Bown SG. Phototherapy in tumors. World J Surg. 1983;7(6):700–9.
3. Cheng MK, McKean J, Boisvert D, Tulip J, Mielke BW. Effects of photoradiation therapy on normal rat brain. Neurosurgery. 1984;15(6):804–10.
4. Elias Z, Powers SK, Atstupenas E, Brown JT. Hyperthermia from interstitial laser irradiation in normal rat brain. Lasers Surg Med. 1987;7(4):370–5.
5. De Poorter J. Noninvasive MRI thermometry with the proton resonance frequency method: study of susceptibility effects. Magn Reson Med. 1995;34(3):359–67.
6. Bettag M, Ulrich F, Schober R, Furst G, Langen KJ, Sabel M, et al. Stereotactic laser therapy in cerebral gliomas. Acta Neurochir Suppl (Wien). 1991;52:81–3.
7. McNichols RJ, Gowda A, Kangasniemi M, Bankson JA, Price RE, Hazle JD. MR thermometry-based feedback control of laser interstitial thermal therapy at 980 nm. Lasers Surg Med. 2004;34(1):48–55. https://doi.org/10.1002/lsm.10243.
8. Mensel B, Weigel C, Hosten N. Laser-induced thermotherapy. Recent Results Cancer Res. 2006;167:69–75.
9. Yaroslavsky AN, Schulze PC, Yaroslavsky IV, Schober R, Ulrich F, Schwarzmaier HJ. Optical properties of selected native and coagulated human brain tissues in vitro in the visible and near infrared spectral range. Phys Med Biol. 2002;47(12):2059–73.
10. Stafford RJ, Fuentes D, Elliott AA, Weinberg JS, Ahrar K. Laser-induced thermal therapy for tumor ablation. Crit Rev Biomed Eng. 2010;38(1):79–100.
11. Sapareto SA, Dewey WC. Thermal dose determination in cancer therapy. Int J Radiat Oncol Biol Phys.

1984;10(6):787–800.

12. Nakagawa M, Matsumoto K, Higashi H, Furuta T, Ohmoto T. Acute effects of interstitial hyperthermia on normal monkey brain--magnetic resonance imaging appearance and effects on blood-brain barrier. Neurol Med Chir (Tokyo). 1994;34(10):668–75.

13. Schulze PC, Vitzthum HE, Goldammer A, Schneider JP, Schober R. Laser-induced thermotherapy of neoplastic lesions in the brain--underlying tissue alterations, MRI-monitoring and clinical applicability. Acta Neurochir. 2004;146(8):803–12. https://doi.org/10.1007/s00701-004-0293-5.

14. Rahmathulla G, Recinos PF, Kamian K, Mohammadi AM, Ahluwalia MS, Barnett GH. MRI-guided laser interstitial thermal therapy in neuro-oncology: a review of its current clinical applications. Oncology. 2014;87(2):67–82. https://doi.org/10.1159/000362817.

15. Schmidt MH, Bajic DM, Reichert KW 2nd, Martin TS, Meyer GA, Whelan HT. Light-emitting diodes as a light source for intraoperative photodynamic therapy. Neurosurgery. 1996;38(3):552–6; discussion 6–7.

16. Norred SE, Johnson JA. Magnetic resonance-guided laser induced thermal therapy for glioblastoma multiforme: a review. Biomed Res Int. 2014;2014:761312. https://doi.org/10.1155/2014/761312.

17. Missios S, Bekelis K, Barnett GH. Renaissance of laser interstitial thermal ablation. Neurosurg Focus. 2015;38(3):E13. https://doi.org/10.3171/2014.12.Focus14762.

18. Wellmer J, Kopitzki K, Voges J. Lesion focused stereotactic thermo-coagulation of focal cortical dysplasia IIB: a new approach to epilepsy surgery? Seizure. 2014;23(6):475–8. https://doi.org/10.1016/j.seizure.2014.01.024.

19. Mohammadi AM, Schroeder JL. Laser interstitial thermal therapy in treatment of brain tumors – the NeuroBlate System. Expert Rev Med Devices. 2014;11(2):109–19. https://doi.org/10.1586/17434440.2014.882225.

20. Pearce J, Thomsen S. Rate process analysis of thermal damage. In: Welch AJ, Van Gemert MJC, editors. Optical-thermal response of laser-irradiated tissue. Boston: Springer; 1995. p. 561–606. https://doi.org/10.1007/978-1-4757-6092-7_17.

21. Schober R, Bettag M, Sabel M, Ulrich F, Hessel S. Fine structure of zonal changes in experimental Nd:YAG laser-induced interstitial hyperthermia. Lasers Surg Med. 1993;13(2):234–41.

22. Carpentier A, McNichols RJ, Stafford RJ, Itzcovitz J, Guichard J-P, Reizine D, et al. Real-time magnetic resonance-guided laser thermal therapy for focal metastatic brain tumors. Oper Neurosurg. 2008;63(suppl_1):ONS21–ONS9. https://doi.org/10.1227/01.NEU.0000311254.63848.72.

23. Yeniaras E, Fuentes DT, Fahrenholtz SJ, Weinberg JS, Maier F, Hazle JD, et al. Design and initial evaluation of a treatment planning software system for MRI-guided laser ablation in the brain. Int J Comput

Assist Radiol Surg. 2014;9(4):659–67. https://doi.org/10.1007/s11548-013-0948-x.

24. Lin X, DeAngelis LM. Treatment of brain metastases. J Clin Oncol. 2015;33(30):3475–84. https://doi.org/10.1200/JCO.2015.60.9503.

25. Soffietti R, Abacioglu U, Baumert B, Combs SE, Kinhult S, Kros JM, et al. Diagnosis and treatment of brain metastases from solid tumors: guidelines from the European Association of Neuro-Oncology (EANO). Neuro Oncol. 2017;19(2):162–74. https://doi.org/10.1093/neuonc/now241.

26. Arvold ND, Lee EQ, Mehta MP, Margolin K, Alexander BM, Lin NU, et al. Updates in the management of brain metastases. Neuro Oncol. 2016;18(8):1043–65. https://doi.org/10.1093/neuonc/now127.

27. Carpentier A, McNichols RJ, Stafford RJ, Guichard JP, Reizine D, Delaloge S, et al. Laser thermal therapy: real-time MRI-guided and computer-controlled procedures for metastatic brain tumors. Lasers Surg Med. 2011;43(10):943–50. https://doi.org/10.1002/lsm.21138.

28. Hawasli AH, Bagade S, Shimony JS, Miller-Thomas M, Leuthardt EC. Magnetic resonance imaging-guided focused laser interstitial thermal therapy for intracranial lesions: single-institution series. Neurosurgery. 2013;73(6):1007–17. https://doi.org/10.1227/NEU.0000000000000144.

29. Fabiano AJ, Qiu J. Delayed failure of laser-induced interstitial thermotherapy for postradiosurgery brain metastases. World Neurosurg. 2014;82(3–4):e559–63. https://doi.org/10.1016/j.wneu.2014.06.007.

30. Ali MA, Carroll KT, Rennert RC, Hamelin T, Chang L, Lemkuil BP, et al. Stereotactic laser ablation as treatment for brain metastases that recur after stereotactic radiosurgery: a multiinstitutional experience. J Neurosurg. 2016;41(4):E11. https://doi.org/10.3171/2016.7.Focus16227.

31. Eichberg DG, VanDenBerg R, Komotar RJ, Ivan ME. Quantitative volumetric analysis following magnetic resonance-guided laser interstitial thermal ablation of cerebellar metastases. World Neurosurg. 2018;110:e755–e65. https://doi.org/10.1016/j.wneu.2017.11.098.

32. Borghei-Razavi H, Koech H, Sharma M, Krivosheya D, Lee BS, Barnett GH, et al. Laser interstitial thermal therapy for posterior fossa lesions: an initial experience. World Neurosurg. 2018;117:e146–e53. https://doi.org/10.1016/j.wneu.2018.05.217.

33. Beechar VB, Prabhu SS, Bastos D, Weinberg JS, Stafford RJ, Fuentes D, et al. Volumetric response of progressing post-SRS lesions treated with laser interstitial thermal therapy. J Neurooncol. 2018;137(1):57–65. https://doi.org/10.1007/s11060-017-2694-3.

34. Ahluwalia M, Barnett GH, Deng D, Tatter SB, Laxton AW, Mohammadi AM, et al. Laser ablation after stereotactic radiosurgery: a multicenter prospective study in patients with metastatic brain tumors and radiation necrosis. J Neurosurg. 2018;130:1–8. https://doi.org/10.3171/2017.11.Jns171273.

35. Hernandez RN, Carminucci A, Patel P, Hargreaves EL, Danish SF. Magnetic resonance-guided laser-induced thermal therapy for the treatment of progressive enhancing inflammatory reactions following stereotactic radiosurgery, or PEIRs, for metastatic brain disease. Neurosurgery. 2018;85:84. https://doi.org/10.1093/neuros/nyy220.

36. Ruben JD, Dally M, Bailey M, Smith R, McLean CA, Fedele P. Cerebral radiation necrosis: incidence, outcomes, and risk factors with emphasis on radiation parameters and chemotherapy. Int J Radiat Oncol Biol Phys. 2006;65(2):499–508. https://doi.org/10.1016/j.ijrobp.2005.12.002.

37. Panagiotakos G, Alshamy G, Chan B, Abrams R, Greenberg E, Saxena A, et al. Long-term impact of radiation on the stem cell and oligodendrocyte precursors in the brain. PLoS One. 2007;2(7):e588. https://doi.org/10.1371/journal.pone.0000588.

38. Xiang-Pan L, Yuxin C, Xiao-Fei W, Na L, Tang-Peng X, Xiao-Tao X, et al. Bevacizumab alleviates radiation-induced brain necrosis: a report of four cases. J Cancer Res Ther. 2015;11(2):485–7. https://doi.org/10.4103/0973-1482.140782.

39. Kureshi SA, Hofman FM, Schneider JH, Chin LS, Apuzzo ML, Hinton DR. Cytokine expression in radiation-induced delayed cerebral injury. Neurosurgery. 1994;35(5):822–9; discussion 9–30.

40. Soussain C, Ricard D, Fike JR, Mazeron JJ, Psimaras D, Delattre JY. CNS complications of radiotherapy and chemotherapy. Lancet. 2009;374(9701):1639–51. https://doi.org/10.1016/s0140-6736(09)61299-x.

41. Giglio P, Gilbert MR. Cerebral radiation necrosis. Neurologist. 2003;9(4):180–8. https://doi.org/10.1097/01.nrl.0000080951.78533.c4.

42. Kumar AJ, Leeds NE, Fuller GN, Van Tassel P, Maor MH, Sawaya RE, et al. Malignant gliomas: MR imaging spectrum of radiation therapy- and chemotherapy-induced necrosis of the brain after treatment. Radiology. 2000;217(2):377–84. https://doi.org/10.1148/radiology.217.2.r00nv36377.

43. Glantz MJ, Burger PC, Friedman AH, Radtke RA, Massey EW, Schold SC Jr. Treatment of radiation-induced nervous system injury with heparin and warfarin. Neurology. 1994;44(11):2020–7.

44. Levin VA, Bidaut L, Hou P, Kumar AJ, Wefel JS, Bekele BN, et al. Randomized double-blind placebo-controlled trial of bevacizumab therapy for radiation necrosis of the central nervous system. Int J Radiat Oncol Biol Phys. 2011;79(5):1487–95. https://doi.org/10.1016/j.ijrobp.2009.12.061.

45. Wong ET, Huberman M, Lu XQ, Mahadevan A. Bevacizumab reverses cerebral radiation necrosis. J Clin Oncol. 2008;26(34):5649–50. https://doi.org/10.1200/jco.2008.19.1866.

46. Gonzalez J, Kumar AJ, Conrad CA, Levin VA. Effect of bevacizumab on radiation necrosis of the brain. Int J Radiat Oncol Biol Phys. 2007;67(2):323–6. https://doi.org/10.1016/j.ijrobp.2006.10.010.

47. Liu AK, Macy ME, Foreman NK. Bevacizumab as therapy for radiation necrosis in four children with pontine gliomas. Int J Radiat Oncol Biol Phys. 2009;75(4):1148–54. https://doi.org/10.1016/j.ijrobp.2008.12.032.

48. Matuschek C, Bolke E, Nawatny J, Hoffmann TK, Peiper M, Orth K, et al. Bevacizumab as a treatment option for radiation-induced cerebral necrosis. Strahlenther Onkol. 2011;187(2):135–9. https://doi.org/10.1007/s00066-010-2184-4.

49. Bui QC, Lieber M, Withers HR, Corson K, van Rijnsoever M, Elsaleh H. The efficacy of hyperbaric oxygen therapy in the treatment of radiation-induced late side effects. Int J Radiat Oncol Biol Phys. 2004;60(3):871–8. https://doi.org/10.1016/j.ijrobp.2004.04.019.

50. Rahmathulla G, Recinos PF, Valerio JE, Chao S, Barnett GH. Laser interstitial thermal therapy for focal cerebral radiation necrosis: a case report and literature review. Stereotact Funct Neurosurg. 2012;90(3):192–200. https://doi.org/10.1159/000338251.

51. Torres-Reveron J, Tomasiewicz HC, Shetty A, Amankulor NM, Chiang VL. Stereotactic laser induced thermotherapy (LITT): a novel treatment for brain lesions regrowing after radiosurgery. J Neurooncol. 2013;113(3):495–503. https://doi.org/10.1007/s11060-013-1142-2.

52. Rao MS, Hargreaves EL, Khan AJ, Haffty BG, Danish SF. Magnetic resonance-guided laser ablation improves local control for postradiosurgery recurrence and/or radiation necrosis. Neurosurgery. 2014;74(6):658–67;. discussion 67. https://doi.org/10.1227/neu.0000000000000332.

53. Smith CJ, Myers CS, Chapple KM, Smith KA. Long-term follow-up of 25 cases of biopsy-proven radiation necrosis or post-radiation treatment effect treated with magnetic resonance-guided laser interstitial thermal therapy. Neurosurgery. 2016;79(Suppl 1):S59–s72. https://doi.org/10.1227/neu.0000000000001438.

54. Rammo R, Asmaro K, Schultz L, Scarpace L, Siddiqui S, Walbert T, et al. The safety of magnetic resonance imaging-guided laser interstitial thermal therapy for cerebral radiation necrosis. J Neurooncol. 2018;138(3):609–17. https://doi.org/10.1007/s11060-018-2828-2.

55. Kahn T, Bettag M, Ulrich F, Schwarzmaier HJ, Schober R, Fürst G, et al. MRI-guided laser-induced interstitial thermotherapy of cerebral neoplasms. J Comput Assist Tomogr. 1994;18(4):519–32.

56. Leonardi MA, Lumenta CB, Gumprecht HK, von Einsiedel GH, Wilhelm T. Stereotactic guided laser-induced interstitial thermotherapy (SLITT) in gliomas with intraoperative morphologic monitoring in an open MR-unit. Minim Invasive Neurosurg. 2001;44(1):37–42. https://doi.org/10.1055/s-2001-13581.

57. Schwarzmaier HJ, Eickmeyer F, von Tempelhoff W, Fiedler VU, Niehoff H, Ulrich SD, et al. MR-guided laser-induced interstitial thermotherapy of recurrent glioblastoma multiforme: preliminary results in 16 patients. Eur J Radiol. 2006;59(2):208–15. https://doi.org/10.1016/j.ejrad.2006.05.010.

58. Carpentier A, Chauvet D, Reina V, Beccaria K,

Leclerq D, McNichols RJ, et al. MR-guided laser-induced thermal therapy (LITT) for recurrent glioblastomas. Lasers Surg Med. 2012;44(5):361–8. https://doi.org/10.1002/lsm.22025.

59. Jethwa PR, Barrese JC, Gowda A, Shetty A, Danish SF. Magnetic resonance thermometry-guided laser-induced thermal therapy for intracranial neoplasms: initial experience. Neurosurgery. 2012;71(1 Suppl Operative):133–44; 44–5. https://doi.org/10.1227/NEU.0b013e31826101d4.

60. Sloan AE, Ahluwalia MS, Valerio-Pascua J, Manjila S, Torchia MG, Jones SE, et al. Results of the NeuroBlate System first-in-humans Phase I clinical trial for recurrent glioblastoma: clinical article. J Neurosurg. 2013;118(6):1202–19. https://doi.org/10.3171/2013.1.Jns1291.

61. Thomas JG, Rao G, Kew Y, Prabhu SS. Laser interstitial thermal therapy for newly diagnosed and recurrent glioblastoma. Neurosurg Focus. 2016;41(4):E12. https://doi.org/10.3171/2016.7.Focus16234.

33. 癌症患者颅脑手术伤口并发症的预防

James C. Lee，Jimmy Xia，Rohan Ramakrishna，and David M. Otterburn

33.1　简介

对于接受颅内肿瘤切除手术的患者，重建团队需要考虑一系列独有的问题，不仅要考虑初次手术时如何切除肿瘤，还需考虑未来肿瘤复发时如何再次手术。因此对头皮组织解剖层次的充分了解对于预防手术伤口缺血性并发症非常重要。对于再次接受手术治疗的患者由于伤口血运较差以及瘢痕导致皮肤张力增高，因此存在较高的感染、伤口开裂以及皮肤坏死的风险。营养不良、免疫抑制剂、抗血管生成药物，以及放射治疗的联用都是导致这些并发症独立的危险因素，在制订手术方案时都需要考虑这些因素对手术切口愈合的影响。本章将对这些问题进行讨论，并重点阐述如何通过评估头皮血运，设计合理的手术切口来最大限度地避免组织缺血。同时我们还将讨论患者术后的管理。

33.2　解剖

解剖层次

头皮由五层解剖结构组成（图 33-1），由浅到深为以下几层：

- 皮肤
- 结缔组织
- 帽状腱膜
- 疏松结缔组织
- 颅骨骨膜

头皮通过致密结缔组织构成的网状条带与帽状腱膜连接，可使头皮和帽状腱膜在手术操作时作为整体一层进行分离。这些皮下结缔组织层包含大量神经血管结构，分离这一层结构会导致大量出血。帽状腱膜是头面部浅表肌 - 腱膜系统（superficial musculoaponeurotic system，SMAS）的延续而组成的纤维组织层，由前部的额肌和后部的枕肌支配控制。帽状腱膜下是疏松结缔组织，使得帽状腱膜能在颅骨膜上滑动。疏松结缔组织是相对无血管层，因此手术操作时通过该层显露颅骨骨膜可以实现最小限度的出血。

颅骨膜是颅骨的包膜，从骨缝处和颅骨的下面相对容易剥离。颅骨膜为颅骨提供营养，同时也可作为黏膜瓣进行组织修补和覆盖。

神经支配

额部头皮主要由滑车上神经和眶上神经支配，

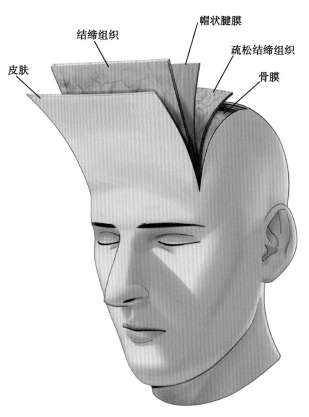

图 33-1　头皮的解剖层次

均发自三叉神经眼支。滑车上神经支配前额的下部，走行于前额的底部逐渐上升。眶上神经起自眶上切迹或眶上孔，终末分支为内侧和外侧分支。眶上神经内侧支支配皱眉肌和额肌，外侧支支配帽状腱膜。在后方，枕部的枕大神经起源于 C_2 脊神经支配枕部和顶部。枕小神经起源于 C_2 和 C_3 脊神经，支配枕部头皮和耳后皮肤。耳颞神经是三叉神经下颌支的一个分支，支配耳屏、耳前区域和颞部的后侧区域。颞部的头皮区域，应当尤其注意面神经的额支，其横跨颧弓向上走行于颞浅筋膜的深部，支配额肌、眼轮匝肌、皱眉肌和耳郭的前部和上部。

血液供应

充分了解头皮血供的分布对于预防切口并发症非常重要。头皮血运主要由 5 对动脉血管供应，之间有丰富的交通动脉广泛分布于皮下结缔组织层（图 33-2）。滑车上动脉和眶上动脉发源于颈内动脉的眼分支自眶上切迹供应额部头皮的血运。滑车上动脉为前额中线头皮血运的主要来源，而眶上动脉则向远处供应至头皮顶部区域。在外侧，颞浅动脉起源于颈外动脉走行于耳前，分支为额支和顶支。颞浅动脉通常是最大的头皮动脉血管，其向前与滑车上动脉和眶上动脉有吻合支，向后与耳后动脉和枕动脉有吻合支。枕动脉则是后部头皮的主要血供来源，其同样起源于颈外动脉系统，走行于颈部肌肉的深面并向上延伸至后顶部头皮供血。耳后动脉是供应头皮的血管中最小的动脉血管，同样是颈外动脉的分支，其供应耳后及乳突部位的头皮血运。

头皮的静脉回流血管往往与动脉血管伴行。此外，颅骨上的导静脉也有助于将静脉血回流至硬膜窦。淋巴管同样走行于皮下连接组织层，回流至腮腺、耳前、耳后、上颈部和枕部的淋巴结群。

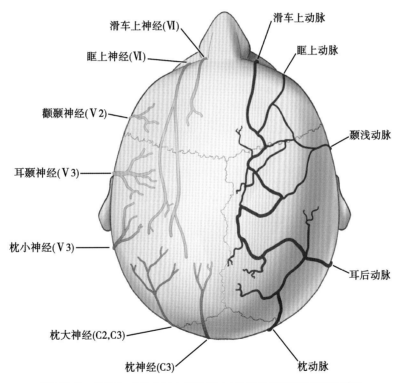

图 33-2　供应头皮的 5 对主要动脉（右）和头皮的神经支配（左）

33.3　导致并发症的危险因素

病史

患者的一些特殊病史可能会增加术后出现头皮切口并发症的风险，因此术前全面的病史采集和体格检查对于控制这些危险因素非常重要。例如，吸烟史和糖尿病史会影响头皮血运并增加切口并发症的风险。香烟中的尼古丁具有收缩血管的作用并且增加血小板的黏附性[1]。一氧化碳降低血液携氧能力，而氰化氢则破坏氧代谢。吸入香烟中的这些物质可导致组织缺血、微血管收缩并形成微血栓，从而影响伤口愈合[1]。同理，糖尿病也可从多个方面影响伤口愈合，包括微血管缺血、免疫功能受损、生长因子分泌减少，以及成纤维细胞增殖减少。

营养状况同样也是非常重要的考虑因素，尤其是对于恶病质或者经口进食困难的癌症患者。营养不良作为伤口愈合不良、感染，以及其他术后致死致残并发症的危险因素有充分依据。重症或处于应激状态的患者基础代谢率及热量消耗都会增加，因此需要采取更积极的手段改善营养状况。良好的营养状况不仅包括足量的常量营养素摄取，如碳水化合物、脂肪、蛋白质以及液体，同时还包括充足的微量元素供应[2]，包括氨基酸，维生素 A、C、D、E，以及锌、硒和铁等矿物质。维生素 C 对于胶原蛋白的聚合和铰链具有重要作用。维生素 A 是创面修复炎症期重要的辅因子。虽然在既往文献中没有明确定义维生素 E 和锌在胶原蛋白产生中的作用机制，但有数据能够支持它们的重要性[2]。

同时建议患者手术前的白蛋白和前白蛋白水平需达到正常水平，并应提供必要的补充营养，以帮助患者达到其营养目标。肠内营养优于肠外营养，因为肠内营养效率更高，代谢并发症更少，成本更低，并且有助于促进胃肠道黏膜组织的生长发育。当无法进行肠内营养时，营养不良的患者应考虑肠外营养。无论营养途径如何，所有患者都应在手术前给予足够的营养支持，以避免这一高危人群的伤口并发症。

组织灌注

组织灌注对创面愈合至关重要，任何可能损害头皮血运的情况都可能增加头颅创面并发症的风险。在设计手术切口时，应考虑过往的创面瘢痕，并保证充足的血运，至少应包括 5 个主要的头皮血供来源之一能够供应创面。头皮的血管网走行于帽状腱膜浅层的皮下结缔组织层中，因此进行帽状腱膜刻痕术时应非常小心。围手术期应维持良好的血压和血红蛋白水平，以保证创面愈合有充足的灌注和氧合。术后敷料应考虑到组织可能的水肿，不能太紧以限制创面的血运。

张力

应注意避免头皮缝合处的张力，以防止伤口并发症，如开裂、皮肤坏死和感染。试验研究也表明，在创面愈合初期，当创面受到过高张力时，增生性瘢痕和瘢痕增宽的发病率会增高[3]。

避免切口缝合时张力过高的技术包括：充分游离疏松结缔组织层、帽状腱膜刻痕术，以及根据需要使用局部转移皮瓣。头皮组织应分层缝合，在帽状腱膜层缝合，可以显著减轻头皮缝合时的张力[4]。如果术前评估预计会出现头皮组织缺损且时间充足，那么在进行肿瘤切除手术前可以先行头皮扩张术。

放射治疗

既往文献报道中有明确证据证明放射治疗对创面修复具有负面影响。以巨噬细胞和中性粒细胞浸润为特征的创面愈合的炎症阶段在受辐照组织中被明显抑制和延迟。肉芽组织的形成也因为成纤维细胞活性降低和胶原形成减少而减缓。除此之外，受辐照组织的上皮化会延迟，伤口的整体愈合时间延长。放射治疗对头皮的影响以治疗早期出现皮肤变化为特征，同时在放射治疗结束后很长一段时间内，皮肤也会出现慢性损伤。急性期症状包括皮肤粗糙、触痛、发热、表皮松解和溃疡。这些症状往往是剂量依赖性和可逆的。放射治疗的长期影响包括组织纤维化、皮脂腺功能障碍、毛囊退化、微血管损伤、皮肤坏死和继发癌变。这些影响往往是不可逆的，并有较高的风险导致伤口的延迟愈合、感染、植入物外露，皮肤坏死，皮瓣移植失败[5]。

如果需要术前放射治疗，应至少在手术前 3～6 周进行，以避免伤口并发症。尤其是放射治疗剂量大于 50Gy 时，这一点更加重要。而进行术后放射治疗通常会为患者预留一段恢复期，以避免放射治疗对伤口愈合的负面影响[6]。

临床研究

研究表明，术后放射治疗可降低伤口并发症的发病率，当术前和术后放射治疗的复发率相似时，这可能是一个重要的考虑因素[5, 6]。其中一些问题可以通过术前术后放射外科的技术得到缓解，在保证治疗效果的同时减少头皮辐照剂量，从而最大限度地减少对伤口愈合的影响。得益于该技术的优势，在我们的实践中，在术前放射治疗或术后早期放射治疗中均可以使用。

化学治疗

与放射治疗相似，化学治疗也是癌症治疗的重要组成部分，但可能通过多种机制对伤口愈合产生负面影响。化疗药物的副作用与其破坏 DNA 复制、干扰代谢过程和阻止细胞分裂的作用有关。虽然这些效应会更大程度地影响快速生长的组织，如癌细胞，但它们也会影响免疫细胞、上皮组织、新生血管和在伤口愈合过程中很重要的成纤维细胞。

高剂量的烷基化剂，如环磷酰胺，已被证明会在伤口愈合的增生阶段通过损害新生血管而增加伤口并发症的风险。在动物模型中，噻替巴和二氯甲基二乙胺也被证明通过抑制成纤维细胞功能和胶原生成而影响创面愈合。另外，多项动物研究也证实了顺铂可以通过损伤成纤维细胞增殖、抑制新生血管形成和减少结缔组织增殖来影响伤口愈合[6]。

化学治疗中抗生素类药物如博来霉素、多柔比星和丝裂霉素 C 也发现对动物模型的伤口愈合有影响。博来霉素可抑制成纤维细胞产生胶原蛋白，从而降低术后伤口的抗拉伸强度。多柔比星可干扰 DNA 转录，并已在动物模型中发现可降低伤口的抗拉伸强度。丝裂霉素 C，虽然常常为局部用药，但也已证明对大鼠模型的伤口愈合有负面影响[6]。

抗代谢物如甲氨蝶呤和氟尿嘧啶的大剂量使用也在动物模型中显示出降低伤口抗拉强度的作用。硫唑嘌呤和巯嘌呤对创面愈合的影响尚不清楚，仍需进一步研究。同样的，植物生物碱类药物如长春新碱和长春碱，在动物实验中显示出对伤口抗拉伸强度的不同结果[6]。

抗血管生成药物如贝伐珠单抗对伤口愈合也具有特殊的影响。贝伐珠单抗是一种针对 VEGF 的单克隆抗体，可以防止血管新生。它已被广泛用于包括神经系统肿瘤在内的多种恶性肿瘤的治疗。它比目前使用的其他任何药物对伤口愈合有更直接的影响，并已被证实会导致伤口开裂、皮下血肿和伤口感染。由于药物半衰期为 20 天左右，因此 Gordon 等[7]建议在最后一次治疗 6 周后再进行手术治疗。应告知患者贝伐珠单抗治疗后出现伤口并发症的概率非常高，特别是伤口曾接受过放射治疗的患者更需警惕。

糖皮质激素虽然没有被认定为化疗药物，但也常用于癌症患者缓解疼痛和炎症。众所周知糖皮质激素对伤口愈合有有害影响，研究表明在围手术期接受糖皮质激素治疗的患者伤口出现并发症和开裂的概率增高。目前研究已证明服用维生素 A 可以减轻伤口愈合的一些负面影响，但仍需进一步研究来阐明其作用机制[6]。

考虑到化疗药物的差异性及其对伤口愈合的影响，在进行手术治疗时，牢记化疗药物的用药时间和剂量非常重要。如果可能的话，将术后患者的化疗起始时间推迟 7～10 天，可以降低伤口并发症的风险。此外，更重要的是要确保患者在手术前没有中性粒细胞减少。术前应尽量控制其他影响伤口愈合的危险因素。

33.4　切口设计

在设计开颅手术切口时，应谨慎考虑，以尽量减少术后伤口并发症的风险。切口的设计应使目标手术区域充分显露，并能灵活地扩大切口，以便后续手术时的需要。对于颅脑外科，切口的选择不仅要考虑本次手术的要求，同时还要兼顾未来后续手术的需求。例如，胶质瘤患者通常在瘤腔 2cm 以内出现复发。因此，手术切口设计应考虑到未来肿瘤复发需再次手术的可能，以便再次手术时可以直接利用或稍作调整现有切口，同时不会对头皮血运造成损伤。当使用颅骨内固定时，应尽量限制直接放置在切口下方的内置物数量。这样有助于避免后期内置物外露，特别是对于头皮萎缩和那些随后接受放射治疗的患者。

如果存在先前手术的瘢痕，应尽量将这些瘢痕纳入新的切口，以避免形成缺少血运的皮桥。无论切口设计如何，一旦需要考虑旧瘢痕和新切口时，应至少保证 5 对主要动脉中的 1 对供应瘢痕和切口之间的头皮使其存活（滑车上、眶上、颞浅、耳后和枕动脉）。应尽量避免切口间形成锐角，因为锐角常导致头皮远端血运变差。新的切口可以是旧切口的延伸，也可以与已有瘢痕形成 90° 角（图 33-3）。

传统的切口，如冠状切口或双侧颞部切口，可以较广泛地显露前颅顶部、额部和面部。冠状切口可以再次利用，以便在复发的疾病或出现并发症的情况反复显露。冠状切口入路时，前皮瓣由眶上动脉、滑车上动脉和颞浅动脉供应，后皮瓣

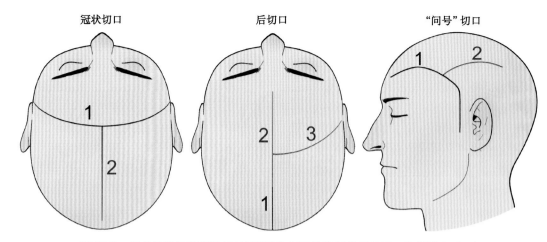

图 33-3　常见的神经外科切口（1）和避免伤口并发症的延伸切口的范例（2 和 3）

由耳后动脉和枕动脉供应。如果需要进入后颅，可采用垂直于冠状切口的中线矢状切口扩展冠状切口。

经耳前切口的 Al Kayat 和 Bramley 改良的侧颅底入路，常被称为"问号"切口，通常用于显露外侧前颅底和颅中窝，经改良后也可显露后顶部。前皮瓣主要由颞浅动脉供应，同侧眶上动脉或滑车上动脉也可根据切口的设计而提供部分血供。后皮瓣则主要由耳后动脉和枕动脉供应。问号切口对于显露对侧半球和后顶部有一定局限性。如果需要显露对侧额顶部，可以做对侧问号切口但保留中线头皮的双蒂皮瓣。如果需要显露后顶部，可以做一矢状切口，并垂直于问号切口向后延伸，类似于 Kempke 的 T 形切口。

后正中入路是枕下开颅术中经典的进入并显露后颅窝的入路。这种手术切口中，各支主要的头皮动脉血管都能保留，但越过中线的血供往往会在头皮后部被阻断。后正中切口可以更灵活地向前扩展切口以获得进一步的显露，也可以根据需要将切口转换为 T 形切口。如需同时显露前颅窝，可根据前述入路选择两个独立的切口分别显露。

33.5　并发症的预防

组织扩张

对于术后易出现伤口并发症的高危患者，可通过一些技术最大限度地提高伤口愈合的可能。当存在皮肤缺损或预期需要切除大面积头皮组织时，可利用术前头皮组织扩张来增加可用

头皮组织的表面积，并减少缝合的张力。通过扩大头皮组织，多达 50% 的头皮进行重建修复，能够提供稳定的、可带有毛发的软组织覆盖在裸露的颅骨或内置物上。然而，组织扩张需要在术前有足够的前置准备时间放置组织扩张器并使其逐渐膨胀。此外，头皮组织扩张术需要有经验的外科医生操作，因为它可能与高达 25% 的并发症有关[8]。

激光血管造影术

术中激光血管造影术可用于评估头皮组织的血运情况并预防潜在的伤口并发症。现代激光血管造影技术一般利用吲哚菁绿作为荧光剂对组织灌注情况进行实时评估。吲哚菁绿与血浆蛋白结合，半衰期为 3～5 分钟。它通过静脉注射，由肝脏排泄到胆汁中，因此没有肾毒性的风险。此外，吲哚菁绿荧光是使用激光二极管阵列发射近红外波长的光，因此不需要戴防护眼镜，没有有害辐射产生。头皮激光血管造影显示组织灌注不良的区域应予以切除，必要时用带血管蒂的邻近组织或软组织皮瓣进行代替[9]。

延迟皮瓣

如果术前只有几个星期的准备时间，皮瓣延迟是一种可行的技术，可以最大限度地提高皮瓣的存活率。延迟现象，也称为缺血预适应，是在皮瓣转移前几天或几周，部分中断预期切口处皮瓣的血运供应。这使得皮瓣蒂部血管重新开放，侧支循环建立，对缺血的耐受性增加，从而提高皮瓣转移后的存活率。这项技术对于因多次开颅手术

而存在切口并发症高风险的患者是非常有益的，并可在进行颅内手术同时行头皮皮瓣重建[8]。

其他治疗

文献中也报道了其他一些挽救受损头皮组织的方法。高压氧治疗是一种在高于大气压的环境下使用 100% 氧气浓度以提高组织氧合水平的治疗方法。一些研究表明，对于迟发性辐射损伤、烧伤、皮瓣损伤、糖尿病溃疡和软组织感染等创面，提高组织的含氧水平可增强这类创面的愈合能力和氧依赖的抗菌作用，然而，高压氧治疗对头皮皮瓣缺血性并发症的治疗效果仍未得到文献证实，因相关证据大多为病例报告[10]。

硝酸甘油软膏也被认为是一种能够改善皮瓣缺血性并发症的药物。硝酸甘油的局部应用已被证实能够舒张皮肤的动脉和静脉血管从而增加局部血流量。早期研究表明 2% 硝酸甘油软膏对治疗肛裂、压力性溃疡和新生儿周围组织缺血有帮助。在整形外科[11]报道的前瞻性和随机对照试验中，硝酸甘油可减少乳房切除术的皮瓣坏死，且降

低并发症的发病率。虽然没有针对缺血性头皮组织的研究，但硝酸甘油软膏可作为一种治疗的选择，以帮助治疗或限制头皮切口处皮肤的坏死[12]。

33.6　并发症控制

头皮重建的方法

当确实出现手术伤口并发症时，通常需要进行重建以防止颅骨外露、骨髓炎、内置物外露以及颅内感染。头颅创面重建的一个重要原则是尽可能地使用头皮组织本身作为替代。头皮重建除了要修复正常的解剖结构，在可能的情况下，还应注意头发的生长方式和发际线位置，力求达到美容效果。小的头皮缺损可通过游离部分临近头皮的疏松结缔组织和采用帽状腱膜刻痕术来降低头皮张力，从而进行缝合。而对于较大的皮肤缺损则可利用较疏松区域的头皮进行旋转皮瓣或转位皮瓣移植（图 33-4）。当需要时，可将大的旋转皮瓣转移到所需区域，并可在供皮部位进行植皮以提

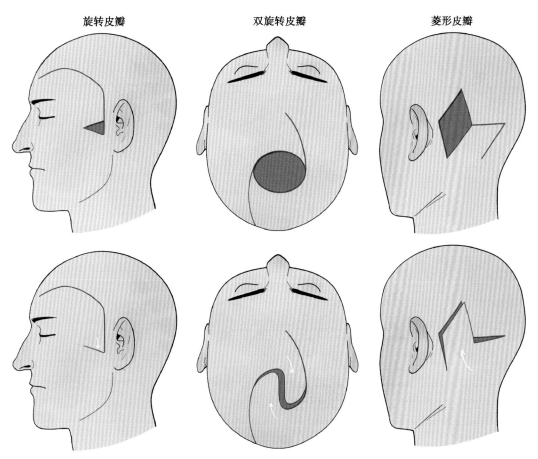

图 33-4　常见的用于软组织缺损修复的局部头皮皮瓣

供更大的移植皮瓣(图33-5)。

对于有完整骨膜的区域可直接使用皮瓣移植，但如果没有骨膜覆盖，也没有可用的颅骨膜瓣膜，则可磨除颅骨外板向下至板障层为移植皮瓣提供血管床。这为立即覆盖头皮缺损提供了一个可行的选择。从长远来看，在帽状腱膜下进行组织扩张可以使带毛发的皮瓣覆盖面积达到

50%。组织扩张手术需要分期进行，手术间隔时间较长，并发症的发病率为6%~25%。但通常只有使用这种技术才能达到最好的美学效果。当出现更大的缺损或因放射治疗后局部组织条件较差时，应考虑将游离组织移植作为一种重建方式[8]。

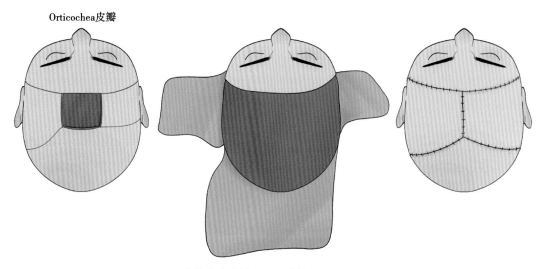

图33-5　大的头皮皮瓣可以用来修复更大的软组织缺损

颅骨修补材料

在一些情况下，患者可能因去骨瓣减压、外伤或手术并发症导致颅骨缺损，需要行颅骨修补术。颅骨修补可采用移植的自体骨、人工合成材料或生物材料。颅骨修补材料的选择目前还存在争议，因为缺乏有力的随机对照实验证明。但一些研究表明使用自体骨行颅骨修补的术后感染率较低[13]。然而自体骨较易被溶骨吸收，且死骨没有抗感染能力。甲基丙烯酸甲酯是目前流行的一种合成材料，用于颅骨修补术，因其具有可塑性、重量轻和可透射线的特点，通常与钛网一起使用，以提供增强的结构支撑。羟基磷灰石是一种天然存在于骨组织中的钙磷物质，也常用于颅骨修补术。羟基磷灰石的优点是其具有较强的骨融合能力，较小的组织反应，以促进骨愈合。而其最大的缺点是在机械应力下容易断裂。因此，羟基磷灰石也常与钛网联合使用。最近，聚醚醚酮(PEEK)已成为一种用于颅骨修补较为流行的材料，尤其因为它是计算机辅助三维设计的植入物，所以几乎不需要术中塑形[14]。

颅骨修补术的时机

无论使用何种材料，实现稳定的软组织覆盖植入物是至关重要的。考虑到软组织覆盖的质量或术区潜在的污染问题，通常需延迟进行颅骨修补术，待手术部位伤口完全愈合后，再使用自体骨或合成材料修补。既往文献中提出了各种间隔时间，但没有一个确定的间隔时长被证明是最好的。大多数研究建议间隔6周到3个月，如果有感染的迹象，最长可达1年。总之，颅骨修补术的时机是医生根据患者情况进行个性化选择，必须考虑到感染风险和伤口愈合能力。

引流的应用

既往文献中几乎没有可靠的证据表明使用帽状腱膜下引流能够预防颅脑手术伤口并发症。一些回顾性研究表明，头皮下引流可显著降低颅脑手术患者形成血肿的概率。其他的一些研究也发现使用帽状腱膜下引流能够主观上缓解术后头面部软组织肿胀，并缩短住院时间，但这些发现尚未在大量文献中得到佐证[15]。大多数关于引流的研

究并没有显示出对感染率、血肿形成、输血需求或其他术后并发症有统计学意义的显著影响[16]。尽管有人质疑使用引流管与感染风险之间是否存在关联，但几乎没有证据支持使用闭式引流会增加手术部位的感染风险[17]。我们建议合理地利用闭式引流，对于术后易形成血肿的患者可使用引流，并在不需要的时候及时拔除引流管。而对于因硬膜缺损而出现脑脊液（cerebrospinal fluid，CSF）漏的患者，应尽早拔除引流管以防止出现因过度引流而导致的低颅压和硬膜下血肿。对于脑脊液漏形成的皮下积液，可予以经皮穿刺抽吸，而且这通常是自限性的。在顽固性的脑脊液漏皮下积液的病例中，予以行腰大池引流联合经皮穿刺抽吸数天后，通常硬膜缺损处会闭合从而消除脑脊液漏。最后，如果通过这些处理仍存在脑脊液皮下积液，则应评估患者是否有脑积水或脑膜炎（可能是无菌性的）。确保皮下积液不引起伤口张力增高尤为重要，因为一旦出现伤口脑脊液漏则很容易引起术后感染。

33.7 总结

接受开颅手术患者的头皮软组织问题可能是复杂且有层次的。恰当的术前规划、术中决策和术后治疗可以减少围手术期的并发症。良好的软组织覆盖是决定放射治疗和辅助化疗时机的前提条件。在我们的实践中，对于伤口并发症高风险的患者，神经外科医生术前通常会与整形外科医生会诊，一同进行切口规划和术中缝合。这种团队合作对于预防术后伤口并发症非常有效。

（滕楚北 译，吴家铭 李焕章 校）

参考文献

1. Silverstein P. Smoking and wound healing. Am J Med. 1992;93(1A):22S–4S.
2. Quain AM, Kardori NM. Nutrition in wound care management: a comprehensive overview. Wounds. 2015;27(12):327–35.
3. Burgess LP, Morin GV, Rand M, Vossoughi J, Hollinger DC. Wound healing relationship of wound closing tension to scar width in rats. Arch Otolaryngol Head Neck Surg. 1990;116(7):798–802.
4. Barnes LA, Clement DM, Leavitt T, Hu MS, Moore AL, Gonzalez JG, Longaker MT, Gurtner GC. Mechanical forces in cutaneous wound healing: emerging therapies to minimize scar formation. Adv Wound Care (New Rochelle). 2018;7(2):47–56.
5. Gu Q, Wang D, Cui C, Gao Y, Xia G, Cui X. Effects of radiation on wound healing. J Environ Pathol Toxicol Oncol. 1998;17(2):117–23.
6. Payne WG, Naidu DK, Wheeler CK, Barkoe D, Mentis M, Salas RE, Smith DJ Jr, Robson MC. Wound healing in patients with cancer. Eplasty. 2008;8:e9.
7. Gordon CR, Rojavin Y, Patel M, Zins JE, Grana G, Kann B, Simons R, Atabek U. A review on bevacizumab and surgical wound healing: an important warning to all surgeons. Ann Plast Surg. 2009;62(6):707–9.
8. Leedy JE, Janis JE, Rohrich RJ. Reconstruction of acquired scalp defects: an algorithmic approach. Plast Reconstr Surg. 2005;116(4):54e–72e.
9. Gurtner GC, Jones GE, Neligan PC, Newman MI, Phillips BT, Sacks JM, Zenn MR. Intraoperative laser angiography using the SPY system: review of the literature and recommendations for use. Ann Surg Innov Res. 2013;7(1):1. https://doi.org/10.1186/1750-1164-7-1.
10. Mesfin FB, Burton MR, Ngnitewe RA, Litt JS. Hyperbaric oxygen therapy of ischemic cranial skin flap: case report and review of the literature. Case Reports Clin Med. 2017;6(10):250–4.
11. Gdalevitch P, Van Laeken N, Bahng S, Ho A, Bovill E, Lennox P, Brasher P, Macadam S. Effects of nitroglycerin ointment on mastectomy flap necrosis in immediate breast reconstruction: a randomized controlled trial. Plast Reconstr Surg. 2015;135(6):1530–9.
12. Rohrich RJ, Cherry GW, Spira M. Enhancement of skin-flap survival using nitroglycerin ointment. Plast Reconstr Surg. 1984;73(6):943–8.
13. Chang V, Hartzfeld P, Langlois M, Mahmood A, Seyfried D. Outcomes of cranial repair after craniectomy. J Neurosurg. 2010;112(5):1120–4.
14. Aydin S, Kucukyuruk B, Abuzayed B, Aydin S, Sanus GZ. Cranioplasty: review of materials and techniques. J Neurosci Rural Pract. 2011;2(2):162–7.
15. Vasudevan K, Oh A, Tubbs RS, Garcia D, Reisner A, Chern JJ. Jackson-Pratt drainage in pediatric craniofacial reconstructive surgery: is it helping or hurting? J Neurosurg Pediatr. 2017;20(4):341–6.
16. Tong JW, Emelin JK, Wong R, Meltzer HS, Cohen SR. Subgaleal drain placement improves surgical outcomes after primary cranioplasty in craniosynostosis patients. J Craniofac Surg. 2015;26(6):1963–6.
17. Reiffel AJ, Barie PS, Spector JA. A multi-disciplinary review of the potential association between closed-suction drains and surgical site infection. Surg Infect. 2013;14(3):244–69.

第五篇

脊柱转移概论

34. 脊柱转移瘤概述

Ibrahim Hussain, Brenton H. Pennicooke, and Ali A. Baaj

34.1 引言

脊柱是肿瘤骨转移最常见的部位，多达 10% 的肿瘤患者在其病程中发生脊柱转移[1-3]。大多数肿瘤通过静脉播散到脊柱；然而，仍有部分转移来自邻近肿瘤的局部浸润。与相对骨量一致，胸椎是脊柱转移中最常见累及的部位，其次是腰骶椎及颈椎。伴随着人口老龄化及对肿瘤系统性治疗手段的飞速发展，肿瘤脊柱转移的发病率在将来可能会升高。尽管绝大多数肿瘤转移只累及脊柱的骨性成分，但那些存在硬膜外或硬膜下转移的患者通常需要治疗以保持神经功能及生活质量。除了全身治疗外，多种模式的肿瘤治疗方案在过去 20 年取得了显著进展，并为大多数肿瘤患者带来了极高的局部控制率。尽管如此，在基因层面而言哪些原发肿瘤更容易发生脊柱转移、何种突变对于已有的治疗预后更佳，我们并不完全明了。目前，脊柱转移瘤的处理关键在于尽早诊断、密切随访以及一旦出现影像学改变或临床症状时的及时治疗。

34.2 脊柱转移瘤分类

根据指导治疗的不同参数对脊柱转移瘤进行分类。其中一种普遍采用的分类方法是依据原发肿瘤的组织病理学特点，具体来说即原发性肿瘤是实体肿瘤还是血液系统肿瘤。在实体瘤中，人群中发病率高的肿瘤同样容易发生脊柱转移，最常见的病理类型包括乳腺癌、肺癌、前列腺癌、结直肠癌及肾细胞癌[2, 4, 5]（图 34-1）。其他常发生脊柱转移的原发肿瘤病理类型包括甲状腺癌、黑色素瘤、肉瘤、胃肠道肿瘤及肝细胞癌。大多数肿瘤转移到椎骨中，并侵犯到硬膜外产生占位效应，累及邻近的神经结构。其中一部分肿瘤因血管系统丰富而为人所知，例如，肾细胞癌、甲状腺癌及神经节瘤。术前栓塞已被证实可减少肿瘤切除过程

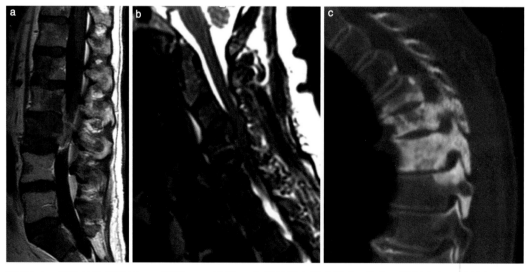

图 34-1 脊柱转移瘤示例。**a.** 增强 MRI 显示 L₃ 位置的结直肠癌转移，伴病理性塌陷和硬膜外侵犯，导致马尾神经严重受压。**b.** T₂ 加权 MRI 显示乳腺癌转移导致的 C₄ 爆裂骨折，其致颈椎后凸畸形及严重的颈髓受压。**c.** CT 扫描显示，前列腺癌中段胸椎转移造成的成骨性改变

中的出血[6-11]。在血液系统恶性肿瘤中，多发性骨髓瘤是最常见的，其不应与通常无需全身治疗的孤立性浆细胞瘤相混淆[12-14]。多发性骨髓瘤脊柱转移的患者可能表现为广泛的溶骨性病变和压缩性骨折，椎体成形术/后凸成形术或经皮加固术可能对患者有帮助。淋巴瘤和白血病转移同样可累及骨骼并侵犯硬膜外。即便是影像学显示脊柱压缩性病变严重时，也只有无法及时进行放射治疗而出现神经功能急性恶化时，才考虑手术干预，目的是维持脊柱稳定性或明确诊断。这是因为血液系统恶性肿瘤对放射治疗高度敏感，而且传统的外部射线辐射能迅速产生疗效[15, 16]。

另一种可指导治疗的常用分类方法是根据转移瘤所在中枢神经系统（central nervous system，CNS）的确切位置来分。具体包括硬膜外、髓外硬膜内及髓内。后两者可根据有无合并柔脑膜病变进行进一步细分。就位置而言，98%的转移瘤位于硬膜外脊柱骨质中，包括椎体、椎弓根、小关节或棘突[17, 18]。随着硬膜外转移瘤进展，这些肿瘤突破骨皮质，造成脊髓或马尾神经的压迫。硬膜内转移罕见，肿瘤基底通常位于硬膜并对脊髓造成占位效应。单独的髓内转移更罕见，报道的发病率不到病例的1%。任何硬脑膜内转移都伴有柔脑膜病变，其中恶性细胞可扩散至脑脊液中，随后累及脑、脊髓和神经根（图34-2）。值得注意的是，脊柱肿瘤柔脑膜播散中有一种独特的类型称为种植转移，其转移灶起源于原发性颅内脑肿瘤，而不是原发于 CNS 之外的肿瘤。胶质母细胞瘤、髓母细胞瘤、室管膜瘤、原始神经外胚叶肿瘤（primitive neuroectodermal tumors，PNET）、生殖细胞瘤及脉络膜肿瘤都可能发生种植转移[19-28]。任何形式的柔脑膜播散均预后较差，其中位生存期少于 3 个月[29]。

34.3 影像学评估

多种影像学检查手段可用于脊柱转移瘤的诊断中。X 线平片对于诊断脊柱转移瘤和制订治疗计划的应用价值已经越来越有限，但其对于评估脊柱下部因负重导致的畸形仍然具有作用。CT 和 MRI 是更先进的高分辨率检查，是对原发肿瘤患者进行初始评估的标准方法。实际上，许多脊柱转移瘤都是在 CT 扫描时发现的。然而，由于 X 线平片可以显示压缩变形和病理性骨折以及严重错位，其仍可用于对有症状的患者进行初步筛查。

CT 最适合对脊柱的骨质结构进行评估，从而确定溶骨性和成骨性转移以及病理性骨折。其对于骨皮质破坏的发现时间可早于平片检查几个月，且在大多数情况下还可以识别造成硬膜移位的硬膜外占位[30]。当评估接受骨水泥治疗（如椎骨成形术或椎体后凸成形术）患者的脊柱节段，以及评估拟行内固定植入的椎弓根尺寸和健康程度时，CT 成像也十分有用。对于因各种原因而无法进行 MRI 检查的患者，包括体内含有某些非磁共振兼容的植入物（如起搏器、脊髓刺激器和鞘内泵）、体型过大及患有幽闭恐惧症的患者，CT 脊髓造影可以替代 MRI。在圆锥尾侧的下腰椎位置进行腰椎穿刺，并注射诸如碘海醇一类的造影剂。圆柱形的正常硬膜囊形状改变或造影剂流动受阻都提示硬膜外压迫，而基底位于硬脑膜的低密度影或脊髓扩张可能分别提示硬膜内和髓内转移。

MRI 是诊断脊柱转移瘤的金标准。对于肾小球滤过率（glomerular filtration rates，GFR）正常的患者，静脉内给予钆造影剂可提高检测转移瘤、区别正常骨髓信号的灵敏度。通常，大多数肿瘤为 T_1 低信号，注射钆后强化；但不是所有肿瘤都出现强化，当肿瘤与正常骨髓等信号时可能会误导诊断。然而，对于硬膜内肿瘤和柔脑膜播散，增强 MRI 是最适宜的检查手段。T_2 序列可用于确定硬膜外脊髓压迫的程度。脂肪抑制序列对于诊断仅

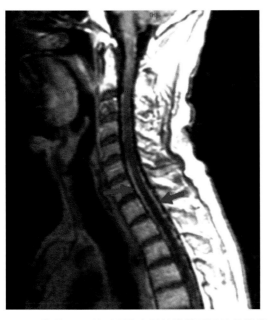

图 34-2　增强 MRI 显示颈胸交界处脊髓周围的异常强化影，此与柔脑膜播散相符

局限于骨的微小病变非常敏感，例如，短时间反转恢复（short tau inversion recovery，STIR）序列，肿瘤呈现为高信号。T_2 和 STIR 序列也对骨水肿敏感，可用来提示急性病理性骨折。

基于 MRI 的硬膜外压迫分级通常用于指导治疗。Bilsky 等[31]提出的硬膜外脊髓压迫分级将肿瘤分为 0、1A、1B、1C、2 和 3 级。0 级肿瘤局限于骨内而没有突破至硬膜外；ESCC 1 级的肿瘤不同程度的突破到硬膜外累及硬膜囊但不存在压迫（1A），压迫产生硬膜囊变形但不接触脊髓（1B），硬膜囊形变接触到脊髓但无脊髓压迫（1C）；ESCC 2 级肿瘤压迫脊髓或马尾神经根，并在典型的轴位切面上仍可见脑脊液信号；ESCC 3 级肿瘤的脊髓或马尾受压，同时脑脊液不可见。ESCC 0 级和 1 级肿瘤通常可以保守治疗，而 ESCC 2 级和 3 级肿瘤即使没有症状也可能需要更积极的手术治疗。

更多先进的影像学检查对脊柱转移瘤诊治的作用将在第 38 章将进一步讨论。

34.4 临床评估

脊柱转移瘤通常无症状，只有对其他器官或症状进行影像学检查才被发现。在那些有症状的患者中，最常见的表现是疼痛，也有一些患者表现为不伴有疼痛的局灶性神经功能缺损或脊髓病变。本节稍后将详细介绍神经学、肿瘤学、机械不稳定性和全身性疾病（neurologic，oncologic，mechanical，systemic，NOMS）体系，它是一种有用的评估算法，综合考虑了患者的神经系统状况和硬膜囊受压程度、原发肿瘤组织学的放射敏感性、机械性疼痛的存在与否以及患者（是否适宜进行外科手术）的全身状况[16, 32, 33]。

在那些有疼痛症状的患者中，从治疗的角度明确疼痛类型非常重要。生物性疼痛通常被描述为夜间疼痛、白天改善，原因是内源性糖皮质激素的合成呈现周期性——早晨最高，在一天当中稳定下降，而在夜间则最低。内源性糖皮质激素可抑制炎症反应，因此解释了脊柱转移瘤患者为何早晨疼痛缓解。

机械性不稳定能导致运动诱发的疼痛，通常是由于肿瘤浸润引起的病理性骨折或压缩畸形[34]。基于肿瘤在椎管内的位置，患者可主诉不同的临床表现。在颅颈交界区域，头部旋转可能

会加剧疼痛。在颈椎下段，颈部屈曲/伸展/侧屈/旋转可能导致颈部或上肢的根性疼痛。在胸椎中，躺平可诱发向胸部或躯干周围放射性疼痛。在腰骶椎中，负重时运动（如从坐到站、走动和走楼梯）可诱发疼痛。这些机械性疼痛产生的原因通常是重要的承力骨性结构被破坏，运动时这些结构压迫了邻近的神经根。脊柱不稳肿瘤评分（spinal instability neoplastic score，SINS）是为辅助诊断这一现象而制订的，它分为 6 个指标（其中 5 个影像学指标和 1 个临床指标）[35-37]。影像学指标包括肿瘤在脊柱内的位置、骨质的病理学改变（如溶骨性还是成骨性）、节段性的脊柱排列、椎体塌陷百分比（＞或＜50%）以及椎体后部结构的受累情况。唯一的临床指标是与运动有关的疼痛。总分为 0～18 分，其中 SINS 0～6 分被认为是稳定的，7～12 分为不确定（潜在不稳定），13～18 分为不稳定。对于 7 分或以上的患者，建议由脊柱外科医生进行病情评估。

区别生物性疼痛与机械性疼痛对治疗至关重要。生物痛通常可以通过抗炎药、糖皮质激素和放射疗法进行保守治疗。然而，这些治疗方法对机械疼痛缺乏长期疗效[38]。先前的研究表明，通过后凸成形术或固定融合重建脊柱稳定比保守治疗更快地缓解疼痛和功能障碍[39, 40]。

与所有脊柱疾病患者一样，患者需要进行全面的神经系统评估。其中包括对肢体的完整感觉运动评估，对提示脊髓病变的长束征[霍夫曼征、巴宾斯基征（Babinski sign）、阵挛、肌腱反射]的评估，对本体感受的评估以及在怀疑马尾神经或脊髓受压时对直肠张力的评估。患者通常会出现下肢近端无力并伴有从臀部或向臀部放射的疼痛。重要的是，患者可能存在弥漫性骨骼转移，而且大多数脊柱 MRI 通常不包括髋关节。受累下肢的 FABER 动作（屈曲外展外旋）诱发的急性加重的髋关节疼痛，相比周围神经根性疼痛更能提示髋臼病变。在这些患者中，强烈推荐进行 AP 及骨盆、股骨的侧位片检查。

34.5 治疗方式

在过去的 20 年内，脊柱转移瘤患者的治疗方法取得了巨大进步（图 34-3）。随着传统的全身疗法、免疫疗法和其他生物制剂延长了转移瘤患

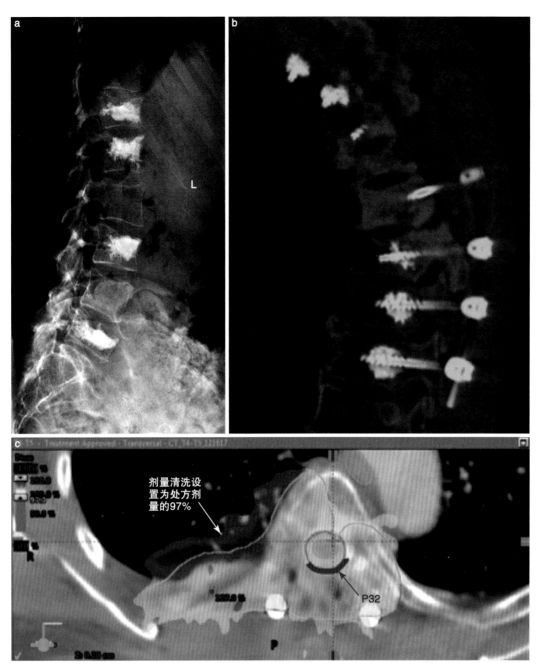

图 34-3　脊柱转移瘤的治疗方案示例。**a.** 多发性骨髓瘤和多发性压缩性骨折患者进行多节段后凸成型加固术后的腰椎 X 线检查。**b.** 术后 CT 扫描显示了内固定植入过程中带窗螺钉注入骨水泥进行椎体加固的最新发展。**c.** 辅助性放射治疗计划显示"分离手术"降低肿瘤对于脊髓的压迫后，应用 P32 进行术中放射治疗的范围

者的预期寿命，CNS 和骨骼转移的发病率有所增高。因此，对于 CNS 转移性肿瘤专家而言，根据患者症状和治疗目标进行个性化治疗至关重要。近来，放射外科已经取得了长足的进步，对于那些不需要中断全身治疗的脊柱转移患者，即使在传统的"抗放射性肿瘤"中，放射外科也是一种很好的无创治疗选择。采用 P32 在内的术中放射治疗（intraoperative radiotherapy，IORT）以及超分割方案的改进，能将一些原发肿瘤转移灶更好地控制在局部。脊柱内固定的进步也至关重要。螺钉和钛棒结构、椎间融合器、同种异体移植骨，以及不需要开放减压时经皮内固定系统，都改变了外科医生治疗脊柱转移瘤患者的方式。通过椎体后凸成形术／椎体成形术，以及新近出现的带窗孔椎弓根螺钉进行骨水泥加固，降低了强度不够造成的失败率和假关节的发病率。对于那些无法耐受手

术、无法从肿瘤切除或脊柱内固定术中获益的患者，再用脊髓刺激和阿片类药物的鞘内止痛泵治疗疼痛也已成为极好的姑息治疗方式。

34.6 结论

综上所述，脊柱转移瘤正在变得越来越普遍，外科医生必须采取个性化治疗以达到最佳效果。随后的章节将扩展本章重点介绍的主题，包括流行病学、骨骼代谢、临床试验结果及外科手术干预的决策方案。后面的章节将深入探讨有关特定治疗方案的更多细节，包括分离手术、放射疗法、骨水泥技术和激光疗法，以及这些干预措施所引起的并发症的管理。

（韩诗远 译，吴家铭 刘千舒 高俊 校）

参考文献

1. Kakhki VR, Anvari K, Sadeghi R, Mahmoudian AS, Torabian-Kakhki M. Pattern and distribution of bone metastases in common malignant tumors. Nucl Med Rev Cent East Eur. 2013;16(2):66–9.
2. Zacharia B, Subramaniam D, Joy J. Skeletal Metastasis-an Epidemiological Study. Indian J Surg Oncol. 2018;9(1):46–51.
3. Laufer I, Sciubba DM, Madera M, Bydon A, Witham TJ, Gokaslan ZL, et al. Surgical management of metastatic spinal tumors. Cancer Control. 2012;19(2):122–8.
4. Choi D, Crockard A, Bunger C, Harms J, Kawahara N, Mazel C, et al. Review of metastatic spine tumour classification and indications for surgery: the consensus statement of the Global Spine Tumour Study Group. Eur Spine J. 2010;19(2):215–22.
5. Sohn S, Chung CK, Han KD. Jung JH. Kim J, et al. A Nationwide Study of Surgery in a Newly Diagnosed Spine Metastasis Population. J Korean Neurosurg Soc: Hyeun JH; 2018.
6. Robial N, Charles YP, Bogorin I, Godet J, Beaujeux R, Boujan F, et al. Is preoperative embolization a prerequisite for spinal metastases surgical management? Orthop Traumatol Surg Res. 2012;98(5):536–42.
7. Smit JW, Vielvoye GJ, Goslings BM. Embolization for vertebral metastases of follicular thyroid carcinoma. J Clin Endocrinol Metab. 2000;85(3):989–94.
8. Suzuki H, Kondo T, Kuwatsuru R, Wada K, Kubota M, Kobayashi H, et al. Decompressive surgery in combination with preoperative transcatheter arterial embolization: successful improvement of ambulatory function in renal cell carcinoma patients with metastatic extradural spinal cord compression. Int J Urol. 2011;18(10):718–22.
9. Wilson MA, Cooke DL, Ghodke B, Mirza SK. Retrospective analysis of preoperative embolization of spinal tumors. AJNR Am J Neuroradiol. 2010;31(4):656–60.
10. Awad AW, Almefty KK, Ducruet AF, Turner JD, Theodore N, McDougall CG, et al. The efficacy and risks of preoperative embolization of spinal tumors. J Neurointerv Surg. 2016;8(8):859–64.
11. Patsalides A, Leng LZ, Kimball D, Marcus J, Knopman J, Laufer I, et al. Preoperative catheter spinal angiography and embolization of cervical spinal tumors: outcomes from a single center. Interv Neuroradiol. 2016;22(4):457–65.
12. Lasocki A, Gaillard F, Harrison SJ. Multiple myeloma of the spine. Neuroradiol J. 2017;30(3):259–68.
13. Latif T, Hussein MA. Advances in multiple myeloma and spine disease. Clin Lymphoma Myeloma. 2005;6(3):228–33.
14. Kim SI, Kim YH, Ha KY, Lee JW, Lee JW. Surgical roles for spinal involvement of hematological malignancies. J Korean Neurosurg Soc. 2017;60(5):534–9.
15. Rades D, Fehlauer F, Schulte R, Veninga T, Stalpers LJ, Basic H, et al. Prognostic factors for local control and survival after radiotherapy of metastatic spinal cord compression. J Clin Oncol. 2006;24(21):3388–93.
16. Barzilai O, Fisher CG, Bilsky MH. State of the art treatment of spinal metastatic disease. Neurosurgery. 2018;82(6):757–69.
17. Ecker RD, Endo T, Wetjen NM, Krauss WE. Diagnosis and treatment of vertebral column metastases. Mayo Clin Proc. 2005;80(9):1177–86.
18. Dunning EC, Butler JS, Morris S. Complications in the management of metastatic spinal disease. World J Orthop. 2012;3(8):114–21.
19. Buhl R, Barth H, Hugo HH, Hutzelmann A, Mehdorn HM. Spinal drop metastases in recurrent glioblastoma multiforme. Acta Neurochir. 1998;140(10):1001–5.
20. Carlsen JG, Tietze A, Lassen YA, Rosendal F. Paraplegia due to drop metastases from anaplastic oligodendroglioma. Br J Neurosurg. 2012;26(1):94–5.
21. Chandra P, Purandare N, Shah S, Agrawal A, Rangarajan V. "Drop" metastases from an operated case of intracranial anaplastic ependymoma identified on fluoro-2-deoxyglucose positron emission tomography/computed tomography. Indian J Nucl Med. 2017;32(1):68–70.
22. Domingues RC, Taveras JM, Reimer P, Rosen BR. Foramen magnum choroid plexus papilloma with drop metastases to the lumbar spine. AJNR Am J Neuroradiol. 1991;12(3):564–5.
23. Hayes LL, Jones RA, Palasis S, Aguilera D, Porter DA. Drop metastases to the pediatric spine revealed with diffusion-weighted MR imaging. Pediatr Radiol. 2012;42(8):1009–13.
24. Pande SB, Pavithran K. Drop metastases to the spinal cord from infratentorial glioblastoma multiforme in post-temozolomide era. J Cancer Res Ther. 2015;11(4):1039.

25. Raaijmakers C, Wilms G, Demaerel P, Baert AL. Pineal teratocarcinoma with drop metastases: MR features. Neuroradiology. 1992;34(3):227–9.

26. Solomou AG. Magnetic resonance imaging of pineal tumors and drop metastases: a review approach. Rare Tumors. 2017;9(3):6715.

27. Yeamans CL, Gutierrez-Quintana R, Haley A, Lamm CG. Magnetic resonance imaging and clinical findings associated with choroid plexus spinal cord "drop" metastases. J Am Anim Hosp Assoc. 2017;53(5):265–9.

28. Yu H, Yao TL, Spooner J, Stumph JR, Hester R, Konrad PE. Delayed occurrence of multiple spinal drop metastases from a posterior fossa choroid plexus papilloma. Case report. J Neurosurg Spine. 2006;4(6):494–6.

29. Chamberlain MC. Leptomeningeal metastases in the MRI era. Neurology. 2011;76(2):200; author reply −1.

30. Shah LM, Salzman KL. Imaging of spinal metastatic disease. Int J Surg Oncol. 2011;2011:769753.

31. Bilsky MH, Laufer I, Fourney DR, Groff M, Schmidt MH, Varga PP, et al. Reliability analysis of the epidural spinal cord compression scale. J Neurosurg Spine. 2010;13(3):324–8.

32. Laufer I, Rubin DG, Lis E, Cox BW, Stubblefield MD, Yamada Y, et al. The NOMS framework: approach to the treatment of spinal metastatic tumors. Oncologist. 2013;18(6):744–51.

33. Moussazadeh N, Laufer I, Yamada Y, Bilsky MH. Separation surgery for spinal metastases: effect of spinal radiosurgery on surgical treatment goals. Cancer Control. 2014;21(2):168–74.

34. Fisher CG, DiPaola CP, Ryken TC, Bilsky MH, Shaffrey CI, Berven SH, et al. A novel classification system for spinal instability in neoplastic disease: an evidence-based approach and expert consensus from the Spine Oncology Study Group. Spine (Phila Pa 1976). 2010;35(22):E1221–9.

35. Fisher CG, Schouten R, Versteeg AL, Boriani S, Varga PP, Rhines LD, et al. Reliability of the spinal instability neoplastic score (SINS) among radiation oncologists: an assessment of instability secondary to spinal metastases. Radiat Oncol. 2014;9:69.

36. Fourney DR, Frangou EM, Ryken TC, Dipaola CP, Shaffrey CI, Berven SH, et al. Spinal instability neoplastic score: an analysis of reliability and validity from the spine oncology study group. J Clin Oncol. 2011;29(22):3072–7.

37. Versteeg AL, Verlaan JJ, Sahgal A, Mendel E, Quraishi NA, Fourney DR, et al. The spinal instability neoplastic score: impact on oncologic decision-making. Spine (Phila Pa 1976). 2016;41:S231–S237.

38. Huisman M, van der Velden JM, van Vulpen M, van den Bosch MA, Chow E, Oner FC, et al. Spinal instability as defined by the spinal instability neoplastic score is associated with radiotherapy failure in metastatic spinal disease. Spine J. 2014;14(12):2835–40.

39. Berenson J, Pflugmacher R, Jarzem P, Zonder J, Schechtman K, Tillman JB, et al. Balloon kyphoplasty versus non-surgical fracture management for treatment of painful vertebral body compression fractures in patients with cancer: a multicentre, randomised controlled trial. Lancet Oncol. 2011;12(3):225–35.

40. Hussain I, Barzilai O, Reiner AS, DiStefano N, McLaughlin L, Ogilvie S, et al. Patient-reported outcomes after surgical stabilization of spinal tumors: symptom-based validation of the Spinal Instability Neoplastic Score (SINS) and surgery. Spine J. 2017;17:S181.

35. 脊柱转移瘤的流行病学

John Berry-Candelario, Mark H. Bilsky, Ilya Laufer,
C. Rory Goodwin, and Ori Barzilai

35.1 引言

随着更具选择性的新型癌症治疗方法的出现，使得多种脊柱转移瘤（spine metastasis, SM）治疗手段居于医学前沿地位。SM 仍然是最常见类型的脊柱肿瘤，且伴随原发肿瘤的长期控制和患者寿命的延长，SM 的发病率可能会进一步提高。最常见的转移部位仍然是肝脏和肺部，紧随其后的是骨骼转移。脊柱转移瘤 SM 在骨转移中占比最大，据估计，所有癌症患者中有 40% 的患者在其一生中出现 SM，而诊断为 SM 的患者中几乎有 20% 的患者会出现症状性脊髓压迫[1,2]。事后研究表明，尽管并非总能得到确诊，但高达 90% 的癌症患者可能具有显微镜下的 SM 证据[3,4]。此外，70%~90% 的乳腺癌或前列腺癌患者存在某种形式的骨骼转移。造成脊柱转移的主要肿瘤及其发病率依次是乳腺癌 19%，前列腺癌 15%，肺癌 14%，肾癌 12% 和多发性骨髓瘤 6%。

在约 10% 的患者中，SM 是原发肿瘤的首发症状。在美国，每年大约有 12 万例 SM 病例，其中 20% 或 25 000 例伴有脊髓压迫[5]。这些病变的绝大多数发生在椎体或邻近的骨髓和硬膜外隙，硬膜内病变只占 5%，髓内转移仅占 1%[6]。虽然所有的脊柱节段都能发病，但胸椎是最常见的部位（70%），其次是腰骶椎（25%），然后是颈椎（5%）。人们认为这与骨量和血流量相一致[6]。据报道，有脊柱转移的患者平均中位生存期为 7 个月。硬膜外受累和柔脑膜播散患者的生存期甚至可能更差，为 3~6 个月[7]。肿瘤治疗的最新进展试图延长总生存期、优化治疗方案[8]。

在过去的十年内，肿瘤特异性分子标记和相关靶向疗法方面的研究出现了爆炸性增长。结合多学科治疗和靶向治疗，上述这些进展提高了患者的生存率和无进展生存率，甚至在某些情况下达到治愈。在本章中，我们将探讨具有特定标志物的常见脊柱转移瘤的最新流行病学数据，以及相关的治疗。我们将重点关注脊柱转移发病率最高的那些癌种的流行病学。

35.2 病理生理学

肿瘤通过不同的转移方式转移到骨骼，但最常见的是通过血行播散。在一篇综述中，Massagué[9]清楚地阐述了癌症转移的关键步骤。这些基本步骤包括局部侵袭、外渗、在血液中存活、内渗和定植。一系列导致转移的通用基因可以突破机体对肿瘤转移的防御机制。其中涉及的基因包括允许入侵的调节转录因子 TWIST1、SNAI1 和 SNAI2。此外，转移瘤的生长是通过抑制非编码 RNA（如 miR-126）而引发的。研究者进一步推测，除了细胞运动和包膜降解等特征外，肿瘤细胞还具有特定器官浸润的倾向，从而介导对骨骼等器官的黏附和渗透[9]。通过 Batson 氏静脉丛[6]进行的静脉扩散被认为是肿瘤转移到脊柱的主要途径。与此相反，动脉扩散到其他骨质部位，例如，肩胛和骨盆（近端），然后是肘部和膝盖（远端）。较少的病灶是通过接触转移的，甚至更少的是通过淋巴结转移的（其机制尚不明确）[10]。癌细胞侵入骨骼后，它们会产生刺激成骨细胞或溶骨活性的生长因子，从而导致骨骼重塑。其中包括 PTHRP，IL-11、IL-6、TNF-α 和粒细胞巨噬细胞集落刺激因子[11,12]。随后这些因子又诱导其他生长因子的释放，导致形成骨骼破坏和局部肿瘤生长的恶性循环。

骨骼的形态变化会导致生物疼痛，并且溶骨过程通常会导致椎体或后部结构骨折，通常需要手术固定。

35.3 临床表现

不论原发肿瘤的类型如何，脊柱转移的典型临床表现包括生物性骨痛（最常见）或机械性背痛（与运动有关）。继发性病理性骨折所致的脊柱不稳引起机械性疼痛，并且由于脊柱运动异常而产生根性症状和脊髓症状。表现的症状取决于肿瘤或骨折的位置和肿瘤生长的速度[13]。一般来说，生物性疼痛是椎体肿瘤扩散引起的炎症反应所致，夜间的炎症反应更重，因为控制炎症的内源性皮质醇处于每天的最低水平。继发于病理性骨折的骨及韧带损伤可产生急性和亚急性疼痛。此外，肿瘤的扩展可能产生脊髓或神经根受压，导致神经系统症状，包括感觉异常、感觉障碍、根性症状、运动无力和/或膀胱/肠受累。严重的脊髓压迫可能导致脊髓水肿、脊髓病和局部缺血/梗死[14]，从而导致神经功能缺失和瘫痪。

如上所述，最常见的初始症状是疼痛。运动功能障碍是其次，占所有患者的35%~75%。患者通常主诉上下肢无力或沉重。这种症状并不总是伴随肌力减弱。除非有神经根受压，否则感觉障碍将落后于运动症状出现。根据神经支配特点，肠/膀胱功能障碍很少单独出现[14]。真正的脊柱相关的肠/膀胱失禁通常会伴有严重的背痛。

35.4 诊断评估

通常，SM患者在表现出脊柱转移相关表现之前就已有肿瘤科就诊的历史。值得重视的是，癌症患者出现背痛或神经系统症状时，需要迅速采用影像学和实验室检查进行评估[15]。X线平片在评估脊柱不稳定方面尤其有用，而全长成像有助于评估矢状位上的不稳定。重建的CT有助于评估脊柱骨质情况。例如，CT扫描可以很好地评估溶骨变化与成骨变化以及椎体塌陷情况[16]。正电子发射计算机断层显像（positron emission tomography，PET）与CT结合也很有用，可以帮助评估治疗后的反应。最后，MRI提供高分辨率的多平面成像，清晰分辨软组织和骨结构精确区分肿瘤与周围神经血管、骨质及内脏结构，是诊断评估中的主要手段[17]。每位脊柱转移瘤患者都应进行全脊柱MRI检查，因为

隐匿性病变很常见，并且在及时诊断后通常很容易治疗[18]。目前的MR技术，例如，超快速数据采集和高效层级系统，已经可以在极短的时间内完成全脊柱检查，使检查可以被耐受。诸如扩散加权磁共振成像（diffusion-weighted magnetic resonance imaging，DWI）和短时间反转恢复（short tau inversion recovery，STIR）等序列可显示局部微结构差异以及任何病理性改变。动态对比增强（dynamic contrast-enhanced，DCE）MRI灌注成像可显示肿瘤的血供，并有助于判定肿瘤的进展[19]。

35.5 预后与健康相关的生活质量

人们已经开发了多种评分系统，例如，Tokuhashi修订评分[20]、富田评分[21]和Bauer修订评分[22, 23]来评估脊柱转移患者的预期生存率。在现代癌症治疗时代，这些评估方法的可靠性和实用性受到了质疑[24, 25]。新的预测模型，例如，骨骼肿瘤研究小组（SORG）列线图[26]，尝试更多与疗效相关的预后因素来克服这些模型的缺点。医生们应避免死板地遵循预测模型，如果有适合的全身治疗方案，应考虑对患者进行手术。

转移性脊柱肿瘤的治疗主要是缓和治疗。过去，SM患者的结局依赖于临床医生的评价，但近年来，患者自我评估（patient-reported outcome，PRO）的使用有所增加，因为它们直接反映了接受治疗的患者感知的疗效[27]。脊柱肿瘤人群已广泛使用多种通用疗效指标进行患者自我评估，包括EuroQol 5-D（EQ-5D）、Oswestry残疾指数（ODI）、视觉模拟量表和简短表36（SF-36）[28]；但是，这些工具都没有针对脊柱肿瘤特有的症状。为了满足这一需求，创建了脊柱肿瘤研究小组疗效问卷（SOSGOQ），它是唯一一个完全专注于评估脊柱肿瘤患者的PRO工具[29, 30]。我们持续评估目前脊柱肿瘤治疗手段的效果时，使用经过验证的健康相关生活质量（health-related quality of life，HRQOL）有助于交流及报告疗效的描述一致。大量新近数据表明，脊柱术后采用经验证的基于患者自我评估是适宜的，无论是开放手术还是微创手术，无论是单发转移还是广泛转移[31-35]。

35.6　靶向治疗范例

早期成功发现的单个致癌驱动因子，以及肿瘤基因组测序的逐渐可行，为基因层面的肿瘤治疗带来了希望[36]。当前，对疾病遗传基础的加深理解正在改变我们诊断和治疗脊柱肿瘤的方法[37]。基因组测序推动了诸如黑色素瘤、肉瘤，以及肺癌、乳腺癌、甲状腺癌、卵巢癌和结肠癌等肿瘤的临床治疗[36]。这些手段大多是应用在非脊柱肿瘤中，但人们对它们在脊柱肿瘤治疗中的作用越来越感兴趣[38, 39]。传统上，全身治疗方法对骨转移的作用是有限的，但最近的一项试验表明，用小分子酪氨酸激酶抑制剂卡博替尼治疗骨性肾细胞癌转移反应良好，表明新的全身性治疗药物可将骨转移灶控制在局部[40]。随着精准医学的不断发展，肿瘤外科医生需要提高其对基因组学和分子肿瘤学领域的了解，以做出明智的决策并在患者治疗中维持主导作用。尽管靶向治疗的概念相似，但是疗效和反应仍然是肿瘤特异性的，以下将分别讨论。

乳腺癌

乳腺癌很容易转移到骨骼。尽管转移是乳腺癌患者死亡的第二大主要原因，但诊断后的中位生存期仍接近 2 年。因此，医生提倡积极的治疗策略，以减轻疼痛并保持和 / 或改善神经功能[41]。分子生物学知识的拓展已经改变了该患者的疾病进程和预后。雌激素受体（estrogen receptor，ER）阳性和人内皮生长因子受体 2（human epidermal growth factor receptor 2，HER2）阳性乳腺癌的治疗方法已经取得了进展。他莫昔芬作为一种 ER 拮抗剂，已使存活率显著提高[42]，曲妥珠单抗作为一种针对 HER2 的人源化单克隆抗体也具有可喜的结果[43]。

很少有研究探究这些靶向治疗在脊柱肿瘤中的价值。约翰霍普金斯大学的一项试验研究了脊柱转移的乳腺癌的特异指标，发现雌激素受体阳性与更长的中位生存期有关，但是颈椎转移性肿瘤与较短的中位生存期有关[44]。也许这是由于此节段的脊髓压迫导致的症状更重。有趣的是，合并其他内脏疾病或超过一个节段的骨转移并不影响预后[45-47]。

肺癌

转移至脊柱最重要、最常见的肿瘤之一便是肺癌。每年有超过 180 万新诊断病例，大约 70% 会在首发症状时已经有局部进展或转移性病变[48-51]。其中最多的是非小细胞肺癌（non-small-cell lung cancer，NSCLC）患者，可分为大细胞癌、腺癌和鳞状细胞癌。疾病晚期时，肿瘤患者的中位总生存期（overall survival，OS）为 8～11 个月[52, 53]。但是，最近的研究报道了手术干预合并放射治疗可以改善生存期。Weiss 发现，接受手术切除的患者中有一半以上至少提高了 Frankel 评分一个级别[54]。治疗方面的最大进步包括针对分子标记物的药物开发。内皮生长因子受体（epidermal growth factor receptor，EGFR）突变在 NSCLC 中起主要作用，某些 EGFR 抑制剂（厄洛替尼和吉非替尼）通过酪氨酸激酶抑制剂途径起作用，可延长生存期至 24～36 个月[55]。通过其他酪氨酸激酶受体的上调，肿瘤产生耐药而削弱了药物的效用。一篇评估了 NSCLC 转移至脊柱的患者生存率的综述发现，尽管肺癌转移至脊柱的患者总生存期为 3.6～9 个月，但可以用 EGFR 突变靶向治疗的 NSCLC 患者的中位生存期为 18 个月[56]。另一个进步的领域是免疫疗法。细胞毒性 T 淋巴细胞相关蛋白 4 抑制剂（CTLA4，如伊匹木单抗）、抗程序性细胞死亡蛋白 1（anti-PD1，如纳武单抗）和抗程序性细胞死亡蛋白配体 1（anti-PD-L1，如 BMS-936559）已经基本证明可以略微改善预后[55]。这些提高的生存期表明，在靶向治疗时代，日常活动评分良好的患者可以延长生存期。因此，减轻与脊柱转移相关的症状是有必要的，且应尽早解决。

前列腺癌

前列腺癌是男性患者种肿瘤致死的第二常见原因。转移性前列腺癌最常累及脊柱，据报道，SM 诊断后的 1 年生存率为 73%～83%，中位总生存期为 24 个月[57-59]。前列腺癌治疗的一项重大进展是发现了能够大大改善患者预后的雄激素受体拮抗剂[57, 59]。事实证明，去势抵抗性前列腺癌（castration-resistant prostate cancer，CRPC）的治疗起来很困难，但是有几种靶向疗法可供使用，包括卡博替尼（一种 MET 和 VEGFR2 抑制剂）、西妥昔单抗（一种针对 EGFR 的单克隆抗体）、吉非替尼 /

厄洛替尼(一种小的酪氨酸激酶抑制剂)和伊匹木单抗(一种抗 CTLA4)[58, 60, 61]。尽管这些药物和其他药物的研究仍在进行,但他们在临床研究中只显示出略微的改善。放射疗法仍然是前列腺癌 SM 的主要治疗手段。幸运的是,前列腺癌被认为是相对放射敏感性的癌症[62],因此,常规的外部照射或放射外科手术可有效地治疗前列腺脊柱转移。随着时间发展,SM 的手术价值逐渐降低,但是对于那些进行性神经功能缺损或脊柱不稳定的人来说,手术仍然有重要的作用。

肾细胞癌

虽然肾细胞癌(renal cell carcinoma,RCC)仅占所有癌症的 2.5%[60, 63],但约 40% 的骨 RCC 转移发生在脊柱中,其中位生存期估计为 10 个月。实际上,在首诊时,几乎有 1/3 的 RCC 患者已是晚期或有转移性。已知肾细胞对常规外照射放射治疗(external beam radiation therapy,EBRT)无效;然而,放射外科治疗被证明是有效的。该疾病的分子和基因层面的认知进展使得几种转移性肾细胞癌(metastatic renal cell carcinoma,mRCC)靶向治疗获批。其中的一些因子包括:细胞因子启动子(IL-2);酪氨酸激酶受体抑制剂,如舒尼替尼和阿昔替尼;mTOR 抑制剂(如 temsirolimus);VEGF 抑制剂。仅 10% 的 mRCC 患者生存达 5 年,多目标疗法的出现使无进展生存期长达 27 个月,总生存期延长至 40 个月[63]。鉴于最近才引入了这些疗法,目前尚不清楚 5 年生存率是否发生了统计学意义的改变。前期研究探索了抗 PD1、抗 PD-L1 和抗 CTLA-4 抗体等免疫治疗剂,据报道其总缓解率达 30%,持续反应率达 20%~25%[64]。这些研究还确定了对脊柱 mRCC 预后特别有用的评分工具,例如,初始的 Fuhrman 评分、Tokuhashi 评分和纪念斯隆 - 凯特林癌症中心(MSKCC/Motzer)评分。

一般而言,由于 RCC 对传统放射治疗无效,肾细胞脊柱转移瘤常规进行手术切除。尤其具有挑战性的是,由于此类病变的富血管性,因此经常使用术前栓塞术。此外,孤立的 RCC 脊柱转移瘤从前都是全切除。脊柱放射外科手术已明显改变了这些肿瘤的治疗方法。目前,尽管仍有争议,但由于高剂量分割放射治疗能提供极高的局部控制率,且并发症出现概率极低,因此广泛切除或全切

除几乎不再被使用[65]。尽管通过立体定向放射外科治疗改善了局部控制并在靶向治疗方面取得了进展,但手术仍在脊柱 mRCC 的治疗中起着关键作用,特别是在孤立性和单发转移性疾病中,以及对于那些脊髓严重受压需要进行隔绝手术或进行性神经功能缺失的患者。

35.7 结论

本章简要概述了 SM 的流行病学。在肿瘤生存期延长的时代,SM 患者的数量可能会增加。更加充分的了解转移瘤的分子生物学机制后,更多的人开始认识到,转移瘤的治疗需要个性化和多学科协作。尽管我们重点关注常见的 SM 的治疗进展,但事实证明,这些进展对于各类肿瘤整体上都是适用的。

(韩诗远 译,吴家铭 刘千舒 高俊 校)

参考文献

1. Delank K-S, et al. The treatment of spinal metastases. Dtsch Arztebl Int. 2011.
2. Ortiz Gomez JA. The incidence of vertebral body metastases. Int Orthop. 1995;19(5):309–11
3. Cobb CA, Leavens ME, Eckles N. Indications for nonoperative treatment of spinal cord compression due to breast cancer. J Neurosurg. 1977:653–658.
4. Wong DA, Fornasier VL, MacNAB I. Spinal metastases: the obvious, the occult, and the impostors. Spine (Phila Pa 1976). 1990;15(1):1–4.
5. Ecker RD, et al. Diagnosis and treatment of vertebral column metastases. Mayo Clin Proc. 2005;80(9):1177–86.
6. Batson OV. The function of the vertebral veins and their role in the spread of metastases. Ann Surg. 1940;112(1):138–49.
7. Loblaw D. A population-based study of malignant spinal cord compression in Ontario. Clin Oncol (R Coll Radiol). 2003;15(4):211–7.
8. Bydon M, et al. Impact of smoking on complication and pseudarthrosis rates after single- and 2-level posterolateral fusion of the lumbar. Spine. 2014;39(21):1765–70.
9. Nguyen DX, Bos PD, Massague J. Metastasis: from dissemination to organ-specific colonization. Nat Rev Cancer. 2009;9(4):274–84.
10. Maccauro G, et al. Physiopathology of spine metastasis. Int J Surg Oncol. 2011;2011:1–8.
11. Yin JJ, et al. TGF-beta signaling blockade inhibits PTHrP secretion by breast cancer cells and

bone metastases development. J Clin Invest. 1999;103(2):197–206.

12. Mundy GR. Metastasis to bone: causes, consequences and therapeutic opportunities. Nat Rev Cancer. 2002;2(8):584–93.

13. Helweg-Larsen S, Sørensen PS. Symptoms and signs in metastatic spinal cord compression: a study of progression from first symptom until diagnosis in 153 patients. Eur J Cancer. 1994;30a(3):396–8.

14. Witham TF, et al. Surgery Insight: current management of epidural spinal cord compression from metastatic spine disease. Nat Clin Pract Neurol. 2006;2(2):87–94.

15. Bilsky MH, Laufer I, Burch S. Shifting paradigms in the treatment of metastatic spine disease. Spine (Phila Pa 1976). 2009;34(22 Suppl):S101–7.

16. Jacobs WB, Perrin RG. Evaluation and treatment of spinal metastases: an overview. Neurosurg Focus. 2001;11(6):e10.

17. Andreula C, Murrone M. Metastatic disease of the spine. Eur Radiol. 2005;15(3):627–32.

18. Laufer I, et al. The NOMS framework: approach to the treatment of spinal metastatic tumors. Oncologist. 2013;18(6):744–51.

19. Kumar KA, et al. A pilot study evaluating the use of dynamic contrast-enhanced perfusion MRI to predict local recurrence after radiosurgery on spinal metastases. Technol Cancer Res Treat. 2017:1533034617705715.

20. Tokuhashi Y, et al. A revised scoring system for preoperative evaluation of metastatic spine tumor prognosis. Spine (Phila Pa 1976). 2005;30(19):2186–91.

21. Tomita K, et al. Surgical strategy for spinal metastases. Spine (Phila Pa 1976). 2001;26(3):298–306.

22. Bauer HCF, Wedin R. Survival after surgery for spinal and extremity metastases: prognostication in 241 patients. Acta Orthop Scand. 1995;66(2):143–6.

23. Leithner A, et al. Predictive value of seven preoperative prognostic scoring systems for spinal metastases. Eur Spine J. 2008;17(11):1488–95.

24. Dardic M, et al. Evaluation of prognostic scoring systems for spinal metastases in 196 patients treated during 2005–2010. Eur Spine J. 2015;24(10):2133–41.

25. Zoccali C, et al. The Tokuhashi score: effectiveness and pitfalls. Eur Spine J. 2016;25(3):673–8.

26. Paulino Pereira NR, et al. Development of a prognostic survival algorithm for patients with metastatic spine disease. J Bone Joint Surg Am. 2016;98(21):1767–76.

27. Bilsky MH, et al. Reliability analysis of the epidural spinal cord compression scale. J Neurosurg Spine. 2010:324–328.

28. DeVine J, et al. Evaluating the correlation and responsiveness of patient-reported pain with function and quality-of-life outcomes after spine surgery. Spine (Phila Pa 1976). 2011;36:S69–74.

29. Street J, et al. Introducing a new health-related quality of life outcome tool for metastatic disease of the spine: content validation using the international classification of functioning, disability, and health; on behalf of the Spine Oncology Study Group. Spine (Phila Pa 1976). 2010;35(14):1377–86.

30. Versteeg AL, et al. Psychometric evaluation and adaptation of the Spine Oncology Study Group Outcomes Questionnaire to evaluate health-related quality of life in patients with spinal metastases: validity and reliability of the SOSGOQ. Cancer. 2018;124(8):1828–38.

31. Barzilai O, et al. Hybrid surgery-radiosurgery therapy for metastatic epidural spinal cord compression: a prospective evaluation using patient-reported outcomes. Neurooncol Pract. 2018;5(2):104–13.

32. Barzilai O, et al. Minimal access surgery for spinal metastases: prospective evaluation of a treatment algorithm using patient-reported outcomes. World Neurosurg. 2018;120:e889–901.

33. Barzilai O, et al. Predictors of quality of life improvement after surgery for metastatic tumors of the spine: prospective cohort study. Spine J. 2018;18(7):1109–15.

34. Barzilai O, et al. Survival, local control, and health-related quality of life in patients with oligometastatic and polymetastatic spinal tumors: a multicenter, international study. Cancer. 2019;125(5):770–8.

35. Fehlings MG, et al. Survival and clinical outcomes in surgically treated patients with metastatic epidural spinal cord compression: results of the prospective multicenter AOSpine study. J Clin Oncol. 2016;34(3):268–76.

36. Hyman DM, Taylor BS, Baselga J. Implementing genome-driven oncology. Cell. 2017;168(4):584–99.

37. Goodwin CR, et al. Molecular markers and targeted therapeutics in metastatic tumors of the spine: changing the treatment paradigms. Spine (Phila Pa 1976). 2016;41(Suppl 20):S218–23.

38. Caruso JP, et al. Stereotactic radiosurgery and immunotherapy for metastatic spinal melanoma. Neurosurg Focus. 2015;38(3):E6.

39. Shankar GM, et al. Effect of immunotherapy status on outcomes in patients with metastatic melanoma to the spine. Spine (Phila Pa 1976). 2017;42(12):E721–5.

40. Choueiri TK, et al. Cabozantinib versus everolimus in advanced renal cell carcinoma (METEOR): final results from a randomised, open-label, phase 3 trial. Lancet Oncol. 2016;17(7):917–27.

41. Patchell RA, et al. Direct decompressive surgical resection in the treatment of spinal cord compression caused by metastatic cancer: a randomised trial. Lancet. 2005;366(9486):643–8.

42. Banin Hirata BK, et al. Molecular markers for breast cancer: prediction on tumor behavior. Dis Markers. 2014;2014:1–12.

43. Monteiro Ide P, et al. Targeting HER family in HER2-positive metastatic breast cancer: potential biomarkers and novel targeted therapies. Pharmacogenomics. 2015;16(3):257–71.

44. Zadnik PL, et al. Prolonged survival following aggressive treatment for metastatic breast cancer in the spine. Clin Exp Metastasis. 2014;31(1):

47–55.

45. Sciubba DM, et al. Positive and negative prognostic variables for patients undergoing spine surgery for metastatic breast disease. Eur Spine J. 2007;16(10):1659–67.

46. Shehadi JA, et al. Surgical treatment strategies and outcome in patients with breast cancer metastatic to the spine: a review of 87 patients. Eur Spine J. 2007;16(8):1179–92.

47. Walcott BP, et al. Surgical treatment and outcomes of metastatic breast cancer to the spine. J Clin Neurosci. 2011;18(10):1336–9.

48. Kalia M. Biomarkers for personalized oncology: recent advances and future challenges. Metabolism. 2015;64(3):S16–21.

49. Lauro S, et al. The use of bevacizumab in non-small cell lung cancer: an update. Anticancer Res. 2014;34(4):1537–45.

50. Raparia K, et al. Molecular profiling in non-small cell lung cancer: a step toward personalized medicine. Arch Pathol Lab Med. 2013;137(4):481–91.

51. Tobin NP, et al. The importance of molecular markers for diagnosis and selection of targeted treatments in patients with cancer. J Intern Med. 2015;278(6):545–70.

52. Marzuka A, et al. Melanoma treatments: advances and mechanisms. J Cell Physiol. 2015;230(11):2626–33.

53. Menzies AM, Long GV. Recent advances in melanoma systemic therapy. BRAF inhibitors, CTLA4 antibodies and beyond. Eur J Cancer. 2013;49(15):3229–41.

54. Weiss RJ, Wedin R. Surgery for skeletal metastases in lung cancer: complications and survival in 98 patients. Acta Orthop. 2011;82(1):96–101.

55. Helissey C, Champiat S, Soria J-C. Immune checkpoint inhibitors in advanced nonsmall cell lung cancer. Curr Opin Oncol. 2015;27(2):108–17.

56. Batista N, et al. Emerging and established clinical, histopathological and molecular parametric prognostic factors for metastatic spine disease secondary to lung cancer: Helping surgeons make decisions. J Clin Neurosci. 2016;34:15–22.

57. Drzymalski DM, et al. Predictors of survival in patients with prostate cancer and spinal metastasis. J Neurosurg Spine. 2010:789–794.

58. Fu W, et al. Progress of molecular targeted therapies for prostate cancers. Biochim Biophys Acta. 2012;1825(2):140–52.

59. Toren P, Zoubeidi A. Targeting the PI3K/Akt pathway in prostate cancer: challenges and opportunities (review). Int J Oncol. 2014;45(5):1793–801.

60. Combe P, et al. Trial watch: therapeutic vaccines in metastatic renal cell carcinoma. Oncoimmunology. 2015;4(5):e1001236.

61. Gerritsen WR. The evolving role of immunotherapy in prostate cancer. Ann Oncol. 2012;23(suppl 8):viii22–7.

62. Barzilai O, et al. Integrating evidence-based medicine for treatment of spinal metastases into a decision framework: neurologic, oncologic, mechanicals stability, and systemic disease. J Clin Oncol. 2017;35(21):2419–27.

63. Escudier B. Emerging immunotherapies for renal cell carcinoma. Ann Oncol. 2012;23(suppl 8):viii35–40.

64. Carlo MI, Voss MH, Motzer RJ. Checkpoint inhibitors and other novel immunotherapies for advanced renal cell carcinoma. Nat Rev Urol. 2016;13(7):420–31.

65. Yamada Y, et al. The impact of histology and delivered dose on local control of spinal metastases treated with stereotactic radiosurgery. Neurosurg Focus. 2017;42(1):E6.

36. 肿瘤患者的骨代谢

Tilman D. Rachner, Lorenz C. Hofbauer, and Andy Göbel

36.1 引言

骨生理学基础

在成年人的骨中,需要生理性的骨重塑以长期维持结构质量和强度。形成骨的成骨细胞和吸收骨的破骨细胞的活性是相互关联的。在健康状态下,骨形成和吸收的水平是平衡的,从而维持稳定的骨量。关联过程由细胞的直接接触、配体 - 受体相互作用和多种可溶性因子介导。此外,机械力和微裂隙是骨重塑的关键驱动因素,其中旧的或受损的骨基质被吸收并被新形成的组织替代[1]。重塑过程负责每年更新成熟骨骼中 5%～10% 的骨[2]。微裂隙或者运动期间骨组织的牵拉和压缩可被骨细胞检测到。这些细胞是终末分化的成骨细胞,能在骨微环境中感知机械力和代谢信号。平衡的骨重塑是健康骨的标志。然而,在应变或应力增加的情况下,骨会通过增加骨形成来适应变化的需求。反之,如果物理应变减少(如术后的临时制动),骨则会相应地减少其量和强度[3]。

无论局部还是全身,骨代谢都受到多种激素、细胞因子以及物理因素的调节[1, 2]。最重要的激素是性激素,它们能调节骨获得以及骨细胞的分化和寿命。雌激素通过诱导破骨细胞凋亡和抑制破骨细胞生成来抑制骨吸收。另一方面,它们减少成骨细胞的凋亡并促进成骨细胞前体细胞的分化和成熟[4]。绝经后女性体内雌激素下降是绝经后骨质疏松的主要原因,其特征是骨量受损和发生脆性骨折的风险增加[5]。睾酮可以通过芳香化转化为雌激素,同样介导骨保护作用[2]。对于骨细胞和骨重塑具有不同作用的其他重要激素是甲状腺和甲状旁腺激素、生长激素和糖皮质激素[2, 6, 7]。

除激素和物理因素外,骨与免疫细胞之间存在多方面的相互作用。例如,肿瘤坏死因子 α(TNFα)、白介素 IL-1 和 IL-6 等炎性细胞因子直接激活破骨细胞生成和破骨细胞性骨吸收[8]。这些机制是类风湿关节炎(一种炎性关节疾病)中骨损伤和丢失的关键因素[9]。

骨转移的病理生理学

骨是包括乳腺癌、肺癌和前列腺癌在内多种恶性肿瘤的转移部位[10]。导致骨病变的转移过程十分复杂,需要癌症细胞与骨微环境中细胞的紧密相互作用。一个多世纪以前,某些细胞的骨转移倾向就已得到充分认识。Stephen Paget 于 1889 年首次阐述了"种子和土壤"假说[11]。该假说基于以下假设:骨中的生长因子和细胞因子为癌症细胞提供了促进生长的微环境。局部骨破坏和骨内肿瘤加速生长的过程可以简述为骨转移的恶性循环:成功迁移至骨的癌症细胞分泌因子,通过增加破骨细胞活性和抑制成骨细胞来直接和间接地促进骨吸收[12]。骨吸收增加进而导致储存在骨基质中的生长因子释放增加,促进了肿瘤细胞的局部增殖[13]。

骨转移可根据其影像学形态分为硬化性或溶解性病变。前列腺癌来源的骨病变通常是硬化性的,而乳腺癌骨转移通常是溶骨性的。虽然这两种情况下骨质均差,但溶骨性病变为主的患者发生骨折的风险较高[14]。在溶骨性骨病变中(图 36-1),RANKL/RANK/骨保护素(osteoprotegerin,OPG)系统是疾病进展的主要因素。核因子 κ-B 受体激活因子配体(receptor activator of nuclear factor kappa-B ligand,RANKL)与破骨细胞和破骨细胞前体表达的受体 RANK 结合。OPG 是 RANKL 的诱饵受体。生理状态下,RANKL 与 OPG 的比例决定破骨细胞活性的水平。

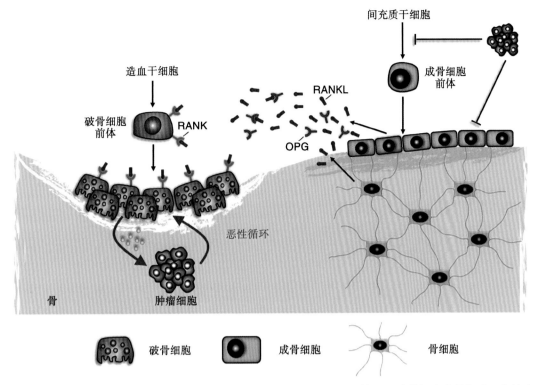

图 36-1 溶骨性肿瘤细胞对骨重塑的影响。三种主要细胞类型（成骨细胞、破骨细胞和骨细胞）受到严格调控，确保了骨重塑的平衡。成骨细胞起源于间充质干细胞和成骨细胞前体。它们负责从头形成骨基质。破骨细胞来自造血干细胞和破骨细胞前体。除其他因素外，破骨细胞分化主要取决于核因子 κ-B 受体激活因子配体（RANKL），并与破骨细胞前体和成熟破骨细胞上的核因子 κ-B 受体激活因子（RANK）结合。RANKL 的作用受到其天然拮抗剂骨保护素（OPG）的限制，而骨保护素也是由成骨细胞产生的。骨细胞是终末分化的成骨细胞。它们被包埋在骨基质中，作为力学感受器，通过产生 RANKL 来促进破骨细胞的分化。在存在溶骨性肿瘤细胞的情况下，有利于 RANKL 产生的肿瘤细胞分泌因子增加了破骨细胞性骨吸收，同时 OPG 的产生减少。骨基质中储存的生长因子和钙通过骨吸收而释放，反过来支持肿瘤细胞在骨中的生长（恶性循环）。此外，成骨细胞生成和成骨细胞的功能都受到肿瘤细胞来源因子的抑制

在恶性骨疾病中，RANKL 的局部增加和低 OPG 水平会导致比例失衡，促进破骨细胞的活性[15]。

肿瘤细胞不仅刺激破骨细胞生成，而且干扰成骨细胞的分化和激活。这些细胞的成熟依赖多条通路，其中 Wnt 通路最为重要。Wnt 配体介导成骨细胞前体细胞内信号过程的复杂级联，使成骨细胞生成中的关键基因激活。这些步骤被 Wnt 通路中癌症来源的抑制因子强烈抑制。这方面最突出的例子之一是在溶骨性骨转移中发现的 Dickkopf-1[16]。

36.2 骨转移的发病率

总体而言，多达 30% 的乳腺癌患者会发生转移性疾病[17]。骨转移是前列腺癌或乳腺癌等常见恶性肿瘤的常见晚期并发症，但其他实体肿瘤（如肾癌、肺癌或甲状腺癌）也很倾向于转移至骨。疾病晚期骨转移的发病率高度依赖于原发肿瘤类型。发生骨转移风险最高的肿瘤是前列腺癌，其5 年骨转移发病率为 24.5%，其次是肺癌（12.4%）、肾癌（8.4%）和乳腺癌（6%）[18]。

36.3 骨转移的一般治疗方法

为了达到最佳疗效，骨转移应依靠多学科治疗，包括外科医生、放射科医生、肿瘤科医生，以及专门从事疼痛、核医学及骨学的医生。诊断骨转移后，应在肿瘤多学科会诊中为每例患者提供个性化的治疗策略。提出治疗方案时应考虑病变的位置、范围和手术可行性。此外，还需要考虑年龄、总体健康情况和并发的医疗状况。骨转移的

治疗一般被认为是姑息性的，但对于其他方面均健康的患者，单一转移灶的治愈方法也越来越多。虽然需要首先考虑手术或放射治疗，但对所有患者都应提供药物治疗。以下段落将广泛讨论骨转移的药物治疗方案。

36.4　治疗骨转移患者的药物方案

治疗骨转移的药物方案通常包括强效的抗吸收治疗。值得注意的是，无论骨病变的癌症实体或形态学表现如何，都推荐抗吸收治疗。目前已有两大类抗吸收药物获批治疗骨转移，即双膦酸盐和地诺单抗（图 36-2）。

双膦酸盐

双膦酸盐是一类抗吸收药物，广泛用于治疗良性和恶性骨病。从 20 世纪 60 年代首次发现以来，双膦酸盐已经发展了几代药物，其骨亲和力和抗吸收效力逐渐增强。

所有的双膦酸盐均具有 P-C-P 结构（两个

磷酸基团和一个碳原子），这使其非常稳定且坚固。它们的药代动力学性质主要由另外的侧基决定。氨基双膦酸盐以侧基中包含的氮原子命名，而且比传统的双膦酸盐更强效。这些药物通过抑制甲羟戊酸途径发挥其抗吸收功能[19]。现在已有几种双膦酸盐获批用于骨转移和 / 或骨髓瘤的治疗。其中，被认为是最强效的双膦酸盐的唑来膦酸，在临床试验中得到了最广泛的研究[20]。

乳腺癌

几项随机试验比较了双膦酸盐和安慰剂在预防乳腺癌患者骨相关事件（skeletal-related events，SRE）中的作用。已确认氯膦酸、帕米膦酸、伊班膦酸和唑来膦酸可减少或显著延迟 SRE（文献[21]做了总结）。荟萃分析已证实双膦酸盐可降低骨折、手术和高钙血症的风险，但不能降低脊柱压缩的风险[22]。重要的是，其疗效是时间依赖性的，必须进行至少 6 个月的治疗才能看到对骨骼发病率的正面作用[22]。少有试验直接比较不同双膦酸盐的效用。在一项比较性试验中，静脉注射帕米膦酸（90mg，每月）在控制骨症状和抑制骨

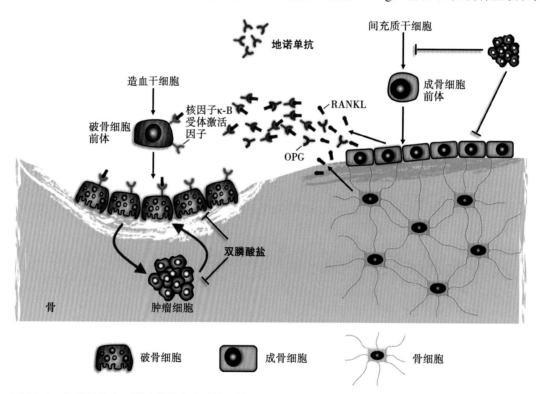

图 36-2　地诺单抗和双膦酸盐作为溶骨性骨转移中的抗吸收治疗。地诺单抗是针对核因子 κ-B 受体激活因子配体（RANKL）的单克隆中和抗体。它减少 RANKL 与破骨细胞前体和成熟破骨细胞上的 RANK 的结合，从而减少破骨细胞生成和骨吸收。（氨基）双膦酸盐是甲羟戊酸途径的抑制剂和破骨细胞凋亡的诱导剂。此外，它们对溶骨性肿瘤细胞具有直接的抗肿瘤作用。OPG，骨保护素

再吸收方面比口服氯膦酸盐更有效[23]。在乳腺癌患者中，唑来膦酸减少至少有一个溶骨性病变的患者发生 SRE 比率的效力优于帕米膦酸（分别为 48% 和 58%），并显著延后了首次 SRE 的发生时间（$P=0.013$）[24]。

一项 Cochrane 分析得出结论，双膦酸盐可降低有临床明显骨转移的女性乳腺癌患者发生 SRE 的风险[25]。此外，最近的一项荟萃分析发现，双膦酸盐可提供与骨转移无关的总体生存获益（$HR=0.91,95\%CI: 0.83\sim0.99; P=0.04$）。然而，按绝经情况进行的亚组分析显示，双膦酸盐仅在绝经后女性中使生存获益（$HR=0.77, 95\%CI: 0.66\sim0.90; P=0.001$），而对绝经前女性无生存获益（$HR=1.03, 95\%CI: 0.86\sim1.22; P=0.78$）[26]。

激素受体阳性乳腺癌患者面临的一个重要问题是，癌症辅助治疗可能对骨健康产生负面影响[27]。在绝经后女性中，目前使用芳香化酶抑制剂以最大限度抑制残留雌激素水平。然而，在有效降低疾病复发风险的同时，芳香化酶抑制剂可导致骨量迅速下降并增加骨折风险。在这种情况下，已有几项研究对辅助使用抗吸收剂进行了探讨[28]。

在乳腺癌中辅助使用双膦酸盐，仅对绝经后女性或采用 GnRH 类似物（如戈舍瑞林）诱导绝经的女性有效。最近的一项荟萃分析支持了双膦酸盐的抗癌作用，其中骨复发率降低了 34%，乳腺癌死亡率降低了 17%[29]。基于这些结果，所有患早期乳腺癌的绝经后女性都应考虑抗吸收治疗。现推荐在患早期乳腺癌的女性辅助使用双膦酸盐（IOF、CABS、ECTS、IEG、ESCEO IMS 和 SIOG 的联合立场声明）[27]。

前列腺癌

研究双膦酸盐在转移性前列腺癌中作用的试验比乳腺癌少。在一项针对 643 例男性转移性前列腺癌患者的研究中，唑来膦酸将发生至少一种 SRE 的风险显著降低了 11%（39% vs 49%，$P=0.028$），同时将用药 24 个月后骨骼并发症的总体风险降低了 36%[30]。在另一项试验中，研究者将单次注射伊班膦酸（6mg）与单剂量放射治疗对骨痛的疗效进行了比较。在 4~12 周时，两组的疼痛反应没有统计学差异，同时两组的疼痛评分有相当程度的降低[31]。

骨髓瘤

作为骨髓源性的全身性血液病，多发性骨髓瘤的发病机制与实体瘤具有明显区别。然而，溶骨性病变仍是多发性骨髓瘤的标志[32]。几项较大的研究调查了多发性骨髓瘤患者使用不同双膦酸盐的效果。

氯膦酸盐是获批治疗骨髓瘤源性溶解性骨病变的唯一非氨基双膦酸盐。20 世纪 90 年代使用氯膦酸盐的临床试验首次证实了 SRE 的减少[33,34]。这些试验并未显示氯膦酸盐能带来总体生存获益，尽管亚组分析显示：就诊时无骨折的亚组中，患者生存期得到了显著延长（59 个月 vs 37 个月，$P=0.006$）[35]。虽然口服帕米膦酸（每天 300mg）未能降低 SRE 发病率[36]，但与安慰剂相比，静脉注射帕米膦酸显著降低了骨骼事件的发病率（24% vs 41%，$P<0.001$）。疾病晚期患者亚组的生存期明显更长（中位生存期 21 个月 vs 14 个月，$P=0.041$）[37]。几项试验研究了唑来膦酸在多发性骨髓瘤中的作用。相较于帕米膦酸，唑来膦酸在降低 SRE 发病率方面至少相当[38]。与氯膦酸盐相比，唑来膦酸将 SRE 风险降低了 26%。重要的是，无论有无可检测到的骨病变，唑来膦酸都能降低患者的 SRE 发病率[39]。此外，标准疗法联合唑来膦酸将死亡风险降低了 16%（$P=0.012$），并将中位总生存期从 44.5 个月延长至 50.0 个月（延长了 5.5 个月）[39]。对不同双膦酸盐的荟萃分析表明，单药未显示总体生存获益，但唑来膦酸在改善生存方面优于安慰剂（和依替膦酸）[40]。基于其减少 SRE 的明确功效，建议在所有骨髓瘤患者中考虑使用双膦酸盐[41]。

双膦酸盐的安全性

双膦酸盐通常被认为是安全且耐受良好的药物。在讨论不良事件时，区分以较低剂量治疗骨质疏松症所发生的事件和以较高剂量治疗骨转移时所发生的事件是重要的。肠外应用后，一些患者可能会出现流感样症状的急性期反应。多达 1/3 的患者主诉急性期反应，这是由 γ-δ-T 细胞的活化和增殖引起的[42]。自限症状通常在 1~2 天内消失且主要发生在第一次输注后。双膦酸盐增加肾脏并发症和低钙血症的风险。为了降低这些并发症的风险，建议定期评估肾功能并适当补充钙。颌骨坏死（osteonecrosis of the jaw，ONJ）是双膦酸盐治疗的公认并发症。尽管骨质疏松情况下

ONJ 的患病率很低，但 1%～5% 的骨转移患者可能发生 ONJ[43]。为了降低 ONJ 的风险，建议在开始治疗之前进行牙科评估，并在围手术期使用抗生素之外保持良好的口腔卫生。

地诺单抗

地诺单抗是一种针对 RANKL 的单克隆抗体。地诺单抗获批用于治疗骨质疏松症（每 6 个月 60mg）和治疗继发于实体瘤和骨髓瘤的骨转移（每 4 周 120mg）。在 2 期临床试验成功后，研究者又对地诺单抗进行了三项大型 3 期试验，最终使地诺单抗获批用于治疗实体瘤。

在一项针对前列腺癌患者的头对头试验中，地诺单抗被用来与唑来膦酸比较。在 1 904 例转移性前列腺癌男性患者中，地诺单抗在延迟首次和随后的 SRE 方面优于唑来膦酸。在地诺单抗组中，首次 SRE 的时间延迟了 3.6 个月（17.1 个月 vs 20.7 个月；HR=0.82，95%CI：0.71～0.95；P=0.008）。与唑来膦酸相比，地诺单抗可将首次和随后发生 SRE 的风险显著降低 18%（优效性检验 P=0.001）[44]。两个治疗组的总生存期相似。在另一项乳腺癌试验中，2 046 例患者随机接受地诺单抗或唑来膦酸治疗。在延迟首次 SRE（HR=0.82；95%CI：0.71～0.95；优效性检验 P=0.01）与首次和随后（多次）SRE（P=0.001）方面，地诺单抗均优于唑来膦酸。各组的总生存期和疾病进展相似[45]。

在第三项试验中，对于乳腺癌和前列腺癌以外的晚期实体癌症和骨髓瘤患者将地诺单抗与唑来膦酸在骨转移中的疗效进行了比较。地诺单抗在预防或延迟首次 SRE 方面不逊于唑来膦酸（HR=0.84；95%CI，0.71～0.98；P=0.000 7）。此试验未能显示地诺单抗的优越性，事后分析表明该药对骨髓瘤亚组具有潜在的负面影响[46]。

值得注意的是，该试验的探索性分析显示，用地诺单抗治疗的肺癌患者（非小细胞肺癌和小细胞肺癌）具有显著的生存获益。与唑来膦酸相比，在 811 例任何类型肺癌患者中（8.9 个月 vs 7.7 个月；风险比［HR］0.80；P=0.01）及 702 例非小细胞肺癌患者中（9.5 个月 vs 8.0 个月；HR=0.78；P=0.01），地诺单抗的使用与改善的中位总生存期相关。通过分组织学类型对非小细胞肺癌进一步

分析显示，应用地诺单抗的鳞状细胞癌患者的中位生存期为 8.6 个月，而应用唑来膦酸的中位生存期为 6.4 个月（HR=0.68；P=0.035）。基于这些结果，随后进行了骨髓瘤的试验。在该试验中，1 718 例患者被随机分组，每 4 周接受皮下地诺单抗 120mg 加静脉安慰剂或每 4 周接受静脉唑来膦酸 4mg 加皮下安慰剂。在研究的主要终点，对于首次出现骨相关事件的时间，地诺单抗相比唑来膦酸达到了非劣效性（HR=0.98，95%CI：0.85～1.14；非劣效试验 P=0.01）。值得注意的是，对比唑来膦酸组的 17%[47]，地诺单抗组的肾毒性报道较少（10%）。

36.5　优化高骨转移风险癌症患者的骨健康

在非转移性前列腺癌患者中，地诺单抗的辅助使用（每月 120mg）将骨转移的发生中位时间延迟了 4.2 个月（HR=0.085，95%CI：0.71～0.98，P=0.032）[48]。虽然地诺单抗和安慰剂之间的总生存期没有差异，但地诺单抗的 ONJ 发病率显著增高（5% vs 0%）。两项试验研究了地诺单抗在乳腺癌辅助治疗中的作用。ABCSG-18 试验比较了在 3 425 例绝经后乳腺癌患者中使用地诺单抗或安慰剂对骨折发病率的影响。地诺单抗显著降低了任何临床骨折的发生风险（HR=0.50；95%CI：0.39～0.65；P<0.000 1）。有趣的是，无论基线 T 分数是否低于 –1 以及年龄是否小于 65 岁，患者的骨折率均降低[49]。最近，D-Care 试验（NCT01077154）展示了一些数据。该试验旨在证实地诺单抗具有预防转移性骨病高风险的乳腺癌患者发生骨转移的能力。在该试验中，地诺单抗对 RANKL 的抑制未能降低骨转移的发病率[50]。

36.6　总结

骨转移的病理生理学十分复杂，其治疗需要多学科协作。抗吸收疗法是提供最佳治疗的必需部分。以破骨细胞为靶点，双膦酸盐和地诺单抗已被证明可有效减少 SRE 的发生并改善生活质

量。未来的研究需要明确转移细胞如何归巢并植入骨，以确定预防和治疗策略。

（韩诗远 译，金山木 刘千舒 高俊 校）

参考文献

1. Sims NA, Martin TJ. Coupling the activities of bone formation and resorption: a multitude of signals within the basic multicellular unit. Bonekey Rep. 2014;3:1–10.
2. Walsh JS. Normal bone physiology, remodelling and its hormonal regulation. Surgery. 2014;33:1–6.
3. Crockett JC, Rogers MJ, Coxon FP, Hocking LJ, Helfrich MH. Bone remodelling at a glance. J Cell Sci. 2011;124:991–8.
4. Almeida M, Laurent MR, Dubois V, Claessens F, Brien CAO, Bouillon R, et al. Estrogens and androgens in skeletal physiology and pathophysiology. Physiol Rev. 2017;97:135–87.
5. Rachner TD, Khosla S, Hofb LC. Osteoporosis: now and the future. Lancet. 2011;377:1276–87.
6. Lips P, Van Schoor NM. The effect of vitamin D on bone and osteoporosis. Best Pract Res Clin Endocrinol Metab. 2011;25:585–91.
7. Bassett JHD, Williams GR. Role of thyroid hormones in skeletal development and bone maintenance. Endocr Rev. 2016;37:135–87.
8. Schett G. Effects of inflammatory and anti-inflammatory cytokines on the bone. Eur J Clin Investig. 2011;41:1361–6.
9. Smolen JS, Redlich K, Zwerina J, Aletaha D, Steiner G, Schett G. Pro-inflammatory cytokines in rheumatoid arthritis pathogenetic and therapeutic aspects. Clin Rev Allergy Immunol. 2005;28:239–48.
10. Mundy GR. Metastasis to bone: causes, consequences and therapeutic opportunities. Nat Rev Cancer. 2002;2:584–93.
11. Paget S. The distribution of secondary growths in cancer of the breast. Lancet. 1889;133:571–3.
12. Hofbauer LC, Rachner T, Singh SK. Fatal attraction: why breast cancer cells home to bone. Breast Cancer Res. 2008;10:101.
13. Roodman GD. Mechanisms of bone metastasis. N Engl J Med. 2004;350:1655–64.
14. Guise TA, Mohammad KS, Clines G, Stebbins EG, Wong DH, Higgins LS, et al. Basic mechanisms responsible for osteolytic and osteoblastic bone metastases. Clin Cancer Res. 2006;12:6213–7.
15. Weilbaecher KN, Guise TA, LK MC. Cancer to bone: a fatal attraction. Nat Rev Cancer. 2011;11:411–25.
16. Rachner TD, Göbel A, Benad-Mehner P, Hofbauer LC, Rauner M. Dickkopf-1 as a mediator and novel target in malignant bone disease. Cancer Lett. 2014;346:172–7.
17. Soni A, Ren Z, Hameed O, Chanda D, Morgan CJ, Siegal GP, et al. Breast cancer subtypes predispose

the site of distant metastases. Am J Clin Pathol. 2015;143:471–8.
18. Hernandez RK, Wade SW, Reich A, Pirolli M, Liede A, Lyman GH. Incidence of bone metastases in patients with solid tumors: analysis of oncology electronic medical records in the United States. BMC Cancer. 2018;18:1–11.
19. Luckman SP, Hughes DE, Coxon FP, Graham R, Russell G, Rogers MJ. Nitrogen-containing bisphosphonates inhibit the mevalonate pathway and prevent post-translational prenylation of GTP-binding proteins, including Ras. J Bone Miner Res. 1998;13(4):581–9.
20. Polascik T, Mouraviev V. Zoledronic acid in the management of metastatic bone disease. Ther Clin Risk Manag. 2008;4:261–8.
21. Petrut B, Simmons C, Broom R, Trinkaus M. Pharmacotherapy of bone metastases in in breast cancer patients. Expert Opin Pharmacother. 2008;6566:937–45.
22. Ross JR, Saunders Y, Edmonds PM, Patel S, Broadley KE, Johnston SRD. Systematic review of role of bisphosphonates on skeletal morbidity in metastatic cancer. BMJ. 2003;327:1–6.
23. Jagdev S, Purohit P, Herling C, Coleman R. Comparison of the effects of intravenous pamidronate and oral clodronate on symptoms and bone resorption in patients with metastatic bone disease. Ann Oncol. 2001;12:1433–8.
24. Rosen LS, Gordon DH, Dugan W, Major P, Eisenberg PD, Provencher L, et al. Zoledronic acid is superior to pamidronate for the treatment of bone metastases in breast carcinoma patients with at least one osteolytic lesion. Cancer. 2003;100:36–43.
25. Pavlakis N, Rl S. Bisphosphonates for breast cancer (review). Cochrane Database Syst Rev. 2005;3:1–49.
26. O'Carrigan B, Wong M, Willson M, Stockler M, Pavlakis N, Goodwin A. Bisphosphonates and other bone agents for breast cancer (review). Cochrane Database Syst Rev. 2017;10:CD003474.
27. Hadji P, Aapro MS, Body J, Gnant M, Luisa M, Yves J, et al. Management of aromatase inhibitor-associated bone loss (AIBL) in postmenopausal women with hormone sensitive breast cancer: joint position statement of the IOF, CABS, ECTS, IEG. J Bone Oncol. 2017;7:1–12.
28. Rachner T, Coleman R, Hadji P, Hofbauer L. Bone health during endocrine therapy for cancer. Lancet Diabetes Endocrinol. 2018;6(11):901–10.
29. Early Breast Cancer Trialists' Collaborative Group E. Adjuvant bisphosphonate treatment in early breast cancer: meta-analyses of individual patient data from randomised trials. Lancet. 2015;386:1353–61.
30. Saad F, Gleason DM, Murray R, Venner P, Lacombe L, Chin JL, et al. Long-term efficacy of zoledronic acid for the prevention of skeletal complications in patients with metastatic hormone- refractory prostate cancer for the zoledronic acid prostate cancer study group. J Natl Cancer Inst. 2004;96:879–82.
31. Hoskin P, Sundar S, Reczko K, Forsyth S, Mithal N,

Sizer B, et al. A multicenter randomized trial of ibandronate compared with single-dose radiotherapy for localized metastatic bone pain in prostate cancer. J Natl Cancer Inst. 2015;107:1–9.

32. van Driel M, van Leeuwen JPTM. Cancer and bone: a complex complex. Arch Biochem Biophys. 2014;561:159–66.

33. Lahtinen R, Laakso M, Palva I, Virkkunen P, Elomaa I. Randomised, placebo-controlled multicentre trial of clodronate in multiple myeloma. Lancet. 1992;340:1049–52.

34. McCloskey E, MacLennan I, Drayson M, Chapman C, Dunn J, Kanis J. A randomized trial of the effect of clodronate on skeletal morbidity in multiple myeloma. Br J Haematol. 1998;100:317–25.

35. McCloskey EV, Dunn JA, Kanis JA, MacLennan ICM, Drayson MT. Long-term follow-up of a prospective, double-blind, placebo-controlled randomized trial of clodronate in multiple myeloma. Br J Haematol. 2001;113:1035–43.

36. Brincker H, Westin J, Abildgaard N, Gimsing P, Turesson I, Hedenus M, et al. Failure of oral pamidronate to reduce skeletal morbidity in multiple myeloma: a double-blind placebo-controlled trial. Br J Haematol. 1998;101:280–6.

37. Berenson J, Lichtenstein A, Porter L, Dimopoulos M, Bordoni R, George S, et al. Efficacy of pamidronate in reducing skeletal events in patients with advanced multiple myeloma. N Engl J Med. 1996;334:488–93.

38. Rosen L, Gordon D, Kaminski M, Howell A, Belch A, Mackey J, et al. Zoledronic acid versus pamidronate in the treatment of skeletal metastases in patients with breast cancer or osteolytic lesions of multiple myeloma: a phase III, double-blind, comparative trial. Cancer J. 2001;7:377–87.

39. Morgan GJ, Child JA, Gregory WM, Szubert AJ, Cocks K, Bell SE, et al. Effects of zoledronic acid versus clodronic acid on skeletal morbidity in patients with newly diagnosed multiple myeloma (MRC myeloma IX): secondary outcomes from a randomised controlled trial. Lancet Oncol. 2011;12:743–52.

40. Mhaskar R, Redzepovic J, Wheatley K, Oac C, Miladinovic B, Glasmacher A, et al. Bisphosphonates in multiple myeloma: a network meta- analysis (review). Cochrane Database Syst Rev. 2012;5:1–99.

41. Terpos E, Morgan G, Dimopoulos MA, Drake MT, Lentzsch S, Shimizu K, et al. International myeloma working group recommendations for the treatment of multiple myeloma – related bone disease. J Clin Oncol. 2013;31:2347–59.

42. Kunzmann V, Bauer E, Feurle J, Weissinger F, Tony HP, Wilhelm M. Stimulation of gammadelta T cells by aminobisphosphonates and induction of anti-plasma cell activity in multiple myeloma. Blood. 2000;96:384–92.

43. Reyes C, Hitz M, Prieto-alhambra D, Abrahamsen B. Risks and benefits of bisphosphonate therapies. J Cell Mol Med. 2016;28:20–8.

44. Fizazi K, Carducci M, Smith M, Damião R, Brown J, Karsh L, et al. Denosumab versus zoledronic acid for treatment of bone metastases in men with castration-resistant prostate cancer: a randomised, double-blind study. Lancet. 2011;377:813–22.

45. Stopeck AT, Lipton A, Body J-J, Steger GG, Tonkin K, de Boer RH, et al. Denosumab compared with zoledronic acid for the treatment of bone metastases in patients with advanced breast cancer: a randomized, double-blind study. J Clin Oncol. 2010;28:5132–9.

46. Henry DH, Costa L, Goldwasser F, Hirsh V, Hungria V, Prausova J, et al. Randomized, double-blind study of denosumab versus zoledronic acid in the treatment of bone metastases in patients with advanced cancer (excluding breast and prostate cancer) or multiple myeloma. J Clin Oncol. 2011;29:1125–32.

47. Raje N, Terpos E, Willenbacher W, Shimizu K, García-sanz R, Durie B, et al. Denosumab versus zoledronic acid in bone disease treatment of newly diagnosed multiple myeloma: an international, double-blind, double-dummy, randomised, controlled, phase 3 study. Lancet Oncol. 2018;19:370–81.

48. Smith MR, Saad F, Coleman R, Shore N, Fizazi K, Tombal B, et al. Denosumab and bone-metastasis-free survival in men with castration-resistant prostate cancer: results of a phase 3, randomised, placebo-controlled trial. Lancet. 2012;379:39–46.

49. Gnant M, Pfeiler G, Dubsky PC, Hubalek M, Greil R, Jakesz R, et al. Adjuvant denosumab in breast cancer (ABCSG-18): a multicentre, randomised, double-blind, placebo-controlled trial. Lancet. 2015;6736:1–11.

50. Coleman R, Finkelstein D, Barrios C, Martin M, Iwata H, Glaspy J, et al. Adjuvant denosumab in early breast cancer: first results from the international multicenter randomized phase III placebo controlled D-CARE study. J Clin Oncol. 2018;36:(suppl; abstr 501).

37. 脊柱转移瘤的全身治疗

Panagiotis J. Vlachostergios and Ashish Saxena

37.1 流行病学

脊柱由属于中枢神经系统（central nervous system，CNS）的脊髓和骨性的脊椎组成。晚期恶性肿瘤患者中有30%～90%发生脊柱转移，在这之中有20%的患者最终会出现脊髓压迫性症状[1,2]。脊柱转移瘤最常见的部位是胸椎（70%），其次是腰椎（20%）和颈椎（10%）[1,2]。

37.2 影响治疗的肿瘤学因素

脊柱转移瘤的全身治疗基本上是姑息性的，侧重于缓解症状、保留神经功能以及恢复或维持脊柱稳定性[2,3]。除了所表现症状的严重性外，建议的疗法也应考虑其他一些临床因素以确定最合适的治疗方案，其中包括患者的年龄和一般状况、肿瘤转移的范围以及原发肿瘤类型[2,3]。

通常，对这些因素的全面评估需要多个不同专业的参与，包括外科（神经外科和骨科）、肿瘤放射治疗科、肿瘤内科、介入放射科、疼痛及康复医学科等。为了确保在正确的时间对适宜的患者进行最佳治疗，人们针对转移瘤的四个方面制订了一个决策框架，通称为神经学、肿瘤学、机械不稳定性和全身性疾病（neurologic，oncologic，mechanical，systemic，NOMS）[1]。在NOMS框架内，初始肿瘤学评估的功能是确定病变对放射和全身治疗响应的可能性[1]。根据现有方法，可以通过外照射放射治疗（external beam radiation therapy，EBRT）或SRS手术有效处理放射敏感性肿瘤，而放射治疗抵抗或先前放射治疗过的肿瘤通常需要先采取手术，尤其对于存在脊髓压迫和/或脊髓病的情况[1,4]。

全身性抗癌疗法包括经典的化疗、靶向治疗

和免疫治疗（可增强患者自身免疫系统针对肿瘤的活性，目前最常见的是PD-1或PD-L1免疫检查点抑制剂）。尽管针对全身治疗的研究已有最新进展，但该疗法尚未明确纳入NOMS框架。这一明显的差异可能由于多种原因。首先，一般认为化疗对内脏比对骨性疾病更有效[1]。有趣的是，一些化疗药物实际上可能通过不同机制对骨健康产生负面影响，包括：抑制成骨细胞（多柔比星、环磷酰胺），刺激破骨细胞（环孢素），降低维生素D水平（氟尿嘧啶、甲酰四氢叶酸），肾脏磷酸盐丢失（异环磷酰胺），低镁血症（铂类药物）和卵巢抑制引起的停经[5]。此外，对于应用新型全身疗法治疗骨转移瘤的效果只存在有限且不成熟的资料。

37.3 脊柱转移瘤全身治疗的效应

全身治疗已经改变了一些癌症的自然病程。这些疗法可以用来治疗实体瘤转移，包括脊髓和脊椎中的转移灶。然而，这些药物对于转移瘤结局的脊髓与骨特异性作用尚未完全阐明。对于脊髓的转移尤其如此。在脊髓的局部治疗中，放射治疗和外科手术目前起着更为重要的作用。

化学疗法

无论是否伴有脊髓或骨转移，化疗药物通常可以有效治疗对其敏感的肿瘤，例如，小细胞肺癌（SCLC）、尤因肉瘤和神经母细胞瘤[3]。然而，它们在化疗抵抗性恶性肿瘤中的作用有限。表现出嗜骨性的、最常见的原发性肿瘤是乳腺癌、前列腺癌和肺癌[6]。

乳腺癌对多种化疗药物敏感，包括蒽环类药物和紫杉烷类药物，这些药物构成许多治疗方案的基础[7]。在肿瘤晚期这一与脊柱转移瘤等骨转移的发生和发展最相关的阶段，无论内脏有无转移灶或是否需要快速缩瘤，最常用的药物都是基于紫杉烷类的方案或卡培他滨[8]。其他获批的化疗药物包括吉西他滨、长春瑞滨、艾日布林、培美曲塞和铂类[8]。尽管已经有几项试验报告了这些药物（单一或联合）的效用，但目前关于化疗对转移性乳腺癌的骨特异性作用的研究却很少。12个试验的早期积累数据表明，与内脏和骨转移瘤（31%～44%）相比，软组织转移灶的治疗响应率更高（55%～60%）[9]。在靶向治疗［包括 HER2 靶向治疗、抗激素药和细胞周期抑制剂（在"脊椎转移和靶向治疗"部分讨论）］的时代，选择患者已成为改善特定部位和整体抗肿瘤反应的关键。

前列腺癌（PC）也对化疗响应，特别是对紫杉烷类药物。多西他赛是针对去势抵抗性前列腺癌（castration-resistant prostate cancer，CRPC）和高肿瘤负荷激素敏感性前列腺癌（hormone-sensitive prostate cancer，HSPC）的公认治疗方案[10,11]。在 CHAARTED 试验的最新结果中，与单独使用雄激素去除治疗（androgen deprivation therapy，ADT）相比，高肿瘤负荷 HSPC 患者［定义为存在内脏转移和 / 或≥4 个骨转移且至少有一个椎骨和骨盆之外的骨转移］使用多西他赛合并 ADT 可明显改善预后。然而，低肿瘤负荷的患者在加入多西他赛后并未获得总生存期（overall survival，OS）的改善，这为该药物在骨转移中的效用提供了证据[11]。在多西他赛取得进展之后，卡巴他赛被批准用于转移性 CRPC 的治疗[12]。由于使用这些药物进行试验的大多数患者都存在骨转移，因此评判化疗对骨代谢标志物的效应成为了一个合理的研究终点。在一项多西他赛 / 雌莫司汀与双膦酸盐唑来膦酸（在"EGFR 靶向疗法"部分讨论）的前瞻性随机研究中，接受化疗的患者相比接受唑来膦酸的患者，任何骨转换指标的中值变化均无显著差异，包括白介素 6（IL-6）、尿脱氧吡啶啉与血清肌酐比值（DpD）、抗酒石酸酸性磷酸酶（TRAPC）、骨特异性碱性磷酸酶（BAP）、全段骨钙素（OCN）、骨保护素（osteoprotegerin，OPG）和核因子 κ-B 受体激活因子配体（receptor activator of nuclear factor kappa-B ligand，RANKL）[13]。这表明在 CRPC 骨转移中，多西他赛造成的骨转换水平可能与唑来膦酸相似。此外，与治疗无应答者相比，前列腺特异性抗原（prostate-specific antigen，PSA）应答

者的 IL-6 水平显著降低了 35%，这表明 IL-6 可以作为骨转移瘤对多西他赛化疗临床响应的指标[13]。在同一背景下，CaBone 是一项正在进行的对仅有骨转移的 CRPC 患者应用卡巴他赛治疗的单臂Ⅱ期研究。该研究以无骨转移进展生存期作为主要终点，并具有几个骨特异性的次要终点，包括骨相关事件（skeletal-related events，SRE）发生时间、骨痛进展时间、骨痛反应和骨转换标志物（ALP、骨 ALP、LDH、血清 CTx、iPTH 和 1, 25-$(OH)_2$-D_3）[14]。

新诊断、具有骨转移、无可靶向驱动突变（如 EGFR 或 ALK）、PD-L1 低表达（<50%）的转移性非小细胞肺癌（non-small-cell lung cancer，NSCLC）通常使用含铂双药化疗。标准治疗是单独使用此类方案，直到最近的Ⅲ期试验表明，含铂化疗与检查点抑制剂帕博利珠单抗联用，无论肿瘤的 PD-L1 表达如何，结果均得到改善[15,16]。虽然关于化疗对 NSCLC 骨转移的特异性作用的数据十分有限或缺少报道，但接受化疗的骨转移患者预后更好（中位总生存期 11.4 个月 vs 7.5 个月）[17]。

对于 CNS（包括脊髓在内）发生癌症转移的患者而言，一些化疗药物可以进入人体这一结构发挥作用（表 37-1）。然而，由于化疗药通常无法在充分的时间维持足够的浓度以引起显著的抗肿瘤作用，因此这并不能转化为总生存期的增加[18]。此外，除少数例子［如大剂量甲氨蝶呤用于预防急性淋巴细胞白血病（acute lymphoblastic leukemia，ALL）的 CNS 复发］之外，由于脑脊液屏障和药物动力学的复杂性，使用脑脊液药物浓度作为脑和 / 或肿瘤穿透性的指标并不能提供充分的信息。对于未来的研究而言，针对转移瘤累及综述神经系统程度的更精确评估以及全身和 / 或鞘内给药剂量的优化对于延长 CNS 转移患者的生存至关重要。

表 37-1 具有 CNS 穿透性的化疗药物

药物	所用于的肿瘤类型
替莫唑胺	神经胶质瘤，黑色素瘤，乳腺癌，小细胞肺癌
异环磷酰胺	尤因肉瘤，淋巴瘤
培美曲塞	非小细胞肺癌
托泊替康	小细胞肺癌
甲氨蝶呤	急性淋巴细胞白血病
卡培他滨	乳腺癌

37.4 脊椎转移和靶向治疗

激素疗法

芳香化酶抑制剂

辅助治疗转移瘤的芳香化酶抑制剂（aromatase inhibitor，AI）对患有雌激素或孕激素受体阳性乳腺癌的绝经后女性起重要作用。然而，由于 AI 诱导的雌激素耗竭，自然骨流失会加速。此外，应用现有的成像方式（骨扫描、CT、MRI）评估骨转移的治疗响应存在固有的困难[19]。第 8 周时 PET-CT［使用 ^{18}F- 氟脱氧葡萄糖（FDG）或 ^{18}F-氟化物（NaF）作为显像剂］的最大标准化摄取值（maximum standardized uptake value，SUV_{max}）相对于基线的百分比变化似乎是在第 24 周之前预测临床无进展生存期（progression-free survival，PFS）最有希望的指标；然而，这一结论仍需研究予以验证[20]。病灶间的响应异质性、闪耀现象和非嗜 FDG 的骨转移灶可能在多达 40% 的病例中发生。这些挑战仍然亟待克服[21, 22]。

雄激素靶向疗法

促黄体素释放激素（luteinizing hormone-releasing hormone，LHRH）激动剂和拮抗剂是针对晚期前列腺癌的雄激素去除治疗（androgen deprivation therapy，ADT）的重要组成部分。在大多数患者中，ADT 可引起转移灶的消退和血清 PSA 的响应。对于骨骼转移而言，骨扫描显示的热点总面积（<3 vs ≥3 腰椎椎体）结合总扫描的百分比（<75% vs ≥75% 或超级显像）计算出的分数称为 Soloway 评分。该分数能预测 ADT 的早期失败（定义为患者在 ADT 开始后 12 个月内因转移性前列腺癌死亡）[23]。目前，使用最广泛的骨响应影像标志物已纳入前列腺癌临床试验工作组 3 标准[24]。这一标准提示骨转移性疾病进展时需要满足以下条件：治疗后的首次扫描中至少发现两个新病变且在下一次扫描中至少发现两个额外病变（2+2 规则）。相反，仅有摄取强度的改变并不提示进展或消退[24]。

与乳腺癌的内分泌治疗相似，ADT 在骨转移性前列腺癌患者中的获益是以继发性骨质疏松为代价的，后者在不同研究中的患病率不同（9%～53%）。所以将预防和早期诊断方法（补充钙 / 维生素 D、运动、骨密度测定）作为这些患者的标准

进行治疗是很重要的[24]。

醋酸阿比特龙酯（AA）是一种雄激素生物合成抑制剂，对去势敏感和抵抗性前列腺癌均有很强的活性。一项对于具有里程碑意义的 COU-AA-301 Ⅲ 期临床试验的分析探讨了在使用 AA 加泼尼松治疗和单独使用泼尼松的转移性 CRPC 患者中首次出现骨相关事件、脊髓压迫、骨姑息性放射治疗或骨手术的时间区别[25]。与单独使用泼尼松相比（25 个月 vs 20 个月），AA 加泼尼松能更快、更明显地缓解骨骼疼痛并延后首次骨相关事件的发生[25]。PREVAIL 研究是另一项关键的研究，使得雄激素受体抑制剂恩杂鲁胺获批用于治疗转移性 CRPC[26]。当关注骨特异性终点时，恩杂鲁胺在化疗初治的转移性 CRPC 患者中显著延迟了首次骨相关事件和自述疼痛的发生[26]。总体而言，阿比特龙和恩杂鲁胺均展示出延缓骨转移进展的能力，从而在转移性 CRPC 患者中改善了骨相关终点[27]。这种获益在分子水平上与治疗前的肿瘤核 AR 过表达（>75%）和 CYP17 表达（>10%）相关[28]。

HER2 靶向疗法

骨转移在包括 HER2 阳性的所有乳腺癌亚型中同样常见[29]。存在间接证据支持抗 HER2 单克隆抗体（曲妥珠单抗）或小分子抑制剂（拉帕替尼）在这些患者的结局中发挥积极作用。在接受抗 HER2 治疗的转移性乳腺癌患者中，骨转移的存在与长期生存相关[30]。

EGFR 靶向疗法

在某些肿瘤中，诊断时的肿瘤转移模式与其分子状态有关[31]。在 NSCLC 中，超过一半（54%）的 Ⅳ 期 *EGFR* 突变患者（特别是外显子 19 缺失和外显子 21L858R 突变）发生骨转移[30]。此外，在患有脊柱转移的 NSCLC 患者中，包括 *EGFR*、*ALK*、*MET* 和 *ROS1* 在内的癌基因存在突变与总生存期延长有关[32]。靶向这些改变可能对预防骨相关事件有益。确实，在对 NSCLC 骨转移患者的回顾性分析中，*EGFR* 突变状态可以预测 EGFR 酪氨酸激酶抑制剂（tyrosine kinase inhibitors，TKI）的治疗效果[33]。与单用 EGFR TKI 相比，将双膦酸盐（在"骨靶向疗法"部分讨论）与 EGFR TKI 联用可以进一步增强其在 *EGFR* 突变的 NSCLC 骨

转移患者中的抗肿瘤作用,表现为更长的无进展生存期[34]。对于此类患者,在已有骨骼病变发生进展后继续使用 EGFR TKI 并配合适当的局部治疗,可延长骨转移进展后的生存期。这是该背景下抗 EGFR 治疗效用的又一证据[35]。

抗血管生成疗法

血管生成驱动肿瘤的范例是肾细胞癌(renal cell carcinoma, RCC)。尽管在转移性 RCC 患者中存在骨转移是不利的预后因素,但与前 TKI 时代的历史对照或其他全身疗法相比,血管内皮生长因子(vascular endothelial growth factor, VEGF)通路抑制剂[舒尼替尼(sunitinib)、阿西替尼(axitinib)、帕唑帕尼(pazopanib)、卡博替尼(cabozantinib)、乐伐替尼(lenvatinib)、索拉非尼(sorafenib)]的使用显著改善了中位总生存期[36]。值得注意的是,在 RCC 骨转移患者中,同步使用靶向 VEGF 通路的 TKI 和双膦酸盐(在"骨靶向疗法"部分讨论)可以进一步延长中位无进展生存期和总生存期[37]。

关于抗血管生成治疗对其他类型肿瘤患者的骨相关结局的潜在作用知之甚少。单克隆抗 VEGF 抗体贝伐珠单抗增强了一线含铂化疗抗 NSCLC 骨转移的活性。接受贝伐珠单抗治疗的患者与未经贝伐珠单抗治疗的患者相比其骨特异性进展时间延长和 SRE 发生频率降低证明了这一点[38]。在以骨转移为主的转移性乳腺癌患者中,可溶性 VEGF 受体 2(VEGFR2)的水平可以预测联合使用 VEGF 受体靶向药凡德他尼、内分泌治疗和氟维司群的患者的总生存期[39]。

在接受姑息放射治疗(radiotherapy, RT)、具有不同原发灶(乳腺、肺、肾)的脊椎转移瘤患者中的一个有趣发现是,同步使用贝伐珠单抗是可以耐受的。因此,如果存在适应证,已经接受贝伐珠单抗作为其全身抗肿瘤治疗一部分的患者仍可接受紧急放射治疗[40]。

骨靶向疗法

第三代双膦酸盐唑来膦酸(ZA)和针对 RANKL 的单克隆抗体是用来治疗不同癌症骨转移的两种最广泛使用的全身性药物。从机制上讲,它们干扰破骨细胞介导的骨吸收并减少肿瘤相关的骨溶解[41]。大量研究表明,与安慰剂相比,这些药物使得病理性骨折、疼痛和止痛药的使用出现统计学意义的降低,并使生活质量得到改善[42]。

在一项比较 ZA 与第二代双膦酸盐帕米膦酸在转移性乳腺癌或骨髓瘤患者中作用的重要试验中,用前者治疗后还需要接受放射治疗的患者较少(19% vs 24%)[42]。与帕米膦酸相比,ZA 使得每年的骨相关事件数和骨骼发病率进一步降低 25%[43]。一项随机开放标签临床试验研究了 ZA 的最佳剂量,比较了在因乳腺癌、前列腺癌或多发性骨髓瘤而发生骨转移的患者中每 4 周和每 12 周给药一次的情况[44]。这项研究表明,更长的间隔也是可以接受的治疗选择,因为与常规给药相比,骨骼事件的风险在 2 年内没有增加[44]。

尽管进行了 ZA 治疗,仍有超过 1/3 的骨转移患者会发生 SRE[42]。OPG-RANKL-RANK 途径的发现促成了重组 RANKL 拮抗剂地诺单抗的研发[45]。几项临床研究考察了该药对不同原发肿瘤骨转移患者的疗效,并将其与 ZA 进行了比较。在多项随机比较和事后分析中,与 ZA 相比地诺单抗似乎在预防或延迟 SRE 和控制疼痛方面更有效。在转移性乳腺癌中,与 ZA 相比地诺单抗将 SRE 的首诊时间延迟了 18%,并将随后再发生 SRE 的风险进一步降低了 23%[46]。在延迟转移性 CRPC 患者的骨骼事件方面,地诺单抗也优于 ZA(20.7 个月 vs 17.1 个月)[47]。另一项Ⅲ期试验比较了两种骨靶向药物对于晚期癌症(不包括乳腺癌和前列腺癌)或多发性骨髓瘤的疗效:地诺单抗相较于 ZA 能更有效地避免发生骨骼并发症,包括接受骨放射治疗、疼痛加重和镇痛药物从无/弱阿片类向强阿片类升级[48]。总的来看,在应用 ZA 和地诺单抗治疗不同的原发肿瘤时并未观察到无进展生存期或总生存期的显著差异。NSCLC 是一个例外,地诺单抗在全队列(8.9 个月 vs 7.7 个月)和鳞癌亚组患者(8.6 个月 vs 6.4 个月)中均显示出总生存期获益[49]。

另一种骨靶向治疗是镭-233(233Ra),它可以通过放射 α 粒子发挥抗肿瘤作用。镭-233 通过静脉给药。由于其化学特性,它对于骨基质有高度亲和力。Ⅲ期 ALSYMPCA 试验研究了它在 CRPC 骨转移患者中的疗效。与安慰剂相比,镭-233 治疗不仅延迟了首次 SRE 的发生,还使得总生存期获益[50]。

37.5 椎骨转移和免疫治疗

虽然免疫检查点抑制剂（尤其是 PD-1 和 PD-L1 拮抗剂）已经在多种癌症类型的治疗中得到使用，但人们对于这些新型药物及其在治疗脊柱转移性病变中的效用仍知之甚少。最近在肿瘤 / 骨小鼠模型中的研究表明，CD8$^+$ T 细胞在骨转移的负性调控中具有不依赖破骨细胞的作用[51]。因此，肿瘤的免疫微环境已经成为骨转移假定的调节器。这些实验结果以及应用 PD-1/PD-L1 抑制剂治疗存在骨和 / 或骨髓受累（如在黑色素瘤中）的患者获得良好结果的临床观察，均支持 PD-1/PD-L1 抑制剂与双膦酸盐或地诺单抗存在潜在的协同效应[52]。联合同步放射治疗是支持免疫治疗药物在治疗骨转移性疾病中活性的另一种策略。它不仅安全、可耐受，而且还可以降低骨病变的肿瘤生长速度[53]。

37.6 CNS 转移和靶向治疗 / 免疫治疗

使用全身疗法治疗 CNS 受累的脊柱转移性疾病具有挑战性。然而，关于在这些患者中使用靶向治疗和免疫治疗的安全性和有效性正在开始出现有希望的前瞻性数据[54]（表 37-2）。对此的一种解释是，新型靶向药物具有更好的 CNS 穿透性。在缺乏经过验证的 CNS 转移特定响应标准的情况下，有时很难完整评估和比较这些全身疗法的 CNS 特定活性。

表 37-2 具有 CNS 穿透性的靶向治疗和免疫治疗

药物	靶点	所用于的肿瘤类型
吉非替尼，厄洛替尼，奥西替尼	EGFR	非小细胞肺癌
色瑞替尼，艾乐替尼，布加替尼	ALK	非小细胞肺癌
拉帕替尼，曲妥珠单抗，恩美曲妥珠单抗	HER2	乳腺癌
维莫非尼，达拉非尼	BRAF	黑色素瘤
舒尼替尼，帕唑帕尼	VEGF 通路	肾细胞癌
达沙替尼	BCR-ABL	慢性髓细胞性白血病，急性淋巴细胞白血病
利妥昔单抗	CD20	非霍奇金淋巴瘤
伊匹木单抗	CTLA4（免疫治疗）	黑色素瘤
纳武单抗，帕博利珠单抗	PD1（免疫治疗）	黑色素瘤，非小细胞肺癌

37.7 支持治疗

糖皮质激素

糖皮质激素是药物治疗椎骨转移相关疼痛和常伴转移性硬膜外脊髓压迫（metastatic epidural spinal cord compression，MESCC）的急性神经功能恶化的重要基础。糖皮质激素可减少肿瘤相关炎症（镇痛作用）、减少脊髓水肿（从而改善短期神经功能），且在包括淋巴瘤、多发性骨髓瘤和乳腺癌在内的某些恶性肿瘤中或能直接溶瘤[55]。实验动物模型证实了临床现象：使用地塞米松治疗的动物比未治疗的对照组更快地改善了运动功能。目前，尚无用于 MESCC 的糖皮质激素最佳给药方案，而且尚无共识推荐高剂量糖皮质激素（96mg/d）相较低剂量糖皮质激素（16mg/d）更能获益[53]。例如，比较 10mg 静脉推注与 100mg 静脉推注的初始剂量显示对于疼痛、移动或膀胱功能没有结果差异[56]。

止痛药

转移性骨痛导致生活质量、功能和情绪的下降。在其他局部或全身性抗癌措施采用或生效之前，应用止痛药缓解全身症状是必不可少的。止痛药通常采取阶梯式给药，从非阿片类药物（如非甾体抗炎药和对乙酰氨基酚）开始[57]。对于轻度至中度的暴发痛，建议使用可卡因和曲马多等阿片类药物。对于严重的暴发痛，应开始使用吗啡、羟考酮、氢吗啡酮和经皮芬太尼等阿片类药物，缓慢加量、轮换使用，在最大限度降低用药过量风险的同时保证充分的镇痛作用[57]。可以根据疼痛类型添加辅助止痛药，包括加巴喷丁或普瑞巴林用于神经病理性疼痛。糖皮质激素在炎症性疼痛中也有效，而双膦酸盐可减轻骨痛[57]。

37.8　结论

脊柱转移是晚期癌症患者致死致残的重要原因。改善现有的多学科评估模型和方法，对于提高脊柱特定疗效和总体疗效（无进展生存期，总生存期）至关重要。单独应用全身性抗肿瘤治疗仅适合脊柱转移无症状或症状轻微以及所用疗法具有良好 CNS 和骨穿透性的情况。TKI 或检查点抑制剂联合放射治疗一类的组合方法，有望处理具有亚急性症状和体征的患者。对于能反映全身治疗响应的临床和分子生物标志物存在迫切需求。随着新型全身疗法的增多和更好的肿瘤分子特征的出现，对于新型全身疗法对脊柱转移瘤患者具体影响的评估需要进一步明确且被纳入修订后的综合治疗模式当中。

（韩诗远 译，金山木　武辰　高俊 校）

参考文献

1. Barzilai O, Laufer I, Yamada Y, Higginson DS, Schmitt AM, Lis E, et al. Integrating evidence-based medicine for treatment of spinal metastases into a decision framework: neurologic, oncologic, mechanicals stability, and systemic disease. J Clin Oncol. 2017;35(21):2419–27.

2. Sciubba DM, Petteys RJ, Dekutoski MB, Fisher CG, Fehlings MG, Ondra SL, et al. Diagnosis and management of metastatic spine disease. A review. J Neurosurg Spine. 2010;13(1):94–108.

3. Sciubba DM, Gokaslan ZL. Diagnosis and management of metastatic spine disease. Surg Oncol. 2006;15(3):141–51.

4. Laufer I, Rubin DG, Lis E, et al. The NOMS framework: approach to the treatment of spinal metastatic tumors. Oncologist. 2013;18:744–51.

5. Kommalapati A, Tella SH, Esquivel MA, Correa R. Evaluation and management of skeletal disease in cancer care. Crit Rev Oncol Hematol. 2017;120:217–26.

6. Budczies J, von Winterfeld M, Klauschen F, Bockmayr M, Lennerz JK, Denkert C, et al. The land-scape of metastatic progression patterns across major human cancers. Oncotarget. 2015;6(1):570–83.

7. Bines J, Earl H, Buzaid AC, Saad ED. Anthracyclines and taxanes in the neo/adjuvant treatment of breast cancer: does the sequence matter? Ann Oncol. 2014;25(6):1079–85.

8. Zheng R, Han S, Duan C, Chen K, You Z, Jia J, et al. Role of taxane and anthracycline combination regimens in the management of advanced breast cancer: a meta-analysis of randomized trials. Medicine (Baltimore). 2015;94(17):e803.

9. Kamby C, Vestlev PM, Mouridsen HT. Site-specific effect of chemotherapy in patients with breast cancer. Acta Oncol. 1992;31(2):225–9.

10. Tannock IF, de Wit R, Berry WR, Horti J, Pluzanska A, Chi KN, et al. Docetaxel plus prednisone or mitoxantrone plus prednisone for advanced prostate cancer. N Engl J Med. 2004;351(15):1502–12.

11. Kyriakopoulos CE, Chen YH, Carducci MA, Liu G, Jarrard DF, Hahn NM, et al. Chemohormonal therapy in metastatic hormone-sensitive prostate cancer: long-term survival analysis of the randomized phase III E3805 CHAARTED trial. J Clin Oncol. 2018;36(11):1080–7.

12. de Bono JS, Oudard S, Ozguroglu M, Hansen S, Machiels JP, Kocak I, et al. Prednisone plus cabazitaxel or mitoxantrone for metastatic castration-resistant prostate cancer progressing after docetaxel treatment: a randomised open-label trial. Lancet. 2010;376(9747):1147–54.

13. Ignatoski KM, Friedman J, Escara-Wilke J, Zhang X, Daignault S, Dunn RL, et al. Change in markers of bone metabolism with chemotherapy for advanced prostate cancer: interleukin-6 response is a potential early indicator of response to therapy. J Interf Cytokine Res. 2009;29(2):105–12.

14. Santini D, Morelli F, Bertoldo F, Facchini G, Rizzi D, Gatti D, et al. Impact of cabazitaxel on metastatic bone health in patients with castration resistant prostate cancer previously treated with docetaxel: CaBone Study. J Clin Oncol. 2018;36(6_suppl):TPS405.

15. Gandhi L, Rodríguez-Abreu D, Gadgeel S, et al. Pembrolizumab plus chemotherapy in metastatic non-small-cell lung cancer. N Engl J Med. 2018;378(22):2078–92.

16. Paz-Ares L, Luft A, Vicente D, Tafreshi A, Gümüş M, Mazières J, et al. Pembrolizumab plus chemotherapy for squamous non-small-cell lung cancer. N Engl J Med. 2018;379(21):2040–51.

17. Kuchuk M, Addison CL, Clemons M, Kuchuk I, Wheatley-Price P. Incidence and consequences of bone metastases in lung cancer patients. J Bone Oncol. 2013;2(1):22–9.

18. Jacus MO, Daryani VM, Harstead KE, Patel YT, Throm SL, Stewart CF. Pharmacokinetic properties of anticancer agents for the treatment of central nervous system tumors: update of the literature. Clin Pharmacokinet. 2016;55(3):297–311.

19. Woolf DK, Padhani AR, Makris A. Assessing

response to treatment of bone metastases from breast cancer: what should be the standard of care? Ann Oncol. 2015;26(6):1048–57.

20. Azad GK, Taylor BP, Green A, Sandri I, Swampillai A, Harries M, et al. Eur J Nucl Med Mol Imaging. 2018;46:821. https://doi.org/10.1007/s00259-018-4223-9.

21. Iagaru A, Mittra E, Mosci C, Dick DW, Sathekge M, Prakash V, et al. Combined 18F-fluoride and 18F-FDG PET/CT scanning for evaluation of malignancy: results of an international multicenter trial. J Nucl Med. 2013;54(2):176–83.

22. Michaels AY, Keraliya AR, Tirumani SH, Shinagare AB, Ramaiya NH. Systemic treatment in breast cancer: a primer for radiologists. Insights Imaging. 2016;7(1):131–44.

23. Varenhorst E, Klaff R, Berglund A, Hedlund PO, Sandblom G. Scandinavian Prostate Cancer Group (SPCG) Trial No. 5. Predictors of early androgen deprivation treatment failure in prostate cancer with bone metastases. Cancer Med. 2016;5(3):407–14.

24. Lassemillante AC, Doi SA, Hooper JD, Prins JB, Wright OR. Prevalence of osteoporosis in prostate cancer survivors: a meta-analysis. Endocrine. 2014;45(3):370–81.

25. Logothetis CJ, Basch E, Molina A, Fizazi K, North SA, Chi KN, et al. Effect of abiraterone acetate and prednisone compared with placebo and prednisone on pain control and skeletal-related events in patients with metastatic castration-resistant prostate cancer: exploratory analysis of data from the COU-AA-301 randomised trial. Lancet Oncol. 2012;13(12):1210–7.

26. Loriot Y, Miller K, Sternberg CN, Fizazi K, De Bono JS, Chowdhury S, et al. Effect of enzalutamide on health-related quality of life, pain, and skeletal-related events in asymptomatic and minimally symptomatic, chemotherapy-naive patients with metastatic castration-resistant prostate cancer (PREVAIL): results from a randomised, phase 3 trial. Lancet Oncol. 2015;16(5):509–21.

27. Rizzo S, Galvano A, Pantano F, Iuliani M, Vincenzi B, Passiglia F, et al. The effects of enzalutamide and abiraterone on skeletal related events and bone radiological progression free survival in castration resistant prostate cancer patients: an indirect comparison of randomized controlled trials. Crit Rev Oncol Hematol. 2017;120:227–33.

28. Efstathiou E, Titus M, Wen S, Hoang A, Karlou M, Ashe R, et al. Molecular characterization of enzalutamide-treated bone metastatic castration-resistant prostate cancer. Eur Urol. 2015;67(1):53–60.

29. Wu Q, Li J, Zhu S, Wu J, Chen C, Liu Q, et al. Breast cancer subtypes predict the preferential site of distant metastases: a SEER based study. Oncotarget. 2017;8(17):27990–6.

30. Harano K, Lei X, Gonzalez-Angulo AM, Murthy RK, Valero V, Mittendorf EA, et al. Clinicopathological and surgical factors associated with long-term survival in patients with HER2-positive meta-

static breast cancer. Breast Cancer Res Treat. 2016;159(2):367–74.

31. Kuijpers CCHJ, Hendriks LEL, Derks JL, Dingemans AC, van Lindert ASR, van den Heuvel MM, et al. Association of molecular status and metastatic organs at diagnosis in patients with stage IV non-squamous non-small cell lung cancer. Lung Cancer. 2018;121:76–81.

32. Choi BD, Shankar GM, Sivaganesan A, Van Beaver LA, Oh K, Shin JH. Implication of biomarker mutations for predicting survival in patients with metastatic lung cancer to the spine. Spine (Phila Pa 1976). 2018;43(21):E1274–80.

33. Bittner N, Balikó Z, Sárosi V, László T, Tóth E, Kásler M, et al. Bone metastases and the EGFR and KRAS mutation status in lung adenocarcinoma--the results of three year retrospective analysis. Pathol Oncol Res. 2015;21(4):1217–21.

34. Zhang G, Cheng R, Zhang Z, Jiang T, Ren S, Ma Z, et al. Bisphosphonates enhance antitumor effect of EGFR-TKIs in patients with advanced EGFR mutant NSCLC and bone metastases. Sci Rep. 2017;7:42979.

35. Hong SH, Kim YS, Lee JE, Kim IH, Kim SJ, Han D, et al. Clinical characteristics and continued epidermal growth factor receptor tyrosine kinase inhibitor administration in EGFR-mutated non-small cell lung cancer with skeletal metastasis. Cancer Res Treat. 2016;48(3):1110–9.

36. Kalra S, Verma J, Atkinson BJ, Matin SF, Wood CG, Karam JA, et al. Outcomes of patients with metastatic renal cell carcinoma and bone metastases in the targeted therapy era. Clin Genitourin Cancer. 2017;15(3):363–70.

37. Beuselinck B, Wolter P, Karadimou A, Elaidi R, Dumez H, Rogiers A, et al. Concomitant oral tyrosine kinase inhibitors and bisphosphonates in advanced renal cell carcinoma with bone metastases. Br J Cancer. 2012;107(10):1665–71.

38. Tokito T, Shukuya T, Akamatsu H, Taira T, Ono A, Kenmotsu H, et al. Efficacy of bevacizumab-containing chemotherapy for non-squamous non-small cell lung cancer with bone metastases. Cancer Chemother Pharmacol. 2013;71(6):1493–8.

39. Addison CL, Pond GR, Cochrane B, Zhao H, Chia SK, Levine MN, et al. Correlation of baseline biomarkers with clinical outcomes and response to fulvestrant with vandetanib or placebo in patients with bone predominant metastatic breast cancer: an OCOG ZAMBONEY sub-study. J Bone Oncol. 2015;4(2):47–53.

40. Mbagui R, Langrand-Escure J, Annede P, Mery B, Ceccaldi B, Guy JB, et al. Safety of spinal radiotherapy in metastatic cancer patients receiving bevacizumab therapy: a bi-institutional case series. Anti-Cancer Drugs. 2015;26(4):443–7.

41. Coleman RE. Bone cancer in 2011: prevention and treatment of bone metastases. Nat Rev Clin Oncol. 2011;9(2):76–8.

42. Gralow JR, Biermann JS, Farooki A, Fornier MN,

Gagel RF, Kumar R, et al. NCCN task force report: bone health in cancer care. J Natl Compr Canc Netw. 2013;11(Suppl 3):S1–50; quiz S51.

43. Rosen LS, Gordon D, Kaminski M, Howell A, Belch A, Mackey J, et al. Long-term efficacy and safety of zoledronic acid compared with pamidronate disodium in the treatment of skeletal complications in patients with advanced multiple myeloma or breast carcinoma: a randomized, double-blind, multicenter, comparative trial. Cancer. 2003;98(8):1735–44.

44. Himelstein AL, Foster JC, Khatcheressian JL, Roberts JD, Seisler DK, Novotny PJ, et al. Effect of longer-interval vs standard dosing of zole-dronic acid on skeletal events in patients with bone metastases: a randomized clinical trial. JAMA. 2017;317(1):48–58.

45. Lacey DL, Boyle WJ, Simonet WS, Kostenuik PJ, Dougall WC, Sullivan JK, et al. Bench to bedside: elucidation of the OPG-RANK-RANKL pathway and the development of denosumab. Nat Rev Drug Discov. 2012;11(5):401–19.

46. Stopeck AT, Lipton A, Body JJ, Steger GG, Tonkin K, de Boer RH, et al. Denosumab compared with zoledronic acid for the treatment of bone metas-tases in patients with advanced breast cancer: a randomized, double-blind study. J Clin Oncol. 2010;28(35):5132–9.

47. Fizazi K, Carducci M, Smith M, Damião R, Brown J, Karsh L, et al. Denosumab versus zoledronic acid for treatment of bone metastases in men with castration-resistant prostate cancer: a randomised, double-blind study. Lancet. 2011;377(9768):813–22.

48. Vadhan-Raj S, von Moos R, Fallowfield LJ, Patrick DL, Goldwasser F, Cleeland CS, et al. Clinical benefit in patients with metastatic bone disease: results of a phase 3 study of denosumab versus zoledronic acid. Ann Oncol. 2012;23(12):3045–51.

49. Scagliotti GV, Hirsh V, Siena S, Henry DH, Woll PJ, Manegold C, et al. Overall survival improvement in patients with lung cancer and bone metastases treated with denosumab versus zoledronic acid: subgroup analysis from a randomized phase 3 study. J Thorac Oncol. 2012;7(12):1823–9.

50. Sartor O, Coleman R, Nilsson S, Heinrich D, Helle SI, O'Sullivan JM, et al. Effect of radium-223 dichlo-ride on symptomatic skeletal events in patients with castration-resistant prostate cancer and bone metasta-ses: results from a phase 3, double-blind, randomised trial. Lancet Oncol. 2014;15(7):738–46.

51. Zhang K, Kim S, Cremasco V, Hirbe AC, Collins L, Piwnica-Worms D, et al. CD8+ T cells regulate bone tumor burden independent of osteoclast resorption. Cancer Res. 2011;71(14):4799–808.

52. Rosner S, Sen F, Postow M. Response after treatment with pembrolizumab in a patient with myelophthisis due to melanoma: the role of checkpoint inhibition in the bone. J Immunother Cancer. 2017;5:34.

53. Levy A, Massard C, Soria JC, Deutsch E. Concurrent irradiation with the anti-programmed cell death ligand-1 immune checkpoint blocker durvalumab: single centre subset analysis from a phase 1/2 trial. Eur J Cancer. 2016;68:156–62.

54. Di Lorenzo R, Ahluwalia MS. Targeted therapy of brain metastases: latest evidence and clinical implica-tions. Ther Adv Med Oncol. 2017;9(12):781–96.

55. Skeoch GD, Tobin MK, Khan S, Linninger AA, Mehta AI. Corticosteroid treatment for metastatic spinal cord compression: a review. Global Spine J. 2017;7(3):272–9.

56. Vecht CJ, Haaxma-Reiche H, van Putten WL, de Visser M, Vries EP, Twijnstra A. Initial bolus of conventional versus high-dose dexamethasone in metastatic spinal cord compression. Neurology. 1989;39(9):1255–7.

57. Spratt DE, Beeler WH, de Moraes FY, Rhines LD, Gemmete JJ, Chaudhary N, et al. An inte-grated multidisciplinary algorithm for the man-agement of spinal metastases: an International Spine Oncology Consortium report. Lancet Oncol. 2017;18(12):e720–30.

38. 先进成像技术在脊柱转移中的应用

Sasan Karimi, Nicholas S. Cho, Kyung K. Peck, and Andrei I. Holodny

38.1 常规成像方法概述

脊柱是骨转移瘤最常见的部位。尸检中高达 70% 的癌症患者有脊柱转移[1]，因此检出脊柱转移和评估治疗反应仍是癌症患者治疗中需要首先考虑的问题。对脊柱转移瘤的评估主要使用常规成像方法，包括骨扫描、CT 和 MRI。

正电子发射计算机断层显像（positron emission tomography，PET）已与 CT 技术相结合，最近又与 MRI 技术结合。通过联合不同成像技术，可优化病变定位、诊断准确性、治疗计划和随访计划的制订。

38.2 常规 MRI

MRI 常用于脊柱恶性肿瘤的影像学检查，因为它是唯一能用高分辨直接显示骨髓的影像学手段。T_1 加权、T_2 加权、短时间反转恢复（short tau inversion recovery，STIR）序列是常用于检查脊柱转移的 MRI 序列[2]。T_1 加权自旋回波序列可清晰显示脊柱转移，表现为相对于正常骨髓和椎间盘的低信号病变[3]。因为脊柱转移常在注射造影剂后表现为异常强化，造影剂增强 T_1 加权序列可以进一步提高肿瘤的检出[4]。因为肿瘤的含水量高，T_2 加权自旋回波序列也可以检出脊柱转移，通常表现为环形 T_2 高信号，称为晕征[5]。STIR MRI 能够通过 180° 的反转脉冲来压低脂肪信号，而且综合了 T_1 和 T_2 的对比效应进而可以提高肿瘤的检出[6]。

然而，这些传统的 MRI 技术，在脊柱转移瘤的治疗中也有不足。例如，如果病变太小或是处于疾病早期，未能造成局部细胞成分的明显改变，在图像上就不能产生明显的 MR 信号改变，会有假阴性的风险[2, 7]。病变周围结构也可能对诊断造成困难。年轻患者的中轴骨内含有大量健康的造血骨髓，而一些转移瘤与其有相似的 T_1 和 T_2 信号强度。对于诊断困难的脊柱疾病，这些方法也存在假阳性结果的风险。梗死、水肿、纤维化、感染或压缩性骨折，以及椎体血管瘤（最常见的脊柱良性肿瘤）等疾病，在常规图像上表现可类似恶性肿瘤[7, 8]。常规成像的另一个缺点是，很难评价脊柱转移的治疗反应。肿瘤进展的定义是病变增大，但常规 MRI 对于积极治疗反应的评价只局限于观察到治疗后病变大小稳定[9-11]。

38.3 动态对比增强 MRI

背景

动态对比增强 MRI（dynamic contrast-enhanced magnetic resonance imaging，DCE-MRI）是新近用于脊柱肿瘤的成像方法[12]。DCE-MRI 可直接、定量地测量肿瘤微血管结构，对于评价脊柱转移瘤非常有价值。

众所周知，尽管组织学特征不同，脊柱转移瘤均在局部分泌促血管生成因子[13]。异常的新生血管造成肿瘤微环境中的血管非常脆弱、通透性高，而 DCE-MRI 可显示这种改变。这种 T_1 加权灌注 MRI 技术通过定量测定参数如血浆容积（V_p）（与肿瘤的血管数量有关）、通透性常数（K^{trans}）（测量血管渗漏）[12]，以及半定量参数包括造影剂摄取曲线下面积，无创地评价肿瘤的血管微环境和血流动力学信息。DCE-MRI 是评价脑肿瘤较成熟的成像技术[14, 15]，近期开始被用于脊柱转移瘤的影响诊断和治疗监测。

成像方案

Gd-DTPA 造影剂

DCE-MRI 通过注射钆喷酸葡胺（gadolinium diethylenetriaminepentaacetic acid，Gd-DTPA）造影剂来测量灌注参数，较内源性对比技术如动脉自旋标记（arterial spin labeling，ASL）有更高的生理和组织对比。在静脉注射造影剂后的一段时间内，可以通过 2D 静态成像技术观察造影剂的积聚来检测肿瘤中增加的血管通透性，因此 Gd-DTPA 已经应用于其他评价肿瘤的成像技术。例如，增强 T_1 加权序列显示，注射 Gd-DTPA 后病变较注射前强化[4]。另一项技术是动态增强磁敏感对比（dynamic susceptibility contrast，DSC）灌注 MRI，通过测量脑肿瘤和正常脑组织之间的相对脑血容量（relative cerebral blood volume，rCBV）来评价肿瘤诊断和进展[16,17]。但是这一技术也有缺点，如灌注的测量受背景影响、图像空间分辨率较差、分析具有相对性和操作者依赖性。

药代动力学双室模型

DCE-MRI 时，患者静脉注射 Gd-DTPA，在造影剂在感兴趣区（region of interest，ROI）微环境中积聚的前、中、后的几分钟内周期性扫描。对动态数据的分析可用于评价组织灌注和血管通透性。数据分析可采用 Tofts 等的双室血流动力学模型，其中双室为血管内间隙（血浆）和细胞外血管外间隙（extracellular extravascular space，

EES）[18]。

将造影剂摄取的血流动力学模型应用于所测量的随时间变化的信号强度（ΔSI），可以定量地评价血管特征（图 38-1）：V_p 通过血管内间隙反映肿瘤血管，K^{trans} 通过每分钟从血管至 EES 的容积转运常数（volume transfer coefficient，K^{trans}）反映血管通透性。

定量分析包括从成像体积内的主动脉检测动脉输入函数（arterial input function，AIF）。AIF 曲线的适当形状通常是根据信号强度变化较大的像素来确认的，在推注造影剂后立即发生快速变化，并且强度较早达到峰值。进一步的半定量分析可以通过放置 ROI 并分析在造影剂积聚过程中不断变化的 MR 信号强度的平均时间 - 强度曲线（time-intensity curves，TIC）来进行。

TIC 曲线可得到 3 个测量值：①曲线下面积（area under curve，AUC）；②流入强化曲线斜率[（最大信号强度 - 基线信号强度）/ 信号强度升高时间]；③峰值信号强度百分比变化[（最大信号强度 - 基线信号强度）/ 基线信号强度×100%][19,20]。Chen 等[20]将 TIC 曲线的形态定性分为 5 种：A 型（平坦型），B 型（缓慢上升型），C 型（快速流入后呈平台型），D 型（快速流入后流出型）和 E 型（快速流入后缓慢上升型）。

MR 数据采集

3D T_1 加权扰相梯度回波序列（spoiled gradient recalled echo，SPGR）是最常用的 DCE-

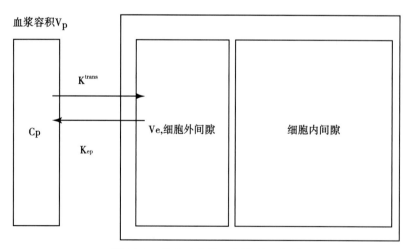

图 38-1　药代动力学双室模型示意图

组织可分为两个室：血管内间隙和细胞外血管外间隙。Cp，血管内间隙造影剂浓度；Ve，细胞外间隙容积；V_p，血浆容积；K^{trans} 和 K_{ep}，V_p 和 EES 之间的容积转运常数

MRI 数据采集方法。3D 采集可提高图像分辨率和覆盖范围。注射造影剂后每 4～5 秒采集一组图像以提供足够的数据来获得造影剂浓度 - 时间 - 信号强度曲线。采用较小的翻转角（15°～25°）以更好地测量造影剂造成的信号改变。采用短的重复时间和回波时间分别用来缩短扫描时间和避免造影剂的 T_2^* 效应。最近，一种新的 3D 容积采集技术——超快速动态增强成像序列（differential subsampling with cartesian ordering，DISCO），可在保持原有空间分辨率的情况下将有效时间分辨率缩短到 3～4 秒[21]。

应用 DCE-MRI 进行诊断成像

确定正常骨髓和肿瘤血管

几项 DCE-MRI 研究显示了这一技术对于诊断脊柱转移瘤的良好前景。Khadem 等[19]回顾性地分析了 26 例脊柱转移瘤患者的 DCE-MRI 和常规 MRI 数据，发现 DCE-MRI 仅通过一般的 TIC 曲线形态即可鉴别脊柱转移瘤和正常骨髓：健康的对照几乎或完全没有异常强化（A 型 TIC 曲线[20]），而脊柱转移瘤的造影剂强化在基线水平以上[19]。

虽然新发脊柱转移瘤和治疗后的转移瘤在常规 MRI 上表现相似，但 DCE-MRI 可鉴别两者（图 38-2a）。新发转移瘤在 DCE-MRI 的相位和 V_p 热图上可清晰显示（图 38-2b、c），而治疗后的转移瘤和正常骨髓相似，呈平坦的 TIC 形态（A 型 TIC 曲线[20]，图 38-2d）。

此外，DCE-MRI 能鉴别富血管和乏血管的转移瘤，而常规 MRI 不能。Khadem 等[19]发现，注射 Gd-DTPA 前后常规 MR T_1 加权像信号强度的百分比变化不能鉴别富血管和乏血管的脊柱转移瘤。然而 DCE-MRI 可以半定量地鉴别两者：与乏血管转移瘤相比，富血管转移瘤的平均流入强化曲线斜率较大（$P<0.01$）、平均峰值强化信号百分比变化较大（$P<0.01$）。

Saha 等[22]的一项随访研究分析了 20 例肾癌富血管脊柱转移瘤和 20 例前列腺癌乏血管脊柱转移瘤，发现 DCE-MRI 可定量地鉴别两者。与乏血管肿瘤相比，富血管转移瘤的 V_p（$P<0.001$）和 K^{trans}（$P<0.01$）较高，这与富血管转移瘤中血

管新生程度更高的预期相一致。V_p 的鉴别价值最高，富血管病变的 V_p 值比乏血管病变高 1.8 倍。其次是峰值增强信号强度百分比变化，富血管病变较乏血管病变高 1.64 倍。导管脊柱血管造影，尽管有创且费用较高，目前仍是评价肿瘤血管的金标准，而 DCE-MRI 可作为其有效、无创的替代方法[23]。这一点对于外科手术很有意义：由于 DCE-MRI 可无创地评价肿瘤是否富血管，导管脊柱血管造影可只用于术前肿瘤栓塞以减少术中出血[22]。DCE-MRI 可以评价抗血管生成治疗的生物标志物。

恶性和良性椎体压缩骨折

椎体压缩性骨折在老年人中常见，也越来越受到人们关注。在老年人中，压缩骨折通常是良性的，主要由骨质疏松造成[24]。然而老年癌症患者发生溶骨性脊柱转移时，降低了骨的密度和结构完整性，易于发生恶性压缩骨折。常用的治疗方案如化疗、放射治疗、激素治疗和糖皮质激素也可影响骨密度、造成压缩骨折[25]。恶性和良性压缩性骨折在常规 MRI 上表现相似，诊断困难[26]。

DCE-MRI 可通过多个灌注参数来鉴别两种类型的骨折。Arevalo-Perez 等[27]发现，恶性骨折较良性骨折有更高的 V_p、K^{trans}、流入曲线斜率、峰值强化程度和 AUC（$P<0.01$）。在良性骨折中，DCE-MRI 对鉴别急性（有水肿）和慢性（无水肿）骨折也有较高的敏感性，上述灌注参数的值在急性骨折中更高。

不典型血管瘤

不典型血管瘤是常见的良性肿瘤，由于其富含血管，并且具有较低的脂肪含量，在常规 MRI 上与脊柱转移瘤和其他恶性病变表现相似[8]。DCE-MRI 可定量鉴别脊柱转移瘤和不典型椎体血管瘤。Morales 等[28]发现，脊柱转移瘤较不典型椎体血管瘤 V_p 高（$P<0.01$）、K^{trans} 高（$P<0.01$）。对 TIC 曲线的定性分析发现：脊柱转移瘤的信号强度较高，曲线形态为快速流入后流出（D 型 TIC 曲线[20]），而不典型椎体血管瘤的曲线形态为缓慢流入后呈平台型（接近 C 型 TIC 曲线[20]）。有趣的是，即使应用 DCE-MRI 准确诊断仍有困难：有 4 例不典型血管瘤表现为 D 型 TIC 曲线，与脊柱转移瘤相似[28]。

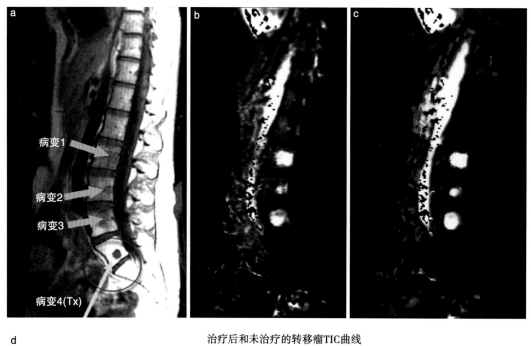

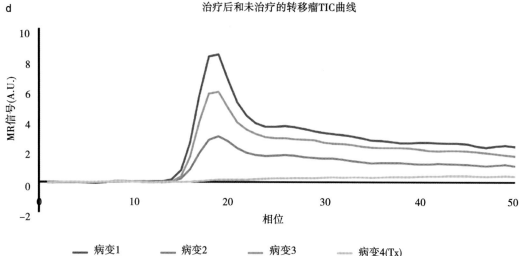

治疗后和未治疗的转移瘤TIC曲线

——病变1 ——病变2 ——病变3 ——病变4(Tx)

图 38-2 用 DCE-MRI 评价未治疗的（病变 1～3）和治疗后（病变 4）的转移瘤。常规 MRI 上两种病变几乎没有差异（a）。DCE-MRI 上，未治疗的转移瘤在相位（b）和 V_p（c）热图上清晰可见，表现为快速流入后流出的 D 型 TIC 曲线（d）（Tx，治疗后的；A.U.，任意单位）

用 DCE-MRI 监测放射治疗反应

脊柱转移瘤放射治疗

DCE-MRI 在定量监测脊柱转移瘤的放射治疗反应方面也非常有价值（图 38-3）。如本章前文所述，脊柱转移瘤灌注参数值较高，尤其是 V_p。然而，放射治疗会造成肿瘤微血管改变，通过纤维化、血栓形成和细胞凋亡降低肿瘤血流量[29]。在影像介导的高剂量放射治疗后 1 小时以内，DCE-MRI 可通过 V_p 值的降低反映其所引起的微血管改变。Lis 等[30]报道 V_p 值相比治疗前平均降低 65.2%（$P<0.05$），而与第一次临床随访时相比无明显变化。还有研究发现，放射治疗

后 V_p 值降低，是治疗后 6 个月内提示良好治疗反应的最佳预测指标，而在常规 MRI 上大约需要两倍的时间才能明确稳定的肿瘤大小[31]。此外，治疗反应好的肿瘤其 TIC 曲线表现为快速流入后缓慢上升（E 型 TIC 曲线[20]），而治疗反应差的肿瘤其 TIC 曲线仍是快速流入然后流出（D 型 TIC 曲线[20]）[31]。DCE-MRI 通过 V_p 和 K^{trans} 值升高提示脊柱转移瘤的局部复发，诊断较常规 MRI 早大约 6 个月[32]。

脊索瘤中的应用

脊索瘤是一种少见的脊柱肿瘤，仅占骨恶性肿瘤的 1%～4%。然而，脊索瘤侵袭性很强且易

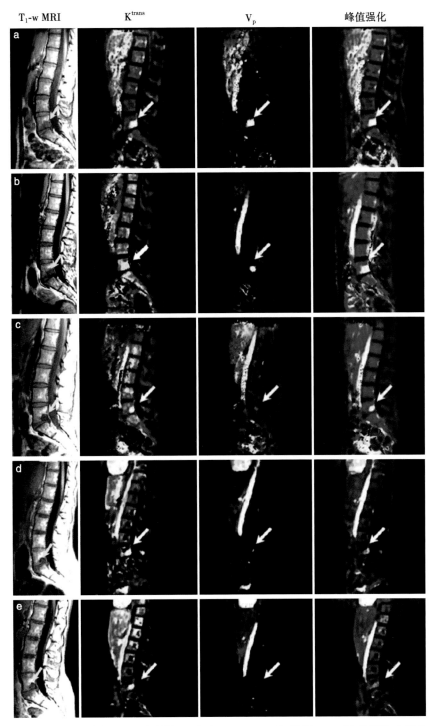

图 38-3　应用常规 MRI（左侧第 1 列）和 DCE-MRI（左侧第 2～4 列）监测治疗反应好的转移瘤。（a）基线状态，（b）3 周，（c）13 周，（d）15 周，（e）16 周。每幅图像中箭头指示病变位置。在常规 MRI 上病变大小稳定，但在灌注图像上可见明显变化，特别是血浆容积（V_p）下降提示积极的治疗反应（T_1-w，T_1 加权）

于复发。此外，使用常规 MRI 诊断脊索瘤比较困难，且其在快速进展、变得高度难治之前常无明显临床症状[33]。评价治疗效果也十分困难，因为脊索瘤即使治疗反应良好在常规影像上的表现也通常没有变化。

　　DCE-MRI 可有助于脊索瘤的临床治疗。

DCE-MRI 可鉴别脊索瘤和骨巨细胞瘤[34]，两者的 TIC 曲线表现为不同的快速流入后缓慢上升形态[35]（E 型 TIC 曲线[20]）。此外，V_p、K^{trans} 和 MR 信号强度的降低在确定放射治疗后的积极治疗反应方面较常规成像更加敏感[35]。

DCE-MRI 的缺点

DCE-MRI 技术也有其缺点。血流动力学双室模型的应用需要获得准确的 AIF。然而，由于 DCE-MRI 空间分辨率高、视野大、信噪比高，故其时间分辨率较低，可能不足以获得准确的 AIF。AIF 采样不足会影响其时间曲线，造成造影剂最初流入时出现饱和效应[30]。

应用血流动力学模型的定量分析依赖于一系列模型的假设，但这些假设可能并不适用于所有肿瘤或组织类型[22]。此外，半定量参数（如峰值强化、AUC）的生理基础和放射治疗前后灌注变化的机制仍不清楚[22,30]。

T_2^*DSC 的灌注扫描时间在 1 分钟以内，而 DCE-MRI 需要更长的扫描时间才能采集到流出期以估计参数 Ve。尽管有这些缺点，DCE-MRI 一面世就在脊柱转移瘤的治疗方面展现出巨大潜力，正如前文所示。未来涉及更大样本和更多不同病理类型的研究，将有助于加深对其临床应用的认识。

38.4　扩散加权磁共振成像

背景

扩散加权磁共振成像（diffusion-weighted magnetic resonance imaging，DWI）常应用于卒中患者的成像，但目前发现其在评估肿瘤方面也非常有用。DWI 是一种对水的自由扩散或者说水分子的随机布朗运动敏感的先进 MRI 方法。在组织微结构中，扩散可受阻碍或限制。受阻扩散是指细胞或其他障碍使水分子在细胞外基质中扩散受阻。受限扩散是指水分子被细胞间隔（如细胞膜）限制在细胞内[36]。

肿瘤细胞密集，造成受限扩散增加。DWI 可通过原图显示这种变化，但更常用的是将 DWI 原图转化为表观弥散系数（apparent diffusion coefficient，ADC）图，作为单一体素内扩散量的定量测量。ADC 与细胞密度负相关[37]，因此肿瘤的 ADC 值低，在 ADC 图上表现为低信号。

成像方案

MR 数据采集

DWI 通常用 T_2 加权单次激发平面回波成像

序列加上多个 b 值的扩散敏感梯度来成像。b 值决定扩散加权的强度，b 值越高对扩散特性越敏感，而 b 值越低 SNR 越高[38]。DWI 的扫描时间较短，也不像灌注 MRI 需要静脉注射造影剂，所以 DWI 技术对于妊娠、过敏或肾功能受损的患者也很安全。

应用 DWI 进行诊断成像

利用 ADC 定量评估 DWI 是诊断脊柱病变的可靠方法。Suh 等[39]的一项荟萃分析显示，ADC 可鉴别良、恶性椎体骨髓病变，敏感性和特异性分别为 89% 和 87%，还可鉴别良、恶性压缩骨折，敏感性和特异性分别为 92% 和 91%。多项研究显示，脊柱转移瘤的 ADC 值低于正常骨髓，恶性肿瘤性压缩骨折的 ADC 值低于良性骨质疏松性压缩骨折[40-42]。相似地，脊柱转移瘤的 ADC 值低于典型和非典型椎体血管瘤[43]。然而，Pozzi 等[41]认为 DWI 不能鉴别脊柱转移瘤和原发性脊柱恶性肿瘤。

用 DWI 监测治疗反应

DWI 可以确定脊柱转移瘤的积极治疗反应。放射治疗造成肿瘤细胞坏死、密度下降，进而增加了细胞外容积分数，使水分子自由扩散增加[44]。因此，即使常规 MRI 上没有明显的信号强度变化[45]，最早在放射治疗后 1 个月即可见治疗反应良好的脊柱转移瘤 ADC 值增加而治疗效果不佳的肿瘤 ADC 值持续下降[44,45]。

DWI 也可用于评价雄激素去除治疗的积极治疗反应。Resichauer 等[46]发现治疗效果良好的骨盆转移瘤在治疗后 1、2、3 个月的 ADC 值明显升高。

DWI 的缺点

尽管临床应用广泛，DWI 也有其缺点。例如，该方法很难确定一个用于不同诊断的 ADC 严格截断值，因为 ADC 值与 MRI 的场强和扩散敏感梯度的 b 值有关[47]。

由于硬化性疾病含水量低，DWI 可能会有假阴性结果，故 DWI 不适用于评估硬化性疾病[48,49]。感染、出血、脓肿形成，由于其 ADC 值降低，也可能导致假阳性结果[50]。Castillo 等[51]还发现，由于 DWI 的 T_2 透射效应，在检出脊柱转移瘤方面 DWI 并不比常规平扫 T_1 加权 MRI 更有优势。治疗可导致肿瘤内 ADC 值不均匀升高及降低，也可显著影响 ADC 均值分析对治疗反应的评价[52]。

38.5 弥散张量成像

弥散张量成像（diffusion tensor imaging，DTI）是另一种扩散 MRI 技术，可用于评价白质纤维束的完整性，能更敏感地反映脊髓改变，如炎症、创伤、神经退行性疾病和髓内肿瘤[53]。弥散张量成像利用单次激发平面回波成像序列，已被广泛应用于脑研究中。

最近，也有研究将 DTI 应用于脊柱肿瘤的治疗。例如，DTI 可在脊髓手术前用于描绘肿瘤边界，有助于手术方案的制订[54]。DTI 也可用于评估放射治疗后脊髓的完整性，如评估放射治疗引起的脊髓病[55]。因此 DTI 可用于在脊柱转移瘤的放射治疗中监测脊髓的情况。

然而，由于其空间分辨率较低和脊髓体积较小导致图像 SNR 较低，将 DTI 用于脊髓成像仍很困难。此外，这一技术对磁敏感和椎管内的流动伪影敏感，可能导致图像变形[54]。最近，一项应用小视野（field-of-view，FOV）的 DTI 新方法有可能更好地对细小结构（如脊髓）成像[56]。这一技术在相位和频率编码方向缩小 FOV，缩短平面回波读出链，减轻磁敏感和运动伪影。

38.6 双能计算机断层成像

CT 的不断进步使其可以对脊柱进行高质量成像。CT 可清晰显示骨皮质的细节结构，能回答大部分的临床问题，特别是评估骨折。CT 也适合评价脊柱置入物的完整性。CT 脊髓造影通过鞘内注射造影剂更好地显示脊髓和蛛网膜下腔，进一步扩展了 CT 的应用。由于其空间分辨率非常高，CT 是许多三级医院在计划和模拟放射治疗时常规使用的成像技术[57]。

一项新近的 CT 技术创新是双能 CT（dual-energy CT，DECT）。DECT 本质上是利用两种不同能量同时成像。物质在不同的 X 线能量下呈现不同的影像特点。利用这些信息可以分析组织成分，如区分软组织和椎体，囊性病变和晶体，还

可以提供虚拟平扫和灌注图像。关于脊柱成像，DECT 可用于减轻金属置入物的伪影，以便更好地观察置入物周围的结构，如移植物和更重要的椎管[58]。

38.7 结论

常规成像技术对于脊柱转移瘤的治疗很有价值，但其成像的局限性对诊断和治疗监测造成了困难。先进成像技术的发展，特别是动态灌注 MRI、扩散 MRI 和双能 CT，为脊柱转移瘤成像提供了有应用前景的解决方案。这些技术的进一步发展和临床应用将对提高脊柱转移瘤的临床诊治水平具有重要意义。

（韩诗远 译，高俊　有慧 校）

参考文献

1. Perrin RG. Metastatic tumors of the axial spine. Curr Opin Oncol. 1992;4(3):525–32.
2. Solomou E, Kazantzi A, Romanos O, Kardamakis D. Magnetic resonance imaging of metastatic bone disease. In: Kardamakis D, Vassiliou V, Chow E, editors. Bone metastases: a translational and clinical approach. Dordrecht: Springer; 2009. p. 163–81.
3. Carroll KW, Feller JF, Tirman PF. Useful internal standards for distinguishing infiltrative marrow pathology from hematopoietic marrow at MRI. J Magn Reson Imaging: JMRI. 1997;7(2):394–8.
4. Breger RK, Williams AL, Daniels DL, Czervionke LF, Mark LP, Haughton VM, et al. Contrast enhancement in spinal MR imaging. AJR Am J Roentgenol. 1989;153(2):387–91.
5. Schweitzer ME, Levine C, Mitchell DG, Gannon FH, Gomella LG. Bull's-eyes and halos: useful MR discriminators of osseous metastases. Radiology. 1993;188(1):249–52.
6. Mirowitz SA, Apicella P, Reinus WR, Hammerman AM. MR imaging of bone marrow lesions: relative conspicuousness on T1-weighted, fat-suppressed T2-weighted, and STIR images. AJR Am J Roentgenol. 1994;162(1):215–21.
7. Moulopoulos LA, Maris TG, Papanikolaou N, Panagi G, Vlahos L, Dimopoulos MA. Detection of malignant bone marrow involvement with dynamic contrast-enhanced magnetic resonance imaging. Ann Oncol. 2003;14(1):152–8.
8. Gaudino S, Martucci M, Colantonio R, Lozupone E, Visconti E, Leone A, et al. A systematic approach to vertebral hemangioma. Skelet Radiol. 2015;44(1):25–36.

9. O'Sullivan GJ, Carty FL, Cronin CG. Imaging of bone metastasis: an update. World J Radiol. 2015;7(8):202–11.

10. Otake S, Mayr NA, Ueda T, Magnotta VA, Yuh WTC. Radiation-induced changes in MR signal intensity and contrast enhancement of lumbosacral vertebrae: do changes occur only inside the radiation therapy field? Radiology. 2002;222(1):179–83.

11. Yankelevitz DF, Henschke CI, Knapp PH, Nisce L, Yi Y, Cahill P. Effect of radiation therapy on thoracic and lumbar bone marrow: evaluation with MR imaging. AJR Am J Roentgenol. 1991;157(1):87–92.

12. Montazel JL, Divine M, Lepage E, Kobeiter H, Breil S, Rahmouni A. Normal spinal bone marrow in adults: dynamic gadolinium-enhanced MR imaging. Radiology. 2003;229(3):703–9.

13. Maccauro G, Spinelli MS, Mauro S, Perisano C, Graci C, Rosa MA. Physiopathology of spine metastasis. Int J Surg Oncol. 2011;2011:107969.

14. Arevalo-Perez J, Peck K, Young R, Holodny A, Karimi S, Lyo J. Dynamic contrast- enhanced perfusion MRI and diffusion-weighted imaging in grading of gliomas. J Neuroimaging. 2015;25(5):792–8.

15. Thomas AA, Arevalo-Perez J, Kaley T, Lyo J, Peck KK, Shi W, et al. Dynamic contrast enhanced T1 MRI perfusion differentiates pseudoprogression from recurrent glioblastoma. J Neuro-Oncol. 2015;125(1):183–90.

16. Barajas RF, Chang JS, Sneed PK, Segal MR, McDermott MW, Cha S. Distinguishing recurrent intra-axial metastatic tumor from radiation necrosis following gamma knife radiosurgery using dynamic susceptibility-weighted contrast-enhanced perfusion MR imaging. American Journal of Neuroradiology. 2009;30(2):367.

17. Hatzoglou V, Ulaner GA, Zhang Z, Beal K, Holodny AI, Young RJ. Comparison of the effectiveness of MRI perfusion and Fluorine-18 FDG PET-CT for differentiating radiation injury from viable brain tumor. Clin Imaging. 2013;37(3):451–7.

18. Tofts PS, Brix G, Buckley DL, Evelhoch JL, Henderson E, Knopp MV, et al. Estimating kinetic parameters from dynamic contrast-enhanced T(1)-weighted MRI of a diffusable tracer: standardized quantities and symbols. J Magn Reson Imaging: JMRI. 1999;10(3):223–32.

19. Khadem NR, Karimi S, Peck KK, Yamada Y, Lis E, Lyo J, et al. Characterizing hypervascular and hypovascular metastases and normal bone marrow of the spine using dynamic contrast-enhanced MR imaging. AJNR Am J Neuroradiol. 2012;33(11):2178–85.

20. Chen WT, Shih TT, Chen RC, Lo HY, Chou CT, Lee JM, et al. Blood perfusion of vertebral lesions evaluated with gadolinium-enhanced dynamic MRI: in comparison with compression fracture and metastasis. J Magn Reson Imaging: JMRI. 2002;15(3):308–14.

21. Saranathan M, Rettmann DW, Hargreaves BA, Clarke SE, Vasanawala SS. Differential subsampling with Cartesian ordering (DISCO): a high spatio-temporal resolution Dixon imaging sequence for multiphasic contrast enhanced abdominal imaging. J Magn Reson Imaging. 2012;35(6):1484–92.

22. Saha A, Peck KK, Lis E, Holodny AI, Yamada Y, Karimi S. Magnetic resonance perfusion characteristics of hypervascular renal and hypovascular prostate spinal metastases: clinical utilities and implications. Spine. 2014;39(24):E1433–40.

23. Mazura JC, Karimi S, Pauliah M, Banihashemi MA, Gobin YP, Bilsky MH, et al. Dynamic contrast-enhanced magnetic resonance perfusion compared with digital subtraction angiography for the evaluation of extradural spinal metastases: a pilot study. Spine. 2014;39(16):E950–4.

24. Jung HS, Jee WH, McCauley TR, Ha KY, Choi KH. Discrimination of metastatic from acute osteoporotic compression spinal fractures with MR imaging. Radiographics: a review publication of the Radiological Society of North America, Inc. 2003;23(1):179–87.

25. Croarkin E. Osteopenia in the patient with cancer. Phys Ther. 1999;79(2):196–201.

26. Verstraete KL, Van der Woude HJ, Hogendoorn PC, De-Deene Y, Kunnen M, Bloem JL. Dynamic contrast-enhanced MR imaging of musculoskeletal tumors: basic principles and clinical applications. J Magn Reson Imaging: JMRI. 1996;6(2):311–21.

27. Arevalo-Perez J, Peck KK, Lyo JK, Holodny AI, Lis E, Karimi S. Differentiating benign from malignant vertebral fractures using T1 -weighted dynamic contrast-enhanced MRI. J Magn Reson Imaging: JMRI. 2015;42(4):1039–47.

28. Morales KA, Arevalo-Perez J. Differentiating atypical hemangiomas and metastatic vertebral lesions: the role of T1-weighted dynamic contrast-enhanced MRI. AJNR Am J Neuroradiol. 2018;39(5):968–73.

29. Barker HE, Paget JTE, Khan AA, Harrington KJ. The tumour microenvironment after radiotherapy: mechanisms of resistance and recurrence. Nat Rev Cancer. 2015;15(7):409–25.

30. Lis E, Saha A, Peck KK, Zatcky J, Zelefsky MJ, Yamada Y, et al. Dynamic contrast- enhanced magnetic resonance imaging of osseous spine metastasis before and 1 hour after high- dose image-guided radiation therapy. Neurosurg Focus. 2017;42(1):E9.

31. Chu S, Karimi S, Peck KK, Yamada Y, Lis E, Lyo J, et al. Measurement of blood perfusion in spinal metastases with dynamic contrast-enhanced magnetic resonance imaging: evaluation of tumor response to radiation therapy. Spine. 2013;38(22):E1418–24.

32. Kumar KA, Peck KK, Karimi S, Lis E, Holodny AI, Bilsky MH, et al. A pilot study evaluating the use of dynamic contrast-enhanced perfusion MRI to predict local recurrence after radiosurgery on spinal metastases. Technol Cancer Res Treat. 2017;1533034617705715.

33. Walcott BP, Nahed BV, Mohyeldin A, Coumans JV, Kahle KT, Ferreira MJ. Chordoma: current concepts, management, and future directions. Lancet Oncol. 2012;13(2):e69–76.

34. Lang N, Su MY, Xing X, Yu HJ, Yuan H. Morphological and dynamic contrast enhanced MR imaging features for the differentiation of chordoma and giant cell tumors in the axial skeleton. J Magn Reson Imaging: JMRI. 2017;45(4):1068–75.

35. Santos P, Peck KK. T1-weighted dynamic contrast-enhanced MR perfusion imaging characterizes tumor response to radiation therapy in chordoma. AJNR Am J Neuroradiol. 2017;38(11):2210–6.

36. White NS, McDonald C, Farid N, Kuperman J, Karow D, Schenker-Ahmed NM, et al. Diffusion-weighted imaging in cancer: physical foundations and applications of restriction spectrum imaging. Cancer Res. 2014;74(17):4638–52.

37. Surov A, Meyer HJ, Wienke A. Correlation between apparent diffusion coefficient (ADC) and cellularity is different in several tumors: a meta-analysis. Oncotarget. 2017;8(35):59492–9.

38. Khoo MM, Tyler PA, Saifuddin A, Padhani AR. Diffusion-weighted imaging (DWI) in musculoskeletal MRI: a critical review. Skelet Radiol. 2011;40(6):665–81.

39. Suh CH, Yun SJ, Jin W, Lee SH, Park SY, Ryu CW. ADC as a useful diagnostic tool for differentiating benign and malignant vertebral bone marrow lesions and compression fractures: a systematic review and meta-analysis. Eur Radiol. 2018;28(7):2890–902.

40. Herneth AM, Philipp MO, Naude J, Funovics M, Beichel RR, Bammer R, et al. Vertebral metastases: assessment with apparent diffusion coefficient. Radiology. 2002;225(3):889–94.

41. Pozzi G, Albano D. Solid bone tumors of the spine: diagnostic performance of apparent diffusion coefficient measured using diffusion-weighted MRI using histology as a reference standard. J Magn Reson Imaging: JMRI. 2018;47(4):1034–42.

42. Pozzi G, Garcia Parra C, Stradiotti P, Tien TV, Luzzati A, Zerbi A. Diffusion-weighted MR imaging in differentiation between osteoporotic and neoplastic vertebral fractures. Eur Spine J. 2012;21(Suppl 1):S123–7.

43. Shi YJ, Li XT, Zhang XY, Liu YL, Tang L, Sun YS. Differential diagnosis of hemangiomas from spinal osteolytic metastases using 3.0 T MRI: comparison of T1-weighted imaging, chemical-shift imaging, diffusion-weighted and contrast-enhanced imaging. Oncotarget. 2017;8(41):71095–104.

44. Byun WM, Shin SO, Chang Y, Lee SJ, Finsterbusch J, Frahm J. Diffusion-weighted MR imaging of metastatic disease of the spine: assessment of response to therapy. AJNR Am J Neuroradiol. 2002;23(6):906–12.

45. Cappabianca S, Capasso R, Urraro F, Izzo A, Raucci A, Di Franco R, et al. Assessing response to radiation therapy treatment of bone metastases: short-term followup of radiation therapy treatment of bone metastases with diffusion-weighted magnetic resonance imaging. Journal of Radiotherapy. 2014;2014:8.

46. Reischauer C, Froehlich JM, Koh DM, Graf N, Padevit C, John H, et al. Bone metastases from prostate cancer: assessing treatment response by using diffusion-weighted imaging and functional diffusion maps--initial observations. Radiology. 2010;257(2):523–31.

47. Dale BM, Braithwaite AC, Boll DT, Merkle EM. Field strength and diffusion encoding technique affect the apparent diffusion coefficient measurements in diffusion-weighted imaging of the abdomen. Investig Radiol. 2010;45(2):104–8.

48. Hackländer T, Scharwächter C, Golz R, Mertens H. Value of diffusion-weighted imaging for diagnosing vertebral metastases due to prostate cancer in comparison to other primary tumors. Rofo. 2006;178(4):416–24.

49. Oztekin O, Ozan E, Hilal Adibelli Z, Unal G, Abali Y. SSH-EPI diffusion-weighted MR imaging of the spine with low b values: is it useful in differentiating malignant metastatic tumor infiltration from benign fracture edema? Skelet Radiol. 2009;38(7):651–8.

50. Subhawong TK, Jacobs MA, Fayad LM. Diffusion-weighted MR imaging for characterizing musculoskeletal lesions. Radiographics: a review publication of the Radiological Society of North America, Inc. 2014;34(5):1163–77.

51. Castillo M, Arbelaez A, Smith JK, Fisher LL. Diffusion-weighted MR imaging offers no advantage over routine noncontrast MR imaging in the detection of vertebral metastases. AJNR Am J Neuroradiol. 2000;21(5):948–53.

52. Messiou C, Collins DJ, Giles S, de Bono JS, Bianchini D, de Souza NM. Assessing response in bone metastases in prostate cancer with diffusion weighted MRI. Eur Radiol. 2011;21(10):2169–77.

53. Egger K, Hohenhaus M, Van Velthoven V, Heil S, Urbach H. Spinal diffusion tensor tractography for differentiation of intramedullary tumor-suspected lesions. Eur J Radiol. 2016;85(12):2275–80.

54. Choudhri AF, Whitehead MT, Klimo P Jr, Montgomery BK, Boop FA. Diffusion tensor imaging to guide surgical planning in intramedullary spinal cord tumors in children. Neuroradiology. 2014;56(2):169–74.

55. Keřkovský M, Zitterbartová J, Pour L, Šprláková-Puková A, Mechl M. Diffusion tensor imaging in radiation-induced myelopathy. J Neuroimaging. 2014;25(5):836–40.

56. Crombe A, Alberti N, Hiba B, Uettwiller M, Dousset V, Tourdias T. Cervical spinal cord DTI is improved by reduced FOV with specific balance between the number of diffusion gradient directions and averages. Am J Neuroradiol. 2016;37(11):2163.

57. Sudha SP, Gopalakrishnan MS, Saravanan K. The role of CT myelography in sparing the spinal cord during definitive radiotherapy in vertebral hemangioma. J Appl Clin Med Phys. 2017;18(5):174–7.

58. Wolman DN, Patel BP, Wintermark M, Heit JJ. Dual-energy computed tomography applications in neuro-intervention. J Comput Assist Tomogr. 2018;42:831.

39. 脊髓转移性疾病手术治疗的决策算法

Brenton H. Pennicooke, Ibrahim Hussain, and Ali A. Baaj

39.1 脊髓硬膜外疾病治疗史

在 20 世纪 80 年代，硬膜外脊髓压迫症（epidural spinal cord compression, ESCC）采用糖皮质激素和放射治疗相结合的治疗[1]，这源于一项研究：单独椎板切开或结合放射治疗进行椎板切除术与单独放射治疗相比没有任何益处，还可能造成损伤。随着手术固定技术的进步，广泛的环向减压和后方固定，伴有或不伴有前柱重建，成为 ESCC 患者的最佳治疗方法。这种治疗方式已由 Patchell 等[2]的研究验证。在 1990 年，他进行了一项随机、多机构、非盲性试验，其中转移瘤引起的脊髓压迫患者被随机分配到广泛的手术减压加适当的重建、然后进行放射治疗组（$n=50$），或单独接受放射治疗组（$n=51$）。研究表明，与单独接受放射治疗组相比，手术组患者治疗后能够行走的比例更高（84% vs 57%, $OR=6.2$, $P=0.001$），保留了行走能力的时间更长（中位数 122 天 vs 13 天，$P=0.003$），在随机分组时不能行走而在治疗后恢复步行能力的比例更高（62% vs 19%，$P=0.01$），存活时间更长（中位数 126 天 vs 100 天，$P=0.033$）。

39.2 手术治疗的决策框架

NOMS 标准

评估患者的症状、肿瘤负荷、预期寿命、神经组织压迫程度和并发症是为硬膜外脊髓或马尾神经压迫患者提供手术所必需的。脊柱转移性肿瘤患者的任何外科干预的目标都是姑息性的，目的是保留或恢复神经功能，缓解疼痛，纠正力学的不稳定性，提高生活质量，并提供可持久的肿瘤控制。如表 39-1 所示，神经学、肿瘤学、机械不稳定性和全身性疾病（neurologic, oncologic, mechanical, systemic, NOMS）标准是一个决策框架，可筛选那些最有可能从手术减压和固定中受益的患者[3, 4]。

表 39-1 NOMS 决策框架

神经学	肿瘤学	机械学	系统学	决策
低级别硬膜外脊髓压迫不伴脊髓病	放疗敏感	稳定		传统外照射（cERT）
	放疗敏感	不稳定		cERT 后固定
	放疗抵抗	稳定		SRS
	放疗抵抗	不稳定		SRS 后固定
高级别硬膜外脊髓压迫不伴脊髓病	放疗敏感	稳定	能够耐受手术	
	放疗敏感	不稳定	无法耐受手术	
	放疗抵抗	稳定	能够耐受手术	
	放疗抵抗	稳定	无法耐受手术	
	放疗抵抗	不稳定		
	放疗抵抗	不稳定		

来自 Laufer 等研究的数据[4]。

神经状况

伴或不伴 CEC 或 ESCC 的脊柱转移瘤患者的神经功能评估包括在神经学检查或病史采集中评估脊髓病、机械疼痛、无力和神经根病。此外神经学评估包括评估 ESCC 或 CEC 的影像学程度。

39.3　疼痛

疼痛通常是几乎所有脊柱转移瘤患者（90%～95%）的症状[5, 6]。鉴于疼痛在临床症状中的构成比高，区分患者所经历的疼痛的性质、形式和分布尤为重要。虽然许多患者都主诉局部背部疼痛，但特定类型的背痛表明神经受到压迫。

机械性疼痛是一种类型的疼痛，它的特点是轴向负荷下疼痛加剧，如从坐位或平躺位站起时，或体检轻压患者的头顶部时。这种机械性疼痛通常是由于椎体或后方骨性结构的破坏，导致神经椎间孔内的神经根在正常活动时受压。机械性疼痛的患者通常能够找到减轻疼痛的特定体位，例如：如果是腰椎转移瘤，则躺下来能减轻疼痛；如果是胸椎转移瘤，则采用直立的睡姿。然而，一旦这些患者变化为某种特定的体位时，疼痛就会立即加重。机械性疼痛通常是一种尖锐的、射击性的疼痛，累及的范围符合运动导致在神经椎间孔内受压的神经根的皮节分布。

疼痛的第二种类型是牵涉痛，它发生在远离转移灶和有触痛的中线位置。牵涉痛及局部按压痛都不会放射，提示存在亚临床的脊柱不稳定。骶髂关节、髂嵴的牵涉痛可发生在上腰椎转移性病变。颈部转移病变中牵涉痛也可以发生在肩胛间区。

第三种疼痛是生物性疼痛，它是由转移瘤对骨膜及其支配神经的侵袭和刺激引起的。在仰卧位时，生物性疼痛往往会恶化，这可能是由于椎静脉的流量增加，以及在清晨，由于皮质醇水平处于最低水平。然而，这种疼痛通常在一天中随着皮质醇水平及其相应的抗炎作用的升高而缓解。

39.4　运动无力和脊髓病

运动无力和 / 或脊髓病是神经元压迫的临床表现，这可能需要手术减压才能治疗。除了对放射治疗反应迅速的高度放射治疗敏感性肿瘤外，运动无力和 / 或脊髓病的患者需要快速手术减压，以确保神经功能的保存[2]。

腰椎或马尾的硬膜外压迫导致下运动神经元症状。如果压迫严重，患者将出现马尾综合征，其特点是下背部痛，且放射到会阴和腿，鞍区麻木，反射减退，腿无力，膀胱 / 肠道功能障碍，最后的症状是典型的晚期表现，除非病变在脊髓圆锥。

颈椎或胸椎硬膜外压迫导致上运动神经元症状和脊髓病。上运动神经元症状包括颈部疼痛，放射到手臂和手，手部精细活动丧失，其特征是不能系纽扣或写字，行走困难 / 宽基步态，反射亢进和进行性手臂 / 手无力。此外，如果颈椎或腰椎有出口神经根的局灶性压迫，这些患者可能有由该神经根支配的肌肉群无力。

39.5　麻木 / 刺痛

麻木 / 刺痛作为神经病变和神经根刺激的表现，沿皮节分布，通常患者能耐受。然而这一临床表现提示特定的神经根被脊柱转移瘤压迫或刺激。因此，虽然孤立性麻木 / 刺痛不是脊柱减压、保留功能的绝对指征，但如果不及时治疗，则可能迅速发生脊柱不稳定或功能恶化。

39.6　影像

对于新发或进行性背部或颈部疼痛的肿瘤患者，必须进行增强 MRI 扫描，以便进行全面的临床评估，并指导进一步的治疗。增强 MRI 是用于检测和评估转移性硬膜外压迫的金标准，敏感性为 98.5%，特异性为 98.9%。如果需要手术干预，压迫程度也需要考量。Bilsky 硬膜外疾病分级系统是一个分级量表，用于阐明需要手术减压的高级别 ESCC，以及需要单纯放射治疗的低级别 ESCC[7]。根据该分级系统，0 级为无硬膜外疾病表现；1a 级为硬膜外占位贴附硬膜囊但不形变的；1b 级为硬膜外占位引起硬膜囊变形但未接触脊髓；1c 级为硬膜外占位引起硬膜囊变形且接触脊髓；脊髓受压且脑脊液可见的硬膜外占位为 2 级；脊髓受压且脑脊液不可见的为 3 级。高级别的 ESCC 指的是 2 级或 3 级的压迫，因为这种程度的脊髓压迫通常需要手术干预，以充分和迅速地解除脊髓压迫。

除了 MRI，CT 有助于评估骨质破坏的情况，特别是在怀疑脊柱不稳定的情况下。CT 扫描也可以指导患者进行内固定的范围，因为一些肿瘤是溶骨的，而另一些是导致骨硬化的，然而这两种情形的骨质都不理想。最后，如果 MRI 存在禁忌或以前内植物将使图形不清，CT 脊髓造影可以用来显影任何脊髓压迫。

肿瘤评估

NOMS 标准的这一部分评估单独放化疗与手术减压后放化疗，对局部肿瘤控制的可能性。淋巴瘤、多发性骨髓瘤和浆细胞瘤等肿瘤具有高度的放射治疗敏感性，而大量转移灶则通过化疗有效地控制或消除，不需要手术减压。

然而，典型的放射治疗不敏感的肿瘤，如肾细胞癌、非小细胞肺癌（non-small-cell lung cancer，NSCLC）、甲状腺癌、黑色素瘤和肝细胞癌，需要更高的辐射剂量来有效地治疗这些肿瘤[8, 9]。用于传统外照射的普通辐射剂量 30Gy 分割为 10 次[8-10]。在传统外照射下，脊髓处于辐射场内；因此由于潜在的毒性和辐射损伤，辐射剂量受到限制[11]。最近，立体定向放射外科，它被定义为每次＞10Gy，通常＜5 次[12-20]，可用于有效治疗手术后的放射治疗抵抗性肿瘤，以围绕硬膜囊充分减压并使硬膜囊紧靠着脊髓周围。

对于没有确切的癌症诊断和没有急性神经损伤的患者，可能需要经皮活检来评估肿瘤是否对放射敏感。然而，放射敏感肿瘤患者可能需要减压和固定，即使他们表现出力学稳定（将在下面讨论）。值得注意的是，虽然 Patchell 研究结果支持外科手术干预，但研究也排除了放射敏感肿瘤（如淋巴瘤和多发性骨髓瘤）、非连续病变造成的多处脊髓压迫或截瘫超过 48 小时的患者[2]。此外，它排除了由于肿瘤负荷而预期存活时间＜3 个月的患者。因此，需要综合评估以上患者，以决定哪些患者受益于手术减压和固定。

力学

对于因肿瘤侵袭和并发的病理性骨折而导致

的脊柱不稳定的力学评估，是外科干预的最强指征。肿瘤造成的脊柱不稳定对骨和软组织的累及情形以及骨骼质地与创伤性损伤不同。脊柱肿瘤学研究组（SOSG）创建的脊柱不稳肿瘤评分（spinal instability neoplastic score，SINS）是一种专门用于肿瘤患者脊柱不稳定分类的工具。由 30 例脊柱肿瘤学家组成的国际组织 SOSG 将脊柱不稳定定义为"由于肿瘤导致的脊柱完整性丧失，且伴随与运动相关的疼痛、症状性或进行性畸形以及 / 或生理负荷下的神经损害"[21, 22]。如表 39-2 所示，SINS 由六个亚类组成，包括机械性疼痛、脊柱序列、脊柱位置、骨破坏性质、脊髓序列和脊髓的后外侧受累。在对每个亚类进行评分后，总分用于指导外科医生对评分较高的患者采用内固定，这些患者可能存在脊柱不稳定。评分分值范围如下：总分 0～6 分表示脊柱"稳定"，7～12 分

表 39-2　脊柱不稳肿瘤评分（SINS）

		得分
位置	连接处	3
	脊柱活动处	2
	半固定	1
	固定	0
疼痛	是	3
	偶尔疼痛，但不是机械性	1
	无	0
骨质损伤	溶骨性	2
	混合性（溶骨性 / 成骨性）	1
	成骨性	0
放射学脊柱形态	半脱位 / 移位	4
	畸形（脊柱后凸 / 侧凸）	2
	正常排列	0
椎体塌陷	＞50% 塌陷	3
	＜50% 塌陷	2
	没有塌陷但累及＞50% 椎体	1
	以上均无	0
脊柱后外侧受累（小关节、椎弓根或 CV 关节骨折或肿瘤侵犯）	双侧	3
	单侧	1
	以上均无	0
总分	稳定	0～6
	不确定	7～12
	不稳定	13～18

来自 Fisher 等的数据[22]。

表示"不确定的（潜在的）不稳定"，13～18 分表示脊柱"不稳定"。因此作者建议 SINS＞13 的患者接受内固定，但允许外科医生对评分在 7～12 分的患者慎重采用[21, 22]。

虽然 SINS 是一个相对细化的用于评估脊柱不稳定和内固定手术的需要的工具，通常最强的减压和内固定指征是急剧加重的疼痛和功能状态降低。手术在转移性肿瘤患者中的主要作用是姑息性的，目的是防止因患者疼痛或神经障碍没有充分治疗而造成运动障碍、无法胜任日常活动。运动障碍导致深静脉血栓形成及肺栓塞、肺不张导致肺炎、肌肉萎缩和情绪障碍的风险增加。所有这些因素最终都会降低患者的生存可能。因此，我们团队将患者的功能状态变化作为外科减压和内固定治疗的最强指征。

总体的评估

总体评估包括评估患者的疾病负担和整个患者的生存情况。在总体学评估中外科医生和肿瘤专家团队评估患者的整体情况，需考虑患者的并发症、全身肿瘤转移的数量，以及他们基本的功能状态[12, 23, 24]。这些因素提示患者能够耐受拟定的手术，明确治疗的风险 - 收益比率，并分析围手术期后生存的可能性。围手术期死亡的风险高和多发转移是手术干预的相对禁忌证。

39.7　结论

尽管放射治疗和化疗在治疗转移性疾病方面取得了显著进展，但手术已成为脊柱转移瘤患者的主要治疗选项。手术减压在治疗高级别 ESCC 和 CEC 患者中特别有用，内固定对治疗脊柱不稳定是有用的。使用 NOMS 框架提供了一种治疗决策算法，促进多学科团队之间的协调，为转移性肿瘤累及脊柱患者提供安全、可靠和可重复的治疗。

（胡祥辉 译，李焕章　武辰　高俊 校）

参考文献

1. Gilbert RW, Kim J, Posner JB. Epidural spinal cord compression from metastatic tumor: diagnosis and treatment. Ann Neurol Off J Am Neurol Assoc Child Neurol Soc. 1978;3(1):40–51.

2. Patchell RA, Tibbs PA, Walsh JW, Dempsey RJ, Maruyama Y, Kryscio RJ, et al. A randomized trial of surgery in the treatment of single metastases to the brain. N Engl J Med. 1990;322(8):494–500.

3. Barzilai O, Fisher CG, Bilsky MH. State of the art treatment of spinal metastatic disease. Neurosurgery. 2018;82(6):757–69.

4. Laufer I, Rubin DG, Lis E, Cox BW, Stubblefield MD, Yamada Y, et al. The NOMS framework: approach to the treatment of spinal metastatic tumors. Oncologist. 2013;18(6):744–51.

5. Helweg-Larsen S, Sørensen PS. Symptoms and signs in metastatic spinal cord compression: a study of progression from first symptom until diagnosis in 153 patients. Eur J Cancer. 1994;30(3):396–8.

6. Bach F, Larsen BH, Rohde K, Børgesen SE, Gjerris F, Bøge-Rasmussen T, et al. Metastatic spinal cord compression. Acta Neurochir. 1990;107(1–2):37–43.

7. Bilsky MH, Laufer I, Fourney DR, Groff M, Schmidt MH, Varga PP, et al. Reliability analysis of the epidural spinal cord compression scale. J Neurosurg Spine. 2010;13(3):324–8.

8. Mizumoto M, Harada H, Asakura H, Hashimoto T, Furutani K, Hashii H, et al. Radiotherapy for patients with metastases to the spinal column: a review of 603 patients at Shizuoka Cancer Center Hospital. Int J Radiat Oncol Biol Phys. 2011;79(1):208–13.

9. Maranzano E, Latini P. Effectiveness of radiation therapy without surgery in metastatic spinal cord compression: final results from a prospective trial. Int J Radiat Oncol Biol Phys. 1995;32(4):959–67.

10. Gerszten PC, Mendel E, Yamada Y. Radiotherapy and radiosurgery for metastatic spine disease: what are the options, indications, and outcomes? Spine. 2009;34(22S):S78–92.

11. Lovelock DM, Zhang Z, Jackson A, Keam J, Bekelman J, Bilsky M, et al. Correlation of local failure with measures of dose insufficiency in the high-dose single-fraction treatment of bony metastases. Int J Radiat Oncol Biol Phys. 2010;77(4):1282–7.

12. Leithner A, Radl R, Gruber G, Hochegger M, Leithner K, Welkerling H, et al. Predictive value of seven preoperative prognostic scoring systems for spinal metastases. Eur Spine J. 2008;17(11):1488–95.

13. Gerszten PC, Burton SA, Quinn AE, Agarwala SS, Kirkwood JM. Radiosurgery for the treatment of spinal melanoma metastases. Stereotact Funct Neurosurg. 2005;83(5–6):213–21.

14. Ghia AJ, Chang EL, Bishop AJ, Pan HY, Boehling NS, Amini B, et al. Single-fraction versus multi-fraction spinal stereotactic radiosurgery for spinal metastases from renal cell carcinoma: secondary analysis of phase I/II trials. J Neurosurg Spine. 2016;24(5):829–36.

15. Gerszten PC, Burton SA, Ozhasoglu C, Vogel WJ, Welch WC, Baar J, et al. Stereotactic radiosurgery for spinal metastases from renal cell carcinoma. J Neurosurg Spine. 2005;3(4):288–95.

16. Zelefsky MJ, Greco C, Motzer R, Magsanoc JM, Pei

X, Lovelock M, et al. Tumor control outcomes after hypofractionated and single-dose stereotactic image-guided intensity-modulated radiotherapy for extracranial metastases from renal cell carcinoma. Int J Radiat Oncol Biol Phys. 2012;82(5):1744–8.

17. Chang UK, Cho WI, Lee DH, Kim MS, Cho CK, Lee SY, et al. Stereotactic radiosurgery for primary and metastatic sarcomas involving the spine. J Neuro-Oncol. 2012;107(3):551–7.

18. Song CW, Kim M-S, Cho LC, Dusenbery K, Sperduto PW. Radiobiological basis of SBRT and SRS. Int J Clin Oncol. 2014;19(4):570–8.

19. Garcia-Barros M, Paris F, Cordon-Cardo C, Lyden D, Rafii S, Haimovitz-Friedman A, et al. Tumor response to radiotherapy regulated by endothelial cell apoptosis. Science. 2003;300(5622):1155–9.

20. Yamada Y, Katsoulakis E, Laufer I, Lovelock M, Barzilai O, McLaughlin LA, et al. The impact of histology and delivered dose on local control of spinal metastases treated with stereotactic radiosurgery. Neurosurg Focus. 2017;42(1):E6.

21. Fourney DR, Frangou EM, Ryken TC, DiPaola CP, Shaffrey CI, Berven SH, et al. Spinal instability neoplastic score: an analysis of reliability and validity from the spine oncology study group. J Clin Oncol. 2011;29(22):3072–7.

22. Fisher CG, DiPaola CP, Ryken TC, Bilsky MH, Shaffrey CI, Berven SH, et al. A novel classification system for spinal instability in neoplastic disease: an evidence-based approach and expert consensus from the Spine Oncology Study Group. Spine. 2010;35(22):E1221–9.

23. Dardic M, Wibmer C, Berghold A, Stadlmueller L, Froehlich EV, Leithner A. Evaluation of prognostic scoring systems for spinal metastases in 196 patients treated during 2005–2010. Eur Spine J. 2015;24(10):2133–41.

24. Pereira NRP, Janssen SJ, van Dijk E, Harris MB, Hornicek FJ, Ferrone ML, et al. Development of a prognostic survival algorithm for patients with metastatic spine disease. JBJS. 2016;98(21):1767–76.

40. 转移性脊柱肿瘤内固定的生物力学研究

Allen L. Ho and Atman M. Desai

40.1 导言

脊柱转移瘤是脊柱最常见的肿瘤。男性发病率稍高,多见于40～60岁,常发生于胸腰椎。典型的临床表现包括由机械疼痛、神经根痛、脊柱不稳定和神经功能受损引起的综合征状。脊柱转移瘤的治疗方式多样,包括手术、放射治疗和全身化疗或免疫治疗。

在手术治疗脊柱转移瘤时,手术目标通常包括组织病理诊断和减轻肿瘤负荷,神经减压,重建脊柱稳定和恢复脊柱序列。继发于转移瘤的脊柱机械不稳定可引起明显的疼痛、神经功能缺损、脊柱畸形和残疾。这种不稳定可能产生于转移性病变本身的溶骨性破坏,即病理性骨折,或可能来源于肿瘤切除造成的医源性破坏。在这两种情况下进行脊柱固定来治疗或预防脊柱不稳定都是必要的。

脊柱转移瘤手术切除及内固定后的并发症是显而易见的,发病率为10%～52%[1-5]。然而Patchell等[6]在2005年发表的一项随机对照试验证明:在脊柱转移瘤造成脊髓受压产生症状的患者中,如有脊柱不稳定,接受手术减压与固定治疗,然后传统外照射放射治疗胜于单纯外照射放射治疗。接受手术的患者在行走、肠道和膀胱功能以及整体生存率方面有显著改善。这导致手术减压和固定治疗症状性脊柱转移瘤被广泛采用。同时,在过去的20年里,立体定向放射外科(stereotactic radiosurgery,SRS)的发展导致新的模式产生,即联合使用外科和放射外科。这种策略通常被称为"分离手术",一般利用手术快速治疗硬膜外脊髓压迫和脊柱不稳定,然后用SRS来控制大部分非硬膜外转移病灶。这种治疗方案能获得类似的症状缓解和肿瘤控制结果,同时也减少手术并发症[7]。

40.2 诊断与决策

治疗脊柱转移瘤的现代决策需要综合所有可能的治疗模式和方法。最全面的决策框架是由四个基本组成部分组成的NOMS决策框架[8]:

N:神经学,包括脊髓病、功能性神经根病的存在,以及影像学上硬膜外脊髓压迫的程度;

O:肿瘤学,包括实现局部、硬脑膜控制的能力,从而反映肿瘤的放射治疗/化疗敏感类型;

M:机械学不稳定,评估不稳定的程度或脊柱在没有疼痛、畸形或神经功能缺陷情况下承受生理负荷的能力;

S:系统性疾病,既评估全身肿瘤负担的程度,又评估全身系统性疾病及并发症。

椎体是脊柱转移瘤最常见的转移部位。作为脊柱主要的垂直承重结构,转移病变造成的椎体骨质替代和破坏导致脊柱不稳定及压缩骨折。椎体转移瘤不稳定的最重要预测因素包括剩余无肿瘤椎体的横截面积、肿瘤大小和骨密度[9, 10]。机械性背痛是与转移性疾病相关的脊柱不稳定最常见的症状。肿瘤牵拉骨膜造成的生物性背痛主要发生在夜间或清晨,白天改善,而机械性背痛患者的疼痛随着运动而恶化,并局限于受累节段。脊柱不稳肿瘤评分(spinal instability neoplastic score,SINS)是为了帮助外科医生以及放射和医学肿瘤学家根据六个部分预测脊柱不稳定的程度:位置、疼痛、骨损害、脊柱序列的影像、椎体塌陷和后外侧受累。肿瘤位于活动度更大的节段的脊柱,例如,颈椎,比稳定节段(如胸椎和骶骨)得分更多。机械性疼痛比骨膜拉伸引起的局部生物性疼痛得分更多。任何半脱位、移位或大于50%椎体塌陷都会导致不稳定。最后评估后侧受累,包括双侧椎弓根、小关节突或肋椎关节,将获得更多的分数。评分范围为 0～18 分,0～6 分为稳定,7～12 分为潜在不稳定,13～18 分为不稳定[11, 12](表40-1)。

表 40-1 脊柱肿瘤不稳定评分(SINS)评分

SINS 元素	得分
位置	
连接处(枕骨 -C_2, C_7-T_2, T_{11}-L_1, L_5-S_1)	3
可活动的脊柱(C_3-C_6, L_2-L_4)	2
半固定(T_3-T_{10})	1
固定(S_2-S_5)	0
卧位疼痛缓解和 / 或脊柱运动或负重时疼痛	
是	3
否(偶尔疼痛,但不是机械性)	1
无痛病变	0
骨质损伤	
溶骨性	2
混合性(溶骨性 / 成骨性)	1
成骨性	0
放射学脊柱形态	
半脱位 / 移位	4
畸形(后 / 侧凸)	2
正常排列	0
椎体塌陷	
＞ 50% 塌陷	3
＜ 50% 塌陷	2
没有塌陷但＞ 50% 椎体受累	1
以上均无	0
脊柱后外侧受累(小关节、椎弓根或 CV 关节骨折或肿瘤侵犯)	
双侧	3
单侧	1
以上均无	0

来自 Fisher 等[91]。经许可从 Wolters Kluwer Health, Inc 转载。

40.3 外科稳定的生物力学

过去,椎板减压术是解决有症状的脊柱转移瘤引起的神经压迫的标准方法。然而这种方法不能解决病理性骨折,并可能反过来通过移除脊柱的后部结构增加不稳定性。因此,更加激进的减压辅以内固定已成为主要的手术方案[13, 14],并且仍是对症状性脊柱转移瘤患者减少疼痛和提高生活质量(quality of life, QOL)的最有效技术[15]。这些病变最常出现在脊髓前方的椎体中,并进展至后方导致脊髓和 / 或神经根的压迫。在颈椎,前路手术很容易显露病变。前路减压术后,再进行前路固定,并辅以后路内固定(必要时进行额外减压),一般是治疗下颈段病变最常见的策略。胸椎前入路更具挑战性,特别是在上胸椎(T_1-T_4),因为与胸骨的解剖关系可能需要胸骨切开术或开胸[16]。同样,由于主动脉弓和大血管的解剖位置与胸廓 T_5 至 T_{10} 水平有关,建议右侧开胸入路,除非病变完全位于脊柱的左侧[17, 18]。由于纯前入路很困难,临床越来越多地采用后路显露胸椎腹侧病变术式(经椎弓根、肋骨横突切除术和外侧腔外入路)[19]。然而,这些后方入路往往涉及显露分离神经根以及可能增加脊髓缺血性损伤风险的节段血管。动物实验研究表明,连续四个或四个以上水平的双侧节段动脉的阻断可能导致缺血性脊髓损伤[20]。其余的胸腰椎交界处通常是通过单纯后路或 360° 联合开胸或腹膜后入路。腰椎水平是通过腹膜后、经腹或后方经椎弓根入路。最后,骶骨病变可能需要最复杂的后方入路,甚至通过骨盆的前方入路。

鉴于做到完全切除或有临床意义地切除症状性和 / 或压迫性脊柱转移瘤所需达到的椎体切除程度,许多颈椎,以及通常所有胸腰段切除脊柱转移瘤必将破坏稳定性,需要仔细考虑重建策略。脊椎切除术造成的巨大间隙带来了关节融合的挑战,必须构建一个稳定的结构以承受脊柱上的机械应力,直到实现关节融合。重建和增强脊柱的全部三个柱是必要的[21]。前柱重建最常见的是利用碳纤维或可撑开钛网或聚甲基丙烯酸甲酯(polymethylmethacrylate, PMMA)[22-24]。采用标准螺钉和固定棒进行后脊柱稳定可以确保后外侧关节融合[25, 26]。大多数患者术后需要进一步治疗并辅以放射治疗,以及影像学检查监测复发。因此,仔细挑选植入物以尽量减少对治疗和成像伪影的干扰也很重要。

自体移植物

　　虽然自体骨仍然是关节融合术的金标准材料，但对于大多数因转移性病变切除的椎体，用于重建的腹侧结构现在仍是合成材料和异体骨的组合[27]。如果预期寿命小于 18 个月，则可能不需要长期的实体骨融合，自体供应骨也可能有肿瘤受累。此外，在转移瘤患者中，自体骨移植会造成明显的短期供体部位并发症[28]。术后局部放射治疗及化疗也会干扰骨重塑和融合[29, 30]。在包含大范围骨减压的脊柱的后方入路和后外侧入路中可以获得尤其丰富的局部自体骨组织。为不引起髂嵴取用骨块并发症，局部骨可以同样有效地实现短节段腰椎融合[31, 32]。与自体髂嵴骨相比，异体腓骨移植是首选，因为它避免了髂骨取骨的并发症。此外它可以裁剪成任意长度，并为局部自体骨移植或其他松质骨替代物提供一个中心孔道，以加强融合。它具有较高的弹性模量，这带来了更高的移植骨"往复活动"或下沉的风险。虽然同种异体腓骨的融合速度比自体骨慢[33]，但两者的假关节发病率没有显著差异[34, 35]。

　　椎体间钛网用合成材料如不锈钢或钛使前柱稳定。钛合金提供了较高的抗拉强度，同时保持了合理的延展性和生物相容性。与不锈钢相比，它们的成像伪影也较少。钛网笼可方便地选择长度，并可填充自体移植物材料。虽然弹性模量方面钛网笼比椎骨更坚硬，有一定的下沉风险，但临床上显著的下沉导致畸形或假关节罕见[36]。可撑开的钛网使得放置在椎体空腔后钛笼能调节高度。这样可以方便地在后路和后外侧入路显露腹侧椎体的手术中，放置一个较小的植入物，因为这些手术的工作通道比切除后的空腔小。原位撑开腹侧的植入物产生额外的简单牵张固定，以抵抗垂直负荷，并纠正任何颈椎畸形，恢复自然前凸[37]。

　　其他合成材料，如聚醚醚酮（polyetheretherketone，PEEK）和碳纤维笼的利用也在增加。PEEK 是一种具有类似于骨弹性的半晶多芳体聚合物，与钛相比，降低了其下沉的风险。PEEK 也是可透视的，具有 MRI 兼容性，没有伪影。无论是 PEEK 还是碳纤维都能提高术后成像的可视化程度，而 PEEK 与碳纤维相比具有更有利的弹性模量，但碳纤维更具骨诱导性，并可能允许增加细胞整合程度，从而有助于支持融合[38-40]。最后，诱导骨生成的骨替代物可以与局部自体骨或压碎的松质同种异体骨混合，形成一种椎体间植入物的包装材料，并促进背侧骨融合。脱矿物质骨基质（DBM）是最常见的这类替代物，这类替代物向以胶原传导底物为基础的融合骨架提供足够的骨形态发生蛋白（bone morphogenetic proteins，BMP）。高剂量重组人 BMP，主要是 rhBMP-2，可以相当有效地促进骨融合，但由于这些药物的致癌特性，禁用于肿瘤手术。移植物放置中最常见的并发症是移植物的近端或远端移位。将移植物加压有两个目的，即固定移植物，并通过维持接触面的稳定而促进融合[41]。

椎弓根螺钉

　　椎弓根螺钉通过固定的矩臂悬臂梁固定向脊柱施加压力。椎弓根螺钉代表支撑悬臂的固定点，无论是杆还是板，都刚性地支撑脊柱，从而抵抗垂直载荷。采用固定的椎弓根螺钉和杆 / 板结构，前柱没有载荷分担，大部分应力由螺钉 / 杆或螺钉 / 板结承担，这可能导致失效[42]。动态的或非固定的椎弓根螺钉固定系统允许螺钉微动，并构成一个非固定矩臂悬臂梁固定。有一些垂直的载荷传递向前柱，降低了螺杆 / 板结处的应力。然而螺钉微动引起螺钉拔出导致内固定失败的概率增高。因此固定矩臂系统在抗矢状位移位方面更有效，尤其适用于畸形矫正。为了解决螺钉拔出的问题，已经对螺钉进行了不同的改进。螺杆强度直接与螺钉轴的内径成正比。螺钉的拔出强度与螺纹之间的骨量成正比。这是由螺纹深度（外径）和间距（从一个螺纹到另一个螺纹的距离）决定的。增加螺纹间距和深度将通过增加螺纹之间的骨量来增加拔出强度。螺纹的角度或形状影响骨量和拔出强度。在螺钉远端改变螺钉内径以增加螺纹深度，靠近螺帽处（锥形螺钉最容易导致内固定失败的地方）增加直径以增加螺钉强度，是增加拔出强度的另一种策略。对钉道略微攻丝或自攻螺钉的利用也可以增加螺钉的拔出阻力。轴向加载会导致螺钉失效，这是由于平行四边形的平移运动造成的。螺钉钉道的内聚（"向内"）和利用横向连接器可以帮助限制这种运动，并防止轴向加载的螺钉拔出[43]，鉴于皮质骨比椎体内的松质骨强度更大，钉道走行在皮质骨表面具有更优的拔出强度[44, 45]。

骨质量在椎弓根螺钉拔出中起着重要作用。脊柱转移瘤患者特别容易受到骨质量差的影响，因为他们可能有多个节段的肿瘤影响骨质量，或者同时合并骨质减少或骨质疏松症。虽然骨密度正常情况下，椎弓根螺钉优于钩和椎板缆索，但在骨质疏松症患者中椎弓根螺钉固定失败仍然相对常见。较长的固定可以提供更多的固定点，并将负荷分布在骨质疏松患者的更多节段上，从而降低任何特定部位螺钉的拔出力度。可以考虑合理地使用骨水泥增强椎弓根螺钉。在将 PMMA 注入椎弓根螺钉的钉道之前，必须保持皮质表面完整，以防止渗漏。在注射 PMMA 后必须迅速插入椎弓根螺钉。或者，最新的开窗螺钉允许直接将 PMMA 注入这些螺钉的中空的孔道，从开窗处外渗到螺钉周围。PMMA 可使骨质疏松椎体椎弓根螺钉的拔出强度提高三倍[46, 47]。

40.4 颈椎固定的生物力学

枕颈固定

当一个或两个枕骨髁被破坏时，通常需要进行枕颈固定。这可能是由溶骨性肿瘤，或为显露枕大孔采用远外侧入路所致。这种方法通常是为了提高腹侧或腹外侧颅颈交界的显露[48]。一般来说，切除一个枕骨髁 70%（切除到舌下神经管）耐受性良好，不需要融合。任何进一步的切除都增加了枕颈不稳定的可能性。固定最常见的是枕骨板。这类病例的几个已被确认的融合指征：头部倾斜时疼痛、屈伸位 X 线片不稳定或完全切除枕髁[49]。

颈椎固定术

更彻底的切除颈椎转移病灶通常需要部分或完全切除椎体，这会导致腹侧不稳定。颈椎的植入物既要用以纠正这种不稳定，也要同时为骨融合提供原材料。为达到这个目的，主要采用简单撑开和钉板固定。椎体间移植物通过腹侧撑开承托垂直载荷、维持后凸。这样，这些移植物重建了颈椎的腹侧承重柱，在屈曲、伸展、轴向旋转和侧向弯曲运动时也有一定的稳定性[50]。然而考虑到

切除绝大部分导致症状的转移病变所需切除椎体程度，为了确保完全的稳定，还需要采用腹侧钉板或是后路内固定系统进行加固。悬臂梁固定的原理是通过带有锁紧螺钉的腹侧颈椎钉板系统，以及刚性的后方侧块 / 钉棒系统来实现的。这些悬臂梁装置的固定运动臂分担整个结构的垂直载荷。腹侧板和螺钉结构提供即时的稳定，重建腹侧张力带，并维持稳定和抵抗异常运动，特别是屈伸位[51]。这些内固定应该跨越整个椎体间移植物，置钉在手术切除的病变节段的上下椎体。应用非锁定、万向螺钉的钉板系统更符合力学，允许移植物充分接受垂直方向的载荷，有助于骨性融合。一般来说，虽然双皮质螺钉放置可获得更大的拔出强度，但放置颈椎双皮质螺钉增加的困难和风险使单皮质螺钉放置成为颈椎钉板固定的标准。

颈椎转移瘤切除后颈椎背侧的固定常采用侧块固定。当硬膜外病变环绕压迫脊髓时，后方减压是有益的；如果有病变或医源性因素造成了后方结构的过度破坏，则后路固定是必要的。这也有助于预防椎板切除术后的后凸畸形[52]。特别当多节段椎体切除术时，有证据表明，增加后路的内固定，会增高融合率和降低后凸发病率[53, 54]。一般来说，同时累及腹侧和背侧神经，导致后凸畸形的肿瘤是联合入路的良好适应证[55]。侧块螺钉和连接螺杆通常表现为固定矩臂悬臂梁固定器，同时也提供一些背侧张力带固定。这些装置使颈椎在屈曲、伸展和扭转中恢复张力[56]。与缆索结构相比，侧块螺钉提供了优越的屈曲 / 伸展稳定性和抗扭转性[57-59]。从 C_1 到 T_1 可以实现侧块固定（图 40-1），但现代系统整合了多种技术使得固定的范围能超出枕颈和颈胸交界。类似于腹侧钉板，后螺钉内固定应只放置在正常稳定的无转移性疾病的骨中。在固定前脊柱排列必须足够的整齐，因为侧块螺钉不能适合调整脊柱的排列。正常的 3.5mm 直径的侧块螺钉不足以纠正后凸畸形或减少明显的平移或半脱位。与皮质螺纹相比，松质骨螺钉能提供更好的把持力。虽然不是强制性的，14～16mm 螺钉可以实现安全的双皮质固定。在骨质疏松性患者使用直径稍大的螺钉，可以提高螺钉的把持力。然而，较大的螺钉存在造成侧块骨折的风险[60]。此外少量的 PMMA 也可以在螺钉放置之前注入钉道中。最后经关节面螺钉也可作为颈椎的补救固定[61]。除了传统的背侧骨膜

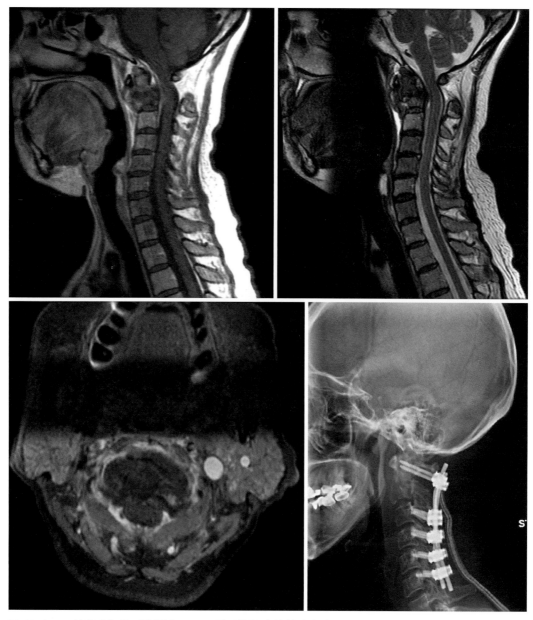

图 40-1 C$_2$ 转移瘤切除后的固定。MRI 显示结肠癌骨转移瘤患者的 C$_2$ 被破坏，导致的 C$_2$ 病理性骨折并伴有寰枢椎不稳定和硬膜外脊髓压迫，另一病变在 C$_{5/6}$ 处引起颈椎管狭窄[T$_1$ 加权增强矢状位（左上）和轴向（左下）图像，T$_2$ 加权矢状图像（右上）]。患者行多节段颈椎减压，C$_{1/2}$ 骨折复位，C$_1$-C$_6$ 颈椎后路融合，然后对两种病变进行射波刀放射外科手术[术后外侧 XR（右下）]。鉴于疾病的范围和辅助的放射外科可能造成潜在的颈椎不稳定，颈椎固定的范围包括所有受累的节段

下磨除骨皮质和植骨以促进关节融合外，放置关节面间移植物可以帮助促进小关节突各个节段融合。这些间隔还可以帮助增加椎间孔空间，并进一步限制颈椎植入物移位以增强融合[62, 63]。钛棒直径范围一般为 3～3.5mm，很容易塑形。由于相较于椎弓根而言，侧块更加脆弱，更易于骨折或是螺钉拔出，拧紧钉棒时应避免过度用力。螺钉头部通常是万向的，以便在安置连接棒时尽可能地方便。解剖上，C$_7$ 和 T$_1$ 外侧肿块小于其他颈椎水平，一般情况下，这些节段首选椎弓根螺钉。颈椎

椎弓根螺钉放置在 C$_6$ 及以上水平具有较高的椎动脉损伤风险，因此仅酌情使用[64]。

颈胸椎交界处

位于颈胸交界处的转移瘤带来了特有的挑战，因为此处有重要的解剖结构和独特的生物力学机制——从可活动的和前凸的颈椎过渡到刚性和后凸的胸椎。一般情况下，在颈胸交界处没有融合的减压容易导致椎板切除术后的后凸畸形[65]。

椎板切除术破坏后张力带，使得承重的轴线前移，并使背肌群处于明显不利的力学状态[66]。因此，强烈建议考虑覆盖颈胸交界的后路固定。几项比较颈胸交界处的固定方法的研究发现，侧块螺钉、椎弓根螺钉和伴/不伴钉板的椎体间融合，都使得交界区足够的稳定[67-71]。三柱受累的程度对于选择正确的稳定策略至关重要。在生物力学研究中，单独的背侧固定足以稳定不累及前柱的背侧两柱损伤[69]。因此三柱损伤应该采用腹侧和背侧内固定，最常见的形式是腹侧椎体间植入物加上后方的钉棒固定系统[70]。在杆的选择方面，逐渐过渡的双直径杆（3.5mm 和 5.5mm）与多米诺连接器分别连接的两个相同直径（3.5mm 和 5.5mm）的单独棒，在屈曲弯曲和轴向旋转方面没有显著差异。侧方连接器具有相似的硬度，但对抗持久外力的能力稍差[71]。最后，应谨慎选择适合长度的内固定棒，裁剪后使之与交界区周围的曲度相适应。必须确定局部和逐渐变化的曲度，以及矢状面和冠状面的顶椎和中位椎。顶椎是那些位于脊柱弯曲顶点的椎体，而中位椎是通常位于曲线之间最小的变化角度的椎体[72]。内固定棒的末端不应位于顶椎或相邻椎，因为顶椎水平的内源曲线成角将增加与内固定棒的负荷，并加速相邻椎体的破坏。同样，固定末端也不应位于交界处，因为容易在相对活动的颈椎和腹侧胸廓限制的刚性胸椎之间发生成角和移位变形。其他需要考虑的有：内固定的末端避免位于晚期退行性疾病和/或椎管狭窄的水平，以及在骨质量、密度差的患者中应该延长固定的范围，以获得额外的固定点[73]。

40.5　胸腰椎固定的生物力学

前固定

胸腰椎转移瘤的手术入路包括前路、前外侧入路、侧方入路、后外侧入路和后路技术。大约 2/3 的脊柱转移瘤位于椎体和椎弓根，手术需要接近腹侧脊柱。前方、前外侧或侧方入路涉及开胸或腹膜后暴露以完成椎体切除术。如果后路结构是完整的，那么在 T_1 到 T_9 节段采用以上入路手术后无需后方的固定，因为它们有胸廓的支撑。如果肿瘤本身或切除肿瘤时破坏了前和中柱，辅助的内固定可能有助于进一步起到支撑作用[74, 75]。

辅助的内固定包括单杆[76]，双杆[77]或前板和螺钉结构。前方双杆结构使得刚性稳定以抵抗轴向压缩、屈曲、伸展和旋转。单杆结构对抗屈曲，伸展和旋转力的稳定能力稍差[78]。前方钉板固定类似于双杆结构，通过重建一部分腹侧张力带和使用固定矩臂悬臂梁固定，能进一步抵抗屈曲，伸展和旋转。然而，它们无法对椎体进行牵开或加压以放置植入物或对植入物加压。当椎体较小或部分被肿瘤破坏时，可能需要单杆结构[79]。在 T_{10} 以上，椎体大小使前外侧螺钉放置更困难，尽管在某些情况下，螺钉可能被放置于高达 T_6。在 L_4 以下，髂静脉和下腔静脉（inferior vena cava，IVC）的近段也阻碍了前外侧螺钉的安全放置。

后固定

椎弓根螺钉和杆内固定已成为胸腰段肿瘤切除的标准。如果有后方结构受累或背侧硬膜/硬膜外环绕受累，那么必须采用后路固定，因为切除肿瘤和完成神经减压将破坏后柱。对于 T_{10} 及以下水平的病变，很少或几乎没有来自胸廓的额外支撑，且脊柱活动时的伸展程度更大。后路固定通常需要防止过度运动，以防移植物被挤出[80, 81]。最后，通过经椎弓根、肋横突切除术或外侧腔外暴露，后外侧入路的进展也可以提供更多的抵达腹侧脊柱的入路，使得外科医生避免与开胸或腹膜后前入路相关的并发症（图 40-2）。

由于肿瘤以及手术显露而造成的三柱损伤，以上的入路通常需要在受累椎体的上下方，至少各固定两个节段的椎弓根螺钉，以提供病变上下方的多处固定位置。虽然短节段（上下各一节段）融合在胸腰段创伤中显示出疗效[82, 83]，但是在没有前柱重建或是后方扩展的融合重建情况下，转移瘤导致的前柱完整性的破坏使得短节段固定失败的发病率较高[84, 85]。较长内固定也会将负荷分布在更多的节段上，这对骨质疏松患者特别有帮助。考虑到一些位置存在的解剖学上的过渡，设计内固定的末端应避免出现在中间交界处（颈胸和胸腰段交界）。长的内固定的末端位于这些交界处，会导致更高的植入物的负荷、更高的失败率和更大的邻近节段病变的可能性。在脊柱末端需要更多的刚性固定，在腰骶交界处存在较高的屈伸弯矩。因此末端位于 L_5-S_1 处长固定需要多个固定点，且添加髂骨螺钉或 S_2-髂螺钉可以降低 S_1 螺钉的张力，提高融合率[86, 87]（图 40-3）。较

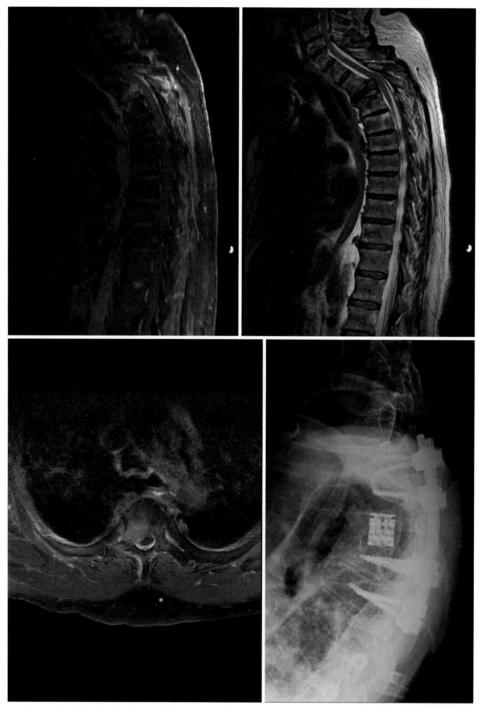

图 40-2　胸椎转移瘤切除术后固定。T_3 全椎体侵犯，转移导致完全塌陷，椎板引起严重后凸畸形和腹侧脊髓受压[T_1 加权增强矢状面（左上）和轴位（左下）图像，T_2 加权矢状面图像（右上）]。行经右侧肋骨横突切除入路切除病变，完成该节段椎体全切，并切除上下椎间盘。采用可撑开的钛网矫正后凸畸形，并逐渐扩张后达到两个终板相平行。胸椎弓根螺钉放置病变上下各两个节段，以稳定和融合[术后外侧 XR（右下）]

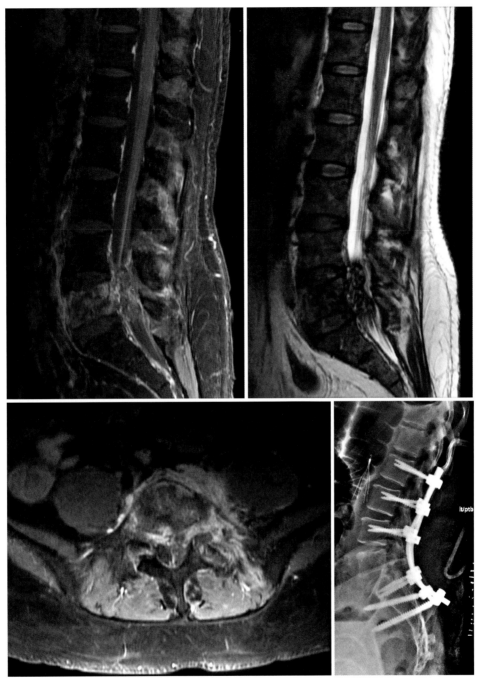

图 40-3　腰椎转移瘤切除术后固定。一名下背部疼痛和双侧下肢神经根性痛的患者,被发现 L_5 水平有脂肪肉瘤,侵犯了硬膜外间隙,导致中央和椎间孔处狭窄,对化疗没有反应[T_1 加权增强矢状位(左上)和轴向(左下)图像,T_2 加权矢状位图像(右上)]。患者进行全 L_5 椎体全切除和多节段融合,并与盆腔固定。减压前,椎弓根螺钉放置在 L_2、L_3、L_4、S_1 和骨盆,以稳定并支撑由于 L_5 水平减压而出现的脊柱完全失稳。左侧经椎弓根减压并完全切除小关节,以允许完全接触到椎体和硬膜囊的腹侧。完全切除硬膜外病变,部分切除 L_5 椎体,结果显示肿瘤仅浸润部分椎体,前方可见正常骨边界。之后决定在原位保留大部分椎体,辅以放射外科手术,并通过螺钉和棒器械固定[术后外侧 XR(右下)]以稳定腰椎

长的杆结构也会导致杆上更大的扭转力，从而导致杆的断裂和假关节形成。长节段杆之间的交叉固定可以提高螺杆的扭转稳定性和侧向弯曲刚度[88]。使用钩锚来提高钩的稳定性是很重要的，但并不像远端椎弓根螺钉固定一样有利[89]。两个横联围成盒状的固定是最佳空间构象，理想情况下，横联应放置在固定的中间和终端的 1/3 交界处[90]。

40.6　结论

了解生物力学原理对转移性脊柱病变患者制订个体化固定策略至关重要。脊柱转移瘤患者的治疗需要考虑到骨质疏松以及日常活动的情况，以便计划固定的策略。最后考虑到许多脊柱转移瘤患者的长期生存，生物力学上安全的固定策略将减少未来内固定器械的失能或邻近节段疾病的发生。

（胡祥辉 译，李焕章　王潇洁　高俊 校）

参考文献

1. Harrington KD. Anterior cord decompression and spinal stabilization for patients with metastatic lesions of the spine. J Neurosurg. 1984;61:107–17.
2. Cooper PR, Errico TJ, Martin R, et al. A systematic approach to spinal reconstruction after anterior decompression for neoplastic disease of the thoracic and lumbar spine. Neurosurgery. 1993;32:1–8.
3. Bauer HC, Wedin R. Survival after surgery for spinal and extremity metastases. Prognostication in 241 patients. Acta Orthop Scand. 1995;66:143–6.
4. Walsh GL, Gokaslan ZL, McCutcheon IE, et al. Anterior approaches to the thoracic spine in patients with cancer: indications and results. Ann Thorac Surg. 1997;64:1611–8.
5. Mazel C, Balabaud L, Bennis S, et al. Cervical and thoracic spine tumor management: surgical indications, techniques, and outcomes. Orthop Clin North Am. 2009;40:75–92, vi–vii
6. Patchell RA, Tibbs PA, Regine WF, et al. Direct decompressive surgical resection in the treatment of spinal cord compression caused by metastatic cancer: a randomised trial. Lancet (London, England). 2005;366:643–8.
7. Laufer I, Iorgulescu JB, Chapman T, et al. Local disease control for spinal metastases following "separation surgery" and adjuvant hypofractionated or high-dose single-fraction stereotactic radiosurgery: outcome analysis in 186 patients. J Neurosurg Spine. 2013;18:207–14.
8. Bilsky M, Smith M. Surgical approach to epidural spinal cord compression. Hematol Oncol Clin North Am. 2006;20:1307–17.
9. Taneichi H, Kaneda K, Takeda N, et al. Risk factors and probability of vertebral body collapse in metastases of the thoracic and lumbar spine. Spine (Phila Pa 1976). 1997;22:239–45.
10. Weber MH, Burch S, Buckley J, et al. Instability and impending instability of the thoracolumbar spine in patients with spinal metastases: a systematic review. Int J Oncol. 2011;38:5–12.
11. Fourney DR, Frangou EM, Ryken TC, et al. Spinal instability neoplastic score: an analysis of reliability and validity from the spine oncology study group. J Clin Oncol. 2011;29:3072–7.
12. Fisher CG, Schouten R, Versteeg AL, et al. Reliability of the Spinal Instability Neoplastic Score (SINS) among radiation oncologists: an assessment of instability secondary to spinal metastases. Radiat Oncol. 2014;9:69.
13. Witham TF, Khavkin YA, Gallia GL, et al. Surgery insight: current management of epidural spinal cord compression from metastatic spine disease. Nat Clin Pract Neurol. 2006;2:87–94; quiz 116.
14. Quraishi NA, Gokaslan ZL, Boriani S. The surgical management of metastatic epidural compression of the spinal cord. J Bone Joint Surg Br. 2010;92–B:1054–60.
15. Schwab JH, Gasbarrini A, Cappuccio M, et al. Minimally invasive posterior stabilization improved ambulation and pain scores in patients with plasmacytomas and/or metastases of the spine. Int J Surg Oncol. 2011;2011:1–5.
16. Cohen ZR, Fourney DR, Gokaslan ZL, et al. Anterior stabilization of the upper thoracic spine via an "inter-aortocaval subinnominate window": case report and description of operative technique. J Spinal Disord Tech. 2004;17:543–8.
17. Fourney DR, Gokaslan ZL. Anterior approaches for thoracolumbar metastatic spine tumors. Neurosurg Clin N Am. 2004;15:443–51.
18. Stulík J, Vyskocil T, Bodlák P, et al. Injury to major blood vessels in anterior thoracic and lumbar spinal surgery. Acta Chir Orthop Traumatol Cechoslov. 2006;73:92–8.
19. Lubelski D, Abdullah KG, Mroz TE, et al. Lateral extracavitary vs. costotransversectomy approaches to the thoracic spine: reflections on lessons learned. Neurosurgery. 2012;71:1096–102.
20. Kato S, Kawahara N, Tomita K, et al. Effects on spinal cord blood flow and neurologic function secondary to interruption of bilateral segmental arteries which supply the artery of Adamkiewicz: an experimental study using a dog model. Spine (Phila Pa 1976). 2008;33:1533–41.
21. Denis F. The three column spine and its significance in the classification of acute thoracolumbar spinal injuries. Spine (Phila Pa 1976). 1983;8:817–31.

22. Snell BE, Nasr FF, Wolfla CE. Single-stage thoracolumbar vertebrectomy with circumferential reconstruction and arthrodesis: surgical technique and results in 15 patients. Neurosurgery. 2006;58:ONS-263–8; discussion ONS-269.

23. Sciubba DM, Gallia GL, McGirt MJ, et al. Thoracic kyphotic deformity reduction with a distractible titanium cage via an entirely posterior approach. Neurosurgery. 2007;60:223–30.. discussion 230–1

24. Hofstetter CP, Chou D, Newman CB, et al. Posterior approach for thoracolumbar corpectomies with expandable cage placement and circumferential arthrodesis: a multicenter case series of 67 patients. J Neurosurg Spine. 2011;14:388–97.

25. Fourney DR, Abi-Said D, Lang FF, et al. Use of pedicle screw fixation in the management of malignant spinal disease: experience in 100 consecutive procedures. J Neurosurg. 2001;94:25–37.

26. Wang JC, Boland P, Mitra N, et al. Single-stage posterolateral transpedicular approach for resection of epidural metastatic spine tumors involving the vertebral body with circumferential reconstruction: results in 140 patients. Invited submission from the Joint Section Meeting on Disorders of the Spine and Peripheral Nerves, March 2004. J Neurosurg Spine. 2004;1:287–98.

27. Altaf F, Weber M, Dea N, et al. Evidence-based review and survey of expert opinion of reconstruction of metastatic spine tumors. Spine (Phila Pa 1976). 2016;41:S254–61.

28. Ryken TC, Heary RF, Matz PG, et al. Techniques for cervical interbody grafting. J Neurosurg Spine. 2009;11:203–20.

29. Gerster JC, Bossy R, Dudler J. Bone non-union after osteotomy in patients treated with methotrexate. J Rheumatol. 1999;26:2695–7.

30. Gal TJ, Munoz-Antonia T, Muro-Cacho CA, et al. Radiation effects on osteoblasts in vitro: a potential role in osteoradionecrosis. Arch Otolaryngol Head Neck Surg. 2000;126:1124–8.

31. Inage K, Ohtori S, Koshi T, et al. One, two-, and three-level instrumented posterolateral fusion of the lumbar spine with a local bone graft: a prospective study with a 2-year follow-up. Spine (Phila Pa 1976). 2011;36:1392–6.

32. Ito Z, Imagama S, Kanemura T, et al. Bone union rate with autologous iliac bone versus local bone graft in posterior lumbar interbody fusion (PLIF): a multicenter study. Eur Spine J. 2013;22:1158–63.

33. Eleraky MA, Llanos C, Sonntag VK. Cervical corpectomy: report of 185 cases and review of the literature. J Neurosurg. 1999;90:35–41.

34. Nirala AP, Husain M, Vatsal DK. A retrospective study of multiple interbody grafting and long segment strut grafting following multilevel anterior cervical decompression. Br J Neurosurg. 2004;18:227–32.

35. Ikenaga M, Shikata J, Tanaka C. Anterior corpectomy and fusion with fibular strut grafts for multilevel cervical myelopathy. J Neurosurg Spine. 2005;3:79–85.

36. Jang J-W, Lee J-K, Lee J-H, et al. Effect of posterior subsidence on cervical alignment after anterior cervical corpectomy and reconstruction using titanium mesh cages in degenerative cervical disease. J Clin Neurosci. 2014;21:1779–85.

37. Waschke A, Kaczor S, Walter J, et al. Expandable titanium cages for anterior column cervical reconstruction and their effect on sagittal profile: a review of 48 cases. Acta Neurochir. 2013;155:801–7.. discussion 807.

38. Brantigan JW, Steffee AD, Lewis ML, et al. Lumbar interbody fusion using the Brantigan I/F cage for posterior lumbar interbody fusion and the variable pedicle screw placement system: two-year results from a Food and Drug Administration investigational device exemption clinical trial. Spine (Phila Pa 1976). 2000;25:1437–46.

39. Christensen FB, Hansen ES, Eiskjaer SP, et al. Circumferential lumbar spinal fusion with Brantigan cage versus posterolateral fusion with titanium Cotrel-Dubousset instrumentation: a prospective, randomized clinical study of 146 patients. Spine (Phila Pa 1976). 2002;27:2674–83.

40. Chou Y-C, Chen D-C, Hsieh WA, et al. Efficacy of anterior cervical fusion: comparison of titanium cages, polyetheretherketone (PEEK) cages and autogenous bone grafts. J Clin Neurosci. 2008;15:1240–5.

41. Wolfe SA, Kawamoto HK. Taking the iliac-bone graft. J Bone Joint Surg Am. 1978;60:411.

42. Yoganandan N, Larson SJ, Pintar F, et al. Biomechanics of lumbar pedicle screw/plate fixation in trauma. Neurosurgery. 1990;27:873–80.. discussion 880–1.

43. Krag MH, Weaver DL, Beynnon BD, et al. Morphometry of the thoracic and lumbar spine related to transpedicular screw placement for surgical spinal fixation. Spine (Phila Pa 1976). 1988;13:27–32.

44. Santoni BG, Hynes RA, McGilvray KC, et al. Cortical bone trajectory for lumbar pedicle screws. Spine J. 2009;9:366–73.

45. Calvert GC, Lawrence BD, Abtahi AM, et al. Cortical screws used to rescue failed lumbar pedicle screw construct: a biomechanical analysis. J Neurosurg Spine. 2015;22:166–72.

46. Burval DJ, McLain RF, Milks R, et al. Primary pedicle screw augmentation in osteoporotic lumbar vertebrae. Spine (Phila Pa 1976). 2007;32:1077–83.

47. Elder BD, Lo S-FL, Holmes C, et al. The biomechanics of pedicle screw augmentation with cement. Spine J. 2015;15:1432–45.

48. Bassiouni H, Ntoukas V, Asgari S, et al. Foramen magnum meningiomas: clinical outcome after microsurgical resection via a posterolateral suboccipital retrocondylar approach. Neurosurgery. 2006;59:1177–85.. discussion 1185–7.

49. Bejjani GK, Sekhar LN, Riedel CJ. Occipitocervical fusion following the extreme lateral transcondylar approach. Surg Neurol. 2000;54:109–15; discussion 115–6.

50. Schulte K, Clark CR, Goel VK. Kinematics of the cervical spine following discectomy and stabilization. Spine (Phila Pa 1976). 1989;14:1116–21.

51. Traynelis VC, Donaher PA, Roach RM, et al. Biomechanical comparison of anterior Caspar plate and three-level posterior fixation techniques in a human cadaveric model. J Neurosurg. 1993;79:96–103.

52. Albert TJ, Vacarro A. Postlaminectomy kyphosis. Spine (Phila Pa 1976). 1998;23:2738–45.

53. Fraser JF, Härtl R. Anterior approaches to fusion of the cervical spine: a metaanalysis of fusion rates. J Neurosurg Spine. 2007;6:298–303.

54. Andaluz N, Zuccarello M, Kuntz C. Long-term follow-up of cervical radiographic sagittal spinal alignment after 1- and 2-level cervical corpectomy for the treatment of spondylosis of the subaxial cervical spine causing radiculomyelopathy or myelopathy: a retrospective study. J Neurosurg Spine. 2012;16:2–7.

55. McAfee PC, Bohlman HH, Ducker TB, et al. One-stage anterior cervical decompression and posterior stabilization. A study of one hundred patients with a minimum of two years of follow-up. J Bone Joint Surg Am. 1995;77:1791–800.

56. Anderson PA, Henley MB, Grady MS, et al. Posterior cervical arthrodesis with AO reconstruction plates and bone graft. Spine (Phila Pa 1976). 1991;16:S72–9.

57. Mihara H, Cheng BC, David SM, et al. Biomechanical comparison of posterior cervical fixation. Spine (Phila Pa 1976). 2001;26:1662–7.

58. Omeis I, DeMattia JA, Hillard VH, et al. History of instrumentation for stabilization of the subaxial cervical spine. Neurosurg Focus. 2004;16:E10.

59. Murakami H, Jarrett C, Rhee JM, et al. Spinous process wiring versus lateral mass fixation for the treatment of anterior cervical pseudarthrosis: a biomechanical comparison. J Surg Orthop Adv. 2011;20:220–4.

60. Lovick DS, Ryken TC, Traynelis VC, et al. Assessment of primary and salvage lateral mass screw insertion torque in a cadaveric model. J Spinal Disord. 1997;10:431–5.

61. Klekamp JW, Ugbo JL, Heller JG, et al. Cervical transfacet versus lateral mass screws: a biomechanical comparison. J Spinal Disord. 2000;13:515–8.

62. Goel A, Shah A. Facetal distraction as treatment for single- and multilevel cervical spondylotic radiculopathy and myelopathy: a preliminary report. J Neurosurg Spine. 2011;14:689–96.

63. Tan LA, Gerard CS, Anderson PA, et al. Effect of machined interfacet allograft spacers on cervical foraminal height and area. J Neurosurg Spine. 2014;20:178–82.

64. Yoshihara H, Passias PG, Errico TJ. Screw-related complications in the subaxial cervical spine with the use of lateral mass versus cervical pedicle screws: a systematic review. J Neurosurg Spine. 2013;19:614–23.

65. Steinmetz MP, Miller J, Warbel A, et al. Regional instability following cervicothoracic junction surgery. J Neurosurg Spine. 2006;4:278–84.

66. Pal GP, Sherk HH. The vertical stability of the cervical spine. Spine (Phila Pa 1976). 1988;13:447–9.

67. Chapman JR, Anderson PA, Pepin C, et al. Posterior instrumentation of the unstable cervicothoracic spine. J Neurosurg. 1996;84:552–8.

68. Albert TJ, Klein GR, Joffe D, et al. Use of cervicothoracic junction pedicle screws for reconstruction of complex cervical spine pathology. Spine (Phila Pa 1976). 1998;23:1596–9.

69. Kreshak JL, Kim DH, Lindsey DP, et al. Posterior stabilization at the cervicothoracic junction: a biomechanical study. Spine (Phila Pa 1976). 2002;27:2763–70.

70. Prybis BG, Tortolani PJ, Hu N, et al. A comparative biomechanical analysis of spinal instability and instrumentation of the cervicothoracic junction: an in vitro human cadaveric model. J Spinal Disord Tech. 2007;20:233–8.

71. Tatsumi RL, Yoo JU, Liu Q, et al. Mechanical comparison of posterior instrumentation constructs for spinal fixation across the cervicothoracic junction. Spine (Phila Pa 1976). 2007;32:1072–6.

72. Lapsiwala S, Benzel E. Surgical management of cervical myelopathy dealing with the cervical-thoracic junction. Spine J. 2006;6:268S–73S.

73. Yamagata M, Kitahara H, Minami S, et al. Mechanical stability of the pedicle screw fixation systems for the lumbar spine. Spine (Phila Pa 1976). 1992;17:S51–4.

74. Shono Y, Kaneda K, Yamamoto I. A biomechanical analysis of Zielke, Kaneda, and Cotrel-Dubousset instrumentations in thoracolumbar scoliosis. A calf spine model. Spine (Phila Pa 1976). 1991;16:1305–11.

75. An HS, Lim TH, You JW, et al. Biomechanical evaluation of anterior thoracolumbar spinal instrumentation. Spine (Phila Pa 1976). 1995;20:1979–83.

76. Turi M, Johnston CE, Richards BS. Anterior correction of idiopathic scoliosis using TSRH instrumentation. Spine (Phila Pa 1976). 1993;18:417–22.

77. Saraph VJ, Krismer M, Wimmer C. Operative treatment of scoliosis with the Kaneda anterior spine system. Spine (Phila Pa 1976). 2005;30:1616–20.

78. Shimamoto N, Kotani Y, Shono Y, et al. Static and dynamic analysis of five anterior instrumentation systems for thoracolumbar scoliosis. Spine (Phila Pa 1976). 2003;28:1678–85.

79. Reddy CG, Magnetta M, Dahdaleh NS, et al. An in vitro biomechanical comparison of single-rod, dual-rod, and dual-rod with transverse connector in anterior thoracolumbar instrumentation. Neurosurgery. 2012;70:1017–23.discussion 1023.

80. Kostuik JP, Errico TJ, Gleason TF, et al. Spinal stabilization of vertebral column tumors. Spine (Phila Pa 1976). 1988;13:250–6.

81. Manabe S, Tateishi A, Abe M, et al. Surgical treatment of metastatic tumors of the spine. Spine (Phila Pa 1976). 1989;14:41–7.

82. Mahar A, Kim C, Wedemeyer M, et al. Short-segment fixation of lumbar burst fractures using pedicle fixation at the level of the fracture. Spine (Phila Pa 1976). 2007;32:1503–7.

83. Guven O, Kocaoglu B, Bezer M, et al. The use of screw at the fracture level in the treatment of thoracolumbar burst fractures. J Spinal Disord Tech. 2009;22:417–21.

84. McLain RF. The biomechanics of long versus short fixation for thoracolumbar spine fractures. Spine (Phila Pa 1976). 2006;31:S70–9.

85. Viljoen SV, DeVries Watson NA, Grosland NM, et al. Biomechanical analysis of anterior versus posterior instrumentation following a thoracolumbar corpectomy. J Neurosurg Spine. 2014;21:577–81.

86. Alegre GM, Gupta MC, Bay BK, et al. S1 screw bending moment with posterior spinal instrumentation across the lumbosacral junction after unilateral iliac crest harvest. Spine (Phila Pa 1976). 2001;26:1950–5.

87. Kuklo TR, Bridwell KH, Lewis SJ, et al. Minimum 2-year analysis of sacropelvic fixation and L5-S1 fusion using S1 and iliac screws. Spine (Phila Pa 1976). 2001;26:1976–83.

88. Brodke DS, Bachus KN, Mohr RA, et al. Segmental pedicle screw fixation or cross-links in multilevel lumbar constructs. A biomechanical analysis. Spine J. 2001;1:373–9.

89. Wood KB, Wentorf FA, Ogilvie JW, et al. Torsional rigidity of scoliosis constructs. Spine (Phila Pa 1976). 2000;25:1893–8.

90. Ruland CM, McAfee PC, Warden KE, et al. Triangulation of pedicular instrumentation. A biomechanical analysis. Spine (Phila Pa 1976). 1991;16:S270–6.

91. Fisher CG, et al. A novel classification system for spinal instability in neoplastic disease: an evidence-based approach and expert consensus from the Spine Oncology Study Group. Spine (Phila Pa 1976). 2010;35(22):E1221–9.

41. 脊柱转移瘤隔离手术

Robert J. Rothrock, Ori Barzilai, Ilya Laufer, and Mark H. Bilsky

41.1 导言

转移性肿瘤系统治疗的进展使得患者的生存时间更长，同时也增加有生之年发生远处转移的风险[1]。随着脊柱疾病发病率的增高，有效治疗脊柱转移瘤的重要性，以及制订手术策略以最大限度地避免中断系统治疗的重要性也在增加[2]。随着肿瘤学的发展脊柱转移瘤的外科治疗也随之发展。历史上，在缺乏其他方案控制局部病灶的情况下，转移性硬膜外脊髓压迫（metastatic epidural spinal cord compression，MESCC）的手术主要是切除大部分的肿瘤，再加上脊柱力学结构的重建。这往往涉及全方位显露加上多节段椎体切除，延长了手术时间，围手术期并发症风险加大，更重要的是延长患者的恢复时间[3]。

立体定向体部放射治疗（stereotactic body radiotherapy，SBRT）能可靠而持久地控制局部肿瘤，大大改变了转移性脊柱疾病的治疗模式。将外科手术和术后立体定向体部放射治疗结合、优化而形成的混合治疗，目的在于尽量降低治疗致残率，最大限度地提高局部控制和安全性[4]。混合疗法指的是隔离手术后立即予 SBRT 治疗剩余的非压迫性骨性和椎管旁病灶。隔离手术的策略是环绕脊髓进行减压并加固脊柱，而不强求全切椎骨和椎旁肿瘤。局部肿瘤的控制有赖于肿瘤对 SBRT 的反应，而不是减瘤。反过来说，手术又为 SBRT 提供了最佳的条件，使得杀瘤辐射剂量更加安全。虽然脊柱转移疾病的手术治疗本质上是姑息性的，但隔离手术可以有效地治疗脊柱转移瘤，并减少了局部的复发，增加患者报告生活质量的分值，并保留或恢复患者的活动能力[5-8]。

41.2 手术适应证

NOMS 决策框架从以下四个方面进行了全面的评估：神经学、肿瘤学、机械稳定性和全身疾病[9]。该框架规范了脊柱转移瘤患者的评估，允许纳入循证医学，促进合理采用新的放射治疗、外科、介入放射治疗和全身治疗。

神经学评估包括了临床和放射学数据，包括脊髓病、功能性神经根痛、影像上硬膜外肿瘤延伸的程度和脊髓压迫情况。一个已被验证的基于磁共振硬膜外脊髓压迫评分系统，称为 Bilsky 评分，用于定义硬膜外脊髓压迫的程度[10]。Bilsky 0 级和 1 级患者的肿瘤要么局限于骨骼，要么表现出肿瘤累及硬膜外间隙但未造成脊髓的移位或压迫。Bilsky 2 级和 3 级患者的转移瘤造成脊髓的移位、变形或直接受压。Bilsky 0 级和 1 级患者属于低级别 MESCC，Bilsky 2 级和 3 级患者属于高级别 MESCC。

肿瘤学考虑基于局部肿瘤的预期反应，主要是对传统外照射（cEBRT）和全身治疗的反应。cEBRT 能局部控制射线敏感的肿瘤如淋巴瘤、前列腺癌和乳腺癌。其余的实体转移瘤用 cEBRT 治疗常表现出放射治疗抵抗性。因此原发肿瘤对于放射治疗的抵抗常作为预测放射治疗敏感性的指标。然而，无论转移瘤的组织学类型和体积如何，SBRT 通过大剂量的聚焦放射治疗，克服放射治疗的抵抗性，达到持久的局部控制。神经学和肿瘤学评估相结合，可以确定最佳的放射治疗策略，实现肿瘤控制，和 / 或确定是否需要手术来脊髓减压。

力学的不稳定是一个独立考虑因素，一般根据脊柱不稳肿瘤评分（spinal instability neoplastic score，SINS）标准来确定[11]。力学不稳定的患者通常需要骨水泥或脊柱器械的加固。

第四个因素是系统性疾病和并发症，它们会影响建议干预措施的风险效益比。这考虑到患者的整体预期生存和耐受脊柱特异性治疗的能力。

NOMS 决策框架允许对特定的转移瘤患者进行灵活的、多因素的决策，以便制订出适宜的治疗计划。使用这一框架，隔离手术的适应证包括高级别 ESCC 的抵抗放射治疗的肿瘤患者，其身体情况能耐受手术[12]。在没有明显脊髓压迫的机械不稳定患者中，固定手术也有作用，这将在本文的其他地方讨论[13]。

41.3　手术的原理

混合治疗的原理为大量的研究证明：高级别 ESCC 的手术减压可以获益，术后快速 SBRT 能持久控制局部肿瘤。Patchell 等[14]将转移瘤造成脊髓压迫的患者进行传统外照射（cEBRT）与手术减压后进而 cEBRT 的随机对照研究，由于手术加放射治疗组治疗后中能够行走的患者显著多于单纯放射治疗组，因而该研究很早就终止了（84% vs 57%，OR=6.2，95%CI：2.0～19.8，P=0.001）。在试验中，两个组中的放射治疗剂量都是标准的 30Gy，分 10 次进行。虽然并不是主要的结果，但外科手术研究组患者存在整体的生存优势。Patchell 的试验认为对于单一节段的 MESCC 的实体恶性肿瘤患者而言，根据可接受的预期寿命、疾病的程度、系统治疗选择和并发症，选择手术作为其标准的治疗[15]。

无论肿瘤体积如何，SBRT 总能有效控制局部肿瘤，因此不再需要全切肿瘤以便更好得控制肿瘤生长。在没有脊髓压迫的情况下，SBRT 可作为起决定作用的治疗，对全部肿瘤进行减瘤照射。通常使用的 SBRT 剂量是单次照射 18～24Gy 或者 24～30Gy 分三次照射。最近有关单剂量照射的系列研究结果显示，即使是放射治疗抵抗的肿瘤，如肾细胞癌和肉瘤转移瘤，22.4Gy 的中位照射剂量也可使 4 年的局部控制率达 98%[15, 16]。

能对全部肿瘤（尤其是硬膜边缘的肿瘤）进行减瘤剂量照射的放射治疗，在存在高级别脊髓压迫症的情况下，应用受到了限制。脊髓是重要的高危机器官，抵达硬脑膜边缘的放射治疗辐射受到限制以避免发生医源性脊髓损伤的风险。当肿瘤与脊髓间隔 2～3mm 时，整个肿瘤可被有效的 SBRT 剂量照射，而不会超出脊髓限制的剂量。由于 SBRT 对局部肿瘤控制的改善，实现局部肿瘤控制的手术目标已从全切过渡到简单的隔离。隔离手术的目的是环绕硬膜外切除肿瘤，以重建硬膜囊，创造一个 2mm 的安全边距以进行减瘤剂量的放射治疗。

大多数中心使用距硬膜囊 1.5～2mm 的边缘作为一个 OAR 计划容量。脊髓累积可接受的点暴露剂量被认为是 10Gy 至 10% 的硬膜外照射体积或 14Gy 的脊髓最大剂量[17]。Al-Omair 等[18]研究结果表明，在混合治疗的情况下，硬膜外疾病的切除程度（MESCC 的 Bilsky 分级的降级手术）对长期局部肿瘤控制有显著影响。因此，彻底的隔离手术不仅直接解决脊髓压迫，而且创造了一个能有效治疗剩余的骨和椎旁肿瘤的安全空间。在我们之前分析的 186 例接受混合治疗的患者中，SBRT 治疗 1 年后局部失败的累积发病率为 16.4%[5]。在接受 24Gy 单次或 24～30Gy 分割为三次照射的患者中，1 年局部失败率小于 10%。这远远优于接受积极切除继而传统外照射的既往对照，该方案 1 年的局部失败可达 70%[19]。

隔离手术需要脊柱内固定来治疗现有的脊柱不稳定，防止医源性不稳定。接受隔离手术的患者需要脊柱固定，因为前、中柱完整性通常受到肿瘤侵袭的损害，减压手术需要切除椎板和椎弓根/关节复合体（后柱）[11]。此外，需要减压多个节段和相邻节段受累并不少见，这需要更大范围的固定。更复杂的是，在肿瘤患者中由于骨质量差、放射治疗和化疗效果以及整体预期的生存，潜在的骨融合严重受损[20]。基于这些因素和肿瘤累及邻近节段的风险，脊柱后路固定通常扩展至手术节段水平上下至少各两个节段，如果跨越一个交界区域或在明显较差的骨质量的情况下，有时固定节段的范围会更大[11]。

41.4　手术考虑

对于接受隔离手术的患者，有许多术前需要考虑的因素。根据定义，大多数癌症患者的 ASA

得分为Ⅳ级或更高，发生围手术期死亡的风险更高，正如许多临床研究所证实的那样[21-23]。鉴于这种增加的风险，优化手术时需要跨学科的讨论，通常会有肿瘤学家的参与，以确定未来全身治疗的可能性，进行围手术期风险的分层，并与麻醉团队协商。肺功能差和肝脏肿瘤负担显著的患者一般为高危人群。此外，骨髓的广泛肿瘤浸润或化疗的影响可能导致慢性血小板减少。最后，癌症患者易患深静脉血栓（DVT）形成，9.5%的脊柱手术患者在此情况下有术前DVT，24%的制动患者有DVT[24]。

几种转移性肿瘤类型，如肾细胞癌和孤立性纤维性肿瘤，血供丰富，可能导致术中大量失血。因此对于血管性肿瘤的患者，术前栓塞肿瘤供血可用来尽量减少术中严重失血的风险。此外，对手术切口区域接受过放射治疗的患者，或采用细胞毒性药物进行化疗的患者而言，整形外科医生参与其切口的缝合与重建通常会有益处。

41.5　手术方法

患者在全麻下镇静，建立动脉通路和放置尿管。常规使用术中神经生理监测（intraoperative neurophysiological monitoring，IONM），包括肌电图、SSEP和MEP。在可透视手术床上俯卧，透视定位并设计皮肤正中切口。使用单极电烧和骨膜剥离器进行脊柱后方的中线骨膜下剥离[4]。我们的经验是先固定，然后进行减压和切除硬膜外肿瘤。通过解剖徒手置钉技术或各种导航指导系统，置入椎弓根或侧块螺钉[25]。如上所述，由于切除双侧小关节的需要，以及固有的骨质受损，我们的做法是在开放手术时，固定需达到肿瘤水平上下的至少各两个节段。根据脊柱节段的解剖后凸或前凸，对连接杆进行塑形，并拧紧螺帽以锁定内固定。

接下来，即要关注后外侧的椎管减压。在硬膜外脊髓压迫严重的情况下，减压过程中避免传递压力至脊髓是至关重要的。我们的做法是使用3mm的火柴头高速磨钻磨除后方骨质。待椎板磨成蛋壳样时，切除残余骨质和黄韧带解除脊髓压迫。根据肿瘤位置的不同，使用钻头切除单侧或双侧的小关节和椎弓根（S），形成通往腹侧硬膜外间隙的手术通道。切除肿瘤前需要明确其上下方的正常解剖平面，以便于安全的分离肿瘤与硬脑膜。我们使用肌腱剪，Penfield解剖器，镊子和垂体咬钳联合切除硬膜外肿瘤，并确保不伤及硬膜。

为了确保达到环绕硬膜囊的减压，必须看到腹侧的硬膜外肿瘤并将其与硬脑膜分离。显露出后纵韧带（posterior longitudinal ligament，PLL）是充分暴露腹侧硬膜外肿瘤的关键，因为这部分肿瘤通常位于PLL的深方。用肌腱剪切开PLL，暴露腹侧硬膜外肿瘤和椎体，Woodson解剖器用于清除腹侧硬脑膜边缘和减压脊髓。部分椎体切除术是为了保持一个安全的手术窗，通常大约切除20%受累椎体是足够的。一旦建立了腹侧的空腔，Woodson解剖器可以用来进一步分离肿瘤和硬脑膜，并确保进行充分的腹侧硬膜外减压。

如果椎体的很大一部分被切除或受累，如前所述可将聚甲基丙烯酸甲酯（polymethylmethacrylate，PMMA）假体塞进椎体空腔进行前柱的支撑。在椎体广泛切除的情况下，可扩展或堆叠的假体可用于前柱重建。如果使用钛网，则首选聚醚酮（PEEK）或Harms钛笼，以尽量减少MRI伪影。重要的是，因为术后SBRT将有效地治疗这些肿瘤，因此不需要对于椎体或椎旁肿瘤进行广泛切除或全切。

细致止血，伤口用含抗生素的冲洗水大量冲洗。小关节和横突被去除骨皮质，采用自体骨去增强骨的融合。万古霉素粉应用于术区以预防感染。至少放置一个筋膜下引流管保持在适宜的位置以充分引流，逐层缝合手术切口解剖复位（图41-1和图41-2）。

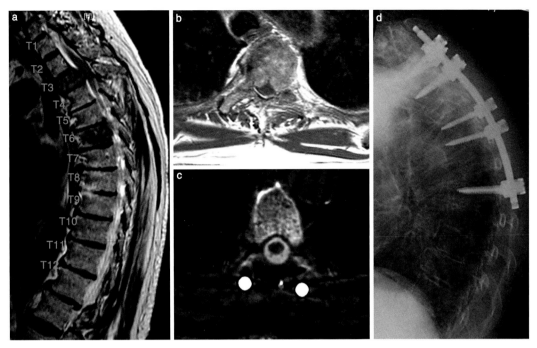

图 41-1 （a, b）74 岁妇女，因非小细胞肺腺癌伴背痛和共济失调步态，在 T_3-T_4 处出现高级别恶性硬膜外脊髓压迫（Bilsky 3 级）。她接受了从 T_3 到 T_4 的减压隔离手术，并接受了从 T_1 到 T_7 的固定。c. 术后第 2 天进行 CT 脊髓造影，显示环绕硬膜囊的减压。d. 术后 X 线片显示术后内固定。从隔离手术后大约 2 周开始，她接受了分为三次的共 27Gy 的 SBRT 治疗

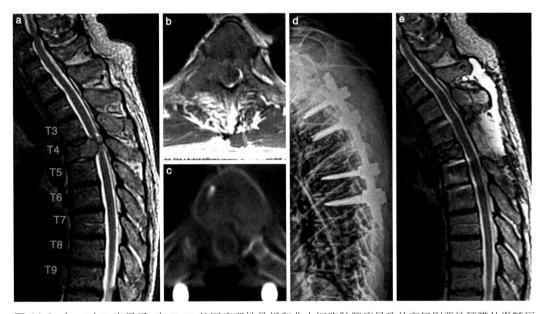

图 41-2 （a, b）50 岁男子，在 T_3-T_5 处因病理性骨折和非小细胞肺腺癌导致的高级别恶性硬膜外脊髓压迫（Bilsky 3 级）而出现严重上背部疼痛。他接受了隔离手术，减压从 T_3 到 T_5，固定从 T_2 到 T_6。c. 术后第 2 天 CT 脊髓造影，提示环绕硬膜囊的减压。d. 术后 X 线片显示术后改变，从分离手术后大约 2 周开始他接受了 27Gy 分割为三次 SBRT 治疗。e. 3 个月的胸部 MRI 随访显示，局部肿瘤可持久控制

41.6　术中辅助

超声指引

　　隔离手术的主要目的是达到足够的腹侧减压。前方的硬脑膜通过硬膜外 Hoffmann 韧带与 PLL 相连，通常需要切除 PLL 以确保完全减压[26]。

　　由于腹侧减压很难在直接下进行，术中超声是一种有助于确认的辅助手段，可肉眼观察到腹侧脑脊液（cerebrospinal fluid，CSF）搏动和硬膜平面[27]。

椎体成形术

　　在转移瘤导致的病理骨折或压迫畸形的患者中，术中椎体成形术可以作为治疗机械疼痛的有效手段[28]。虽然椎体后壁被肿瘤侵犯被认为是椎体成形术的相对禁忌证，但有证据表明，这种情况下进行椎体成形仍然是安全的[29]。

有孔螺钉 / 骨水泥增强

　　在广泛骨转移的患者中，骨质量和螺钉把持力会受到严重影响。在这些情况下，螺钉或前柱的骨水泥增强可以提高骨的把持能力，并降低内固定失败的风险[13, 30]。通过有孔螺钉注射骨水泥，为癌症患者提高螺钉的把持力提供了一种简便方法[31]。即使在椎体后方皮质受损的患者，术中后凸成形术也能增强前柱结构。

P32 短距离放射治疗

　　混合治疗最大的挑战之一是在接受放射治疗后肿瘤复发，并环绕压迫硬膜囊。通常对既往放射治疗过的患者，其脊髓已经暴露在大量的辐射剂量下，进一步的暴露可能会使其遭受放射治疗毒性的风险[17]。术后 SBRT 治疗后肿瘤的复发主要是在硬膜外间隙。Al-Omair 等[18]研究证明当治疗失败时，2/3 患者的肿瘤复发完全位于硬膜外间隙。

　　在肿瘤环绕浸润以及接受过放射治疗的患者中，一种解决方案是采用单剂量术中近距离治疗以施加达硬膜边界的放射治疗剂量[32]。P32 近距

离放射治疗颗粒具有高的辐射剂量（距离 1mm 时中位数 27Gy），3mm 时剂量急剧下降，使其成为理想的硬脑膜放射治疗质体。将质体带入手术室，直接铺入靶向的硬膜外间隙，待照射达到治疗剂量后取出。在几个试验中，P32 近距离治疗已被证明是手术干预硬膜外减压的有用的辅助手段[33]。

41.7　术后管理

　　混合治疗的第二阶段是术后 SBRT。SBRT 被定义为"高精度和图像引导的低分割次数外放射治疗（分一次或数次照射），照射在颅外的靶点时，其剂量在生物学效应至少等同于常规的分次放射治疗（1.8～3.0Gy/ 次）达到根治的总剂量"[16]。通过隔离手术实现的环向减压，允许在脊髓耐受下将杀瘤 SBRT 剂量传递到整个肿瘤。SBRT 的计划通常是当患者还在住院，处于术后恢复期间就开始。

模拟操作

　　在我们的实践中，术后第 2 天和第 3 天进行模拟操作，目的是在隔离手术后大约 2 周进行 SBRT 治疗。由于内固定导致的 MRI 伪影限制制订放射外科治疗计划，我们利用 CT 脊髓造影来更好地显示神经、内固定和高危机器官[34, 35]。在模拟过程中，患者被特定的体位框架固定成一个可重复的体位。术前图像（通常是平扫或增强 MRI）被用来勾画出术前肿瘤体积，这个体积被标记在术后模拟成像（CT 脊髓造影）上，以准确地标记出肿瘤、OAR 和制订治疗计划。

SBRT

　　脊柱放射外科共识联合会关于脊柱立体定向放射手术的标注指南及术后指南为治疗计划提供了依据[15, 35, 36]。目标剂量是根据国际辐射单位和测量委员会 50 报告设定的定义而确定[35, 37]。肿瘤总体积（gross tumor volume，GTV）指的是手术中或影像学上看到的肿瘤。临床靶体积（clinical target volume，CTV）是肿瘤细胞潜在微观扩散的区域（包括 GTV），并代表治疗所需总的体积。计划靶区（planning target volume，PTV）是一个几何

结构，包括 CTV 及额外的组织边缘，以确保 CTV 收到预期的剂量。这个边缘考虑了难以控制的因素，如患者定位、治疗过程中的移动、治疗设备的物理误差以及其他可能发生的随机误差。在现代立体定向脊柱放射外科中，在 CTV 基础上的典型 PTV 增加为 2mm。

治疗计划最终是在预定的剂量和周围正常结构（危机器官）的允许剂量之间折中。一般来说对于脊柱放射外科，在目标体积内的剂量是均一的，而在目标体积外的剂量梯度陡降，目的在于最大限度避免高危机器官（organ at risk，OAR）（如脊髓或食管）受到照射。辐射中心超过 130% 的规定剂量是允许的。一个理想的治疗计划将能够以规定的剂量覆盖至少 90% 的 PTV，但以规定的剂量覆盖超过 80% 的 PTV 仍然被认为是可以接受的。由于术后 SBRT 决策的复杂性，我们利用放射肿瘤学和神经外科之间的多学科会议进行治疗规划。

41.8　并发症

急性

隔离手术后的立即并发症与所有脊柱手术固定的并发症相似。在诸如肾细胞癌或肝细胞癌等富含血管的转移瘤患者中，有更高的术中失血并导致术后贫血的风险[38]。术中可以用肌肉和纤维蛋白胶来修复硬膜。在术后 CSF 切口漏和皮下积液的情况下，放置腰引流管通常会解决问题。在持续脑脊液漏的情况下，整形外科医生有助于转移肌肉覆盖硬膜缺损和软组织重建。癌症患者由于营养状况差，采用影响伤口愈合的全身治疗，以及过度使用放射治疗，伤口愈合不良的风险增加[39]。如上所述，术前评估、判定辅以整形外科方式关闭切口可获益的患者，可降低这些风险。Lau 等[40]回顾了 106 例接受脊柱转移瘤手术的成人患者，发现年龄大于 65 岁和连续三个或三个以上脊柱节段病变是手术并发症的独立预测因子。

远期

随着癌症系统治疗的进展，患者的存活率提高，隔离手术后出现了一系列新的术后远期并发症。高效的 SBRT 杀瘤剂量可导致椎体严重骨坏死，导致迟发性骨折和固定失败[41]。迟发性椎体骨折可采用椎体成形术/椎体成形术治疗补救，以避免在这种高手术风险人群中进行更大的翻修手术[42]。此外，邻近节段的新发病变很难治疗，特别是当与以前进行过的辐射治疗区域重叠时（即剂量限制）。由于坚固的关节融合率低，假关节和延迟不稳定可能导致疼痛[43]。食管穿孔是 SBRT 放射治疗颈椎和上胸脊柱后罕见但确实存在的并发症，后果非常的严重[44]。

41.9　结论

脊髓转移性疾病的混合治疗，即隔离手术后进行 SBRT，是一种有效、可耐受和可重复的治疗方法。隔离手术提供快速减压、稳定、连续的治疗，一般不会延长恢复期。确保足够的硬膜外环绕减压是至关重要的，这允许适宜的 SBRT 剂量照射，达到持久的局部肿瘤控制。

（胡祥辉　译，李焕章　王潇洁　高俊　校）

参考文献

1. Mokdad AH, Dwyer-Lindgren L, Fitzmaurice C, Stubbs RW, Bertozzi-Villa A, Morozoff C, et al. Trends and patterns of disparities in cancer mortality among US counties, 1980–2014. JAMA. 2017;317(4):388–406.

2. Klimo P Jr, Thompson CJ, Kestle JRW, Schmidt MH. A meta-analysis of surgery versus conventional radiotherapy for the treatment of metastatic spinal epidural disease. Neuro-Oncology. 2005;7(1):64–76.

3. Tomita K, Kawahara N, Murakami H, Demura S. Total en bloc spondylectomy for spinal tumors: improvement of the technique and its associated basic background. J Orthop Sci. 2006;11(1):3–12.

4. Barzilai O, Laufer I, Robin A, Xu R, Yamada Y, Bilsky MH. Hybrid therapy for metastatic epidural spinal cord compression: technique for separation surgery and spine radiosurgery. Oper Neurosurg (Hagerstown) [Internet]. 2018 Jun 8. Available from: https://doi.org/10.1093/ons/opy137.

5. Laufer I, Iorgulescu JB, Chapman T, Lis E, Shi W, Zhang Z, et al. Local disease control for spinal metastases following "separation surgery" and adjuvant hypofractionated or high-dose single-fraction stereotactic radiosurgery: outcome analysis in 186 patients. J Neurosurg Spine. 2013;18(3):207–14.

6. Bate BG, Khan NR, Kimball BY, Gabrick K, Weaver J. Stereotactic radiosurgery for spinal metastases with

or without separation surgery. J Neurosurg Spine. 2015;22(4):409–15.

7. Barzilai O, Amato M-K, McLaughlin L, Reiner AS, Ogilvie SQ, Lis E, et al. Hybrid surgery-radiosurgery therapy for metastatic epidural spinal cord compression: a prospective evaluation using patient-reported outcomes. Neurooncol Pract. 2018;5(2):104–13.

8. Barzilai O, McLaughlin L, Amato M-K, Reiner AS, Ogilvie SQ, Lis E, et al. Predictors of quality of life improvement after surgery for metastatic tumors of the spine: prospective cohort study. Spine J. 2018;18(7):1109–15.

9. Laufer I, Rubin DG, Lis E, Cox BW, Stubblefield MD, Yamada Y, et al. The NOMS framework: approach to the treatment of spinal metastatic tumors. Oncologist. 2013;18(6):744–51.

10. Bilsky MH, Laufer I, Fourney DR, Groff M, Schmidt MH, Varga PP, et al. Reliability analysis of the epidural spinal cord compression scale. J Neurosurg Spine. 2010;13(3):324–8.

11. Fourney DR, Frangou EM, Ryken TC, Dipaola CP, Shaffrey CI, Berven SH, et al. Spinal instability neoplastic score: an analysis of reliability and validity from the spine oncology study group. J Clin Oncol. 2011;29(22):3072–7.

12. Barzilai O, Laufer I, Yamada Y, Higginson DS, Schmitt AM, Lis E, et al. Integrating evidence-based medicine for treatment of spinal metastases into a decision framework: neurologic, oncologic, mechanicals stability, and systemic disease. J Clin Oncol. 2017;35(21):2419–27.

13. Moussazadeh N, Rubin DG, McLaughlin L, Lis E, Bilsky MH, Laufer I. Short-segment percutaneous pedicle screw fixation with cement augmentation for tumor-induced spinal instability. Spine J. 2015;15(7):1609–17.

14. Patchell RA, Tibbs PA, Regine WF, Payne R, Saris S, Kryscio RJ, et al. Direct decompressive surgical resection in the treatment of spinal cord compression caused by metastatic cancer: a randomised trial. Lancet. 2005;366(9486):643–8.

15. Redmond KJ, Lo SS, Fisher C, Sahgal A. Postoperative Stereotactic Body Radiation Therapy (SBRT) for spine metastases: a critical review to guide practice. Int J Radiat Oncol Biol Phys. 2016;95(5):1414–28.

16. Sahgal A, Roberge D, Schellenberg D, Purdie TG, Swaminath A, Pantarotto J, et al. The Canadian Association of Radiation Oncology scope of practice guidelines for lung, liver and spine stereotactic body radiotherapy. Clin Oncol. 2012;24(9):629–39.

17. Yamada Y, Bilsky MH, Lovelock DM, Venkatraman ES, Toner S, Johnson J, et al. High-dose, single-fraction image-guided intensity-modulated radiotherapy for metastatic spinal lesions. Int J Radiat Oncol Biol Phys. 2008;71(2):484–90.

18. Al-Omair A, Masucci L, Masson-Cote L, Campbell M, Atenafu EG, Parent A, et al. Surgical resection of epidural disease improves local control following postoperative spine stereotactic body radiotherapy. Neuro-Oncology. 2013;15(10):1413–9.

19. Klekamp J, Samii H. Surgical results for spinal metastases. Acta Neurochir. 1998;140(9):957–67.

20. Rades D, Fehlauer F, Schulte R, Veninga T, Stalpers LJA, Basic H, et al. Prognostic factors for local control and survival after radiotherapy of metastatic spinal cord compression. J Clin Oncol. 2006;24(21):3388–93.

21. Lakomkin N, Zuckerman SL, Stannard B, Montejo J, Sussman ES, Virojanapa J, et al. Preoperative risk stratification in spine tumor surgery – a comparison of the modified Charlson Index, Frailty Index, and ASA score. Spine [Internet]. 2018 Dec 19. Available from: https://doi.org/10.1097/BRS.0000000000002970.

22. Hopkins TJ, Raghunathan K, Barbeito A, Cooter M, Stafford-Smith M, Schroeder R, et al. Associations between ASA Physical Status and postoperative mortality at 48 h: a contemporary dataset analysis compared to a historical cohort. Perioperative Medicine [Internet]. 2016;5(1). Available from: https://doi.org/10.1186/s13741-016-0054-z.

23. Hackett NJ, De Oliveira GS, Jain UK, Kim JYS. ASA class is a reliable independent predictor of medical complications and mortality following surgery. Int J Surg. 2015;18:184–90.

24. Zacharia BE, Kahn S, Bander ED, Cederquist GY, Cope WP, McLaughlin L, et al. Incidence and risk factors for preoperative deep venous thrombosis in 314 consecutive patients undergoing surgery for spinal metastasis. J Neurosurg Spine. 2017;27(2):189–97.

25. Costa F, Dorelli G, Ortolina A, Cardia A, Attuati L, Tomei M, et al. Computed tomography-based image-guided system in spinal surgery: state of the art through 10 years of experience. Neurosurgery. 2015;11(Suppl 2):59–67; discussion 67–8.

26. Tardieu GG, Fisahn C, Loukas M, Moisi M, Chapman J, Oskouian RJ, et al. The epidural ligaments (of Hofmann): a comprehensive review of the literature. Cureus. 2016;8(9):e779.

27. Vasudeva VS, Abd-El-Barr M, Pompeu YA, Karhade A, Groff MW, Lu Y. Use of intraoperative ultrasound during spinal surgery. Global Spine J. 2017;7(7):648–56.

28. Fourney DR, Schomer DF, Nader R, Chlan-Fourney J, Suki D, Ahrar K, et al. Percutaneous vertebroplasty and kyphoplasty for painful vertebral body fractures in cancer patients. J Neurosurg Spine. 2003;98:21–30.

29. Alvarez L, Pérez-Higueras A, Quiñones D, Calvo E, Rossi RE. Vertebroplasty in the treatment of vertebral tumors: postprocedural outcome and quality of life. Eur Spine J. 2003;12(4):356–60.

30. Frankel BM, Jones T, Wang C. Segmental polymethylmethacrylate-augmented pedicle screw fixation in patients with bone softening caused by osteoporosis and metastatic tumor involvement: a clinical evaluation. Neurosurgery. 2007;61(3):531–7; discussion 537–8.

31. Barzilai O, McLaughlin L, Lis E, Reiner AS, Bilsky MH, Laufer I. Utility of cement augmentation via percutaneous fenestrated pedicle screws for stabilization

of cancer related spinal instability. Oper Neurosurg (Hagerstown) [Internet]. 2018 Dec 3. Available from: https://doi.org/10.1093/ons/opy186.

32. Folkert MR, Bilsky MH, Cohen GN, Zaider M, Dauer LT, Cox BW, et al. Intraoperative 32P high-dose rate brachytherapy of the dura for recurrent primary and metastatic intracranial and spinal tumors. Neurosurgery. 2012;71(5):1003–10; discussion 1010–1.

33. Folkert MR, Bilsky MH, Cohen GN, Voros L, Oh JH, Zaider M, et al. Local recurrence outcomes using the 32P intraoperative brachytherapy plaque in the management of malignant lesions of the spine involving the dura. Brachytherapy. 2015;14(2):202–8.

34. Sahgal A, Bilsky M, Chang EL, Ma L, Yamada Y, Rhines LD, et al. Stereotactic body radiotherapy for spinal metastases: current status, with a focus on its application in the postoperative patient. J Neurosurg Spine. 2011;14(2):151–66.

35. Redmond KJ, Robertson S, Lo SS, Soltys SG, Ryu S, McNutt T, et al. Consensus contouring guidelines for postoperative stereotactic body radiation therapy for metastatic solid tumor malignancies to the spine. Int J Radiat Oncol Biol Phys. 2017;97(1):64–74.

36. Cox BW, Spratt DE, Lovelock M, Bilsky MH, Lis E, Ryu S, et al. International spine radiosurgery consortium consensus guidelines for target volume definition in spinal stereotactic radiosurgery. Int J Radiat Oncol Biol Phys. 2012;83(5):e597–605.

37. Website [Internet]. [cited 2019 Jan 8]. Available from: https://icru.org/home/reports/prescribing-recording-and-reporting-photon-beam-therapy-report-50.

38. Quraishi NA, Purushothamdas S, Manoharan SR, Arealis G, Lenthall R, Grevitt MP. Outcome of embolised vascular metastatic renal cell tumours causing spinal cord compression. Eur Spine J. 2013;22(Suppl 1):S27–32.

39. Payne WG, Naidu DK, Wheeler CK, Barkoe D, Mentis M, Salas RE, et al. Wound healing in patients with cancer. Eplasty. 2008;8:e9.

40. Lau D, Leach MR, Than KD, Ziewacz J, La Marca F, Park P. Independent predictors of complication following surgery for spinal metastasis. Eur Spine J. 2013;22(6):1402–7.

41. Mantel F, Flentje M, Guckenberger M. Stereotactic body radiation therapy in the re-irradiation situation – a review. Radiat Oncol. 2013;8(1):7.

42. Xu R, O'Connor K, Krol G, Yamada Y, Bilsky M, Laufer I, et al. Cement salvage of instrumentation-associated vertebral fractures. AJNR Am J Neuroradiol. 2014;35(11):2197–201.

43. Zhang M, Appelboom G, Ratliff JK, Soltys SG, Adler JR, Park J, et al. Radiographic rate and clinical impact of pseudarthrosis in spine radiosurgery for metastatic spinal disease. Cureus [Internet]. 2018. Available from: https://doi.org/10.7759/cureus.3631.

44. Yoshimura S, Mori K, Kawasaki K, Tanabe A, Aikou S, Yagi K, et al. A surgical case of radiotherapy induced esophageal perforation accompanying pyogenic spondylodiscitis: a case report. Surg Case Rep. 2017;3(1):98.

42. 脊柱转移瘤椎体切除术

Samuel Kalb and Juan S. Uribe

42.1 导言

大约 2/3 的恶性肿瘤患者会发生骨转移。最常导致骨转移的原发肿瘤按发病率由高到低的顺序依次为：前列腺癌、乳腺癌、肾癌、肺癌、甲状腺癌。多达 70% 的乳腺癌或前列腺癌患者和 15%～30% 的肺癌、结肠癌、膀胱癌或肾癌患者发生骨转移[1]。

脊柱是骨转移瘤最常见的部位，估计发病率超过 10%。椎体内转移最常见的解剖位置是椎体后部[2]。患者的 CT 扫描通常显示椎弓根前方的椎体受累，而普通 X 线片上最常见的发现是椎弓根的破坏。椎弓根的破坏仅伴随椎体的受累而出现。

导致症状的病变多发生在胸部区域（70%），而颈椎受累最少，只有 10% 左右。超过 50% 的脊柱转移瘤患者有多个节段累及。肺癌和乳腺癌更易转移到胸椎，因为乳房的静脉引流能通过奇静脉与胸部区域的 Batson 静脉丛相交通[3]。

按其解剖位置分类，近 95% 的脊柱转移瘤是硬膜外病变，其余病变或为髓外硬膜内转移，或为髓内转移。病变完全位于硬膜外腔内而没有骨受累的情况，只占硬膜外转移的一小部分[4]。

对有症状的脊柱转移瘤患者，治疗的主要目的是减轻疼痛，保持或恢复神经功能。脊柱转移瘤患者预期寿命往往相当短，中位生存期为 4～15 个月。由于治愈不现实，姑息通常是治疗的目的。

治疗方案因完全或不完全的神经功能缺失而不同。传统上，椎板减压切除术是为了减轻脊髓压迫。然而，当肿瘤位于椎体前方或是侧方时，单纯的椎板切除术减压并不充分。单纯的椎板切除也有可能加重脊柱机械性不稳定，尤其是在椎体塌陷的情况下。

微创手术（minimally invasive surgery，MIS）技术的改进，如前路或侧方入路，以及脊柱内固定器械的不断发展和演变，大大改善了手术干预的疗效和致残率 / 死亡率。许多研究已经证实 MIS 方法在脊柱转移瘤中减轻疼痛和改善功能的有效性[5]。

在脊柱转移瘤手术中，椎体切除术是修复腹侧脊柱的基础。这种手术策略有利于脊柱的畸形矫正和即时稳定。随着化疗和放射治疗的发展，椎体切除术的适应证范围也越来越窄。尽管如此，作为外科治疗的一部分，目前进行椎体切除术的适应证包括：

1. 单一部位的转移瘤（一处病变而无全身疾病）。因此，取出单一且唯一的肿瘤可以消除肿瘤负担。

2. 预期存在长期生存和潜在的内固定失败的风险。前柱重建能提供更好的长期支持。

3. 与病变相关的明显的后凸畸形（病理性骨折导致畸形）。

4. 富含血管的病变，因此需要切除整个肿瘤以控制出血，如肾细胞癌或黑色素瘤。

可以通过不同的手术入路进行椎体切除，包括前、后、侧或各入路的组合。为了减少开胸手术的并发症或后方入路造成的广泛组织损伤，近年来外侧入路得到了广泛的应用。这种技术可以直视神经，而不需要游离或切除肋间神经或椎弓根内动脉。此外，该入路在胸膜外进行的特性降低了主动脉、腔静脉和交感神经丛损伤的风险，并降低了胸膜 - 脑脊液瘘的风险。侧方入路微创术采取一个更小的切口，肋骨取出较少，导致最终失血量、术后疼痛、术后制动时长及住院时间的减少[6]。

本章的重点是肿瘤治疗中椎体切除术的外侧微创入路。

42.2 术前计划

术前计划从完整的病史采集和体格检查开

始。大多数患者会主诉背痛,背痛或为局部的,或为沿神经根分布的。神经功能障碍(包括运动无力和 / 或感觉障碍,以及胃肠 / 膀胱功能障碍或潴留)可能出现或者不出现,这取决于患者的病变情况。当神经功能障碍出现时,应该怀疑脊髓或神经根压迫,特别是硬膜内肿瘤。此外,还应考虑脊柱畸形的存在。

对任何怀疑脊柱或脊髓转移瘤的患者,应完善放射学评估。平扫或增强 MRI 是理想的成像技术。如果 MRI 不能获得,推荐进行 CT 脊髓造影。在这两种情况下,需要影像学勾画出病变的范围,确定受累的解剖结构,并评估神经压迫的程度。另外建议使用平扫 CT 来确定椎体受累程度。此外,用以评估任何形式畸形的站立位脊柱 X 线片是外科术前计划必需的一步[6]。

在明确转移的情况下,放射性核素骨扫描可用于检测小的骨病变,因为它在检测溶骨性或成骨细胞活性方面较敏感。当怀疑有富含血管的病变时,血管造影是有益的。它既是一种用以确定供瘤血管的诊断工具,也是一种用于术前栓塞以减少术中失血的治疗选择。其他能从血管造影中获益的例子还有肾细胞癌、黑色素瘤和脊索瘤。

42.3 外科技术

微创外侧胸膜腔后 / 经胸入路

至胸腰段的微创胸膜后入路被认为是外侧胸膜后开胸术的一种变体。本质上,它结合了前外侧经胸和外侧腔外入路的许多特征。它确保外科医生能在胸膜外实现硬脊膜的腹侧减压。

胸腰椎侧向入路的优点是,它使得外科医生能在接近肿瘤时看到硬膜囊。外科医生将更易控制硬膜囊和病灶。相比之下,在更近腹侧的入路中,病变被切除之前硬膜囊都是不可见的[7]。

最近,一种小切口的前外侧入路显露胸腰段的方法也被提出。这种微创方法的潜在优势包括外科医生能独立完成、切口小、失血少、恢复期短。然而,从技术上讲,这是一种要求很高的方法。了解区域神经血管和内脏解剖是至关重要的,并需要有使用小型工作窗、管状拉钩和微创器械的经验。然而,总体效果非常好,总并发症发病率为 12.5%[8]。

可抵达胸椎的微创外侧入路手术技术,为了影像透视的引导,患者需在灵活移动的可透视手术台上摆放为真正的侧位。对于只涉及胸椎水平的手术,应在手术床术野中部的下方放置一体位垫。根据肿瘤的位置、周围器官和椎体水平选择入路侧。在透视引导下,将椎体水平和肿瘤定位并标记在皮肤上。一个 3～6cm 的平行肋骨斜行切口标记在腋中线穿过病变所在椎体水平的部位。

切口在肋骨上斜着穿过皮肤标记所划定的区域。分离皮下组织向深部直达肋骨或肋间隙。对病变上方 5～7cm 的一段肋骨行骨膜下分离。使用肋骨切割器或骨膜剥离器,将该段肋骨移除,暴露底层胸膜和神经血管束、并保存起来,留待手术结束时自体移植用。在经胸入路中,肋间肌肉和壁层胸膜被切开以进入胸腔,而在胸膜后入路中,壁层胸膜被向前钝性分离。如果需要更大的暴露范围,可能需要进一步切除肋骨。切除的肋骨通常需对应目标胸腰椎交界处往上 2 个椎体水平节段(即经第 10 肋骨至 T_{12},经第 11 肋至 L_1,经第 12 肋至 L_2)。

一旦肋骨被移除,用示指进入胸膜间隙(胸膜入路中)或胸内筋膜和胸膜之间的平面(胸膜后入路中)。暴露适当的平面,用手指或海绵棒将膈肌和 / 或肺推向前方,直到椎体外侧面、椎弓根和邻近椎间盘暴露。为进入胸腰椎交界处,应注意可能需要移除膈 - 肋附着点。由于横向(肋)膈嵌入,且为了抵达 L_1,必须将膈肌的腰椎或后方附着点从 L_1 的横突锐性切除。内侧和外侧弓状韧带之间的中间连接也必须被切断以充分暴露外侧椎体。如果需显露更多的前方椎体,对于沿前外侧脊柱分别延伸到左侧的 L_2 和右侧的 L_3 的弓状韧带脚,也可能要切除同侧的组织。

左侧入路中,主动脉和半奇静脉也被向前牵引。节段血管尽量就近结扎,然后顺序插入管状扩张器,在最大扩张器上插入可撑开的拉钩系统,并用灵活调节的固定臂固定在工作台。

在放置牵开器且充分暴露之后,切除椎体之前,需要用咬骨钳和高速磨钻去除椎弓根、显露硬脑膜。去除病变所在椎体上方和下方的椎间盘,并用骨凿进行椎体切除。这时可以联合使用咬骨钳、骨刮匙、高速磨钻和骨凿来切除骨质。椎体腹侧和对侧一层薄薄的骨质及前纵向韧带得以保留,从而保护纵隔和胸腔结构。

一经完成了肿瘤的切除以及必要的硬膜囊减

压,便可采用可撑开的钛网、生物同种异体骨移植和侧方显露时切断的肋骨自体移植重建腹侧脊柱。通过可撑开的牵开器安置腹侧钉板固定系统和／或经皮后椎弓根螺钉／杆系统,来完成脊柱内固定。切除硬脑膜内肿瘤后或医源性脑脊液漏需要修复硬脑膜时,可运用 5-0 丝线缝合。硬脑膜修复可应用纤维蛋白胶加强,脑脊液采用腰椎导管引流。

在经胸入路之后或在胸膜侵犯的情况下,必须从胸膜腔中排清空气,传统的方法是放置胸腔管。或者穿过切口在胸膜间隙放置红色橡胶导管,并放置在水下(即远端淹没在水中)。以标准方式关闭手术伤口,包括缝合肌肉层和筋膜层。红色橡胶导管采用荷包线缝合固定,进行瓦尔萨尔瓦动作(Valsalva maneuver)并在吸气末屏气,直到观察没有气泡从导管淹没端出现,这代表胸

腔中排尽所有空气。当荷包线缝合打结时,移除红色橡胶导管,这种技术避免胸管的使用。

术后即刻和术后第 1 天上午复查胸部 X 线片,如果使用前述红色橡胶导管观察是否有气胸,或如果术中放置胸管,判断胸管的位置。如果放置胸管,一开始它被设置成负压,并连接水封瓶。在取出胸管之前获得连续胸片以确认肺的再扩张。血氧饱和度下降或气胸复发提醒医师进一步评估,并在必要时进行手术再探查。鼓励患者术后用胸腰骶矫形器行走。建议拍摄直立 X 线片,以评估内固定位置和稳定性。

案例

一例 30 多岁的年轻转移性乳腺癌女性患者的术前和术后图像。她接受了微创外侧胸膜后入路 T_{10} 椎体切除术,并进行了钛网固定和融合(图42-1、图 42-2 和图 42-3)。

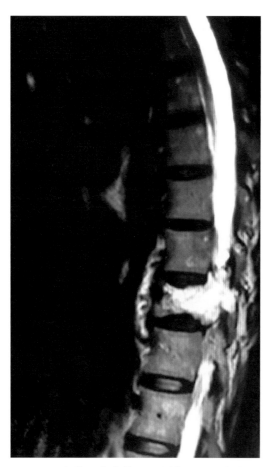

图 42-1 术前 T_2 矢状位 MRI 图像显示 T_{10} 椎体肿瘤累及三柱。脊柱和椎旁强化代表肿瘤复发和术后改变

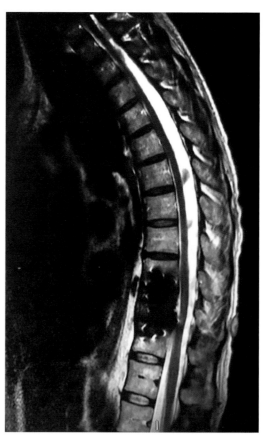

图 42-2 术后 T_2 矢状位 MRI 图像显示脊髓减压充分

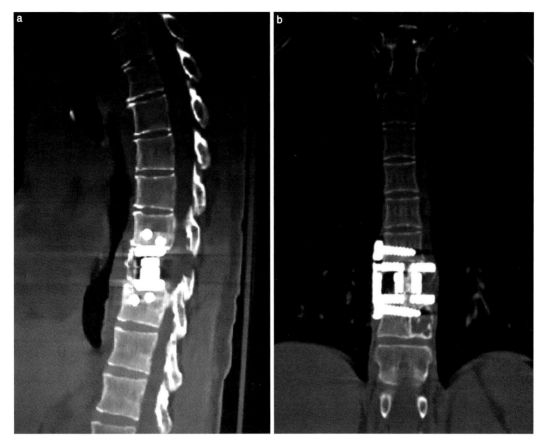

图 42-3　矢状位(a)和冠状位(b)CT 平扫示 T_{10} 椎体全切除，放置钛网、钛板进行内固定

（胡祥辉 译，刘千舒　王潇洁　高俊 校）

参考文献

1. Roodman GD. Mechanisms of bone metastasis. N Engl J Med. 2004;350(16):1655–64.
2. Algra PR, Heimans JJ, Valk J, Nauta JJ, Lachniet M, Van Kooten B. Do metastases in vertebrae begin in the body or the pedicles? Imaging study in 45 patients. AJR Am J Roentgenol. 1992;158(6):1275–9.
3. Togawa D, Lewandrowski KU. The pathophysiology of spinal metastases. In: RF ML, Lewandrowski KU, Markman M, Bukowski RM, Macklis R, Benzel EC, editors. Cancer in the spine. Current clinical oncology. Totowa: Humana Press; 2006.
4. Jacobs WB, Perrin R. Evaluation and treatment of spinal metastases. Neurosurg Focus. 2001;11(6):e10.
5. Molina C, Gokaslan Z, Sciubba D. A systematic review of the current role of minimally invasive spine surgery in the management of metastatic spine disease. Int J Surg Oncol. 2011;2011:598148.
6. Park MS, Deukmedjian AR, Uribe JS. Minimally invasive anterolateral corpectomy for spinal tumors. Neurosurg Clin N Am. 2014;25(2):317–25.
7. Uribe JS, Dakwar E, Cardona RF, Vale FL. Minimally invasive lateral retropleural thoracolumbar approach: cadaveric feasibility study and report of 4 clinical cases. Neurosurgery. 2011;68(1 Suppl Operative):32–9.
8. Baaj AA, Dakwar E, Le TV, Smith DA, Ramos E, Smith WD, Uribe JS. Complications of the mini-open anterolateral approach to the thoracolumbar spine. J Clin Neurosci. 2012;19(9):1265–7.

43. 微创手术在脊柱转移肿瘤中的应用

Robert J. Rothrock Ori Barzilai Mark H. Bilsky and Ilya Laufer

43.1 简介

随着时间的推移，脊柱转移瘤的外科治疗与其他癌症治疗方式一同与时俱进。历史上，脊柱转移瘤的手术主要围绕肿瘤精细或整块切除，配合机体结构重建。这通常涉及多种入路（即从前到后）方式相结合的多节段椎体切除，有较长的手术时间，相对较高的围手术期并发症发病率，并且，重要的是，合并有多种肿瘤的患者康复时间较长，导致围手术期其他疾病发病率的增高[14]。随着立体定向体部放射治疗（stereotactic body radiotherapy，SBRT）的出现和肿瘤控制效果的提高，采用更好的放射和全身治疗，转移性硬膜外脊柱疾病的治疗模式已转向联合疗法[5]。联合疗法指的是手术切除肿瘤后立即辅以 SBRT，治疗残留的非压迫骨化的和椎旁肿瘤。切除手术涵盖环绕脊髓神经组织的减压和脊柱的稳定，并不去力求骨性和椎旁肿瘤的全切。

一方面，减压手术仍然是治疗有脊髓压迫症状的硬膜外转移瘤的标准方案，另一方面，其他的手术适应证也已出现。肿瘤侵蚀和浸润引起的病理性骨折，是导致脊柱转移瘤患者疼痛、虚弱的主要原因[6]。尽管不一定有相应神经功能的缺失，特别是在没有硬膜外压迫的情况下，但是脊柱转移瘤相关的疼痛会影响患者的活动能力，缩短患者的寿命和降低生活质量[7, 8]。对于没有高度脊髓压迫的患者，或者硬膜外肿瘤能被 SBRT 疗法有效控制的患者而言，如果存在肿瘤导致的脊柱不稳，微创手术稳定脊柱是一种疗效明显的治疗方法[9, 10]。

43.2 微创手术在脊柱转移肿瘤中的应用

微创手术（minimally invasive surgery，MIS）

方法在治疗脊柱外伤、畸形和退行性疾病方面已广受欢迎。在癌症患者中，脊柱 MIS 技术可能比开放技术更具优势[11]。较小的切口有助于最大限度地减少术中和术后失血的风险，并且有证据表明，它们更少引起术后疼痛[10]。重要的是，就癌症治疗而言，MIS 技术以较小的切口和更少的愈合时间，可以促成早期的全身和放射治疗[12]。MIS 方法能为晚期全身性疾病和更高围手术期风险的患者带来益处，因为这些患者可能无法承受更加激进的治疗措施。

尽管脊柱内固定手术的目标通常是关节融合，但骨质不佳、放射治疗和化疗等多种因素共同严重破坏了癌症患者骨愈合的潜能[13]。鉴于对癌症相关的脊柱不稳进行的内固定，不一定以实现骨融合为最终目标，因此该种疾病非常适合于微创技术[10]。正如脊柱手术的其他相关领域，MIS 技术必须在手术目标明确、手术能够保障手术安全的前提下完成。

微创技术的禁忌证

多节段肿瘤和高度脊髓压迫对应用 MIS 技术产生了重大挑战[14]。不过，有时可以采用小通道入路进行环绕硬膜的分离手术，佐以经皮内固定；富含血管的肿瘤（如肾细胞癌和孤立性纤维性肿瘤）也倾向于开放性手术方法，以便直视下止血和快速切除肿瘤[14]。MIS 治疗脊柱转移瘤的方法主要限于胸椎和腰椎，尚未在颈椎中广泛使用[15]。然而，也有在颈椎应用了经皮、导航下进行内固定的病例报道[16]。

43.3 NOMS 框架和 SINS

神经学、肿瘤学、机械不稳定性和全身性疾

病（neurologic，oncologic，mechanical，systemic，NOMS）决策框架允许进行灵活的多因素决策，有助于为特定的脊柱转移瘤患者制订适当、平衡的治疗计划。它从四个方面来评估疾病：神经，肿瘤，机械稳定性和全身疾病[17, 18]。该框架使评估标准化，且能够纳入循证医学，有利于合理地应用新的放射、外科、介入放射学及全身疗法。神经学评估兼顾临床和放射学参数，包括是否存在脊髓病变和功能性神经根病变，以及硬膜外脊髓压迫（ESCC）的程度。"经验证的基于磁共振的评分系统（称为 Bilsky 评分）"被用于判定硬膜外脊髓压迫的程度，并将患者分为高、低级 ESCC 组[19]。肿瘤学评价是基于预期肿瘤反应，主要是针对放射治疗，也涉及全身疗法。根据肿瘤对常规外部放射疗法（cEBRT）的反应，将肿瘤分为放射敏感型和放射抵抗型。将神经和肿瘤学评估结合起来，可以确定控制肿瘤进展的最佳放射策略，和 / 或决定是否进行手术干预。

机械不稳定性是一个单独的考虑因素，通常根据脊柱不稳肿瘤评分（spinal instability neoplastic score，SINS）标准进行判定[20]。在这种分类系统中，通过将六个独立的评分加在一起进行评估：病变节段的位置，疼痛，病变的椎骨质

地，影像学上脊柱的排列情况，椎体塌陷和脊柱后外侧受累情况[21]。最小分数为 0，最大分数为 18。分数 0~6 表示稳定，分数 7~12 表示潜在的（可能即将发生）的不稳定，而分数 13~18 表示不稳定。机械不稳定的患者，通常需要使用脊柱内固定或骨水泥来加固。脊柱不稳可以作为单独的手术适应证，鉴于稳定手术适用于出现机械不稳但没有明显脊髓压迫的患者[12]。我们先前已经发布了病理性椎体压缩性骨折的微创治疗流程（图 43-1）[9]。

第四个需要考虑的因素是全身性疾病和医疗并发症的严重程度，涉及总体预期生存率以及患者耐受针对脊柱治疗的能力，两者会影响拟议干预措施的风险获益比。

43.4　微通道手术用于减压和稳定

根据 NOMS 框架，分离手术的指征包括：放射治疗不敏感、高度脊髓压迫（无论脊柱是否稳定），且从医学和系统的角度评估能够耐受手术[22]。对于需要进行分离手术以保留行走功能的患者，经皮内固定微通道技术提供了一种有效的可选择方案，并被证实可改善疗效[9, 10]。在这种情况下，可通过小型中线切口或管状牵开器实行双侧椎板切除和经椎弓根腹侧硬膜外减压。然后佐以经筋膜或经皮内固定。这种微小切口入路可进行环绕一周的减压，避免了传统的长节段固定、安置开放式椎弓根螺钉所需的广泛的肌肉剥离。对于骨质受损的患者，注入骨水泥的开孔螺钉可用于微创和开放手术中增加固定效果[12]。

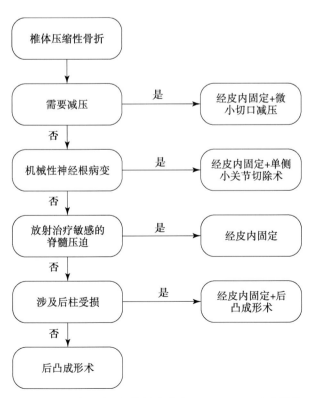

图 43-1　纪念斯隆 - 凯特林癌症中心（MSKCC）治疗转移性胸腰椎压缩性骨折的流程图

43.5　微通道手术小关节切除术治疗机械性神经根病变

腰椎爆裂性骨折累及椎弓根和小关节的患者，经常会发生机械性神经根病[23]。机械性神经根痛是一种临床综合征，其中腰椎不稳导致的神经根疼痛与转移瘤相关。在该综合征中，负重和 / 或行走均会引起神经根痛，在靠卧或休息时则疼痛消失。机械性神经根痛的存在，也与较高的潜在不稳定或不稳定的 SINS 分值相关[10]。根据我

们的经验,要有效地根治神经根痛,需要采取内固定进行稳定,彻底减压硬膜囊和神经根,这通常需要切除同侧小关节和椎弓根(图 43-2)。在 55 例因机械性神经根痛而进行手术减压和固定的患者中,随访 3 个月后,98% 的患者的视觉模拟量表评分显著改善,41.5% 的患者的东部合作肿瘤小组(Eastern Cooperative Oncology Group,ECOG)评分显著改善[23]。

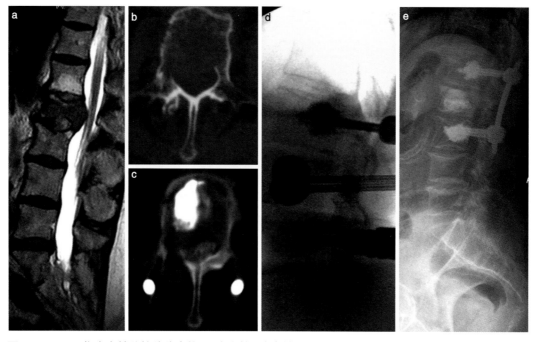

图 43-2　**a.** 一位患有转移性肺腺癌的 71 岁女性,肺癌转移至 L_2 椎体,临床表现为严重的下背部疼痛和右下肢神经根病变。平躺后,下背部痛和腿痛均能完全缓解,临床检查和症状与机械性神经根痛的表现相符。她的 SINS 为 8,L_2 水平存在 Bilsky 1c 级的硬膜外病变。**b.** 轴位 CT 表现为 L_2 的溶骨性病变。**c.** 患者进行了右侧 L_2-L_3 微创小关节切除术,切除了 L_2 椎弓根,并用骨水泥增强的经皮双侧螺钉固定了 L_1-L_3。轴位 CT 显示了彻底减压背根神经节所需切除的 L_2 右侧椎弓根的骨量。**d.** 术中在 L_2 进行后凸成形术,以加固溶解性病理性骨折。**e.** 术后站立位的侧位 X 线。该患者在术后第 2 天接受了 CT 脊髓造影以进行模拟,并在术后约 2 周开始对 L_2 分三次进行了总量为 27Gy 的 SBRT 治疗

我们对机械性神经根痛进行微创治疗的模式包括:应用有孔螺钉水泥增强固定效果,经皮短节段内固定,爆裂骨折节段的后凸成形,以及通过微通道切除小关节和椎弓根或者减压受累的神经根。在神经根痛的同侧,通常通过安置螺钉的切口插入可撑开的牵开器,施行微通道小关节切除术,将小关节和椎弓根切除,直到穿出和经过的神经根完全减压为止[9]。

43.6　经皮椎弓根螺钉内固定治疗肿瘤所致脊柱不稳

对于没有高度硬膜外脊髓压迫症(epidural spinal cord compression,ESCC)的机械性不稳定患者,或伴有 ESCC 的放射治疗高度敏感性肿瘤

的患者,经皮椎弓根固定可以提供持久的稳定性,而无需开放性手术进行关节的融合[12]。对于高度放射敏感性的硬膜外肿瘤,例如,淋巴瘤和多发性骨髓瘤,传统的放射疗法无需减压手术即可有效地杀死肿瘤细胞、控制肿瘤生长[24]。在没有高级别 ESCC 的情况下,由于广泛的骨质破坏或延伸到后柱结构的骨折而导致机械不稳定的患者,可以用经皮内固定治疗,因为后凸成形术的稳定强度不够。可以将较短的内固定(病变上下方各一个节段)与注有骨水泥的开孔螺钉联合应用[12]。此外,对于合并机械不稳定的骨折、但没有明显累及硬膜外间隙的患者,球囊后凸成形术可以作为经皮器械的有效辅助手段,提供额外的前柱支持[9,25]。术中影像 - 导航系统或标准透视检查 - 都可用于定位和设计切口,椎弓根开路和置钉。为了监测水泥的注入,需要进行透视检查(图 43-3)。

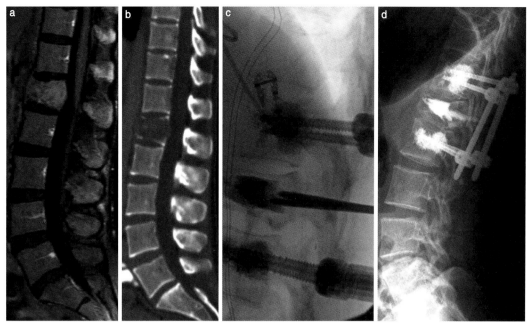

图 43-3　**a.** 35 岁的 BRCA1 阳性女性，患有转移性乳腺腺癌，表现出严重的下背部痛，MRI 提示 L_1 处的病理性骨折。**b.** 腰椎 CT 显示 L_1 处溶骨性病变，形成了 SINS 10 分和 Bilsky 1a 级硬膜外占位病变。**c.** 患者从 T_{12} 到 L_2 置入了骨水泥增强的经皮双侧内固定螺钉，并在 L_1 进行了术中后凸成形术，以加固溶骨性病理性骨折。**d.** 术后站立位侧位 X 线。该患者在术后第 2 天进行了 CT 模拟，并在手术后约 2 周开始对 L_1 分三次进行了总量为 27Gy 的 SBRT 治疗

43.7　椎体成形术 / 后凸成形术

椎体成形术和后凸成形术都是用于治疗病理性椎体骨折疼痛的有效方法。在后凸成形术中，在椎体内扩张球囊产生一个腔室，之后向其中注入骨水泥；而在椎体成形术中，骨水泥被注入没有气囊扩张的椎体中[26]。在一个随机对照试验中，我们将球囊后凸成形术与非手术治疗，对于 1~3 处有症状的病理性骨折患者的治疗进行了比较，与对照组相比，接受手术的患者在术后 1 个月 Roland-Morris 残疾问卷（RDQ）得分显著提高[27]。椎骨水泥增强术可以与 SBRT 结合使用，并且可以在不中断化疗或其他全身疗法的情况下进行[28]。我们采用单纯的椎体成形术 / 后凸成形术，治疗没有后柱受损的伴有疼痛的压缩性骨折（图 43-1）。

43.8　消融法

对于不适合手术的脊柱转移瘤患者，图像引导的消融疗法，已成为替代传统手术的微创方法[29]。CT/ 透视引导技术包括射频消融（RFA），冷冻消融（或冷冻疗法）和微波消融[29]。MRI 引导的技术包括激光间隙热疗（LITT）和聚焦超声[29]。在这些治疗中，探针将直接插入目标组织，待激活后杀灭肿瘤。

CT/ 透视引导下的热消融，可与椎体成形术 / 后凸成形术相结合治疗病理性骨折，其优点是一次门诊就可以完成两种治疗。事实证明，对于存在适应证的患者，RFA 联合椎体骨水泥加固是一种安全、有效缓解脊柱转移瘤患者疼痛的疗法[30]。RFA 和冷冻消融（X 线引导技术）通常只用于椎体内病变的治疗，因为有报道称在治疗椎骨外病变时，温度变化会对脊髓和神经根造成损伤[31, 32]。

MRI 引导的激光间质热疗（laser interstitial thermal therapy，LITT）的优点在于，实时监测温度有助于避免治疗过程中对相邻组织的直接伤害。MRI 热像仪可实现对消融区域实时进行无创监测[33]。使用此技术，外科医生可以实时监控热强度和分布，制订个体化治疗方案。在某些情况下，脊柱 LITT 已被选用无症状的高度压迫性硬膜外肿瘤的微创治疗方法，而无须中断全身治疗[33]。

43.9　结论

转移瘤患者的手术干预是姑息性的，因此应考虑对这些患者采用创伤较小的手术，以减少对

全身治疗的中断，并使患者能尽早接受辅助放射治疗。与其他脊柱手术一样，MIS 技术必须在明确手术目标、确保手术安全的前提下进行。对于无法耐受创伤过大的干预措施的终末期患者和围手术期较高风险的患者，MIS 方法可能比开放治疗更具优势。

（陈小坤 译，刘千舒　赵炳昊　高俊 校）

参考文献

1. Mokdad AH, Dwyer-Lindgren L, Fitzmaurice C, Stubbs RW, Bertozzi-Villa A, Morozoff C, et al. Trends and patterns of disparities in cancer mortality among US counties, 1980–2014. JAMA. 2017;317(4):388–406.

2. Railton C. Perioperative use of cardiac medications in the high-risk patient. In: Anesthesia for the high risk patient. Cambridge: Cambridge University Press; p. 58–67. https://doi.org/10.1017/CBO9780511576652.006.

3. Audisio RA, Ramesh H, Longo WE, Zbar AP, Pope D. Preoperative assessment of surgical risk in oncogeriatric patients. Oncologist. 2005;10(4):262–8.

4. Tomita K, Kawahara N, Murakami H, Demura S. Total en bloc spondylectomy for spinal tumors: improvement of the technique and its associated basic background. J Orthop Sci. 2006;11(1):3–12.

5. Barzilai O, Laufer I, Robin A, Xu R, Yamada Y, Bilsky MH. Hybrid therapy for metastatic epidural spinal cord compression: technique for separation surgery and spine radiosurgery. Oper Neurosurg (Hagerstown) [Internet]. 2018 Jun 8. Available from: https://doi.org/10.1093/ons/opy137.

6. Vassiliou V, Chow E, Kardamakis D, Lauzon N. Natural history, prognosis, clinical features and complications of metastatic bone disease. In: Cancer metastasis – biology and treatment. Dordrecht: Springer; 2013. p. 19–36. https://doi.org/10.1007/978-1-4020-9819-2_4.

7. Reyes-Gibby CC, Anderson KO, Merriman KW, Todd KH, Shete SS, Hanna EY. Survival patterns in squamous cell carcinoma of the head and neck: pain as an independent prognostic factor for survival. J Pain. 2014;15(10):1015–22.

8. Campbell G, Hagan T, Gilbertson-White S, Houze M, Donovan H. Cancer and treatment-related symptoms are associated with mobility disability in women with ovarian cancer: a cross-sectional study. Gynecol Oncol. 2016;143(3):578–83.

9. Barzilai O, McLaughlin L, Amato M-K, Reiner AS, Ogilvie SQ, Lis E, et al. Minimal access surgery for spinal metastases: prospective evaluation of a treatment algorithm using patient-reported outcomes. World Neurosurg. 2018;120:e889–901.

10. Molina CA, Gokaslan ZL, Sciubba DM. A systematic review of the current role of minimally invasive spine surgery in the management of metastatic spine disease. Int J Surg Oncol. 2011;2011:1–9.

11. Zuckerman SL, Laufer I, Sahgal A, Yamada YJ, Schmidt MH, Chou D, et al. When less is more. Spine. 2016;41:S246–53.

12. Moussazadeh N, Rubin DG, McLaughlin L, Lis E, Bilsky MH, Laufer I. Short-segment percutaneous pedicle screw fixation with cement augmentation for tumor-induced spinal instability. Spine J. 2015;15(7):1609–17.

13. Rades D, Fehlauer F, Schulte R, Veninga T, Stalpers LJA, Basic H, et al. Prognostic factors for local control and survival after radiotherapy of metastatic spinal cord compression. J Clin Oncol. 2006;24(21):3388–93.

14. Rose PS, Clarke MJ, Dekutoski MB. Minimally invasive treatment of spinal metastases: techniques. Int J Surg Oncol. 2011;2011:494381.

15. Wong AP, Lall RR, Dahdaleh NS, Lawton CD, Smith ZA, Wong RH, et al. Comparison of open and minimally invasive surgery for intradural-extramedullary spine tumors. Neurosurg Focus. 2015;39(2):E11.

16. Schaefer C, Begemann P, Fuhrhop I, Schroeder M, Viezens L, Wiesner L, et al. Percutaneous instrumentation of the cervical and cervico-thoracic spine using pedicle screws: preliminary clinical results and analysis of accuracy. Eur Spine J. 2011;20(6):977–85.

17. Patchell RA, Tibbs PA, Regine WF, Payne R, Saris S, Kryscio RJ, et al. Direct decompressive surgical resection in the treatment of spinal cord compression caused by metastatic cancer: a randomised trial. Lancet. 2005;366(9486):643–8.

18. Laufer I, Rubin DG, Lis E, Cox BW, Stubblefield MD, Yamada Y, et al. The NOMS framework: approach to the treatment of spinal metastatic tumors. Oncologist. 2013;18(6):744–51.

19. Bilsky MH, Laufer I, Fourney DR, Groff M, Schmidt MH, Varga PP, et al. Reliability analysis of the epidural spinal cord compression scale. J Neurosurg Spine. 2010;13(3):324–8.

20. Fourney D, DiPaola C, Fisher C. P153. A novel classification system for spinal instability in neoplastic disease: an evidence based approach and expert consensus from the Spine Oncology Study Group. Spine J. 2009;9(10):193S.

21. Fourney DR, Frangou EM, Ryken TC, Dipaola CP, Shaffrey CI, Berven SH, et al. Spinal instability neoplastic score: an analysis of reliability and validity from the spine oncology study group. J Clin Oncol. 2011;29(22):3072–7.

22. Barzilai O, Laufer I, Yamada Y, Higginson DS, Schmitt AM, Lis E, et al. Integrating evidence-based medicine for treatment of spinal metastases into a decision framework: neurologic, oncologic, mechanicals stability, and systemic disease. J Clin Oncol. 2017;35(21):2419–27.

23. Moliterno J, Veselis CA, Hershey MA, Lis E, Laufer I, Bilsky MH. Improvement in pain after lumbar surgery in cancer patients with mechanical radiculopathy. Spine J. 2014;14(10):2434–9.

24. Osborn VW, Lee A, Yamada Y. Stereotactic body radiation therapy for spinal malignancies. Technol Cancer Res Treat. 2018;17:1533033818802304.

25. Sun G, Li L, Jin P, Liu X-W, Li M. Percutaneous vertebroplasty for painful spinal metastasis with epidural encroachment. J Surg Oncol. 2014;110(2):123–8.

26. Mathis JM, Orlando Ortiz A, Zoarski GH. Vertebroplasty versus kyphoplasty: a comparison and contrast. In: Percutaneous vertebroplasty and kyphoplasty. Dordrecht: Springer; 2004. p. 145–56.

27. Berenson J, Pflugmacher R, Jarzem P, Zonder J, Schechtman K, Tillman JB, et al. Balloon kyphoplasty versus non-surgical fracture management for treatment of painful vertebral body compression fractures in patients with cancer: a multicentre, randomised controlled trial. Lancet Oncol. 2011;12(3):225–35.

28. Barzilai O, DiStefano N, Lis E, Yamada Y, Lovelock DM, Fontanella AN, et al. Safety and utility of kyphoplasty prior to spine stereotactic radiosurgery for metastatic tumors: a clinical and dosimetric analysis. J Neurosurg Spine. 2018;28(1):72–8.

29. Kurup A, Callstrom M. Image-guided percutaneous ablation of bone and soft tissue tumors. Semin Intervent Radiol. 2010;27(03):276–84.

30. Wallace AN, Greenwood TJ, Jennings JW. Radiofrequency ablation and vertebral augmentation for palliation of painful spinal metastases. J NeuroOncol. 2015;124(1):111–8.

31. Nakatsuka A, Yamakado K, Takaki H, Uraki J, Makita M, Oshima F, et al. Percutaneous radiofrequency ablation of painful spinal tumors adjacent to the spinal cord with real-time monitoring of spinal canal temperature: a prospective study. Cardiovasc Intervent Radiol. 2008;32(1):70–5.

32. Nakatsuka A, Yamakado K, Maeda M, Yasuda M, Akeboshi M, Takaki H, et al. Radiofrequency ablation combined with bone cement injection for the treatment of bone malignancies. J Vasc Interv Radiol. 2004;15(7):707–12.

33. Tatsui CE, Lee S-H, Amini B, Rao G, Suki D, Oro M, et al. Spinal laser interstitial thermal therapy: a novel alternative to surgery for metastatic epidural spinal cord compression. Neurosurgery. 2016;79(Suppl 1):S73–82.

44. 继发于椎体转移癌的脊柱畸形

Zach Pennington，A. Karim Ahmed，and Daniel M. Sciubba

44.1 简介

肿瘤是美国第二大常见死因，2017 年有近 60 万人因肿瘤去世[1]。不过，放射治疗和化疗的进步极大地延长了各个阶段恶性肿瘤患者的预期寿命[2]。因此，越来越多的患者长期带瘤生存，也就是说，在诊断时达 64% 的患者存在转移性癌症[3-6]。在骨转移中，最常见的转移部位是脊柱[7,8]：一些证据表明，死亡时高达 70% 的患者存在脊柱受累[9]，最常见的是胸椎段（70%）和腰椎段（20%）[10-18]。尽管这些转移瘤通常是无症状的，或是症状不明显以至于被其他症状掩盖，但仍有十分之一的患者临床症状严重到需要手术治疗[12-15, 19-28]。这些病变的手术指征可分为神经方面和结构方面的指征。前者将在其他章节广泛讨论；在本章中，我们将重点关注结构方面的指征，即骨质破坏继发的不稳定和畸形。我们首先简要介绍脊柱的生物力学，然后阐明骨质破坏的病因，最后对继发于转移性疾病的机械不稳定和畸形的诊断和治疗进行总结。

44.2 脊柱的生物力学模型

局灶性脊柱后凸的概述和基础

对脊柱的生物力学进行分析，需要同时考虑骨性和非骨性成分，后者包括韧带和椎旁肌组织。此外，尽管不涉及脊椎本身的支撑，但必须对躯干的软组织（即胸腔内容物和腹部内脏）加以考虑，因为它们能改变施加在每个脊柱节段的力。用以描述上述每个对于脊柱完整性有贡献的数据，许多都来自创伤相关的文献，因此我们对每种因素如何参与构成脊柱完整性的知识，是通过研究它们遭受破坏后造成的不稳定得出的。

在所有模型中，将每个椎骨视作受到一组有限的力和扭矩的独立节段，可以最好地描述脊柱的生物力学。椎骨可分成大的椎体（在生理情况下，它承担了来自上下椎骨的大部分负荷）和后外侧组成部分（包括椎弓根、小关节、椎板和棘突）。与椎体承担的外力相比，小关节承担的外力在年轻患者中微不足道。随着患者年龄的增长，使外力在椎体之间分散传递的椎间盘发生了退化，从而将椎体挤压在一起。尽管后部结构及将其分开的小关节的关节厚度缩减幅度较小，但在每个节段上都产生了不对称的椎骨沉降并引起了小的后凸畸形。这将导致两个结果：首先，已有的椎骨旋转轴向后方小关节移动，其次，相邻椎骨间的静力更多地通过小关节而传递（图 44-1）。当上述变化发生在多个节段时，就会出现全脊柱后凸，从而引起了所谓的 Dowager 驼峰。如果此过程仅发生在一处，恰如肿瘤性或脆性相关的压迫性骨折可能发生的那样，则将发生局灶性后凸畸形。

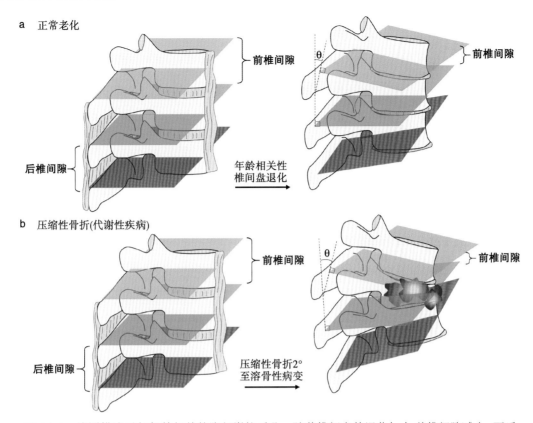

图 44-1 该图描述了与年龄相关的胸部脊柱后凸。随着椎间盘的退化（a），前椎间隙减小，而后椎间隙没有随之减小。这导致作用在小关节上的力增加，并且导致每个椎骨内瞬时旋转轴的后移。这种脊柱后凸（由 θ 表示，右图）由于椎体（b）的塌陷而加剧，例如在骨质疏松症或脊柱转移性疾病中，椎体塌陷会导致脊柱的屈曲畸形

44.3 Denis 三柱模型及其在转移瘤累及的椎骨中的应用

　　最著名的脊柱生物力学模型是由 Francis Denis 提出的，他使用了几百个胸腰椎损伤的病例来构建现在的三柱模型（图 44-2a）[29]。Denis 的模型建立在之前 Holdsworth 模型的基础上[30, 31]，并将每个椎骨作为一个大型结构中的独立单位来评估脊柱生物力学。利用这个模型，每个椎体被分为前、中、后柱，分别由前纵韧带和前半椎体、后半椎体和后纵韧带（posterior longitudinal ligament，PLL）以及后外侧部分（椎弓根、椎板、棘突和后张力带的相关软组织）组成。利用这个模型，压缩性骨折——最常见于脊柱转移瘤相关畸形——被认为是前柱的骨折。爆裂性骨折——脊柱转移瘤的另一种常见骨折类型——被归类为前柱和中柱骨折，表明这两种骨折类型可能只是代表了同一疾病的不同严重程度。

　　通过观察图 44-2b 中的受力图示，可以明显看出，前柱的减弱或失稳使中柱起到铰链的作用。椎体前软组织块施加的扭矩和前柱上终板的负荷使结构受损的前柱旋转和塌陷，产生前方楔形形变，最终导致椎体完全塌陷（形成扁平椎体）。在严重受累的椎骨中，中柱也受到损害，无法起到铰链的作用。在这里，旋转的瞬时轴——通常在中柱内——被迫移到背侧的关节突关节。这些关节作为脊椎轴面旋转的支点，形成局灶性后凸。

　　脊柱后凸可能有两种临床表现。最明显的是脊柱缩短，患者可能表现为身高降低、目光稳定向下偏转（常见主诉"行走时可以看到我的脚"），也可能表现为前中柱相对于后柱缩短而形成的"驼峰"。椎体渐进性后凸的第二个常见表现是轴性背痛显著增加。较轻微的前方楔形变在老年人群中很常见[32]，通常不引起疼痛。但更严重的压缩性骨折时通常有症状[33]，可能需要手术治疗。此外，在转移瘤患者中，广泛的椎体受累也可能导致持续的癌痛，并会不时出现新发的机械性疼痛。

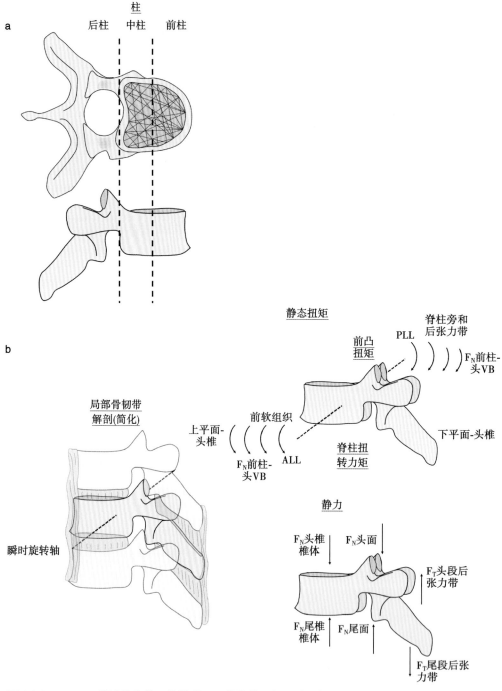

图 44-2　**a.** Denis 描述的胸椎三柱模型。**b.** 简化的局部区域骨韧带解剖模型（左），承受扭转（右上）和静力示意图（右下）。椎骨的瞬时旋转轴穿过椎体的中柱，前方的软组织块施加了最大的后凸力。在不减小该扭矩的情况下损害前椎体的结构会增加前椎体楔入，并增加随后发生后凸畸形的风险

44.4 溶骨性病变中的脊柱生物力学变化

正如本章稍后将讨论的，转移瘤累及椎骨的后果可以分为成骨和溶骨性改变。成骨性病变，在放射学上也称为硬化性病变，其特征在于局部成骨细胞的激活和新骨的沉积[34]。相比之下，溶骨性或射线可穿透的病变的特征在于局部骨的逐渐破坏和破骨细胞的激活。在探讨转移癌所致的畸形时考虑更多的是溶骨性病变，因为它们会引起椎骨更大的不稳定。在这两种情况下，转移灶的形成均取决于成骨细胞（成骨细胞）和破骨细胞（骨吸收细胞）之间的相互作用，而这些主要受核因子 κ-B 受体激活因子配体（receptor activator of nuclear factor kappa-B ligand，RANKL）的受体激活物及其非竞争性拮抗剂骨保护素的调控。

44.5 成骨性病变形成的基本原理

像所有骨转移一样，当循环肿瘤细胞（circulating tumor cells，CTC）侵入骨髓血窦并外渗髓质时，会形成成骨性病灶[35]。一旦进入骨髓，细胞就会释放出 VEGF，引起以下两方面改变：①通过上调黏附分子激发与周围基质的黏附；②促进血管生成，为新生转移灶的细胞提供血管供应[36]。当转移灶向成骨性病变发展时（如前列腺癌转移），肿瘤细胞开始上调 dickkopf-1（DKK-1）[37]，这是 Wnt-Frizzled 途径的抑制剂，可促进骨转换。然后，随着病变的成熟，DKK-1 的表达降低，对 Wnt 通路抑制减少并导致成骨细胞活性增加[35, 36]。成骨细胞活性的这种差异性上调，导致了密度高于周围骨骼的硬化性或成骨性病变。相对于正常骨骼而言，由于成骨细胞和破骨细胞活性都在增加，虽然最终效应是骨密度增加了，但是成骨性病变的骨结构仍然异常[38]。类似于佩吉特（Paget）骨病，骨虽致密但脆弱，相对于正常骨骼，其机械上不稳定[39]，并且抗拔出强度降低。此外，对于同时有成骨性和溶骨性病变的患者，相邻成骨性和溶骨性病变之间的体积模量差异，可能会增加溶骨性病变累及椎骨发生压缩性骨折的风险。

前期研究证据表明，循环甲状旁腺激素

（parathyroid hormone，PTH）水平也可能通过改变成骨细胞与破骨细胞间活性比来影响成骨性转移灶的发展[38]。但是，关于这一点的证据仍无定论，因为一些研究团队[40]提供了支持 PTH 抗肿瘤转移的证据，而另一些研究团队则提出，它促进了成骨性[41]和 / 或溶骨性病变的形成[42, 43]。结论截然相反的原因可能与骨细胞中 PTHrP-1 受体信号的差异有关[44]，PTHrP-1 信号的降低导致破骨细胞活性降低，继而导致局部骨硬化。除 PTHrP-1 信号下调外，成骨性病变还可能分泌骨形态发生蛋白 4、6 和 7，胰岛素样生长因子 1 和 2，内皮素 -1 和血小板源性生长因子[38, 45]。这些分泌因子刺激成骨细胞，从而促进骨质沉积。成骨细胞依次释放 VEGF、单核细胞趋化蛋白 1（monocyte chemotactic protein-1，MCP-1）、IL-6 和巨噬细胞炎性蛋白 2（macrophage inflammatory protein-2，MIP-2），这些因子可进一步促进转移性细胞侵袭和肿瘤生长[38]。

溶骨性病变形成的基本原理

正如本节引言中所提到的，溶骨性病变比成骨性病变更为常见。但是，与成骨性病变一样，溶骨性病变也同时依赖于成骨细胞和破骨细胞的活性。癌细胞刺激成骨细胞释放多种炎症细胞因子，包括 MCP-1、IL-6、IL-8、MIP-2 和 VEGF，所有这些因子均具有破骨作用。活化的成骨细胞（如受到癌细胞来源的 PTHrP 刺激的细胞）也释放 RANKL，后者活化破骨细胞上的受体，促进骨吸收。

这些分泌因子，连同其他因子，通过 RANKL 依赖性和非 RANKL 依赖性机制介导骨破坏[39]。TGF-β 明显上调了肿瘤细胞生成 PTHrP 的水平[46]。PTHrP 依次激活成骨细胞上的 PTH 受体，刺激 RANKL 释放和破骨细胞激活[38, 46, 47]。多个破骨细胞融合成多核细胞，并形成褶皱缘，释放 H+ 和组织蛋白酶 K，降解周围的骨骼[47, 48]。TGF-β 还刺激转移瘤细胞释放 IL-8 和 IL-11，以非 RANKL 依赖性方式增加破骨细胞的形成[39, 47, 49]。由于骨质吸收水平的上升刺激成骨细胞分化，促进 RANKL 的进一步释放和破骨细胞的活化，上述机制导致了一种恶性循环，最终导致明显的病变。同时，骨基质的逐渐吸收也促进 TGF-β 和其他生长因子的释放[47]。局部升高的 TGF-β 水平抑制成骨细胞分化,并促进溶骨性转移灶的进展[38]。

肿瘤细胞也可能通过抑制 Wnt/β-catenin 信号转导途径直接释放 RANKL,如过表达 DKK-1 和硬骨素的多发性骨髓瘤模型——两者为这条途径的两个负调控因子[50]。与成骨细胞来源的 RANKL 一样,骨髓瘤来源的 RANKL 会促进骨吸收和转化,从而引起溶骨性病变[36, 51, 52]。从地诺单抗(一种抗 RANKL 抗体)获批可以看出,RANKL 在骨转移瘤和其他溶骨性病变进展中的关键作用已经在临床上得到了认可[53, 54]。因为地诺单抗在骨溶解的主要途径中发挥了关键作用,它在预防受累椎骨压缩性骨折方面甚至优先于双膦酸盐(当前的标准治疗方案)[55, 56]。

44.6　从脊柱骨质疏松中获取的经验

迄今为止,已经建立的许多针对脊柱不稳的分类系统都是用来描述创伤性损伤的[57]。这种损伤涉及对脊柱的骨和软组织的复合性损害。相反,转移瘤很少累及软组织;脊柱的韧带,肌肉和软骨成分很少受累。因此,转移瘤累及脊柱的生物力学特性高度类似骨质疏松型脊柱,后者的退变也只发生在骨质中。在溶骨性病变和骨质疏松椎骨中,脊椎骨密度显著降低,椎体明显受累。椎体完整性的下降容易导致压迫性骨折,并且在许多情况下,当患者就诊时可能已有一个或多个节段发生了病变。产生压缩性骨折的可能原因是转移瘤细胞倾向于沉积在富含血管的松质骨中。松质骨的微结构对于骨骼抵抗反复的轴向载荷挤压至关重要[58]。因此,骨小梁的破坏——在骨质疏松症表现为严重的骨质流失,在转移瘤中表现为局部骨吸收——导致外力转移到密质骨壳(现在占正常负荷力的 97%)[59],椎体抵抗轴向负荷的能力不成比例地降低[58]。因此,压缩性骨折也称为骨小梁骨折[58]。

对人尸体椎体的研究也表明,均匀的骨质流失与压力不耐受程度的明显升高有关。具有相同密度但椎间异质性水平不同的椎骨将显示出不同的屈服强度,异质性越高屈服强度越高[58]。就转移瘤累及椎体而言,这表明成骨/溶骨性混合病变,比同等骨密度的纯溶骨性病变强度要高得多。

鉴于椎骨的各部分共同决定了整体的骨折风险,因此考虑转移瘤患者健康骨骼的变化也很重要,因为它们承担了患病椎骨的大部分机械强度。简而言之,由于大多数脊柱转移瘤患者都在 60 岁或更大年纪,健康的骨骼往往已经受到了损害[60],其骨骼出现了衰老相关的特征改变。上述改变包括骨小梁消失和皮质变薄[61],每十年其抗裂韧性和抗压强度分别降低 10% 和 2%[58, 62]。骨折风险的增加还由于骨胶原的变性[63],皮质骨孔隙率的增加[64, 65]和骨骼的微损伤[66]。胶原纤维的降解和胶原纤维排列的异质性降低,还会损害胶原将能量分散施加到椎体的能力[67]。这会降低健康骨骼成分的弹性模量,从而增加在非轴向力的作用下发生骨折的风险,例如,在走动中就可能出现这种力的作用[68-70]。

骨质疏松症相关的文献也显示,负载在椎体本身上分布不均。在正常衰老的情况下,轴向压缩载荷的大部分会转移到椎体的后半部分,更加依赖于皮质骨和皮质旁松质骨[58]。这表明,不论后柱是否累及,仅累及前柱的转移灶,相比于同样体积但累及中柱的病灶更加稳定。

44.7　脊柱转移瘤的特点

在转移性疾病的早期阶段,椎骨病变小且坚固,由于它们首先破坏松质骨,因此可以认为它们与骨质疏松相似。但是,随着病变的发展,它会逐渐破坏周围骨中的小梁,从而形成完全没有正常骨结构的腔。这些溶骨性病灶非常像不可压缩的半固体[71],因此这些转移灶累及的椎骨可被视为半熟的鸡蛋。这些病灶的结构完整性仅取决于未受影响的皮质骨,施加至终板的轴向压力通过肿瘤块转移至侧方的皮质。轴向负荷使椎骨内容物受压,导致不可压缩的髓质软组织肿块变形,将力重新导向周围的椎骨皮质。这些横向力会挤破椎骨侧壁,并在前壁爆裂的情况下产生楔形,或在后壁爆裂的情况下产生椎管狭窄[71]。病变爆裂的倾向与病变内细胞含量的增加直接相关,因为这与肿瘤体积模量呈负相关[71]。皮质骨的脆弱也增加了爆裂损伤的可能性。这种结构上的变化在正常衰老的人群中已经发生[64, 65],并且可能由于肿瘤累及皮质骨而进一步加重,尽管这在大多数非肺原发性病变中并不常见[72]。

44.8 机械不稳定度的测定

动物和尸体的研究

在尸体和动物模型中，开展了一些关于结构稳定性的生物力学研究。最早的研究之一是由 Silva 等[73]开展的，他们利用尸体胸椎检测了骨皮质缺损模型的轴向屈曲负荷。研究发现，双皮质受累显著降低了能耐受的负荷，但与后来的系列研究以及 McGowan 等[74]最近的研究不同，Silva 及其同事未能证明肿瘤大小对破坏强度的影响。Dimar 等[75, 76]使用基本相同的模型证明了抗压强度是由骨密度和受累椎骨病变截面积大小共同决定的，这表明患者年龄和椎骨病变大小是不稳定的最大决定因素。Whyne 等[77]还使用尸体椎体模拟溶骨性病变，对一种判定肿瘤侵袭的腰椎机械稳定性的计算机模型进行了测试。在所有被考虑到的变量中，他们发现，尽管整体骨密度和轴向负荷的大小也是不稳定的重要指标，但肿瘤大小是不稳定的最重要的预测指标。以前，Windhagen 等[78]已经证明轴向载荷强度的降低可指示受累椎体节段的机械稳定性。

Ebihara 等[79]利用高速磨钻在新鲜的绵羊胸椎上制造出骨小梁和 / 或皮质缺损，建立了最早的模拟溶骨性脊柱转移瘤病变的动物模型。他们发现，病变的大小与轴向压缩时的破坏负荷具有显著的负相关性。此外，病变累及椎体的 40% 以上时，肋椎关节的同时受累是破坏负荷降低的独立相关因素，这表明胸廓明显有助于转移瘤侵袭脊柱的稳定。同年，Hong 等[80]在鲸鱼椎骨中模拟溶骨性损伤，证明了病理状况下椎骨的强度是由椎骨横断面中最薄弱的部位决定的。

随着算力的提高，计算机建模软件已被用于模拟椎骨的机械失稳的有限元分析。Tschirhart 等[81]使用这种模型，证明了病变位置和肿瘤形态能更好地预测不稳，病变位于上胸椎以及双皮质受累降低了爆裂骨折的风险。

成骨性与溶骨性病变及 CT 影像学检查

目前，CT 成像被认为是评估脊柱不稳的非侵入性手段金标准[71]。根据其影像上射线穿透性的增高或降低，将病变分为溶骨性和成骨性。表现出射线可透性或溶骨性病变的 CT 成像与骨密度的显著降低有关[82]。此外，使用健康患者和椎骨转移患者的 CT 图像进行数学建模，可以得到成骨性和溶骨性病变的阈值，从而对其进行定量分类[83]。

CT 可以用于评估椎骨内肿瘤的大小和位置。CT 上的肿瘤大小已被证明是转移瘤累及脊柱后，脊柱不稳定性的最重要预测因素[71]。此外，有限元分析表明，累及后柱的椎体内肿瘤增加了爆裂性骨折并继发椎管狭窄的风险[71]。相比之下，累及前柱会增加压缩性骨折并继发新发后凸畸形的风险[71]。

据报道，对于多发性骨转移瘤，MR 的敏感性和诊断准确性高于多排 CT[84]。这种方式的使用依赖于未增强的 T_1 加权序列和 STIR 序列。骨转移通常在 T_1 序列呈低信号，由于所含的脂肪相对低于周围骨髓而在 STIR 呈高信号。由于血管丰富，在 T_1 增强序列上病变也经常强化[84]。然而，MR 无法评估受肿瘤侵袭的骨骼质地，即肿瘤主要导致成骨性还是破骨性改变。因此，MR 可能有助于骨性病变的初步鉴定，但 CT 可以更好地评估潜在的不稳定性。

44.9 脊柱不稳肿瘤评分框架

本章的重点是矫正畸形。然而，治疗脊柱转移瘤患者的目的在于，在发生畸形之前识别出有形变危险的椎骨。处于形变危险中的椎骨被称为机械不稳定，并且发病率远高于病理性塌陷的椎骨（发生转移瘤相关的脊柱畸形的诱因）。机械不稳定性的诊断需要综合考虑影像学表现和临床表现；患者通常会表现出轴性疼痛（有或无神经根痛），随着活动和脊柱负荷的增加，疼痛会加重。机械不稳定的节段通常提示了广泛的椎体溶骨性改变，偶尔累及椎弓根，但很少累及后部张力带。由于转移瘤累及的脊柱，其机械不稳定的存在相对普遍（所有癌症患者中有 10%～30% 会发生病理性骨折）[34]，现已投入大量工作，创建一些方法去评估和分类受累椎体节段的机械稳定性。应用最广泛的体系是脊柱肿瘤研究组创建的脊柱不稳定性肿瘤评分[85]。该评分系统的依据是转移瘤的位置、病变相关的疼痛程度和形式、受累椎骨的质地，该部分脊柱排列，椎体受累程度以及后外侧结构受累程度（表 44-1）。基于这些因素，病变被界

表 44-1　脊柱不稳定性肿瘤评分[87]

项目	得分	项目	得分
位置		**脊柱排列情况**	
交界处（O-C$_2$，C$_7$-T$_2$，T$_{11}$-L$_1$，L$_5$-S$_1$）	3	半脱位	4
运动（C$_{3-6}$，L$_{2-4}$）	2	新发畸形（溶骨 / 成骨）	2
半刚性（T$_{3-10}$）	1	正常排列	0
刚性（S$_2$-S$_5$）	0	**椎体塌陷**	
疼痛性质		＞ 50% 塌陷	3
机械	3	＜ 50% 塌陷	2
肿瘤 / 非机械	1	无塌陷但＞ 50% 椎体受累	1
无疼痛	0	无上述情况	0
骨病变质地		**后外侧受累（椎弓根，椎板，肋骨关节）**	
溶骨性	2	双侧	3
混合（溶骨性＋爆裂）	1	单侧	1
爆裂	0	无上述情况	0
总分			
稳定			0～6
潜在不稳定			7～12
不稳定			13～18

定为稳定（0～6），不稳定（13～18）或潜在不稳定（7～12），并建议进行保守治疗（稳定病变）或加固稳定手术 - 骨水泥或椎弓根螺钉加固（不稳定的病变）。已有的几项研究，证明了研究组间的可靠性[86-89]；但是，对于没有神经受压的潜在不稳定病灶，如何制订治疗计划仍存在不确定性。因此，尽管 SINS 作为评估机械稳定性的标准方法很有价值，但不能用作确定性的决策工具；最终，何时以及如何进行干预的决定必须依靠治疗医师的经验和临床判断。

44.10　脊柱机械不稳定的干预

稳定

固定融合术是脊柱转移瘤最经典的干预措施之一，由于已有 Ⅰ 类证据表明接受这种干预措施的患者生存率有所提高，因此被认为是治疗此类病变的金标准[25]。这也是能够纠正继发于溶骨性病变的明显畸形的唯一干预手段。当前的加固结构通常采用椎弓根螺钉内固定，将螺钉放置在病变上下方各两个节段，或者，切除椎体的情况下，螺钉放置于病变上下方各三个节段。由于多

节段病变较常见，因此 CT 应作为术前评估的一部分，对局部脊柱进行扫描。在相邻节段受累的情况下，螺钉的抓力会出现问题，因为肿瘤侵犯后的骨组织强度大大低于正常健康骨骼的强度。在许多情况下，骨骼的完整性可能会受到损害，以至于无法在此水平放置螺钉。如果仅后部结构难以固定，则可以采用前部加固的结构，尤其是需要进行椎体切除和减压的情况时。所述的加固结构通常包含所累的节段，以及其上下方各一个节段。但是，腹膜内受累患者不宜采用前入路。

考虑到溶骨性和骨质疏松性骨之间的相似性，可以从骨质疏松症文献中借鉴一些技术来改善转移瘤患者的螺钉拔出强度。其中包括正确利用椎弓根螺钉[90-92]、大直径螺钉[93]、双皮质螺钉的三角效应[94]，骨水泥加固[95,96]，使用膨胀螺钉[96] 和减小进钉处的开孔直径[97]。放置螺钉而不用攻丝也会增加拔出强度[98,99]，尽管这也会降低置钉的精度，尤其是在胸椎中[100]。在过去的 10 年中，空心螺钉已被应用，可以在螺钉放置后进行骨水泥固定，从而创造了加固前调整螺钉位置的机会。然而，有证据表明，相对于在填充了水泥的攻丝后钉道中置入的实心螺钉而言，空心螺钉的拔出强度降低了[95]。在放置实心螺钉的情况下，胸椎中 1ml 的水泥体积和在腰椎中 3ml 的水泥体积用以加固

被证明是安全的[101]。

由于脊柱转移瘤手术较为困难，但患者发病率总体较高，因此仅有部分符合特定条件的患者考虑进行手术。一般而言，考虑行手术的患者预期寿命超过 3 个月[16, 21, 25, 26, 102-109]，并且通常患有顽固性疼痛[107, 110, 111]、脊柱不稳定[25, 110, 112]或转移性硬膜外脊髓压迫（metastatic epidural spinal cord compression，MESCC）导致进行性神经功能障碍[12, 14, 15, 17, 21, 103, 107, 108, 110, 111, 113-115]。预期生存期少于 3 个月、没有急性发作的与转移瘤相关的神经系统功能障碍的患者，不应考虑手术，建议注入骨水泥加固（在机械不稳定的情况下），同时进行或不进行聚焦放射治疗。对于有急性发作的神经系统症状，但是生存期有限或日常生活状态不佳的患者，建议采用微创手术技术。例如，这些患者仅需稍微减压、加上经皮椎弓根螺钉固定即可解决相关的不稳定。类似隔离手术这样的快速方案可缩短恢复时间，并能够快速恢复其他的辅助治疗[116]。但是整体脊柱排列不佳、且患者预后较好的情况下，也是有进行一定程度的畸形矫正的指征的。没有指南或序列病例研究描述过此类患者的最佳脊柱排列，但是鉴于这些患者的身体脆弱且骨质通常较差，因此我们建议进行不那么激进的矫正方式（SVA＞5cm）。相对于全身性疾病而

言，持续存在的轻度的排列不齐，可能仅对患者的生活质量造成很小的损害，而激进的矫正可能会导致内固定的失败。后者可能会严重损害这些患者的生活质量，而且实际上是一种不可接受的风险，因为患者在接受矫正手术时可能面临生命危险。

病例分析

本文作者的诊所收治了 1 例有多发性骨髓瘤病史的 73 岁妇女，患者主诉严重背痛，持续时间超过 6 个月，疼痛位于胸椎。该患者因骨髓瘤接受了化疗和放射治疗。X 线片显示继发转移累及 T_7 节段（SINS=14；不稳定），并且有明显的后凸畸形（41.44°）（图 44-3a-d），同时 C_3 椎骨广泛破坏，尽管与该处病变有关的疼痛不是机械性的（SINS 得分 11；可能不稳定）。她的神经系统完好无损，并计划进行外科手术。

患者进行分期手术，分别进行内固定并融合了 C_2-T_2 和 T_{5-9}。在 C_7/T_1 和 $T_1/2$ 处进行保留小关节的截骨手术（Schwab 1），以保持颈椎前凸，在 $T_{5/6}$、$T_{6/7}$、$T_{7/8}$ 和 $T_{8/9}$ 处进行同样的截骨手术，以减少胸椎后凸畸形。通过双侧后外侧入路切除塌陷的 T_7 椎体，并在椎骨切除部位放置了一个钛笼，

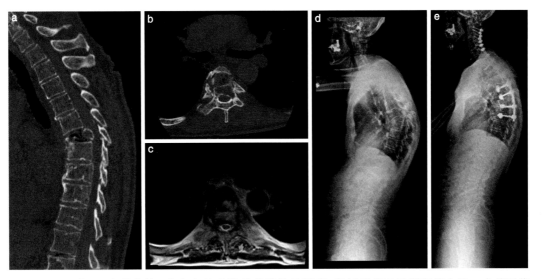

图 44-3 一名 73 岁的女性，患有多处受累的多发性骨髓瘤，机械疼痛局限于胸椎中段。术前影像学检查显示，CT 上 T_7 椎骨被广泛破坏，椎高降低 80%（a），双椎弓受累（b），硬膜外病变，在该水平上没有邻接或压迫脊髓（c）。立位片（d）提示冠状面（CVA=0cm）和矢状面椎体排列（SVA=0.33cm，LL=71.42°，PI=78.32°，PI-LL=6.90°）大致正常（30.56°），但是骨盆倾斜度高、骨折节段的局限性后凸畸形（T_{6-8}=41.44°）造成了大的胸椎后凸畸形（T_{1-12}=55.91°）。术后 X 线片（e）提示冠状位（CVA=0cm）和矢状位椎体排列（SVA=−0.54cm）大体相似，但是骨盆倾斜度（26.80°）、胸椎后凸畸形（T_{1-12}=49.25°）、局灶性驼背畸形（T_{6-8}=24.27°）都有所改善

以提供前柱和中柱支撑并减少局灶性胸椎后凸畸形。因为患者的全部胸椎均有弥漫性骨质疏松，因此在 T_5、T_6、T_8 和 T_9 处使用空心螺钉，每个节段都通过两侧螺钉注入约 1ml 的聚甲基丙烯酸甲酯水泥，以增加螺钉的强度。该患者恢复良好，住院4天，然后被送往康复机构。术后3个月，患者的胸椎排列明显改善（图44-3e），中段胸椎的疼痛完全缓解。

骨水泥增强术：椎体成形术和后凸成形术

对于病情太严重而无法进行手术干预，或不愿接受手术干预的患者，可以选择椎体加固（椎体成形术和后凸成形术）来加固不稳定节段。它是经皮操作，可在门诊实行，这意味着患者在接受此类治疗时不需要中止其他辅助化疗方案。该方案理想的患者症状以机械性轴向疼痛为主、且在卧位时能缓解，神经系统功能未损，并且无椎体后皮质损伤或者没有硬膜外脊髓压迫的表现[117, 118]。在这些患者中，有 ≥80% 的病例被报道疼痛得到缓解[118-134]。

椎体转移瘤骨水泥成形术的模型已经证明了其稳定转移病变脊柱的能力。Berton 等[135]最近进行的有限元分析表明，预防性椎体成形术能够完全预防因椎体轴向压缩而引起的椎体高度塌陷和周向鼓胀。但在骨质疏松模型中，加固的椎体也增加了相邻椎体终板的受力，提示椎体成形术可能增加骨质疏松脊柱的邻近椎体破裂的风险。对尸体脊柱的研究[136, 137]也与之一致，其他计算机模型表明，椎体内后路置入骨水泥可以降低爆裂性骨折的风险[138]。

虽然最近的证据表明，骨水泥成形术治疗椎体塌陷[140]或后皮质损伤[141]的患者可能是安全的，但该方法的禁忌证包括凝血功能障碍、明显的神经压迫和完全或接近完全的椎体塌陷[139]。椎体成形术对局灶性后凸的疗效也有限。在这些患者中，球囊后凸成形术可能能够提供一些矫正或至少稳定畸形。后凸成形术中，球囊可以增加椎体高度[135]，并在椎体中形成可接受注射骨水泥的空腔。椎体高度的提升能应对畸形，产生的空腔能降低椎体内的水泥渗漏的可能性[142, 143]，而后者可能造成最严重的并发症[133]，即肺栓塞和神经压迫[144]。据报道，后凸成形术对每个节段的矫正能力为 3°～8°，但能维持多久尚不清楚。

44.11 预防机械不稳定

放射疗法

放射治疗是一种常用的干预措施，用以治疗有症状的脊柱转移瘤。大多数患者局部控制良好，疼痛缓解[145-147]，对于没有急性神经症状或机械不稳定的硬膜外压迫患者，它是首选的治疗方法。然而，放射治疗不能用于治疗机械不稳定性，限制了其预防作用。

虽然放射治疗能很好地控制局部肿瘤，但也不是没有代价的。除了对治疗区域内的非肿瘤组织造成损伤外，辐射还会破坏照射区域骨的胶原纤维[71]。这些纤维可以帮助增加骨骼的抗拉强度，从而保证骨骼的耐久性。它们的破坏会增加辐照骨的骨折风险。以前的动物研究发现大分割放射治疗时这种效应最明显，辐射破坏了胶原而未改变骨矿物质含量，从而降低了啮齿动物长骨的最大轴向载荷[148]。放射治疗还可能催化相邻胶原纤维间病理交联的形成，从而妨碍骨重塑，增加骨脆性，导致骨折[149]。然而，最近的研究表明，非胶原损伤也能出现在受过辐射的骨骼中，在受过辐射的啮齿动物的四肢可见小梁骨密度和皮质骨厚度的降低[150-152]。尽管目前证据有限，但一些以上的变化可以经步行和其他负重运动而逆转[150]。最后，有迹象表明，即使是局灶性照射也可能导致全身骨密度下降[152]，这点值得注意，即照射一处脊柱转移灶可能会造成其他远端骨的不稳定。

抗骨溶解药物：二膦酸盐和地诺单抗

正如本章多次提到，脊柱转移性疾病的治疗目标之一是在新生畸形发生之前阻止或延缓脊柱的机械不稳定。放射治疗，即便是立体定向体部放射治疗（stereotactic body radiotherapy，SBRT）能做到相对聚焦的照射，也不能解决受累节段的骨代谢改变造成的骨溶解。因此，它不能治疗不在辐照范围内的任何损伤，而在许多情况下，广泛照射是一种不切实际的选择，因为照射健康组织会产生副作用。一种常用的替代药物是抗溶骨类药物，即地诺单抗（抗 RANKL 配体单克隆抗体）和二膦酸盐（一组促进破骨细胞死亡的小磷基盐）。这两种药物通过互补的途径发挥作用。地诺单抗（商标名 Xgeva 和 Prolia）增加骨保护素 -RANKL 比值，因此有利于成骨细胞而不是破骨细胞活性，阻止进行性骨溶解。对年龄相关骨质疏松症女性患者的研究表明，它可以将椎体压缩性骨折的风险降低至 1/3 以下[153]。虽然存在非 RANKL 依赖性的骨质吸收机制，溶骨性病变患者的反应可能减弱，但也有研究证明，它可以降低该人群的骨骼事件发病率[53, 56]，这可能是通过减少骨吸收来实现的。评估其对患者生存影响的 I 类证据最近已发表（NCT01077154），该研究显示该药物对已经接受标准治疗、局部和全身治疗的患者的疾病复发或总生存期没有影响[154]。

二膦酸盐，包括唑来膦酸 / 唑来膦酸盐、伊班膦酸盐、利塞膦酸盐和阿仑膦酸盐，则以完全不同的方式抑制转移。在吸收进入体循环后，这些焦磷酸盐类似物[155]进入骨基质并与基质[47]中的羟基磷灰石结合。然后二膦酸盐同骨基质一起被破骨细胞吞噬。一旦进入破骨细胞，它们便与胆固醇合成和蛋白预酰化的关键调节因子法尼基二磷酸合酶结合，导致细胞内蛋白定位不当和破骨细胞凋亡[155]。它们还可能促进 ATP 类似物三磷酸 1- 腺苷 -5- 酰基酯 3-（3- 甲基丁基 -3- 烯基酯）的积累，抑制线粒体 ADP/ATP 转位酶，影响细胞代谢，诱导细胞凋亡。这些促凋亡作用已被证明可以减少进行性骨溶解和骨转移灶的形成[155]。此外，最近的系统性综述表明，在特定人群中，它们可以提高生存率[156, 157]，降低骨相关事件（如压缩性骨折）的发病率[157]。大多数涉及的研究集中于应用唑来膦酸的治疗，唑来膦酸是含氮双膦酸盐中效力最强的一种，是目前转移性疾病患者骨相关事件预防的标准治疗方案（每 3～4 周 4mg）[155]。

44.12 结论

脊柱转移性病变——最典型的是溶骨性病变——其特征是进行性不稳定，可导致新发脊柱畸形。与肿瘤本身一样，最好的干预措施是采用适当的全身治疗，同时使用双膦酸盐或地诺单抗，预防溶骨性病变的形成。一旦形成，病变将破坏松质和皮质骨，导致受累椎骨轴向负荷和抗剪切强度的下降。当应力超过这些节段的强度时，就会发生压缩和 / 或爆裂骨折，从而产生新发畸形。目前矫正这种畸形最有效的方法是手术干预；尽管有观点认为，对于病情过于危重、难以进行手术治疗的患者，可以采用椎体后凸成形术较好地矫正轻微畸形，但总体而言矫正畸形的最有效方法还是手术干预。目前有关评估脊柱转移瘤患者的脊柱排列的参数指标的文献很少（如矢状位垂直轴和腰椎前屈 - 骨盆角不匹配），原因是转移性疾病患者的过去生存率较低，因此不倾向于对这些患者进行激进的矫形手术。然而，随着长期存活人数的增加，这一观点可能需要重新审视，以努力减少脊柱转移患者接受内固定手术后出现的力学方面的并发症。因此，未来的发展方向应集中于建立干预措施以预防脊柱失稳和畸形，制订手术策略以提高受损骨质中内固定稳定性，制订指南以阐述脊柱排列对于致畸性骨折患者生活质量的影响。

（陈小坤 译，刘千舒 王雅宁 高俊 校）

参考文献

1. Forman-Hoffman VL, Ault KL, Anderson WL, Weiner JM, Stevens A, Campbell VA, et al. Disability status, mortality, and leading causes of death in the United States community population. Med Care. 2015;53(4):346–54.

2. Wright JD, Chen L, Tergas AI, Patankar S, Burke WM, Hou JY, et al. Trends in relative survival for ovarian cancer from 1975 to 2011. Obstet Gynecol. 2015;125(6):1345–52.

3. Alberts SR, Cervantes A, van de Velde CJH. Gastric cancer: epidemiology, pathology and treatment. Ann Oncol. 2003;14 Suppl 2:36.

4. Cheng TD, Cramb SM, Baade PD, Youlden DR, Nwogu C, Reid ME. The international epidemiology of lung cancer: latest trends, disparities, and tumor characteristics. J Thorac Oncol. 2016;11(10):1653–71.

5. Verdial FC, Etzioni R, Duggan C, Anderson BO. Demographic changes in breast cancer incidence, stage at diagnosis and age associated with population-based mammographic screening. J Surg Oncol. 2017;115(5):517–22.

6. Li J, Djenaba JA, Soman A, Rim SH, Master VA. Recent trends in prostate cancer incidence by

age, cancer stage, and grade, the United States, 2001–2007. Prostate Cancer. 2012;2012:1–8.

7. Kakhki VRD, Anvari K, Sadeghi R, Mahmoudian A, Torabian-Kakhki M. Pattern and distribution of bone metastases in common malignant tumors. Nucl Med Rev Cent East Eur. 2013;16(2):66–9.

8. Nakamoto Y, Osman M, Wahl RL. Prevalence and patterns of bone metastases detected with positron emission tomography using F-18 FDG. Clin Nucl Med. 2003;28(4):302–7.

9. Fornasier VL, Horne JG. Metastases to the vertebral column. Cancer. 1975;36(2):590–4.

10. Togawa D, Lewandrowski K. The pathophysiology of spinal metastases. In: RF ML, Lew RK, Markman M, Bukowski RM, Macklis R, et al., editors. Cancer in the spine: comprehensive care. Totowa, NJ: Humana Press; 2006. p. 17–23.

11. Tokuhashi Y, Matsuzaki H, Toriyama S, Kawano H, Ohsaka S. Scoring system for the preoperative evaluation of metastatic spine tumor prognosis. Spine (Phila Pa 1976). 1990;15(11):1110–3.

12. Klimo P Jr, Thompson CJ, Kestle JRW, Schmidt MH. A meta-analysis of surgery versus conventional radiotherapy for the treatment of metastatic spinal epidural disease. Neuro-Oncology. 2005;7(1):64–76.

13. Sioutos PJ, Arbit E, Meshulam CF, Galicich JH. Spinal metastases from solid tumors. Analysis of factors affecting survival. Cancer. 1995;76(8):1453–9.

14. Cole JS, Patchell RA. Metastatic epidural spinal cord compression. Lancet Neurol. 2008;7(5):459–66.

15. Miscusi M, Polli FM, Forcato S, Ricciardi L, Frati A, Cimatti M, et al. Comparison of minimally invasive surgery with standard open surgery for vertebral thoracic metastases causing acute myelopathy in patients with short- or mid-term life expectancy: surgical technique and early clinical results. J Neurosurg Spine. 2015;22(5):518–25.

16. Smith ZA, Yang I, Gorgulho A, Raphael D, De Salles, Antonio AF, Khoo LT. Emerging techniques in the minimally invasive treatment and management of thoracic spine tumors. J Neuro-Oncol. 2012;107(3):443–55.

17. Eleraky M, Papanastassiou I, Vrionis FD. Management of metastatic spine disease. Curr Opin Support Palliat Care. 2010;4(3):182–8.

18. Zaikova O, Giercksky K, Fosså SD, Kvaløy S, Johannesen TB, Skjeldel S. A population-based study of spinal metastatic disease in South-East Norway. Clin Oncol (R Coll Oncol). 2009;21(10):753–9.

19. Molina CA, Gokaslan ZL, Sciubba DM. A systematic review of the current role of minimally invasive spine surgery in the management of metastatic spine disease. Int J Surg Oncol. 2011;2011:598148.

20. Fürstenberg CH, Wiedenhöfer B, Gerner HJ, Putz C. The effect of early surgical treatment on recovery in patients with metastatic compression of the spinal cord. J Bone Joint Surg Br. 2009;91B(2):240–4.

21. Kaloostian PE, Yurter A, Zadnik PL, Sciubba DM, Gokaslan ZL. Current paradigms for metastatic spinal disease: an evidence-based review. Ann Surg Oncol. 2014;21(1):248–62.

22. Loblaw DA, Laperriere NJ, Mackillop WJ. A population-based study of malignant spinal cord compression in Ontario. Clin Oncol (R Coll Oncol). 2003;15(4):211–7.

23. Loblaw DA, Perry J, Chambers A, Laperriere NJ. Systematic review of the diagnosis and management of malignant extradural spinal cord compression: the cancer care Ontario practice guidelines initiative's neuro-oncology disease site group. J Clin Oncol. 2005;23(9):2028–37.

24. Mak KS, Lee LK, Mak RH, Wang S, Pile-Spellman J, Abrahm JL, et al. Incidence and treatment patterns in hospitalizations for malignant spinal cord compression in the United States, 1998–2006. Int J Radiat Oncol Biol Phys. 2011;80(3):824–31.

25. Patchell RA, Tibbs PA, Regine WF, Payne R, Saris S, Kryscio RJ, et al. Direct decompressive surgical resection in the treatment of spinal cord compression caused by metastatic cancer: a randomised trial. Lancet. 2005;366(9486):643–8.

26. Quraishi NA, Gokaslan ZL, Boriani S. The surgical management of metastatic epidural compression of the spinal cord. J Bone Joint Surg Br. 2010;92(8):1054–60.

27. Tomycz N, Gerszten P. Minimally invasive treatments for metastatic spine tumors: vertebroplasty, kyphoplasty, and radiosurgery. Neurosurg Q. 2008;18(2):104–8.

28. Witham TF, Khavkin YA, Gallia GL, Wolinsky J, Gokaslan ZL. Surgery insight: current management of epidural spinal cord compression from metastatic spine disease. Nat Clin Pract Neurol. 2006;2(2):87–94.

29. Denis F. Spinal instability as defined by the three-column spine concept in acute spinal trauma. Clin Orthop Relat Res. 1984;189:65–76.

30. Holdsworth F. Fractures, dislocations, and fracture-dislocations of the spine. J Bone Joint Surg Am. 1970;52(8):1534–51.

31. Azam MQ, Sadat-Ali M. The concept of evolution of thoracolumbar fracture classifications helps in surgical decisions. Asian Spine J. 2015;9(6):984–94.

32. Alexandru D, So W. Evaluation and management of vertebral compression fractures. Perm J. 2012;16(4):46–51.

33. Fink HA, Milavetz DL, Palermo L, Nevitt MC, Cauley JA, Genant HK, et al. What proportion of incident radiographic vertebral deformities is clinically diagnosed and vice versa? J Bone Miner Res. 2005;20(7):1216–22.

34. Macedo F, Ladeira K, Pinho F, Saraiva N, Bonito N, Pinto L, et al. Bone metastases: an overview. Oncol Rev. 2017;11(1):321.

35. Suva LJ, Washam C, Nicholas RW, Griffin RJ. Bone metastasis: mechanisms and therapeutic opportunities. Nat Rev Endocrinol. 2011;7(4):208–18.

36. Roberts E, Cossigny DAF, Quan GMY. The role of vascular endothelial growth factor in metastatic

prostate cancer to the skeleton. Prostate Cancer. 2013;2013:418340.

37. Hall CL, Daignault SD, Shah RB, Pienta KJ, Keller ET. Dickkopf-1 expression increases early in prostate cancer development and decreases during progression from primary tumor to metastasis. Prostate. 2008;68(13):1396–404.

38. Ottewell PD. The role of osteoblasts in bone metastasis. J Bone Oncol. 2016;5(3):124–7.

39. Coelho RM, Lemos JM, Alho I, Valério D, Ferreira AR, Costa L, et al. Dynamic modeling of bone metastasis, microenvironment and therapy: Integrating parathyroid hormone (PTH) effect, anti-resorptive and anti-cancer therapy. J Theor Biol. 2016;391:1–12.

40. Swami S, Johnson J, Bettinson LA, Kimura T, Zhu H, Albertelli MA, et al. Prevention of breast cancer skeletal metastases with parathyroid hormone. JCI Insight. 2017;2(17).

41. Iddon J, Bundred NJ, Hoyland J, Downey SE, Baird P, Salter D, et al. Expression of parathyroid hormone-related protein and its receptor in bone metastases from prostate cancer. J Pathol. 2000;191(2):170–4.

42. Ritchie CK, Thomas KG, Andrews LR, Tindall DJ, Fitzpatrick LA. Effects of the calciotrophic peptides calcitonin and parathyroid hormone on prostate cancer growth and chemotaxis. Prostate. 1997;30(3):183–7.

43. Schwartz GG. Prostate cancer, serum parathyroid hormone, and the progression of skeletal metastases. Cancer Epidemiol Biomark Prev. 2008;17(3):478–83.

44. Saini V, Marengi DA, Barry KJ, Fulzele KS, Heiden E, Liu X, et al. Parathyroid hormone (PTH)/PTH-related peptide type 1 receptor (PPR) signaling in osteocytes regulates anabolic and catabolic skeletal responses to PTH. J Biol Chem. 2013;288(28):20122–34.

45. Ibrahim T, Flamini E, Mercatali L, Sacanna E, Serra P, Amadori D. Pathogenesis of osteoblastic bone metastases from prostate cancer. Cancer. 2010;116(6):1406–18.

46. Guise TA. Molecular mechanisms of osteolytic bone metastases. Cancer. 2000;88(12 Suppl):2892–8.

47. Chen Y, Sosnoski DM, Mastro AM. Breast cancer metastasis to the bone: mechanisms of bone loss. Breast Cancer Res. 2010;12(6):215.

48. Naylor K, Eastell R. Bone turnover markers: use in osteoporosis. Nat Rev Rheumatol. 2012;8(7):379–89.

49. Bendre MS, Montague DC, Peery T, Akel NS, Gaddy D, Suva LJ. Interleukin-8 stimulation of osteoclastogenesis and bone resorption is a mechanism for the increased osteolysis of metastatic bone disease. Bone. 2003;33(1):28–37.

50. Mariz K, Ingolf J, Daniel H, Teresa NJ, Erich-Franz S. The Wnt inhibitor dickkopf-1: a link between breast cancer and bone metastases. Clin Exp Metastasis. 2015;32(8):857–66.

51. Yavropoulou MP, van Lierop AH, Hamdy NAT, Rizzoli R, Papapoulos SE. Serum sclerostin levels in Paget's disease and prostate cancer with bone metastases with a wide range of bone turnover. Bone. 2012;51(1):153–7.

52. Tian E, Zhan F, Walker R, Rasmussen E, Ma Y, Barlogie B, et al. The role of the Wnt-signaling antagonist DKK1 in the development of osteolytic lesions in multiple myeloma. N Engl J Med. 2003;349(26):2483–94.

53. Steger GG, Bartsch R. Denosumab for the treatment of bone metastases in breast cancer: evidence and opinion. Ther Adv Med Oncol. 2011;3(5):233–43.

54. Yuasa T, Yamamoto S, Urakami S, Fukui I, Yonese J. Denosumab: a new option in the treatment of bone metastases from urological cancers. Onco Targets Ther. 2012;5:221–9.

55. McClung MR, Lewiecki EM, Cohen SB, Bolognese MA, Woodson GC, Moffett AH, et al. Denosumab in postmenopausal women with low bone mineral density. N Engl J Med. 2006;354(8):821–31.

56. Gül G, Sendur MAN, Aksoy S, Sever AR, Altundag K. A comprehensive review of denosumab for bone metastasis in patients with solid tumors. Curr Med Res Opin. 2016;32(1):133–45.

57. Filis AK, Aghayev KV, Doulgeris JJ, Gonzalez-Blohm SA, Vrionis FD. Spinal neoplastic instability: biomechanics and current management options. Cancer Control. 2014;21(2):144–50.

58. Osterhoff G, Morgan EF, Shefelbine SJ, Karim L, McNamara LM, Augat P. Bone mechanical properties and changes with osteoporosis. Injury. 2016;47(Suppl 2):11.

59. Yang KH, King AI. Mechanism of facet load transmission as a hypothesis for low-back pain. Spine. 1984;9(6):557–65.

60. Aebi M. Spinal metastasis in the elderly. Eur Spine J. 2003;12 Suppl 2:202.

61. Tong X, Burton IS, Isaksson H, Jurvelin JS, Kröger H. Cortical bone histomorphometry in male femoral neck: the investigation of age-association and regional differences. Calcif Tissue Int. 2015;96(4):295–306.

62. Burstein AH, Reilly DT, Martens M. Aging of bone tissue: mechanical properties. J Bone Joint Surg Am. 1976;58(1):82–6.

63. Wang X, Bank RA, TeKoppele JM, Agrawal CM. The role of collagen in determining bone mechanical properties. J Orthop Res. 2001;19(6):1021–6.

64. Keaveny TM, Hayes WC. A 20-year perspective on the mechanical properties of trabecular bone. J Biomech Eng. 1993;115(4B):534–42.

65. Zebaze RMD, Ghasem-Zadeh A, Bohte A, Iuliano-Burns S, Mirams M, Price RI, et al. Intracortical remodelling and porosity in the distal radius and post-mortem femurs of women: a cross-sectional study. Lancet. 2010;375(9727):1729–36.

66. Schaffler MB, Choi K, Milgrom C. Aging and matrix microdamage accumulation in human compact bone. Bone. 1995;17(6):521–5.

67. Nair AK, Gautieri A, Chang S, Buehler MJ. Molecular mechanics of mineralized collagen fibrils in bone. Nat Commun. 2013;4:1724.

68. Martin RB, Ishida J. The relative effects of collagen fiber orientation, porosity, density, and mineralization on bone strength. J Biomech. 1989;22(5):419–26.

69. Martin RB, Boardman DL. The effects of collagen fiber orientation, porosity, density, and mineralization on bovine cortical bone bending properties. J Biomech. 1993;26(9):1047–54.

70. Riggs CM, Vaughan LC, Evans GP, Lanyon LE, Boyde A. Mechanical implications of collagen fibre orientation in cortical bone of the equine radius. Anat Embryol. 1993;187(3):239–48.

71. Whyne CM. Biomechanics of metastatic disease in the vertebral column. Neurol Res. 2014;36(6):493–501.

72. Greenspan A, Norman A. Osteolytic cortical destruction: an unusual pattern of skeletal metastases. Skelet Radiol. 1988;17(6):402–6.

73. Silva MJ, Hipp JA, McGowan DP, Takeuchi T, Hayes WC. Strength reductions of thoracic vertebrae in the presence of transcortical osseous defects: effects of defect location, pedicle disruption, and defect size. Eur Spine J. 1993;2(3):118–25.

74. McGowan DP, Hipp JA, Takeuchi T, White AA, Hayes WC. Strength reductions from trabecular destruction within thoracic vertebrae. J Spinal Disord. 1993;6(2):130–6.

75. Dimar JR, Voor MJ, Zhang YM, Glassman SD. A human cadaver model for determination of pathologic fracture threshold resulting from tumorous destruction of the vertebral body. Spine. 1998;23(11):1209–14.

76. Mizrahi J, Silva MJ, Hayes WC. Finite element stress analysis of simulated metastatic lesions in the lumbar vertebral body. J Biomed Eng. 1992;14(6):467–75.

77. Whyne CM, Hu SS, Lotz JC. Burst fracture in the metastatically involved spine: development, validation, and parametric analysis of a three-dimensional poroelastic finite-element model. Spine. 2003;28(7):652–60.

78. Windhagen H, Hipp JA, Hayes WC. Postfracture instability of vertebrae with simulated defects can be predicted from computed tomography data. Spine. 2000;25(14):1775–81.

79. Ebihara H, Ito M, Abumi K, Taneichi H, Kotani Y, Minami A, et al. A biomechanical analysis of metastatic vertebral collapse of the thoracic spine. Spine (Phila Pa 1976). 2004;29(9):994–9.

80. Hong J, Cabe GD, Tedrow JR, Hipp JA, Snyder BD. Failure of trabecular bone with simulated lytic defects can be predicted non-invasively by structural analysis. J Orthop Res. 2004;22(3):479–86.

81. Tschirhart CE, Finkelstein JA, Whyne CM. Biomechanics of vertebral level, geometry, and transcortical tumors in the metastatic spine. J Biomech. 2007;40(1):46–54.

82. Vassiliou V, Kalogeropoulou C, Petsas T, Leotsinidis M, Kardamakis D. Clinical and radiological evaluation of patients with lytic, mixed and sclerotic bone metastases from solid tumors: is there a correlation between clinical status of patients and type of bone metastases? Clin Exp Metastasis. 2007;24(1):49–56.

83. Whyne C, Hardisty M, Wu F, Skrinskas T, Clemons M, Gordon L, et al. Quantitative characterization of metastatic disease in the spine. Part II. Histogram-based analyses. Med Phys. 2007;34(8):3279–85.

84. Shah LM, Salzman KL. Imaging of spinal metastatic disease. Int J Surg Oncol. 2011;2011:769753.

85. Fisher CG, DiPaola CP, Ryken TC, Bilsky MH, Shaffrey CI, Berven SH, et al. A novel classification system for spinal instability in neoplastic disease: an evidence-based approach and expert consensus from the spine oncology study group. Spine (Phila Pa 1976). 2010;35(22):E1229.

86. Fourney DR, Frangou EM, Ryken TC, DiPaola CP, Shaffrey CI, Berven SH, et al. Spinal Instability Neoplastic Score: an analysis of reliability and validity from the spine oncology study group. J Clin Oncol. 2011;29(22):3072–7.

87. Campos M, Urrutia J, Zamora T, Román J, Canessa V, Borghero Y, et al. The spine instability neoplastic score: an independent reliability and reproducibility analysis. Spine J. 2014;14(8):1466–9.

88. Fisher CG, Schouten R, Versteeg AL, Boriani S, Varga PP, Rhines LD, et al. Reliability of the Spinal Instability Neoplastic Score (SINS) among radiation oncologists: an assessment of instability secondary to spinal metastases. Radiat Oncol (London, England). 2014;9(1):69.

89. Fox S, Spiess M, Hnenny L, Fourney DR. Spinal Instability Neoplastic Score (SINS): reliability among spine fellows and resident physicians in orthopedic surgery and neurosurgery. Global Spine J. 2017;7(8):744–8.

90. Ruland CM, McAfee PC, Warden KE, Cunningham BW. Triangulation of pedicular instrumentation. A biomechanical analysis. Spine. 1991;16(6 Suppl):270.

91. Hadjipavlou AG, Nicodemus CL, al-Hamdan FA, Simmons JW, Pope MH. Correlation of bone equivalent mineral density to pull-out resistance of triangulated pedicle screw construct. J Spinal Disord. 1997;10(1):12–9.

92. Barber JW, Boden SD, Ganey T, Hutton WC. Biomechanical study of lumbar pedicle screws: does convergence affect axial pullout strength? J Spinal Disord. 1998;11(3):215–20.

93. Lai D, Shih Y, Chen Y, Chien A, Wang J. Effect of pedicle screw diameter on screw fixation efficacy in human osteoporotic thoracic vertebrae. J Biomech. 2018;70:196–203.

94. Ponnusamy KE, Iyer S, Gupta G, Khanna AJ. Instrumentation of the osteoporotic spine: biomechanical and clinical considerations. Spine J. 2011;11(1):54–63.

95. Chen L, Tai C, Lee D, Lai P, Lee Y, Niu C, et al. Pullout strength of pedicle screws with cement augmentation in severe osteoporosis: a comparative study between cannulated screws with cement injection and solid screws with cement pre-filling. BMC Musculoskelet Disord. 2011;12:33.

96. Kiyak G, Balikci T, Heydar AM, Bezer M. Comparison of the pullout strength of differ-

ent pedicle screw designs and augmentation techniques in an osteoporotic bone model. Asian Spine J. 2018;12(1):3–11.

97. Chatzistergos PE, Sapkas G, Kourkoulis SK. The influence of the insertion technique on the pullout force of pedicle screws: an experimental study. Spine. 2010;35(9):332.

98. Chen L, Tai C, Lai P, Lee D, Tsai T, Fu T, et al. Pullout strength for cannulated pedicle screws with bone cement augmentation in severely osteoporotic bone: influences of radial hole and pilot hole tapping. Clin Biomech (Bristol, Avon). 2009;24(8):613–8.

99. Pfeiffer FM, Abernathie DL, Smith DE. A comparison of pullout strength for pedicle screws of different designs: a study using tapped and untapped pilot holes. Spine. 2006;31(23):867.

100. Erkan S, Hsu B, Wu C, Mehbod AA, Perl J, Transfeldt EE. Alignment of pedicle screws with pilot holes: can tapping improve screw trajectory in thoracic spines? Eur Spine J. 2010;19(1):71–7.

101. Leichtle CI, Lorenz A, Rothstock S, Happel J, Walter F, Shiozawa T, et al. Pull-out strength of cemented solid versus fenestrated pedicle screws in osteoporotic vertebrae. Bone Joint Res. 2016;5(9):419–26.

102. Tokuhashi Y, Ajiro Y, Umezawa N. Outcome of treatment for spinal metastases using scoring system for preoperative evaluation of prognosis. Spine (Phila Pa 1976). 2009;34(1):69–73.

103. Yang SB, Cho W, Chang U. Analysis of prognostic factors relating to postoperative survival in spinal metastases. J Korean Neurosurg Soc. 2012;51(3):127–34.

104. Finkelstein JA, Zaveri G, Wai E, Vidmar M, Kreder HJ, Chow E. A population-based study of surgery for spinal metastases. Survival rates and complications. J Bone Joint Surg Br. 2003;85(7):1045–50.

105. Hosono N, Ueda T, Tamura D, Aoki Y, Yoshihawa H. Prognostic relevance of clinical symptoms in patients with spinal metastases. Clin Orthop Relat Res. 2005;436:196–201.

106. Laufer I, Sciubba DM, Madera M, Bydon A, Witham TJ, Gokaslan ZL, et al. Surgical management of metastatic spinal tumors. Cancer Control. 2012;19(2):122–8.

107. Sciubba D, Gokaslan Z, Suk I, Suki D, Maldaun M, McCutcheon I, et al. Positive and negative prognostic variables for patients undergoing spine surgery for metastatic breast disease. Eur Spine J. 2007;16(10):1659–67.

108. Sciubba D, Yurter A, Ju D, Gokaslan Z, Fisher C, Rhines L, et al. A systematic review of clinical outcomes and prognostic factors for patients undergoing surgery for spinal metastases secondary to breast cancer. Global Spine J. 2015;5(1_suppl):1554402.

109. Zadnik P, Hwang L, Ju D, Groves M, Sui J, Yurter A, et al. Prolonged survival following aggressive treatment for metastatic breast cancer in the spine. Clin Exp Metastasis. 2014;31(1):47–55.

110. Pointillart V, Vital J, Salmi R, Diallo A, Quan GMY. Survival prognostic factors and clinical outcomes in patients with spinal metastases. J Cancer Res Clin Oncol. 2011;137(5):849–56.

111. Tomita K, Kawahara N, Kobayashi T, Yoshida A, Murakami H, Akamaru T. Surgical strategy for spinal metastases. Spine. 2001;26(3):298–306.

112. North RB, LaRocca VR, Schwartz J, North CA, Zahurak M, Davis RF, et al. Surgical management of spinal metastases: analysis of prognostic factors during a 10-year experience. J Neurosurg Spine. 2005;2(5):564–73.

113. Ju D, Zadnik P, Groves M, Hwang L, Kaloostian P, Wolinksy J, et al. Factors associated with improved outcomes following decompressive surgery for prostate cancer metastatic to the spine. Neurosurgery. 2013;73(4):657–66.

114. Katagiri H, Okada R, Takagi T, Takahashi M, Murata H, Harada H, et al. New prognostic factors and scoring system for patients with skeletal metastasis. Cancer Med. 2014;3(5):1359–67.

115. Quraishi NA, Rajagopal TS, Manoharan SR, Elsayed S, Edwards KL, Boszczyk BM. Effect of timing of surgery on neurological outcome and survival in metastatic spinal cord compression. Eur Spine J. 2013;22(6):1383–8.

116. Laufer I, Iorgulescu JB, Chapman T, Lis E, Shi W, Zhang Z, et al. Local disease control for spinal metastases following "separation surgery" and adjuvant hypofractionated or high-dose single-fraction stereotactic radiosurgery: outcome analysis in 186 patients. J Neurosurg Spine. 2013;18(3):207.

117. Burton AW, Rhines LD, Mendel E. Vertebroplasty and kyphoplasty: a comprehensive review. Neurosurg Focus. 2005;18(3):e1.

118. Pizzoli AL, Brivio LR, Caudana R, Vittorini E. Percutaneous CT-guided vertebroplasty in the management of osteoporotic fractures and dorsolumbar metastases. Orthop Clin North Am. 2009;40(4):458, vii.

119. Berenson J, Pflugmacher R, Jarzem P, Zonder J, Schechtmna K, Tillman JB, et al. Balloon kyphoplasty versus non-surgical fracture management for treatment of painful vertebral body compression fractures in patients with cancer: a multicentre, randomised controlled trial. Lancet Oncol. 2011;12(3):225–35.

120. Dalbayrak S, Onen MR, Yilmaz M, Naderi S. Clinical and radiographic results of balloon kyphoplasty for treatment of vertebral body metastases and multiple myelomas. J Clin Neurosci. 2010;17(2):219–24.

121. Pflugmacher R, Beth P, Schroeder R, Schaser K, Melcher I. Balloon kyphoplasty for the treatment of pathological fractures in the thoracic and lumbar spine caused by metastasis: one-year follow-up. Acta Radiol. 2007;48(1):89–95.

122. Qian Z, Sun Z, Yang H, Gu Y, Chen K, Wu G. Kyphoplasty for the treatment of malignant vertebral compression fractures caused by metastases. J Clin Neurosci. 2011;18(6):763–7.

123. Fourney DR, Schomer DF, Nader R, Chlan-Fourney J, Suki D, Ahrar K, et al. Percutaneous vertebroplasty and kyphoplasty for painful vertebral body fractures

in cancer patients. J Neurosurg. 2003;98(Spine 1):21–30.

124. Alvarez L, Pérez-Higueras A, Quiñones D, Calvo E, Rossi R. Vertebroplasty in the treatment of vertebral tumors: postprocedural outcome and quality of life. Eur Spine J. 2003;12(4):356–60.

125. Ambrosanio G, Lavanga A, Vassallo P, Izzo R, Diano AA, Muto M. Vertebroplasty in the treatment of spine disease. Interv Neuroradiol. 2005;11(4):309–23.

126. Barr JD, Barr MS, Lemley TJ, McCann RM. Percutaneous vertebroplasty for pain relief and spinal stabilization. Spine. 2000;25(8):923–8.

127. Caudana R, Renzi Brivio L, Ventura L, Aitini E, Rozzanigo U, Barai G. CT-guided percutaneous vertebroplasty: personal experience in the treatment of osteoporotic fractures and dorsolumbar metastases. Radiol Med. 2008;113(1):114–33.

128. Chen L, Ni R, Liu S, Liu Y, Jin Y, Zhu X, et al. Percutaneous vertebroplasty as a treatment for painful osteoblastic metastatic spinal lesions. J Vasc Interv Radiol. 2011;22(4):525–8.

129. Kobayashi T, Arai Y, Takeuchi Y, Nakajima Y, Shioyama Y, Sone M, et al. Phase I/II clinical study of percutaneous vertebroplasty (PVP) as palliation for painful malignant vertebral compression fractures (PMVCF): JIVROSG-0202. Ann Oncol. 2009;20(12):1943–7.

130. Lee B, Franklin I, Lewis JS, Coombes RC, Leonard R, Gishen P, et al. The efficacy of percutaneous vertebroplasty for vertebral metastases associated with solid malignancies. Eur J Cancer. 2009;45(9):1597–602.

131. Nirala AP, Vatsal DK, Husain M, Gupta C, Chawla J, Kumar V, et al. Percutaneous vertebroplasty: an experience of 31 procedures. Neurol India. 2003;51(4):490–2.

132. Sun G, Cong Y, Xie Z, Jin P, Li F, Yi Y, et al. Percutaneous vertebroplasty using instruments and drugs made in China for vertebral metastases. Chin Med J. 2003;116(8):1207–12.

133. Sun G, Li L, Jin P, Liu X, Li M. Percutaneous vertebroplasty for painful spinal metastasis with epidural encroachment. J Surg Oncol. 2014;110(2):123–8.

134. Xie P, Zhao Y, Li G. Efficacy of percutaneous vertebroplasty in patients with painful vertebral metastases: a retrospective study in 47 cases. Clin Neurol Neurosurg. 2015;138:157–61.

135. Berton A, Salvatore G, Giambini H, Ciuffreda M, Longo UG, Denaro V, et al. A 3D finite element model of prophylactic vertebroplasty in the metastatic spine: vertebral stability and stress distribution on adjacent vertebrae. J Spinal Cord Med. 2020;43(1):39–45.

136. Oakland RJ, Furtado NR, Timothy J, Hall RM. The biomechanics of vertebroplasty in multiple myeloma and metastatic bladder cancer: a preliminary cadaveric investigation. J Neurosurg Spine. 2008;9(5):493–501.

137. Oakland RJ, Furtado NR, Timothy J, Hall RM. A preliminary cadaveric study investigating the biomechanical effectiveness of vertebroplasty in treating spinal metastases and multiple myeloma. Orthop Proc. 2009;91-B(SUPP_III):497.

138. Tschirhart CE, Roth SE, Whyne CM. Biomechanical assessment of stability in the metastatic spine following percutaneous vertebroplasty: effects of cement distribution patterns and volume. J Biomech. 2005;38(8):1582–90.

139. Hide IG, Gangi A. Percutaneous vertebroplasty: history, technique and current perspectives. Clin Radiol. 2004;59:461–7.

140. Hentschel SJ, Rhines LD, Shah HN, Burton AW, Mendel E. Percutaneous vertebroplasty in vertebra plana secondary to metastasis. J Spinal Disord Tech. 2004;17(6):554–7.

141. Amoretti N, Diego P, Amélie P, Andreani O, Foti P, Schmid-Antomarchi H, et al. Percutaneous vertebroplasty in tumoral spinal fractures with posterior vertebral wall involvement: feasibility and safety. Eur J Radiol. 2018;104:38–42.

142. Eck JC, Nachtigall D, Humphreys SC, Hodges SD. Comparison of vertebroplasty and balloon kyphoplasty for treatment of vertebral compression fractures: a meta-analysis of the literature. Spine J. 2008;8(3):488–97.

143. Hulme PA, Krebs J, Ferguson SJ, Berlemann U. Vertebroplasty and kyphoplasty: a systematic review of 69 clinical studies. Spine. 2006;31(17):1983–2001.

144. Siemionow K, Lieberman I. Vertebral augmentation in osteoporosis and bone metastasis. Curr Opin Support Palliat Care. 2007;1(4):323–7.

145. Gerszten PC, Ozhasoglu C, Burton SA, Vogel WJ, Atkins BA, Kalnicki S, et al. CyberKnife frameless stereotactic radiosurgery for spinal lesions: clinical experience in 125 cases. Neurosurgery. 2004;55(1):99.

146. Gerszten PC, Burton SA, Ozhasoglu C, Welch WC. Radiosurgery for spinal metastases: clinical experience in 500 cases from a single institution. Spine. 2007;32(2):193–9.

147. Gerszten PC, Mendel E, Yamada Y. Radiotherapy and radiosurgery for metastatic spine disease: what are the options, indications, and outcomes? Spine. 2009;34(22 Suppl):78.

148. Nyaruba MM, Yamamoto I, Kimura H, Morita R. Bone fragility induced by X-ray irradiation in relation to cortical bone-mineral content. Acta Radiol. 1998;39:43–6.

149. Gong B, Oest ME, Mann KA, Damron TA, Morris MD. Raman spectroscopy demonstrates prolonged alteration of bone chemical composition following extremity localized irradiation. Bone. 2013;57(1):252–8.

150. Govey PM, Zhang Y, Donahue HJ. Mechanical loading attenuates radiation-induced bone loss in bone marrow transplanted mice. PLoS One. 2016;11(12):e0167673.

151. Oest ME, Policastro CG, Mann KA, Zimmerman ND, Damron TA. Longitudinal effects of single hindlimb radiation therapy on bone strength and morphology at local and contralateral sites. J Bone Miner Res. 2018;33(1):99–112.

152. Wright LE, Buijs JT, Kim H, Coats LE, Scheidler AM, John SK, et al. Single-limb irradiation induces local and systemic bone loss in a murine model. J Bone Miner Res. 2015;30(7):1268–79.

153. Cummings SR, San Martin J, McClung MR, Siris ES, Eastell R, Reid IR, et al. Denosumab for prevention of fractures in postmenopausal women with osteoporosis. N Engl J Med. 2009;361(8):756–65.

154. Coleman RE, Finkelstein D, Barrios CH, Martin M, Iwata H, Glaspy JA, et al. Adjuvant denosumab in early breast cancer: first results from the international multicenter randomized phase III placebo controlled D-CARE study. 2018 ASCO Annual Meeting 2018 June 4.

155. Holen I, Coleman RE. Bisphosphonates as treatment of bone metastases. Curr Pharm Des. 2010;16(11):1262–71.

156. O'Carrigan B, Wong MH, Willson ML, Stockler MR, Pavlakis N, Goodwin A. Bisphosphonates and other bone agents for breast cancer. Cochrane Database Syst Rev. 2017;10:CD003474.

157. Mhaskar R, Kumar A, Miladinovic B, Djulbegovic B. Bisphosphonates in multiple myeloma: an updated network meta-analysis. Cochrane Database Syst Rev. 2017;12:CD003188.

45. 术后并发症和脊柱转移瘤

Bushra Yasin and Michael S. Virk

45.1 背景

脊柱是骨转移瘤最好发的部位,这使脊柱转移瘤成为最常见的脊柱恶性肿瘤。多达 30% 的实体器官恶性肿瘤患者会出现脊柱转移[1],并且随着多模态疗法对癌症患者预期寿命的延长,这个比例将继续增大。脊柱转移瘤患者经常出现颈部或背部疼痛。疼痛的原因有两种:一是肿瘤生长相关的炎症介质所致,这种疼痛通常对糖皮质激素有反应;另一种是由于轴向负荷或运动诱发的脊柱机械性不稳定性。椎体及其后部附件的病理性骨折可进一步加剧疼痛。肿瘤侵犯硬膜外间隙可能压迫神经组织,导致神经根疼痛、麻木、无力,在最严重的情况下会导致脊髓病或马尾神经综合征。

脊柱转移瘤的处理需要越来越多的科室参与。增强影像、CT 引导下活检、化学治疗、放射治疗和脊柱手术都有一定作用,因此这五个项目相关的专科可以组成一个治疗团队。脊柱转移瘤的手术目标在于稳定脊柱,减压神经以及优化放射治疗靶标的制订。因为肿瘤已出现远处转移,所以对患者而言手术具有姑息性,其最终目的是缓解疼痛、改善日常功能和行走能力,提高生活质量并保持肠道和膀胱功能。手术方式包括经皮椎体或后凸成形术以稳定后方张力带,和开放手术分块或整块切除肿瘤加脊柱重建。

据报道[2, 3],脊柱外科手术的术后并发症发病率波动很大,为 10%~52%。并发症包括内科和外科手术相关的,可发生在术中或术后。常见内科相关的并发症包括深静脉血栓形成和肺栓塞、肺炎、脑卒中、心肌梗死、压力性溃疡、尿路感染、脓毒血症、败血症和持续性疼痛。外科手术相关的并发症包括术后血肿、手术部位感染、伤口裂开、硬脑膜撕裂伴持续性脑脊液漏、内固定失败和神经系统损伤(表 45-1)。术后并发症的危险因素

表 45-1 术后常见并发症及处理

不良事件	危险因素	处理方法
手术相关		
内固定失败	术前放疗,骨质减少 / 骨质疏松,肋骨切除,内固定节段 >6 个	识别高危患者,使用开窗螺钉,PMMA 椎体加固,增加内固定的节段
硬膜裂开和持续性脑脊液漏	既往接受手术或照射,硬膜切开的位置和大小	主要用自体移植物、硬脑膜替代物、纤维蛋白胶修复;放置腰大池引流、筋膜下硬膜外引流、固定;局部覆盖带血管的肌皮瓣
伤口并发症	既往接受手术或照射,有器械内固定,糖尿病,吸烟,长期使用糖皮质激素,血清白蛋白水平低,肥胖,年龄,神经功能障碍	干预术前危险因素,感染预防措施:术前应用抗生素,术区局部应用万古霉素粉末治疗措施:全身应用抗生素,真空辅助闭合伤口,二次手术应用带血管的肌皮瓣覆盖切口局部
神经功能受损	凝血性疾病,多节段脊柱手术	确定病因,影像学,危重症管理,清除硬膜外血肿,升高血压,尝试应用糖皮质激素
术中及术后出血	血小板减少症,凝血性疾病,骨髓抑制,肿瘤血供丰富	术前风险评估:血小板减少症 / 凝血功能障碍,使用抗血栓药物,术前血管造影和 / 或栓塞
内科相关		
血栓相关:肺栓塞、深静脉血栓	制动,血管病变,凝血性疾病	预防:凝血试验评估患者凝血功能和详细询问病史,放置下腔静脉滤器,气动间歇压缩装置和弹力丝袜,术后药物预防。治疗:密切观察和低分子肝素溶栓治疗。严重肺动脉栓塞:血栓切除术

CSF,脑脊液;PMMA,聚甲基丙烯酸甲酯;DM,糖尿病;VAC,真空辅助闭合;PE,肺栓塞;DVT,深静脉血栓形成;IVC,下腔静脉。

与高龄、术前放射治疗、多节段脊柱转移，以及并发症的负担有关。适宜的风险分层应包括在术前对患者的内科疾病既往史和手术史，并发症以及体格检查进行评估。

45.2 术中及术后的出血

在进行脊柱转移瘤手术之前，必须仔细考虑影响术中肿瘤出血的多种因素，如血小板减少症、凝血功能紊乱、骨髓抑制和凝血因子缺乏症，这些相似的危险因素会增加术后血肿可能性。要想有效解决这些问题，就需要包括血液科和肿瘤科在内的多学科团队。凝血功能紊乱可以由凝血因子缺乏、凝血障碍、肝细胞癌或高肝脏转移瘤负荷引起。血小板减少症可以继发于化疗药引起的全血细胞计数显著下降，以及大范围放射治疗或转移瘤导致的骨髓抑制，应在手术前识别并加以纠正。虽然引起血小板减少症的药物通常可以暂时停用直至血小板计数恢复，但骨髓抑制可能最终会成为手术的禁忌证。骨髓活检可能是一种帮助明确血小板合成障碍病因、严重程度和可能影响的有效诊断手段。

某些类型的转移瘤会增加术中出血的风险，这可能造成术中难以控制的出血或大量失血。易于生成血管，或甲状腺、肝脏、肾脏等富血供器官来源的肿瘤，通常血管化程度高。术前进行数字减影血管造影有助于明确肿瘤的血管化程度以及重要的血供解剖结构，可以进行栓塞以减少术中出血[4, 5]。造影剂聚集明显的肿瘤通常血供丰富，应考虑以聚乙烯醇、液体栓塞（NBCA）或铂金线圈栓塞。在诊断时应仔细考虑血管解剖，避免栓塞 Adamkiewicz 动脉或根髓动脉。证据表明，有效的栓塞可以使术中出血量降低 50%[6, 7]。患者应在栓塞后 24～72 小时接受手术，否则存在肿瘤血管再通的风险[8]。通过确定出血的危险因素并进行肿瘤栓塞治疗，外科医生可以降低出血量、缩短手术时间、减少输血和避免低血压的发生。

脊柱转移瘤患者术后的出血风险同样令人担忧。患者在进行了大的减压和重建手术之后，潜在的空腔显著增加。因此，即便是已行硬膜囊减压，血肿进展仍会引起新的神经系统损伤。这些并发症可通过术前和术中的干预减至最少。术前应该改善患者的血液学状态，血液学功能不好的

患者不宜手术。术中细致的止血、放置引流和关闭死腔（请参阅本书中与关闭复杂伤口有关的后续章节）都是重要的手术技术。

45.3 伤口感染和开裂

据报道，脊柱转移瘤手术的并发症发病率高于脊柱同类非转移瘤手术[9, 10]。手术部位感染（surgical site infections，SSI）是脊柱转移瘤内固定手术最常见的并发症，与住院时间的延长以及并发症发病率和病死率的增高有关[9-11]。导致 SSI 的危险因素包括脊柱内固定、既往接受放射治疗、再次手术、糖尿病、吸烟、系统性治疗（如糖皮质激素、免疫抑制辅助治疗）、中性粒细胞减少、血清白蛋白水平低、椎骨融合节段多、术中出血量超过 2 000ml、肥胖、年龄、神经系统残疾和 ASA >3 等[11-14]。金黄色葡萄球菌，包括耐甲氧西林的（MRSA），是导致这些患者感染的主要独立病原体，约占所有病例的 50%[10]。其他常见病原体包括链球菌、粪肠球菌、铜绿假单胞菌、大肠埃希菌和肺炎克雷伯菌[10]。痤疮短棒状杆菌是一种低毒力的厌氧细菌，属于皮肤菌群，常常被忽视，但它可能是材料植入手术后晚期感染的最常见原因，据报道这种细菌涉及高达 45% 的脊柱植入物感染[15]。由痤疮短棒状杆菌引起的严重 SSI 的治疗通常需要长期的抑菌治疗。脊柱植入物感染的治疗方法是不定的。通常采用清创、冲洗和带血运的皮瓣关闭切口进行治疗，但在某些情况下可能必须去除植入物[16, 17]。首选策略是在手术过程中预防 SSI。研究表明，在皮肤切开 1 小时内预防性应用抗生素，以及关闭伤口前术区直接洒上万古霉素粉末能有效预防 SSI[18, 19]。伤口闭合前局部应用万古霉素粉末已经证实可降低 SSI 发病率[18, 20]。多项队列均支持万古霉素在降低胸腰椎融合手术[20, 21]、外伤后入路融合术[18] 以及后入路减压和融合手术[22] 术后 SSI 发病率上的有效性。Godil 等[23]发现，伤口内应用万古霉素可显著降低 SSI 发病率（13% *vs* 0）。此外，这项研究还表明，使用万古霉素粉末可显著降低术后感染的治疗花费。

另一种预防伤口并发症的方法是在上述手术中应用软组织重建技术。脊柱内固定需进行翻修手术的患者，既往接受过放射治疗的患者，吸烟者

和糖尿病患者均是合适的人选。该方案常常需要整形外科的配合，即转运血运良好的肌肉皮瓣关闭局部的潜在死腔，并用含有血管的组织覆盖脊柱内固定。Chang 等[24]发现，这种方法使伤口并发症的发病率从 45% 降低到 20%。安德森癌症中心的团队[25]比较了应用这种预防策略后伤口并发症的发病率，发现从 38% 降至 12%。

对于因疑诊 SSI 返院的患者，重要的是确定感染位于浅表还是深层（至椎旁肌筋膜）。虽然抗生素使用、伤口换药包扎或伤口负压吸引可以有效控制浅表感染，但深部感染可能需要更积极的治疗。此外，深部感染可引起骨髓炎，椎间盘炎，

伴有神经压迫的硬膜外脓肿和内固定材料的细菌定植。因疼痛、红斑、触痛、积液、流液就诊而高度怀疑感染的患者，应测量生命体征和完善全血细胞计数、ESR、CRP、降钙素原和病原学培养等实验室检查。高度怀疑感染者还应进行增强 MRI 检查，可以在图像引导下抽取强化部分，以进行感染原革兰氏染色和培养。根据上述检验检查的结果，可考虑伤口引流、伤口清创、放置引流管和整形外科辅助下切口关闭等外科干预（图 45-1）[26-28]。抗生素的选择和治疗时长应由传染病学专家决定。一般情况下，先静脉内应用广谱抗生素，直至从培养物中鉴定出病原体，然后再针对性治疗。

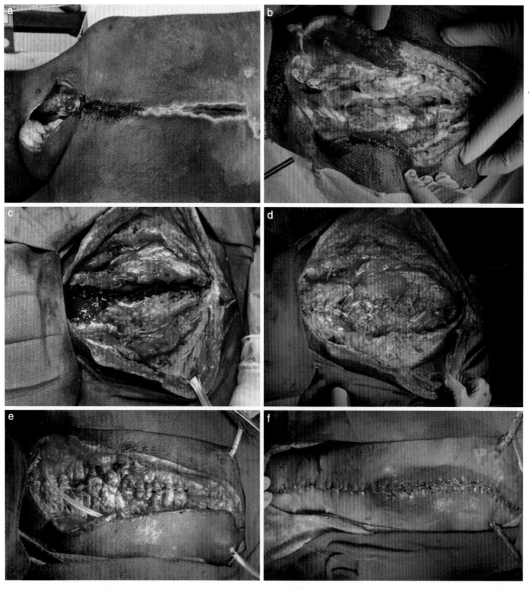

图 45-1　局部肌皮瓣修复伤口。a. 颈胸椎交界处的伤口感染，导致伤口裂开和内固定外露。b. 在清创坏死组织之前重新切开伤口。c. 解剖剥离双侧的棘突旁肌肉和斜方肌。d. 棘突旁肌肉移向中线，并交叠以覆盖椎骨和内固定之间的死腔。e. 皮下引流管放置在棘突旁肌层之间和硬膜外下面的间隙中。f. 关闭切口和固定引流管

既往接受过放射治疗（特别是传统放射治疗），或使用某些化疗药物（如贝伐珠单抗）治疗的患者，伤口并发症可能延迟出现[24,27]。对于局部组织存在活力问题的复杂伤口并发症，需要专门的切口关闭技术，包括使用局部肌肉增厚、旋转或移位的组织瓣，以增加缺损处的血供和组织覆盖。除了减少死腔和防止浆膜腔形成外，血管化组织植入手术还可以提供必要的组织覆盖、促进伤口愈合、加速细菌清除[29]。皮瓣关闭切口技术已被证明不仅可以减少清创术的次数，而且可以减少植入物移除的发生[30]。

45.4 脑脊液漏

脊柱转移瘤的外科术式经常涉及环绕硬膜外腔切除肿瘤，有时可能需要切除神经根。这些操作可能导致意外的切开硬膜，随后脑脊液（cerebrospinal fluid，CSF）流出。据报道，脊柱手术脑脊液漏的发病率为 0.3%～35%[31-33]。脑脊液漏可引起体位性头痛、假性脑膜膨出、脑膜炎、蛛网膜炎、皮肤脑脊液瘘、神经根或脊髓受压引起的神经系统症状、伤口愈合不良和手术部位感染[34,35]。

硬膜破口的成功处理与破口大小和早期发现有关。对于术中发现的小破口，应予以关闭，并使用纤维蛋白封闭剂、脂肪、肌肉、筋膜移植物或明胶海绵加固。切除神经根时，应在背根神经节近端进行，并用丝线缝合或血管夹结扎神经根从硬膜囊发出的部位。术中可以要求麻醉师帮助患者进行瓦尔萨尔瓦动作，来确定硬膜关闭是否严密而确实。

对于较大的硬膜破口，可能需要将硬膜替代物缝合在原有硬膜的边缘。硬膜替代物由多种材料制成，包括牛心包、猪肠黏膜或经过加工的胶原蛋白基质。缝合线上可以覆盖纤维胶。对于难以操作的区域，例如，后入路时发生的前方硬膜缺损，可以采用其他关闭策略，包括由硬膜替代物制成的硬膜吊带、筋膜、肌肉、明胶海绵、带有或不带有硬支撑的纤维蛋白密封剂、椎间植入物或其他植入物。引流管的位置以及是否抽吸仍有争议。在 25 例行硬膜切开和硬膜外筋膜下引流的患者中，没有患者发生术后脑脊液皮肤渗漏、症状性假性脑膜膨出，或闭式引流相关的并发症[36]。换句话说，如果担心硬膜修复的完整性，可以放置

硬膜外引流管并被动地或依靠重力来引流。术中放置腰大池引流管以及术后限制体位有利于硬膜的闭合，这将在后面进行详细讨论。

术后发现脑脊液漏同样重要。对出现体位性头痛、头晕、恶心和呕吐，以及平躺后症状可缓解的患者，应高度怀疑脑脊液漏。其他征象包括伤口持续引流出大量澄清液体和伤口流出清亮液体。严重的脑脊液压力下降可能导致硬膜下积液、硬膜下血肿和小脑扁桃体疝。此外，还应排除因假性脑膜膨出和脑膜炎继发压迫而引起的术后神经系统症状。MRI 有助于发现脑脊液蓄积，判断积液是否产生占位效应，以及积液是否与蛛网膜下腔相通。在颅内压降低时，颅脑 MRI 可发现斑片状硬膜强化[37]。

如果出现有症状的脑脊液漏，应考虑放置腰大池引流和绝对卧床限制体位。如果脑脊液通过伤口流出，则可以重叠缝合伤口[38]。让脑脊液漏患者卧床休息，仍是大多数外科医生的选择。Gautschi 等[39,40]的研究结果表明，在 175 位脊柱外科医生中，14.9% 的人不推荐卧床制动，35% 的人推荐 24 小时卧床制动，28% 的人推荐 48 小时卧床制动，6.3% 的人推荐 72 小时卧床制动。引流速度多控制在每小时 5～15cm^3，引流时间多为 4～5 天。数据显示，这种方法在 83%～100% 的病例中有效[41-44]。通常在卧床制动方面，低位胸椎或腰椎出现渗漏的患者应平躺，而上胸椎或颈椎出现渗漏的患者应保持半坐位[31]。对于保守治疗无效的复杂病例，翻修手术可能是必要的治疗手段，用以预防潜在的严重迟发性后遗症：如慢性瘘管形成、假性硬膜膨大和伤口愈合延迟[45]。

45.5 内固定失败

内固定失败是第二个最常见的不良事件，需要重新手术[46]。并发症包括杆断裂、钛笼移位、螺钉松动或拔出、植入物移位，需要翻修手术。既往接受放射治疗是发生内固定失败最重要的危险因素[47]。其他危险因素包括：椎弓根和椎体广泛受累，既往或同时进行的肋骨切除术导致胸壁不稳，涉及超过六个椎骨节段的重建[48]，肿瘤骨转移导致的骨质变差，绝经或雄激素阻断治疗导致的骨质疏松[49]。转移瘤的组织学类型也与内固定失败的风险高低有关。在有症状的内固定失败患

者中，乳腺癌和前列腺癌最常见，而无内固定失败发生的患者中，肺癌转移患者最常见[47]。值得注意的是，同一研究表明，没有发生内固定失败的患者的生存时间是发生内固定失败患者的两倍。

如果内固定失败导致患者出现症状，则需要进行翻修手术。为了防止螺钉松动（图45-2a，b）

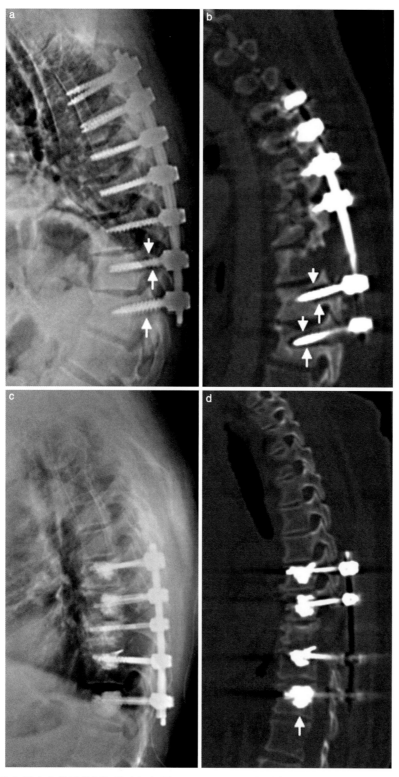

图45-2　内固定失败和经有孔椎弓根螺钉的水泥加固。**a**、**b.** T$_5$-T$_{11}$后路融合与T$_9$经椎弓根减压治疗转移性肾细胞癌。**a.** 常规随访的脊柱侧位X线照片显示右T$_{10}$和T$_{11}$椎弓根螺钉周围的透明区域（箭头）。**b.** 脊柱矢状位CT证实右T$_{10}$和T$_{11}$椎弓根螺钉周围发生骨溶解。**c**、**d.** 骨质疏松的转移性肺腺癌患者，进行T$_8$-T$_{12}$后路融合、T$_{10}$经椎弓根减压T$_{10}$节段的压迫，其相邻节段也有转移瘤。**c.** 脊柱侧位X线照片显示通过有孔椎弓根螺钉进行多个节段的骨水泥加固。**d.** 脊柱矢状位CT显示椎弓根螺钉尖端周围的PMMA胶分布范围，以防止螺钉松动和椎体压缩骨折（箭头）

或拔出，可以在胸椎和腰椎中用聚甲基丙烯酸甲酯（polymethylmethacrylate，PMMA）水泥加固椎弓根螺钉（图 45-2b，c）[50-52]。最近，美国 FDA 批准了可以将水泥注入椎骨的有孔螺钉[53]。该技术可以起到锚的作用，以增加螺钉的拔出强度，也可以避免椎体压缩性骨折。另外对于后入路手术，将内固定的范围扩展至受累椎骨上下各两个或更多节段，可以减轻将来发生内固定失败的风险。在可能的情况下，重建过程中进行前柱支撑，可能会有助于 360° 固定，以分散轴向载荷力和减少发生内固定失败的可能性。

45.6　静脉血栓栓塞

静脉血栓栓塞（VTE），包括深静脉血栓形成（DVT）和肺栓塞（PE），是癌症患者致死致残的最主要原因之一，患病率为 0.3%～15.5%[54]。术前预防和早期发现血栓的手段包括凝血功能筛查和评估，对于早期预防和危险分层十分必要。对于超声检查发现 DVT 的脊柱转移瘤患者，放置下腔静脉滤器显著降低了 DVT 导致 PE 的发病率[55]。除 IVC 过滤器外，使用机械设备（如气动间歇压缩靴和压力袜）也降低了术后 DVT 的发病率[55, 56]。术后预防性皮下应用肝素对这一人群至关重要，在安全使用的同时而不会显著增加术后出血的风险[57]。在诊断为急性术后 PE 但血流动力学稳定的患中，临床观察可能就足够了。但是，如果患者血流动力学不稳定，则应考虑采用溶栓治疗或机械性肺动脉取拴术，以防止诸如心肺骤停等并发症[58]。

45.7　神经系统症状恶化

脊柱外科手术后的神经系统症状恶化是一种潜在的并发症，发病率为 2%～4%[59]。对于神经系统检查提示神经功能迅速下降的患者应怀疑硬膜外血肿，经影像学检查确认后应立即行减压手术以帮助神经功能恢复[60]。对于麻醉苏醒后即刻出现神经痛或神经功能缺损的患者，应立即进行影像学检查，以排除内固定错位、压缩性病变、矫正过度或脊柱排列不齐。脊髓梗死在脊柱转移瘤患者中很少见，但如果怀疑，则可采用灌注和弥散成像的 MRI 进行诊断，并随后在 ICU 进行血压管

理。最后，对于术中神经生理学监测有持续改变，苏醒后出现神经功能缺损但影像检查没有阳性发现的患者，应进行重症监护。平均动脉压目标值应大于 85mmHg，应用糖皮质激素 5～7 天[61-63]。

45.8　结论

脊柱转移瘤的发病率高，这要求医生对手术治疗策略以及并发症的识别和处理有透彻的了解，以改善患者的预后。对于有症状的患者而言，外科治疗是一种缓解疼痛、改善功能并提高生活质量的姑息性措施。降低并发症相关的致残率对患者至关重要。并发症可分为内科的，例如，DVT、肺炎和伤口感染。手术并发症包括术中出血过多、术后血肿、伤口裂开、脑脊液漏和内固定失败。术前医生应当根据患者的并发症建立患者个性化的风险评估，并仔细考虑预后。根据风险评估，一些患者可能可以从开放手术中获益，而其他患者可能更适合微创或经皮入路。当然还有一些患者可能不适合手术，最适合单用化学治疗或放射治疗。仔细的术前优化并注意降低风险，有助于达到理想的术后效果。最后，早期识别术后并发症是有效治疗的第一步，可以使这一脆弱的患者群体的长期并发症发病率降至最低。

（陈小坤 译，武辰　王海　高俊 校）

参考文献

1. Kakhki VR, et al. Pattern and distribution of bone metastases in common malignant tumors. Nucl Med Rev Cent East Eur. 2013;16(2):66–9.

2. Campbell PG, et al. Patient comorbidity score predicting the incidence of perioperative complications: assessing the impact of comorbidities on complications in spine surgery. J Neurosurg Spine. 2012;16(1):37–43.

3. Reis RC, et al. Risk of complications in spine surgery: a prospective study. Open Orthop J. 2015;9:20–5.

4. Nair S, et al. Preoperative embolization of hypervascular thoracic, lumbar, and sacral spinal column tumors: technique and outcomes from a single center. Interv Neuroradiol. 2013;19(3):377–85.

5. Robial N, et al. Is preoperative embolization a prerequisite for spinal metastases surgical management? Orthop Traumatol Surg Res. 2012;98(5):536–42.

6. Prince EA, Ahn SH. Interventional management of vertebral body metastases. Semin Intervent Radiol.

2013;30(3):278–81.

7. Wilson MA, et al. Retrospective analysis of preoperative embolization of spinal tumors. AJNR Am J Neuroradiol. 2010;31(4):656–60.

8. Hong CG, et al. Preoperative embolization in patients with metastatic spinal cord compression: mandatory or optional? World J Surg Oncol. 2017;15(1):45.

9. Wise JJ, et al. Complication, survival rates, and risk factors of surgery for metastatic disease of the spine. Spine (Phila Pa 1976). 1999;24(18):1943–51.

10. Omeis IA, et al. Postoperative surgical site infections in patients undergoing spinal tumor surgery: incidence and risk factors. Spine (Phila Pa 1976). 2011;36(17):1410–9.

11. Demura S, et al. Surgical site infection in spinal metastasis: risk factors and countermeasures. Spine (Phila Pa 1976). 2009;34(6):635–9.

12. Kumar N, et al. Blood loss and transfusion requirements in metastatic spinal tumor surgery: evaluation of influencing factors. Ann Surg Oncol. 2016;23(6):2079–86.

13. Kumar S, et al. Risk factors for wound infection in surgery for spinal metastasis. Eur Spine J. 2015;24(3):528–32.

14. Sebaaly A, et al. Surgical site infection in spinal metastasis: incidence and risk factors. Spine J. 2018;18(8):1382–7.

15. Sampedro MF, et al. A biofilm approach to detect bacteria on removed spinal implants. Spine (Phila Pa 1976). 2010;35(12):1218–24.

16. Levi AD, Dickman CA, Sonntag VK. Management of postoperative infections after spinal instrumentation. J Neurosurg. 1997;86(6):975–80.

17. Weinstein MA, McCabe JP, Cammisa FP Jr. Postoperative spinal wound infection: a review of 2,391 consecutive index procedures. J Spinal Disord. 2000;13(5):422–6.

18. O'Neill KR, et al. Reduced surgical site infections in patients undergoing posterior spinal stabilization of traumatic injuries using vancomycin powder. Spine J. 2011;11(7):641–6.

19. Okafor R, et al. Intrawound vancomycin powder for spine tumor surgery. Global Spine J. 2016;6(3):207–11.

20. Hey HW, et al. Is intraoperative local vancomycin powder the answer to surgical site infections in spine surgery? Spine (Phila Pa 1976). 2017;42(4):267–74.

21. Sweet FA, Roh M, Sliva C. Intrawound application of vancomycin for prophylaxis in instrumented thoracolumbar fusions: efficacy, drug levels, and patient outcomes. Spine (Phila Pa 1976). 2011;36(24):2084–8.

22. Pahys JM, et al. Methods to decrease postoperative infections following posterior cervical spine surgery. J Bone Joint Surg Am. 2013;95(6):549–54.

23. Godil SS, et al. Comparative effectiveness and cost-benefit analysis of local application of vancomycin powder in posterior spinal fusion for spine trauma: clinical article. J Neurosurg Spine. 2013;19(3):331–5.

24. Chang DW, Friel MT, Youssef AA. Reconstructive strategies in soft tissue reconstruction after resection of spinal neoplasms. Spine (Phila Pa 1976). 2007;32(10):1101–6.

25. Garvey PB, et al. Immediate soft-tissue reconstruction for complex defects of the spine following surgery for spinal neoplasms. Plast Reconstr Surg. 2010;125(5):1460–6.

26. Chahoud J, Kanafani Z, Kanj SS. Surgical site infections following spine surgery: eliminating the controversies in the diagnosis. Front Med (Lausanne). 2014;1:7.

27. Mesfin A, et al. Changing the adverse event profile in metastatic spine surgery: an evidence-based approach to target wound complications and instrumentation failure. Spine (Phila Pa 1976). 2016;41 Suppl 20:S262–s270.

28. Janssen DMC, et al. A retrospective analysis of deep surgical site infection treatment after instrumented spinal fusion with the use of supplementary local antibiotic carriers. J Bone Joint Infect. 2018;3(2):94–103.

29. Vitaz TW, et al. Rotational and transpositional flaps for the treatment of spinal wound dehiscence and infections in patient populations with degenerative and oncological disease. J Neurosurg. 2004;100(1 Suppl Spine):46–51.

30. Chieng LO, et al. Reconstruction of open wounds as a complication of spinal surgery with flaps: a systematic review. Neurosurg Focus. 2015;39(4):E17.

31. Menon SK, Onyia CU. A short review on a complication of lumbar spine surgery: CSF leak. Clin Neurol Neurosurg. 2015;139:248–51.

32. Ghobrial GM, et al. Iatrogenic neurologic deficit after lumbar spine surgery: a review. Clin Neurol Neurosurg. 2015;139:76–80.

33. Weber C, Piek J, Gunawan D. Health care costs of incidental durotomies and postoperative cerebrospinal fluid leaks after elective spinal surgery. Eur Spine J. 2015;24(9):2065–8.

34. Guerin P, et al. Incidental durotomy during spine surgery: incidence, management and complications. A retrospective review. Injury. 2012;43(4):397–401.

35. Tafazal SI, Sell PJ. Incidental durotomy in lumbar spine surgery: incidence and management. Eur Spine J. 2005;14(3):287–90.

36. Niu T, et al. Postoperative cerebrospinal fluid leak rates with subfascial epidural drain placement after intentional durotomy in spine surgery. Global Spine J. 2016;6(8):780–5.

37. Pannullo SC, et al. MRI changes in intracranial hypotension. Neurology. 1993;43(5):919–26.

38. Tosun B, et al. Management of persistent cerebrospinal fluid leakage following thoraco-lumbar surgery. Asian Spine J. 2012;6(3):157–62.

39. Gautschi OP, et al. Incidental durotomy in lumbar spine surgery – is there still a role for flat bed rest? Spine J. 2014;14(10):2522–3.

40. Gautschi OP, et al. Incidental durotomy in lumbar spine surgery–a three-nation survey to evaluate its management. Acta Neurochir. 2014;156(9):1813–20.

41. Hu P, et al. A circumferential decompression-

based surgical strategy for multilevel ossification of thoracic posterior longitudinal ligament. Spine J. 2015;15(12):2484–92.

42. Hu PP, Liu XG, Yu M. Cerebrospinal fluid leakage after thoracic decompression. Chin Med J. 2016;129(16):1994–2000.

43. Mazur M, et al. Management of cerebrospinal fluid leaks after anterior decompression for ossification of the posterior longitudinal ligament: a review of the literature. Neurosurg Focus. 2011;30(3):E13.

44. Cho JY, et al. Management of cerebrospinal fluid leakage after anterior decompression for ossification of posterior longitudinal ligament in the thoracic spine: the utilization of a volume-controlled pseudomeningocele. J Spinal Disord Tech. 2012;25(4):E93–102.

45. Fang Z, et al. Subfascial drainage for management of cerebrospinal fluid leakage after posterior spine surgery–a prospective study based on Poiseuille's law. Chin J Traumatol. 2016;19(1):35–8.

46. Quraishi NA, et al. Reoperation rates in the surgical treatment of spinal metastases. Spine J. 2015;15(3 Suppl):S37–43.

47. Pedreira R, et al. Hardware failure in patients with metastatic cancer to the spine. J Clin Neurosci. 2017;45:166–71.

48. Amankulor NM, et al. The incidence and patterns of hardware failure after separation surgery in patients with spinal metastatic tumors. Spine J. 2014;14(9):1850–9.

49. Moon BJ, et al. Polymethylmethacrylate-augmented screw fixation for stabilization of the osteoporotic spine : a three-year follow-up of 37 patients. J Korean Neurosurg Soc. 2009;46(4):305–11.

50. Frankel BM, Jones T, Wang C. Segmental polymethylmethacrylate-augmented pedicle screw fixation in patients with bone softening caused by osteoporosis and metastatic tumor involvement: a clinical evaluation. Neurosurgery. 2007;61(3):531–7; discussion 537–8.

51. Jang JS, et al. Polymethylmethacrylate-augmented screw fixation for stabilization in metastatic spinal tumors. Technical note. J Neurosurg. 2002;96(1 Suppl):131–4.

52. Amendola L, et al. Fenestrated pedicle screws for cement-augmented purchase in patients with bone softening: a review of 21 cases. J Orthop Traumatol. 2011;12(4):193–9.

53. Fransen P. Increasing pedicle screw anchoring in the osteoporotic spine by cement injection through the implant. Technical note and report of three cases. J Neurosurg Spine. 2007;7(3):366–9.

54. Yoshioka K, et al. Prevalence and risk factors for development of venous thromboembolism after degenerative spinal surgery. Spine (Phila Pa 1976). 2015;40(5):E301–6.

55. Zacharia BE, et al. Incidence and risk factors for preoperative deep venous thrombosis in 314 consecutive patients undergoing surgery for spinal metastasis. J Neurosurg Spine. 2017;27(2):189–97.

56. Ferree BA, Wright AM. Deep venous thrombosis following posterior lumbar spinal surgery. Spine (Phila Pa 1976). 1993;18(8):1079–82.

57. Gerlach R, et al. Postoperative nadroparin administration for prophylaxis of thromboembolic events is not associated with an increased risk of hemorrhage after spinal surgery. Eur Spine J. 2004;13(1):9–13.

58. Fukuda W, et al. Management of pulmonary thromboembolism based on severity and vulnerability to thrombolysis. Ann Vasc Dis. 2017;10(4):371–7.

59. Luksanapruksa P, et al. Perioperative complications of spinal metastases surgery. Clin Spine Surg. 2017;30(1):4–13.

60. Scavarda D, et al. [Postoperative spinal extradural hematomas. 14 cases]. Neurochirurgie. 1997;43(4):220–7.

61. Ziewacz JE, et al. The design, development, and implementation of a checklist for intraoperative neuromonitoring changes. Neurosurg Focus. 2012;33(5):E11.

62. Ryken TC, et al. The acute cardiopulmonary management of patients with cervical spinal cord injuries. Neurosurgery. 2013;72(Suppl 2):84–92.

63. Yue JK, et al. Update on critical care for acute spinal cord injury in the setting of polytrauma. Neurosurg Focus. 2017;43(5):E19.

46. 治疗病理性椎体骨折的椎体加固术

Justin Schwarz，Alejandro Santillan，Adham Mushtak，and Athos Patsalides

46.1 简介

脊柱是癌症患者常见的转移部位，60%～70%的系统性肿瘤患者伴随脊柱转移[1]。在美国，每年就有超过 35 万例由前列腺癌、乳腺癌、肾癌、肺癌和甲状腺癌导致的脊柱转移瘤[2]。有症状的病理性椎体压缩性骨折（vertebral compression fractures，VCF）使患者身体虚弱，引起疼痛，严重影响生活质量。与骨质疏松性压缩性骨折一样，病理性骨折过去采用止痛药和支具保守治疗[3]。尽管保守治疗对某些患者来说是足够的，但其他患者可能会不得不继续忍受使人衰弱的痛苦，这会影响他们的生活自理能力，并显著降低其生活质量。根据肿瘤对椎体的侵袭程度，仅采用保守措施会使恶性骨折恶化，从而导致骨折进展，疼痛加重或神经组织受压，进而导致神经功能缺损。椎体加固手术（vertebral augmentation procedures，VAP）是一种微创治疗方法，已被证明可以减轻因病理压缩性骨折而导致的难治性背痛患者的疼痛，改善活动能力并稳定椎体[4]。

46.2 手术步骤

椎体成形术和后凸成形术都是经皮的微创技术，可有效治疗病理性 VCF 和缓解其带来的症状[4]。在这两种方法中，聚甲基丙烯酸甲酯（polymethylmethacrylate，PMMA）被注入骨折的骨头中，硬化并将骨折碎片黏接在一起，达到即刻稳定并缓解疼痛[5-7]。相比于椎体成形术，后凸成形术在 PMMA 注射之前额外采用一个球囊，在破裂的椎体内将其缓慢充气，可为 PMMA 创造空腔并恢复椎体高度[8]。

使用双向荧光透视仪进行 VAP 最有效，但也可以用普通的荧光透视仪，手术地点既可在介入手术室，也可在传统手术室中进行。在进行中度镇静之前，或在气管插管和全身麻醉后，将患者俯卧在手术台上。受压的地方，包括前臂、肘、膝盖和腹部，都需要妥善处理（图 46-1a）。常规进行消毒，并在手术前即刻给予单剂量的围手术期静脉抗生素（图 46-1b）。

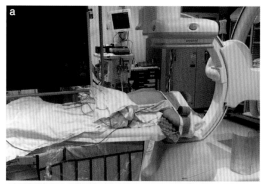
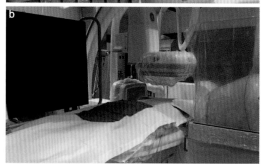
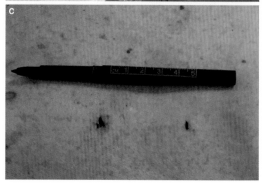

图 46-1　**a.** VAP 的俯卧体位，受压点被妥善保护。**b.** 消毒铺巾。**c.** 小的手术切口

VAP 是一种微创的经皮手术，每个治疗的椎体节段仅需要一个或两个小的皮肤切口，具体取决于采用单侧或双侧入路（图 46-1c）。间断透视用于引导狭窄的套管（10 号）从后方穿过皮肤和软组织，抵达骨折的椎体。套管直接穿过或者紧贴着损伤椎体的椎弓根，以便最终到达骨折椎体的中心（图 46-2d、e 和 46-3e）。术中应仔细选择套管进针路径，以确保不接触神经、神经孔和椎管。这样可以将神经损伤或脑脊液漏的风险降到最低，虽然这两种情况都极为罕见，但确实可能发生。正确放置套管后，需要进行骨折椎体的核心

组织活检，以便进行病理组织诊断，尤其是对于怀疑癌症复发或新诊断的癌症患者（图 46-2e）。之后，对于接受后凸成形术的患者，将球囊放入椎体内并在荧光透视下小心充气（图 46-2f）。在后凸成形术进行球囊扩张后，或者椎体成形术放置好套管后，将 PMMA 注入骨折的椎体中（图 46-2g 和图 46-3f）。PMMA 注射在荧光透视下进行，以防止水泥从椎体无意中泄漏到椎体外，甚至进入静脉结构或脊椎管中。如果遇到这种情况，则立即停止水泥注入。成功注射 PMMA 之后，将套管移除，并使用无菌敷料覆盖。

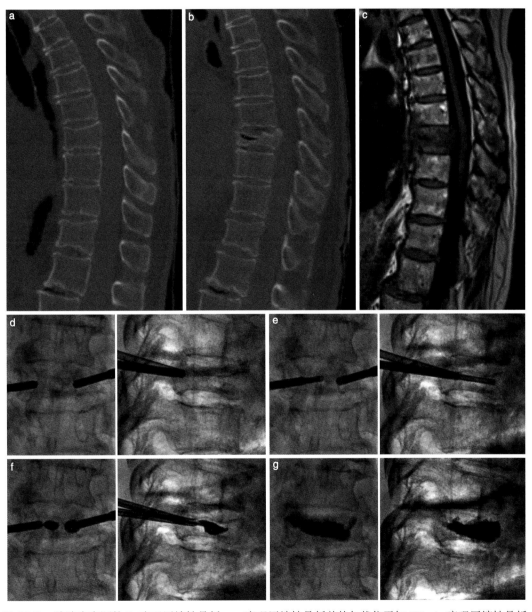

图 46-2　肺腺癌来源的 T_8 病理压缩性骨折。**a.** 病理压缩性骨折前的矢状位平扫 CT。**b.** 病理压缩性骨折后的矢状位平扫 CT。**c.** 平扫的 MRI 矢状位 T_1 表现为 T_8 肿瘤浸润。**d.** 双侧经椎弓根椎体加固术采用 10 号套管治疗 T_8 病理压缩性骨折。**e.** 在 T_8 椎体中留有左单侧核心活检针。**f.** T_8 后凸成形术的双侧气囊充盈。**g.** T_8 后凸成形术后

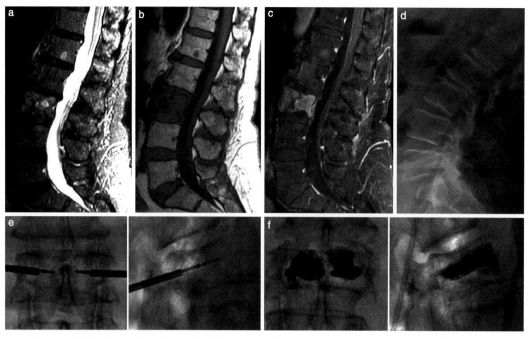

图 46-3　乳腺腺癌转移导致 L₃ 椎体病理性压缩性骨折。**a.** L₃ 内的 MRI 矢位 T₂ 高信号提示为急性至亚急性骨折。**b.** MRI 矢状 T₁ 平扫显示 L₃ 肿瘤浸润。**c.** MRI 矢状 T₁ 增强显示典型的肿瘤强化。**d.** 前后、侧位 X 线片未见充分显示 VCF 或肿瘤浸润。**e.** 正面和侧面透视显示使用双边射频消融探头经双侧椎弓根入路。**f.** L₃ VCF 椎体成形术后

46.3　术后治疗

VAP 需要的术后护理有限，重点在于早期活动。应鼓励患者尽可能地走动，以防止缺少活动导致的并发症，如肺炎和深静脉血栓形成。但是，患者应避免剧烈运动，如提举 2.3～4.5kg（5～10磅）以上的物体以及过度弯曲或扭曲，直至术后 2周随访后再做调整。椎体成形或是后凸成形术后2 周内，鼓励下胸椎和腰椎 VCF 的患者在运动时使用胸腰骶椎骨矫形器（TLSO），坐立或是躺下时不用佩戴。这些手术不需要长时间住院，通常是作为门诊手术，患者在完成后 1～2 小时离开。只需要很少的术后切口护理。手术无菌敷料通常在VAP 后 24～48 小时移除，之后小切口无需敷料覆盖。应指导患者避免将切口浸入水中，但患者可在去除敷料后正常淋浴。VAP 还最大限度地缩短了患者需要停用抗血小板药或抗凝药物的时间。这些手术可以在患者接受单一抗血小板治疗（如阿司匹林）时进行。双重抗血小板治疗和抗凝治疗通常在手术前停用，但可以在术后第 1 天恢复。

46.4　麻醉护理

VAP 是在麻醉医师的协助下进行的，通常采

用监护下麻醉，较多使用局部麻醉剂，而最大限度地减少镇静药物的用量。在不适合使用 MAC 的部分患者中，采用气管插管全身麻醉。MAC 适用于相对健康且合作的患者、进行一或二个节段脊柱后凸成形术或椎体成形术。如果治疗三个或三个以上椎体节段，患者无法配合或存在全身疾病，需要进行气管插管全身麻醉。

46.5　适应证

与任何其他有创治疗一样，患者出现的适应证应当纳入考量。口服止痛药不足以控制 VCF的症状时，可考虑用于后凸成形术或椎体成形术。有症状的病理性压迫性骨折的典型表现是机械性背痛的急性发作，其与 VCF 的椎骨水平大致相关。

46.6　疼痛的性质

由于骨折的椎体相对不稳定，病理性压缩性骨折会引起严重的疼痛。这种疼痛通常随着压缩骨折的任何轴向载荷而加剧，常由运动引起。VCF 疼痛通常发生在骨折部位。例如，下胸椎病理性压缩性骨折，将引起骨折相应水平的下胸部

疼痛。有时，在可疑骨折的水平触诊身体中线部位，可以触发疼痛。患有病理性 VCF 的患者通常还会因脊柱旁肌肉痉挛而引起明显疼痛。这种疼痛通常被描述为尖锐的，偶发的，紧靠中线向头尾侧播散。疼痛病因在于肌肉，因此在 VAP 后并不能直接改善。肌肉痉挛性疼痛通常可通过肌肉松弛药物和增加身体活动来缓解。有症状的压缩性骨折患者也可能在相关水平上产生神经根痛，特别是对于胸骨压迫性骨折。椎体高度的损失会引起相关神经根的刺激产生疼痛，并以放射状分布到前胸壁。由于腰椎病变而导致神经根痛发散到下肢区域的类似情况相对少见些。

46.7　诊断

许多病理性 VCF 的患者具有多种并发症，例如，关节炎、椎管狭窄或其他部位的骨或内脏转移，这使疼痛评估变得困难，并且在这种情况下很难确定新诊断的压缩性骨折是否有症状。要确定 VCF 是否是患者疼痛的病因，必须有详尽的临床病史。重要的是确定症状的病程，以及将临床病史与体格检查和影像学检查结果相联系。特定的脊柱 CT 或 MRI 可应用于诊断（图 46-2a、b、c，图 46-3a、b、c）。普通 X 线不足以进行正确的诊断，但对于初始筛查有一定的帮助（图 46-3d）。可以通过将当前的影像学与既往资料（包括以前的 X 线，CT 或 MRI）进行比较来确定损伤的病程（图 46-2a、b、c）。如果没有可以比较的影像，则需获得 MRI 以提高诊断骨折的敏锐度。可疑椎体的低场磁共振短时反转序列（STIR）中呈现高信号，提示相对较新的骨折，并判定适合干预的椎体（图 46-3a）。亚急性和急性压迫性骨折对 VAP 的反应良好，而慢性骨折效果不佳。病理性骨折或椎体处于危险状态，可以通过 T_1 低信号区域来识别，这一点在识别肿瘤浸润方面异常敏感（图 46-2c，图 46-3b）。

46.8　禁忌证

椎体成形术和后凸成形术通常在病理性 VCF 的患者中采用，这些患者脊柱稳定且不会引起症状性脊髓或神经根受压。脊柱不稳定骨折的患者在 VAP 后没有明显的疼痛缓解，通常需要手术

稳定。如果对 VCF 的机械稳定性有任何不确定性，应咨询合格的从业人员，如神经外科医师或骨科脊柱外科医师。椎体向后凸出且伴有症状性脊髓、圆锥、马尾神经或神经根受压是 VAP 的绝对禁忌证。这些患者需要进行开放式外科手术以减压神经。在这些情况下，开展 VAP 可能会加重患者的神经结构压迫，并使其神经系统状况恶化。无症状、椎体后凸的患者仍可进行椎体成形术。在该患者人群中，应谨慎进行 PMMA 注射，以免反凸进一步突入椎管，且需防止神经系统恶化。VAP 的其他绝对禁忌证，包括骨折部位的活动性骨髓炎或对聚甲基丙烯酸甲酯的过敏。考虑进行 VAP 的患者在手术时不应出现血小板减少、白细胞减少或凝血异常，因为这些情况会增加术后血肿或感染的风险。通常，可以待化疗后白细胞减少或血小板减少的问题解决后再处理。如果时间不充裕，可以考虑给予骨髓刺激药物。这些情况需要介入专家、初级护理团队和肿瘤专家之间直接沟通，以确定最佳的治疗方案。

46.9　可能的并发症

VAP 的风险极低，潜在的手术获益非常显著[4]。与任何外科手术一样，VAP 中有感染的风险，一直以来报道称 VAP 的感染风险小于 1%[9]。虽然感染率低，但涉及 PMMA 的感染可能会导致严重后果，并需要进行大范围的外科手术，包括椎板切除、椎体切除和脊柱融合术[10]。VAP 后感染的大多数患者都有近期的术前感染史，包括骨髓炎、椎间盘炎或尿路感染[11]。因此，在考虑 VAP 之前，必须在术前仔细评估患者，以排除任何活动性的感染。PMMA 泄漏到椎体外部并不少见，但通常没有临床意义[12]。PMMA 泄漏到周围的软组织或椎间盘间隙通常是无症状的[13]。PMMA 可以进入静脉结构并导致肺栓塞，但有症状的 PMMA 肺栓塞的风险极低[14]。术后血肿或 PMMA 泄漏到神经孔或椎管内也会发生，但很少有症状[15,16]。

46.10　可治疗的脊柱节段

从 T_5 至腰椎水平的骨折适合 VAP，因为正

侧位的 X 线可轻松查看这些水平的椎骨解剖结构。在某些情况下，T_3 和 T_4 能看得很清楚，可尝试行 VAP 治疗，但这取决于患者身体的解剖结构。在这些情况下，术者通常不知道 T_3 或 T_4 水平是否可以成功实施 VAP，直到患者摆好体位后。病理性颈椎骨折通常不采用 VAP 治疗，但是在某些情况下（特别是对于 C_2 的病理性骨折），也可施行手术[17-19]。有症状的骶骨转移瘤也可以用 VAP 治疗，但远不及腰椎和胸椎转移瘤常见[20]。

46.11 椎体成形术和后凸成形术的结果

多项研究表明，对伴有疼痛的肿瘤性脊柱骨折的患者，椎体成形术和后凸成形术可被良好耐受，这些手术能缓解疼痛并改善功能。一项单中心的随机研究，包含 134 例由实体瘤和多发性骨髓瘤导致的骨转移的患者，显示与非手术治疗相比，椎体后凸成形术治疗 VCF 在身体功能、背痛程度和生活质量方面有持久的改善[21]。对多发性骨髓瘤或溶骨性转移患者的七项非随机研究的荟萃分析显示，后凸成形术可减轻疼痛并改善功能结局，并在术后 2 年内得以维持。后凸成形术还在早期改善了椎体高度的损失，但这些作用不是长期的[22]。同样，对 67 例多发性骨髓瘤相关 VCF 患者的回顾性研究表明，术后一年的随访期内，椎体成形术在物理功能、疼痛和活动性方面提供了有临床意义的改善[23]。一些有关 VAP（包括后凸成形术和椎体成形术）的小型非随机研究产生了可比较的结果[24-26]。然而，在没有前瞻性数据的情况下，椎体成形术对骨髓瘤患者的作用仍然值得商榷，因为两项随机试验未能显示与保守治疗相比，椎体成形术对合并骨质疏松的骨折患者有任何益处[27-29]。此外，一项含有 59 项研究（其中包括 56 个病例系列研究）的荟萃分析显示，后凸成形术似乎比椎骨成形术更有效地减轻了癌症相关 VCF 继发的疼痛[30]。总的来说，这些结果表明，应尽可能对有症状的病理性 VCF 进行后凸成形术。在脊柱后凸成形存在禁忌的情况下，例如，在椎体明显向后凸出或神经受压的 VCF 患者中，椎体成形术可能有用。

46.12 射频消融术

射频消融常被认为是椎体成形术和后凸成形术之外独立的辅助疗法。RFA 采用高频交流电，通过针电极进入周围组织，发热并导致最终的凝固性坏死[31]。一些报道表明，RFA 和椎体成形术结合是一种安全有效的方法，不仅缓解疼痛，而且可以控制脊柱转移中的局部肿瘤[32]。尽管 RFA 和椎体成形术都能有效地缓解脊柱转移瘤的疼痛，但一些研究表明，RFA 和椎体成形术的结合可能对疼痛的治疗产生协同作用[33-41]。这些研究大多数是单臂观察性研究，因此需要其他研究评估联合 RFA 和 VAP 在缓解疼痛和局部肿瘤控制方面的功效。

46.13 结论

病理性 VCF 在癌症患者中相对常见，并且使患者痛苦、虚弱。疾病的迅速诊断和治疗至关重要。椎体成形术和椎体后凸成形术是微创手术，可以显著改善患病理性 VCF 的患者的生活质量和功能状态，且风险很小。对于病理性 VCF，射频消融是一种有希望的辅助疗法或独立疗法，可用于控制疼痛和局部肿瘤，但是这种治疗方式需要进行其他前瞻性研究以证实其疗效。

（陈小坤 译，武辰 梁庭毓 高俊 校）

参考文献

1. Shah LM, Salzman KL. Imaging of spinal metastatic disease. Int J Surg Oncol. 2011;2011:769753. https://doi.org/10.1155/2011/769753. Epub 2011 Nov 3.
2. Mundy GR. Metastasis to bone: causes, consequences, and therapeutic opportunities. Nat Rev Cancer. 2002;2:584–93.
3. Audat ZA, Hajyousef MH, Fawareh MD, Alawneh KM, Odat MA, Barbarawi MM, Alomari AA, Jahmani RA, Khatatbeh MA, Assmairan MA. Comparison if the addition of multilevel vertebral augmentation to conventional therapy will improve the outcome of patients with multiple myeloma. Scoliosis Spinal Disord. 2016;11:47. https://doi.org/10.1186/s13013-016-0107-6.
4. Kasperk C, Haas A, Hillengass J, et al. Kyphoplasty in patients with multiple myeloma a retrospective comparative pilot study. J Surg Oncol. 2012;105(7):679–86.
5. Voormolen MHJ, Mali WPTM, Lohle PNM, et al.

Percutaneous vertebroplasty compared with optimal pain medication treatment: short-term clinical outcome of patients with subacute or chronic painful osteoporotic vertebral compression fractures. The VERTOS Study. Am J Neuroradoiol. 2007;28(3):555–60.

6. Wardlaw D, Cummings SR, Van Meirhaeghe J, et al. Efficacy and safety of balloon kyphoplasty compared with non-surgical care for vertebral compression fractures (FREE): a randomized controlled trial. Lancet (Lond Engl). 2009;373(9668):1016–24. https://doi.org/10.1016/S0140-6736(09)60010-6.

7. Klazen CAH, Lohle PNM, de Vries J, et al. Vertebroplasty versus conservative treatment in acute osteoporotic vertebral compression fractures (Vertos II): an open-label randomized trial. Lancet (Lond Engl). 2010;376(9746):1085–92. https://doi.org/10.1016/S0140-6736(10)60954-3.

8. Van Meirhaeghe J, Bastian L, Boonen S, et al. A randomized trial of balloon kyphoplasty and non-surgical management for treating acute vertebral compression fractures: vertebral body kyphosis correction and surgical parameters. Spine. 2013;38(12):971–83. https://doi.org/10.1097/BRS.0b013e31828e8e22.

9. Saracen A, Kotwica Z. Complications of percutaneous vertebroplasty: an analysis of 1100 procedures performed in 616 patients. Medicine (Baltimore). 2016;95(24):e3850. https://doi.org/10.1097/MD.0000000000003850.

10. Abdelrahman H, Siam AE, Shawky A, Ezzati A, Boehm H. Infection after vertebroplasty or kyphoplasty. A series of nine cases and review of literature. Spine J. 2013;13(12):1809–17. https://doi.org/10.1016/j.spinee.2013.05.053.

11. Walker DH, Mummaneni P, Rodts GE. Infected vertebroplasty: report of two cases and review of the literature. Neurosurg Focus. 2004;17(6):E6.

12. Saracen A, Kotwica Z. Treatment of multiple osteoporotic vertebral compression fractures by percutaneous cement augmentation. Int Orthop. 2014;38(11):2309–12.

13. Kotwica Z, Saracen A. Early and long-term outcomes of vertebroplasty for single osteoporotic fractures. Neurol Neurochir Pol. 2011;45(5):431–5.

14. Luetmer MT, Bartholmai BJ, Rad AE, Kallmes DF. Asymptomatic and unrecognized cement pulmonary embolism commonly occurs with vertebroplasty. AJNR Am J Neuroradiol. 2011;32(4):654–7. https://doi.org/10.3174/ajnr.A2368.

15. Taylor RS, Fritzell P, Taylor RJ. Balloon kyphoplasty in the management of vertebral compression fractures: an updated systematic review and meta-analysis. Eur Spine J. 2007;16(8):1085–100.

16. Robinson Y, Tschöke SK, Stahel PF, Kayser R, Heyde CE. Complications and safety aspects of kyphoplasty for osteoporotic vertebral fractures: a prospective follow-up study in 102 consecutive patients. Patient Saf Surg. 2008;2:2. https://doi.org/10.1186/1754-9493-2-2.

17. De la Garza-Ramos R, Benvenutti-Regato M, Caro-Osorio E. Vertebroplasty and kyphoplasty for cervical spine metastases: a systematic review and meta-analysis. Int J Spine Surg. 2016;10(7) https://doi.org/10.14444/3007.

18. Blondel B, Adetchessi T, Demakakos J, Pech-Gourg G, Dufour H, Fuentes S. Anterolateral kyphoplasty in the management of cervical spinal metastasis. Orthop Traumatol Surg Res. 2012;98(3):341–5.

19. Sun G, Jin P, Li M, et al. Percutaneous vertebroplasty for treatment of osteolytic metastases of the C2 vertebral body using anterolateral and posterolateral approach. Technol Cancer Res Treat. 2010;9(4):417–22.

20. Shah RV. Sacral kyphoplasty for the treatment of painful sacral insufficiency fractures and metastases. Spine J. 2012;12(2):113–20. https://doi.org/10.1016/j.spinee.2012.01.019.

21. Berenson J, Pflugmacher R, Jarzem P, et al. Balloon kyphoplasty versus non-surgical fracture management for treatment of painful vertebral body compression fractures in patients with cancer: a multicentre, randomised controlled trial. Lancet Oncol. 2011;12:225–3596.

22. Bouza C, López-Cuadrado T, Cediel P, Saz-Parkinson Z, Amate JM. Balloon kyphoplasty in malignant spinal fractures: a systematic review and meta-analysis. BMC Palliat Care. 2009;8:12. https://doi.org/10.1186/1472-684X-8-12.

23. McDonald RJ, Trout AT, Gray LA, et al. Vertebroplasty in multiple myeloma: outcomes in a large patient series. AJNR Am J Neuroradiol. 2008;29:642–8.

24. Huber F, McArthur N, Tanner M, et al. Kyphoplasty for patients with multiple myeloma is a safe surgical procedure: results from a large patient cohort. Clin Lymphoma Myeloma. 2009;9:375–80.

25. Zou J, Mei X, Gan M, et al. Kyphoplasty for spinal fractures from multiple myeloma. J Surg Oncol. 2010;102:43–7.

26. Dalbayrak S, Onen M, Yilmaz M, et al. Clinical and radiographic results of balloon kyphoplasty for treatment of vertebral body metastases and multiple myelomas. J Clin Neurosci. 2010;17:219–24.

27. Chew C, Craig L, Edwards R, et al. Safety and efficacy of percutaneous vertebroplasty in malignancy: a systematic review. Clin Radiol. 2011;66:63–72.

28. Buchbinder R, Osborne RH, Ebeling PR, et al. A randomized trial of vertebroplasty for painful osteoporotic vertebral fractures. N Engl J Med. 2009;361:557–68.

29. Kallmes DF, Comstock BA, Heagerty PJ, et al. A randomized trial of vertebroplasty for osteoporotic spinal fractures. N Engl J Med. 2009;361:569–79.

30. Bhargava A, Trivedi D, Kalva L, et al. Management of cancer-related vertebral compression fracture: comparison of treatment options—A literature meta-analysis. J Clin Oncol. 2009;27:15S, e20529.

31. Halpin RJ, Bendok BR, Liu JC. Minimally invasive treatments for spinal metastases: vertebroplasty, kyphoplasty, and radiofrequency ablation. J Support

Oncol. 2004;2(4):339–51.

32. Wallace AN, Robinson CG, Meyer J, Tran ND, Gangi A, Callstrom MR, et al. The metastatic spine disease multidisciplinary working group algorithms. Oncologist. 2015;20(10):1205–15.

33. Madaelil TP, Wallace AN, Jennings JW. Radiofrequency ablation alone or in combination with cementoplasty for local control and pain palliation of sacral metastases: preliminary results in 11 patients. Skelet Radiol. 2016;45(9):1213–9.

34. Munk PL, Rashid F, Heran MK, Papirny M, Liu DM, Malfair D, et al. Combined cementoplasty and radiofrequency ablation in the treatment of painful neoplastic lesions of bone. J Vasc Interv Radiol. 2009;20(7):903–11.

35. Lane MD, Le HB, Lee S, Young C, Heran MK, Badii M, et al. Combination radiofrequency ablation and cementoplasty for palliative treatment of painful neoplastic bone metastasis: experience with 53 treated lesions in 36 patients. Skelet Radiol. 2011;40(1):25–32.

36. Reyes M, Georgy M, Brook L, Ortiz O, Brook A, Agarwal V, et al. Multicenter clinical and imaging evaluation of targeted radiofrequency ablation (t-RFA) and cement augmentation of neoplastic vertebral lesions. J Neuro Interv Surg. 2018;10:176–82. https://doi.org/10.1136/neurintsurg-2016-012908.

37. Halpin RJ, Bendok BR, Sato KT, Liu JC, Patel JD, Rosen ST. Combination treatment of vertebral metastases using image-guided percutaneous radiofrequency ablation and vertebroplasty: a case report. Surg Neurol. 2005;63(5):469–74.

38. Schaefer O, Lohrmann C, Markmiller M, Uhrmeister P, Langer M. Combined treatment of a spinal metastasis with radiofrequency heat ablation and vertebroplasty. Am J Roentgenol. 2003;180(4):1075–7.

39. Clarençon F, Jean B, Pham H-P, Cormier E, Bensimon G, Rose M, et al. Value of percutaneous radiofrequency ablation with or without percutaneous vertebroplasty for pain relief and functional recovery in painful bone metastases. Skelet Radiol. 2013;42(1):25–36.

40. Toyota N, Naito A, Kakizawa H, Hieda M, Hirai N, Tachikake T, et al. Radiofrequency ablation therapy combined with cementoplasty for painful bone metastases: initial experience. Cardiovasc Intervent Radiol. 2005;28(5):578–83.

41. Hoffmann RT, Jakobs TF, Trumm C, Weber C, Helmberger TK, Reiser MF. Radiofrequency ablation in combination with osteoplasty in the treatment of painful metastatic bone disease. J Vasc Interv Radiol. 2008;19(3):419–25.

47. 激光间质热疗治疗脊柱转移性肿瘤

Linton T. Evans，Rafael A. Vega，and Claudio E. Tatsui

47.1 简介

转移性硬膜外脊髓压迫（metastatic epidural spinal cord compression，MESCC）是癌症患者常见并发症且是影响其生活质量的一个重要原因[1]。大约40%的全身性恶性肿瘤患者会发展为脊柱转移，高达10%的患者会出现脊髓压迫症状[2]。但并非所有肿瘤都具有同样的骨转移倾向，常见发生骨转移的原发肿瘤包括前列腺癌、肺癌和乳腺癌，其次是淋巴瘤、肾细胞癌、多发性骨髓瘤。转移瘤沿脊柱轴线的分布反映了各节段的相对骨量和局部血流情况。脊柱转移瘤多见于胸椎（60%），其次是腰骶椎（25%）和颈椎（15%）。脊柱转移瘤常同时出现多发病灶，在评估及治疗患者时需要考虑到这一点。随着放射治疗和全身综合治疗技术的进步，肿瘤患者的生存期不断延长，脊柱转移瘤所带来的负担也在持续上升。目前基本以姑息治疗为主，其目的是保护神经系统功能，恢复脊柱稳定性，缓解疼痛和长期控制局部肿瘤[3]。由于治疗所秉持的姑息原则，任何治疗都应将其相关的并发症发病率降至最低，这使得治疗窗相对狭窄。随着外科技术、免疫治疗、靶向治疗，以及放射治疗的不断革新改变了治疗预期，脊柱肿瘤学的临床实践也越来越复杂。此外，转移瘤患者系统性疾病进展时通常具有多种并发症。这些患者的临床管理需要多学科协作，要求外科医生、临床肿瘤专家、放射肿瘤专家之间进行讨论。对外科医生的要求则是提供有效的手术干预，将并发症减至最少，住院时间降至最短，对全身综合治疗的干扰降至最小。

过去，MESCC患者通常用大剂量糖皮质激素和分次放射治疗的方法[4]。最初外科干预旨在单纯的椎管后方减压，与单纯放射治疗相比，神经功能损伤往往较重。现在回看，这种手术由于将脊椎后部切除，导致已经受损的脊柱稳定性进一步丧失。而且，硬膜外压迫和脊柱转移瘤通常位于椎管前方或腹侧面。随着脊柱内固定和环绕椎管的减压技术的发展，外科手术在脊柱转移瘤治疗中重新扮演起重要角色。在Patchell等[5]人的一项关键研究中，将有症状的孤立病灶MESCC患者随机分为环绕椎管的减压/内固定组术后加常规外照射放射治疗（cEBRT）组（手术加放射治疗组）和单纯cEBRT组。手术加放射治疗组的患者运动情况、功能状况、疼痛控制、排尿功能和生存率方面都有显著改善。这项研究证实，适当选择的手术联合放射治疗能明显改善患者的生活质量，且并发症的发病率能被接受。手术的目的是对神经组织进行减压并保持脊柱稳定，再通过放射治疗最终控制局部肿瘤。

肿瘤组织学类型对放射治疗的效果会产生影响，通常以局部控制率来衡量。传统上，根据对常规分次放射治疗的反应，肿瘤被分为放射治疗敏感型和抵抗型[6]。放射治疗敏感型包括淋巴瘤、浆细胞瘤、多发性骨髓瘤、小细胞肺癌、生殖细胞肿瘤、乳腺癌和前列腺癌。这些肿瘤通过常规外照射放射治疗，其两年的局部控制率可以达到80%～90%。相反，放射治疗抵抗型的恶性肿瘤如肺癌、甲状腺癌、肝细胞癌、结直肠癌和肾细胞癌、黑色素瘤和肉瘤，其两年局部控制率相当差，仅仅只有30%。此外，这些患者症状和神经功能的改善往往只有几个月。随着影像导航下立体定向放射外科治疗技术的发展，可施加高精准度的、产生足以杀死肿瘤细胞的剂量的射线进行治疗，既可单次治疗，也可行2～5次大分割放射治疗。脊髓立体定向放射外科（spinal stereotactic radiosurgery，SSRS）和立体定向体部放射治疗（stereotactic body radiotherapy，SBRT）可以将放射线局限在勾画的范围，且周边的放射强度急剧降低，从而不影响周围组织，如脊髓、神经或食管。

据估计，SSRS 提供的有效生物辐射剂量大约是 cEBRT 的 3 倍，从而造成更广泛的 DNA 损伤和不可逆内皮损伤，并有促进免疫环境中 T 细胞激活和炎性细胞因子释放的潜能[7]。放射外科治疗有效地克服了以往的组织特异性放射抵抗，即便是肾细胞癌等传统放射治疗效果很差的肿瘤，其 12 个月的局部控制率也高达 85%[8]。此外，由于 SSRS 的靶区适形和相对较少影响周围组织，其有可能作为先前放射治疗失败后局部复发的挽救治疗[9, 10]。

虽然 SSRS 是一种有效、可靠的脊柱转移瘤治疗手段，但放射性脊髓损伤仍然是一个值得关注的问题[11]。一般认为，脊髓所能接受的最大剂量是 14Gy。一项采用 SSRS 治疗 1 000 多例患者的大型多中心研究发现，在这个剂量下只有 6 例患者出现了放射性脊髓病。在高度硬膜外压迫的情况下，脊髓或马尾的毒性限制剂量需要基于规定的治疗剂量进行调整，因为该剂量可能会影响肿瘤边缘的治疗和局部肿瘤控制。Lovelock 等[12]发现，局部肿瘤治疗的失败与靶区内任何位置接收的剂量小于 15Gy 有关。因此，采用手术将肿瘤和脊髓分离的策略已经出现，以利于在硬膜外压迫时仍能进行放射外科治疗[13, 14]。手术包括硬膜外肿瘤的切除和硬膜囊的重建，然后恢复脊柱稳定性。手术联合 SSRS 的目的是：①对脊髓进行减压，防止压迫性脊髓病；②分离肿瘤和脊髓；③稳定脊柱。肿瘤切除的程度对局部控制并不重要，而只要肿瘤边缘和脊髓之间有足够的距离以施加足以肿瘤杀伤的 SSRS 剂量。分离手术后再进行 SSRS 这种系统性疗法代表了脊柱肿瘤学的模式转变，并极大提高了脊柱寡转移肿瘤的治疗效果。

47.2　激光间质热疗的原理

转移性癌症患者通常合并有多种内科疾病。营养不良、慢性贫血、长期使用糖皮质激素、全身血栓（DVT 或 PE）和 / 或放射治疗史使得手术更加复杂。此外，这些患者脊柱外其他部位的肿瘤往往进展迅速，需要同时使用细胞毒性药物或靶向药物进行系统治疗。对于这些人来说，分离手术可能会导致严重的并发症，使得系统治疗延迟至患者术后充分康复。在某些情况下，经皮穿刺技术已成为开放手术的替代方案，该方案可以降低并发症，减少全身治疗或抗凝的中断，缩短住院时间，减轻疼痛，并将失血或输血的可能性降至最低。目前使用的方法包括 CT 引导下椎体肿瘤冷冻或射频消融[15-17]。已有研究表明射频消融会损伤脊髓或神经根。在动物研究中，将电极放置在紧邻椎体或椎弓根后皮质的位置会导致神经损伤[18, 19]。考虑到使用该疗法可能会有神经损伤，同时也无法实时监测消融过程中组织损伤，目前这项技术对靠近神经的硬膜外肿瘤进行消融的应用还具有一定的限制。LITT 是一种经皮消融的替代方法，已广泛应用于颅内肿瘤和其他疾病的治疗[20, 21]。这项技术是在立体定向引导下将一个小的激光探针插入到病变中。能量从激光传递到周围组织，产生足以导致肿瘤细胞死亡和凝固性坏死的热损伤。基于热响应模型，组织损伤体积与温度、暴露时间和相应损伤相关。与其他技术相比，这项技术的一个优势是术中 MRI 可被用来实时监测特定区域内的热产生。使用脊髓 LITT（sLITT），贴近硬膜囊和脊髓的硬膜外肿瘤可以被消融，同时确保不会对脊髓造成热损伤（图 47-1）[22-24]。

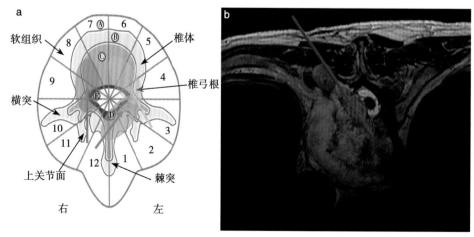

图 47-1　根据转移性病变相对脊髓位置而采用的典型入路（即斜经椎弓根、黄色箭头）的示意图（a）。激光光纤与硬脑膜之间的理想距离为 5～7mm，而每根激光光纤覆盖的半径范围为 10～12mm（b）

作为额外的保护，脊髓周围的脑脊液和硬膜外静脉丛起到了散热器的作用，限制了贴近脊髓位置的产热。使用 sLITT 可以安全地消融高度受压的硬膜外区域病变。这种治疗类似于分离手术，还需要辅助性 SSRS 才能有效控制肿瘤。与环绕减压术相似，热消融后的坏死组织将存活的肿瘤和脊髓分离，便于进行有效剂量的 SSRS 治疗。对于伴发脊柱不稳定的个体，在 LITT 之后可同期实施经皮穿刺脊柱稳定术[25]。

47.3 患者选择

在合适的患者中，sLITT 是一种有效和安全的治疗方法。对于可能接受放射外科治疗的硬膜外受压患者而言，sLITT 是开放环绕减压术的一种微创替代方案[22,23]。硬膜外压迫通常使用 Bilsky 分级[13]进行评估，高级别为 1c 级及更高级别。在这些患者中，硬膜外压迫的程度将限制采用有效放射外科剂量的治疗。选择患者的其他考虑因素包括：①临床并发症；②需要继续或迅速恢复系统治疗；③神经系统检查正常；④胸椎；⑤没有 MRI 的禁忌证（如起搏器或神经刺激器）。对于有 MRI 禁忌患者，因为没有 MRI 温度成像，不能进行 sLITT。类似地，消融节段的已有内固定通常会产生金属伪影，这会影响 MRI 热像的准确性，并限制其使用。出现神经功能障碍的患者需要手术减压，而不适合单纯行包括 LITT 在内的经皮手术或放射外科手术治疗。因椎间孔处肿瘤而导致严重胸段神经根痛的患者适合采用激光消融[24]。消融破坏椎间孔处肿瘤以及相应神经通常可以完全缓解疼痛。鉴于此，我们将 LITT 的使用限制在胸椎节段，以避免对颈丛和腰骶丛的有功能的神经根造成意外损伤。对于颈椎和腰椎病变，首选肉眼下对功能性神经根进行充分的手术减压。如前所述，前期的常规放射治疗和脊柱不稳不是 sLITT 的禁忌证。在前期接受放射治疗的情况下，最好采用经皮技术，如 LITT，以避免发生伤口并发症。如果有脊柱不稳，通常在激光消融后进行经皮固定治疗[25]。这可以在同一次麻醉中进行，也可以随后进行。

许多转移性肿瘤血供都非常丰富，包括肾细胞癌、肝细胞癌和甲状腺癌。在环绕减压术之前，这些肿瘤通常需要行栓塞术，以减少术中失血量。

经皮激光间质热消融术失血量很小。因此，不需进行术前血管内栓塞，避免了额外的治疗。

47.4 技术说明

在本单位，sLITT 是在配有术中 MRI（iMRI）（BrainLab Inc.，Feldkirchen，Germany）的手术室内进行的。全麻诱导后，患者取俯卧位，上肢与身体平行，该体位既符合外科医生的操作习惯，也不会影响 C 形臂机或 iMRI 的使用[26]。最初，我们使用脊柱 CT 扫描和 C 形臂来定位和立体定向放置激光纤维[22,23]。目前，我们正在使用 MRI 进行注册和脊柱导航，并发现这可以达到亚毫米的精度。此外，MRI 为穿刺路径的计划和激光纤维的插入提供了更佳的肿瘤及其邻近神经结构的空间分辨率。在最终摆好体位后和 iMRI 之前，在目标区域放置皮肤定位标志（Izi Medical Products，Own Mills，MD，USA），以区分右 - 左和头 - 尾侧（图 47-2a）。手术部位作好消毒铺巾，然后做一个小切口，分离软组织直至暴露棘突水平。使用骨膜下剥离的方法分离棘突周围软组织，将 MRI 兼容的夹子和参考坐标（Medtronic，Minneapolis，MN）固定在骨上（图 47-2b、c）。在不破坏或移位参考坐标和定位标志的情况下，将西门子体部相控阵线圈放置在目标区域上，并将患者置于 MRI 内（图 47-2d）。高分辨率 T_2WI 用于注册和导航。在图像采集之后，该序列被传送到 Stealth S7 工作站（Medtronic，Minneapolis，MN），并通过与定位标志点匹配来执行注册（图 47-3）。在继续插入硬膜外套管和激光纤维之前应确认准确性。

脊柱导航允许进行精细的路径和穿刺点的计划。在我们的经验中，依靠 Weinstein-Boriani-Biagini 肿瘤分类来选择最佳的进针路径[27]。根据硬膜外病变的位置，通常可选择三种入路中的一种。最常用的路径是斜着经椎弓根或是经椎间孔路径。这非常适用于脊髓或椎管腹侧的疾病（区域 4～6 或 7～9）。直角经椎弓根或经椎板入路也可用于不同部位疾病的治疗。一般来说，在所选择的入路中，激光纤维大约距离硬脑膜或硬膜囊约 6mm，并且据估计每根纤维可以造成直径为 10mm 的热损伤。根据病变头尾侧分布情况，可能需要多个路径才能达到充分的消融效果（图 47-4）。我们最多曾为一位患者做了 9 个位点。当

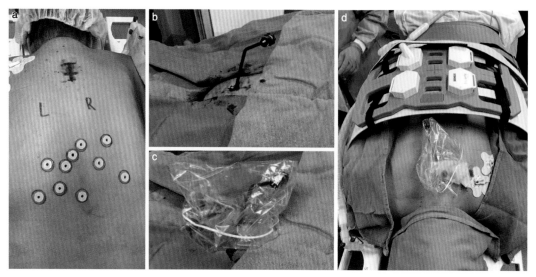

图 47-2　患者俯卧在 iMRI 转移车上，在背侧的肿瘤体表区域放置定位标志(a)。皮肤消毒铺巾，固定棘突夹(b)，无菌塑料袋包裹脊柱棘突夹(c)。MRI 线圈放置在由塑料支架固定的塑料定位标志之上，以避免标志移位(d)

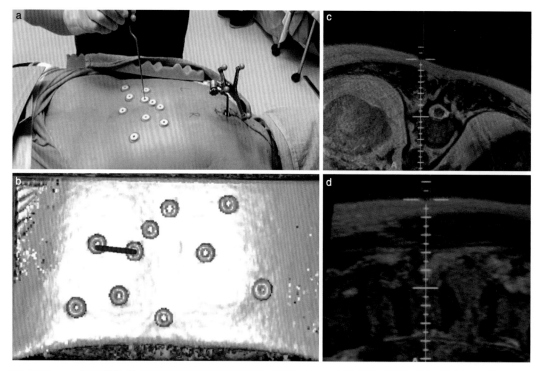

图 47-3　**a.** 在无菌条件下将无菌参考坐标连接到夹棘突夹上，使用非无菌探头来匹配表面定位标志。**b.** 获得 MRI 层厚为 1mm 的切面，传输到标准导航系统进行注册，在定位标志、中线和易触及的棘突内检验图像引导的准确性。**c.** 轴向。**d.** 矢状面导航在线图像，用于规划放置激光导管和椎弓根螺钉的路径

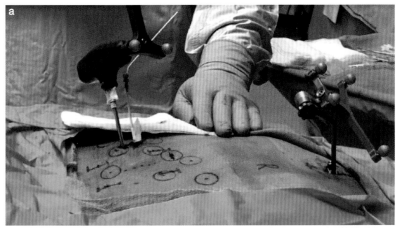

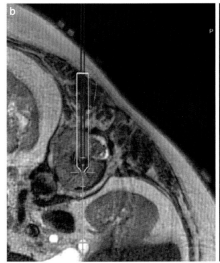

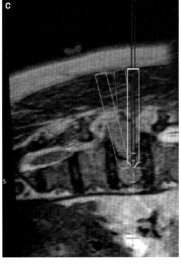

图 47-4　**a.** 去掉定位标志；其余的皮肤常规消毒铺巾。**b.** 使用图像引导插入导航的 Jamshidi 针，其中增加针（黄色）的直径以将针（蓝色）定位在硬脑膜外侧 5～7mm。**c.** 根据需要，从多个路径重复这一过程，以实现充分的消融

计划使用多个路径时，它们的放置距离应小于 10mm，以确保在连续消融之间没有未治疗区域。同样，要完全治疗腹侧或外侧硬膜外病变，可能需要双侧路径进针。

　　在选择了合适的路径和进针点后，使用 Jamshidi 导航针注册，并确认导航精度。在进针点做小切口，然后逐渐向深部进 Jamshidi 针（DePuy Synths，Raynham，MA，USA），直到接触椎板或其他骨面。使用 C 形臂确认 Jamshidi 针的位置，并透视验证和脊柱导航是否一致。接下来，导航下将 Jamshidi 推到目标深度（图 47-4）。通过 Jamshidi 针引入 K 导丝，再将 Jamshidi 针换成直径 1.65mm 的塑料导管和针芯（图 47-5）。每个路径都重复该操作。待所有套管插入完毕，覆盖手术区域，再做一次磁共振检查以确认位置（图 47-6）。

　　激光纤维包括一个 980nm 的二极管，封装在接有 15W 光源的导管中。将单根光纤引入套管并向深度推进。MR 热成像基于梯度回波采集，在整个消融过程中用于监测组织内产生的热量。组织内的质子共振对温度很敏感，相位的差异允

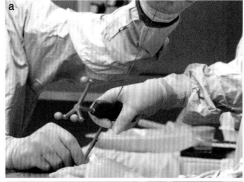

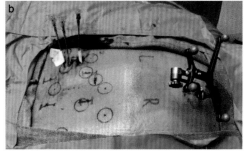

图 47-5　**a.** K 导丝通过 Jamshidi 针插入，然后将 Jamshidi 针其更换为塑料工作套管。**b.** 将特殊的塑料导管插入到塑料套管中以维持路径，并且依次插入额外的针使得消融范围覆盖硬膜外肿块的头尾两端

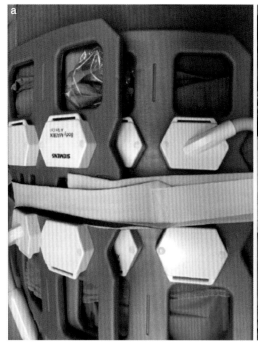
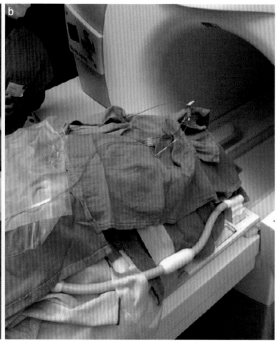

图47-6 使用无菌技术覆盖工作套管,并将MRI线圈放置在治疗区域上,然后将患者转移到MRI上进行纤维定位(a)。将无菌巾放在MRI线圈上,并将激光导管插进套管(b)

许对暴露的组织内的温度进行建模。当激光被激活时,每5~6秒采集一次3mm分层图像。当达到两个温度阈值之一时,激光器被停用。当确定了硬脑膜和肿瘤之间的边界后,将其温度上限设定为48°~50°(图47-7)。在与激光光纤相邻的组织中将第二阈值设置为90°,以防止肿瘤过热和组织碳化。热图对运动很敏感,并且会因运动而削弱。脊柱易受呼吸相运动的影响,需要在消融过程中暂停通气。因此,消融是以这样的循环进

行的,在停止通气时激光器处于活动状态,最长可达120秒,然后暂停激光进行通气,以允许充分的氧合并从高碳酸血症中恢复。通常,单个部位的总消融时间长达4分钟。根据需要手动推进或收回激光纤维,以确保可以消融整个的硬膜外肿瘤。

消融完成后,取出激光纤维和套管,用可吸收缝线缝合切口。为了观察消融的范围,我们进行T_1WI及T_1增强序列扫描,这也需要停止通气。凝

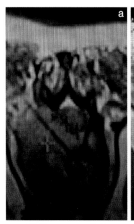
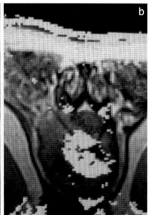
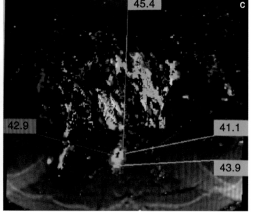

最高   安全
上限=90℃   上限=48℃   热损伤的数学模型

图47-7 MRI T_2序列用于光纤在轴位的精确定位,将最高上限温度监测点设置在光维的侧面并设置上限为90℃(红十字),将安全上线监测点设置在肿瘤与硬脑膜之间的界面并设置下限为50℃(紫十字)(a)。用我们的成像软件得到热损伤实时监测的数学模型(b)。在采集热像期间由麻醉师进行监护下的通气暂停,每个消融周期允许2min暂停(c)

固性坏死区不会强化，在增强后表现为低信号或暗区（图47-8）。根据我们的经验，这可以对消融体积进行准确估计。对于伴有脊柱不稳的个体，可以在同一次麻醉状态下或作为单独的分期手术进行稳定脊柱手术（图47-9）。通常情况下，可以

使用脊柱导航和来自sLITT的参考坐标，或标准透视下进行骨水泥增强的经皮内固定术。一般来说，我们的做法是在6～12周内复查脊柱MRI。如果使用内固定，术后将进行CT脊髓造影，用于放射外科计划。

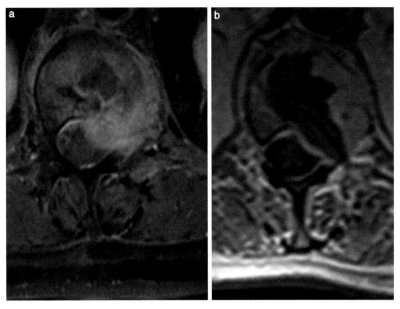

图47-8 MR图像显示了即时热损伤。术前病灶T_1增强序列存在强化（a），术后T_1增强序列无强化（b）

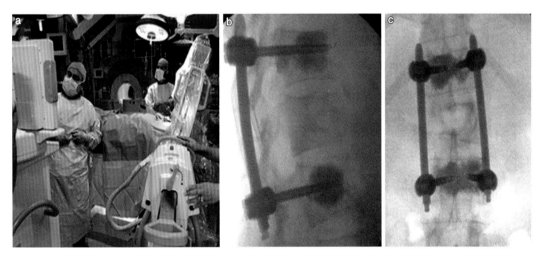

图47-9 合并脊柱不稳的病例在消融完成后立即在同一天进行治疗（a）。患者远离MRI，标准的骨水泥强化经皮椎弓根螺钉可以经透视或影像引导放置；侧位（b）和前后位（c）

47.5 临床结果和预后

结合放射外科，sLITT提供有效和持久的局部肿瘤控制，并发症极少。根据我们最初的经验，我们报告了19例患者接受sLITT和SSRS的结果，这些患者的肿瘤对放射治疗抵抗，大多数人在进行了综合治疗后仍出现进展[22]。在这个

队列中，7例患者有Bilsky 1c级硬膜外压缩，例名患者有2级压缩，4例患者有3级压缩。所有受试者都适用SSRS进行肿瘤控制，但硬膜外压迫的程度会将限制在计划靶区内使用的有效剂量。sLITT提供了一种替代开放手术的经皮治疗方案，其优点是住院时间缩短（中位数为2天）和肿瘤的长期控制改善。只有两例患者在16周和33周有进展的记录，并最终再次采用sLITT进行

了治疗。而且，2个月后硬膜外肿瘤的缩小有统计学意义（22%），硬膜外受压程度有所改善。sLITT后疼痛评分（VAS）也有明显改善。本系列研究的并发症包括1例患者出现一过性单肢轻瘫，1例患者伤口裂开需要再次手术，以及1例延迟性压缩性骨折。到目前为止，我们已经进行了100多次手术来治疗各种组织来源的肿瘤，共有17个治疗部位的局部肿瘤出现进展，其中15个是原位复发，2个在治疗边缘（研究尚未发表）。整个队列的中位随访时间为35周，平均复发时间为26周。大约1/3的患者接受了随后的稳定脊柱手术。

从这次纳入患者更多的研究中，我们得到了几个教训。在我们目前的实践中，我们将治疗限制在位于T_2和T_{12}之间的胸椎内的病变，以避免损伤颈部或腰骶丛。基于该过程的经皮性质，神经根无法被识别和保护。因为相应节段神经根的损伤，使得治疗上腰椎病变的最初尝试很困难。除脊柱的节段外，手术前神经功能损伤，即便是微小的损伤，也是该手术的绝对禁忌证。先前存在缺陷的患者，在消融术后神经功能恶化的风险将增加。我们的研究队列中有1例术前存在轻度运动下降的肾癌患者。手术本身并不复杂，最初耐受良好，但遗憾的是，患者出现了迟发的神经功能下降，需要手术减压。有趣的是，再次手术时从消融平面获得的组织病理报告为坏死组织，没有存活的肿瘤。另有1例患者在迟发性神经功能缺损时进行紧急减压。这例患者在激光消融前神经功能是完好无损的，但随后出现了功能下降。患者同时接受了肾癌的免疫治疗，我们认为LITT联合免疫治疗导致了显著的免疫反应和水肿。接受sLITT联合免疫治疗的个体可能需要慎重考虑。在接受LITT联合免疫治疗的颅脑肿瘤患者中也有类似的发现，这些患者随后会出现严重的水肿和炎症。

虽然热损伤区的直径通常可达10mm，但消融并非都是均匀或可预测的。邻近脑脊液、大血管或囊性区域的肿瘤组织更难治疗，因为这些结构类似散热装置，具有散热的功能。同样，肾细胞癌等血管性肿瘤可能需要更长的治疗时间和多个入路才能充分治疗一个区域，这类肿瘤消融区域的异质性比脊索瘤或肺癌等其他肿瘤更高。另外成骨性的肿瘤在使用sLITT时也面临着一大挑战：因为高度钙化的组织表现出MRI低信号，会干扰或降低MRI热像温度监测的质量。

47.6　结论

脊柱激光间质治疗是一种新兴的微创治疗脊柱转移瘤的方法。它能提供有效和持久的局部控制，且并发症发病率较低。与其他经皮技术相比，sLITT能提供独一无二的热损伤实时监测。与传统的分离手术相比，sLITT可缩短住院时间，改善疼痛控制，减少出血量。此外，血管性肿瘤也不需要术前栓塞，有严重内科并发症或需要继续系统治疗的患者可以安全地进行治疗。这项技术目前仍处于早期开发阶段，并且不是独立的治疗方法。相反，它最好与SSRS联用，以达到症状缓解和局部肿瘤控制。

（周刚　译，武辰　王月坤　高俊　校）

参考文献

1. Cole JS, Patchell RA. Metastatic epidural spinal cord compression. Lancet Neurol. 2008;7(5):459–66.
2. Bach F, Larsen BH, Rohde K, et al. Metastatic spinal cord compression. Occurrence, symptoms, clinical presentations and prognosis in 398 patients with spinal cord compression. Acta Neurochir. 1990;107(1–2):37–43.
3. Laufer I, Rubin DG, Lis E, et al. The NOMS framework: approach to the treatment of spinal metastatic tumors. Oncologist. 2013;18(6):744–51.
4. Gilbert RW, Kim JH, Posner JB. Epidural spinal cord compression from metastatic tumor: diagnosis and treatment. Ann Neurol. 1978;3(1):40–51.
5. Patchell RA, Tibbs PA, Regine WF, et al. Direct decompressive surgical resection in the treatment of spinal cord compression caused by metastatic cancer: a randomised trial. Lancet. 2005;366(9486):643–8.
6. Maranzano E, Latini P. Effectiveness of radiation therapy without surgery in metastatic spinal cord compression: final results from a prospective trial. Int J Radiat Oncol Biol Phys. 1995;32(4):959–67.
7. Greco C, Pares O, Pimentel N, et al. Spinal metastases: from conventional fractionated radiotherapy to single-dose SBRT. Rep Pract Oncol Radiother. 2015;20(6):454–63.
8. Gerszten PC, Burton SA, Ozhasoglu C, et al. Stereotactic radiosurgery for spinal metastases from renal cell carcinoma. J Neurosurg Spine. 2005;3(4):288–95.
9. Gerszten PC, Burton SA, Ozhasoglu C, et al. Radiosurgery for spinal metastases: clinical experi-

ence in 500 cases from a single institution. Spine (Phila Pa 1976). 2007;32(2):193–9.

10. Sahgal A, Larson DA, Chang EL. Stereotactic body radiosurgery for spinal metastases: a critical review. Int J Radiat Oncol Biol Phys. 2008;71(3):652–65.

11. Chang EL, Shiu AS, Mendel E, et al. Phase I/II study of stereotactic body radiotherapy for spinal metastasis and its pattern of failure. J Neurosurg Spine. 2007;7(2):151–60.

12. Lovelock DM, Zhang Z, Jackson A, Keam J, Bekelman J, Bilsky M, et al. Correlation of local failure with measures of dose insufficiency in the high-dose single-fraction treatment of bony metastases. Int J Radiat Oncol Biol Phys. 2010;77(4): 1282–7.

13. Bilsky M, Smith M. Surgical approach to epidural spinal cord compression. Hematol Oncol Clin North Am. 2006;20(6):1307–17.

14. Laufer I, Iorgulescu JB, Chapman T, et al. Local disease control for spinal metastases following "separation surgery" and adjuvant hypofractionated or high-dose single-fraction stereotactic radiosurgery: outcome analysis in 186 patients. J Neurosurg Spine. 2013;18(3):207–14.

15. Nakatsuka A, Yamakado K, Takaki H, et al. Percutaneous radiofrequency ablation of painful spinal tumors adjacent to the spinal cord with real-time monitoring of spinal canal temperature: a prospective study. Cardiovasc Intervent Radiol. 2009;32(1): 70–5.

16. Masala S, Chiocchi M, Taglieri A, et al. Combined use of percutaneous cryoablation and vertebroplasty with 3D rotational angiograph in treatment of single vertebral metastasis: comparison with vertebroplasty. Neuroradiology. 2013;55(2):193–200.

17. Masala S, Roselli M, Manenti G, et al. Percutaneous cryoablation and vertebroplasty: a case report. Cardiovasc Intervent Radiol. 2008;31(3):669–72.

18. Goetz MP, Callstrom MR, Charboneau JW, et al. Percutaneous image-guided radiofrequency ablation of painful metastases involving bone: a multicenter study. J Clin Oncol. 2004;22(2):300–6.

19. Nakatsuka A, Yamakado K, Maeda M, et al. Radiofrequency ablation combined with bone cement injection for the treatment of bone malignancies. J Vasc Interv Radiol. 2004;15(7):707–12.

20. Sharma M, Balasubramanian S, Silva D, et al. Laser interstitial thermal therapy in the management of brain metastasis and radiation necrosis after radiosurgery: an overview. Expert Rev Neurother. 2016;16(2):223–32.

21. Thomas JG, Rao G, Kew Y, et al. Laser interstitial thermal therapy for newly diagnosed and recurrent glioblastoma. Neurosurg Focus. 2016;41(4):E12.

22. Tatsui CE, Stafford RJ, Li J, et al. Utilization of laser interstitial thermotherapy guided by real-time thermal MRI as an alternative to separation surgery in the management of spinal metastasis. J Neurosurg Spine. 2015;23(4):400–11.

23. Tatsui CE, Lee SH, Amini B, et al. Spinal laser interstitial thermal therapy: a novel alternative to surgery for metastatic epidural spinal cord compression. Neurosurgery. 2016;79(Suppl 1):S73–82.

24. Thomas JG, Al-Holou WN, de Almeida Bastos DC, Ghia A, Li J, Bishop AJ, et al. A novel use of the intraoperative MRI for metastatic spine tumors: laser interstitial thermal therapy for percutaneous treatment of epidural metastatic spine disease. Neurosurg Clin N Am. 2017;28:513–24.

25. Tatsui CE, Belsuzarri TA, Oro M, et al. Percutaneous surgery for treatment of epidural spinal cord compression and spinal instability: technical note. Neurosurg Focus. 2016;41(4):E2.

26. Jimenez-Ruiz F, Arnold B, Tatsui CE, et al. Perioperative and anesthetic considerations for neurosurgical laser interstitial thermal therapy ablations. J Neurosurg Anesthesiol. 2018;30(1):10–7.

27. Boriani S, Weinstein JN, Biagini R. Primary bone tumors of the spine. Terminology and surgical staging. Spine (Phila Pa 1976). 1997;22(9): 1036–44.

48. 脊柱转移瘤手术中创面愈合的优化

Jaime L. Bernstein, Matthew A. Wright, and Jason A. Spector

48.1 简介

累及脊柱的肿瘤对脊柱外科医生来说是一个具有挑战性且越来越常见的问题。随着肿瘤治疗技术的进步，原发性恶性肿瘤患者的生存率不断提高，脊柱转移的发病率不可避免地增高。事实上，脊柱是第三个最常见的转移部位，也是最常见的骨转移部位[1]。据预测，恶性肿瘤患者死亡时脊柱转移的发病率为 30%～90%，这取决于原发肿瘤的类型（最常见的是乳腺癌、前列腺癌和肺癌）[2]。伴随着预期寿命的提高，尽管脊柱转移瘤的治疗手段在最近十年不断发展，手术仍然是治疗方案的重要组成部分，因为它减少了肿瘤负荷 / 复发，并稳定了脊柱，从而帮助患者保持更高的生活质量[3]。目前脊柱转移性疾病手术治疗的适应证包括进行性神经功能障碍、顽固性疼痛、脊柱不稳定和转移瘤对放射治疗耐受。为了解决这些问题，手术可能涉及减压、切除部分肿瘤和脊柱稳定[4]。

尽管手术治疗的获益很多，但由于营养状况不佳、术前和 / 或术后化疗或放射治疗以及既往手术 / 内固定史等多种因素，脊柱转移瘤患者出现术后伤口并发症的风险高。这使得外科医生在切除肿瘤和放置内固定和 / 或无血运的植入材料后，只能关闭一个状况不佳的萎缩切口。此外，这个伤口床通常还要接受辅助化疗和 / 或放射治疗[5]。意料之中的是，文献报道这些复杂病例的术后并发症的历史发病率高达 30%～40%，其中手术部位感染是最常见的并发症[5, 6]。

当这些患者出现伤口愈合问题时，后果往往比较严重，包括重新手术、移除内固定、延长住院时间、严重耽误辅助治疗、降低生活质量，以及增加医疗成本[4, 7-10]。由于文献报道手术效果相对较差，再加上许多脊柱转移瘤患者的预期寿命有限，过去的患者不太愿意选择手术治疗。

然而，由于数据显示术后并发症发病率下降，术后神经功能良好，近些年文献更倾向对选定的脊柱转移瘤患者进行手术干预。然而，与非肿瘤性脊柱手术相比，并发症的发病率仍然明显更高[3]。从根本上说，必须权衡并发症的风险和手术的获益。如果选择手术作为一种治疗措施，重要的是外科团队从术前开始就要注意减少伤口并发症。

48.2 创面愈合

普通创面愈合

脊柱手术伤口的愈合遵循传统模式，首先通过血管收缩和血小板形成来止血。简而言之，血小板细胞因子的释放以及凝血和补体级联反应的激活导致炎症细胞的趋化。中性粒细胞在最初的 48 小时内是启动炎症反应的主要细胞类型，而在 48～96 小时则主要是巨噬细胞。巨噬细胞最初表现为 M1 型，释放肿瘤坏死因子（tumor necrosis factor，TNF）-α、IL-1 和 IL-6 等细胞因子，清除伤口碎片和病原体。巨噬细胞随后转变为 M2 型，进入纤维增殖期。在这一阶段，包括转化生长因子 β（TGF-β）、表皮生长因子（epidermal growth factor，EGF）和血管内皮生长因子（vascular endothelial growth factor，VEGF）在内的生长因子，促进基质形成、上皮化和新生血管生成。胶原蛋白的产生在这段时间达到高峰，但由于胶原酶的同时吸收，胶原蛋白的净沉积在大约 3 周达到平衡。在接下来的几个月里，胶原成熟发生，其特征是胶原交联，并将 3 型胶原转化为 1 型胶原。在健康的患者中，伤口在大约 2 个月时达到术前 80% 的抗张强度，在大约 6 个月时达到最终的稳定抗张强度[11-15]。

脊柱转移瘤患者应注意的问题

脊柱转移瘤患者的伤口愈合是一个复杂过程，并且受多种因素的影响，这些影响可能是由肿瘤直接导致的，也可能是由于治疗操作导致的，从而增高伤口并发症发病率[4, 5, 16, 17]。不管原发肿瘤是何种类型，肿瘤往往与一定程度的免疫失调有关。在系统层面上，肿瘤细胞产生细胞因子，导致免疫系统对肿瘤或其他潜在病原体的应答能力下降[18, 19]。此外，高水平的促炎细胞因子如TNF-α、IL-1和IL-6经常与不良的临床预后相关，包括肌肉萎缩、恶病质和营养不良。患者也可能出现低白蛋白血症（可能是由于 TNF-α 抑制了肝脏白蛋白的产生），这与术后死亡率有关[20, 21]。

脊椎转移瘤患者还需要考虑另一个因素，即患者（他或她）是否有原发肿瘤或转移瘤的放射治疗史。辐射会导致瘢痕形成和组织纤维化，这可能会导致组织分界不清和失去弹性。此外，在脊柱手术后的几周或几个月内接受放射治疗的患者伤口愈合面临更严峻的挑战，因为放射治疗可以抑制部分新生血管生成和成纤维细胞增殖，而这些对于伤口愈合是非常重要的。

最后，许多脊柱转移瘤患者将接受糖皮质激素治疗以对抗脊髓压迫症状，而糖皮质激素通过多种机制影响伤口愈合，包括减少成纤维细胞胶原沉积、减轻炎症以及减少上皮再生。其他可能阻碍伤口正常愈合的因素包括高龄、体重指数过高或过低、吸烟、糖尿病、肾脏疾病、心脏病、外周血管疾病、血管炎和凝血功能障碍等，这些并发症不是该患者群体特有的，但必须进行评估。

48.3 术前优化

在适当情况下，患者术前均应进行充分的医疗和营养方面的准备。除常规的术前医疗准备和心功能准备外，还应优化营养状况，使血清白蛋白＞4g/dl，前白蛋白＞16mg/dl，必要时应补充蛋白质。患者还应该接受戒烟咨询，至少在术前 6周停止使用含尼古丁的产品。有糖尿病病史的患者，应该通过监测其糖化血红蛋白来控制他们的血糖水平。凝血异常必须纠正，任何血管升压剂都必须停用，因为它们会减少伤口的灌注。最后，应尽快停用糖皮质激素，或补充维生素 A 以对抗糖皮质激素对伤口愈合的负面影响。

48.4 多学科方案

在过去，整形外科医生只是在复杂的脊柱创伤的切口出现并发症后才介入进来，由此产生重建伤口的需求也伴有较高的伤口并发症发病率。最近的文献显示，与延迟的重建相比，初次手术时使用肌瓣预防性覆盖脊柱的患者并发症发病率较低。应判定伤口愈合能力差的患者，以便在初次手术时通过提供血供良好的软组织覆盖和无张力缝合来减少伤口愈合的并发症[4-6, 22]。术前，脊柱和重建外科医生可以通过协作讨论拟定手术切口的位置和预期的脊柱软组织入路，以避免影响皮肤或深层肌肉的血液供应。这样的沟通有助于确保重建时采用的肌瓣仍然存活。

48.5 重建方案的选项

虽然脊柱手术切口重建的选择范围很广，但考虑到获取组织的效率和伴发其他损伤的概率最小，最常见的方法是使用局部肌瓣。肌瓣覆盖适用于多种类型的伤口愈合。首先，肌瓣为手术部位提供了更多血液灌注，这有助于伤口愈合、植骨血运重建和抗生素输送。其次，肌瓣还在皮肤和脊柱之间形成软组织屏障，为脊柱和内植物提供持续保护。在表面裂开甚至全层皮肤损失的情况下，伤口也有可能无需再次手术而愈合，肌瓣使得内植物免遭外界的暴露和污染而得以保留（图 48-1）。此外，局部肌瓣还有消除死腔的作用，这减少了潜在空间积液的可能。最后，将肌肉组织放置在裸露的脊髓附近也可能促进硬脊膜愈合，降低脑脊液（cerebrospinal fluid，CSF）渗漏的可能性。

解剖学上，脊柱附近有浅层和深层肌肉可供软组织覆盖（图 48-2）。肌瓣闭合伤口时通常使用棘旁肌，因为相对于脊柱而言这些肌肉位置深，且纵向排列。根据所涉及的伤口和脊柱的水平，重建也可能需要从背部浅层的外在肌肉进行第二层覆盖，包括斜方肌、背阔肌、胸腰筋膜和 / 或臀大肌[4, 22]（图 48-3），同时应尽力保护供应这些肌瓣的皮肤穿支血管。

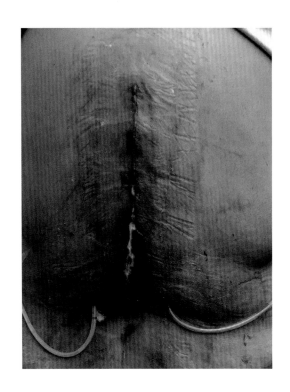

图 48-1　术后早期浅层裂开。由于浅筋膜深方的肌瓣仍然完好无损，即使在全层皮肤破裂的情况下，内固定和植入物也可以被安全的隔离

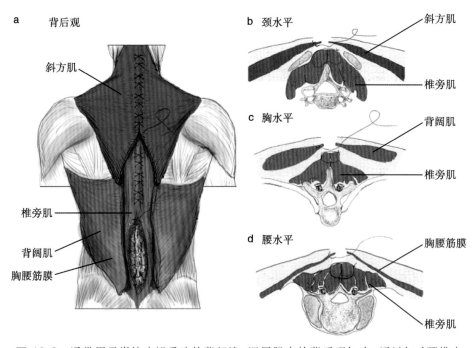

图 48-2　通常用于脊柱皮瓣重建的背部浅、深层肌肉的背后观（**a**）。通过（**b**）颈椎水平、（**c**）胸椎水平和（**d**）腰椎水平的两层皮瓣闭合的轴位切面图（经 Franck 等[22]允许，Elsevier©2018）

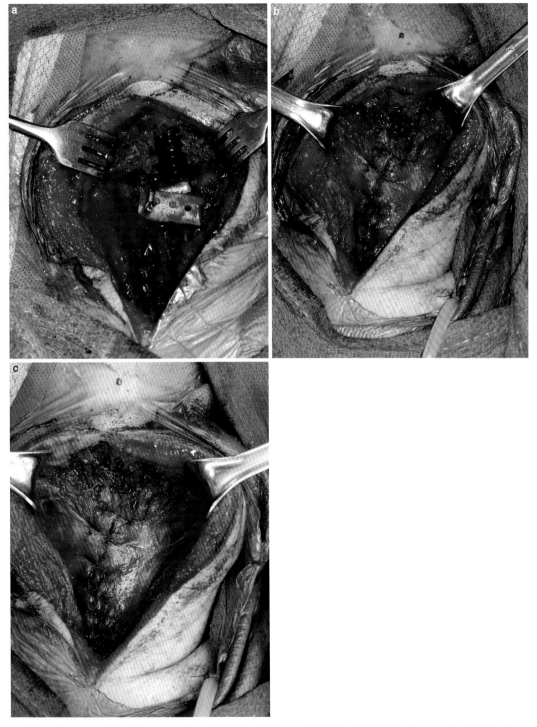

图 48-3 **a.** 打开颈部伤口，内固定和植骨没有移位。在解剖深、浅两层肌肉后。**b.** 叠瓦状缝合覆盖深部的棘旁肌瓣，消除下面的死腔。**c.** 接下来缝合浅部斜方肌瓣，在内固定表面提供第二层覆盖

为了促进伤口愈合，即便是在有肌肉瓣的情况下，都要确保所有缝合的各层组织能无张力，并且能足以移到中线位置。可以通过游离脊柱深层肌肉来降低张力，并使得浅层肌肉移动的范围增大。如果闭合伤口时需要更大程度地降低张力，也可减张切开侧方肌筋膜。减少张力是非常重要的，因为伤口张力的增加会导致缝线上作用力强度增大，容易导致伤口边缘缺血、坏死，从而导致缝合失败，伤口裂开。

值得注意的是，因为筋膜更能承受缝合的张力，保留肌瓣周围的筋膜可以增加缝合的强度。单纯肌肉缝合不能提供足够的强度，缝合肌肉而不覆盖筋膜可能导致缝合线"奶酪线"样穿过肌肉，从而导致皮瓣裂开。

48.6 脊柱翻修手术及其相关挑战

意料之中的是，既往接受过脊柱手术的患者出现伤口愈合并发症的风险更高。重建外科医生必须考虑到，以前的切口可能中断了脊柱表层软组织的血供。现有的中线切口通常不会造成问题。相反，当采用旁正中切口或瘢痕偏离中线时，术前设计新切口的位置以最大限度地保护血供是非常重要的。既往有脊柱手术史并非前文所讨论的肌瓣关闭切口的禁忌证，但它确实需要脊柱和重建外科医生在术前密切沟通。

48.7 术后优化

类似于其他手术的术后阶段，应定期密切监测患者的伤口和基本状况（如生命体征、疼痛和精神状态）。此外，还应避免或去除任何有可能影响伤口愈合的因素。

任何伤口愈合不良的基础原因都是组织缺氧。造成伤口组织缺氧的原因有多种，包括血管收缩（继发于受凉、疼痛、低血容量、吸烟、血管加压剂）、动脉粥样硬化或微血管疾病、贫血和心排出量减少（以及其他潜在原因）。必须注意最大限度地保持伤口组织的供氧：伤口保暖，控制疼痛，监测血细胞比容，并在该值下降时采取必要措施。应适量补液，维持伤口床和肌瓣足够的灌注，以确保充足的供氧。对每个患者来说，完全戒烟是理

想状态，但至少应该在术后短期内绝对禁烟。虽然患者在术前可以提前接受有关戒烟方法的咨询，但重要的是他们要意识到，在术后这段时间，吸烟对手术成功也会有不利影响。

即使已经采取预防措施去减轻创面缺氧，也应密切监测手术部位是否存在缺氧迹象，尤其是在术后早期。皮肤颜色、温度、肿胀程度，以及毛细血管充盈情况都应定期评估，出现异常应该及时研究。除了组织缺氧，术后还有许多参数需要监测，这些参数可能对伤口愈合有直接影响。监测营养状况时可使用血液营养仪表板测量前白蛋白等参数，并及时纠正营养缺乏。另外也可使用蛋白质补充剂。与术前相似，应该尽可能避免使用免疫抑制剂。如果必须服用糖皮质激素，则应同时服用维生素 A，以抵消糖皮质激素对愈合的不利影响。

应尽可能减轻脊柱的压力。用枕头垫着患者，以便于其侧卧，每隔几个小时换一次方向，这样可以确保新切口不会受到太多压力。在术后，护士和患者都应该学会采取措施减少伤口部位压力。伤口应该保持清洁，敷料一旦出现污染应立即更换。

近些年许多外科医生喜欢使用切口负压敷料，这不仅可以保持切口无菌，而且还促进了伤口的愈合。负压伤口疗法在文献中已经被证明可以促进伤口愈合，因为它缓解了伤口边缘的张力，减少了液体蓄积，清除了感染性物质，并促进了肉芽组织的聚集。一种较新的使用负压敷料的方法是在闭合切口上使用。这些设备被称为切口负压敷料，已被证明可以降低缝合切口上的张力，减少液体堆积 / 血清肿形成，并提供一个无菌、密闭的环境，这些都有助于减少切口裂开和感染[23-25]。

48.8 处理伤口并发症

脊柱手术可能会出现一般手术伤口的并发症，包括血清肿、感染和开裂，这些患者还必须监测是否有其他并发症，如脑脊液漏和内植物暴露。

血清肿

肌瓣关闭伤口减少了死腔，显著降低了血清肿形成的风险，但这一并发症仍有可能发生。在

肌肉和筋膜皮肤层之下放置适当大小的引流管（如 #15Blake），并进行吸引，使液体在术后早期排出。拔出引流管之前需达到连续两天 24 小时引流量保持在 20 以下。根据我们已发表的经验，如果有必要，引流管可以安全放置 2～4 周，并且不会增加感染的风险[4, 22]。尽管采取了这些干预措施，在引流管拔除前或拔除后，都有可能发生血清肿。血清肿最常见的表现为无痛性皮下肿块，有波动感。其他不太常见的体征和症状包括新发或持续性疼痛、切口溢液，甚至由于压力升高引起新的神经功能障碍[26]。

体积小而临床稳定的血清可以在床旁或诊所里加以引流。然而，如果在多次引流后血清肿仍然存在，手术干预可能是必要的，因为成熟的腔内壁包膜可能会阻止液体吸收和组织愈合。应仔细检查引流情况，除血清性引流液（即血液、脓液和脑脊液）外，其他任何情况都应进一步检查。除了那些引起神经功能障碍的血清肿外，体积大或进展迅速的血清肿还应考虑进行外科或介入性放射引流。

脑脊液漏

脑脊液漏的潜在症状和体征包括头痛、畏光、恶心 / 呕吐和伤口肿胀。如果担心脑脊液漏，应停止深部引流管的吸引，而通过重力将其引流到引流袋，这样可以无须伤口床内负压的情况下排出多余的液体。如果引流仍然过多并继续出现症状，则应夹闭引流管。必要时应进行其他标准治疗，如平卧位和减压引流。

伤口开裂 / 感染

正如前面提到的，如果使用了肌瓣，在表面裂开甚至全层皮肤损失的情况下，伤口也有可能无需再次手术而愈合。单用简单一层的切口关闭可能导致深层组织的感染并累及内固定，而在肌瓣使用后可能只累及浅表，仅需更换敷料或负压敷料来治疗。因为肌瓣所提供的额外保护层可以避免暴露和污染，同时也可维持更深层组织的血供，并在发生感染时能作为通路输送足够的抗生素，也有可能避免返回手术室取出内植物。

在怀疑或已经明确感染的情况下，应在送出培养物后立即开始抗生素治疗。抗生素的选择应以培养和药敏结果为指导。必要时应咨询感染科医生。如果有明确的证据表明内植物感染，或者如果局部伤口处理不够时，就应该进行手术干预。

（周刚 译，王潇洁 陈雯琳 高俊 校）

参考文献

1. Sebaaly A, Shedid D, Boubez G, Zairi F, Kanhonou M, Yuh SJ, et al. Surgical site infection in spinal metastasis: incidence and risk factors. Spine J. 2018;18(8):1382–7.
2. Wong DA, Fornasier VL, MacNab I. Spinal metastases: the obvious, the occult, and the impostors. Spine (Phila Pa 1976). 1990;15(1):1–4.
3. Demura S, Kawahara N, Murakami H, Nambu K, Kato S, Yoshioka K, et al. Surgical site infection in spinal metastasis: risk factors and countermeasures. Spine (Phila Pa 1976). 2009;34(6):635–9.
4. Cohen LE, Fullerton N, Mundy LR, Weinstein AL, Fu KM, Ketner JJ, et al. Optimizing successful outcomes in complex spine reconstruction using local muscle flaps. Plast Reconstr Surg. 2016;137(1):295–301.
5. Dolan RT, Butler JS, Wilson-MacDonald J, Reynolds J, Cogswell L, Critchley P, et al. Quality of life and surgical outcomes after soft-tissue reconstruction of complex oncologic defects of the spine and sacrum. J Bone Joint Surg Am. 2016;98(2):117–26.
6. Chang DW, Friel MT, Youssef AA. Reconstructive strategies in soft tissue reconstruction after resection of spinal neoplasms. Spine (Phila Pa 1976). 2007;32(10):1101–6.
7. Savage JW, Anderson PA. An update on modifiable factors to reduce the risk of surgical site infections. Spine J. 2013;13(9):1017–29.
8. McCarthy IM, Hostin RA, Ames CP, Kim HJ, Smith JS, Boachie-Adjei O, et al. Total hospital costs of surgical treatment for adult spinal deformity: an extended follow-up study. Spine J. 2014;14(10):2326–33.
9. Pull ter Gunne AF, Cohen DB. Incidence, prevalence, and analysis of risk factors for surgical site infection following adult spinal surgery. Spine (Phila Pa 1976). 2009;34(13):1422–8.
10. Whitmore RG, Stephen J, Stein SC, Campbell PG, Yadla S, Harrop JS, et al. Patient comorbidities and complications after spinal surgery: a societal-based cost analysis. Spine (Phila Pa 1976). 2012;37(12):1065–71.
11. Janis JE, Harrison B. Wound healing: part I. Basic Science. Plast Reconstr Surg. 2016;138(3 Suppl):9S–17S.
12. Janis JE. Essentials of plastic surgery. 2nd ed. St. Louis/Boca Raton: Quality Medical Publishing/CRC Press/Taylor & Francis Group; 2014.

13. Janis JE, Kwon RK, Lalonde DH. A practical guide to wound healing. Plast Reconstr Surg. 2010;125(6):230e–44e.

14. Broughton G 2nd, Janis JE, Attinger CE. Wound healing: an overview. Plast Reconstr Surg. 2006;117(7 Suppl):1e-S–32e-S.

15. Glat P, Longaker M. Wound healing. In: Grabb and Smith's plastic surgery. 5th ed. Philadelphia: Lippincott-Raven; 1997.

16. Garvey PB, Rhines LD, Dong W, Chang DW. Immediate soft-tissue reconstruction for complex defects of the spine following surgery for spinal neoplasms. Plast Reconstr Surg. 2010;125(5):1460–6.

17. Nasser R, Yadla S, Maltenfort MG, Harrop JS, Anderson DG, Vaccaro AR, et al. Complications in spine surgery. J Neurosurg Spine. 2010;13(2):144–57.

18. Porporato PE. Understanding cachexia as a cancer metabolism syndrome. Oncogene. 2016;5:e200.

19. Ohm JE, Carbone DP. VEGF as a mediator of tumor-associated immunodeficiency. Immunol Res. 2001;23(2):263–72.

20. Gibbs J, Cull W, Henderson W, Daley J, Hur K, Khuri SF. Preoperative serum albumin level as a predictor of operative mortality and morbidity: results from the National VA Surgical Risk Study. Arch Surg. 1999;134(1):36–42.

21. Matthys P, Billiau A. Cytokines and cachexia. Nutrition (Burbank, Los Angeles County, Calif). 1997;13(9):763–70.

22. Franck P, Bernstein JL, Cohen LE, Hartl R, Baaj AA, Spector JA. Local muscle flaps minimize postoperative wound morbidity in patients with neoplastic disease of the spine. Clin Neurol Neurosurg. 2018;171:100–5.

23. Scalise A, Calamita R, Tartaglione C, Pierangeli M, Bolletta E, Gioacchini M, et al. Improving wound healing and preventing surgical site complications of closed surgical incisions: a possible role of incisional negative pressure wound therapy. A systematic review of the literature. Int Wound J. 2016;13(6):1260–81.

24. Cahill C, Fowler A, Williams LJ. The application of incisional negative pressure wound therapy for perineal wounds: a systematic review. Int Wound J. 2018;15(5):740–8.

25. Ingargiola MJ, Daniali LN, Lee ES. Does the application of incisional negative pressure therapy to high-risk wounds prevent surgical site complications? A systematic review. Eplasty. 2013;13:e49.

26. Tan LA, Kasliwal MK, Traynelis VC. Surgical seroma. J Neurosurg Spine. 2013;19(6):793–4.

49. 脊柱转移瘤和脊髓压迫的现代放射治疗

John Roberson Bernard Newman and Samuel Ryu

49.1 简介

脊柱转移瘤是许多肿瘤的常见并发症。据估计，超过 40% 的肿瘤患者在病程中会发生脊柱转移[1-3]。脊柱转移瘤和其他骨转移瘤一样，通常伴有疼痛。然而，随着病情进展，转移瘤可能引发结构相关的问题，其原因是椎体压缩性骨折或骨质向椎管或神经孔凸出引起相应神经功能障碍。传统观念认为，脊柱转移是疾病终末期的主要标志，因此，治疗的目的是姑息治疗、缓解疼痛并试图改善神经功能和生活状态。

近年来，随着肿瘤综合治疗技术和单发转移瘤发现能力的提高，再加上立体定向放射外科（stereotactic radiosurgery，SRS）或立体定向全身放射治疗（SBRT）技术的进步，治疗模式已经逐渐变得积极，以实现局部肿瘤的控制。此外，由于这些进展有助于提高特定患者的总体生存率，因此急需效果更加明确的治疗方法，以便持久缓解症状和有效控制局部肿瘤。事实上，最近的报告表明，对受累处进行单次分割放射外科治疗的局限性脊柱转移瘤患者，1 年和 3 年生存率分别为 49% 和 35%，根据原发肿瘤部位的不同，总生存期的中位数从肺原发肿瘤的 1.8 个月到乳腺原发肿瘤的 16 个月不等[4]。另一项多机构的分析显示，在相似的患者组中，中位总生存期为 19.5 个月[5]。

脊柱转移瘤通常呈寡转移状态，在这种状态下，SBRT 可以改善局部肿瘤控制和延长生存期。因此，这些患者可能需要积极的局部治疗，目的是提供持久的局部控制。本章将着重从目前放射治疗的角度对脊柱转移瘤的治疗进行回顾。

49.2 临床表现及诊断

脊柱转移瘤通常表现为剧烈的背部疼痛，这会限制患者活动并导致临床表现恶化。这种疼痛的性质较为复杂，可能是由于肿瘤直接侵犯椎体、脊柱机械性不稳定或脊髓以及神经受压引起，因此难以准确地描述和前后一致地评估。肿瘤侵犯骨质引起的疼痛表现为非体位性的、持续、活动时改善，并且对激素治疗有反应。机械性的疼痛（反映出脊柱的不稳定）通常与体位更相关，并且随着躯体轴向负荷的增加，或者弯曲或站立而恶化，尽管后凸畸形患者平卧时疼痛会加剧。神经根性疼痛是一种尖锐的、按照皮节支配分布的刺激性疼痛，而中枢性疼痛可能是持续性的，并伴随着硬膜外压迫导致的神经功能障碍逐渐加重[6]。

神经功能障碍也可能是首发表现，大约 10% 的患者最终可能发展为脊柱压迫和 / 或马尾神经综合征，症状可表现为受压节段远端无力或感觉异常，以及 / 或膀胱和直肠功能障碍导致大小便失禁或潴留。为了早期诊断和治疗，有肿瘤病史的患者如果出现新发的脊柱疼痛，需要立即进行包括 CT、MRI 和 PET 在内的影像学检查。对于没有肿瘤病史而发现脊柱病变的患者，也应该考虑对病灶进行活检或切除。

脊柱转移瘤

一直以来，脊柱转移瘤被认为是肿瘤的急性并发症，通常至少要接受一个疗程的分级放射治疗。对于没有硬膜外病变的患者，可以采用非紧急治疗。治疗的紧迫性部分取决于药物控制疼痛的能力。但无论如何，均需要采取适当措施控制疼痛。当采用积极的局部治疗手段处理受累脊柱时，首先要决定是否需要紧急治疗。任何出现脊髓受压症状或体征的患者都应该立即进行脊柱 MRI 检查，以评估脊髓受压或椎管受累的情况。

椎管受累但无神经功能障碍

某些硬膜外肿瘤可导致椎管受累，但不伴神

经功能障碍,可在定期体检或随访过程中被偶然发现。如果不治疗,将不可避免地会进展为有症状的脊髓压迫。在这种情况下,应该通过脊柱外科医生、放射治疗科医生、肿瘤科医生和患者之间的沟通尽快制订治疗方案。为避免病情进展造成神经功能障碍和脊髓压迫,可以通过手术切除或放射治疗来控制硬膜外肿瘤,而当前脊柱 SRS/SBRT 在治疗中扮演着重要的角色。为了评估椎管受累而无神经功能受损的情况,可采用可靠的分级评估系统(见下文)。

脊髓压迫

对于有明显症状的脊髓压迫患者,应立即使用糖皮质激素。研究表明,该治疗措施可改善患者的步行能力[7]。最常用的方案包括地塞米松 10mg 静脉推注,然后每天 16mg(每 6 小时 4mg),2 周后逐渐减量[8]。应及时查 MRI 了解脊髓受压的程度,为治疗计划提供依据。对于在局部 MRI 上发现有脊髓受压的患者,强烈建议进行全脊柱 MRI 检查,评估是否存在多节段脊髓受压,以便制订全面的治疗方案。并推荐多学科脊柱肿瘤委员会进行讨论,制订出最佳的个体化治疗方案。

偶发的无症状病变

近年来,MRI 已越来越广泛地用于脊柱转移瘤的评估,由于其病灶检测能力的增强,可以发现没有明确症状的偶发隐匿性或小体积脊柱病变。在某些情况下,这些病变是寡转移性疾病,在此状态下 SRS/SBRT 可延长疾病的生存期,为 SBRT 治疗脊柱病变开辟了一个新的领域[9]。虽然临床上对于这些偶发的无症状病变尚无标准治疗方案,但对脊柱进行 SRS/SBRT 治疗成为选择之一。即便如此,有必要采用多学科方法,以利于患者治疗方案的制订和全面治疗的协调。

49.3　治疗中需要考虑的因素

在最初的影像学检查和糖皮质激素治疗后,对于脊柱转移和 / 或脊髓压迫的患者的正式治疗,包括手术加辅助放射治疗或单纯放射治疗。与其他骨转移瘤不同,脊柱治疗评估应考虑脊柱不稳

定的存在、脊髓受压程度、肿瘤的放射敏感性,以及症状的持续时间和进展速度。另外还有一些因素也对治疗方案的选择起重要作用,包括对全身性疾病的控制,病灶涉及的脊椎节段数,以及患者既往是否对病灶进行了局部的治疗。

肿瘤学评估

只有系统评估肿瘤原发部位和所有转移部位的肿瘤负荷,以及它们的临床表现、一般情况和并发症,才能预测患者的整体肿瘤状况。原发性肿瘤的放射敏感性也是决定治疗方案的一个因素。许多出现转移性脊髓压迫的患者已经有原发肿瘤的病理结果,可以据此快速评估放射敏感性。如果既往没有肿瘤病理诊断,第一次手术既是治疗性的也是诊断性质的。放射治疗或化疗敏感型肿瘤包括淋巴瘤、精原细胞瘤、小细胞肺癌和多发性骨髓瘤,可单用放射治疗或化疗治疗[10]。其他类型肿瘤要么在术后放射治疗,要么单独进行放射治疗。

常规分级外照射放射治疗(cEBRT)最常见的方案是 30Gy/10 次。20 世纪八九十年代进行的一项单独应用 cEBRT 治疗脊髓压迫的早期前瞻性试验发现,治疗前可以行走的骨髓瘤或淋巴瘤患者治疗后 100%(10/10)保留行走能力,治疗前不能行走的患者 64%(7/11)在治疗后恢复行走能力[11]。下文将提到,无论是单独采用 SRS/SBRT 单独治疗抑或手术加 cEBRT 治疗,该结果与放射治疗更加抵抗的肿瘤的治疗结果比较。出于这个原因,对放射敏感的肿瘤患者已被排除在随后评估治疗方案的试验之外。

前期治疗

在决定治疗方案时,需要了解既往关于脊柱治疗的所有准确信息,特别是患者是否接受过手术或放射治疗等局部治疗的情况。cEBRT 治疗通常包括将 30Gy 分 10 次照射受累节段及其上下各 1～2 个节段。任何以前的治疗也都向邻近的正常结构提供了类似的辐射剂量,包括脊髓、肺、食管、肠道等。既往接受全剂量脊柱放射治疗的患者中,再次进行放射治疗具有挑战。在许多情况下,如果距离最初治疗已经过去了足够的时间,这些患者可以再次接受全剂量的放射治疗。但是在

某些情况下,患者在最初的放射治疗后不久就会出现局部进展或复发。再次放射治疗时需要考虑的重要因素包括放射剂量、时间间隔和靶区体积,以及患者的症状、肿瘤状态、一般情况和其他合适的治疗措施。正如下面将要讨论的,目前的证据表明,在 cEBRT 后再次进行 SRS/SBRT 的患者响应与首次进行 SRS/SBRT 的响应相似。

脊柱稳定性

评估脊髓受压和脊柱转移的一个必要部分是脊柱的结构稳定性。不管组织学如何,再多的放射治疗或化疗都不能恢复已经失稳脊柱的稳定性。脊柱不稳肿瘤评分(spinal instability neoplastic score, SINS)已被用于指导判定哪些患者具有最大的不稳定性,所采用的标准如下:椎体位置、是否合并疼痛、骨病变的类型、影像上的脊柱排列、是否有椎体塌陷和椎体受累的程度及累及椎体后部结构,总分从 0~18。然后,病变被分类为“稳定”(0~6)、“潜在不稳定”(7~12)和“不稳定”(13~18),并建议对所有不稳定或潜在不稳定的病变(得分>6)进行外科会诊[12]。需要注意的是,尽管 SINS 为确定脊柱稳定性提供了一定的参考价值,但它并非一个完美的分类系统,被归类为“稳定”的病变实际上可能表现为“不稳定”。最后,即使被确定为“不稳定病变”,而患者合并全身性疾病或严重的内科并发症表明手术愈后不佳时,这些因素也可能影响脊柱稳定手术的可取性和必要性。

神经系统症状的持续时间和严重程度

神经症状的持续时间和严重程度也对脊柱转移瘤的治疗方案起着重要作用。如前所述,脊髓受压患者能够行走是治疗后患者能下地行走的重要标志。这已经在文献中得以证实,而与肿瘤组织学、治疗方法(单独 cEBRT,单独 SRS/SBRT,或者手术加 cEBRT)无关。由于这些神经症状是由于外部脊髓的压迫引起的,因此患者的症状持续时间越长,就越有可能出现不可逆转的神经损伤,越难以恢复到之前功能水平。事实上,一项关于脊髓转移瘤压迫引起的神经症状与手术时机的分析表明,如果患者在症状出现后 48 小时内接受手术,神经功能会明显改善,而延迟手术与神经功能

改善之间存在负相关[13]。因此,症状的严重程度和持续时间以及进展速度在决定治疗方案方面起着重要作用。

脊柱受累范围

手术干预和放射治疗都是针对受累的脊柱节段,这意味着决定治疗方案的一个重要方面是脊柱受累的程度。此外,由于脊柱 SRS/SBRT 的目标是最大限度地控制局部肿瘤并保护神经功能及长期缓解症状,因此如何正确筛选出适合这种治疗方法(与 cEBRT 相反)的患者尤为重要。与立体定向放射外科治疗脑转移瘤一样,目前对于脊柱放射外科可以治疗的最大受累脊柱节段数量没有明确的答案。RTOG(NRG)0631 包括了不同的临床情境:①孤立性脊柱转移灶,伴或不伴硬膜外或脊柱旁软组织侵犯;②两个相邻脊柱节段的转移;③非毗邻的脊柱转移(最多可达三个部位);④沿脊柱的弥漫性转移;⑤多个脊柱节段受累,只有在 MRI 扫描下才能在椎体内看到很小的“隐蔽”病灶(病灶的体积小于椎体的 20%)。如何恰当地处理这些隐蔽的转移瘤将是未来的一个发展领域。值得注意的是,对于较大的肿瘤(如上述情况3)必须谨慎,因为单个治疗靶点大于 6cm 时,放射剂量往往会大量增加[4]。同样对于脊柱转移瘤延伸到椎旁的肿物也可以用脊柱放射外科手术治疗,但对于适合治疗的椎旁肿块体积没有明确规定。在 RTOG0631 中,5cm 可作为椎旁肿块治疗的参考,但必须确定目标照射体积是否完全包含这些椎旁病变。这些因素也会影响手术的决策。

脊髓压迫分级

随着常规使用 MRI 来评估硬膜外浸润和脊髓受累,以及 SRS/SBRT 和复杂的手术方法在脊柱转移瘤治疗中的广泛应用,人们试图发展脊髓受压的分级。目前主要有两种方法评估恶性脊髓压迫,一种是由 Bilsky 等基于 MR 图像开发的,另一种是 Ryu 等基于 MRI 和神经功能状态而制订的。根据磁共振上神经受压情况,Bilsky 等[14]研究开发了一个四分级系统来帮助手术决策,将 1 级细分为 3 个独立的级别,而 Ryu 等[15]根据硬膜外病变的范围使用 0-V 级。两种分级系统在影像学上基本是相同的(图 49-1)。在这两个系统中,

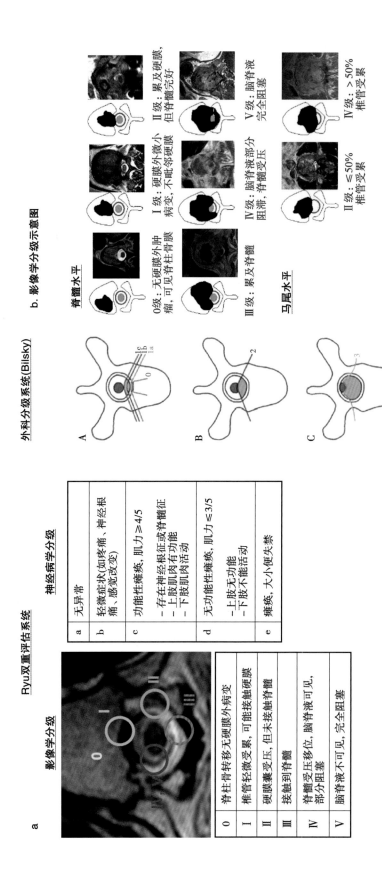

图 49-1 脊髓受压分级系统的比较：Ryu 双重评估系统和 Bilski 的分级系统（a），影像学分级示意图（b）

仅椎骨受累为 0 级，其他级别为：硬膜外接触但无硬膜变形（Bilsky 1a 级 =Ryu I 级），硬膜变形但并未接触脊髓（Bilsky 1b 级 =Ryu Ⅱ级），接触到脊髓（Bilsky 1c 级 =Ryu Ⅲ级），部分脊髓受压伴可见脑脊液信号（Bilsky 2 级 =Ryu Ⅳ级），以及完全阻塞而没有脑脊液信号（Bilsky 3 级 =Ryu Ⅴ级）。为了进一步帮助制订用于临床治疗的方案，Ryu 等提出了一种双重分级系统，该系统同时考虑了影像上的脊髓压迫和神经功能障碍。在该系统中，患者的影像学分级是 0 到 Ⅴ 级，来衡量椎管受累和脊髓受压，以及从 a 到 e 的神经病学分级，相当于临床上常用的 Tomita 功能运动分级[16]。例如，在此分级下Ⅲc 级表示脊髓受到肿瘤的接触且患者有轻微的肌无力，肌力 4 级。因此，该分级系统对决定治疗方案，以及治疗后监测硬膜外病变和神经功能非常有用。

49.4 治疗方案

在过去的十年中，脊柱转移瘤和 / 或脊髓压迫的手术和放射治疗模式一直在发生变化，目前可供选择的治疗措施包括 cEBRT、放射外科的分级放射治疗、各种手术治疗和其他介入治疗，以及多学科综合治疗。因此，了解脊柱转移瘤的各种治疗方式是很重要的。

外科治疗

手术治疗包括椎板切除、隔离手术和椎体切除直接减压术，另外还包括采用内固定和重建的方法恢复脊柱的稳定性。压缩性骨折引起的明显的骨性后凸应该手术治疗，而不是放射治疗。同样，结构性脊柱失稳也应该评估后通过手术治疗。隔离手术不一定要全切肿瘤，其目的是在硬膜外肿瘤和脊髓之间形成间隔，以便使用全部放射剂量照射硬膜外肿瘤。无论采用何种手术，术后放射治疗对于防止局部复发和肿瘤进展至关重要。脊柱转移瘤的外科治疗将在其他章节进一步讨论。

传统外照射放射治疗

传统的外照射放射治疗（cEBRT）用于缓解疼痛和脊髓压迫已有数十年的历史。研究表明，多次分级放射治疗方案是可行，并且具有相同的效应。最常用的方案是在简单的辐射野装置中分 10 次照射共 30Gy。与多次分级放射治疗（如 3Gy×10 次）相比，单次（如 1 次 8Gy）放射治疗的患者需要再次治疗的可能性更大（7.4% *vs* 21.5%），并更有可能导致成病理性骨折[17]。然而，最近一项研究比较了 8Gy×1 次和 4Gy×5 次两种放射治疗方案的差异，结果表明脊髓压迫患者的转归没有差异[18]。通常，目标照射体积包括所涉及的脊椎节段以及上下各 1～2 个椎体。cEBRT 的流程包括评估靶点准确性、勾画肿瘤和正常组织，及计划和实施治疗。与其他放射治疗一样，须每天（或更少频次）进行影像引导，尽管在极少数情况下可以通过临床办法将患者的脊柱进行对齐。由于 cEBRT 在受累节段周围使用更大的照射范围，因此它可以用于治疗因无法控制的疼痛而不能安静平躺不动的患者。在过去的二十年里，随着脊柱转移瘤和脊髓压迫的放射外科治疗的应用，放射肿瘤学的临床应用有了明显的改变，展现出广阔的前景，目前正在进行大规模的随机对照试验。

手术后放射治疗

在 20 世纪 90 年代进行了一项前瞻性随机试验中，直接采用椎体切除手术减压，然后辅以 30Gy/10 次的 cEBRT 治疗，作为 3 个月以上生存期、且放射治疗抵抗性肿瘤患者的标准治疗[19]。这项试验的终止节点是行走的能力，定义为设备辅助下行走四步。研究显示，与单纯的 cEBRT 治疗（57%）相比，接受手术加 cEBRT 治疗的患者获得行走能力的比例（84%）明显提高。且手术加 cEBRT 的下地活动持续时间长达 123 天，而单独使用 cEBRT 的步行时间则仅有 13 天。然而进一步分析表明，只有 62% 的已经丧失行走能力的患者在手术后可以重获行走能力。这表明患者最初的活动状态是影响功能预后的重要因素。

随着 21 世纪初 SRS/SBRT 的发展，对术后 SBRT 的作用也进行了评估。最早的临床报道见于 2006 年，纳入了 18 例在开放手术后 1～2 周接受了单次 SRS 治疗的患者，每次剂量 14～16Gy，结果表明术后 SRS 耐受性好，并发症极低[20]。然而，术后 SRS 的主要困难之一是在内固定植入导致 CT 和 MR 图像质量较差，难以准确勾画出肿瘤和脊髓轮廓。正因为如此，CT 造影也被用以更好的显示脊髓轮廓。为了帮助确定术后 SRS/SBRT 治疗的目标体积，来自知名机构的 10 位专家也制订了统一的指南[21]。达成的普遍共识是，无论手术切除的程度如何，都应覆盖术前骨性和硬膜外病变的部位，包括术后影像上看到的残留病灶以及存在显微镜下侵袭风险的邻近组织，PTV 扩张范围为 0~2.5mm。脊髓回避结构也应该从最终的治疗计划的 PTV 中减去。手术内固定和切口不需要包括在内，除非有明确的肿瘤受累风险。

也有人担心，由于脊髓内固有的放射手术剂量梯度，紧挨着脊髓的部分硬膜外肿瘤可能会"剂量不足"。为了确保足够的放射治疗剂量能覆盖硬膜外肿瘤，同时保证脊髓的安全，隔离手术被发展出来，既进行了脊髓减压，保证充足的放射治疗剂量，又稳定了脊柱。这种手术适合高度硬膜外脊髓压迫或既往接受过放射治疗的肿瘤患者[22]。在纪念斯隆 - 凯特林癌症中心（Memorial Sloan Kettering Cancer Center，MSKCC）进行的一项研究表明，在患者行隔离手术后进行单次 24Gy 或 3 次一共 24~30Gy 治疗后，一年内局部肿瘤进展的比例为 4%~9%[23, 24]。

立体定向放射外科

立体定向放射外科（SRS 或 SBRT）最初是在 20 世纪 90 年代末作为脊柱转移瘤的基本治疗方式发展起来的。多个独立机构的经验报道，90% 的患者可以持久和快速地控制疼痛。治疗后达到疼痛缓解的中位时间为 2 周，而特定的患者治疗后疼痛缓解仅需 24 小时[25-27]。脊柱治疗区域疼痛控制的中位持续时间为 13.3 个月[28]，其他也有类似的报道结果[27, 29-31]。疼痛控制后，生活质量也得到了改善[27]。95% 经过治疗的患者肿瘤达到局部控制，紧邻椎体的复发率不到 5%[26]。如果对脊柱转移瘤进行更有效的局部治疗，单一转移灶患者的生存期将更长[4]。为了改善脊柱转移瘤患者的临床预后和整体生活质量，可以进行更多的强化治疗，相关的临床证据也支持该观点。

脊柱 SRS/SBRT 的全过程包括患者摆好体位和固定，拍摄影像以确保治疗靶点的准确。脊柱 SRS/SBRT 的正确固定是其临床应用的第一步。最初的技术包括有创操作，将装置固定在颈椎和颅骨上，或者需要在全身麻醉下将立体定向支架固定在腰椎棘突上[32]。另一项早期技术使用带有模具固定的身体框架[33]。最近研发的一种无框架、无创性定位方法已被大多数机构使用[25, 34]。但无论如何，都没有完美的固定方法。为患者在舒适的治疗体位下提供稳定和支持非常重要。尽管会有呼吸相关器官活动，但并不会影响治疗结果。其他一些自主或不自主的运动也会发生，如吞咽、咳嗽和脉搏等，其中一些可以通过预先用药来控制。另一个重要的问题是脊柱疼痛，它可能会导致患者不自主活动。因此，在开始手术之前，用短期止痛药适当地控制脊柱疼痛是很重要的。

脊柱 SRS/SBRT 的照射剂量也因人而异。对亨利福特医院 2001 年 5 月至 2003 年 5 月期间治疗的患者进行的初步分析发现，使用高剂量（特别是 14Gy 或更高剂量）可以明显缓解疼痛[28]。基于这一经验，RTOG 0631 采用 16~18Gy/ 次作为评估的标准剂量[35]。在 MSKCC 对接受单次 SRS 治疗的患者进行的另一项分析表明，与较低剂量相比，接受 23~24Gy 治疗的患者的局部控制率有所提高[36]。值得注意的是，不同机构对于肿瘤边缘和中心的剂量处方是不同的。还有其他用于脊柱 SRS/SBRT 的分割方案，例如 24~30Gy 分三次或 30~40Gy 分五次，而加拿大研究人员也在一项全国临床试验中将 24Gy 分两次进行。

就 SRS/SBRT 的勾画的靶点而言，重要的是要认识到，每个椎体都由致密骨和由椎体延伸到椎弓根的骨小梁网络中的骨髓组成。因此，虽然影像学显示为椎体内的疾病（即 GTV），但这并不能代表肿瘤的全部受累范围。因此，我们建议使用临床靶体积（clinical target volume，CTV）作为靶点，它包括每个椎体的各组成部分。目标体积的例子如图 49-2 所示（改编自 Ryu 等[4]），为最常见的椎体受累病例。描述这些目标的指南在 RTOG 0631 试验中得以采用，并通过大量知名机构的专家协商一致定义[37]。

脊柱 SBRT 中最重要的正常结构是脊髓。为了勾画脊髓的轮廓，将 T_1 加权增强和 T_2 加权 MR 图像融合到 1~2mm 层厚的 CT 模拟图像中。由于放射外科剂量快速下降的特点，在脊髓直径内存在一定程度的辐射剂量梯度。Ryu 等[4]对 230 例手术中脊髓累积剂量体积分析证明，脊髓对

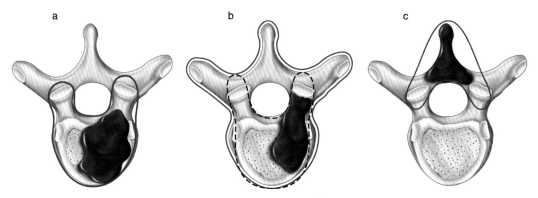

图 49-2　SRS/SBRT 对脊柱转移瘤的靶点勾画模型。**a.** 最常见的脊椎转移瘤，累及椎体。**b.** 椎体受累并延伸到椎弓根；更广泛的病变治疗范围或是通过宽厚的边缘（虚线）或是包括前后两部分（实线）。**c.** 仅累及后部元件[4]

10% 的脊髓横断面（相当于脊髓体积的 $0.35cm^3$）有 10Gy 的部分体积耐受性，条件是脊髓高于和低于放射外科靶区体积 6mm。使用该部分体积的原因包括当使用共面 SBRT 束时，SBRT 剂量下降迅速，从 90% 到 50%，5mm 等剂量线。当使用非共面束时，也使用绝对体积准则。其他研究人员定义脊髓剂量的标准略有不同，包括 MRI 上脊髓表面的最大剂量为 12～14Gy，或脊髓造影上脊髓的最大剂量为 10Gy[36, 38]。总而言之，这些剂量限制基本在相同范围内。同样重要的是要描绘周围的其他正常组织，包括喉咽、气管、食管、肠道和肾脏，推荐的剂量限制也已经发表[39, 40]。

决策流程

既往没有足够的需要开发放射治疗算法流程，因为脊柱转移瘤是通过 cEBRT 姑息治疗的，无论是否进行手术。然而，随着系统治疗、靶向治疗、免疫治疗、放射外科和开放手术的最新进展，辅助决策的治疗流程将是必不可少的，特别是在单一转移灶的患者中。跨学科决策框架包括神经学、肿瘤学、机械不稳定性和全身性疾病（neurologic，oncologic，mechanical，systemic，NOMS）的四个组成部分[22]。国际脊柱肿瘤协会的最新报告根据全身性疾病的状况提供了更多指导，包括总体表现状况、全身肿瘤负荷和进一步的治疗方案[10]。当正在进行的评估 SRS/SBRT 和治疗单一转移瘤的大型临床试验的结果获得后，应该制订更详细和实用的指南。

49.5　治疗结果

对治疗结果的评估必须考虑到患者的主要症状以及治疗前的影像学结果。对于出现背部疼痛（非常普遍的首发症状）的患者，治疗的目标主要是缓解背部疼痛。对于有神经症状和 / 或硬膜外肿瘤浸润的患者，治疗目标包括硬膜外肿瘤的减压和硬膜扩张，以及改善或维持神经功能。

脊柱转移瘤疼痛的控制

无论使用何种放射剂量，cEBRT 后的疼痛反应为 50%～60%，其中包括 30%～35% 的完全反应[17]。试验还表明，cEBRT 后疼痛控制的中位数持续时间为 3～4 个月，而不考虑治疗分级[41]。同时，放射外科的初步结果表明疼痛控制率为 85%～90%。匹兹堡大学的一项对 500 个病灶进行脊柱 SRS 治疗的回顾性研究发现，长期疼痛控制率为 86%[42]，中位剂量为 20Gy/ 次。在亨利福特医院进行的 II 期剂量递增试验发现，单次剂量超过 14Gy 的疼痛控制率提高，1 年内实际的疼痛控制率为 84%。SBRT 后疼痛控制的持续时间约为 13 个月[28]。与传统的姑息疗法相比，高剂量放射外科手术似乎提供了更好和更持久的疼痛控制。这些观察结果作为 II/ III 期 RTOG 0631 期试验的基础，将单次剂量为 8Gy 的 cEBRT 与单次剂量为 16Gy 或 18Gy 的 SRS 进行比较。这项大型随机研究的结果显示，由于放射外科的疼痛控制率出人意料地低（在 2019 年 ASTRO 上公布），两个方案的疼痛控制率相等。应定期对患者进行评估,以评估治疗后的疼痛控制情况。提供者必须将放射治疗部位的疼痛与其他疼痛症状区分开来[6]。顽固性疼痛的患者应该转诊疼痛管理专家。

硬膜外肿瘤控制与神经损害

治疗脊髓压迫(或椎管受累)的目的是控制硬膜外疾病、脊髓减压、保护或改善神经功能。Patchell 等[19]早在 20 世纪 90 年代,对于单个脊髓转移瘤、预计存活至少 3 个月并且瘫痪时间不超过 48 小时的患者进行了前瞻性随机试验。研究人员发现,直接减压手术后再进行 cEBRT(30Gy/10 次)与单独进行 cEBRT 相比,保留行走功能的效果更好,其中所有患者(84% *vs* 57%)、治疗前能活动的患者(94% *vs* 74%)和治疗前不能活动的患者(62% *vs* 19%)。虽然这项试验将步行定义为使用辅助设备走四步的能力,但目前还不确定这是否实际上与真正独立行走有关,但它对于从床到椅子或马桶并返回等活动肯定很重要。这项试验确立了手术减压后进行 cEBRT 作为这一组患者的标准治疗方案。

随着放射治疗的进步,在 21 世纪头十年,Ryu 等[15]进行了Ⅱ期临床试验,评估单次剂量为 14～20Gy 的 SRS 对硬膜外脊髓压迫的治疗。结果显示,术后 2 个月硬膜外肿瘤体积平均缩小 65%,总有效率 80%,其中完全缓解 27%,部分缓解 30%(肿瘤体积缩小＞50%),轻微缓解 23%(缩小 25%～50%)。这一治疗导致硬膜外肿瘤压迫最严重的部位得到减压,并改善了硬膜囊内的通畅性。重要的是这项研究还表明,94%(35 例患者中的 33 例)放射手术前神经功能完好的患者

在术后出现依然完好,而 63%(27 例患者中的 17 例)在放射手术前有神经功能缺陷的患者表现出改善。对于多发性骨髓瘤引起的硬膜囊压迫,在缓解疼痛和改善神经功能缺损方面取得了很好的结果,这种情况在脊髓转移瘤中很常见[43]。亨利·福特医院数据库中还进行了另外一项回顾性分析,对高度脊髓压迫(放射学分级Ⅳ-Ⅴ级)进行了一次 18Gy SRS 的治疗。只有 18%(6/33)的患者在治疗后 2 个月内恶化,67% 的患者保留了能够行走的状态[44]。最近一项有关脊髓受压患者照射剂量的研究显示,在Ⅰ期临床试验中,脊髓最大剂量高达 16Gy 的 SRS 取得了令人鼓舞的结果[45]。

虽然不可能对两个单独的试验进行比较,但手术和放射外科的结果在保留或改善神经学结果方面具有可比性。Patchell 和 Ryu 试验的结果汇总在表 49-1 中。在手术或 SRS 后,活动能力或神经功能完好的患者保持活动或完好无损的比例为 94%。在任何一种治疗后,活动能力缺陷或神经功能障碍患者改善为可活动或完好者的比例为 63%。也就是说,正如本章和本书其他部分讨论的一样,治疗决策必须针对每个患者进行个体化。NOMS 和 SINS 框架是有用的,但治疗者还必须将患者的临床表现、预后和可选用的系统治疗方案结合在对于脊柱转移瘤最佳治疗方案的决策中。

再照射结果

大约 50% 接受 cEBRT 治疗的患者在初次治疗后需要再次照射[46]。cEBRT 再次照射的剂量通常比最初治疗的剂量低,而且往往效果较差,总有效率为 45%～51%,完全有效率仅为 11%～

表 49-1　手术与放射外科临床试验结果比较

| | Patchell Ⅲ期临床试验 | | | Ryu Ⅱ期临床试验 |
	手术 +cEBRT	单独 cEBRT		单独 SRS
总体非卧床率	84%(42/50)	57%(29/51)	总体完好率	81%(50/62)
非卧床患者仍非卧床率	94%(32/34)	74%(26/35)	神经功能完好仍完好率	94%(33/35)
卧床患者改善为非卧床率	62%(10/16)	19%(3/16)	神经功能障碍改善为完好率	63%(17/27)

cEBRT,常规外照射;SRS,立体定向放射外科。

14%[47]。相比之下，SRS/SBRT 的再治疗的局部控制率＞75%，其微弱的毒性与从初次 SBRT 相当[48]。在一项分析中，初始 SBRT 在原位失败后接受了补救 SBRT（其中 24 例之前也已经接受过 cEBRT），研究显示一年的局部控制率为 81%，没有观察到放射诱发的椎体压缩骨折或脊髓病变[49]。因此，SBRT 是治疗复发肿瘤的一个很好的选择。

49.6 治疗并发症

治疗失败

脊柱 SBRT 后的治疗失败可分为三种不同的类型：原位失败（在目标体积内肿瘤重新生长）、边缘失败（在目标体积周围快速剂量下降区域内进展）和远距离失败。这些故障中的每一个都可能有不同的原因，例如，由于肿瘤固有的辐射抵抗而导致的原位失败、由于错误或低估了目标体积而导致的边缘故障及由于转移疾病的持续进展而导致的远距离故障。

先前的研究表明，SBRT 后原位失败率和边缘失败率较低，为 5%～6%[26,38]。这种原位和边缘失败的低发病率证明使用 SRS/SBRT 的合理性。还应该注意的是，持续性或进行性疼痛可能不是肿瘤进展的良好标志，因为可能还有其他原因，包括导致这种疼痛的脊柱不稳和退行性疾病。

急性并发症

疼痛的急性加重通常发生在治疗后的 1～5 天，称为疼痛发作。据报道，SBRT 后疼痛发作的发病率为 20%～60%，可以发生于治疗后的 2～20 天[50]。一些人还发现，与分级 SRS 相比，单次 SRS 后疼痛发作的发病率增高[51]。幸运的是，疼痛发作通常是短暂的，且对短疗程小剂量的糖皮质激素（如地塞米松每天 4mg，最多 5 天）非常敏感。虽然有些人主张预防性使用糖皮质激素[52]，但我们并不赞同。事实上，对于那些已经在接受糖皮质激素治疗的人，我们在手术后立即减少糖皮质激素。疼痛原因尚不明确，但建议将脊神经根的放射剂量限制在 14Gy 以下。

辐射的其他副作用与邻近正常组织的治疗反应有关，包括喉、咽、食管、肠、肺、肾等，因此应加以描述。症状可能表现为吞咽困难、吞咽疼痛、恶心和腹胀，这在很大程度上取决于脊柱的哪一部分得到治疗。值得注意的是，我们将食管单次剂量限制在 10～12Gy[39]。这些副作用通常是自限性的，并在治疗后几周内消失，但也有长期发展为气管食管瘘的报道[53]。为避免急性并发症，应尽量减少黏膜结构的辐射剂量。

长期神经系统并发症

辐射导致的脊髓损伤会严重影响患者的生活质量。因此，必须尽力避免对脊髓进行不必要的和/或过度的照射。如上所述，脊髓部分体积耐受剂量被定义为目标体积上下各 6mm 的脊髓（计算相当于 0.35cm³），其横截面的 10% 耐受 10Gy[4]。根据分级方案的不同，脊髓耐受剂量可能会有所不同。其他因素包括患者因素、并发症、肿瘤状况和既往治疗。无论如何，总是建议将对任何正常组织的辐射剂量降至最低。

长期神经系统外并发症

据报道，10%～15% 的患者会发生椎体压缩性骨折[54-56]。在 cEBRT 后实施 SBRT 的椎体压缩性骨折的比例也是相似的[48]。对预测因素的分析发现，既往有后凸/脊柱侧凸畸形、溶骨性病变和接受高剂量（≥20Gy）照射的患者发生椎体压缩性骨折的风险更高。在这些情况下，还必须考虑脊椎的受累程度、是否存在其他退行性改变，以及患者是否有受压畸形的症状。一些患者可能会发生压缩性骨折，特别是有疼痛但没有硬膜外浸润的证据，他们会在 SBRT 之前进行脊柱后凸成形术[57]。但我们观察到，在存在脊髓压迫的患者通过前端后凸成形术，脊髓受压将恶化并且使 SRS 治疗变得更加困难。这种情况的一个例子如图 49-3 所示。我们建议脊柱转移瘤患者首先进行 SRS/SBRT 治疗，除非在多学科脊柱肿瘤委员会讨论认为压缩性骨折或脊柱不稳的治疗更为重要。

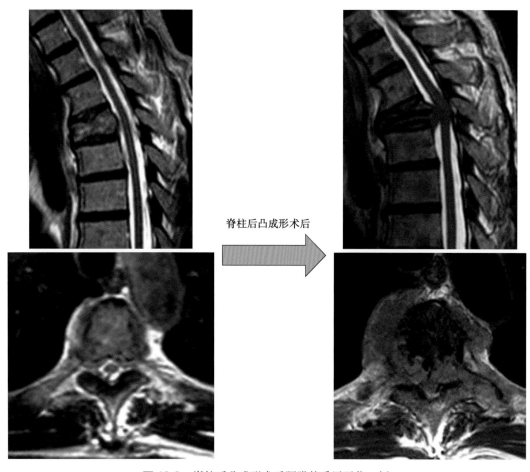

脊柱后凸成形术后

图 49-3　脊柱后凸成形术后硬膜外受压恶化一例

（周刚 译，王潇洁　陈雯琳　高俊 校）

参考文献

1. Hernandez RK, Adhia A, Wade SW, et al. Prevalence of bone metastases and bone-targeting agent use among solid tumor patients in the United States. Clin Epidemiol. 2015;7:335–45. https://doi.org/10.2147/CLEP.S85496.

2. Coleman RE. Clinical features of metastatic bone disease and risk of skeletal morbidity. Clin Cancer Res. 2006;12(20):6243s–9s. https://doi.org/10.1158/1078-0432.CCR-06-0931.

3. Dunne EM, Fraser IM, Liu M. Stereotactic body radiation therapy for lung, spine and oligometastatic disease: current evidence and future directions. Ann Transl Med. 2018;6(14):283. https://doi.org/10.21037/atm.2018.06.40.

4. Ryu S, Jin J-Y, Jin R, et al. Partial volume tolerance of the spinal cord and complications of single-dose radiosurgery. Cancer. 2007;109(3):628–36. https://doi.org/10.1002/cncr.22442.

5. Guckenberger M, Mantel F, Gerszten PC, et al. Safety and efficacy of stereotactic body radiotherapy as primary treatment for vertebral metastases: a multi-institutional analysis. Radiat Oncol. 2014;9(1):226. https://doi.org/10.1186/s13014-014-0226-2.

6. Thibault I, Chang EL, Sheehan J, et al. Response assessment after stereotactic body radiotherapy for spinal metastasis: a report from the SPIne response assessment in Neuro-Oncology (SPINO) group. Lancet Oncol. 2015;16(16):e595–603. https://doi.org/10.1016/S1470-2045(15)00166-7.

7. Sørensen S, Helweg-Larsen S, Mouridsen H, Hansen HH. Effect of high-dose dexamethasone in carcinomatous metastatic spinal cord compression treated with radiotherapy: a randomised trial. Eur J Cancer. 1994;30A(1):22–7. http://www.ncbi.nlm.nih.gov/pubmed/8142159. Accessed 27 Sept 2018.

8. Vecht CJ, Haaxma-Reiche H, van Putten WL, de Visser M, Vries EP, Twijnstra A. Initial bolus of conventional versus high-dose dexamethasone in metastatic spinal cord compression. Neurology. 1989;39(9):1255–7. http://www.ncbi.nlm.nih.gov/pubmed/2771077. Accessed 27 Sept 2018.

9. Palma DA, Olson RA, Harrow S, et al. Stereotactic ablative radiation therapy for the comprehensive treatment of oligometastatic tumors (SABR-COMET): results of a randomized trial. Int J Radiat Oncol. 2018;102(3):S3–4. https://doi.org/10.1016/j.ijrobp.2018.06.105.

10. Spratt DE, Beeler WH, de Moraes FY, et al. An integrated multidisciplinary algorithm for the management of spinal metastases: an International Spine Oncology Consortium report. Lancet Oncol. 2017;18(12):e720–30. https://doi.org/10.1016/S1470-2045(17)30612-5.

11. Maranzano E, Latini P. Effectiveness of radiation therapy without surgery in metastatic spinal cord compression: final results from a prospective trial. Int J Radiat Oncol Biol Phys. 1995;32(4):959–67. http://www.ncbi.nlm.nih.gov/pubmed/7607970.

12. Fisher CG, DiPaola CP, Ryken TC, et al. A novel classification system for spinal instability in neoplastic disease. Spine (Phila Pa 1976). 2010;35(22):E1221–9. https://doi.org/10.1097/BRS.0b013e3181e16ae2.

13. Quraishi NA, Rajagopal TS, Manoharan SR, Elsayed S, Edwards KL, Boszczyk BM. Effect of timing of surgery on neurological outcome and survival in metastatic spinal cord compression. Eur Spine J. 2013;22(6):1383–8. https://doi.org/10.1007/s00586-012-2635-y.

14. Bilsky MH, Laufer I, Fourney DR, et al. Reliability analysis of the epidural spinal cord compression scale. J Neurosurg Spine. 2010;13(3):324–8. https://doi.org/10.3171/2010.3.SPINE09459.

15. Ryu S, Rock J, Jain R, et al. Radiosurgical decompression of metastatic epidural compression. Cancer. 2010;116:2250–7. https://doi.org/10.1002/cncr.24993.

16. Tomita T, Galicich JH, Sundaresan N. Radiation therapy for spinal epidural metastases with complete block. Acta Radiol Oncol. 1983;22(2):135–43. http://www.ncbi.nlm.nih.gov/pubmed/6310968. Accessed 27 Sept 2018.

17. Sze WM, Shelley M, Held I, Mason M. Palliation of metastatic bone pain: single fraction versus multifraction radiotherapy. Cochrane Database Syst Rev. 2002;2:CD004721. https://doi.org/10.1002/14651858.CD004721.

18. Hoskin P, Misra V, Hopkins K, et al. SCORAD III: Randomized noninferiority phase III trial of single-dose radiotherapy (RT) compared to multifraction RT in patients (pts) with metastatic spinal canal compression (SCC). J Clin Oncol. 2017;35(18_suppl):LBA10004. https://doi.org/10.1200/JCO.2017.35.18_suppl.LBA10004.

19. Patchell RA, Tibbs PA, Regine WF, et al. Direct decompressive surgical resection in the treatment of spinal cord compression caused by metastatic cancer: a randomised trial. Lancet. 2005;366(9486):643–8. https://doi.org/10.1016/S0140-6736(05)66954-1.

20. Rock JP, Ryu S, Shukairy MS, et al. Postoperative radiosurgery for malignant spinal tumors. Neurosurgery. 2006;58(5):891–8. https://doi.org/10.1227/01.NEU.0000209913.72761.4F.

21. Redmond KJ, Robertson S, Lo SS, et al. Consensus contouring guidelines for postoperative stereotactic body radiation therapy for metastatic solid tumor malignancies to the spine. Int J Radiat Oncol. 2017;97(1):64–74. https://doi.org/10.1016/j.ijrobp.2016.09.014.

22. Laufer I, Rubin DG, Lis E, et al. The NOMS framework: approach to the treatment of spinal metastatic tumors. Oncologist. 2013;18(6):744–51. https://doi.org/10.1634/theoncologist.2012-0293.

23. Laufer I, Iorgulescu JB, Chapman T, et al. Local disease control for spinal metastases following "separation surgery" and adjuvant hypofractionated or high-dose single-fraction stereotactic radiosurgery: outcome analysis in 186 patients. J Neurosurg Spine. 2013;18(3):207–14. https://doi.org/10.3171/2012.11.SPINE12111.

24. Moussazadeh N, Laufer I, Yamada Y, Bilsky MH. Separation surgery for spinal metastases: effect of spinal radiosurgery on surgical treatment goals. Cancer Control. 2014;21:168–74. http://journals.sagepub.com/doi/pdf/10.1177/107327481402100210. Accessed 2 Oct 2018.

25. Ryu S, Fang Yin F, Rock J, et al. Image-guided and intensity-modulated radiosurgery for patients with spinal metastasis. Cancer. 2003;97(8):2013–8. https://doi.org/10.1002/cncr.11296.

26. Ryu S, Rock J, Rosenblum M, Kim JH. Patterns of failure after single-dose radiosurgery for spinal metastasis. J Neurosurg. 2004;101(Suppl 3):402–5. https://doi.org/10.3171/jns.2004.101.supplement3.0402.

27. Degen JW, Gagnon GJ, Voyadzis J-M, et al. CyberKnife stereotactic radiosurgical treatment of spinal tumors for pain control and quality of life. J Neurosurg Spine. 2005;2(5):540–9. https://doi.org/10.3171/spi.2005.2.5.0540.

28. Ryu S, Jin R, Jin J-Y, et al. Pain control by image-guided radiosurgery for solitary spinal metastasis. J Pain Symptom Manag. 2008;35(3):292–8. https://doi.org/10.1016/j.jpainsymman.2007.04.020.

29. Gerszten PC, Burton SA, Ozhasoglu C, et al. Stereotactic radiosurgery for spinal metastases from renal cell carcinoma. J Neurosurg Spine. 2005;3(4):288–95. https://doi.org/10.3171/spi.2005.3.4.0288.

30. Gerszten PC, Burton SA, Welch WC, et al. Single-fraction radiosurgery for the treatment of spinal breast metastases. Cancer. 2005;104(10):2244–54. https://doi.org/10.1002/cncr.21467.

31. Gerszten PC, Burton SA, Quinn AE, Agarwala SS, Kirkwood JM. Radiosurgery for the treatment of spinal melanoma metastases. Stereotact Funct Neurosurg. 2005;83(5–6):213–21. https://doi.org/10.1159/000091952.

32. Hamilton AJ, Lulu BA, Fosmire H, Stea B, Cassady JR. Preliminary clinical experience with linear accelerator-based spinal stereotactic radiosurgery. Neurosurgery. 1995;36(2):311–9. http://www.ncbi.nlm.nih.gov/pubmed/7731511. Accessed 27 Sept 2018.

33. Lax I, Blomgren H, Näslund I, Svanström R. Stereotactic radiotherapy of malignancies in the abdomen. Methodological aspects. Acta Oncol. 1994;33(6):677–83. http://www.ncbi.nlm.nih.gov/pubmed/7946448. Accessed 27 Sept 2018.

34. Yin F-F, Ryu S, Ajlouni M, et al. A technique of intensity-modulated radiosurgery (IMRS) for spinal tumors. Med Phys. 2002;29(12):2815–22. https://doi.org/10.1118/1.1521722.

35. Ryu S, Pugh SL, Gerszten PC, et al. RTOG 0631 phase 2/3 study of image guided stereotactic radiosurgery for localized (1-3) spine metastases: phase 2 results. Pract Radiat Oncol. 2014;4(2):76–81. https://doi.org/10.1016/j.prro.2013.05.001.

36. Yamada Y, Bilsky MH, Lovelock DM, et al. High-dose, single-fraction image-guided intensity-modulated radiotherapy for metastatic spinal lesions. Int J Radiat Oncol. 2008;71(2):484–90. https://doi.org/10.1016/j.ijrobp.2007.11.046.

37. Cox BW, Spratt DE, Lovelock M, et al. International spine radiosurgery consortium consensus guidelines for target volume definition in spinal stereotactic radiosurgery. Int J Radiat Oncol. 2012;83(5):e597–605. https://doi.org/10.1016/j.ijrobp.2012.03.009.

38. Chang EL, Shiu AS, Mendel E, et al. Phase I/II study of stereotactic body radiotherapy for spinal metastasis and its pattern of failure. J Neurosurg Spine. 2007;7(2):151–60. https://doi.org/10.3171/SPI-07/08/151.

39. Schipani S, Wen W, Jin J-Y, Kim JK, Ryu S. Spine radiosurgery: a dosimetric analysis in 124 patients who received 18 Gy. Int J Radiat Oncol Biol Phys. 2012;84(5):e571–6. https://doi.org/10.1016/j.ijrobp.2012.06.049.

40. Benedict SH, Yenice KM, Followill D, et al. Stereotactic body radiation therapy: the report of AAPM Task Group 101. Med Phys. 2010;37(8):4078–101. https://doi.org/10.1118/1.3438081.

41. Gaze MN, Kelly CG, Kerr GR, et al. Pain relief and quality of life following radiotherapy for bone metastases: a randomised trial of two fractionation schedules. Radiother Oncol. 1997;45(2):109–16. http://www.ncbi.nlm.nih.gov/pubmed/9423999. Accessed 27 Sept 2018.

42. Gerszten PC, Burton SA, Ozhasoglu C, Welch WC. Radiosurgery for spinal metastases. Spine (Phila Pa 1976). 2007;32(2):193–9. https://doi.org/10.1097/01.brs.0000251863.76595.a2.

43. Jin R, Rock J, Jin J-Y, et al. Single fraction spine radiosurgery for myeloma epidural spinal cord compression. J Exp Ther Oncol. 2009;8(1):35–41. http://www.ncbi.nlm.nih.gov/pubmed/19827269. Accessed 5 Dec 2018.

44. Lee I, Omodon M, Rock J, Shultz L, Ryu S. Stereotactic radiosurgery for high-grade metastatic epidural cord compression. J Radiosurg SBRT. 2014;3(1):51–8. http://www.ncbi.nlm.nih.gov/pubmed/29296385. Accessed 1 Oct 2018.

45. Ghia AJ, Guha-Thakurta N, Hess K, et al. Phase 1 study of spinal cord constraint relaxation with single session spine stereotactic radiosurgery in the primary management of patients with inoperable, previously unirradiated metastatic epidural spinal cord compression. Int J Radiat Oncol Biol Phys. 2018;102(5):1481–8. https://doi.org/10.1016/j.ijrobp.2018.07.2023.

46. Hartsell WF, Scott CB, Bruner DW, et al. Randomized trial of short- versus long-course radiotherapy for palliation of painful bone metastases. J Natl Cancer Inst. 2005;97(11):798–804. https://doi.org/10.1093/jnci/dji139.

47. Chow E, van der Linden YM, Roos D, et al. Single versus multiple fractions of repeat radiation for painful bone metastases: a randomised, controlled, non-inferiority trial. Lancet Oncol. 2014;15(2):164–71. https://doi.org/10.1016/S1470-2045(13)70556-4.

48. Myrehaug S, Sahgal A, Hayashi M, et al. Reirradiation spine stereotactic body radiation therapy for spinal metastases: systematic review. J Neurosurg Spine. 2017;27(4):428–35. https://doi.org/10.3171/2017.2.SPINE16976.

49. Thibault I, Campbell M, Tseng C-L, et al. Salvage stereotactic body radiotherapy (SBRT) following in-field failure of initial SBRT for spinal metastases. Int J Radiat Oncol. 2015;93(2):353–60. https://doi.org/10.1016/j.ijrobp.2015.03.029.

50. Chiang A, Zeng L, Zhang L, et al. Pain flare is a common adverse event in steroid-naïve patients after spine stereotactic body radiation therapy: a prospective clinical trial. Int J Radiat Oncol Biol Phys. 2013;86(4):638–42. https://doi.org/10.1016/j.ijrobp.2013.03.022.

51. Pan HY, Allen PK, Wang XS, et al. Incidence and predictive factors of pain flare after spine stereotactic body radiation therapy: secondary analysis of phase 1/2 trials. Int J Radiat Oncol. 2014;90(4):870–6. https://doi.org/10.1016/J.IJROBP.2014.07.037.

52. Chow E, Meyer RM, Ding K, Nabid A, Chabot P, Wong P, et al. Dexamethasone in the prophylaxis of radiation-induced pain flare after palliative radiotherapy for bone metastases: a double-blind, randomised placebo-controlled, phase 3 trial. Lancet Oncol. 2015;16(15):1463–72. https://doi.org/10.1016/S1470-2045(15)00199-0.

53. Cox BW, Jackson A, Hunt M, Bilsky M, Yamada Y. Esophageal toxicity from high-dose, single-fraction paraspinal stereotactic radiosurgery. Int J Radiat Oncol Biol Phys. 2012;83(5):e661–7. https://doi.org/10.1016/j.ijrobp.2012.01.080.

54. Boyce-Fappiano D, Elibe E, Schultz L, et al. Analysis of the factors contributing to vertebral compression fractures after spine stereotactic radiosurgery. Int J Radiat Oncol. 2017;97(2):236–45. https://doi.org/10.1016/j.ijrobp.2016.09.007.

55. Cunha MVR, Al-Omair A, Atenafu EG, et al. Vertebral compression fracture (VCF) after spine stereotactic body radiation therapy (SBRT): analysis of predictive factors. Int J Radiat Oncol Biol Phys. 2012;84(3):e343–9. https://doi.org/10.1016/j.ijrobp.2012.04.034.

56. Sahgal A, Atenafu EG, Chao S, et al. Vertebral compression fracture after spine stereotactic body radiotherapy: a multi-institutional analysis with a focus on radiation dose and the spinal instability neoplastic score. J Clin Oncol. 2013;31(27):3426–31. https://

doi.org/10.1200/JCO.2013.50.1411.

57. Gerszten PC, Germanwala A, Burton SA, Welch WC, Ozhasoglu C, Vogel WJ. Combination kyphoplasty and spinal radiosurgery: a new treatment paradigm for pathological fractures. Neurosurg Focus. 2005;18(3):e8. http://www.ncbi.nlm.nih.gov/pubmed/15771398. Accessed 2 Oct 2018.

50. 脊柱转移性疾病的术中放射治疗

Brandon S. Imber，Michael R. Folkert，and Yoshiya Yamad

50.1 术中放射治疗简介及基本原理

术中放射治疗（intraoperative radiotherapy，IORT）是一个通用的术语，描述了在手术切除肿瘤的过程中，对最可能复发的部位（如显微镜下怀疑的阳性切缘）进行治疗剂量的照射。这可能涉及使用屏障手术室或治疗室内的小型线性加速器，该加速器向手术腔进行相对浅表的辐射，通常使用电子或低能量光子。也可以使用近距离放射治疗技术进行 IORT，其定义是将放射源直接放置在肿瘤或肿瘤床内，或放置在肿瘤或肿瘤床附近。

放射性脊髓炎是脊柱放射治疗最可怕的并发症之一。传统认为脊髓耐受剂量是总量为 45～50Gy 的常规或者标准分次放射治疗（每次 1.8～2Gy），或单次放射治疗剂量 13～15Gy[1]，该剂量通常决定了可以提供的最大外照射放射治疗（external beam radiation therapy，EBRT）剂量。然而，图像引导调强适形放射治疗（intensity-modulated radiotherapy，IMRT）和质子治疗的前瞻性系列研究已经开始探索在传统分级放射治疗中将一段 5cm 的脊髓中心的剂量限制提高到 54Gy，脊髓表面的限制剂量提高到 63Gy[2]。与 EBRT 相比，IORT 的优势在于可以将高消融量的辐射施加高风险区域，同时相对不影响附近的放射敏感结构（如脊髓和马尾）。这可以通过使用具有高剂量但穿透能力低的辐射形式（如电子束或非常低能量的光子）来实现。对于近距离放射治疗，由于剂量率按照平方反比定律迅速下降，即照射强度与距离的平方成反比，因此靶点邻近的组织不受到影响。这导致在距离治疗源表面非常短的距离内输出剂量迅速减少。

IORT 也作为术前或术后 EBRT 治疗的补充方案，能有效地增加照射的剂量，因为它可以使椎体内或硬膜外间隙内的肿瘤获得更大剂量的局部照射[3,4]。近距离放射治疗特别适用于以下复杂的临床情况：

（1）当肿瘤组织学相对抗辐射（如脊索瘤、肾细胞癌或肉瘤），其有效杀瘤剂量超过脊髓耐受性时；

（2）当硬膜外病变环绕硬脊膜周围时；

（3）在脊髓已经接受高辐射剂量，额外的外照射可能超过正常脊髓耐受性的情况下，再次治疗或补救性治疗时。

50.2 历史背景

近距离放射治疗是最古老的放射治疗形式之一，1912 年 Hirsch 首次使用导管将镭注入鞍内治疗中枢神经系统（central nervous system，CNS）肿瘤[5]。神经外科医生哈维·库欣在一个颅内外科手术腔内植入了一枚"镭炸弹"[6]，但他对近距离放射治疗效果不佳感到失望，因此很快放弃了这一方法。20 世纪 50 年代立体定向引导技术的发展，加强了人们对 CNS 近距离放射治疗的兴趣，使放射源能够精确植入无法手术的肿瘤[7]。在接下来的几十年里，立体定向技术的进一步提高，影像导航使近距离治疗技术取得的进一步完善[8]。今天，多种 IORT 技术可以解决复杂的颅内和脊柱问题。

50.3 基于加速器和近距离放射治疗的物理学

由于多种 IORT 方法已经被用于脊柱疾病，了解潜在的治疗考虑因素是首要的。基于加速器的方法需要线性加速器来产生治疗性 X 线或电子[9]。治疗用的发射头或投入装置通常直接放置在手术腔内（大体全切除后有显微镜下肿瘤残留的风险），或潜埋在残留病灶的位置。辐射产生的能量和类型决定了辐射在肿瘤床外的渗透深度。

使用近距离放射治疗脊柱肿瘤需要适当选择放射源，即提供辐射剂量的放射性物质。表 50-1 专门列出了一些用于脊柱近距离放射治疗的常见来源同位素。

表 50-1　常见脊柱近距离治疗源及其物理特性

放射性核素	衰变射线	平均衰变能 /MeV	剂量率 /(Gy/h)	HVL(水中)	半衰期 /d
铱 -192	γ 射线	0.380		65mm	73.83
碘 -125	X 线	0.028	长期: 0.07 短期: 0.5～0.6	17mm	59.4
铯 -131	X 线	0.030	长期: 0.34	18mm	9.7
磷 -32	β 射线	0.695 （Max=1.7）	40～802	水中范围 =7mm	14.28
钇 -90	β 射线	0.934 （Max=2.27）	40～80	水中范围 =12mm	2.67
钐 -53	β 射线	0.225		骨中范围 =7mm	1.93

有几个参数会影响放射源的选择：

剂量率　脊柱 IORT 可以使用高剂量率（high dose rate，HDR）或低剂量率（low dose rate，LDR）放射性核素。顾名思义，LDR 源衰减和释放辐射量更慢，通常在每小时 0.4～2Gy，而 HDR 近距离放射治疗每小时提供 12Gy 或更高的剂量[10]。HDR 与 LDR 的选择往往因患者而异，并受以下几个因素的影响：预期切除后肿瘤的大小和外形、IORT 剂量要求、肿瘤和邻近正常组织的放射生物学性质、先前的放射暴露史、医生和医疗机构的专业水平、工作流程以及放射安全问题。

放射源形式　放射源可以永久性地植入肿瘤或瘤腔中，以缓慢释放放射性，也可以暂时放置，以提供预先指定的辐射量。一般来说，永久性的外科植入通常是 LDR 放射源。对于脊柱 IORT，放射源有几种形式，例如，可以直接安置在硬脑膜表面的三维的微粒或二维结构的箔片。

放射源物理属性　一般来说，放射源通过光子（X 线）、中子、伽马射线或带电粒子［如 α 粒子或 β 粒子（氦原子核或电子）］的衰变来释放射线。

大多数临床使用的放射源，其辐射剂量的最大成分来自伽马射线，对放射源进行封闭将极大地减少 α 或 β 粒子或中子成分的辐射量。放射平均能量、半值层（HVL）和半衰期可以很好地描述同位素特征放射线的物理性质，并决定了放射性治疗的时长和对于解剖结构的穿透率。例如，对于病灶与硬膜紧密相连的患者，可能会选择剂量下降非常快的源。图 50-1 显示了常用同位素的剂量分布。高能 X 线放射源（如铱 -192）的剂量分布与预测的平方反比衰减非常接近，衰减和散射差异很小。相反，由于组织中的光电衰减，低能 X 线放射源（如碘 -125）穿透较少。释放带电粒子（如磷 -32）的放射源具有更陡峭的剂量分布，并且通常在放射源表面的几毫米范围内提供其大部分剂量。

剂量规格　对于任何 IORT 治疗（包括基于加速器的技术），需要预先指定要提供的总辐射剂量以及该剂量的参考点。例如，8Gy 的总剂量可能会照射到斑块的表面。周围组织接受剂量的程度由上述物理特性决定。

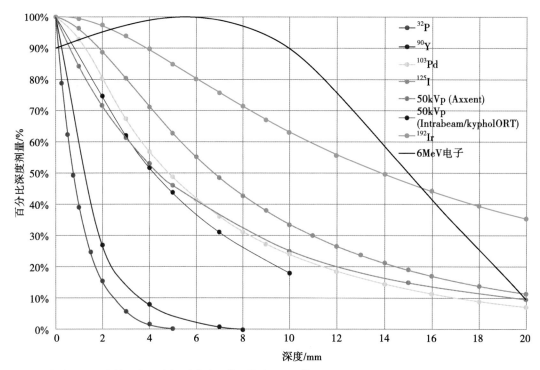

图 50-1　不同脊髓 IORT 放射源的深度剂量曲线。^{32}P，箔片表面；^{90}Y，塑料敷贴器表面；50kVP Intrabeam，平面敷贴器的表面；50kVP Axxent，假定距放射源中心 1.5cm 处；6MeV 电子，深度在组织中施加 1cm 团注；^{125}I/^{103}Pd/^{192}Ir，假定特定的距离源放射平面的深度放置间质植入物

50.4　术中电子束治疗

技术考量

　　东京 Metropolitan Komagome 医院报道了最大规模之一的电子束 IORT[11-13]。尽管作者明确指出肿瘤通常不可能完全切除，但无论术前有无栓塞都进行了减压手术。止血完成后，患者被转移到放射治疗科并将电子锥（投入装置）直接放置在手术野中。在脊髓上放置一个定制的 3～5mm 的铅块，以保护其免受电子剂量的影响（图 50-2）。每个患者都接受了 20Gy 的单次照射。通过 MRI 测量肿瘤前后厚度来确定电子能量，使 80% 等剂量线超出肿瘤最深处下方至少 1～2cm。治疗结束后，患者返回手术室缝合伤口。

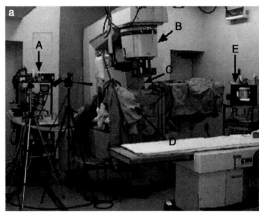
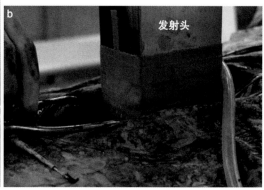

图 50-2　术中放射治疗的照片和示意图。**a.** 照射室的景象。A，麻醉机；B，龙门架；C，发射头；D，手术台和患者；E，发射头上摄像机拍摄的图像。**b.** 设置在术区的发射头

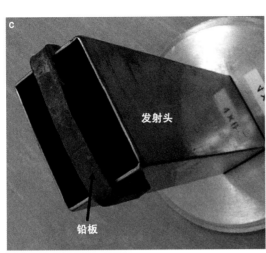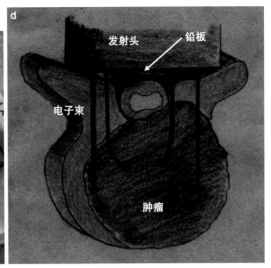

图 50-2（续）　**c.** 为保护脊髓在发射头部的中线设置铅板的外观。**d.** 术中放射治疗示意图（摘自 Kondo 等[13]。经 Wolters Kluwer Health，Inc. 许可转载）

文献综述

在第一组 371 例患者中，59% 的患者还接受了新辅助或辅助 EBRT，结果显示所有患者的疼痛、神经功能状态抑或两者都有一定程度的改善。没有局部治疗失败案例，大约 1/3 的患者发展为远端脊柱转移疾病。1 例放射性脊髓病患者脊髓未用铅屏蔽。在后路减压手术后 20Gy IORT 治疗的 79 例最新队列患者中，据报道，86% 的患者有 Frankel 分级量表中一部分内容的临床改善，2.5% 的患者有局部复发[12]。另外 1 例放射治疗前已经过度治疗的患者出现脊髓病。在一项对 96 例因严重脊髓压迫而无法下地并接受后路减压及 IORT 的患者的回顾性分析中，近 90% 的患者在手术后有不同程度的神经功能改善，80% 的患者在手术后恢复了活动状态[13]（表 50-2）。

表 50-2　应用 IORT 治疗恶性脊柱疾病的文献综述

第一作者（年份）	剂量率	同位素/源	n	剂量，Gy	备注
Gutin（1987）[14]	LDR	125I（持续性）	13	70～150	铂箔软线屏蔽 14% 长期减免
Kumar（1988）[18]	LDR	125I（持续性）	2	160～400	1 例总生存率为 3 年；1 例 NED 为 19 个月
Armstrong（1991）[15]	LDR	125I（持续性）	14	125	总体 LC 为 50%，1 年总生存率为 47%，2 年总生存率为 12%
	LDR	192Ir（短暂性）	21	30	非小细胞肺癌和硬脑膜受累对 LC 预后不利
Hamilton（1995）[17]	LDR	125I（持续性）	1	120	金箔脊髓屏蔽
Rogers（2002）[16]	LDR	125I（持续性）	30	50～160	2 年和 3 年的 LC 分别为 87% 和 73%，但大多数患者没有接受近距离放射治疗，大多数患者接受了辅助 EBRT，没有脊髓病变
Yao（2016）[21]	LDR	125I（持续性）	24	D_{90} 中位数：99（范围 90～176）	经皮穿刺粒子植入 6 个月和 12 个月 LC 抢救性再照射的成功率分别为 52% 和 40%
Delaney（2003）[25]	HDR	192Ir	3	10	1/3NED
		90Y	5	10	1/5NED
Folkert（2013）[30]	HDR	192Ir	5	14（12～18）	术后 9 个月 100% LC；报告术后 1～4 周 80% 缓解

续表

第一作者（年份）	剂量率	同位素/源	n	剂量，Gy	备注
Folkert (2015)[25]	HDR	^{32}P	68	10	有斑块的 LR 为 18.5%，无 IORT 相关性脊髓病变的 LR 为 34%（P=0.04）
Cardoso (2009)[32]	HDR	^{153}Sm	19	3mCi ^{153}Sm 混合骨水泥	应用放射性核素骨水泥行脊柱后凸成形术无报道并发症或血液毒性 100% 疼痛减轻，无 LC 讨论
Saito (2006)[12]	IORT	11-20MeV 电子束	74	20	后路硬膜外减压后单次电子束治疗 97.5% LC；86% 疼痛和/或神经功能改善
Kondo (2008)[13]	IORT	电子束	96	20～30	所有患者最初都不能活动，89% 的患者在治疗后恢复了神经状态，80% 的患者在治疗后可以活动
Bludau (2018)[39]	IORT	50kV X 线	I 期：9 II 期：52	8Gy，深度 8～13mm	Kypho-IORT 的 I/II 期剂量递增研究；没有剂量限制毒性；VAS 3 个月和 12 个月 LC 的疼痛显著改善 98% 和 94%

NED，无疾病证据；LC，局部控制；EBRT，外照射；VAS，视觉模拟量表。

50.5 低剂量率近距离放射治疗在脊柱病变治疗中的应用

技术问题

碘 -125（^{125}I）是最广泛用于脊柱 LDR 近距离放射治疗的放射源。松散的放射粒子可以使用 Mick 喷涂器（Mick Radio-Nuclear Instruments，Mount Vernon，NY）植入，也可以嵌入缝合线并使用生物黏合剂固定[14, 15]。可采用立体定向定位将放射源排成圆形或线性。已经报道了多种固定放射源的方法，包括甲基丙烯酸甲酯、钉、缝合线、明胶海绵或直接固定到外科内固定上[16]。放射源的正确放置是至关重要的，因为 ^{125}I 放射源在脊髓附近释放的剂量非常高，有发生局部脊髓炎的风险。来自两个小组的报告描述了用铂[14]或金[17]金属箔层包裹膜囊，以保护脊髓免受植入放射源的辐射。

Hamilton 及其同事[17]对 1 例以前接受过45Gy 治疗的胸椎内复发软骨肉瘤的 28 岁患者给予了 120Gy 治疗。肿瘤切除后，用两层 0.025mm 厚的金箔包裹硬膜囊，然后将 ^{125}I 粒子缝合到肿瘤床中。设定的剂量为 120Gy，深度为 5mm，预计金箔将脊髓摄入剂量在植入物整个剂量的 5% 以下。尽管箔片的使用对脊髓有很好的保护作用，但它也有潜在的屏蔽硬膜表面的缺点，在许多有硬膜外浸润的肿瘤中，硬膜表面有被肿瘤侵犯的风险。

文献综述

Gutin 等[14]发表了最早的报告之一，该报告分析了 14 例之前已积极治疗的患者，接受了再次切除和近距离放射治疗的复发椎旁或颅底肿瘤。处方剂量从 70～150Gy 不等，常见的组织学包括脊索瘤（36%）和脑膜瘤（21%）。结果并不理想，在 IORT 后 6 个月的可评估患者中，2/3 有局部进展。

Kumar 等[18]报道了应用 ^{125}I 治疗先前照射过的斜坡和骶骨脊索瘤。骶骨病变接受了 160Gy 的治疗，控制良好，患者 3 年后最终死于脑膜软骨瘤病。治疗中使用两个 ^{125}I 粒子，采用经鼻途径对一处小的斜坡复发灶给予 400Gy 的治疗。据报道，这例患者在手术后 19 个月恢复良好。

纪念斯隆 - 凯特林癌症中心（Memorial Sloan Kettering Cancer Center，MSKCC）[15]和巴罗神经学研究所（BNI）[16]发表了更大规模的 LDR 治疗经验。MSKCC 报道了 35 例脊柱旁病变不完全切除后接受近距离放射治疗的患者治疗情况。IORT 采用永久性 ^{125}I 粒子植入（40%），或在肿瘤切除后 3～6 天通过后装导管使用铱 -192（^{192}Ir）进行临时单一层面植入（60%），治疗了许多转移性和原发组织学疾病，包括非小细胞肺癌（51%）和肉瘤（26%），60% 的患者以前接受过 EBRT。使用 ^{192}Ir 患者的中位剂量为 30Gy，使用 ^{125}I 的患者的中位剂量为 125Gy。^{192}Ir 治疗脊髓的剂量估计中位数为 20Gy。51% 的患者获得局部控制，局部失败的中位时间为 1.3 年。然而，该研究队列的总生存期（overall survival，OS）很差，术后 3 年只有两例患者存活，并且 IORT 部位局部控制了肿瘤。要求暴露硬膜以及病理学为非小细胞肺癌的局部控制预后非常差。作者没有报告任何放射性脊髓炎病例，但承认总体生存率不佳。

Rogers 和他的同事[16]总结了 BNI 的 30 例患

者的治疗情况,这些患者接受了脊柱旁手术治疗转移性脊髓压迫,然后在可吸收缝线中使用永久性 ^{125}I 种子进行 IORT。大多数可评估的患者(56%)以前接受过 EBRT,其中大多数(88%)在 IORT 后也接受过辅助 EBRT。他们的报告显示,2 年和 3 年的局部控制率分别为 87% 和 73%。值得注意的是,大多数患者在 IORT 后都接受了临床监测。只有 40% 的可评估患者在治疗后进行了影像学检查,但他们报告了 4 例平均在 IORT 后 20 个月内影像学提示局部失败的患者(16%),其中有 3 例是先前 EBRT 后接受 IORT 作为补救治疗的患者。总体生存率依然很差,两年的总体生存率为 24%。他们报告了患者的功能改善良好,84% 的患者术后行走正常或有所改善,未报道脊髓病或神经根病。

北京大学第三医院的一个研究小组描述 CT 引导下使用经皮放置的 ^{125}I 种子进行间质内近距离放射治疗各种脊柱旁病变的情况。他们的回顾性描述了这种技术在原发性脊柱旁病变治疗中的应用[19],或者作为前期 EBRT 后脊柱转移瘤再次照射的补救性治疗[20, 21]。在重新进行近距离放射治疗前 3～5 天,使用模拟 CT 对俯卧患者的 26 个病灶进行预处理[21]。剂量以 D90 表示(可以覆盖 90% 临床靶区体积的剂量),在局部麻醉下,使用 Mick 敷料器将种子以线性排列的方式经皮植入脊柱旁病变。植入后剂量测定显示,实际 D90 的中位数为 99Gy(范围 90～176),脊髓最大剂量的中位数为 39Gy(范围 6～111)。在中位 9.5 个月的随访中,他们报告 6 个月和 12 个月的实际局部控制率分别为 52% 和 40%。几乎所有患者在 1～3 周都反映经过近距离放射治疗后疼痛得到了一定程度的缓解;根据美国脊柱损伤协会(ASIA)的分级,神经功能恢复或保留的总体比例报告接近 80%。总体而言,近距离放射治疗耐受性良好,没有放射性脊髓病的报道。3 例患者(13%)在近距离放射治疗后 3～6 个月出现椎体压缩性骨折,但没有伴随肿瘤进展。

50.6 高剂量率近距离放射治疗在脊柱病变治疗中的应用

背景和技术问题

在过去的十年里,几个变化影响了脊柱旁放射的应用。首先,影像引导放射治疗的改进促进了超低分割 EBRT 技术的发展。这种方法也被称为立体定向放射外科治疗或立体定向消融放射治疗(stereotactic ablative radiotherapy, SABR),已经能够在非常接近脊髓的部位安全地提供非常高剂量的辐射[22]。其次,适形方法的发展,如质子治疗,使脊柱放射抵抗组织的剂量增加,同时相对较少影响脊髓[23, 24]。尽管取得了这些进展,但累及硬膜或硬膜外表面的治疗仍然是一个重大的临床挑战。具体地说,脊髓炎的风险限制了硬膜边缘可接受剂量的上限,通常低于熟知的杀瘤阈值。为了应对这一挑战,几个小组已经开发出直接固定在有风险的硬膜边缘的短程 HDR 放射板片。

已报道的放射板片使用了发射 β 粒子的同位素,包括钇 -90(^{90}Y)和磷 -32(^{32}P)。β 射线发射器的好处是在离辐射源很短的距离内剂量迅速下降。因此,这些放射源可以将高剂量直接输送到硬脑膜表面;附近的脊髓通常只接受总剂量的一小部分。^{32}P 和 ^{125}I 等短程近距离放射源可以在任何手术室使用,对手术人员的风险最小。而穿透性更强的辐射,如电子或 ^{192}Ir,由于辐射暴露,需要特别屏蔽的手术室。此外,当辐射正在传递时,操作人员可能需要离开房间。

文献综述

Delaney 和他在马萨诸塞州总医院的同事们设计了一种 ^{90}Y 箔片,采用半圆柱形聚碳酸酯片板[25](图 50-3)。在大部切除原发性和转移性椎旁肿瘤后,直接将片板放置在硬脑膜边缘,并在照射 7.5～15Gy 后将其移除。据报道,在距箔表面 2mm 和 4mm 处的表面剂量分别为 29% 和 9%。所有患者在术前和 / 或术后都接受了使用光子和 / 或质子束的 EBRT。在使用调强适形放射治疗时,需注意术中已放置箔片,在术后制订放射治疗计划时对硬脑膜表面加以剂量限制。该小组报告对脊髓表面和中心的相对生物学效应(relative biological effectiveness, RBE)分别为 63Gy 和 54Gy。在 8 例接受治疗的患者中,75% 的患者在术后 2 年的中位随访期内获得了局部控制。

该小组在最近的摘要中更新了他们的经验[26],总结了 51 例原发性(51%)、复发性(24%)或转移性(12%)病变患者的治疗经验。这项经验包括使用多种基于箔片的近距离治疗源,包括 ^{90}Y、^{32}P 和

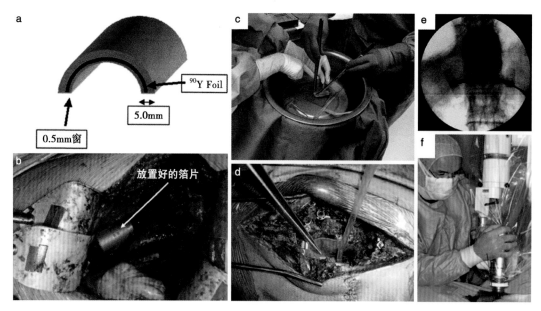

图 50-3　**a.** 用于 HDR 近距离放射治疗的 ^{90}Y 箔基半圆柱形聚碳酸酯片板示意图（摘自 Delaney 等[25]经爱思唯尔许可转载）。**b.** 后路减压术后，^{90}Y 箔片原位放置在硬脑膜表面（摘自 Folkert[42]。经牛津大学出版社许可转载）。**c.** 在手术室无菌条件下组装 ^{32}P 箔片（摘自 Folkert 等[27]，经牛津大学出版社许可转载）。**d.** 作为内固定加固、隔离手术的一部分，神经外科医生和放射肿瘤学家将 ^{32}P 箔片放在硬脑膜边（摘自 Folkert 等[27]。经牛津大学出版社许可转载）。**e.** 影像学证实，作为 Kypho-IORT 系统一部分的导管放置在双侧椎弓根（摘自 Wenz 等[33]，开放访问，知识共享署名许可证）。**f.** 蔡司 INTRABEAM 系统的治疗定位，该系统用于在后凸成形术前进行发射 X 线的 IORT 治疗（摘自 Wenz 等[33]，开放访问，知识共享署名许可证）

^{192}Ir。在近距离治疗后 18 个月的中位随访中，他们报告了不同适应证良好的局部控制率。没有因硬脑膜片板近距离放射治疗导致的急性或晚期脊髓病，故作者得出结论，这是一种安全有效的增加放射剂量方法，适用于有硬脑膜受累的肿瘤。由于 ^{90}Y 和 ^{32}P 发射的 β 粒子能量较低，该辐射源对手术室工作人员的辐射暴露有限；^{192}Ir 发射更具穿透性的辐射，为了工作人员的安全，需要额外的屏蔽或与患者保持足够的距离。

MSKCC 小组利用 ^{32}P 箔片（以前是 RIC-100，RI. Consultants，Hudson，NH，USA；现在是 NucMedCor，San Froncisco，CA，USA），同位素通过化学方式结合到柔性透明的聚合物层上，并涂上硅胶；总厚度约为 0.5mm[4, 27]。然后用含碘外科薄膜（IOBAN，3M，St. Paul，MN，USA）包裹箔片，以减少手术床受到微量同位素污染的机会。这种方法有几个优点。^{32}P 的剂量下降幅度与 ^{90}Y 相似，但半衰期更长，有效期更长。剂量学分析表明，在距离片板 4mm 处，剂量下降到 1%[27]。这些片板可以在术中切割成适宜的形状，并且不需像 ^{90}Y 那样要术前成形。与弯曲的半圆柱形结构相比，扁平的箔片通常更容易固定在手术边界上。它们也不需要特殊的术中屏蔽。^{32}P 片板也可以

与新辅助或辅助 EBRT 联合使用，输送到硬膜表面的剂量使 CTV 覆盖的均匀性更好，同时满足脊髓剂量限制。

在 MSKCC，患者通常接受隔离手术，目的是部分切除给硬膜减压，以实现辅助 SBRT[28]。对于广泛侵犯硬膜的患者，术中将 ^{32}P 放在手术边缘，在距箔片 1mm 的深度给予 10Gy 的剂量。

Folkert 等[25]报告了 68 例患者共 69 个病灶的 ^{32}P 箔片治疗结果。大多数患者（86%）以前接受过至少一个疗程的 EBRT，刚刚超过一半的患者在 ^{32}P 之后接受了辅助性 EBRT，使用单一（13%）、高剂量低分割（34%）或低剂量低分割（53%）图像引导放射治疗。中位随访时间为 10 个月，12 个月时局部复发率为 26%。在手术后接受辅助 EBRT 和 ^{32}PIORT 的患者亚组中，局部失败率为 19%，明显低于未接受辅助 EBRT 的患者的 34%（P=0.04）。IORT 没有引起急性或远期并发症。

该方法也被应用于 1 例患有复发性多发胸椎神经母细胞瘤的儿童患者，该患者以前接受过 5 次共 25Gy 的治疗[29]。患者在 ^{32}P 术后 10 个月没有局部治疗失败的证据，但遗憾的是其他部位出现了病情进展。

另外还报道了一种导管引导的间质 HDR 方

法,用于多发性复发脊柱转移瘤患者[30]。共纳入5例因先前脊髓暴露被认为不符合进一步EBRT条件的患者,术中或经皮置入椎体导管治疗肿瘤。HDR采用^{192}Ir单次照射12~18Gy。中位随访时间为9个月,局部控制率为100%。大多数患者(80%)术后1~4周疼痛完全减轻(n=2)或部分减轻(n=2),此方法对缓解疼痛是有效的。没有观察到与近距离放射治疗相关的并发症,即使在使用内固定的患者中也是如此。

50.7 脊柱转移瘤疼痛或脊柱不稳定的IORT治疗

恶性机械性脊柱不稳定患者通常需要多种方式的治疗[31]。通常情况下,这需要联合手术(如脊柱后凸成形术、椎体成形术、有创手术稳定或微创经皮螺钉置入)和放射治疗来进一步缓解症状和局部控制肿瘤。据报道,有几种策略可以将这两种干预措施结合起来,使肿瘤控制和骨骼稳定同时进行。

一种方法是在后凸成形术时将放射性核素直接注射到骨骼中。Cardoso和他的同事[32]已经报道了使用钐-153(^{153}Sm)混合聚甲基丙烯酸甲酯(polymethylmethacrylate, PMMA)骨水泥的后凸成形术。^{153}Sm之所以被选中,是因为它具有骨趋向特性,并释放β粒子照射邻近的肿瘤。该组报告没有手术并发症或血液系统毒性,所有患者的疼痛至少有部分缓解。局部控制没有明确量化;但是,^{153}Smβ的衰变范围非常短,因此只能有效地治疗距离放射源近处(即骨水泥)的病变,这将可以有效治疗的肿瘤量限制在PMMA几毫米以内。

Wenz和他的同事[33, 34]描述了一种近距离放射治疗和后凸成形术的混合方法,他们称之为kypho-IORT。试验性治疗的病例是1例60岁乳腺癌转移至T_{12}椎体的患者。治疗方案选择了经皮双椎弓根入路,向椎体插入特殊设计的金属套管,并导入微型X线发生器(INTRABEAM, Carl Zeiss Surgical, Oberkochen, Germany)的电子漂移管,最大能量为50keV。此时,在距放射源5mm处进行IORT,剂量为8Gy,90秒内完成。然后取出INTRABEAM装置,按照通常的入路进行后凸成形术。

从那时起,几份报告显示了该方法的可行性、安全性和有效性[35-38]。例如,Reis等[35]报告了18

个病灶治疗后的短期结果,指出93%的患者在影像上显示病变稳定,疼痛明显改善,没有严重并发症。一项Ⅰ/Ⅱ期剂量递增临床试验研究了三个IORT剂量水平,没有发现剂量限制性毒性[39]。52例患者随后进入Ⅱ期临床研究,视觉模拟量表的中位疼痛评分从术前的5分显著下降到术后第1天的2分(P<0.001)。在43例治疗前疼痛水平在3分或更高的患者中,30例(70%)报告在术后第1天疼痛水平下降≥3分,并且大多数患者都有持续性的疼痛减轻。3个月、6个月和12个月的局部控制率分别为98%、94%和94%。6个月和12个月的整体生存时间分别为64%和48%。由于这些前期数据结果很有价值,曼海姆大学目前正在进行一项Ⅲ期临床试验,将单次8Gy的kypho-IORT与传统的姑息性EBRT(30Gy/10次)进行随机对照研究[40]。

50.8 总结

随着综合治疗技术的不断进步,肿瘤患者的整体生存期不断提高,导致脊柱转移瘤的患病率也在不断上升[41]。原发性脊柱肿瘤的治疗也依然是一个重要的治疗难题。虽然EBRT仍然是治疗的主要手段,但解决复发疾病仍然是一个临床挑战。IORT是局部治疗和再次治疗脊柱恶性病变的一种通用策略,特别是当怀疑硬脑膜受累时。考虑到大剂量照射存在放射性脊髓病的风险,这种方法对既往有EBRT治疗史的患者特别适合。脊髓箔片可以提供对硬膜囊表面的聚焦治疗,并可以增强适形SBRT,将高剂量辐射应用到脊柱旁和硬膜外疾病的全部范围。

就结果而言,IORT可以有效缓解病情,并可与后凸成形术等稳定骨骼的手术相结合,用于脊柱机械不稳定的患者。大多数研究表明,该治疗方案至少部分程度上能持久改善患者神经功能。尽管目前研究脊髓IORT仍然局限在少数擅长复杂脊柱疾病治疗的机构,但既往发表的文献表明该方法是安全可行的,出现IORT相关脊髓病的情况较少。但是仍要谨慎分析这些结果,因为许多接受治疗的患者患有转移性癌症,预期生存期较短;由于他们可能寿命不够长,不会出现治疗相关的长期后遗症。

(周刚 译,王潇洁 陈雯琳 高俊 校)

参考文献

1. Kirkpatrick JP, van der Kogel AJ, Schultheiss TE. Radiation dose–volume effects in the spinal cord. Int J Radiat Oncol Biol Phys. 2010;76:S42–9.

2. DeLaney TF, Liebsch NJ, Pedlow FX, et al. Phase II study of high-dose photon/proton radiotherapy in the management of spine sarcomas. Int J Radiat Oncol Biol Phys. 2009;74:732–9.

3. DeLaney TF, Liebsch NJ, Pedlow FX, et al. Long-term results of phase II study of high dose photon/proton radiotherapy in the management of spine chordomas, chondrosarcomas, and other sarcomas. J Surg Oncol. 2014;110:115–22.

4. Folkert MR, Bilsky MH, Cohen GN, Voros L, Oh JH, Zaider M, Laufer I, Yamada Y. Local recurrence outcomes using the ^{32}P intraoperative brachytherapy plaque in the management of malignant lesions of the spine involving the dura. Brachytherapy. 2015;14:202–8.

5. Hirsch O. Die operative Behandlung von Hypophysentumoren: Nach endonasalen Methoden. Arch Laryngol Rhinol. 1912;26:529–686.

6. Schulder M, Loeffler JS, Howes AE, Alexander E, Black PM. Historical vignette: the radium bomb: Harvey Cushing and the interstitial irradiation of gliomas. J Neurosurg. 1996;84:530–2.

7. Hamel W, Köppen JA, Hariz M, Krack P, Moll CKE. The pioneering and unknown stereotactic approach of Roeder and Orthner from Göttingen. Part I Surgical technique for tailoring individualized stereotactic lesions. Stereotact. Funct. Neurosurg. 2016;94:240–53.

8. Schwarz SB, Thon N, Nikolajek K, Niyazi M, Tonn J-C, Belka C, Kreth F-W. Iodine-125 brachytherapy for brain tumours – a review. Radiat Oncol. 2012;7:30.

9. Willett CG, Czito BG, Tyler DS. Intraoperative radiation therapy. J Clin Oncol. 2007;25:971–7.

10. Chassagne D, Dutreix A, Almond P, Burgers JMV, Busch M, Joslin CA. Report 38. J ICRU os20:NP-NP. 1985.

11. Seichi A, Kondoh T, Hozumi T, Karasawa K. Intraoperative radiation therapy for metastatic spinal tumors. Spine. 1999;24:470–3; discussion 474-475.

12. Saito T, Kondo T, Hozumi T, Karasawa K, Seichi A, Nakamura K. Results of posterior surgery with intraoperative radiotherapy for spinal metastases. Eur Spine J. 2006;15:216–22.

13. Kondo T, Hozumi T, Goto T, Seichi A, Nakamura K. Intraoperative radiotherapy combined with posterior decompression and stabilization for non-ambulant paralytic patients due to spinal metastasis. Spine. 2008;33:1898–904.

14. Gutin PH, Leibel SA, Hosobuchi Y, Crumley RL, Edwards MS, Wilson CB, Lamb S, Weaver KA. Brachytherapy of recurrent tumors of the skull base and spine with iodine-125 sources. Neurosurgery. 1987;20 VN-re:938–45.

15. Armstrong JG, Fass DE, Bains M, Mychalczak B, Nori D, Arbit E, Martini N, Harrison LB. Paraspinal tumors: techniques and results of brachytherapy. Int J Radiat Oncol Biol Phys. 1991;20:787–90.

16. Rogers CL, Theodore N, Dickman CA, Sonntag VKH, Thomas T, Lam S, Speiser BL. Surgery and permanent 125I seed paraspinal brachytherapy for malignant tumors with spinal cord compression. Int J Radiat Oncol Biol Phys. 2002;54:505–13.

17. Hamilton AJ, Lulu B, Stea B, Cheng CW, Cassady JR. The use of gold foil wrapping for radiation protection of the spinal cord for recurrent tumor therapy. TL – 32. Int J Radiat Oncol Biol Phys. 1995;32:507–11. VN-readcube.com

18. Kumar PP, Good RR, Skultety FM, Leibrock LG. Local control of recurrent clival and sacral chordoma after interstitial irradiation with iodine-125: new techniques for treatment of recurrent or unresectable chordomas. Neurosurgery. 1988;22:479–83.

19. Wang J, Yuan H, Ma Q, Liu X, Wang H, Jiang Y, Tian S, Yang R. Interstitial 125I seeds implantation to treat spinal metastatic and primary paraspinal malignancies. Med Oncol. 2010;27:319–26.

20. Cao Q, Wang H, Meng N, et al. CT-guidance interstitial 125Iodine seed brachytherapy as a salvage therapy for recurrent spinal primary tumors. Radiat Oncol. 2014;9:301.

21. Yao L, Cao Q, Wang J, Yang J, Meng N, Guo F, Jiang Y, Tian S, Sun H. CT-guided 125I seed interstitial brachytherapy as a salvage treatment for recurrent spinal metastases after external beam radiotherapy. Biomed Res Int. 2016;2016:1. https://doi.org/10.1155/2016/8265907.

22. Katsoulakis E, Kumar K, Laufer I, Yamada Y. Stereotactic body radiotherapy in the treatment of spinal metastases. Semin Radiat Oncol. 2017;27:209–17.

23. Rotondo RL, Folkert W, Liebsch NJ, et al. High-dose proton-based radiation therapy in the management of spine chordomas: outcomes and clinicopathological prognostic factors. J Neurosurg Spine. 2015;23:788–97.

24. Indelicato DJ, Rotondo RL, Begosh-Mayne D, Scarborough MT, Gibbs CP, Morris CG, Mendenhall WM. A prospective outcomes study of proton therapy for chordomas and chondrosarcomas of the spine. Int J Radiat Oncol Biol Phys. 2016;95:297–303.

25. DeLaney TF, Chen GT, Mauceri TC, Munro JJ, Hornicek FJ, Pedlow FX, Suit HD. Intraoperative dural irradiation by customized 192iridium and 90yttrium brachytherapy plaques. Int J Radiat Oncol Biol Phys. 2003;57:239–45.

26. Yip DD, DeLaney TF, Jacobson A, Hornicek FJ, Schwab JH, Mauceri TC, Chen Y. Review of Experience and Outcome of Dural Plaque Brachytherapy:2000–2013. Int J Radiat Oncol Biol Phys. 2014;90:S758–9.

27. Folkert MR, Bilsky MH, Cohen GN, Zaider M, Dauer LT, Cox BW, Boland PJ, Laufer I, Yamada Y. Intraoperative 32P high-dose rate brachytherapy of the dura for recurrent primary and metastatic intracranial and spinal tumors. Neurosurgery. 2012;71:

1003–10. discussion 1010-1011.

28. Barzilai O, Fisher CG, Bilsky MH. State of the art treatment of spinal metastatic disease. Neurosurgery. 2018;82:757–69.

29. Tong WY, Folkert MR, Greenfield JP, Yamada Y, Wolden SL. Intraoperative phosphorus-32 brachytherapy plaque for multiply recurrent high-risk epidural neuroblastoma. J Neurosurg Pediatr. 2014;13:388–92.

30. Folkert MR, Bilsky MH, Cohen GN, Zaider M, Lis E, Krol G, Laufer I, Yamada Y. Intraoperative and percutaneous iridium-192 high-dose-rate brachytherapy for previously irradiated lesions of the spine. Brachytherapy. 2013;12:449–56.

31. Barzilai O, Laufer I, Yamada Y, Higginson DS, Schmitt AM, Lis E, Bilsky MH. Integrating evidence-based medicine for treatment of spinal metastases into a decision framework: neurologic, oncologic, mechanicals stability, and systemic disease. J Clin Oncol. 2017;35:2419–27.

32. Cardoso ER, Ashamalla H, Weng L, Mokhtar B, Ali S, Macedon M, Guirguis A. Percutaneous tumor curettage and interstitial delivery of samarium-153 coupled with kyphoplasty for treatment of vertebral metastases: technical note. J Neurosurg Spine. 2009;10:336–42.

33. Wenz F, Schneider F, Neumaier C, Kraus-Tiefenbacher U, Reis T, Schmidt R, Obertacke U. Kypho-IORT – a novel approach of intraoperative radiotherapy during kyphoplasty for vertebral metastases. Radiat Oncol. 2010;5:11.

34. Schneider F, Greineck F, Clausen S, Mai S, Obertacke U, Reis T, Wenz F. Development of a novel method for intraoperative radiotherapy during kyphoplasty for spinal metastases (Kypho-IORT). Int J Radiat Oncol Biol Phys. 2011;81:1114–9.

35. Reis T, Schneider F, Welzel G, Schmidt R, Bludau F, Obertacke U, Wenz F. Intraoperative radiotherapy during kyphoplasty for vertebral metastases (Kypho-IORT): first clinical results. Tumori. 2012;98: 434–40.

36. Miglierini P, Dam-Hieu P, Key S, Quillevere S, Lucia A-S, Pradier O. Kypho-IORT: the first French treatment. Transl Cancer Res. 2014;3:88–93.

37. Gandhi S, Latefi A, Molina FD, Chen Y, Ghaly M. SURG-28. KYPHO-IORT: a new treatment paradigm for pathological fractures. Neuro Oncol. 2017;19:vi241.

38. Pinar Sedeño B, Rodríguez Ibarria N, Mhaidli Hamdani H, Fernández Varela T, San Miguel Arregui I, Macías Verde D, Lara Jiménez PC. First reported treatment of aggressive hemangioma with intraoperative radiation therapy and kyphoplasty (Kypho-IORT). Clin Transl Radiat Oncol. 2017;2:19–22.

39. Bludau F, Welzel G, Reis T, et al. Phase I/II trial of combined kyphoplasty and intraoperative radiotherapy in spinal metastases. Spine J. 2018;18: 776–81.

40. Bludau F, Welzel G, Reis T, Abo-Madyan Y, Sperk E, Schneider F, et al. Combined kyphoplasty and intraoperative radiotherapy (Kypho-IORT) versus external beam radiotherapy (EBRT) for painful vertebral metastases - a randomized phase III study. BMC Cancer. 2019 May 9;19(1):430. https://doi.org/10.1186/s12885-019-5666-5.

41. Spratt DE, Beeler WH, de Moraes FY, et al. An integrated multidisciplinary algorithm for the management of spinal metastases: an international spine oncology consortium report. Lancet Oncol. 2017;18:e720–30.

42. Folkert, MR. Harvard-MIT Health Sciences and Technology MD thesis. Design, dosimetry, and implementation of customized 90-Yttrium plaque applicators for intraoperative dural brachytherapy of spinal tumors. MIT; 2009.

51. 中枢神经系统转移性肿瘤疼痛治疗的方法

Thomas Chai，Jennifer Erian，Mihir Joshi，Larry C. Driver，and Dhanalakshmi Koyyalagunta

51.1 引言

国际疼痛研究协会（International Association for the Study of Pain, IASP）将疼痛定义为"一种与实际或潜在的组织损伤有关的不愉快的感觉和情感体验"，因此，它不仅是身体对（潜在）有害刺激的感知（往往被定义为伤害性感受），更确切地说，疼痛是一种主观的、复杂的状况，受诸多生理和心理因素的影响或调节。在本章中，我们首先简要介绍"疼痛产生"的概念，然后根据组织类型概述各种类型的疼痛。本章剩余部分将介绍一些用于特异性处理中枢神经系统（central nervous system, CNS）转移性肿瘤神经病理性疼痛的药物。并尽可能提供支持每种药物在这类特殊情况下使用的证据。

51.2 疼痛产生的概述

在人体的躯体组织（肌肉、骨骼、关节、肌腱、皮肤、器官等）中，特殊神经纤维类型的感觉神经元，被称为 A-Δ（A-delta）和 C 纤维，它们的特殊周围末梢感受器可对伤害性刺激作出反应。这些感受器称为伤害性感受器，可以被化学物质、热和 / 或机械刺激激活，达到伤害性感受器的阈值作出反应。这些特定的"疼痛"纤维的细胞体位于背根神经节（或各自的脑神经神经节），沿着周围神经（第 V、Ⅶ、Ⅺ 和 X 脑神经）经突触传递到位于 CNS 的二级神经元（脊髓背角神经元或脑干核内的神经元）。兴奋性神经递质在这些神经突触释放，如谷氨酸和天冬氨酸，通过不同的神经束（脊髓丘脑束是一个重要的例子）上行投射，传递（和调节）痛觉信号到更高的中枢。在这个上行系统中，脊髓的重要上级结构是丘脑，它接收伤害性的信息，并投射到大脑中的其他影响疼痛的辨别和情感组成的结构。

整个"伤害性感受系统"可能在这条路径的多个节点上被调节。例如，慢性伤害性感受输入（伴随炎症介质的释放）可能会使外周伤害感受器敏感，导致反应阈值降低或对正常阈上输入的反应性增强（称为外周敏化）。重复的刺激也会导致二级背角神经元反应阈值降低或阈上反应增强（中枢敏化），或这些神经元的输出输入比增加（称为发条拧紧现象）。

与如上所述的疼痛易化相反，脊髓上某些下行系统对伤害性信号的调节导致了疼痛的抑制性调节。与下行抑制系统相关的结构包括导水管周围灰质、5- 羟色胺能中缝核和蓝斑去甲肾上腺素能区。这些系统通过背外侧索内的投射影响脊髓的背角神经元。内源性阿片系统（内啡肽、脑啡肽和肌啡肽）也在外周和 CNS 水平发挥疼痛抑制作用。

疼痛的情感成分可能会显著影响患者对疼痛体验的感知。通往边缘系统和丘脑内侧核的脊髓通路向大脑中与情感相关的区域提供输入。例如，大脑的前扣带回及其与边缘系统的联系，似乎与疼痛的情绪因素密切相关，在感觉运动、认知加工、内脏运动、内分泌作用、骨骼肌输出，以及其他对伤害性刺激的反应中发挥作用。

51.3 疼痛的类型

对疼痛进行分类的方法多种多样，包括根据时间（急性、慢性）、发生机制（创伤、手术等）或组织类型（表 51-1）等因素进行分类。在本章中，我们使用 IASP 术语按组织类型描述疼痛，具体如下：

表 51-1　按组织分类的疼痛类型

伤害性疼痛	举例
躯体	皮肤,骨骼,关节,结缔组织,肌肉
内脏	肺,肝,食管,胰腺,小肠,结肠,胆囊
神经病理性疼痛	举例
中枢	脑,脊髓
周围	脑神经,脊神经和分支,神经节

伤害性疼痛

有两种主要的伤害性疼痛——躯体性疼痛和内脏性疼痛。躯体伤害性疼痛与躯体性、非神经组织的损伤有关。躯体伤害感受器支配躯体结构,包括但不限于皮肤、皮下组织、关节囊、肌肉、韧带、肌腱、筋膜、骨膜和骨内膜、胸膜壁层和腹膜壁层等。躯体伤害性疼痛通常可由患者定位。

内脏伤害感受器支配胸、腹、盆腔脏器及其周围结缔组织 / 被膜,通常不是器官的实质结构。内脏伤害感受器是由器官膨胀、炎症和缺血激活的,而不是由切割、刺或灼烧等刺激激活的。内脏疼痛通常定位较不明确,并可能伴有自主神经症状。来源内脏结构的疼痛可能会被认为来自身体其他区域,这是由于内脏传入伤害性神经纤维和躯体传入伤害性神经纤维聚集在脊髓灰质相似节段内的同一个背角神经元上。

神经病理性疼痛

IASP 将神经病理性疼痛定义为"由躯体感觉神经系统损伤或疾病引起的疼痛"。神经性疼痛有两种亚型,分别为中枢神经病理性疼痛和周围神经病理性疼痛。中枢神经病理性疼痛(或简称"中枢性疼痛")是由中枢躯体感觉神经系统损伤或疾病引起的神经性疼痛,而周围性疼痛涉及周围躯体感觉神经系统。

神经病理性疼痛的性质被描述为烧灼、搏动、电击或"针刺"感。神经病理性疼痛可与自发或诱发的异常感觉相关,称为感觉异常,或同时伴有不愉快和异常感觉,称为感觉障碍。感觉过敏是一种由通常无害的刺激(如轻触)引起的疼痛。

51.4　选择治疗神经病理性癌痛的药物

在本节中,我们描述了用于神经病理性癌症疼痛,包括由 CNS 转移性肿瘤所致疼痛的主要镇痛药种类,下面将从每一类中选择具有代表性的药物介绍。

阿片类镇痛药

阿片类镇痛药(以下称阿片类药物)是一种与神经系统阿片类受体结合并发挥激动剂作用的药物。阿片类药物被认为是治疗各种癌症疼痛的金标准,包括神经病理性疼痛和伤害性疼痛。阿片类药物具有镇痛效果,但也可能导致其他潜在的副作用(将在本章后面的章节中详细描述):例如,阿片类药物的中枢效应可以产生兴奋、烦躁、镇静、恶心(通过对脑干化学感受器触发区的直接作用)、咳嗽抑制,也可能引起最可怕的并发症——呼吸抑制(通过对脑干呼吸中枢的直接抑制作用)。阿片类药物的外周效应会导致便秘(胃肠道运动减缓)、胆道平滑肌收缩、尿潴留和瘙痒,以及许多其他效应。下面我们将讨论作者所在机构的疼痛服务机构最常用的治疗癌症疼痛的阿片类镇痛药。本节提供了对人体神经病理性癌痛显著有效的证据。表 51-2 是来自作者所在机构的阿片类等镇痛药的参考剂量。

硫酸吗啡

吗啡被称为原型阿片。它是 μ- 阿片受体的完全激动剂,而 μ- 阿片受体是神经系统中主要的镇痛受体。吗啡口服吸收良好,但经肝脏的首过效应明显,因此,口服剂量必须大于肠外剂量。吗啡经肝脏葡萄糖醛酸化,产生的主要代谢产物为吗啡 -3- 葡萄糖醛酸(M3G)。小部分会生成吗啡 -6- 葡萄糖醛酸(M6G),这种代谢物比母体化合物更有效。吗啡及其副产物的排泄是通过肾脏途径的。因此,在肾脏疾病患者人群中使用吗啡值得考虑,因为活跃的代谢物积累可能导致神经毒性和其他显著的不良反应。吗啡常与其他药物和佐剂[1-3]联合使用治疗神经病理性癌痛,是美国 FDA 批准的为数不多的用于鞘内给药系统的药物之一。

表 51-2 镇痛药等效剂量表

阿片类药物	口服剂量	肠外剂量(IV)	阿片类肠外使用转换口服的系数	阿片类口服转换吗啡口服的系数
吗啡	15mg	6mg	2.5	1
羟考酮	10mg	N/A	N/A	1.5
氢可酮	15mg	N/A	N/A	1
羟吗啡酮	5mg	0.5mg	10	3
氢吗啡酮	3mg	1.5mg	2	5
芬太尼	N/A	60μg	N/A	应由有疼痛管理经验的临床医生决定

注：美沙酮应由在疼痛管理方面有经验的临床医生发起和管理。
摘自 UT MD Anderson Cancer Pain-Adult Practice Algorithm。

曲马多

曲马多是一种合成阿片类药物，对 μ- 阿片受体和去甲肾上腺素 / 血清素再摄取抑制具有双重作用。曲马多经肝脏代谢，其中一种活性代谢物，地甲酰马多，与母体化合物相比，对 μ- 阿片受体有更高的亲和力。曲马多及其副产物是通过肾脏排泄的，因此在肾功能受损的患者中必须谨慎使用。曲马多对神经病理性癌痛患者的疗效、安全性和生活质量的影响已得到评估[4]。在这项双盲、安慰剂对照研究中，患者随机接受曲马多或安慰剂治疗。36 例患者被纳入研究，平均分为两组。治疗组以每 6 小时 1mg/kg 体重的剂量给予曲马多，必要时可增加到每 6 小时 1.5mg/kg 体重。与安慰剂组相比，接受曲马多治疗组在疼痛强度、Karnofsky 功能状态评分、睡眠质量和日常生活活动方面有显著改善。在本研究中，曲马多被认为是控制神经性癌症疼痛和提高癌症患者生活质量的一种治疗选择。

氢吗啡酮

同吗啡一样，氢吗啡酮通过偶联代谢形成代谢物氢吗啡酮 -3- 葡萄糖醛酸酯（H3G）和 6- 葡萄糖醛酸酯，这些代谢物从尿液中排出。与吗啡代谢物类似，这些副产物也可能导致神经毒性副作用，在肾功能不全人群中使用需要谨慎。氢吗啡酮在同等毫克剂量下比吗啡的效力大 5 倍。

芬太尼

芬太尼是一种合成的高亲脂性阿片类药物，效力约为吗啡的 100 倍。芬太尼起效快，作用时间短，常用于围手术期和重症监护室。针对不同给药途径，芬太尼有不同的制剂，包括肠外给药、经黏膜给药、经皮给药和脊髓给药。芬太尼的主要代谢物是诺芬太尼，不具有活性，因此在肾损伤人群中风险较小。

NDMA 拮抗剂：美沙酮和氯胺酮

美沙酮

美沙酮是一种合成阿片类药物，是 μ- 受体的激动剂，也是 N- 甲基 -D- 天冬氨酸（N-methyl-D-aspartate，NMDA）受体的拮抗剂，NMDA 受体与中枢敏化 / 痛觉过敏有关。美沙酮具有高度可变的药代动力学特性和长半衰期。此外，美沙酮是经肝进行生物转化的，可能受到其他药物的影响，抑制其代谢。因此，有必要对美沙酮进行专家处方和监测，以尽量减少呼吸抑制的风险。美沙酮在作者的机构经常被用于治疗癌症相关的神经病理性疼痛，因为有病例和科学证据[5-7]支持，特别是当神经源性疼痛对高剂量阿片类药物都不敏感时，使用美沙酮可能有效。例如，Sugiyama 等[8]对癌症相关神经病理性疼痛患者将阿片类药物治疗方案改为美沙酮的有效性进行了回顾性研究。使用面部疼痛量表（FPS）来测量疼痛强度和疼痛缓解情况。28 例服用其他强效阿片类药物的患者改用美沙酮，其中 78.6% 的患者，在 2 周内，他们的平均 FPS 评分显著降低，17 例患者中有 12 例减少或停用了完全的辅助镇痛药。

氯胺酮

氯胺酮是一种具有镇痛和解离性质的麻醉药

物。它的镇痛作用被认为与 NMDA 受体的拮抗作用有关。尽管随机对照试验显示氯胺酮对缓解癌症疼痛的疗效甚微，但有一些病例系列和开放标签研究表明对治疗有好处[9]。例如，Mercadante 等[10]发表了一篇病例报告，报道了一位阿片类耐药神经性癌症疼痛的患者，在接受氯胺酮治疗 13 个月后，尽管病情进展，但阿片类药物需求显著降低并持续缓解。

在作者的疼痛临床实践中，氯胺酮以 0.5mg/kg 的剂量静脉滴注，持续 1 小时；然而，对于持续的癌症疼痛目前还没有最佳方案的共识，因此存在多种经肠外氯胺酮给药方案[11-13]。

51.5 阿片类药物安全注意事项

在本节中，我们会介绍一些关于阿片类处方药最紧急的副作用和安全问题。根据美国 CDC 的报告，在过去的几十年里，随着阿片类药物用于镇痛治疗的使用量稳步增加，与阿片类药物相关的死亡发病率也随之增高。阿片类药物最初被公众认为是安全的药物，但现在人们对其相关风险的认识有所增强。此外，阿片类药物处方的增加也增加了其扩散和滥用的发病率。事实上，美国医疗保险和补助服务中心（the Center for Medicare and Medicaid Services，CMS）已经宣布阿片类药物滥用为公共卫生紧急事件，美国已经制订了许多政策来应对这一类阿片危机。例如，美国 CDC 已经发布了治疗慢性疼痛的阿片类药物治疗使用指南。（值得注意的是，美国 CDC 声明，该慢性阿片类药物处方指南不适用于正在接受癌症积极治疗、姑息治疗或临终护理的患者。）

阿片类药物仍然是治疗癌症疼痛的主要组成部分，因为它有广泛的可用药物和给药途径，具有即刻和缓释的配方，以及对许多类型的疼痛有效。这些益处必须与阿片类药物常见的副作用以及与阿片类药物使用相关的疾病的显著风险进行仔细权衡。了解阿片类药物治疗的副作用和安全风险，并采取积极主动的应对措施，是有效管理阿片类药物患者风险的必要条件。

认知障碍

阿片类药物与镇静剂同时使用可能增加认知

障碍的风险。由于阿片类药物过量或在常规使用过程中都可能出现认知障碍，因此很有必要及时确定患者是否确实过量使用——这是一种潜在的致命情况。比如，服用阿片类药物后认知状态迅速下降，更多的是与过量有关，需要及时评估。而缓慢加重的认知障碍似乎与经常使用阿片类药物有关。前者是考虑在镇痛充分的情况下减少剂量，并作好疼痛可能恶化的心理准备。如果减少剂量不可行，则考虑阿片类药物转换或减少剂量的同时增加辅助镇痛药（本章下一节）。

阿片类药物过量

美国国家卫生研究院 2017 年的数据显示，因阿片类药物过量死亡的人数呈持续增长趋势，阿片类镇痛药的使用约占阿片类药物过量死亡总人数的 40%。尽管绝大多数此类事件涉及消遣、药物联用或滥用，处方者应该意识到其风险和可用的治疗方法。

阿片类药物与镇静药物合用，包括但不限于苯二氮䓬类药物和酒精，会显著增加呼吸抑制的风险。此外，在开始或升级阿片类药物治疗时，必须权衡任何可能增加患者呼吸抑制风险的情况（肺部疾病 / 损伤、睡眠呼吸暂停、卒中史、脑损伤）或处方药。美国 FDA 已经在 2016 年就联合使用类阿片类药物和苯二氮䓬类药物发出了黑框警告，因为有证据表明，这两种药物联合使用会增加呼吸抑制和死亡的风险。对于已经在服用苯二氮䓬类药物的患者或有并发症的患者，在开始阿片类药物治疗时，医生应该提醒患者注意这种风险。低起始剂量和缓慢的药物滴定可以帮助减少过量和呼吸抑制的风险。

阿片类药物的滥用可能源于有意但不合理地使用阿片类药物进行治疗。当患者为了达到想要的效果而故意非治疗性地使用阿片类药物时，就会发生滥用。因此，必须告知每日服用阿片类药物的患者严格按处方服药。每日使用阿片类药物会导致生理耐受，这是一种随着时间推移镇痛效果递减的情况。快速发展的耐受性被称为速发症。另一个概念被称为阿片耐受状态，是指患者每天至少口服 60mg 吗啡或其等效物质，持续至少一周。这种状态与“阿片类药物初始状态”和“阿片类药物非耐受状态”形成对比，前者指患者不定期接触阿片类药物，后者指患者定期使用类阿片药物，但用量不足以满足阿片类药物耐受状态的标准。一段时间的戒断会导致阿片类药物耐受状态的丧失，当患者试图恢复他们的阿片类药物治疗时，会无意识导致药物过量。因此，建议医生在每次预约时都要确保患者按医嘱进行服药。如果患者突然停止阿片类药物治疗，他／她可能会经历戒断综合征，导致"自主觉醒"，被描述为有限时间内的易怒、烦躁、流泪、打哈欠、腹部痉挛和稀便等不愉快的感觉。

尽管采取了预防措施，在美国，阿片类药物过量的现象仍在逐年增加。为了更广泛地减少其危害，美国 FDA 在 1971 年批准了阿片拮抗剂纳洛酮（商品名 Narcan）用于治疗阿片过量。纳洛酮最初仅可用于静脉或肌内注射，现在可用于皮下注射、肌内注射和鼻内喷剂。后者正被越来越多的急救人员和社区人员用作扭转阿片类药物过量的有效抢救药物。在现任美国外科医生总干事 Jerome Adams 博士关于"纳洛酮和阿片类药物过量的外科医生咨询"中，应鼓励为阿片类药物使用风险较高的患者开具该处方。越来越多的医生开始将纳洛酮和阿片类药物联合开处方，用于那些有可能出现呼吸抑制，或阿片类药物过量风险明显的患者[14, 15]。这一措施被添加到 2016 年美国 CDC 阿片类药物治疗的处方指南中，作为在开始或升级阿片类药物治疗时值得考虑的一种减少伤害的策略。在美国 48 个州，鼻内或肌内注射的纳洛酮可以在无需处方的情况下轻松获取，在几分钟内就能将中枢 μ- 受体上的阿片类药物置换出来。对于更易发生阿片过量的患者，应就纳洛酮的使用进行教育，更重要的是，应该定期对陪伴患者的人进行教育。就像过敏性休克患者用自动注射装置肌内注射肾上腺素一样，纳洛酮通常在患者用药过量时由身边的人注射。

纳洛酮被证明是一种非常有效的抢救药物，2014 年的荟萃分析显示，使用纳洛酮后，阿片类药物过量后的缓解率提高（*OR*=8.58）[16]。它的药代动力学允许阿片类药物与 μ 受体快速分离，但它也能在几分钟内与 μ 受体解离。根据急救服务的地点和响应时间，在急救人员到达之前，可能需要连续多次使用纳洛酮以维持呼吸功能。

转用

无论是有意还是无意的阿片类药物滥用，都是需要医生、患者、医疗保健系统和执法机构关注的主要问题。一项具有里程碑意义的 5 年全国研究显示，有超过 64 000 例报道转用的病例[17]。由于公认的研究缺陷，以及美国物质滥用和精神健康管理局（Substance Abuse and Mental Health Administration, SAMHSA）的调查数据显示，氢可酮和羟考酮的滥用人数分别为 1 770 万和 1 360 万[18, 19]，有充分的理由怀疑实际的滥用率要高得多。

在处方阿片类药物滥用方面出现了若干趋势。第一，即时释放（IR）配方比缓释（ER）配方更容易被滥用。第二，农村处方阿片类药物的滥用仅次于城市社区街头毒品滥用，趋势开始稳定。目前，无论是城市、郊区还是农村，处方药滥用在所有社会经济阶层都处于高水平。第三，农村和非农村环境之间的文化和就业差异的重要性；在大多数成年人从事体力劳动（如采煤、耕作、伐木、捕鱼）的社区，与职业相关的疼痛发病率较高。因此，疼痛和止痛药处方的普遍程度较高。因此，处方类阿片类药物在这些社区广泛使用，被认为是生活的一部分，随之而来的依赖和滥用也是如此。第四，或许也是最重要的一点，是对阿片类药物的滥用和转用缺乏共识。SAMHSA 依赖于自我报告的数据显示，75% 的阿片类药物滥用者是从家人或朋友那里获得药物的。因此，各级执法部门加大了打击街头和网上销售处方止痛药的活动，但并没有解决阿片类药物最常见的滥用途径：虽然阿片类药物的价格继续保持在高水平，使经济紧张的患者售卖药物，但数据显示，大多数获得药物不是交易性的。不管是主动的还是被动的，朋友和家人似乎都是个人获取非处方类阿片类药物的主要途径。尽管如此，由于各种社会和政治因素，以及有效数据收集的限制，相关硬数据非常稀缺。

不论药物转用途径如何，最普遍的共识是，转用阿片类药物的主要来源是接受阿片类药物处方的患者。因此，开处方的医生在减少转用方面可以发挥作用。这一事实体现在联邦机构对医生开具处方和分发阿片类药物的药房日益严格的审查上。以下是医生可以用来降低转用风险的一些工具：

● 疼痛契约：最基本的疼痛契约会让患者遵守三条规则。第一，他们的疼痛科医生将是他／她的阿片类处方的唯一来源。第二，他／她只选择一个药房拿药。第三，他／她将是唯一使用他／她的阿片类药物的人。其他还可以包括承诺不会错过预约或使用其他镇静剂，同意在急诊室随机进行药物筛查，或在药物丢失或被盗的情况下限制重新补充。该文件由患者签字并由处方医生副署，作为双方的行为准则，并规定了处方医生应遵守的条款。只要医生愿意停止诊治违反合同条款的患者，该合同就可强制执行。

- 药物筛查：与合同联合使用的随机药物筛查（最常用的是毛发、尿液或唾液）是一种确保患者正在服用处方药且无其他相关药物的方法[20, 21]。旧的药物测试一般只能检测阿片类药物，而新的测试可以检测各种商业和非法的活性药物及代谢物。如果患者在转用处方药物，或者他们同时使用其他处方药物，药物筛查将能够揭示这一点。

- 处方药监控程序（prescription drug monitoring program, PDMP）：北美、澳大利亚和一些欧洲国家已经开发了 PDMP 系统，允许提高处方药监控水平。药房将患者输入数据库，列出他们处方的管制药物、剂量、处方信息和补充药房。这些项目的启动是为了减少"医生购物"，即患者去多个医生那里购买阿片类药物处方，在多家药店配药，以避免引起怀疑。在可能的情况下，应在每次患者就诊时复查 PDMP 数据，以确保符合单处方和单药房原则。如果发现任何不一致的情况，应与患者讨论。

阿片类药物因其对多种疼痛机制的有效性，被广泛应用于癌症疼痛的治疗。有效的疼痛管理反过来提高了癌症患者的生活质量，也提高了他们继续治疗的能力。阿片类药物使用中涉及的安全考虑非常重要，值得开处方的医生持续监督，以确保患者正确使用药物，将副作用降到最低。

51.6 辅助止痛剂

在本节中，我们介绍一些最常用的神经病理性疼痛辅助止痛剂。辅助镇痛药是指主要适应证与疼痛无关，但被发现有助于缓解疼痛的药物。这里详细介绍的特异性辅助止痛剂在历史上对多种神经病理性疼痛有疗效，其中许多属于治疗癫痫和抑郁症的药物类别。事实上，抗惊厥药和抗抑郁药被认为是治疗癌症神经病理性疼痛的一线药物，通常与阿片类药物联合使用。使用这些佐剂可以减少患者对阿片类药物的需求，这种效果被称为阿片类药物"简省"。

抗惊厥药物

加巴喷丁和普瑞巴林

治疗神经病理性癌症疼痛最常用的抗惊厥药是加巴喷丁和普瑞巴林。这两种药物有类似的药效学特性，通过阻断 α-2/Δ-1 亚基，抑制电压门控钙通道，而这些通道在疼痛状态下会上调。加巴喷丁和普瑞巴林在结构上与氨酪酸（GABA）相似，但它们不是 GABA 受体的配体。这些药物不经过代谢，通过肾脏清除，因此，对于肾功能不全的患者，调整剂量是必要的。据报道，这些"加巴喷丁类药物"最常见的副作用包括头晕、嗜睡、体重变化（增加）和手足水肿。

一些研究支持加巴喷丁类药物对神经病理性癌症疼痛的疗效。例如，在一项开放标签的前瞻性研究中，Ross 等[22]研究了加巴喷丁在两个平行组中的有效性——第一组有 25 例患者患有癌症治疗相关的神经病变疼痛，而另一组有 37 例患者患有肿瘤相关神经病变性疼痛。两组患者加巴喷丁剂量滴定为 1 800mg/d。根据改良简明疼痛量表进行疼痛评分作为主要结局，研究结果显示改良简明疼痛量表的"最差""平均"和"当前"疼痛评分显著降低，但"最低"评分没有显著降低。在所有患者中，45.2% 的患者在疼痛评分上降低了至少 1/3。这项研究的作者得出结论，加巴喷丁在治疗癌症相关的神经病理性疼痛方面确实有效。

Caraceni 等[23]进行了一项多中心、随机、双盲、安慰剂对照、平行设计的试验，以确定在阿片类药物治疗中添加加巴喷丁治疗神经病理性癌症疼痛的镇痛效果。共有 121 例患者参与了这项研究。加巴喷丁被滴定到 1 800mg/d，而患者仍维持稳定的阿片类药物治疗。每日平均疼痛采用数值评定量表评分，并以随访的平均疼痛评分作为主要结果衡量。共有 79 例患者接受加巴喷丁治疗，58 例患者完成了研究；41 例患者接受了安慰剂，其中 31 例完成了研究。分析显示加巴喷丁组与安慰剂组的平均疼痛强度有显著差异，支持加巴喷丁改善使用阿片类药物的神经病理性疼痛癌症患者的镇痛效果。

在一项类似的研究中，对使用吗啡的神经病理性癌症疼痛患者进行了普瑞巴林的疗效和安全性评估[3]。40 例患者随机分为两组：第一组在第一阶段接受普瑞巴林和口服吗啡，在第二阶段接受安慰剂和口服吗啡；第二组在每个阶段接受相反治疗。阶段之间有一个 1 周的洗脱期。主要结局指标是口服吗啡剂量的减少。结果显示，在普瑞巴林治疗期间，吗啡的平均最小有效剂量显著降低。作者的结论是，普瑞巴林在患有神经病理性疼痛的癌症患者中提高了口服吗啡的疗效，同时也减少了阿片类药物剂量相关的副作用。

在另一项研究中，研究了低剂量加巴喷丁联合丙米嗪治疗神经病理性癌症疼痛[24]。52 例患者被分成四组。组 1 每 12 小时给予加巴喷丁 200mg 和丙米嗪 10mg；组 2 每 12 小时给予加巴喷丁 200mg；组 3 每 12 小时给予加巴喷丁 400mg；组 4 每 12 小时给予 10mg 丙米嗪。结果显示，低剂量加巴喷丁 - 丙米嗪联合治疗可显著降低总疼痛评分，以及减少每日阵发性疼痛发作。

一项前瞻性、头对头、随机、开放标签的研究，将普瑞巴林与阿片类药物在治疗神经病理性癌症疼痛方面的安全性和有效性进行了比较[25]。120 例患者被随机分为两组，分别接受不同剂量的口服普瑞巴林和芬太尼透皮贴治疗。主要观察指标为 VAS 疼痛评分。与芬太尼组相比，普瑞巴林组疼痛评分至少降低 30% 的患者比例明显更高，而普瑞巴林组与芬太尼组相比，疼痛基线的平均百分比也显著降低。次要结局，诸如普瑞巴林治疗组患者满意度也更高，芬太尼治疗组的不良事件和治疗中止率更高。这项研究的结论是，使用普加巴林等佐剂，可以更好地控制神经病理性疼痛，集约阿片类药物。

在一项两个月的、多中心、前瞻性流行病学研究的事后分析中，普瑞巴林比非普瑞巴林治疗神经病理性癌症疼痛展示了更高的满意度[26]。与非普瑞巴林治疗组相比，普瑞巴林多药治疗组患者的总疼痛强度和短暂疼痛量表中的评分降低。该研究的作者总结说，针对受影响患者的神经病理性疼痛的特定药物的增加，提高了疼痛治疗满意度，并获得了更好的疼痛干预相关的结果。

卡马西平、奥卡西平

卡马西平及其结构衍生物奥卡西平是钠通道阻滞剂，可以选择性地抑制活跃的 A-Δ 和 C 伤害性感觉纤维，阻断疼痛的外周和中枢通路。尽管文献很少描述它们对癌症疼痛的作用，但这些药物在治疗其他具有神经病成分的慢性疼痛方面已经得到了很好的证实，如三叉神经痛[27]和各种形式的周围神经病变[28,29]。与卡马西平相比，奥卡西平被认为更具安全性，肝脏和血液系统不良反应的风险更小。

抗抑郁药

度洛西汀

度洛西汀是一种 5- 羟色胺和去甲肾上腺素再摄取抑制剂（serotonin-norepinephrine reuptake inhibitors，SNRI）型抗抑郁药，经美国 FDA 批准用于治疗抑郁症、广泛性焦虑障碍和与各种疾病相关的疼痛，如疼痛性糖尿病周围神经病变、纤维肌痛症和慢性多发性肌肉骨骼疼痛。在癌症患者群体中，度洛西汀被用于治疗化疗引起的周围神经病变疼痛[30,31]和芳香化酶抑制剂治疗引起的关节疼痛[32,33]。尽管没有很好的证据支持，度洛西汀也被常规用于治疗神经性癌症疼痛。在一项小型的回顾性试点研究中，Matsuoka 等[34]评估了度洛西汀对阿片类药物和加巴喷丁药物难治的癌症相关神经病理性疼痛的疗效，发现 15 例患者中有 7 例患者降低了疼痛评分。同样的作者正在进行一项前瞻性的、随机的 III 期研究[35]，以进一步寻找支持度洛西汀在这种情况下使用的证据。

阿米替林

阿米替林是一种三环类抗抑郁药，有证据表明它可以作为神经病理性疼痛的辅助药物，例如，与卒中和脊髓损伤相关的中枢性疼痛，以及与糖尿病、化疗和带状疱疹后神经痛相关的周围神经性疼痛，以及许多其他神经病理性疼痛的情况。

有几项小型研究支持它用于神经病理性癌症疼痛。例如，Banaerjee 等[36]的一项研究比较了阿米替林和加巴喷丁作为联合镇痛药对接受阿片类药物治疗的癌症相关神经性疼痛患者的疗效和安全性。将 88 例恶性肿瘤神经病理性疼痛患者随机分为两组。第一组给予加巴喷丁和曲马多治疗，第二组给予阿米替林和曲马多治疗。6 个月时，两组患者的视觉模拟量表均较基线下降，组间差异无统计学意义。该研究的作者得出结论，阿米替林可以作为加巴喷丁治疗癌症引起的神经性疼痛的合适替代品。

在一项前瞻性随机研究中，Mishra 等[37]比较了阿米替林、加巴喷丁和普瑞巴林治疗神经病理性癌症疼痛的疗效。纳入 120 例神经病理性癌痛患者，分为阿米替林组、加巴喷丁组、普瑞巴林组和安慰剂组。所有组的 VAS 评分都有显著降低，作者认为所有研究的抗神经病变药物都能缓解癌症相关的神经病理性疼痛。

局麻药

利多卡因

利多卡因是一种酰胺型局麻药。利多卡因抑制神经细胞膜内的电压门控钠通道，防止去极化产生的动作电位。利多卡因可以局部使用，帮助缓解恶性神经病理性疼痛。Lopez Ramirez 等[38]进行了一项研究，旨在评估 5% 利多卡因贴片对癌症患者或非癌症患者局灶性神经病理性疼痛的疗效。共招募了 15 例患者。15 例患者中有 6 例患有癌症相关的神经性疼痛。在接受治疗的 15 例患者中，有 8 例报告了强效镇痛作用，4 例报告了部分镇痛作用。

Fleming 和 O'Connor[39]回顾性审查了 5% 利多卡因贴剂在综合癌症中心的使用情况。在使用贴片的 97 例患者中，26 例是治疗术后持续性神经病理性疼痛，24 例是治疗疱疹后神经痛，18 例是治疗癌症相关神经病理性疼痛。这些患者中有 60% 的有异位痛，止痛效果"有效"的分别是 35%、38% 和 39%。

Kern 等[40]回顾性分析了 68 例关于 5% 利多卡因贴剂治疗伴有神经病理性疼痛的癌症疼痛或三叉神经神经病理性疼痛的报告。该贴剂被发现对手术或化疗相关的神经病理性疼痛最有帮助，至少 50% 使用贴剂的患者能够减少全身镇痛药的剂量。在三叉神经痛中，对利多卡因贴剂有反应的潜在预测因子是痛觉过敏、异位疼痛、持续疼痛等。

辣椒素

辣椒素是一种物质，它赋予组织与辣椒接触时特有的灼烧感。辣椒素与热、酸和其他配体结合，与瞬时受体电位香草酸亚型 1（TrpV1）结合，后者是一种在伤害性神经元的外周和中枢末梢表达的阳离子受体。长期接触辣椒素被认为会导致反常的 TrpV1 脱敏，并产生止痛效果。虽然辣椒素在非恶性疾病神经病理性疼痛中得到了充分的研究[41, 42]，但在癌症神经病理性疼痛患者中，辣椒素的作用证据有限。一项对 99 例癌症幸存者术后慢性神经病理性疼痛的研究中，在前 8 周每天 4 次在疼痛部位涂抹 0.075% 的辣椒素乳膏，然后在后面 8 周的时间内涂抹安慰剂软膏，另外一组与之相反。与安慰剂相比，辣椒素乳膏组的疼痛明显减轻。然而，辣椒素治疗组明显伴有皮肤灼烧和发红，但两组治疗组的中止情况相似。研究结束时，参与者被问及哪种治疗方法最有效——60% 的人选择了辣椒素治疗，18% 的人选择了安慰剂治疗，还有 22% 的人选择了两者都没有[43]。该研究的作者得出结论，局部使用辣椒素乳膏能显著降低癌症患者术后神经病理性疼痛，且与安慰剂相比，前者的优势比为3：1。

51.7 结论

癌症相关的神经病理性疼痛，如 CNS 转移癌引起的疼痛，是一种颇具挑战的情况。多学科的管理策略，包括这本书的其他地方讨论的潜在干预疼痛策略对于优化患者预后来说至关重要。医疗服务提供者不仅应考虑阿片类药物，还应考虑其他佐剂，如抗抑郁药、抗惊厥药和局部镇痛药等。

（苑雨辰 译，李俊霖 阳天睿 校）

参考文献

1. Kannan TR, Saxena A, Bhatnagar S, Barry A. Oral ketamine as an adjuvant to oral morphine for neuropathic pain in cancer patients. J Pain Symptom Manag. 2002;23(1):60–5.
2. Mercadante S, Arcuri E, Tirelli W, Villari P, Casuccio A. Amitriptyline in neuropathic cancer pain in patients on morphine therapy: a randomized placebo-controlled, double-blind crossover study. Tumori. 2002;88(3):239–42.
3. Dou Z, Jiang Z, Zhong J. Efficacy and safety of pregabalin in patients with neuropathic cancer pain undergoing morphine therapy. Asia Pac J Clin Oncol. 2017;13(2):e57–64.
4. Arbaiza D, Vidal O. Tramadol in the treatment of neuropathic cancer pain: a double-blind, placebo-controlled study. Clin Drug Investig. 2007;27(1):75–83.
5. Mannino R, Coyne P, Swainey C, Hansen LA, Lyckholm L. Methadone for cancer-related neuropathic pain: a review of the literature. J Opioid Manag. 2006;2(5):269–76.
6. Leppert W, Kowalski G. Methadone as an additional opioid for a cancer patient with severe neuropathic and bone pain not responsive to other opioids and adjuvant analgesics. J Palliat Care. 2013;29(2):119–21.
7. Makin MK, Ellershaw JE. Substitution of another opioid for morphine. Methadone can be used to manage neuropathic pain related to cancer. BMJ. 1998;317(7150):81.

8. Sugiyama Y, Sakamoto N, Ohsawa M, Onizuka M, Ishida K, Murata Y, et al. A retrospective study on the effectiveness of switching to oral methadone for relieving severe cancer-related neuropathic pain and limiting adjuvant analgesic use in Japan. J Palliat Med. 2016;19(10):1051–9.

9. Jonkman K, van de Donk T, Dahan A. Ketamine for cancer pain: what is the evidence? Curr Opin Support Palliat Care. 2017;11(2):88–92.

10. Mercadante S, Lodi F, Sapio M, Calligara M, Serretta R. Long-term ketamine subcutaneous continuous infusion in neuropathic cancer pain. J Pain Symptom Manag. 1995;10(7):564–8.

11. Waldfogel JM, Nesbit S, Cohen SP, Dy SM. Successful treatment of opioid-refractory cancer pain with short-course, low-dose ketamine. J Pain Palliat Care Pharmacother. 2016;30(4):294–7.

12. Loveday BA, Sindt J. Ketamine protocol for palliative care in cancer patients with refractory pain. J Adv Pract Oncol. 2015;6(6):555–61.

13. Okamoto Y, Tsuneto S, Tanimukai H, Matsuda Y, Ohno Y, Tsugane M, et al. Can gradual dose titration of ketamine for management of neuropathic pain prevent psychotomimetic effects in patients with advanced cancer? Am J Hosp Palliat Care. 2013;30(5):450–4.

14. Xu J, Davis CS, Cruz M, Lurie P. State naloxone access laws are associated with an increase in the number of naloxone prescriptions dispensed in retail pharmacies. Drug Alcohol Depend. 2018;189:37–41.

15. Lambdin BH, Davis CS, Wheeler E, Tueller S, Kral AH. Naloxone laws facilitate the establishment of overdose education and naloxone distribution programs in the United States. Drug Alcohol Depend. 2018;188:370–6.

16. Davis CS, Southwell JK, Niehaus VR, Walley AY, Dailey MW. Emergency medical services naloxone access: a national systematic legal review. Acad Emerg Med. 2014;21(10):1173–7.

17. Davis CS, Burris S, Beletsky L, Binswanger IMMM. Co-prescribing naloxone does not increase liability risk. Subst Abus. 2016;37(4):498–500.

18. McCabe SE, Cranford JA, West BT. Trends in prescription drug abuse and dependence, co-occurrence with other substance use disorders, and treatment utilization: results from two national surveys. Addict Behav. 2008;33(10):1297–305.

19. Meyer R, Patel AM, Rattana SK, Quock TP, Mody SH. Prescription opioid abuse: a literature review of the clinical and economic burden in the United States. Popul Health Manag. 2014;17(6):372–87.

20. Moeller KE, Kissack JC, Atayee RS, Lee KC. Clinical interpretation of urine drug tests: what clinicians need to know about urine drug screens. Mayo Clin Proc. 2017;92(5):774–96.

21. Moeller KE, Lee KC, Kissack JC. Urine drug screening: practical guide for clinicians. Mayo Clin Proc. 2008;83(1):66–76.

22. Ross JR, Goller K, Hardy J, Riley J, Broadley K, A'Hern R, et al. Gabapentin is effective in the treatment of cancer-related neuropathic pain: a prospective, open-label study. J Palliat Med. 2005;8(6):1118–26.

23. Caraceni A, Zecca E, Bonezzi C, Arcuri E, Yaya Tur R, Maltoni M, et al. Gabapentin for neuropathic cancer pain: a randomized controlled trial from the Gabapentin Cancer Pain Study Group. J Clin Oncol. 2004;22(14):2909–17.

24. Arai YC, Matsubara T, Shimo K, Suetomi K, Nishihara M, Ushida T, et al. Low-dose gabapentin as useful adjuvant to opioids for neuropathic cancer pain when combined with low-dose imipramine. J Anesth. 2010;24(3):407–10.

25. Raptis E, Vadalouca A, Stavropoulou E, Argyra E, Melemeni A, Siafaka I. Pregabalin vs. opioids for the treatment of neuropathic cancer pain: a prospective, head-to-head, randomized, open-label study. Pain Pract. 2014;14(1):32–42.

26. Manas A, Ciria JP, Fernandez MC, Gonzalvez ML, Morillo V, Perez M, et al. Post hoc analysis of pregabalin vs. non-pregabalin treatment in patients with cancer-related neuropathic pain: better pain relief, sleep and physical health. Clin Transl Oncol. 2011;13(9):656–63.

27. Di Stefano G, La Cesa S, Truini A, Cruccu G. Natural history and outcome of 200 outpatients with classical trigeminal neuralgia treated with carbamazepine or oxcarbazepine in a tertiary centre for neuropathic pain. J Headache Pain. 2014;15:34.

28. Razazian N, Baziyar M, Moradian N, Afshari D, Bostani A, Mahmoodi M. Evaluation of the efficacy and safety of pregabalin, venlafaxine, and carbamazepine in patients with painful diabetic peripheral neuropathy. A randomized, double-blind trial. Neurosciences (Riyadh). 2014;19(3):192–8.

29. Demant DT, Lund K, Vollert J, Maier C, Segerdahl M, Finnerup NB, et al. The effect of oxcarbazepine in peripheral neuropathic pain depends on pain phenotype: a randomised, double-blind, placebo-controlled phenotype-stratified study. Pain. 2014;155(11):2263–73.

30. Smith EM, Pang H, Cirrincione C, Fleishman S, Paskett ED, Ahles T, et al. Effect of duloxetine on pain, function, and quality of life among patients with chemotherapy-induced painful peripheral neuropathy: a randomized clinical trial. JAMA. 2013;309(13):1359–67.

31. Hirayama Y, Ishitani K, Sato Y, Iyama S, Takada K, Murase K, et al. Effect of duloxetine in Japanese patients with chemotherapy-induced peripheral neuropathy: a pilot randomized trial. Int J Clin Oncol. 2015;20(5):866–71.

32. Henry NL, Banerjee M, Wicha M, Van Poznak C, Smerage JB, Schott AF, et al. Pilot study of duloxetine for treatment of aromatase inhibitor-associated musculoskeletal symptoms. Cancer. 2011;117(24):5469–75.

33. Henry NL, Unger JM, Schott AF, Fehrenbacher L, Flynn PJ, Prow DM, et al. Randomized, multicenter, placebo-controlled clinical trial of duloxetine versus

placebo for aromatase inhibitor-associated arthralgias in early-stage breast cancer: SWOG S1202. J Clin Oncol. 2018;36(4):326–32.

34. Matsuoka H, Makimura C, Koyama A, Otsuka M, Okamoto W, Fujisaka Y, et al. Pilot study of duloxetine for cancer patients with neuropathic pain non-responsive to pregabalin. Anticancer Res. 2012;32(5):1805–9.

35. Matsuoka H, Ishiki H, Iwase S, Koyama A, Kawaguchi T, Kizawa Y, et al. Study protocol for a multi-institutional, randomised, double-blinded, placebo-controlled phase III trial investigating additive efficacy of duloxetine for neuropathic cancer pain refractory to opioids and gabapentinoids: the DIRECT study. BMJ Open. 2017;7(8):e017280.

36. Banerjee M, Pal S, Bhattacharya B, Ghosh B, Mondal S, Basu J. A comparative study of efficacy and safety of gabapentin versus amitriptyline as coanalgesics in patients receiving opioid analgesics for neuropathic pain in malignancy. Indian J Pharmacol. 2013;45(4):334–8.

37. Mishra S, Bhatnagar S, Goyal GN, Rana SP, Upadhya SP. A comparative efficacy of amitriptyline, gabapentin, and pregabalin in neuropathic cancer pain: a prospective randomized double-blind placebo-controlled study. Am J Hosp Palliat Care. 2012;29(3):177–82.

38. Lopez RE. Treatment of acute and chronic focal neuropathic pain in cancer patients with lidocaine 5% patches. A radiation and oncology department experience. Support Care Cancer. 2013;21(5):1329–34.

39. Fleming JA, O'Connor BD. Use of lidocaine patches for neuropathic pain in a comprehensive cancer Centre. Pain Res Manag. 2009;14(5):381–8.

40. Kern KU, Nalamachu S, Brasseur L, Zakrzewska JM. Can treatment success with 5% lidocaine medicated plaster be predicted in cancer pain with neuropathic components or trigeminal neuropathic pain? J Pain Res. 2013;6:261–80.

41. Crawford P, Xu Y. Topical capsaicin for treatment of chronic neuropathic pain in adults. Am Fam Physician. 2017;96(11):Online.

42. Schumacher M, Pasvankas G. Topical capsaicin formulations in the management of neuropathic pain. Prog Drug Res. 2014;68:105–28.

43. Ellison N, Loprinzi CL, Kugler J, Hatfield AK, Miser A, Sloan JA, et al. Phase III placebo-controlled trial of capsaicin cream in the management of surgical neuropathic pain in cancer patients. J Clin Oncol. 1997;15(8):2974–80.

52. 癌症患者难治性疼痛的干预措施

Michael G. Kaplitt

52.1 引言

疼痛是癌症的一种严重并发症，并由于无法进行对维持健康至关重要的活动，如体育活动和适当的营养，从而严重影响生活质量并缩短寿命。药物治疗通常是治疗癌症疼痛的第一步，通常由阿片类药物组成。然而，当这不足以解决问题时，就需要选择替代方案控制疼痛。在管理服用和购买用于治疗慢性病的阿片类药物方面，社会压力也越来越大。然而，癌症人群经常伴有难以忍受的疼痛，且寿命有限，阿片类的使用需要在这个背景下考虑。放射治疗和/或化学治疗作为一种预防措施，控制引起疼痛的病变，通常也能成功减轻疼痛和痛苦，提高生活质量。当这些治疗不成功或不可行的情况下，也有更多干预措施可以有效管理癌症相关疼痛的患者。在这里，我们将回顾癌痛的病因和目前可用于治疗这些复杂的患者的外科手段。

52.2 癌症患者疼痛的机制

疼痛是癌症患者的一个常见问题，尤其是转移性癌症。与任何疼痛一样，它有时会反映出需要解决的结构性问题，如由破坏性损伤导致的脊柱不稳定导致的机械性背痛。如果可能的话，应通过切除病灶和稳定脊柱来解决这个问题。然而，对于许多癌症患者来说，慢性疼痛是一种需要被解决的疾病，并不一定属于可以单独解决的相关的疾病。疼痛的主要原因一般是肿瘤细胞或肿瘤释放的物质激活了伤害性感受器，导致典型的难以定位的伤害感受性疼痛[1]。这种类型的疼痛通常使用阿片类药物治疗，但可能会出现对阿片类药物的耐药性。在预期寿命较长的患者中，对

阿片类药物依赖和滥用的担忧日益普遍，甚至在癌痛人群中也是如此。长期阿片类药物使用可能导致反常的阿片类药物诱发的痛觉过敏[2]。除了释放能激活伤害性感受器的因子外，肿瘤细胞还能在局部肿瘤微环境和全身中促进或诱发炎症，这也能引起或加重疼痛。癌性病变也可以刺激局部神经元，引起疼痛。以下描述的癌痛的外科治疗通常是根据患者的恶性肿瘤的类型和位置、他们所经历的疼痛类型，以及他们对疼痛药物治疗的反应和/或副作用的性质而量身定做的。

癌症治疗可以通过与癌症本身不同的机制引起疼痛[3]。尽管癌症治疗引起的炎症也会引起疼痛，比如放射治疗或化学治疗引起的神经性病变是由于各种已知和未知的机制，永久改变感觉和疼痛神经元的功能，从而导致神经病理性疼痛。非肿瘤性的神经病理性疼痛通常用抗癫痫药物或抗抑郁药物治疗，然而，与非肿瘤性神经性疼痛相比，癌症患者对神经病理性疼痛的治疗可能更难获得满意的疗效。因此，对于严重和难治性疼痛的患者，外科治疗应侧重于最可能引起疼痛的机制的治疗。

52.3 脊柱肿瘤切除和消融手术

脊柱转移在癌症患者中很常见，恶性肿瘤患者中发病率高达10%。破坏性病变引起的椎体不稳定可能会导致严重的机械性背痛，其特征是运动性疼痛。通常需要切除肿瘤并进行手术融合，以促进愈合并防止脊髓损伤，同时减轻疼痛。对于椎体疾病和病理性骨折的患者，也可以选择侵袭性较小的微创手术。这些患者通常不会有明显的脊柱不稳定，但会因为肿瘤局部释放的生物因子或显微镜下可见的不稳定而产生疼痛。椎体成形术和后凸成形术是使用透视引导将针插入受累

椎体，以注射骨水泥（如甲基丙烯酸甲酯）[4]的经皮穿刺手术。不仅可以稳定局部骨质，同时也限制了肿瘤对局部神经末梢的影响。椎体成形术只需将骨水泥注入受累椎体，而后凸成形术则在注射骨水泥之前使用球囊扩张以恢复骨折椎体所失去的高度。这些手术现在被广泛用于治疗骨质疏松性压缩性骨折，但其实它们最初用于治疗血管瘤和原发性骨肿瘤，并在治疗脊柱转移性肿瘤的疼痛方面得到了广泛的研究。这两种手术都被证明大大减少了转移性脊柱肿瘤带来的疼痛（60%～70% 或更多），生活质量也有了实质性的改善[5]。一项正在进行的III期随机研究正在探讨将后凸成形术和放射治疗结合，并与单独接受放射治疗的患者对比，观察是否能更好控制短期和长期疼痛，这项研究的I/II期数据[6]显示出巨大前景。

脊髓内特定传导束的消融在治疗癌痛患者中有着悠久的历史[7]。脊髓束切开术目前研究得最广泛，但由于缺乏训练有素的医生，该技术的可用性越来越受到限制，导致这种手术没有充分实施[8]。尽管如此，绝大多数的报告表明，在合适的癌痛患者中并由经验丰富的医生主导时，这是一个非常有效和安全的操作[9]。该手术的目的是损伤脊髓丘脑外侧束，通常在 C_1 和 C_2 脊髓水平之间，以阻断损伤水平以下的对侧身体发出的伤害性感觉纤维。这一脊髓束同时掌管触觉和温度觉，因此，成功的手术可能会影响到相关功能。考虑到这一解剖学和生理学特征，该手术的最佳候选人是具有伤害性疼痛的癌痛患者，通常是内脏疼痛，位于病变水平以下，最好存在于半侧身体，以避免需要切除双侧的脊髓束。双侧切除可能是不太有效且病态的[10]。起初这种手术是开放性手术，但在过去 20 年里，它主要是在 CT 引导下进行的经皮手术[11,12]。患者接受 CT 脊髓成像以确定 C_2 上方入路。针头经乳突下方的皮肤，然后穿过脑脊液，从前外侧进入脊髓。随后，射频探针通过针头进入并损伤脊髓。高频刺激可以测试对侧身体感觉异常和/或温度变化，低频刺激则可以用于激活神经元，以确认附近的皮质脊髓束不会在阈下刺激被激活。如果在阈下刺激即发生了运动神经元的激活，表明探针离皮质脊髓束太近，继续损伤就有偏瘫的危险，这种情况下必须重新置入针头和探针。随后，使用 70～80℃的射频进行 60秒的损伤治疗，类似于射频治疗三叉神经痛。脊髓中线切开术是另一种脊髓消融技术，技术难度

较小，因为它直接进入脊髓背侧中央，形成点状损伤，阻断中央后柱纤维和交叉纤维。在小部分患有内脏盆腔痛和腹部疼痛的患者被证明有效，但并没有脊索束切断术[13]那样广泛的研究和明确有效的结论。

脊髓背根入髓区（dorsal root entry zone, DREZ）损伤术是另一种消融术，几十年来一直用于神经外科治疗疼痛。它的目标区域是背角的神经元，以及背根纤维的外侧部分和一部分被称为 Lissauer 通道平面之间的局部突出。在适当的脊椎水平行半椎板切开术，然后再行硬脊膜切开术，以显露脊髓和背根。然后将背根抬高，露出侧入区。随后，通过双极电烧灼或插入探针来产生射频损伤；激光消融也有病例报道[14,15]，它最常用来治疗臂丛神经撕脱伤引起的神经性疼痛，臂丛损伤后，由于退行性改变，可导致 DREZ 区解剖结构变形。已经有一些病例报道和小系列的 DREZ研究了癌症疼痛[16]。这些研究中的大多数都探索了 DREZ 病变，包括上肺的 Pancoast 肿瘤、臂丛神经丛炎和其他放射性损伤后的神经疼痛综合征。这些病例报道中有令人振奋的结果，但到目前为止，还没有对癌症患者进行大规模或随机的研究，以明确这种治疗的最佳候选人。

52.4 鞘内给药治疗癌症疼痛

目前治疗顽固性癌症疼痛最常见的方法是放置鞘内镇痛泵，其目的是将麻醉药物直接输注到脑脊液，从而减少经过脑组织的药物剂量，从根本上消除口服阿片类药物的全身毒性[17]。对于预期寿命很短，只有几周的癌症患者，通常可以通过放置外置硬膜外导管并持续硬膜外输注来达到治疗目标。然而，由于非液体腔内导管阻塞的可能性，以及长期外置装置感染的风险，这些方法一般不适用于数月至数年的长期治疗。虽然永久性鞘内系统存在感染和导管阻塞或功能不全的风险，但即使在医学上复杂的晚期癌症患者中，这些风险也非常低。对于那些对全身麻醉药物有反应且不能获得充分疼痛缓解或对这些药物有不可接受的副作用的患者，应该考虑使用这种永久性系统。

在手术之前，患者通常会进行硬膜外或鞘内药物治疗，以确定对永久性植入物产生反应的可能性。虽然这对于退行性脊柱患者来说很常见，

但我们已经发表了一种评估癌症患者的算法，这些患者不需要进行侵袭性试验[18]。癌症患者可能有免疫系统减弱、凝血障碍或其他问题，这使得任何干预措施都有一定的风险，因此，在不需要侵入性试验的情况下这种方法对确定鞘内泵适用人群非常有优势。如果进行了侵入试验，我们倾向于在永久植入术的前 1 天取出外接导管，以减少感染的风险。拔除后观察更长一段时间可能会进一步减少感染风险，但近 20 年来，我们在一家大型国际癌症中心植入这些设备的经验表明，感染的风险很小，反而在这个人群中需要立即植入的比例是非常高的。

　　外源性植入的手术过程相当简单。患者侧卧位，用荧光透视检查确定置入点并在植入过程中跟踪导管。硬膜囊置于圆锥下方，通常在活动较少的水平，如 $L_{3/4}$，以减少导管位移的风险。在透视下，针尖应位于椎管中央，因为如果针头位于蛛网膜下腔后部或者前部，均可能导致脑脊液从针尖流出。导管应逐层放置，以减少导管移位和挤压的风险，一旦定位好，锚点应埋在筋膜内，并缝合锚点颈部，以减少导管移位的风险。当使用纯阿片制剂，如吗啡时，导管尖端的水平不那么重要，因为它们会弥散到脑脊液中。然而，当使用其他药物的混合物时，特别是局部麻醉药如丁哌卡因时，针尖应放置在身体最疼痛部位所对应的脊髓水平。这是因为这些药物作用效果大多局限于脊髓，当药物从导管扩散出来时，会沿着脑脊液梯度稀释。如酚酞管不接近靶区，这些药物就很难在预期的脊髓靶区达到足够的效果。阿片类药物与丁哌卡因或可乐定等药物联合使用，对伤害性疼痛和神经病理性疼痛混杂的患者尤其有效。

　　对于预期寿命较长的患者，一个需关注的长期问题是导管尖端炎症性肿块的发展[19]。这些症状通常发生在治疗开始后的几个月甚至几年。它们不仅会导致导管尖端的阻塞，还会导致脊髓粘连在该部位，并最终导致脊髓明显受压并伴有相关症状。如果症状轻微或患者无症状，那么减量或停用引起问题的药物可以解决问题。然而，如果肿块很大并造成脊髓压迫，那么就需要像对待肿瘤一样切除，预防永久性脊髓损伤[20]。与人数更多的退行性脊柱患者相比，转移性癌症患者的预期寿命相对较短，因此这通常被认为是不太值得关注的问题。然而，尽管任何药物都可能导致这一问题，但更常见的是超说明书用药或由药房配置的药物[19]。不管使用什么药物，任何有泵且有新出现的脊髓症状的患者都应立即考虑鉴别导管尖端炎症性肿块。

52.5　脊髓刺激治疗癌症疼痛

　　脊髓刺激等神经调节装置在治疗神经病理性疼痛，特别是肢端疼痛方面非常流行。该技术最常用于复杂脊柱手术或保守治疗无效的退行性脊柱疾病患者，或是因神经损伤导致长期神经病理性疼痛的创伤患者，如骨科创伤患者。癌症疼痛在本质上很少是神经性的，因此，并不常用于癌症患者。然而，如前所述，化疗或放射治疗等治疗可导致神经病变和严重的神经病理性疼痛，使用抗癫痫药或抗抑郁药比使用阿片类药物更好[3]。当药物不能充分镇痛时，脊髓刺激可以非常有效[21]。脊髓刺激通常采用外接导线经皮置入硬膜外腔。如果患者存在结构问题，如瘢痕或假体阻碍导线到达正确的位置，可以通过一个小的椎板切开术，将一根外科桨状导线置于目标脊柱水平。一般来说，在 5～7 天的试验期间，疼痛需缓解 50% 以上才能进行永久性种植。因为那些反应不明显的人不太可能在较长时间的刺激下表现更好。

　　传统的神经性疼痛脊柱刺激装置是基于 Melzak 和 Wall[22] 的理论，采用相对低频的刺激（10～40Hz）来诱发疼痛区域的感觉异常。然而，现有许多设备提供高频刺激（从 1 000Hz 到超过 50 000Hz），这些刺激无感觉异常表现，并且根据频率范围，由不同原理生效[23]。这些方式商业化的时间有限，因此，目前还不清楚这些药物是否有更大的潜力来治疗癌症引起的伤害性疼痛和神经病理性疼痛。

52.6　癌症疼痛的脑部治疗

　　长期以来，靶向处理疼痛的大脑区域一直是顽固性疼痛综合征患者的重要研究方向，但在大多数中心中仍很少使用[9]。一个与神经病理性疼痛相关的大脑区域是外侧丘脑，包括主要丘脑感觉核 VPI[24]，但这在很大程度上已被脊髓刺激所取代，因为效果很相似，且后者没有脑部植入创伤的风险。第二个是更内侧的丘脑靶区，包括导水管周围和脑室周围的灰质区域,与癌症疼痛更相关,因为刺激该区域会导致内源性阿片释放,产生一种温暖的感觉,通常可以缓解疼痛[25]。与外侧靶区一样,它也已基本上被鞘内泵所取代,鞘内泵可增加脑脊液阿片类药物,而无需经过大脑。在一些顽固性疼痛患者中,第三个靶点一般选择在扣带皮质。这是一个处理疼痛情感成分(如悲伤)的关键中心。损伤这个区域(扣带切开术)可以减轻疼痛,尽管它并不阻断周围疼痛信号或中枢疼痛感知,而是减少疼痛产生的后果[26]。患者经常报告说,他们仍然感到疼痛,但疼痛不再使他们焦虑或苦恼,总体来说,尽管仍有持续疼痛,但他们的生活质量可以得到改善。因此,这项操作通常为那些没能解决疼痛病因的患者保留的。虽然神经刺激也可以在这个区域进行,但扣带回切除仍是晚期癌症患者的首选,因为这不需要任何植入装置。扣带切开术通常在前扣带进行立体定位,通过微创毛刺插入射频探头。放射外科因为创口更小而很有吸引力[27],但是放射外科治疗的效果在治疗后的 2~3 个月并不明显,这是因为放射治疗的结果取决于靶神经元和支持细胞对辐射的反应,以及由此引起的细胞死亡,而这种死亡通常不会立刻发生。在决定对癌症疼痛患者实施扣带切开术的方法时,必须考虑到这一点,因为患者的预期寿命可能会影响是否需要更及时的治疗。

一种新的方法可以在不进行侵入性手术和不进行放射治疗的情况下,直接破坏深部脑靶区进行治疗。这一新方法最终有望用于治疗对颅外治疗无效或不适合的癌症疼痛患者。磁共振引导聚焦超声(MR-guided focused ultrasound,MRgFUS)可以进行无创性丘脑切除术治疗原发性震颤,最近在许多国家得到批准,包括美国和欧洲。超声波可以在相对安全的情况下穿过颅骨和大脑,但通常能量很低。在 MRgFUS 中,一个装有 1 000 个超声波传感器阵列的头盔被固定在一个外部框架中,以防止治疗期间头部移动[28]。所有的传感器都集中在头盔假想球体中心的一个点上,这样来自每个传感器的超声波束会聚在同一个目标点上。因此,当深部脑靶与阵列的焦点相匹配时,可以将大量的能量传递给大脑深部靶点,而这些能量足以将组织的温度提高到 55~60℃。使用 MR 测温法,可以生成一张热图,显示被加热到特定温度的组织的体积。当达到适当的温度时,便可消融组织,而当病变达到治疗效果时,通常可立即观察到疗效。对于震颤患者,靶点是丘脑的小脑接收区(所谓的 Vim 核),当用聚焦超声消融目标时,震颤通常会在台上立即改善[29]。整个过程都在磁共振机器中进行,患者通常可以在当天就回家。

虽然这项技术已被广泛用于治疗震颤,但在疼痛方面的应用也引起了很大的兴趣。MRgFUS 的最早临床报告之一实际上是用于丘脑切开术治疗疼痛,目标是丘脑外侧区[30,31]。该区域与丘脑的主要震颤区域相邻,所以在技术过程上非常相似。病变疗效良好,患者在 1 年内疼痛改善 40%~60%。MRgFUS 大多应用于非恶性原因疼痛的患者,然而它也能够提供一种无创性的方法来靶向与疼痛相关的脑部靶点,不需要放射治疗(这可能是先前接受过脑部放射治疗的患者所担心的问题),疗效反应及时,在未来对癌症疼痛患者非常有用。

52.7　结论

癌症患者有独特的疼痛需求,传统的口服阿片类药物有时不能满足这些需求。对于预期寿命短的患者,外置鞘内导管是一种快速、有效的减轻疼痛的方法。对于预期寿命较长的患者,植入鞘内泵通常是介入干预疼痛的主要手段。脊髓切开术、DREZ 损伤、脊髓刺激等技术都有各自的作用,应该根据每个患者的具体情况来考虑。MRgFUS 新技术为癌症相关疼痛的无创治疗带来了希望。

(苑雨辰 译,李俊霖　阳天睿 校)

参考文献

1. Chwistek M. Recent advances in understanding and managing cancer pain. F1000Res. 2017;6:945.
2. Roeckel LA, Le Coz GM, Gaveriaux-Ruff C, Simonin F. Opioid-induced hyperalgesia: cellular and molecular mechanisms. Neuroscience. 2016;338:160–82.
3. Smith EM, Bridges CM, Kanzawa G, Knoerl R, Kelly JP, Berezovsky A, Woo C. Cancer treatment-related neuropathic pain syndromes–epidemiology and treatment: an update. Curr Pain Headache Rep. 2014;18:459.
4. Aparisi F. Vertebroplasty and kyphoplasty in vertebral osteoporotic fractures. Semin Musculoskelet Radiol. 2016;20:382–91.
5. Sorensen ST, Kirkegaard AO, Carreon L, Rousing

R, Andersen MO. Vertebroplasty or kyphoplasty as palliative treatment for cancer-related vertebral compression fractures: a systematic review. Spine J. 2019;19:1067–75.

6. Bludau F, Welzel G, Reis T, Abo-Madyan Y, Sperk E, Schneider F, Clausen S, Ruder AM, Obertacke U, Ghaly MM, et al. Combined kyphoplasty and intra-operative radiotherapy (Kypho-IORT) versus external beam radiotherapy (EBRT) for painful vertebral metastases – a randomized phase III study. BMC Cancer. 2019;19:430.

7. Harsh V, Viswanathan A. Surgical/radiological interventions for cancer pain. Curr Pain Headache Rep. 2013;17:331.

8. Raslan AM, Cetas JS, McCartney S, Burchiel KJ. Destructive procedures for control of cancer pain: the case for cordotomy. J Neurosurg. 2011;114:155–70.

9. Burchiel KJ, Raslan AM. Contemporary concepts of pain surgery. J Neurosurg. 2019;130:1039–49.

10. Raslan AM, Burchiel KJ. Neurosurgical advances in cancer pain management. Curr Pain Headache Rep. 2010;14:477–82.

11. Kanpolat Y, Ugur HC, Ayten M, Elhan AH. Computed tomography-guided percutaneous cordotomy for intractable pain in malignancy. Neurosurgery. 2009;64:187–93; discussion 193–184.

12. Raslan AM. Percutaneous computed tomography-guided radiofrequency ablation of upper spinal cord pain pathways for cancer-related pain. Neurosurgery. 2008;62:226–33; discussion 233–224.

13. Nauta HJ, Soukup VM, Fabian RH, Lin JT, Grady JJ, Williams CG, Campbell GA, Westlund KN, Willis WD Jr. Punctate midline myelotomy for the relief of visceral cancer pain. J Neurosurg. 2000;92:125–30.

14. Nashold BS Jr, Bullitt E. Dorsal root entry zone lesions to control central pain in paraplegics. J Neurosurg. 1981;55:414–9.

15. Sindou M, Fischer G, Goutelle A, Mansuy L. Selective surgery of posterior nerve roots. First results of surgery for pain. Neurochirurgie. 1974;20:391–408.

16. Gadgil N, Viswanathan A. DREZotomy in the treatment of cancer pain: a review. Stereotact Funct Neurosurg. 2012;90:356–60.

17. Ver Donck A, Vranken JH, Puylaert M, Hayek S, Mekhail N, Van Zundert J. Intrathecal drug administration in chronic pain syndromes. Pain Pract. 2014;14:461–76.

18. Malhotra VT, Root J, Kesselbrenner J, Njoku I, Cubert K, Gulati A, Puttanniah V, Bilsky M, Kaplitt M. Intrathecal pain pump infusions for intractable cancer pain: an algorithm for dosing without a neur-axial trial. Anesth Analg. 2013;116:1364–70.

19. Coffey RJ, Burchiel K. Inflammatory mass lesions associated with intrathecal drug infusion catheters: report and observations on 41 patients. Neurosurgery. 2002;50:78–86; discussion 86–77

20. Tomycz ND, Ortiz V, McFadden KA, Urgo L, Moossy JJ. Management of symptomatic intrathecal catheter-associated inflammatory masses. Clin Neurol Neurosurg. 2012;114:190–5.

21. Peng L, Min S, Zejun Z, Wei K, Bennett MI. Spinal cord stimulation for cancer-related pain in adults. Cochrane Database Syst Rev. (2015):Cd009389.

22. Melzack R, Wall PD. Pain mechanisms: a new theory. Science. 1965;150:971–9.

23. Ahmed S, Yearwood T, De Ridder D, Vanneste S. Burst and high frequency stimulation: underlying mechanism of action. Expert Rev Med Devices. 2018;15:61–70.

24. Kovanlikaya I, Heier L, Kaplitt M. Treatment of chronic pain: diffusion tensor imaging identification of the ventroposterolateral nucleus confirmed with successful deep brain stimulation. Stereotact Funct Neurosurg. 2014;92:365–71.

25. Boccard SG, Pereira EA, Aziz TZ. Deep brain stimulation for chronic pain. J Clin Neurosci. 2015;22:1537–43.

26. Viswanathan A, Harsh V, Pereira EA, Aziz TZ. Cingulotomy for medically refractory cancer pain. Neurosurg Focus. 2013;35:E1.

27. Martuza RL, Chiocca EA, Jenike MA, Giriunas IE, Ballantine HT. Stereotactic radiofrequency thermal cingulotomy for obsessive compulsive disorder. J Neuropsychiatry Clin Neurosci. 1990;2:331–6.

28. Levi Chazen J, Stradford T, Kaplitt MG. Cranial MR-guided focused ultrasound for essential tremor: technical considerations and image guidance. Clin Neuroradiol. 2019;29:351–7.

29. Chazen JL, Sarva H, Stieg PE, Min RJ, Ballon DJ, Pryor KO, Riegelhaupt PM, Kaplitt MG. Clinical improvement associated with targeted interruption of the cerebellothalamic tract following MR-guided focused ultrasound for essential tremor. J Neurosurg. 2018;129:315–23.

30. Moser D, Zadicario E, Schiff G, Jeanmonod D. MR-guided focused ultrasound technique in functional neurosurgery: targeting accuracy. J Ther Ultrasound. 2013;1:3.

31. Jeanmonod D, Werner B, Morel A, Michels L, Zadicario E, Schiff G, Martin E. Transcranial magnetic resonance imaging-guided focused ultrasound: noninvasive central lateral thalamotomy for chronic neuropathic pain. Neurosurg Focus. 2012;32:E1.

53. 中枢神经系统转移患者的辅助与整合治疗

Santhosshi Narayanan，Wenli Liu，and Gabriel Lopez

53.1 引言

发生脑转移的癌症患者会出现多种症状，例如，头痛、恶心、呕吐、癫痫、疲劳、认知缺陷、嗜睡等。通常在癌症患者中使用辅助性保健方法的比例最高[1-3]。具有中枢神经系统（central nervous system，CNS）转移的癌症患者，除常规治疗以外，还可以采用辅助与整合治疗（complementary and integrative therapies，CIM）进行症状治疗或增加治愈的希望。为了满足患者的需求并恰当使用CIM，一些癌症中心已经开发出或正在开发整合肿瘤学计划[4,5]。

根据已发表的专家共识，整合肿瘤学被定义为"以患者为中心、以证据为依据的癌症治疗领域，该领域利用来自不同传统的身心练习、天然产物和/或生活方式调整，同时使用常规癌症治疗方法来进行治疗。整合肿瘤学旨在跨越整个癌症护理连续体对健康、生活质量和临床结局进行优化，使人们能够预防癌症并在癌症治疗之前、之中和之后都成为积极的参与者"[6]。这里我们将讨论一些可以改善脑转移癌患者症状的整合治疗方法。

53.2 定义

美国辅助和替代医学中心（NCCAM）将辅助和替代医学（complementary and alternative medicine，CAM）定义为通常不视为常规医学部分的各种医疗和卫生系统、实践和产品。它分为四大类：天然产品（如维生素、矿物质、膳食补充剂、草药），身心医学（如冥想、瑜伽、针灸），操纵性和其他基于身体的实践（如按摩、捏脊），其他CAM

方法（如阿育吠陀、中药、能量疗法）。CAM的特定治疗模式可能有或没有高质量证据的支持。替代医学是指当患者使用CAM模式时，没有证据表明其可以代替常规药物。辅助医学是指当患者使用CAM模式时，可能有或没有证据表明其与常规医学联合使用时的疗效。

辅助与整合治疗（CIM）利用循证方法来结合常规和非常规疗法。整合医学学术健康中心联盟将整合医学定义为"一种重申了医疗从业者与患者之间关系的重要性，着眼于整个人，以已有证据为依据，并利用一切适当的治疗方法、卫生专业人员和学科，以实现最佳的健康和康复的医学实践。"整合肿瘤学是整合医学在癌症患者及其照顾者的护理中的应用[6]。

53.3 临床咨询

医师咨询的目的是为患者提供针对个人及其独特疾病轨迹的综合护理计划[5]。最初的咨询涉及对患者的全面评估，其中包括详细的患者癌症史、当前治疗、医疗状况、影响身体健康和情绪健康的症状，以及实验室检查和/或影像学检查。经过综合评估，整合肿瘤学医师可以创建个性化的综合护理计划，该计划可能涉及与患者健康相关的躯体、身心和社会要素的结合，如图53-1所示。越来越多的证据支持将针灸、按摩和身心练习等CIM治疗作为护理标准的一部分。下面列出了一些用于CNS转移癌患者症状治疗的综合方法[7]。其他方面，例如，治疗触摸、顺势疗法、能量疗法和特殊饮食，没有足够的证据支持将其作为护理标准的一部分。在这里，我们讨论一些常用的整合方法，以照顾CNS转移性肿瘤患者。

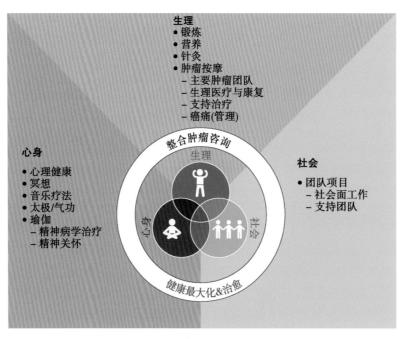

图 53-1 整合医疗中心模型

53.4 脑转移患者症状治疗的整合疗法

恶心

- 针灸
- 身心(引导想象、催眠、音乐疗法、冥想)

疲劳

- 讨论能量节约 / 运动咨询
- 考虑:
  ○ 通过物理疗法进行身体健康评估 / 运动咨询
  ○ 有睡眠障碍时改善睡眠策略
  ○ 瑜伽和肿瘤按摩(NCCN 准则第 1 类)
  ○ 针灸

压力 / 焦虑

- 表达支持咨询
- 考虑:
  ○ 心理学
  ○ 精神病学

○ 冥想或其他身心练习,例如瑜伽
○ 肿瘤按摩
○ 社会工作和支持团体

失眠

- 睡眠卫生咨询
- 考虑:
  ○ 心理与认知行为治疗
  ○ 运动 / 物理疗法评估
  ○ 冥想或其他身心练习(太极拳、气功、瑜伽)或音乐
  ○ 肺 / 睡眠评估
  ○ 药物

头痛和颈部疼痛

- 瑜伽 / 冥想
- 针灸
- 肿瘤按摩

神经病

- 针灸
- 按摩

口干

- 针灸

替代疗法

- 教育——讨论当前的证据/风险与收益
- 回顾使用动机,并使用循证方法探索帮助实现患者目标的其他机会
- 鼓励/支持与常规肿瘤护理团队的持续沟通

53.5 针灸

针灸已作为传统中医(traditional Chinese medicine,TCM)的一部分使用了 2500 多年,目前已在全球范围内使用。针灸的实践包括根据中医原理对患者症状的诊断性评估、对穴位的选择,以及用细针对所选穴位进行插入。在现代针灸实践中,除了传统的手动刺激之外,通常还对针头施加电刺激。针灸具有完善的安全性,局部疼痛(3.3%)、瘀伤(3.2%)、轻微出血(1.4%)和直立问题(0.5%)等副作用较小[8]。它在治疗与癌症和治疗有关的症状(如疼痛、潮热、恶心/呕吐、疲劳和口干症)中的作用是众所周知的[9]。许多综合癌症中心都采用针灸治疗癌症症状[4]。我们自己在门诊癌症护理背景下的已发表文章表明,针灸对自我报告的症状具有统计学和临床意义上的显著效果[10]。

头痛、恶心/呕吐、疲劳、疼痛和局灶性功能障碍是 CNS 转移性肿瘤患者的常见症状。针灸已显示出有效治疗头痛、恶心和与肿瘤相关疼痛的前景,不良反应发病率低[11-15]。而使用麻醉剂和止吐药通常会观察到诸如嗜睡、精神状态改变和便秘等副作用。没有这些药物的常见副作用和药物不良相互作用的针灸治疗可能尤其适合该人群的症状治疗。

53.6 按摩

按摩被证明可以缓解焦虑和疲劳等症状,并改善了癌症患者的生活质量[16, 17]。肿瘤按摩涉及在癌症患者中对按摩技术的调整。对于患有 CNS

转移的患者,在近期手术和/或癫痫发作史的情况下需要采取预防措施。在按摩之前,治疗师应检查血细胞计数和其他转移区域,并通过避免某些部位和改变压力等方法来调整按摩技术。如果患者患有中性粒细胞减少症,则不建议进行按摩。

CNS 转移性肿瘤患者可能使用阿片类药物以控制疼痛和昂丹司琼以治疗恶心,而这些药物可能导致便秘。多项研究显示按摩可缓解便秘[18, 19]。有传闻证据表明按摩可以帮助缓解化疗引起的周围神经病变[20]。按摩也可以整合到化疗输注套件当中,以帮助缓解焦虑、恶心和疼痛[21]。

53.7 身心练习

身心练习是可以帮助减轻痛苦并平衡交感神经和副交感神经系统的技术[22],包括冥想、放松、太极拳、气功和瑜伽。音乐疗法、艺术疗法、舞蹈疗法和日记等表现艺术也被认为是身心练习。除了减少痛苦之外,身心练习还对神经递质(GABA 和谷氨酸)、平衡 HPA 轴、改善免疫功能,以及其他生理方面具有益处[23-25]。

瑜伽、太极拳和气功是基于运动的身心练习,结合了身体姿势或动作、呼吸技巧和冥想,旨在增进健康。瑜伽已被证明可以缓解多种癌症症状,改善生活质量、睡眠和疲劳[26-31]。冥想和瑜伽、气功之类的冥想运动以及基于正念的压力减轻已表明可以改善癌症患者和幸存者的认知功能[32-34]。受癌症影响的个人可能会考虑定期进行身心练习,以支持癌症护理期间的认知益处等总体健康目标[35]。

53.8 身体健康

营养

CNS 转移瘤患者需要接受放射治疗、手术、化学治疗或上述方法的组合。在这些治疗过程中,营养蛋白的需求量可能会增加,其目标将通过与注册营养师的专家协商制订(如每天 1~1.2g/kg 体重)。生酮饮食(ketogenic diet,KD)是一种高脂肪、蛋白质充足、低碳水化合物的饮食。能量限制的生酮饮食已被提议作为原发性脑肿瘤患者的代谢治疗方法,而且患者经常在没有任何监督的情

况下自行开始生酮饮食。它基于这样的理论：肿瘤细胞依赖葡萄糖进行能量代谢，而大脑中的正常细胞可以使用酮作为能量来源[36, 37]。但是，尚无大型试验显示生酮饮食对 CNS 转移性肿瘤患者的益处。尽管传闻证据表明，生酮饮食的副作用微乎其微且原发性脑癌患者可以很好地耐受，但我们尚无与抗肿瘤作用相关的血糖、酮体水平和每日卡路里消耗量的信息[38-40]。根据美国癌症研究所（AICR）关于预防癌症的建议，我们建议患者食用多样的蔬菜、水果、全谷类和豆类（如菜豆），避免食用含糖饮料，限制食用高能量食品，并限制饮酒饮料[41]。

锻炼

疲劳会限制患者的运动。癌症本身或放射治疗和化疗等治疗可能会导致疲劳。在适当的监督下鼓励患者参加有规律的安全运动计划可能对支持治疗期间和治疗后的整体健康有益。有氧运动有神经保护作用，有资料表明有氧运动一年可增加海马体积；这转化为更高的 BDNF，它是记忆形成的中介，因此可能导致记忆功能的改善[42]。锻炼有助于恢复肌肉质量和力量，除了改善睡眠质量外，还有助于平衡和行动能力[43]。美国运动医学学院当前的建议包括每周进行 150 分钟的有氧运动和每周两次 20 分钟的抗阻运动。但是，我们建议个性化的锻炼方案。利用物理疗法进行运动咨询和回顾在疲劳情况下的能量节约技术可能有助于制订个性化的活动方案[44]。

对于久坐或身体虚弱的患者，可以较低的强度进行太极拳、气功或瑜伽等冥想运动形式。太极拳或瑜伽也可以增强认知功能[45, 46]。

53.9 心理社会健康

压力和焦虑是癌症患者中常见的症状。压力诱发身体的生理变化可以在许多方面对患者产生不利影响。对乳腺癌患者的研究表明，接受压力管理综合教育、保持健康饮食并进行定期体育锻炼的患者具有生存优势[47]。压力导致交感神经系统活动和下丘脑 - 垂体轴活动的持续增加，继而引起诸如血压升高，心律加快等变化。一项对于痴呆症患者的护理人员的研究显示，长期的心理压力会直接或通过压力介质物损害记忆[48]。CNS

转移性肿瘤的诊断和治疗会使得患者及其配偶更容易遭受痛苦。痛苦会加剧这些患者 / 照料者的记忆力问题，也可能导致头痛的进展。推荐在这些患者中进行表达支持咨询。我们建议评估患者的积极应对策略（如业余爱好和听音乐）和消极应对策略（如饮酒）。除了根据症状转诊至心理科或精神科之外，表达支持性咨询也可能有所帮助。此外，身心练习可能通过其他神经和认知机制来调节疼痛 / 头痛，或者可以通过减少压力和焦虑来间接影响疼痛[49]。十分重要的是，要注意照料者也可能受到巨大压力及相关疾病的折磨；医疗提供者应评估照料者的压力并进行适当咨询。瑜伽等冥想运动也可以帮助减轻照料者的痛苦[50]。

患有 CNS 肿瘤的癌症患者的另一种常见症状包括睡眠障碍。其原因通常是多因素的，可能与抑郁症、压力、焦虑、运动习惯差、治疗副作用等有关。睡眠障碍可能导致记忆问题恶化[51]，还可能导致疲劳和白天嗜睡。认知行为治疗是治疗失眠的金标准。药物也有作用，应酌情开处方。瑜伽或太极拳可以用作辅助方法[52]。

53.10 草药和补品

患者通常会使用草药和补品作为其癌症护理的一部分，一般是在常规治疗后癌症进展的情况下。这些补品还用于帮助减轻常规疗法的副作用或增强处方疗法的抗癌作用。一些患者拒绝常规疗法而寻找替代治疗选择。患者通常会列出他们目前正在服用或有兴趣服用的天然产品清单。草药和补品应像处方药一样进行处理并输入患者的记录中。讨论的第一步是评估使用草药和补品的动机。第二步是根据可获得的最佳证据，对患者进行补充剂对其健康的影响以及补充剂与当前治疗方法之间潜在相互作用的教育。一些产品可能由于代谢相互作用、治疗相互作用、器官毒性、癌症促进作用或制造过程中缺乏质量控制而导致不良的临床结果。例如，圣约翰草（*Hypericum perforatum*）可能通过诱导细胞色素 p450 酶而降低伊立替康或伊马替尼的临床疗效[53, 54]。

某些草药和补充剂也是抗氧化剂，例如，绿茶提取物（GTE）和维生素 A、C 和 E。这些抗氧化剂补充剂可能会干扰依赖于氧化损伤才能发挥细胞毒性作用的放射治疗和化疗[55]。在患有头颈癌的患者人群中，放射治疗期间使用 β- 胡萝卜素和维生素 E 与局部复发和第二原发癌的发病率增加相关[56]。我们建议患者通过全食来源获得抗氧化剂，直到有更多关于抗氧化剂在治疗过程中的安全性的证据为止。

某些浓缩的天然产物也可能导致器官损害，例如，肝毒性或肾毒性。例如，一些绿茶提取物（GTE）与药物引起的肝损伤有关[57]。其他生物类似化合物，如苦杏仁苷、苦杏仁苷纯化物和维生素 B$_{17}$（从杏仁中提取）具有体外抗增殖活性，但在某些患者中与氰化物毒性有关[58, 59]。威胁生命的毒性已有报道，例如癫痫发作、严重的乳酸酸中毒和昏迷[60]。出血风险增加与一些补充剂有关，例如，银杏叶、鱼油和大蒜，应就此风险对患者进行教育，并在手术之前停用补充剂[61]。

人们还担心中草药原料受到重金属的有害污染，这可能会导致患者并发症，因为对于草药和补品没有标准化的质量控制[62]。即使在临床前或实验室研究中已显示某些草药可抑制癌细胞，但仍需要进一步研究以确保人类安全使用[63]。

53.11　结论

患者越来越依赖来自不同来源的建议，例如，媒体、互联网、家庭成员、其他患者和医疗保健专业人员。对于医疗保健提供者而言，对于被使用或考虑的 CIM 选项持开放和客观的态度是很重要的。这将使得患者能够进行坦诚的对话，而不必担心对当前 CIM 使用情况的披露。整合肿瘤学是现代癌症护理的重要组成部分，因为他们可以指导患者对于天然产品和其他 CIM 治疗的使用，以最大化其安全性和与当前常规癌症治疗的协同性。

（王雅宁 译，李俊霖　石易鑫 校）

参考文献

1. Navo MA, Phan J, Vaughan C, Palmer JL, Michaud L, Jones KL, et al. An assessment of the utilization of complementary and alternative medication in women with gynecologic or breast malignancies. J Clin Oncol Off J Am Soc Clin Oncol. 2004;22(4):671–7.
2. Richardson MA, Sanders T, Palmer JL, Greisinger A, Singletary SE. Complementary/alternative medicine use in a comprehensive cancer center and the implications for oncology. J Clin Oncol Off J Am Soc Clin Oncol. 2000;18(13):2505–14.
3. Barnes PM, Bloom B, Nahin RL. Complementary and alternative medicine use among adults and children: United States. Natl Health Stat Rep. 2007;2008(12):1–23.
4. Brauer JA, El Sehamy A, Metz JM, Mao JJ. Complementary and alternative medicine and supportive care at leading cancer centers: a systematic analysis of websites. J Altern Complement Med (New York, NY). 2010;16(2):183–6.
5. Lopez G, McQuade J, Cohen L, Williams JT, Spelman AR, Fellman B, et al. Integrative oncology physician consultations at a Comprehensive Cancer Center: analysis of demographic, clinical and patient reported outcomes. J Cancer. 2017;8(3):395–402.
6. Witt CM, Balneaves LG, Cardoso MJ, Cohen L, Greenlee H, Johnstone P, et al (2017) A comprehensive definition for integrative oncology. J Natl Cancer Ins Monogr. 2017(52). https://doi.org/10.1093/jncimonographs/lgx012.
7. Latte-Naor S, Mao JJ. Putting integrative oncology into practice: concepts and approaches. J Oncol Pract. 2019;15(1):7–14.
8. Melchart D, Weidenhammer W, Streng A, Reitmayr S, Hoppe A, Ernst E, et al. Prospective investigation of adverse effects of acupuncture in 97 733 patients. Arch Intern Med. 2004;164(1):104–5.
9. Zia FZ, Olaku O, Bao T, Berger A, Deng G, Fan AY, et al (2017) The National Cancer Institute's conference on acupuncture for symptom management in oncology: state of the science, evidence, and research gaps. J Natl Cancer Ins Monogr. 2017(52). https://doi.org/10.1093/jncimonographs/lgx005.
10. Lopez G, Garcia MK, Liu W, Spano M, Underwood S, Dibaj SS, et al. Outpatient acupuncture effects on patient self-reported symptoms in oncology care: a retrospective analysis. J Cancer. 2018;9(19):3613–9.
11. Millstine D, Chen CY, Bauer B. Complementary and integrative medicine in the management of headache. BMJ (Clin Res ed). 2017;357:j1805.
12. Linde K, Allais G, Brinkhaus B, Fei Y, Mehring M, Shin BC, et al. Acupuncture for the prevention of tension-type headache. Cochrane Database Syst Rev. 2016(4):Cd007587.
13. Lee A, Chan SK, Fan LT. Stimulation of the wrist acupuncture point PC6 for preventing postoperative nausea and vomiting. Cochrane Database Syst Rev. 2015;(11):Cd003281.
14. Zhang Y, Lin L, Li H, Hu Y, Tian L. Effects of acupuncture on cancer-related fatigue: a meta-analysis. Support Care Cancer. 2018;26(2):415–25.
15. Chiu HY, Hsieh YJ, Tsai PS. Systematic review and meta-analysis of acupuncture to reduce cancer-related pain. Eur J Cancer Care. 2017;26(2) https://doi.org/10.1111/ecc.12457.
16. Cassileth BR, Vickers AJ. Massage therapy for symptom control: outcome study at a major cancer center. J Pain Symptom Manag. 2004;28(3):244–9.
17. Russell NC, Sumler SS, Beinhorn CM, Frenkel MA. Role of massage therapy in cancer care. J Altern Complement Med. 2008;14(2):209–14.

18. Lai TK, Cheung MC, Lo CK, Ng KL, Fung YH, Tong M, et al. Effectiveness of aroma massage on advanced cancer patients with constipation: a pilot study. Complement Ther Clin Pract. 2011;17(1):37–43.

19. Lamas K, Lindholm L, Stenlund H, Engstrom B, Jacobsson C. Effects of abdominal massage in management of constipation–a randomized controlled trial. Int J Nurs Stud. 2009;46(6):759–67.

20. Cunningham JE, Kelechi T, Sterba K, Barthelemy N, Falkowski P, Chin SH. Case report of a patient with chemotherapy-induced peripheral neuropathy treated with manual therapy (massage). Support Care Cancer. 2011;19(9):1473–6.

21. Mao JJ, Wagner KE, Seluzicki CM, Hugo A, Galindez LK, Sheaffer H, et al. Integrating oncology massage into chemoinfusion suites: a program evaluation. J Oncol Pract. 2017;13(3):e207–e16.

22. Chaoul A, Milbury K, Sood AK, Prinsloo S, Cohen L. Mind-body practices in cancer care. Curr Oncol Rep. 2014;16(12):417.

23. Streeter CC, Whitfield TH, Owen L, Rein T, Karri SK, Yakhkind A, et al. Effects of yoga versus walking on mood, anxiety, and brain GABA levels: a randomized controlled MRS study. J Altern Complement Med (New York, NY). 2010;16(11):1145–52.

24. Rao RM, Telles S, Nagendra HR, Nagarathna R, Gopinath K, Srinath S, et al. Effects of yoga on natural killer cell counts in early breast cancer patients undergoing conventional treatment. Comment to: recreational music-making modulates natural killer cell activity, cytokines, and mood states in corporate employees Masatada Wachi, Masahiro Koyama, Masanori Utsuyama, Barry B. Bittman, Masanobu Kitagawa, Katsuiku Hirokawa. Med Sci Monit. 2008;14(2):LE3–4.

25. Streeter CC, Gerbarg PL, Saper RB, Ciraulo DA, Brown RP. Effects of yoga on the autonomic nervous system, gamma-aminobutyric-acid, and allostasis in epilepsy, depression, and post-traumatic stress disorder. Med Hypotheses. 2012;78(5):571–9.

26. Bower JE, Ganz PA, Dickerson SS, Petersen L, Aziz N, Fahey JL. Diurnal cortisol rhythm and fatigue in breast cancer survivors. Psychoneuroendocrinology. 2005;30(1):92–100.

27. Bower JE, Garet D, Sternlieb B, Ganz PA, Irwin MR, Olmstead R, et al. Yoga for persistent fatigue in breast cancer survivors: a randomized controlled trial. Cancer. 2012;118(15):3766–75.

28. Buffart LM, van Uffelen JG, Riphagen II, Brug J, van Mechelen W, Brown WJ, et al. Physical and psychosocial benefits of yoga in cancer patients and survivors, a systematic review and meta-analysis of randomized controlled trials. BMC Cancer. 2012; 12:559.

29. Carlson LE, Speca M, Faris P, Patel KD. One year pre-post intervention follow-up of psychological, immune, endocrine and blood pressure outcomes of mindfulness-based stress reduction (MBSR) in breast and prostate cancer outpatients. Brain Behav Immun. 2007;21(8):1038–49.

30. Chandwani KD, Thornton B, Perkins GH, Arun B, Raghuram NV, Nagendra HR, et al. Yoga improves quality of life and benefit finding in women undergoing radiotherapy for breast cancer. J Soc Integr Oncol. 2010;8(2):43–55.

31. Cohen L, Warneke C, Fouladi RT, Rodriguez MA, Chaoul-Reich A. Psychological adjustment and sleep quality in a randomized trial of the effects of a Tibetan yoga intervention in patients with lymphoma. Cancer. 2004;100(10):2253–60.

32. Carlson LE, Tamagawa R, Stephen J, Drysdale E, Zhong L, Speca M. Randomized-controlled trial of mindfulness-based cancer recovery versus supportive expressive group therapy among distressed breast cancer survivors (MINDSET): long-term follow-up results. Psycho-Oncology. 2016;25(7):750–9.

33. Derry HM, Jaremka LM, Bennett JM, Peng J, Andridge R, Shapiro C, et al. Yoga and self-reported cognitive problems in breast cancer survivors: a randomized controlled trial. Psycho-Oncology. 2015;24(8):958–66.

34. Oh B, Butow PN, Mullan BA, Clarke SJ, Beale PJ, Pavlakis N, et al. Effect of medical Qigong on cognitive function, quality of life, and a biomarker of inflammation in cancer patients: a randomized controlled trial. Support Care Cancer. 2012;20(6):1235–42.

35. Milbury K, Mallaiah S, Mahajan A, Armstrong T, Weathers SP, Moss KE, et al. Yoga program for high-grade glioma patients undergoing radiotherapy and their family caregivers. Integr Cancer Ther. 2018;17(2):332–6.

36. Maurer GD, Brucker DP, Bahr O, Harter PN, Hattingen E, Walenta S, et al. Differential utilization of ketone bodies by neurons and glioma cell lines: a rationale for ketogenic diet as experimental glioma therapy. BMC Cancer. 2011;11:315.

37. Chang HT, Olson LK, Schwartz KA. Ketolytic and glycolytic enzymatic expression profiles in malignant gliomas: implication for ketogenic diet therapy. Nutr Metab (Lond). 2013;10(1):47.

38. Nebeling LC, Miraldi F, Shurin SB, Lerner E. Effects of a ketogenic diet on tumor metabolism and nutritional status in pediatric oncology patients: two case reports. J Am Coll Nutr. 1995;14(2):202–8.

39. Rieger J, Bahr O, Maurer GD, Hattingen E, Franz K, Brucker D, et al. ERGO: a pilot study of ketogenic diet in recurrent glioblastoma. Int J Oncol. 2014;44(6):1843–52.

40. Artzi M, Liberman G, Vaisman N, Bokstein F, Vitinshtein F, Aizenstein O, et al. Changes in cerebral metabolism during ketogenic diet in patients with primary brain tumors: 1H-MRS study. J Neuro-Oncol. 2017;132(2):267–75.

41. Kushi LH, Doyle C, McCullough M, Rock CL, Demark-Wahnefried W, Bandera EV, et al. American Cancer Society Guidelines on nutrition and physical activity for cancer prevention: reducing the risk of cancer with healthy food choices and physical activity. CA Cancer J Clin. 2012;62(1):30–67.

42. Erickson KI, Voss MW, Prakash RS, Basak C, Szabo

A, Chaddock L, et al. Exercise training increases size of hippocampus and improves memory. Proc Natl Acad Sci U S A. 2011;108(7):3017–22.

43. Committee PAGA. Physical activity guidelines advisory committee report, 2008, vol. 2008. Washington, D.C.: US Department of Health and Human Services; 2008. p. A1–H14.

44. Lopez G, Eddy C, Liu W, Li Y, Chen M, Bruera E, et al. Physical therapist-led exercise assessment and counseling in integrative cancer care: effects on patient self-reported symptoms and quality of life. Integr Cancer Ther. 2019;18:1534735419832360.

45. Wayne PM, Walsh JN, Taylor-Piliae RE, Wells RE, Papp KV, Donovan NJ, et al. Effect of tai chi on cognitive performance in older adults: systematic review and meta-analysis. J Am Geriatr Soc. 2014;62(1):25–39.

46. Janelsins MC, Peppone LJ, Heckler CE, Kesler SR, Sprod LK, Atkins J, et al. YOCAS(c)(R) yoga reduces self-reported memory difficulty in cancer survivors in a nationwide randomized clinical trial: investigating relationships between memory and sleep. Integr Cancer Ther. 2016;15(3):263–71.

47. Andersen BL, Thornton LM, Shapiro CL, Farrar WB, Mundy BL, Yang HC, et al. Biobehavioral, immune, and health benefits following recurrence for psychological intervention participants. Clin Cancer Res. 2010;16(12):3270–8.

48. Oken BS, Fonareva I, Wahbeh H. Stress-related cognitive dysfunction in dementia caregivers. J Geriatr Psychiatry Neurol. 2011;24(4):191–8.

49. Bushnell MC, Ceko M, Low LA. Cognitive and emotional control of pain and its disruption in chronic pain. Nat Rev Neurosci. 2013;14(7):502–11.

50. Lopez G, Chaoul A, Powers-James C, Eddy CA, Mallaiah S, Gomez TI, et al. Group yoga effects on cancer patient and caregiver symptom distress: assessment of self-reported symptoms at a comprehensive cancer center. Integr Cancer Ther. 2018;17(4):1087–94.

51. Wilckens KA, Tudorascu DL, Snitz BE, Price JC, Aizenstein HJ, Lopez OL, et al. Sleep moderates the relationship between amyloid beta and memory recall. Neurobiol Aging. 2018;71:142–8.

52. Irwin MR, Olmstead R, Carrillo C, Sadeghi N, Nicassio P, Ganz PA, et al. Tai Chi Chih compared with cognitive behavioral therapy for the treatment of insomnia in survivors of breast cancer: a randomized, partially blinded, noninferiority trial. J Clin Oncol Off J Am Soc Clin Oncol. 2017;35(23):2656–65.

53. Rahimi R, Abdollahi M. An update on the ability of St. John's wort to affect the metabolism of other drugs. Expert Opin Drug Metab Toxicol. 2012;8(6):691–708.

54. Markert C, Ngui P, Hellwig R, Wirsching T, Kastner IM, Riedel KD, et al. Influence of St. John's wort on the steady-state pharmacokinetics and metabolism of bosentan. Int J Clin Pharmacol Ther. 2014;52(4):328–36.

55. Lawenda BD, Kelly KM, Ladas EJ, Sagar SM, Vickers A, Blumberg JB. Should supplemental antioxidant administration be avoided during chemotherapy and radiation therapy? J Natl Cancer Inst. 2008;100(11):773–83.

56. Bairati I, Meyer F, Gelinas M, Fortin A, Nabid A, Brochet F, et al. Randomized trial of antioxidant vitamins to prevent acute adverse effects of radiation therapy in head and neck cancer patients. J Clin Oncol Off J Am Soc Clin Oncol. 2005;23(24):5805–13.

57. Sarma DN, Barrett ML, Chavez ML, Gardiner P, Ko R, Mahady GB, et al. Safety of green tea extracts: a systematic review by the US Pharmacopeia. Drug Saf. 2008;31(6):469–84.

58. Mani J, Rutz J, Maxeiner S, Juengel E, Bon D, Roos F, et al. Cyanide and lactate levels in patients during chronic oral amygdalin intake followed by intravenous amygdalin administration. Complement Ther Med. 2019;43:295–9.

59. Milazzo S, Horneber M. Laetrile treatment for cancer. Cochrane Database Syst Rev. 2015(4):Cd005476.

60. Bromley J, Hughes BG, Leong DC, Buckley NA. Life-threatening interaction between complementary medicines: cyanide toxicity following ingestion of amygdalin and vitamin C. Ann Pharmacother. 2005;39(9):1566–9.

61. Ulbricht C, Chao W, Costa D, Rusie-Seamon E, Weissner W, Woods J. Clinical evidence of herb-drug interactions: a systematic review by the natural standard research collaboration. Curr Drug Metab. 2008;9(10):1063–120.

62. Harris ES, Cao S, Littlefield BA, Craycroft JA, Scholten R, Kaptchuk T, et al. Heavy metal and pesticide content in commonly prescribed individual raw Chinese Herbal Medicines. Sci Total Environ. 2011;409(20):4297–305.

63. Elkady AI, Hussein RA, Abu-Zinadah OA. Effects of crude extracts from medicinal herbs Rhazya stricta and Zingiber officinale on growth and proliferation of human brain cancer cell line in vitro. Biomed Res Int. 2014;2014:260210.

54. 针对脑转移患者的缓和医疗

Rebecca A. Harrison and Eduardo Bruera

54.1 简介

中枢神经系统（central nervous system，CNS）转移是一种危重的癌症并发症。肿瘤向大脑和脊髓的播散预示着疾病发展的强侵蚀性，其症状独特且通常致残。10%～30% 的癌症患者存在 CNS 转移[1, 2]。其中，脑转移作为成人中最常见的恶性脑肿瘤[3]，其发病率不断上升[4, 5]，而脊髓髓内转移只在 0.9%～5% 的癌症患者存在，预后同样不良[6-8]。因此，向此类患者提供基本且连贯的护理至关重要。

54.2 缓和医疗的作用

缓和医疗是一种旨在改善患者生活质量的综合性医疗和跨学科护理。其核心理念是在延长患者生存期以外，为癌症患者提供更广泛的护理。

缓和医疗最初服务于急诊及缓和医疗机构的患者[9]。近年来多个随机对照试验表明，缓和医疗的早期介入可减少急诊就诊、重症监护室转入和临终前化疗的发生，从而缓解多种生理和心理社会症状，提高患者生命末期质量[10]。许多研究表明，门诊中使用"支持治疗"这一名称增加了肿瘤科医生选择早期转诊的可能[11, 12]，导致转诊的提前和增多[13, 14]。

越来越多的治疗性临床试验将生活质量、认知功能等结果作为终点，说明做出治疗决策时应考虑此类以患者为中心的因素的影响[15, 16]。特别是在脑转移的治疗中，大量研究试图评估治疗适宜度和干预措施，从而尽量减少治疗毒性、改善患者功能[17, 18]。认知功能和生活质量指标通常被纳入此类临床试验的终点[19, 20]。

CNS 转移患者是一个异质性群体（图 54-1）。由于神经系统受到影响，这种疾病可能导致认知功能、运动能力、语言能力和自理能力的改变，而用以延长患者生存期的 CNS 定向治疗则有可能进一步加重此类神经缺陷。此类功能改变可能导致患者社会关系、决策能力和自主权等方面的变化。

CNS 转移可在癌症任何阶段发生，其中以晚期最为常见。绝大多数脑转移患者在转移发生前伴有已经确诊的原发癌症，且存在原发或继发性的肺受累[21]。同样，大多数脊髓转移在原发癌症诊断后至少 3 年才得到诊断[22]，且在诊断时通常已经发生包括脑转移在内的播散性转移[23]。与原发性 CNS 肿瘤患者不同，此类患者通常在 CNS 肿

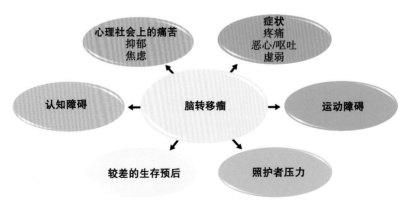

图 54-1 脑转移瘤患者并发症谱

瘤诊断前,就因为癌症积累了终末期器官毒性、疲劳以及心理和社会压力。鉴于 CNS 转移性肿瘤的自身特性及其低预期寿命,缓和医疗与抗肿瘤治疗的融合在治疗过程中显得尤为重要。

54.3 中枢神经系统转移性肿瘤的预后

癌症中神经系统受累通常与较差的生存预后相关。CNS 转移不仅意味着恶性肿瘤全身转移,其治疗也很有挑战性。由于血-脑屏障的保护,转移瘤很难接受全身化疗,而手术或放射治疗等中神经系统导向治疗则可能会受到相关神经毒性的限制。脑转移诊断通常意味着较低生存率,但在免疫治疗和放射外科出现的今天,情况得以改善[24]。

相比与原发脊髓肿瘤,脊髓髓内转移瘤患者的症状更为凶险[25, 26]。由于可能导致神经损伤,脊髓髓内转移很少进行手术治疗[7],因此放射治疗经常作为此类患者的单独治疗方式。与之相反是,脊柱转移患者通常可以通过手术切除和畸形矫正后放射治疗缓解病情。脊髓髓内肿瘤术后的平均生存期为 5~11.6 个月[22, 27]。大多数(80%)脊柱转移患者在诊断后 3 个月内死亡[28]。此类患者死亡原因大多为癌症的广泛播散,而非脊髓转移本身。

54.4 症状负荷

局灶性神经功能障碍

局灶性神经功能障碍包括运动、感觉、语言、延髓功能等部分障碍,其结果严格遵照神经系统的结构-功能关系,由肿瘤转移的解剖学位置决定。运动功能障碍可由初级运动皮质、脊髓、运动辅助脑区、小脑、丘脑核及(或)深部核团受累引起。感觉缺陷可由感觉皮质、丘脑核、脑干和脊髓受累引起。虽然脑转移时神经性疼痛罕见,但丘脑病变已被指出可引起代-罗二氏综合征,一种发生在丘脑病变部位对侧的严重半侧疼痛[29]。脑干是生命活动的基本中枢,负责呼吸、自主神经调节、觉醒和吞咽等功能。由于 CNS 转移常见多灶

性,需要对该人群的神经症状进行全面评估。

神经症状会影响患者的整体情况。在原发性脑肿瘤患者中,运动障碍,尤其是步态障碍,与患者对疾病负担的严重性的感知有关,并对生命末期的失能有显著影响[30]。运动障碍也是选择开始临终关怀最常见的原因[30]。相比于其他全身性癌症患者,运动症状是脑癌患者生活质量下降的特殊因素[31]。上述发现由原发性脑肿瘤相关文献得出,运动障碍等对 CNS 转移患者生活质量和疾病发展的确切影响尚需要进一步研究。然而,无论病理结果如何,严重的运动功能障碍都会显著影响患者的生活质量和对疾病负担的感知。

大多数髓内脊髓转移患者表现有症状(92%)[32]。其主要的症状为感觉障碍(77%),其次为麻痹(68%),少数(23%)表现为尿潴留[22]。多数患者中,神经系统功能在症状出现后的几天到几周内发生恶化[28]。

头痛

脑转移瘤患者的头痛可由肿块效应、近端血管、脑膜或静脉窦等脑内疼痛敏感结构扭曲,以及脑积水发展引起。治疗头痛必须先了解其病理生理上的原因。颅内疼痛敏感结构导致内脏疼痛,进而涉及更浅表的解剖结构。因此,头痛位置可能并不对应肿瘤所在区域,如幕上病变通常引起额痛,后颅窝病变引起枕痛。然而,由颅内压升高引起的典型清晨头痛在脑转移瘤患者中并不常见[33]。脑转移瘤患者的头痛可以表现为原发性头痛的各种症状,如紧张性头痛(77%)、较少见的偏头痛或其他类型的头痛。既往的头痛史是头痛合并颅内肿瘤的危险因素[34]。

疲乏

癌因性疲乏对于包括脑转移患者在内的所有癌症患者都是一个普遍的问题[35]。接受化学治疗或放射治疗的患者中疲乏症状十分普遍,出现率超过 95%[36]。这种疲乏与工作强度不成比例,无法通过休息或睡眠缓解[3]。癌因性疲乏的许多可能机制都与中枢有关,包括血清素传递和代谢的改变[38, 39]、下丘脑-垂体轴功能障碍[40-42]和昼夜节律紊乱[43]。因此,疲乏在 CNS 转移患者中十分突出。

与脑转移瘤患者的其他症状类似，疲乏的基线情况也会随抗肿瘤治疗而升高。用不同方法对全脑放射治疗（whole brain radiation therapy, WBRT）患者的疲劳评分进行前瞻性评估发现，进行放射治疗第一个月后，脑转移患者疲劳评分相比基线显著增加[35]。此外，接受脑放射治疗的患者出现睡眠 - 觉醒紊乱的频率增加，褪黑素分泌减少[44]，其机制可能与下丘脑功能障碍有关[45]。

认知功能障碍

1/3 的非 CNS 癌症患者在开始抗癌治疗前就已出现认知功能障碍，说明了癌症对神经活性的影响[46]。在 CNS 转移患者中，这一比例有所升高，高达 90% 的脑转移瘤患者在诊断时即存在认知障碍[47]。转移瘤之外，原发肿瘤、细胞毒性、激素治疗以及放射治疗、放射外科治疗等 CNS 定位治疗都可能导致认知障碍的发生。认知功能的改变会影响治疗决策的制订，改变患者的社会角色，对患者产生广泛影响。

脑转移导致神经缺陷的症状相比于其他脑结构疾病症状更具有一般性，其具体表现可由受影响的解剖结构粗略估测。其中，脑转移群体最常见症状为记忆障碍，而其注意力、执行功能和语言能力等指标相比对照组也有所降低[48]。患者认知障碍的严重程度已被发现与肿瘤总体积相关[49]。值得注意的是，部分脑转移患者在出现功能缺陷前已被诊断为认知缺陷[48]。因此，医疗服务提供者和护理者应提高对这一并发症的认识。

癫痫

绝大多数脑转移发生于大脑半球（85%），因此有诱发癫痫的可能。与原发脑肿瘤患者相比，脑转移瘤患者癫痫发病率较低，其比例小于 1/4（24%）[50]。黑色素瘤脑转移患者中癫痫最常出现（67%），其机制可能为含铁血黄素对周围脑实质的刺激使癫痫发作阈值降低[50]。结构病变本身以外，血管源性脑水肿、药物影响和其他并发疾病均可能降低患者的癫痫发作阈值。除去医疗方面，癫痫对患者的心理和社会健康也可能产生重大影响，同时使照护人员的压力显著增加[51]。因此，伴有癫痫的患者需要专门的医疗护理，突发性癫痫的发作和相应管理建议也应得到讨论和关注。

54.5　缓和医疗及支持性治疗的介入

脑转移瘤的缓和医疗及支持治疗介入
- 手术
- 放射治疗
- 化疗
- 糖皮质激素
- 抗癫痫药物
- 止痛药
- 康复
- 认知训练与治疗
- 照护者支持

手术

手术可以去除肿瘤并减轻 CNS 肿瘤转移患者的症状负担。回顾性分析表明，脑转移瘤切除手术可改善患者功能，减轻神经功能缺损，提高患者生活质量[52]。半数患者可在术后一定时间内恢复正常功能。手术同样可改善脊柱肿瘤转移患者的平均临床表现、运动和感觉功能[22]。此类患者手术后可能继续同时或单独接受放射治疗或系统性治疗[53]。对于选择适当治疗方法的患者，手术及辅助治疗可以显著减轻其症状。但预期存活差或进展迅速的肿瘤全身转移的患者可能无法从手术中获益，因为快速进展的转移性肿瘤的症状可能会将手术带来的神经系统无症状期掩盖[53]。

放射治疗

放射治疗与手术治疗同为脑转移瘤的一线治疗方法[54, 55]。无论组织学诊断如何，多数脑转移瘤都选择采用立体定向放射外科（stereotactic radiosurgery，SRS）治疗、全脑放射治疗（WBRT）等放射疗法。此类辅助治疗对症状的缓解能力尚待研究。一项研究指出，放射治疗后肿瘤维持无神经系统进展状态的时间约为几周，且其后通常需要继续使用糖皮质激素类药物控制不断加重的症状[53]。放射治疗可以延长患者生存期，并有助于控制神经系统症状[56, 57]。然而，治疗产生的毒性也可能显著增加患者的症状负担。

疲劳是放射治疗常见的早期效应。它通常在进行脑转移瘤全脑放射治疗时或疗程持续的几周内发生，并在治疗完成后持续数周[58]。脑部放射治疗可能导致特定的神经毒性。其引起的神经毒性受辐射方式、剂量、放射治疗时间安排、靶向区域及疗程长短的影响。通常根据时间将辐射的神经影响分为三类：早期急性效应（放射治疗期间）、早期延迟效应（治疗完成后 6 个月内）和晚期延迟效应（治疗完成后 6 个月以上）[59]。增加辐射毒性的风险因素包括年龄（过大或过小）、肿瘤的大小及放射剂量[58]。

脑部放射疗法通过影响脑血管系统、神经胶质细胞和神经祖细胞群影响患者症状。全脑放射治疗曾与急性脑病综合征相关[59]，但通过对放射剂量与时间的调整，此种状况目前已较少发生。然而，全脑放射治疗后的 3 个月至 1 年的患者会出现短期记忆障碍和语言流畅性障碍，随后会出现更为普遍的对认知功能的持续影响[60-62]。放射治疗期间血 - 脑屏障通透性增加可导致局灶性血管源性水肿，进而导致局灶性神经症状或癫痫发作。此类水肿具有自限性，在治疗后的数周至数月内消退。治疗后的数月或数年内，患者（尤其是接受 SRS 治疗的患者）可出现放射性脑坏死，这需要与肿瘤本身的发展进行鉴别。相较于立体定向放射外科治疗，全脑放射治疗与更严重的认知障碍相关，且可影响患者自我报告的生活质量[63, 64]。目前尝试通过海马保留技术等治疗方法降低放射治疗的神经毒性。此外，为寻找毒性更小的治疗方案，全脑放射治疗的适应证范围已经缩小[60, 65]。尽管如此，现有研究仍指出接受脑部放射治疗的患者认知功能会有持续下降。

糖皮质激素

研究建议使用糖皮质激素缓解脑转移瘤引起的脑水肿症状[66]，并减少肿瘤相关的疼痛、恶心、呕吐和纳差等症状[67]。研究者也评估了使用糖皮质激素的重要性，对糖皮质激素反应被确定为患者生存的积极预后因素[68]。放射治疗过程中使用糖皮质激素可使患者的早期症状得到缓解[69]，但对其使用的精确剂量和适应证仍存在争议[70]。因此，相比于标准化给药方案，研究者更建议针对患者症状和状况进行个体化治疗[71]。

尽管人体对于地塞米松（糖皮质激素）的耐受性相对较高，但该药物仍有显著的副作用。对 138 例原发性和转移性脑肿瘤患者进行放射治疗期间

的回顾性评估发现，最常见的副作用包括血糖升高、焦虑、外周水肿和库欣综合征[71]。近端肌病也可能由糖皮质激素使用引起，导致近端肌肉功能障碍。此类不良事件随使用时间的延长而增加。糖皮质激素的副作用与使用剂量正相关：将脑肿瘤患者随机分为两组，一组每天接受 4 或 8mg 地塞米松，另一组每天接受 16mg 地塞米松，结果发现，后一组患者中出现的副作用明显较多[72]。虽然糖皮质激素在脑转移瘤患者对症治疗中的作用已被认可，但为减少其相关毒性，最大限度地减少其所用剂量和时间也十分重要。

抗癫痫药物

虽然控制癫痫发作可以极大地提高患者的生活质量，但抗癫痫药物可能会产生广泛的潜在毒性，因此通常会针对给定患者选择副作用最小的药物。癌症患者经常使用左乙拉西坦和拉科酰胺，因为其作用不经过 CYP450 代谢通路，不与其他抗癌药物相互作用，且与许多其他抗癫痫药物相比副作用的发病率较低。需要特别注意的是，抗癫痫药物可能会影响认知功能。一项前瞻性交叉研究比较了左乙拉西坦和卡马西平的神经心理学效应[73]，所有受试者在服药期间的表现都较差，并且研究发现，与左乙拉西坦相比，服用卡马西平的患者表现更差。

此类药物也可能增加疲劳症状。具体而言，影响 γ- 氨基丁酸（GABA）能神经递质系统的物质被认为增加了患者的疲劳，而钠通道拮抗剂对疲劳的影响较小[74]。然而，这些影响的具体机制尚不清楚，药物剂量或同时服用的药物对疲劳水平的影响也不清楚。虽然通常认为左乙拉西坦比其他抗癫痫药物具有更小的副作用，但一项流行病学研究发现，左乙拉西坦能够引起更显著的疲劳[75]，且这种影响与其对情绪的影响无关。抗癫痫药物的副作用十分多样，因此在选择最适合个体的药物时，患者的并发症及患者本人的关注点是至关重要的。

康复

癌症患者的康复具有独特的挑战性。对患者的虚弱体质和对同时进行的药物治疗的顾虑可能会妨碍患者充分获得和接受康复治疗[76]。尽管

如此,康复过程对患有 CNS 肿瘤的患者有明显益处,可使脑部肿瘤[77]和脊髓肿瘤[78]患者的功能得到明显改善。研究发现,康复后的功能改善是原发性和转移性脑肿瘤患者总体生存率的独立预测因素[77],而针对运动障碍的干预措施可以改善脑肿瘤患者的独立性和生活质量[79]。

在脊髓压迫性疾病患者中,研究者对康复的影响进行了更广泛的研究。此人群中,患者在出院后 3 个月在各种功能测量、活动能力和自我护理能力方面持续改善[80]。康复还与疼痛、自我护理和生活质量的改善以及抑郁评分的降低有关[81]。在患有转移性硬膜外脊髓压迫症的患者中,康复对膀胱控制有积极影响,近 1/4 的患者通过康复干预恢复了对膀胱功能的控制[82]。康复的目标是改善功能,因此我们应该提倡对此类患者使用物理医学和康复治疗。

疼痛的处理

虽然神经病理性疼痛在转移性脑肿瘤患者中很少见,但仍有可能出现由髓内脊髓转移肿瘤累及脊髓丘脑束引起的疼痛。虽然没有循证医学的治疗建议,但研究已发现普瑞巴林可减轻脊髓损伤引起的中枢性神经性疼痛[83-85],同时其对睡眠和焦虑有积极影响[83]。阿米替林治疗脊髓损伤疼痛的疗效不一[86-88],锂治疗也是如此[89]。虽然阿片类药物不是用于治疗神经性疼痛的一线药物,但研究已发现其对缓解中枢性神经性疼痛有益[90],这其中包括服用抗癫痫药物后的神经性疼痛[91]。这一点正可以被用于同时伴并发躯体疼痛的患者。

疲劳的处理

对于疲劳患者,建议对可逆或可治疗的因素进行粗略筛查。应优化药物治疗,取消非必需药物并使用最小治疗剂量。应进行抑郁筛查,并在适当时机开始治疗。也有必要进行营养缺乏和代谢紊乱的评估,尤其是针对终末器官功能障碍更为常见的晚期癌症。因为睡眠障碍的处理可以改善癌因性疲劳,因此对睡眠模式的分析也值得推荐[92]。

虽然目前还缺乏对脑转移患者疲劳干预的研究,但对其他癌症患者的药物和非药物治疗已经进行了研究。研究已证明心理教育干预对全身性癌症患者有效。研究表明认知行为治疗可以缓解乳腺癌患者的疲劳[93],如让患者与肿瘤心理支持小组进行持续八周的会面,在会面结束时,患者的疲劳有所缓解。节省体力的项目也对减少全身性癌症患者的疲劳有好处[94, 95]。运动是所有有效的非药物干预治疗疲劳中具有最有力证据的一种,其已被反复证明对脑瘤患者和一般癌症患者有益。对癌症患者(n=4 881)在抗癌治疗期间或治疗后的研究进行系统回顾后发现,运动显著减少了癌症相关疲劳[96]。运动可能对正在接受癌症治疗的患者有缓和性作用,并有助于治疗结束后恢复体力。

治疗癌症患者疲劳的干预药物中,研究者们最主要评估的是兴奋剂类药物。哌甲酯是一种可以增加多巴胺能和去甲肾上腺素能神经传导的药物,对其评估结果褒贬不一。虽然已有研究显示哌甲酯能缓解患者报告的疲劳[97, 98],但几项随机对照研究未能证实其优于安慰剂[99-101]。而在一项对有疲劳症状的癌症患者(n=426)的系统综述中,使用兴奋剂治疗癌因性疲劳的有效性得到了初步证据的支持[102]。临床上也通常使用兴奋剂进行药物治疗。对脑部肿瘤患者使用兴奋剂的评估结果同样褒贬不一[103-105]——没有一种药物被认为可靠有效。糖皮质激素常用于治疗脑转移患者的血管源性水肿,其可在短期内缓解癌症患者的疲劳[106],然而长期使用的效果和后遗症尚不清楚。

54.6 认知干预

对认知障碍的识别应有助于并发症的筛查,如抑郁和疲劳[107, 108],因为它们可能导致认知缺陷。目前对脑转移瘤患者认知障碍的治疗评估缺乏具体的数据。Ⅱ期试验数据支持多奈哌齐用于原发性脑肿瘤患者[109, 110],并发现其多维度地改善了神经认知功能和生活质量指标。一项针对接受脑放射疗法的原发性脑部肿瘤或脑转移瘤患者的Ⅲ期研究发现,接受多奈哌齐治疗的认知障碍患者在社交、情绪健康及整体生活质量方面都有改善;然而,对于损伤症状较轻的患者,治疗对疲劳和功能健康有负面影响[111]。另一项针对原发性脑肿瘤的Ⅲ期试验显示,多奈哌齐治疗对主要终点,即综合认知得分没有影响,但结果显示了记忆和惯用手功能的改善[111]。另外,治疗前损伤较大的患者获益最大，提示胆碱能治疗可能对症状严重的患者有一定益处。目前还没有明确的证据支持对脑转移肿瘤患者进行药物干预。

研究评估了在 WBRT 期间预防治疗相关认知障碍的尝试。一项在全脑放射治疗期间使用美金刚的安慰剂对照试验发现，使用美金刚 4 个月对患者记忆功能有改善作用。此为该试验的主要结果，但此结果无统计学差异[18]。然而，与安慰剂组相比，接受美金刚的患者神经认知能力下降的时间更短。虽然这些研究的主要结果为阴性，但需要注意这些研究中患者数量少和高失访率。因此，这些药物，特别是美金刚能否纳入临床实践一直没有确定的结论。请参阅本书中有关神经认知和放射治疗的其他章节以了解更多细节。

目前尚无证据支持对脑转移患者的认知损害进行非药物干预。基于计算机的注意力再训练和补偿性技能训练的认知康复已被证明对低级别胶质瘤患者有益[112]，使其认知能力立即得到改善，且 6 个月后持续改善。在接受补偿性和基于计算机的认知训练的全身性癌症患者中，研究者也注意到其认知能力的提高[113, 114]。记忆和适应训练（memory and adaptation training, MAAT）是一种为癌症患者开发的认知行为治疗，它可以建立适应性的技能来应对认知需求，三项临床试验显示其对无脑转移肿瘤的乳腺癌患者有好处[115-117]。目前尚不清楚这些结果是否适用于脑转移肿瘤患者，然而，就其本身而言，这一人群值得进行独立研究。

54.7 临终关怀

患有 CNS 转移性肿瘤的患者可能会因全身和 / 或 CNS 疾病的进展而死亡[118]。在生命的最后几周接受了更激进的抗癌和药物治疗的癌症患者，其临终生活质量往往受损[119]。尽管 CNS 转移患者预后不良，但有证据表明，这一人群在疾病晚期往往选择接受抗癌治疗。在一项对非小细胞肺癌脑转移患者的研究中，在接受评估的 5 000 多例患者中，近 1/4 在接受 CNS 靶向治疗后 30 天内死亡[120]。使用分级预后评估（graded prognostic assessment, GPA）系统，可以可靠地预测治疗 30 天内的死亡，结合患者和疾病相关信息进行预测[121]，提示可以在更接近生命末期之前更好地安排放射

治疗转诊的时间。同样，对患者从全脑放射治疗到死亡的时间进行统计发现，放射治疗后的中位总生存期为 80 天[122]。在这组患者中，近 1/3 的患者在生命的最后 6 个月内两次或多次进入急诊室，只有 68% 的患者被转诊到缓和医疗，其中 57% 的转诊发生在住院期间。鉴于对脑转移瘤患者症状处理的价值的高度认识[17]，以及早期缓和治疗在这方面的积极价值[123]，随着患者接近生命终点，对预后和医疗干预效用的关注显得至关重要。

54.8 照护人员的需求

照护人员通常在晚期癌症患者的福祉中扮演核心角色。CNS 转移患者独特的症状负担决定了其照护人员的独特作用。目前，描述 CNS 转移患者的照护人员的需求和挑战的证据很少，因此，只能从原发性脑肿瘤和其他神经系统疾病患者的研究中获得信息。从对脑肿瘤患者照护人员的研究中，我们了解到照护人员经常感到自己未经训练，报酬不到位，以及对自身在护理时承担的角色没有充分准备[124]。他们发现很难适应在患者疾病发生时自己的角色，也很难适应在疾病发展过程中患者对自己不断增长的需求[124]。CNS 转移瘤的快速发作和进行可能加剧了这一困难。CNS 转移瘤患者的大多数照护人员在患者诊断出 CNS 转移时已经在照护该患者；这一点与原发性脑肿瘤患者的情况不同。因此，照护人员在患者发病时可能已经感到疲劳和沮丧。

患者的认知功能障碍可能对照护人员的状态恢复和应对能力有特定的影响。在一项评估癌症患者照护人员常见应对策略的描述性横断面研究中，常见且有效的策略包括接受、计划、积极解释和成长[125]。然而，在认知障碍患者身上，照护人员更可能使用不太健康或有效的应对方法。在痴呆人群中，患者的神经精神症状与照护人员的倦怠和抑郁最相关[126]，这表明有必要特别关注护理此类表现患者的照护人员的需求。一项对帕金森病患者（疾病晚期常有认知障碍和运动功能障碍）照护人员的研究表明，患者的缓和治疗需求未得到满足，因而研究者建议提高照护人员处理神经系统功能缺陷患者的能力[127]。虽然我们对脑转移瘤患者的照护人员需求缺乏了解，但对其他

CNS 疾病照护人员的研究支持了这一群体面临独特挑战，并表明他们可能与其他种类癌症患者的照护人员有截然不同的需求。

54.9　结论

脑和脊柱转移瘤患者具有特殊的症状和疾病发展轨迹。与 CNS 受累导致的不良预后同时发生的是，这些患者经常承受影响基本运动、感觉和认知功能的致残性症状。临床医生和家庭成员必须意识到这些变化对患者自主和决策的潜在影响。研究者常常将患者的自我报告和患者认知测试的结果作为脑转移瘤临床试验的终点，这强调了这些致残性症状的重要性。因此，对 CNS 转移瘤患者缓和治疗需求提出持续的临床和学术关注是必要的，它将在减轻肿瘤引发的严重并发症所带来的痛苦方面发挥重要作用。

（张丁月　黄怀谷　译，王月坤

石易鑫　宁晓红　校）

参考文献

1. Wen PY, Loeffler JS. Management of brain metastases. Oncology (Williston Park, NY). 1999;13:941–54, 957–961; discussion 961–942, 949.

2. Johnson JD, Young B. Demographics of brain metastasis. Neurosurg Clin N Am. 1996;7:337–44.

3. Gavrilovic IT, Posner JB. Brain metastases: epidemiology and pathophysiology. J Neuro-Oncol. 2005;75:5–14.

4. Niwinska A, Tacikowska M, Murawska M. The effect of early detection of occult brain metastases in HER2-positive breast cancer patients on survival and cause of death. Int J Radiat Oncol Biol Phys. 2010;77:1134–9.

5. Brufsky AM, Mayer M, Rugo HS, Kaufman PA, Tan-Chiu E, et al. Central nervous system metastases in patients with HER2-positive metastatic breast cancer: incidence, treatment, and survival in patients from registHER. Clin Cancer Res. 2011;17: 4834–43.

6. Chason JL, Walker FB, Landers JW. Metastatic carcinoma in the central nervous system and dorsal root ganglia. A prospective autopsy study. Cancer. 1963;16:781–7.

7. Sung WS, Sung MJ, Chan JH, Manion B, Song J, et al. Intramedullary spinal cord metastases: a 20-year institutional experience with a comprehensive literature review. World Neurosurg. 2013;79:576–84.

8. Barron KD, Hirano A, Araki S, Terry RD. Experiences with metastatic neoplasms involving the spinal cord. Neurology. 1959;9:91.

9. Bruera E, Hui D. Conceptual models for integrating palliative care at cancer centers. J Palliat Med. 2012;15:1261–9.

10. Hui D, Bruera E. Integrating palliative care into the trajectory of cancer care. Nat Rev Clin Oncol. 2015;13:159.

11. Fadul N, Elsayem A, Palmer JL, Del Fabbro E, Swint K, et al. Supportive versus palliative care: what's in a name?: a survey of medical oncologists and midlevel providers at a comprehensive cancer center. Cancer. 2009;115:2013–21.

12. Wong A, Hui D, Epner M, Balankari VR, Cruz VJD, et al. Advanced cancer patients' self-reported perception of timeliness of their referral to outpatient supportive/palliative care and their survival data. J Clin Oncol. 2017;35:–10121.

13. Dalal S, Palla S, Hui D, Nguyen L, Chacko R, et al. Association between a name change from palliative to supportive care and the timing of patient referrals at a comprehensive cancer center. Oncologist. 2011;16:105–11.

14. Dalal S, Bruera S, Hui D, Yennu S, Dev R, et al. Use of palliative care services in a Tertiary Cancer Center. Oncologist. 2016;21:110–8.

15. Oliver A, Greenberg CC. Measuring outcomes in oncology treatment: the importance of patient-centered outcomes. Surg Clin North Am. 2009;89:17–vii.

16. Bottomley A, Aaronson NK. International perspective on health-related quality-of-life research in cancer clinical trials: the European Organisation for Research and Treatment of Cancer experience. J Clin Oncol. 2007;25:5082–6.

17. Tsao MN. Brain metastases: advances over the decades. Ann Palliat Med. 2015;4:225–32.

18. Brown PD, Pugh S, Laack NN, Wefel JS, Khuntia D, et al. Memantine for the prevention of cognitive dysfunction in patients receiving whole-brain radiotherapy: a randomized, double-blind, placebo-controlled trial. Neuro Oncol. 2013;15:1429–37.

19. Lien K, Zeng L, Nguyen J, Cramarossa G, Cella D, et al. FACT-Br for assessment of quality of life in patients receiving treatment for brain metastases: a literature review. Expert Rev Pharmacoecon Outcomes Res. 2011;11:701–8.

20. Pham A, Lo SS, Sahgal A, Chang EL. Neurocognition and quality-of-life in brain metastasis patients who have been irradiated focally or comprehensively. Expert Rev Qual Life Cancer Care. 2016;1:45–60.

21. Tom MI. Metastatic tumours of brain. Can Med Assoc J. 1946;54:265–8.

22. Payer S, Mende KC, Westphal M, Eicker SO. Intramedullary spinal cord metastases: an increasingly common diagnosis. Neurosurg Focus. 2015;39:E15.

23. Schiff D, O'Neill BP. Intramedullary spinal cord metastases: clinical features and treatment outcome. Neurology. 1996;47:906–12.

24. Nieder C, Oehlke O, Hintz M, Grosu AL. The challenge of durable brain control in patients with brain-only metastases from breast cancer. Springerplus. 2015;4:585.

25. Sander Connolly E, Winfree CJ, McCormick PC, Cruz M, Stein BM. Intramedullary spinal cord metastasis: report of three cases and review of the literature. Surg Neurol. 1996;46:329–37.

26. Potti A, Abdel-Raheem M, Levitt R, Schell DA, Mehdi SA. Intramedullary spinal cord metastases (ISCM) and non-small cell lung carcinoma (NSCLC): clinical patterns, diagnosis and therapeutic considerations. Lung Cancer (Amsterdam, Netherlands). 2001;31:319–23.

27. Kalayci M, Cagavi F, Gul S, Yenidunya S, Acikgoz B. Intramedullary spinal cord metastases: diagnosis and treatment – an illustrated review. Acta Neurochir. 2004;146:1347–54; discussion 1354.

28. Grem JL, Burgess J, Trump DL. Clinical features and natural history of intramedullary spinal cord metastasis. Cancer. 1985;56:2305–14.

29. Patel RA, Chandler JP, Jain S, Gopalakrishnan M, Sachdev S. Dejerine-Roussy syndrome from thalamic metastasis treated with stereotactic radiosurgery. J Clin Neurosci. 2017;44:227–8.

30. Amidei C, Kushner DS. Clinical implications of motor deficits related to brain tumors. Neuro Oncol Pract. 2015;2:179–84.

31. Osoba D, Brada M, Prados MD, Yung WK. Effect of disease burden on health-related quality of life in patients with malignant gliomas. Neuro Oncol. 2000;2:221–8.

32. Rykken JB, Diehn FE, Hunt CH, Schwartz KM, Eckel LJ, et al. Intramedullary spinal cord metastases: MRI and relevant clinical features from a 13-year institutional case series. AJNR Am J Neuroradiol. 2013;34:2043–9.

33. Forsyth PA, Posner JB. Headaches in patients with brain tumors: a study of 111 patients. Neurology. 1993;43:1678–83.

34. Valentinis L, Tuniz F, Valent F, Mucchiut M, Little D, et al. Headache attributed to intracranial tumours: a prospective cohort study. Cephalalgia. 2010;30:389–98.

35. Pulenzas N, Khan L, Tsao M, Zhang L, Lechner B, et al. Fatigue scores in patients with brain metastases receiving whole brain radiotherapy. Support Care Cancer. 2014;22:1757–63.

36. Hofman M, Morrow GR, Roscoe JA, Hickok JT, Mustian KM, et al. Cancer patients' expectations of experiencing treatment-related side effects: a University of Rochester Cancer Center–Community Clinical Oncology Program study of 938 patients from community practices. Cancer. 2004;101:851–7.

37. Glaus A, Crow R, Hammond S. A qualitative study to explore the concept of fatigue/tiredness in cancer patients and in healthy individuals. Support Care Cancer. 1996;4:82–96.

38. Morrow GR, Andrews PL, Hickok JT, Roscoe JA, Matteson S. Fatigue associated with cancer and its treatment. Support Care Cancer. 2002;10:389–98.

39. Ryan JL, Carroll JK, Ryan EP, Mustian KM, Fiscella K, Morrow GR. Mechanisms of cancer-related fatigue. Oncologist. 2007;12(Suppl 1):22–34.

40. Bower JE, Ganz PA, Aziz N, Fahey JL. Fatigue and proinflammatory cytokine activity in breast cancer survivors. Psychosom Med. 2002;64:604–11.

41. Bower JE, Ganz PA, Aziz N. Altered cortisol response to psychologic stress in breast cancer survivors with persistent fatigue. Psychosom Med. 2005;67:277–80.

42. Bower JE, Ganz PA, Dickerson SS, Petersen L, Aziz N, Fahey JL. Diurnal cortisol rhythm and fatigue in breast cancer survivors. Psychoneuroendocrinology. 2005;30:92–100.

43. Mormont MC, Levi F. Circadian-system alterations during cancer processes: a review. Int J Cancer. 1997;70:241–7.

44. Miaskowski C, Lee K, Dunn L, Dodd M, Aouizerat BE, et al. Sleep-wake circadian activity rhythm parameters and fatigue in oncology patients before the initiation of radiation therapy. Cancer Nurs. 2011;34:255–68.

45. Armstrong TS, Gilbert MR. Practical strategies for management of fatigue and sleep disorders in people with brain tumors. Neuro Oncol. 2012;14 Suppl 4:iv65–iv72.

46. Wefel JS, Lenzi R, Theriault RL, Davis RN, Meyers CA. The cognitive sequelae of standard-dose adjuvant chemotherapy in women with breast carcinoma: results of a prospective, randomized, longitudinal trial. Cancer. 2004;100:2292–9.

47. Tucha O, Smely C, Preier M, Lange KW. Cognitive deficits before treatment among patients with brain tumors. Neurosurgery. 2000;47:324–33; discussion 333–324.

48. Gerstenecker A, Nabors LB, Meneses K, Fiveash JB, Marson DC, et al. Cognition in patients with newly diagnosed brain metastasis: profiles and implications. J Neuro-Oncol. 2014;120:179–85.

49. Meyers CA, Smith JA, Bezjak A, Mehta MP, Liebmann J, et al. Neurocognitive function and progression in patients with brain metastases treated with whole-brain radiation and motexafin gadolinium: results of a randomized phase III trial. J Clin Oncol. 2004;22:157–65.

50. Oberndorfer S, Schmal T, Lahrmann H, Urbanits S, Lindner K, Grisold W. The frequency of seizures in patients with primary brain tumors or cerebral metastases. An evaluation from the Ludwig Boltzmann Institute of Neuro-Oncology and the Department of Neurology, Kaiser Franz Josef Hospital, Vienna. Wien Klin Wochenschr. 2002;114:911–6.

51. Karakis I, Cole AJ, Montouris GD, San Luciano M, Meador KJ, Piperidou C. Caregiver burden in epilepsy: determinants and impact. Epilepsy Res Treat. 2014;2014:–808421.

52. Al-Zabin M, Ullrich WO, Brawanski A, Proescholdt MA. Recurrent brain metastases from lung cancer: the impact of reoperation. Acta Neurochir.

2010;152:1887–92.

53. Conill C, Marruecos J, Verger E, Berenguer J, Lomena F, et al. Clinical outcome in patients with intramedullary spinal cord metastases from lung cancer. Clin Transl Oncol. 2007;9:172–6.

54. Gremmer R, Schroder ML, Ten Huinink WW, Brandsma D, Boogerd W. Successful management of brain metastasis from malignant germ cell tumours with standard induction chemotherapy. J Neuro-Oncol. 2008;90:335–9.

55. van den Bent MJ. The role of chemotherapy in brain metastases. Eur J Cancer (Oxford, England: 1990). 2003;39:2114–20.

56. Gaspar L, Scott C, Rotman M, Asbell S, Phillips T, et al. Recursive partitioning analysis (RPA) of prognostic factors in three Radiation Therapy Oncology Group (RTOG) brain metastases trials. Int J Radiat Oncol Biol Phys. 1997;37:745–51.

57. Bezjak A, Adam J, Panzarella T, Levin W, Barton R, et al. Radiotherapy for brain metastases: defining palliative response. Radiother Oncol. 2001;61: 71–6.

58. Cross NE, Glantz MJ. Neurologic complications of radiation therapy. Neurol Clin. 2003;21:249–77.

59. Sheline GE. Radiation therapy of brain tumors. Cancer. 1977;39:873–81.

60. Chang EL, Wefel JS, Hess KR, Allen PK, Lang FF, et al. Neurocognition in patients with brain metastases treated with radiosurgery or radiosurgery plus whole-brain irradiation: a randomised controlled trial. Lancet Oncol. 2009;10:1037–44.

61. Sun A, Bae K, Gore EM, Movsas B, Wong SJ, et al. Phase III trial of prophylactic cranial irradiation compared with observation in patients with locally advanced non-small-cell lung cancer: neurocognitive and quality-of-life analysis. J Clin Oncol. 2011;29:279–86.

62. Brown PD, Jaeckle K, Ballman KV, Farace E, Cerhan JH, et al. Effect of radiosurgery alone vs radiosurgery with whole brain radiation therapy on cognitive function in patients with 1 to 3 brain metastases: a randomized clinical trial. JAMA. 2016;316:401–9.

63. Soffietti R, Kocher M, Abacioglu UM, Villa S, Fauchon F, et al. A European Organisation for Research and Treatment of Cancer phase III trial of adjuvant whole-brain radiotherapy versus observation in patients with one to three brain metastases from solid tumors after surgical resection or radiosurgery: quality-of-life results. J Clin Oncol. 2013;31:65–72.

64. Gondi V, Paulus R, Bruner DW, Meyers CA, Gore EM, et al. Decline in tested and self-reported cognitive functioning after prophylactic cranial irradiation for lung cancer: pooled secondary analysis of Radiation Therapy Oncology Group randomized trials 0212 and 0214. Int J Radiat Oncol Biol Phys. 2013;86:656–64.

65. Brown PD, Asher AL, Ballman KV, Farace E, Cerhan JH, et al. NCCTG N0574 (Alliance): a phase III randomized trial of whole brain radiation therapy (WBRT) in addition to radiosurgery (SRS) in patients with 1 to 3 brain metastases. J Clin Oncol. 2015;33:LBA4.

66. Ryken TC, McDermott M, Robinson PD, Ammirati M, Andrews DW, et al. The role of steroids in the management of brain metastases: a systematic review and evidence-based clinical practice guideline. J Neuro-Oncol. 2010;96:103–14.

67. Markman M, Sheidler V, Ettinger DS, Quaskey SA, Mellits ED. Antiemetic efficacy of dexamethasone. Randomized, double-blind, crossover study with prochlorperazine in patients receiving cancer chemotherapy. N Engl J Med. 1984;311:549–52.

68. Lagerwaard FJ, Levendag PC, Nowak PJ, Eijkenboom WM, Hanssens PE, Schmitz PI. Identification of prognostic factors in patients with brain metastases: a review of 1292 patients. Int J Radiat Oncol Biol Phys. 1999;43:795–803.

69. Borgelt B, Gelber R, Kramer S, Brady LW, Chang CH, et al. The palliation of brain metastases: final results of the first two studies by the Radiation Therapy Oncology Group. Int J Radiat Oncol Biol Phys. 1980;6:1–9.

70. Gaspar LE, Gutin PH, Rogers L, Schneider JF, Larson D, et al. Pre-irradiation evaluation and management of brain metastases. American College of Radiology. ACR appropriateness criteria. Radiology. 2000;215 Suppl:1105–10.

71. Hempen C, Weiss E, Hess CF. Dexamethasone treatment in patients with brain metastases and primary brain tumors: do the benefits outweigh the side-effects? Support Care Cancer. 2002;10: 322–8.

72. Vecht CJ, Hovestadt A, Verbiest HB, van Vliet JJ, van Putten WL. Dose-effect relationship of dexamethasone on Karnofsky performance in metastatic brain tumors: a randomized study of doses of 4, 8, and 16 mg per day. Neurology. 1994;44:675–80.

73. Meador KJ, Gevins A, Loring DW, McEvoy LK, Ray PG, et al. Neuropsychological and neurophysiologic effects of carbamazepine and levetiracetam. Neurology. 2007;69:2076–84.

74. Siniscalchi A, Gallelli L, Russo E, De Sarro G. A review on antiepileptic drugs-dependent fatigue: pathophysiological mechanisms and incidence. Eur J Pharmacol. 2013;718:10–6.

75. Mula M, von Oertzen TJ, Cock HR, Yogarajah M, Lozsadi DA, Agrawal N. Fatigue during treatment with antiepileptic drugs: a levetiracetam-specific adverse event? Epilepsy Behav. 2017;72:17–21.

76. Palacio A, Calmels P, Genty M, Le-Quang B, Beuret-Blanquart F. Oncology and physical medicine and rehabilitation. Ann Phys Rehabil Med. 2009;52:568–78.

77. Tang V, Rathbone M, Park Dorsay J, Jiang S, Harvey D. Rehabilitation in primary and metastatic brain tumours: impact of functional outcomes on survival. J Neurol. 2008;255:820–7.

78. Raj VS, Lofton L. Rehabilitation and treatment of spinal cord tumors. J Spinal Cord Med.

2013;36:4–11.

79. Kushner DS, Amidei C. Rehabilitation of motor dysfunction in primary brain tumor patients†. Neuro-Oncol Pract. 2015;2:185–91.

80. McKinley WO, Conti-Wyneken AR, Vokac CW, Cifu DX. Rehabilitative functional outcome of patients with neoplastic spinal cord compressions. Arch Phys Med Rehabil. 1996;77:892–5.

81. Ruff RL, Ruff SS, Wang X. Persistent benefits of rehabilitation on pain and life quality for nonambulatory patients with spinal epidural metastasis. J Rehabil Res Dev. 2007;44:271–8.

82. Fattal C, Fabbro M, Rouays-Mabit H, Verollet C, Bauchet L. Metastatic paraplegia and functional outcomes: perspectives and limitations for rehabilitation care. Part 2. Arch Phys Med Rehabil. 2011;92:134–45.

83. Siddall PJ, Cousins MJ, Otte A, Griesing T, Chambers R, Murphy TK. Pregabalin in central neuropathic pain associated with spinal cord injury: a placebo-controlled trial. Neurology. 2006;67:1792–800.

84. Vranken JH, Dijkgraaf MG, Kruis MR, van der Vegt MH, Hollmann MW, Heesen M. Pregabalin in patients with central neuropathic pain: a randomized, double-blind, placebo-controlled trial of a flexible-dose regimen. Pain. 2008;136:150–7.

85. Cardenas DD, Nieshoff EC, Suda K, Goto S, Sanin L, et al. A randomized trial of pregabalin in patients with neuropathic pain due to spinal cord injury. Neurology. 2013;80:533–9.

86. Cardenas DD, Warms CA, Turner JA, Marshall H, Brooke MM, Loeser JD. Efficacy of amitriptyline for relief of pain in spinal cord injury: results of a randomized controlled trial. Pain. 2002;96:365–73.

87. Rintala DH, Holmes SA, Courtade D, Fiess RN, Tastard LV, Loubser PG. Comparison of the effectiveness of amitriptyline and gabapentin on chronic neuropathic pain in persons with spinal cord injury. Arch Phys Med Rehabil. 2007;88:1547–60.

88. Ahn SH, Park HW, Lee BS, Moon HW, Jang SH, et al. Gabapentin effect on neuropathic pain compared among patients with spinal cord injury and different durations of symptoms. Spine. 2003;28:341–6; discussion 346–347.

89. Yang ML, Li JJ, So KF, Chen JY, Cheng WS, et al. Efficacy and safety of lithium carbonate treatment of chronic spinal cord injuries: a double-blind, randomized, placebo-controlled clinical trial. Spinal Cord. 2012;50:141–6.

90. Norrbrink C, Lundeberg T. Tramadol in neuropathic pain after spinal cord injury: a randomized, double-blind, placebo-controlled trial. Clin J Pain. 2009;25:177–84.

91. Barrera-Chacon JM, Mendez-Suarez JL, Jauregui-Abrisqueta ML, Palazon R, Barbara-Bataller E, Garcia-Obrero I. Oxycodone improves pain control and quality of life in anticonvulsant-pretreated spinal cord-injured patients with neuropathic pain. Spinal Cord. 2011;49:36–42.

92. Zee PC, Ancoli-Israel S. Does effective management of sleep disorders reduce cancer-related fatigue? Drugs. 2009;69(Suppl 2):29–41.

93. Eichler C, Pia M, Sibylle M, Sauerwald A, Friedrich W, Warm M. Cognitive behavioral therapy in breast cancer patients–a feasibility study of an 8 week intervention for tumor associated fatigue treatment. Asian Pac J Cancer Prev. 2015;16:1063–7.

94. Sadeghi E, Gozali N, Moghaddam TF. Effects of energy conservation strategies on cancer related fatigue and health promotion lifestyle in breast cancer survivors: a Randomized Control Trial. Asian Pac J Cancer Prev. 2016;17:4783–90.

95. Barsevick AM, Dudley W, Beck S, Sweeney C, Whitmer K, Nail L. A randomized clinical trial of energy conservation for patients with cancer-related fatigue. Cancer. 2004;100:1302–10.

96. Puetz TW, Herring MP. Differential effects of exercise on cancer-related fatigue during and following treatment: a meta-analysis. Am J Prev Med. 2012;43:e1–24.

97. Bruera E, Driver L, Barnes EA, Willey J, Shen L, et al. Patient-controlled methylphenidate for the management of fatigue in patients with advanced cancer: a preliminary report. J Clin Oncol. 2003;21:4439–43.

98. Kerr CW, Drake J, Milch RA, Brazeau DA, Skretny JA, et al. Effects of methylphenidate on fatigue and depression: a randomized, double-blind, placebo-controlled trial. J Pain Symptom Manag. 2012;43:68–77.

99. Bruera E, Valero V, Driver L, Shen L, Willey J, et al. Patient-controlled methylphenidate for cancer fatigue: a double-blind, randomized, placebo-controlled trial. J Clin Oncol. 2006;24:2073–8.

100. Bruera E, Yennurajalingam S, Palmer JL, Perez-Cruz PE, Frisbee-Hume S, et al. Methylphenidate and/or a nursing telephone intervention for fatigue in patients with advanced cancer: a randomized, placebo-controlled, phase II trial. J Clin Oncol. 2013;31:2421–7.

101. Moraska AR, Sood A, Dakhil SR, Sloan JA, Barton D, et al. Phase III, randomized, double-blind, placebo-controlled study of long-acting methylphenidate for cancer-related fatigue: North Central Cancer Treatment Group NCCTG-N05C7 trial. J Clin Oncol. 2010;28:3673–9.

102. Minton O, Richardson A, Sharpe M, Hotopf M, Stone PC. Psychostimulants for the management of cancer-related fatigue: a systematic review and meta-analysis. J Pain Symptom Manag. 2011;41:761–7.

103. Butler JM Jr, Case LD, Atkins J, Frizzell B, Sanders G, et al. A phase III, double-blind, placebo-controlled prospective randomized clinical trial of d-threo-methylphenidate HCl in brain tumor patients receiving radiation therapy. Int J Radiat Oncol Biol Phys. 2007;69:1496–501.

104. Gehring K, Patwardhan SY, Collins R, Groves MD, Etzel CJ, et al. A randomized trial on the efficacy of

methylphenidate and modafinil for improving cognitive functioning and symptoms in patients with a primary brain tumor. J Neuro-Oncol. 2012;107:165–74.

105. Meyers CA, Weitzner MA, Valentine AD, Levin VA. Methylphenidate therapy improves cognition, mood, and function of brain tumor patients. J Clin Oncol Off J Am Soc Clin Oncol. 1998;16:2522–7.

106. Yennurajalingam S, Bruera E. Role of corticosteroids for fatigue in advanced incurable cancer: is it a 'wonder drug' or 'deal with the devil'. Curr Opin Support Palliat Care. 2014;8:346–51.

107. Kinsinger SW, Lattie E, Mohr DC. Relationship between depression, fatigue, subjective cognitive impairment, and objective neuropsychological functioning in patients with multiple sclerosis. Neuropsychology. 2010;24:573–80.

108. Pendergrass JC, Targum SD, Harrison JE. Cognitive impairment associated with cancer: a brief review. Innov Clin Neurosci. 2018;15:36–44.

109. Correa DD, Kryza-Lacombe M, Baser RE, Beal K, DeAngelis LM. Cognitive effects of donepezil therapy in patients with brain tumors: a pilot study. J Neuro-Oncol. 2016;127:313–9.

110. Shaw EG, Rosdhal R, D'Agostino RB Jr, Lovato J, Naughton MJ, et al. Phase II study of donepezil in irradiated brain tumor patients: effect on cognitive function, mood, and quality of life. J Clin Oncol. 2006;24:1415–20.

111. Rapp SR, Case LD, Peiffer A, Naughton MM, Chan MD, et al. Donepezil for irradiated brain tumor survivors: a phase III randomized placebo-controlled clinical trial. J Clin. 2015;33:1653–9.

112. Gehring K, Sitskoorn MM, Gundy CM, Sikkes SA, Klein M, et al. Cognitive rehabilitation in patients with gliomas: a randomized, controlled trial. J Clin Oncol. 2009;27:3712–22.

113. Park J-H, Jung YS, Kim KS, Bae SH. Effects of compensatory cognitive training intervention for breast cancer patients undergoing chemotherapy: a pilot study. Support Care Cancer. 2017;25:1887–96.

114. Bail J, Meneses K. Computer-based cognitive training for chemotherapy-related cognitive impairment in breast cancer survivors. Clin J Oncol Nurs. 2016;20:504–9.

115. Ferguson RJ, Sigmon ST, Pritchard AJ, LaBrie SL, Goetze RE, et al. A randomized trial of videoconference-delivered cognitive behavioral therapy for survivors of breast cancer with self-reported cognitive dysfunction. Cancer. 2016;122:1782–91.

116. Ferguson RJ, McDonald BC, Rocque MA, Furstenberg CT, Horrigan S, et al. Development of CBT for chemotherapy-related cognitive change: results of a waitlist control trial. Psycho-Oncology. 2012;21:176–86.

117. Ferguson RJ, Ahles TA, Saykin AJ, McDonald BC, Furstenberg CT, et al. Cognitive-behavioral management of chemotherapy-related cognitive change. Psycho-Oncology. 2007;16:772–7.

118. Pesce GA, Klingbiel D, Ribi K, Zouhair A, von Moos R, et al. Outcome, quality of life and cognitive function of patients with brain metastases from non-small cell lung cancer treated with whole brain radiotherapy combined with gefitinib or temozolomide. A randomised phase II trial of the Swiss Group for Clinical Cancer Research (SAKK 70/03). Eur J Cancer (Oxford, England: 1990). 2012;48:377–84.

119. Hui D, Kim SH, Roquemore J, Dev R, Chisholm G, Bruera E. Impact of timing and setting of palliative care referral on quality of end-of-life care in cancer patients. Cancer. 2014;120:1743–9.

120. Ryoo JJ, Batech M, Zheng C, Kim RW, Gould MK, et al. Radiotherapy for brain metastases near the end of life in an integrated health care system. Ann Palliat Med. 2017;6:S28–s38.

121. Sperduto PW, Kased N, Roberge D, Xu Z, Shanley R, et al. Summary report on the graded prognostic assessment: an accurate and facile diagnosis-specific tool to estimate survival for patients with brain metastases. J Clin Oncol. 2012;30:419–25.

122. Stavas M, Arneson K, Friedman J, Misra S. From whole brain to hospice: patterns of care in radiation oncology. J Palliat Med. 2014;17:662–6.

123. Temel JS, Greer JA, Muzikansky A, Gallagher ER, Admane S, et al. Early palliative care for patients with metastatic non-small-cell lung cancer. N Engl J Med. 2010;363:733–42.

124. Schubart JR, Kinzie MB, Farace E. Caring for the brain tumor patient: family caregiver burden and unmet needs. Neuro Oncol. 2008;10:61–72.

125. Saria MG, Courchesne N, Evangelista L, Carter J, MacManus DA, et al. Cognitive dysfunction in patients with brain metastases: influences on caregiver resilience and coping. Support Care Cancer. 2017;25:1247–56.

126. Cheng ST. Dementia caregiver burden: a research update and critical analysis. Curr Psychiatry Rep. 2017;19:64.

127. Goy ER, Carter J, Ganzini L. Neurologic disease at the end of life: caregiver descriptions of Parkinson disease and amyotrophic lateral sclerosis. J Palliat Med. 2008;11:548–54.

索　引